AF573304

Haug

Autorenvorstellung

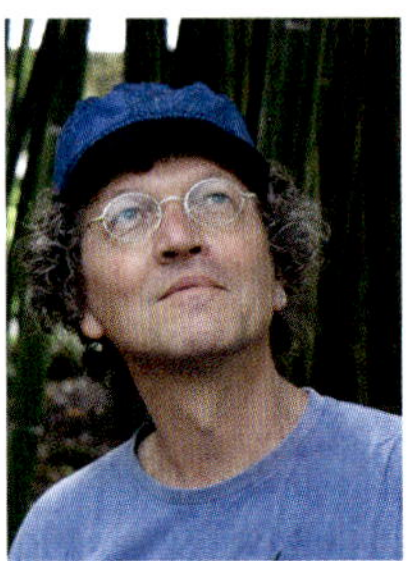

Christian Raimann ist von Kindesbeinen an mit der Pflanzenwelt verbunden. Seit 1998 ist er als approbierter Naturheilpraktiker in eigener Praxis mit den Schwerpunkten TEN, Heilpflanzenkunde und klassische Homöopathie, als Dozent für Heilpflanzenkunde, Humoralmedizin und TEN an verschiedenen Fachschulen und als selbstständiger Kursleiter tätig. Zudem war er Mitbegründer des Heilpflanzengartens Bad Ragaz, den er zwischen 2001 und 2011 auch unterhielt. Zu seinen Veröffentlichungen als Koautor gehören „Grundlagen der Traditionellen Europäischen Naturheilkunde TEN" (Bacopa Verlag 2012) und „Humoralmedizinische Praxis" (Bacopa Verlag 2016). Er ist verheiratet und hat zwei erwachsene Kinder.

Heilpflanzensignaturen

Christian Raimann

459 Abbildungen

Karl F. Haug Verlag · Stuttgart

Bibliografische Information der Deutschen Nationalbibliothek
Die Deutsche Nationalbibliothek verzeichnet diese Publikation in der Deutschen Nationalbibliografie; detaillierte bibliografische Daten sind im Internet über http://dnb.d-nb.de abrufbar.

Anschrift
Christian Raimann
Niggitalstrasse 55
8630 Rüti ZH
Schweiz

Ihre Meinung ist uns wichtig! Bitte schreiben Sie uns unter:
www.thieme.de/service/feedback.html

Rüdigerstr. 14
70469 Stuttgart
Deutschland

www.haug-verlag.de

Printed in Germany

Umschlaggestaltung: Thieme Gruppe
Umschlagfoto: AdobeStock: Igor Dudchak;
Zeichnungen: Karin Baum, Paphos, Zypern;
Mit Übernahmen aus: Schünke M, Schulte E, Schumacher U. Prometheus. LernAtlas der Anatomie. Illustrationen von M. Voll und K. Wesker. Stuttgart: Thieme.
Fotos: Christian Raimann, Rüti
Satz: L42 AG, Berlin
Druck: Aprinta Druck GmbH, Wemding

DOI 10.1055/b-005-145215

ISBN 978-3-13-240795-4 1 2 3 4 5 6

Auch erhältlich als E-Book:
eISBN (PDF) 978-3-13-240796-1
eISBN (epub) 978-3-13-240797-8

Danksagung

Ich möchte mich sehr herzlich bei allen wundersamen Heilpflanzen bedanken, die ich bisher kennenlernen durfte und noch immer kennenlernen darf. Sie sind meine hochgeachteten Mentoren, die mir immer neue, faszinierende Facetten ihres Seins zeigen.

Ein weiterer Dank gebührt meinen Eltern, die uns, ihren Kindern, die Natur und ihre Schönheiten auf eine tiefe Art und Weise nahegebracht haben. Ebenso meiner Frau Renata für ihr Verständnis während der Zeit der aufwendigen Schreibarbeit an diesem Buch.

Ein tüchtiges Dankeschön auch dem Karl F. Haug Verlag und seinen Mitarbeiterinnen und Mitarbeitern für ihre tolle Arbeit!

Christian Raimann

Vorwort

Liebe Leserinnen und liebe Leser,

als Dozent für Heilpflanzenkunde bringe ich Kursteilnehmerinnen und Kursteilnehmern die moderne Phytotherapie näher. Dabei gilt es, verschiedenste chemische Wirkstoffe, galenische Formen, pharmakologische Wirkmechanismen und botanische Detailinformationen zu den besprochenen Pflanzen zu erlernen. Es gibt unzählige, teilweise lateinische oder griechische Fachbegriffe im Zusammenhang mit Heilpflanzen, aber keine Angst, ich werde Sie in diesem Buch so weit wie möglich damit verschonen. Es existieren mittlerweile genügend zeitgemäße, wissenschaftlich fundierte und gut verständliche Fachbücher zu diesem Bereich der Heilpflanzenkunde. Gerade deshalb geht es in diesem Buch nicht um die aktuellen, sondern vor allem um die traditionellen, beinahe vergessenen Aspekte von Heilkräutern.

Wie in vielen Bereichen unseres Lebens wurden in den vergangenen Jahrhunderten auch in der Heilkunde traditionelle Sichtweisen und Erkenntnisse als vermeintliche Altlasten unserer Vorfahren entsorgt. Ein kleiner Teil des „alten" Wissens landete in Museen und Bibliotheken, der Rest fällt dem Vergessen anheim, um Raum zu schaffen für eine neuzeitliche und wissenschaftlich ausgerichtete Denk-, Arbeits- und Lebensweise. Diese verspricht uns Menschen eine neue, scheinbar bessere Welt, in der alles definierbar, messbar, logisch erklärbar und damit kontrollierbar erscheint. Mit der Zeit verwittert jedoch die glänzende Fassade jeder neuartigen Errungenschaft und es treten unweigerlich Probleme und Fehlleistungen zu Tage. Die anfängliche Begeisterung verblasst und macht einer ernüchternden Realität sowie einem diffusen Gefühl der Unvollkommenheit Platz. Denn auch das immer üppigere Angebot an Wissensinhalten und Lebensformen in unserer heutigen globalisierten Welt vermag den Hunger nach Erkenntnis nicht zu stillen. Die Suche danach führt uns oft auch in ferne Kulturen und verleitet uns zu vielerlei Experimenten, oft genug bleibt trotz der Fülle an Informationen die Sehnsucht nach etwas Unbekanntem zurück. Möglicherweise dämmert uns genau in diesen Momenten die Einsicht, dass wir die Suche nach unserer eigenen Geschichte und damit unseren Wurzeln aufgegeben haben. Spätestens dann ist der Zeitpunkt gekommen, das Wissen unserer Vorfahren neu zu entdecken, uns damit auseinanderzusetzen und die daraus gewonnene Essenz in unsere Welt zu integrieren. Denn erst die Synthese mit dem heutigen, modernen Wissensstand wird uns bereichern und zu weiteren neuen Erkenntnissen führen.

Um ein umfassendes Verständnis über eine Heilpflanze zu erlangen, reicht das bloße Faktenstudium aus Lehrbüchern nicht. Es bedeutet vielmehr, eine Heilpflanze beim alltäglichen Gedeihen und in ihrer natürlichen Umgebung kennenzulernen und Farben, Formen, Gerüche, Strukturen und viele weitere Aspekte auf sich wirken zu lassen. Neben der kognitiven Annäherung müssen wir Heilpflanzen mit allen unseren Sinnen „in uns aufnehmen", um eine Art inneres Verständnis für ihr Sein entwickeln zu können. Auf diese Weise erfahren wir Heilpflanzen, lernen sie kennen und können sie in eine zeitgemäße und in sich stimmige Heilkunst integrieren. Erst dadurch erfahren wir eine bereichernde Erweiterung des eng gefassten naturheilkundlichen Wissens über diese wunderbaren Lebewesen.

Dieses Buch möchte Ihnen zunächst in einem **ersten theoretischen Teil** die altbewährten Wege der Pflanzenbetrachtung, Pflanzenerkenntnis und der Pflanzenverinnerlichung in Erinnerung rufen. Um in die Welt der Pflanzen einzutauchen, lohnt es sich, ihre „Sprache", ihre Bewegungen, Gesten und Rhythmen näher kennenzulernen. Ein gutes Werkzeug dazu ist die Lehre der Signaturen, die – vereinfacht ausgedrückt – auf folgender Grundannahme beruht: Das Wirkungsvermögen, die inneren Qualitäten von Pflanzen und damit ihr Wesen lassen sich mit Hilfe der durch die menschlichen Sinne erfahrbaren Zeichen wie z. B. Form, Farbe oder Geruch erahnen. Diese bildhafte Denk- und Sichtweise zum Zwecke der Heilmittelerfassung existiert seit vielen Jahrtausenden und ist weltweit ein wichtiger Bestandteil der traditionellen Medizinsysteme, so auch der Traditionellen Europäischen Naturheilkunde. Im **zweiten praktischen Teil** des Buches werde ich Ihnen Signaturen dann anhand von detaillierten Heilpflanzenmonografien genauer vorstellen.

Der Inhalt dieses Buches möchte jedoch keinen allgemeingültigen Schlüssel oder fixen Leitfaden für den Zugang zu Heilpflanzen und das Erkennen von Signaturen vermitteln. Ich möchte Sie vielmehr dazu anregen, sich neben einer rein intellektuellen Annäherung an die Pflanzenwelt auch mit dem bildhaften Analogiedenken unserer Vorfahren zu beschäftigen. Denn die gründliche Betrachtung der Signaturen von Heilpflanzen kann dazu beitragen, unser Verständnis für die Wunder der Natur zu festigen und eine eigentliche Natursinnigkeit zu entwickeln. Die intensive Auseinandersetzung mit der Pflanzenwelt kann zu sehr persönlichen Beziehungen zu den verschiedenen Heilpflanzen und zu entsprechend individuellen Signaturenbildern führen. Genauso wenig ist es Ziel dieses Buches, die nur ansatzweise oder beispielhaft gestreiften Aspekte von Fachbereichen wie Botanik oder Pharmakologie vollständig zu beleuchten. Fachleute mögen Verständnis für diese Unvollständigkeit haben.

Als Dozent muss ich, um den Lehrplan zur erfüllen, den Unterrichtsschwerpunkt auf die moderne Phytopharmakologie und die zugehörigen chemischen Inhaltsstoffe legen. Die Wunder der Pflanzenwelt bleiben dabei häufig auf der Strecke oder finden nur marginal Erwähnung. Daher widme ich dieses Buch allen Studierenden, Kursteilnehmerinnen und Kursteilnehmern, die sich an Fachbegriffen wie Sesquiterpenlactonen, Cholezystokinetika oder Hepatoprotektiva ab und zu aufzureiben drohen.

Rüti (CH), im August 2018
Christian Raimann

Inhaltsverzeichnis

Teil 1
Theorie

Teil 2
Praxis

Teil 3

Anhang

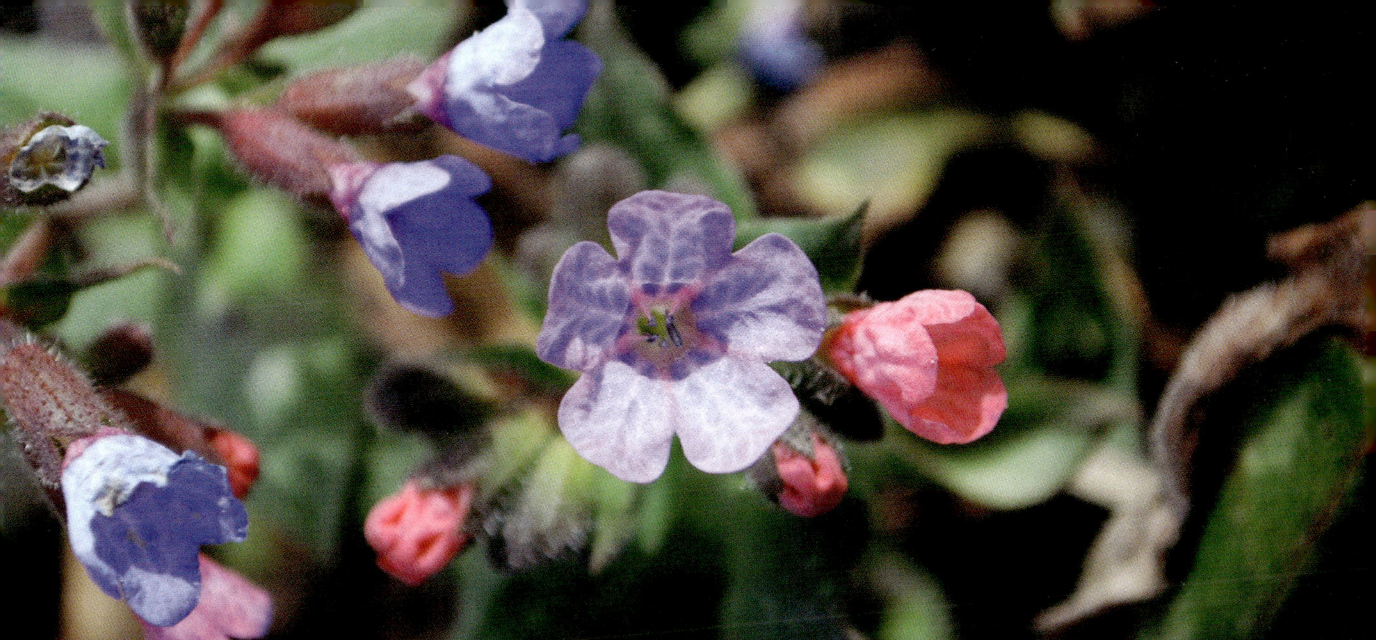

Teil 1
Theorie

1 Einführung

In der modernen Phytotherapie gelten ausschließlich Resultate wissenschaftlicher Laboranalysen aus Tierversuchen und Doppelblindstudien als gesicherte Erkenntnisse. Angesichts der Flut chemischer und pharmakologischer Fachbegriffe stellt sich vielen Menschen, die Heilpflanzenbeschreibungen sichten, jedoch die Frage, ob damit allein das Wesen einer Heilpflanze erfasst und ihre Wirkung umfassend kategorisiert werden kann.

Ein Beispiel dafür ist die folgende Information zu einer allgemein bekannten Heilpflanze, der **Wallwurz,** auch **Beinwell** genannt, aus einem pharmazeutischen Fachbuch [41]:

„Symphytum officinale L.: Fam. Borraginaceae, Beinwell, Schwarzwurz, Wallwurz, Beinheil, Comfrey (Europa). Stpfl. v. Herba Symphyti: Herba Consolidae, Beinwellkraut. Inhaltsst.: Pyrrolizidinalkaloide (in den Blättern bis zu fast 0.2%) wie Echimidin, ferner Symphyto-Cynoglossin, Symphytin u. Glyko-alkaloid Consolidin (in geringen Mengen), Spuren äther. Öls, Schleim, Gerbstoff, Cholin. Anw. Volkst.: gegen Lungenleiden. Radix Symphyti: Radix consolidae, Schwarzwurzel, Beinwellwurzel. Inhaltsst.: 0.6 bis 0.8% Allantoin (Wundheilstoff), ca. 0.3–0.4% Pyrrolizidinalkaloide, Asparagin, Schleimstoffe, Gerbstoffe, Fructose. Anw. volkst.: äuß. Zu Umschlägen bei Knochenverletzungen, schlecht heilenden Wunden, (s. Allantoin), Krampfadern, Sehnenscheidenentzündungen usw.; inn.: bei Blutungen, blut. Diarrhöen sowie auch bei Husten. Wegen der hepatotoxischen u. kanzerogenen Pyrrolizidinalkaloide (siehe dort) sollte auf die (innerliche) Anw. von Symphytum verzichtet werden" (▸ **Abb. 1.1**).

Selbstverständlich können aus heutiger Sicht moderne Erkenntnisse zu chemischen Wirkstoffen, pharmakologischen Wirkmechanismen und Anwendungseinschränkungen nicht einfach unter den Tisch gekehrt werden. Im Gegenteil, diese sollen mit dem historischen Wissen über die Wirksamkeit von Heilpflanzen verbunden werden. Denn um eine Anerkennung für die über Jahrhunderte bewährten, aber nur allzu oft wissenschaftlich nicht ausreichend nachgewiesenen Heilwirkungen von Pflanzen zu erlangen, müssen genau diese zeitgemäßen Aspekte in die traditionelle Heilpflanzenkunde integriert werden.

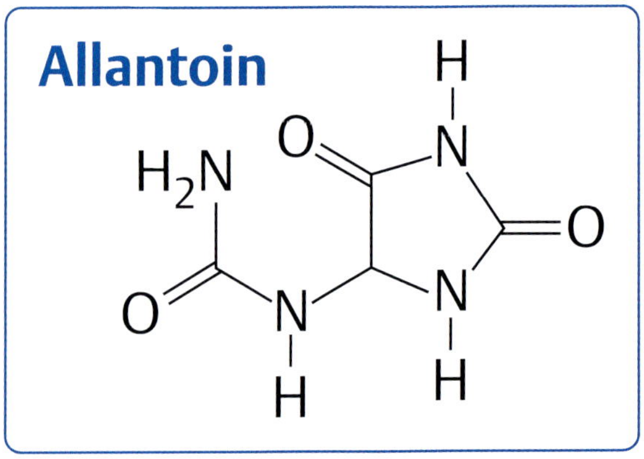

Allantoin

▸ **Abb. 1.1** Molekularstruktur von Allantoin, einem in der Beinwellwurzel enthaltenen Wirkstoff.

Andererseits genügen derart abstrakte Beschreibungen alleine bei Weitem nicht, um Interessierten eine Heilpflanze näherzubringen. Für Lernende stellen sie leider allzu oft nur Pflichtstoff dar, den es mühsam auswendig zu lernen gilt, um die Prüfungen absolvieren zu können. Ziel einer natur- und praxisnahen Heilpflanzenkunde sollte jedoch vielmehr die Verinnerlichung von Wissen, Beobachtungen, sensorischen Wahrnehmungen und emotionalen Empfindungen zu jeder einzelnen Pflanze sein. Diese Inhalte gilt es, zusammenfassend in unserem Innersten, in jeder Zelle unseres Wesens abzuspeichern. Denn ob die Auflistung komplizierter chemischer Begriffe dieses Bestreben fördern kann, ist äußerst fraglich.

Ganz anders geschieht es uns, wenn wir versuchen, unser Verständnis einer Heilpflanze mit Erinnerungen, Geschichten, Liedern, Sinnesempfindungen und anderen Erfahrungsinhalten zu erweitern. Diese lassen in unserem Inneren ein vielseitiges Assoziationsbild entstehen, das sich dem eigentlichen Sein der Pflanze zunehmend annähert.

Zum Beispiel bei der Wallwurz bzw. dem Beinwell: Wer in seinem Garten eine Beinwellpflanze hegt, dem werden sicher ein paar hervorstechende Eigenschaften dieser bewährten Heilpflanze auffallen: die rauen Blätter, die beim Jäten eventuell Hautreizungen verursachen können, oder das Brummen der Hummel, die sich an dem in der Blüte verborgenen Nektartropfen laben möchte. Und wie schwer es im Herbst ist, die verwelkten Blätter abzureißen, denn im Innern des Beinwells halten starke Fasern die Blätter am Wurzelstock zurück und es gelingt oft nur, die weiche und zerfallende Blattmasse von diesen abzustreifen – für die Fasern muss eventuell sogar eine Schere zu Hilfe genommen werden ▸ **Abb. 1.2**. Die Heilkunde unserer Vorfahren bringt den Beinwell deswegen mit den menschlichen „Fasern", also den Bändern, Sehnen und Nerven, in Zusammenhang. Ein einfaches Entsprechungsdenken führt dabei zu dem Schluss, Beinwell vermöge die damit behandelten menschlichen Bänder, Sehnen oder Nerven ebenso stark wie die eigenen Blattfasern werden lassen (Kap. 6.15).

Aus rationaler Sicht mag diese Denkweise als ein allzu simpler Zugang zu der Welt der Heilpflanzen sein und wird deshalb von Naturwissenschaftlern oft als historischer Irrweg oder esoterischer Unfug abgetan. Sogar von mittelalterlichem Aberglauben oder purer Fantasterei ist

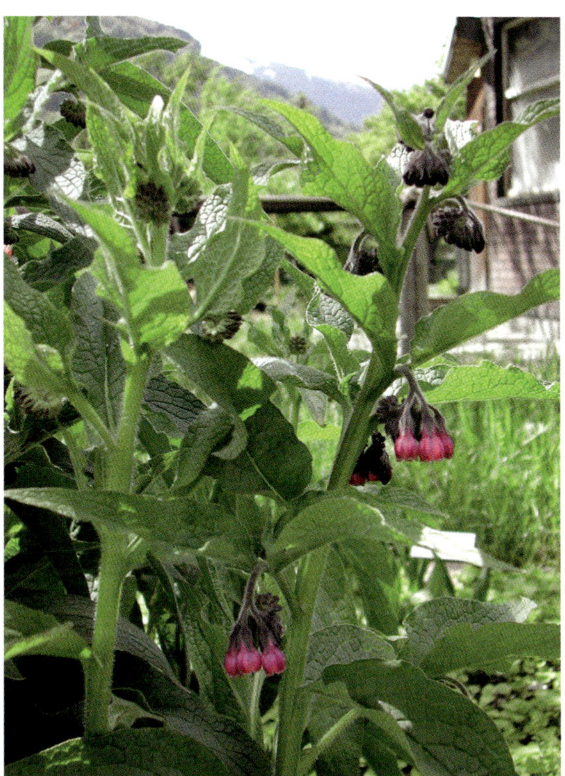

▶ **Abb. 1.2** Beinwell zeigt sich als äußerst vitale Pflanze.

manchmal die Rede. Mit Aberglaube – das Wort kann vom ursprünglich wertfreien Wort „Anders-glaube" abgeleitet werden – ist gemeint, dass das, was die Menschen früher einmal glaubten, heute, da wir uns im Besitz moderner, wissenschaftlicher Weisheiten wähnen, keine Gültigkeit mehr besitzt. In der vorwissenschaftlichen Zeit ohne Laboranalysen waren es aber oft gerade solche Beobachtungen und Hinweise, die Heilkundige auf die Spur der Heilwirkung und des unbekannten Charakters einer Pflanze führten. Auch uns modernen Menschen können solche einfachen, sinnlichen und natürlichen Erfahrungen helfen, eine Heilpflanze näher und besser kennenzulernen.

Der homöopathische Arzt Emil Schlegel (1852–1934) beschrieb die Signatur der Heilpflanzen als Ausdruck der „gestaltbildenden Kraftfelder der Natur" [89] und als Werkzeug zu einer vertieften Heilmittelerkenntnis. Er plädierte dafür, die „reiche, schlichte Naturbeobachtung" als Grundlage der Heilkunde mit einem „tüchtigen wissenschaftlichen Studium" [89] und dessen Erkenntnissen zu vereinen. Entsprechend soll dem heute vorhandenen Fachwissen auch das Geheimnisvolle und wissenschaftlich schwer Fassbare zur Seite gestellt werden:

O nimm dir Zeit! An Unbedeutendheiten
Leihst Auge du und Ohr im Lebensstrom,
Die Geistesferne, in sich selbst bescheiden,
Ziehst du in der Verehrung heilgen Dom.
Du staunest an, was dir der Augen Waffen
Enthüllen, deinen Zielen endlos fern,
Die Kräfte, die am Leib der Zelle schaffen,
Du grüßest sie im blassen Nebelstern.
So schaust du rückwärts. Doch des Lebens Kreise,
In deren Ring du wandelst, wirkst und sinnst,
Der zukunftsfrohe Einklang ihrer Weise
Dünkt dir ein meisterloses Hirngespinst?
Verlass des Dünkels eingeschränkte Lehre,
Befrei von allem Kleinen deine Kraft,
Gib dem Geheimnisvollen seine Ehre,
Und Wunder seien deine Wissenschaft! [89]

2 Wunder der Pflanzenentwicklung

Vor der Entstehung von Leben auf der Erde war diese für lange Zeit ein lebensfeindlicher Ort, der erst durch Veränderungen der Grundbedingungen über einen Zeitraum von Jahrmillionen von Jahren einen Übergang zu ersten Lebensformen erlaubte. Vor ca. drei Milliarden Jahren ermöglichte der allmähliche Wandel der Atmosphäre die Entwicklung einfacher Zellkörper, die ihre Nahrungsbedürfnisse nach und nach aus eigener Kraft befriedigen konnten und damit als „Urpflanzen" selbsternährend waren: Sie bestanden aus einfachen Grundbausteinen – Kohlendioxid und Wasser – und konnten mit Hilfe von Farbstoffen das Licht der Sonne als Energiequelle nutzen. Diese Urpflanzen lernten, vereinfacht ausgedrückt, kosmische Energie aufzunehmen und in ihren Zellen zu speichern. Durch ihre Stoffwechselaktivität wurden dabei zunehmend größere Mengen an Sauerstoff freigesetzt. Dieser bildete viele Millionen Jahre später die unverzichtbare Voraussetzung für die Entstehung der ersten, in Aufbau und Funktion noch äußerst einfachen, tierischen und später menschlichen Lebensformen. Erst dank des pflanzlichen Nahrungsangebots und der an ihre Bedürfnisse angepassten Atemluft fanden wir Menschen in der Natur eine Existenzgrundlage.

Die Evolutionsuhr projiziert die Entwicklung unseres Planeten auf 12 Stunden (▸ Abb. 2.1):

- ab 03.00 Uhr erste einfache Lebensformen
- ab 10.30 Uhr erste Wasserpflanzen und -tiere
- ab 11.00 Uhr erste Landlebewesen
- ab 11.25 Dinosaurier
- ab 11.50 Säugetiere
- ab 11.59 erste menschliche Vorfahren
- ab 11.59.58 Homo sapiens

Algen und Moose In der fortschreitenden Entwicklung des irdischen Lebens stellen Algen ein weiteres Stadium dar. Sie sind einfach strukturiert, aufgebaut aus gleichförmigen, beweglichen Bestandteilen und besitzen keine Wurzeln, da diese für ein Leben im Element Wasser unnötig und hinderlich sind. Erst mit ihrer Strandung an den Ufern der Urmeere begann vor ca. 800 Millionen Jahren die Eroberung der Landflächen durch pflanzliches Leben. Diese angeschwemmten Pflanzen vertrockneten und bildeten so den Humus, der den ersten Landbewohnern ein Überleben auf festem Boden erlaubte.

Den Algen folgten die Moose, die fast ausschließlich Feuchtgebiete besiedeln. Sie sind erste, noch schwach differenzierte Landpflanzen: eine Unterteilung in Stängel und Blätter ist bereits vorhanden, echte Wurzeln jedoch fehlen. Erst die Bildung von Wurzeln, die einen Transport von Flüssigkeiten in die Pflanze gewährleistet, ermöglichte eine weitere Inbesitznahme von neuen, trockeneren Landstrichen. Durch eine vermehrte Verfestigung der Pflanzenzellen, z. B. mit Hilfe des Holzstoffs Lignin, wurde zudem eine zunehmende Ausrichtung in die Vertikale möglich. Eine derartige Einlagerung in die Zellwände er-

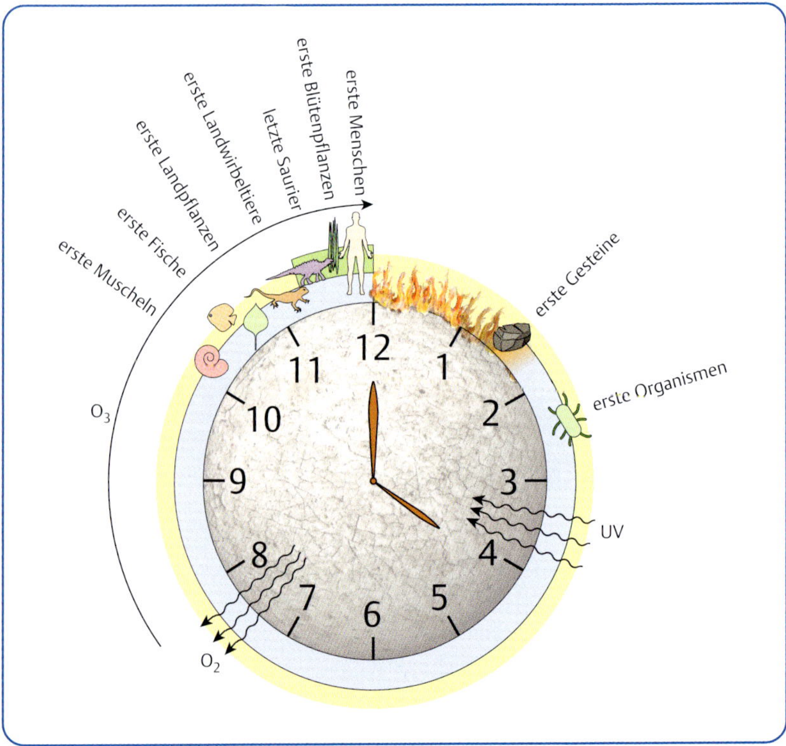

▸ **Abb. 2.1** Die Evolutionsuhr projiziert die Entwicklung von Leben auf der Erde auf 12 Stunden.

möglicht es Bäumen, in große Höhen vorzustoßen, dadurch Wettbewerbsvorteile zu erringen und für längere Zeit Bestand zu haben. Entsprechend benötigen sie für ihre Entwicklung größere Zeitspannen – eine Eiche erreicht beispielsweise ihre Geschlechtsreife erst nach ca. 40–60 Jahren.

Blütenpflanzen und Insekten Die für uns meist mit der Pflanzenwelt assoziierte Blütenbildung trat vergleichsweise spät zur Zeit der Saurier in Erscheinung und scheint einen regelrechten Evolutionsschub ausgelöst zu haben. Erst nutzten nacktsamige Pflanzen die Windkräfte für ihre Bestäubung. Zeitgleich mit dem Auftreten von Insekten entwickelten sich die „modernen" für uns typischen Blütenpflanzen vom Typ „Sonnenblume", die heute mehr als zwei Drittel aller Pflanzenarten ausmachen.

Mittlerweile existiert pflanzliches Leben fast überall auf der Erde. Durch spezifische Fähigkeiten und Schutzmechanismen haben es einzelne Arten geschafft, sich sogar an lebensfeindliche Umweltbedingungen, wie extreme Temperaturen, Trockenheit, salzige Böden oder hochliegende Gebirgsstandorte, anzupassen. Die entwicklungsgeschichtliche Einordnung einer Pflanze erlaubt erste Rückschlüsse auf ihre Bedürfnisse bezüglich Standort, Klima, Bodenverhältnissen, aber auch bezüglich ihrer Wirkung auf den Menschen. So kommen beispielsweise bei „alten", niedrigen Arten – wie auch im Tierreich – sehr selten Gifte vor. Parallel zur Entwicklung der Blüte im Laufe der Pflanzenevolution steigt auch die Tendenz zur Bildung von toxischen Stoffen. Es erstaunt daher nicht, dass die Tropen, in denen es die größte Zahl und Vielfalt von Blüten gibt, prozentual die höchste Zahl an Giftpflanzen beheimatet.

Neben der entwicklungsgeschichtlichen Einordnung einer Pflanze gilt es jedoch auch, ihre charakteristischen Eigenarten beim Betrachten der Gestaltbildung zu beachten und zu versuchen, deren Bedeutung zu verstehen, denn die botanischen Merkmale sind als ein Teilaspekt der „Pflanzensprache" zu deuten. So erlaubt beispielsweise die Art der Frucht- und Samenbildung Rückschlüsse auf deren Verbreitung. Winzig kleine Birkensamen können durch den Wind kilometerweit verstreut werden. Der Bau einer Kokosnuss ermöglicht dieser hingegen, ins nahe Wasser zu rollen, von Wellen an weit entfernte Strände getrieben zu werden und dort zu keimen.

2.1 Die Pflanze im Vergleich zu Mensch und Tier

Der größte Unterschied zwischen Mensch/Tier und Pflanze stellt sicherlich deren Standortgebundenheit dar. Erstere sind durch die Ausbildung eines spezifischen Bewegungsapparates, eines zentralisierten Nervensystems und

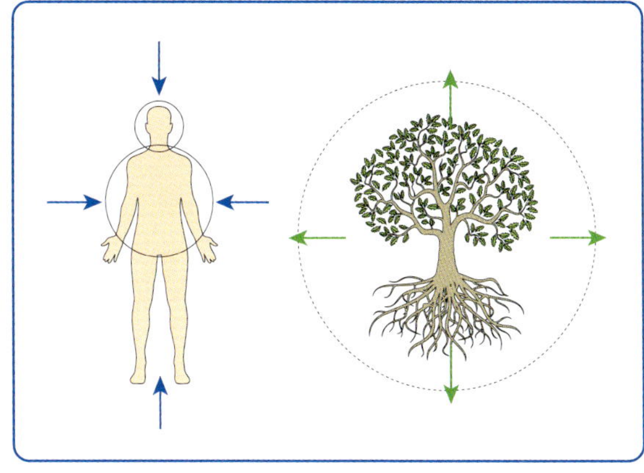

▶ **Abb. 2.2** Der Bauplan von tierischem und menschlichem Leben ist kompakt und zentralisiert, um die nötige Mobilität zu gewährleisten. Pflanzliches Leben ist dagegen stationär und nach außen gerichtet, was der Pföanze „Selbsternährung" ermöglicht.

von Sinnesorganen zum selbständigen Erkennen, Suchen und Jagen ihrer Nahrung befähigt. Unverzichtbare Voraussetzung für die damit verbundene Unabhängigkeit und Mobilität ist der kompakte Bauplan tierischer und menschlicher Lebewesen, bei dem alle Körperorgane in sie umschließende „Höhlen" eingefügt und somit geschützt und „transportierbar" sind. Durch diesen hohen Zentralisationsgrad ist der Körperaufbau in sich geschlossen und nach innen gerichtet. Das Bauprinzip eines Pflanzenkörpers besteht hingegen darin, eine möglichst große Kontaktfläche mit dem Boden und der sie umgebenden Luft herzustellen. Nur so kann die Energieversorgung durch Sonnenlicht und die Wasser- und Nährstoffversorgung durch die Wurzeln gewährleistet werden. Die Entwicklung einer Pflanze ist zentrifugal und nach außen gerichtet: Pflanzen besitzen gewissermaßen keine inneren, sondern nach „außen gestülpte Organe" (▶ Abb. 2.2).

An einen Standort gebunden Als Krönung eines derartigen Bauplans kann der Baum angesehen werden, dessen Skelett nicht im Inneren, sondern als Rinde außen vorliegt. In diesem Sinne können Pflanzen und ihre Lebensprozesse als integrierter Teil ihrer Umgebung betrachtet werden – sie wirken sozusagen über die materiellen Grenzen ihrer physischen Gestalt hinaus. Durch die Wurzeln fußen sie im Erdboden und über ihre Blätter stehen sie in ständigem Austausch mit der Atmosphäre. Alle von der Pflanze gebildeten Stoffe und alle ihre Lebensfunktionen sind als Resultat dieser Kommunikation mit der äußeren Umgebung anzusehen.

Die allermeisten Pflanzen sind durch diese „Einbettung" an einen festen Standort gebunden, was – aus menschlicher Sicht – ein Nachteil sein mag. Aus Sicht der Pflanze ermöglicht es ihnen ihre Gebundenheit jedoch erst, anorganisches Material und Sonnenenergie zu nutzen, um sich selbst zu versorgen und weiterzuentwickeln (▶ Abb. 2.3). Mensch und Tier sind dagegen gezwungen, die von ihnen benötigte Lebensenergie zu gewinnen, in-

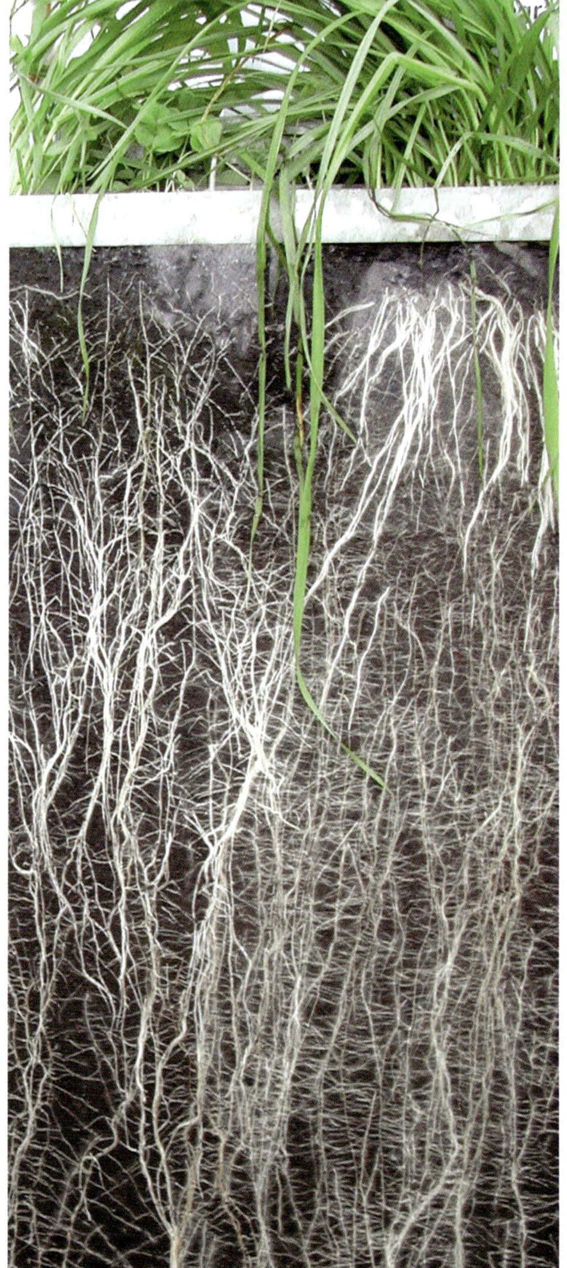

▶ **Abb. 2.3** Die Wurzelmasse von einfachen Gräsern ist beachtlich. Sie versorgen die Pflanzen u. a. mit Wasser und Mineralsalzen.

dem sie sich von anderen Lebewesen ernähren – die Fleischfresser von tierischem, die Pflanzenfresser von pflanzlichem Leben. Eine eigene Mobilität wäre bei Pflanzen schon wegen ihres Aufbaus und der starren Zellwände unvorstellbar. Mobilität setzt einen entsprechenden Muskelapparat sowie ein komplexes Nervensystem voraus, das Bewegungen steuert und kontrolliert. Obwohl die moderne Naturwissenschaft der Pflanzenwelt das Vorhandensein eines Nervensystems im eigentlichen Sinne abspricht, muss ihr dennoch zumindest eine Art „innerer Intelligenz“ zugestanden werden. Denn die Pflanze kennt ihre Bedürfnisse und Vorlieben genau und kann diese zielgerichtet verfolgen.

Pflanzen besitzen die Fähigkeit, Reize aufzunehmen, zu verarbeiten und zu beantworten: Eine einfache Wiesenpflanze kann mindestens 20 physikalische und chemische Größen wie Düfte, Licht, Schwerkraft, Schallwellen, klimatische Einflüsse u.v.m. registrieren und gezielt darauf reagieren. Pflanzen kommunizieren über Signalstoffe miteinander und können zwischen eigenen und fremden, zwischen artgleichen und artfremden Stoffen unterscheiden. Viele Blütenpflanzen vermögen durch Nektar, einem honigsüßen Flüssigkeitstropfen, Insekten anzulocken, damit diese sie bestäuben. Andere machen mit spezifischer Farbgebung auf sich aufmerksam oder sind fähig, potenzielle Bestäuber mittels Lockfallen, wie die des Aronstabs, einzufangen oder diese mit „Weibchen-Attrappen“, wie die der Ragwurzarten, zu überlisten.

Die gestalt- und funktionsbezogene „Weiterentwicklung“ von Mensch und Tier kann im Vergleich zur Pflanze auch als entwicklungsmäßiger Rückschritt betrachtet werden, da dabei wichtige Fähigkeiten verloren gegangen sind:

- die Fotosynthese, d. h. die Energiegewinnung mit Hilfe von Sonnenlicht
- die Autotrophie, d. h. die Selbsternährung (kein Verzehr anderer Lebewesen)
- die Bildung starrer Zellwände, die für Stabilität und Größe sorgen
- vegetative Vermehrungsmöglichkeiten, d. h. ungeschlechtliche Vermehrung mittels Ablegern, wie bei Erdbeeren oder Stecklingen von Weiden

2.2 Heilpflanzenkunde

Die moderne, sogenannte rationale Phytotherapie versteht sich inhaltlich und namentlich in demonstrativer Abgrenzung vom herkömmlichen Heilpflanzenwissen. Dieses entwickelte sich bereits lange vor der Entwicklung der modernen Naturwissenschaft, die erst im 19. Jahrhundert zu voller Blüte fand und daher entsprechend verhältnismäßig junger Natur ist (▶ **Abb. 2.4**).

Überlieferte Erfahrungen von Heilkundigen Die Tradition der Heilpflanzenkunde basiert auf überlieferten und bewährten Erfahrungen von meist nicht akademisch ausgebildeten Heiltätigen, Kräuterkundigen oder Hebammen, die ihr immenses Wissen um die heilkräftigen Wirkungen von Pflanzen auch in den düsteren Epochen der Geschichte, in denen sie oft wegen ihrer Kenntnisse als Zauberer und Hexen verfolgt wurden, bewahrt, gepflegt und weiterwachsen haben lassen.

Den größten Teil des Daseins auf Erden durchlebte die Menschheit als steinzeitliche Jäger und Sammler – und

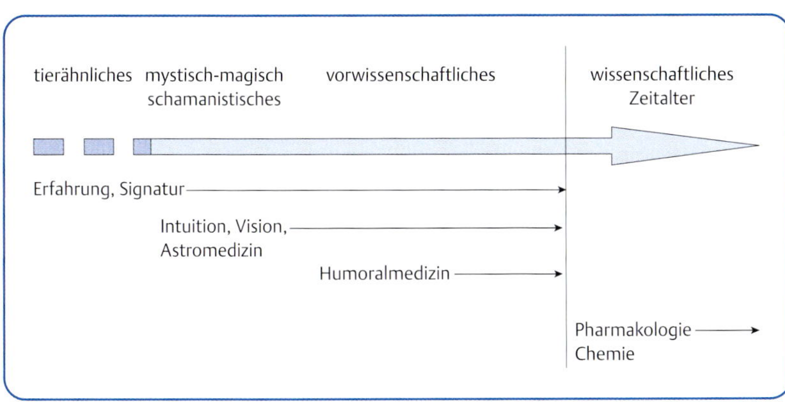

▶ **Abb. 2.4** Zeitachse der Methoden zur Erfassung der Heilpflanzenwirkungen.

nicht als in wissenschaftlichen Kategorien denkender "Homo modernicus". Diese Zeitspanne kann entwicklungsgeschichtlich gesehen mit der menschlichen Kindheit verglichen werden. Mit staunenden Augen beobachteten unsere Vorfahren damals ihre Umwelt in beinahe kindlicher, aus heutiger Sicht in vielleicht geradezu naiver Weise, und versuchten dabei, alle irdischen und kosmischen Phänomene zu erfassen und einzuordnen. Was sich ihrem Denken und Fühlen nicht erschloss, nahm übersinnlichen, göttlichen Charakter an. Mit Hilfe dieses zutiefst magisch-religiösen und schamanischen Weltbildes versuchten die Menschen, Sinn und Struktur in diesen Kosmos voller wundersamer, teilweise aber auch furchteinflößender Erscheinungen zu bringen. In diesem Bewusstsein waren die Grenzlinien zwischen Natur und Mensch, zwischen realer Welt und Traumwelt fließend. Unbekanntes und Neues wurde mittels Entsprechungen mit bereits gemachten Erfahrungen verglichen und in die eigene Weltanschauung integriert.

Diese tiefe Auseinandersetzung mit der Natur führte im Bereich der Heilpflanzen auch zu ersten Klassifikationsversuchen, wobei Bezüge zwischen den Kräften von Pflanzen, Tieren, Menschen und Gestirnen erstellt wurden, um ihre jeweiligen Eigenschaften zu qualifizieren. Diese Zuordnungen haben sich in vielen, noch heute erhalten Pflanzennamen wie z. B. Bärlauch niedergeschlagen. Die Pflanze wird durch diese unsichtbare Verbindung zum „vegetabilen Bären", der so vital und kräftig wirksam ist, wie der Namensgeber selbst. Die Erfassung von Heilpflanzen und ihrem Wirkungsvermögen mittels Analogien blieb seit Urzeiten über alle Epochen hinweg eine der wichtigsten Möglichkeiten, um Eigenschaften einzuordnen und verständlich zu erläutern.

Entwicklung der Humoralmedizin Erst die aufkommende Humoralmedizin, auch Vier-Säfte-Lehre genannt, ermöglichte um 500 v. Chr. allmählich einen Übergang zu einer methodischeren, rational begründeten Medizin, die dennoch auf Erfahrungen basierte. Der Grieche Hippokrates von Kos (ca. 460–370 v. Chr.) gilt als Begründer dieser Lehre und der Medizin, wie wir sie heute verstehen. Die griechische Medizin entriss die Gewalt über Gesundheit und Krankheit den allmächtigen Göttern und ihren irdischen Gehilfen und legte sie in die Hände geschulter Menschen und der Betroffenen selbst. Einerseits wurden dabei Aspekte der Lebensführung wie Bewegung, Hygiene oder Ernährung zur besseren Erklärung der Entstehung von Krankheiten herangezogen und andererseits zu einem Teil des Therapiekonzepts. So groß Hippokrates' Verdienst um die Medizin auch ist, die Errungenschaften der Heilpflanzenkunde und der Medizin haben wir auch unzähligen anderen Menschen, Kulturen und Generationen zu verdanken, denen Hippokrates symbolhaft vorsteht.

Das vorwissenschaftliche, humoralmedizinische Konzept blieb bis ins 19. Jahrhundert die Basis der traditionellen Medizin. Sie wurde erst im Laufe der wissenschaftlichen Revolution innerhalb einer relativ kurzen Zeitspanne für ungültig erklärt.

Moderne Arzneistoffe Friedrich Sertürner (1783–1841), deutscher Apotheker, veröffentlichte bereits um 1805 die erste Entdeckung eines pflanzlichen Wirkstoffs: des Morphins, eines Inhaltsstoffs des Schlafmohns. Diesen Stoff hatte er bereits einige Zeit zuvor aus Rohopium, dem eingedickten Milchsaft der Pflanze, isolieren können. Es gab weitere Entdeckungen von heilenden pflanzlichen Inhaltsstoffen, wie z. B. von Chinin, einem natürlich in der Rinde des Chinarindenbaums vorkommenden Arzneistoffs, der teilweise synthetisiert und für Arzneimittel bei Fiebererkrankungen, vor allem zur Bekämpfung der Malaria, verwendet wurde. Ein weiteres bekanntes Beispiel für die historische Bedeutung der Heilpflanzenkunde ist Aspirin®, eines der am häufigsten verkauften Medikamente der Welt. Wegen ihrer schon früh erkannten schmerzlindernden Wirkung wurden die salicylathaltigen Heilpflanzen Mädesüß und Weide im 19. Jahrhundert als Ausgangspunkt für die Herstellung dieses synthetischen Heilmittels genutzt.

Mit der zunehmenden Entwicklung der naturwissenschaftlichen Disziplinen, vor allem der Chemie und Pharmakologie, im 19. Jahrhundert, geriet die traditionelle

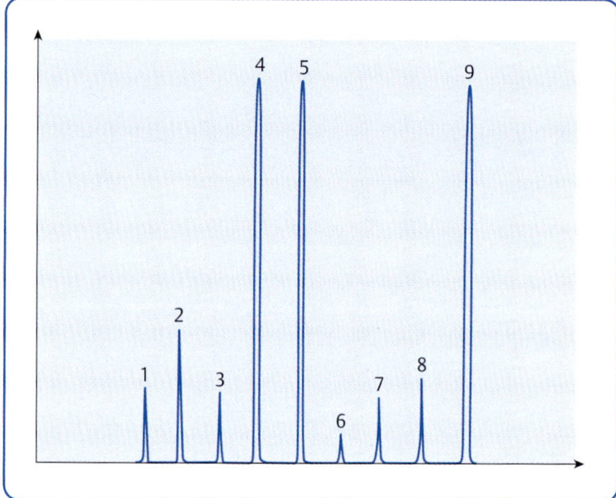

▸ **Abb. 2.5** Die Gas-Chromatografie ist eine moderne Analysemethode, die die Zusammensetzung eines Stoffgemisches (hier ätherisches Lavendelöl) untersucht. **1** Kamfeen, **2** Myrceen, **3** Limoneen, **4** Cis-beta-ocimeen, **5** 3-octanon, **6** Hexylisobutyraat, **7** Hexylbutyraat, **8** 1-octeen-3-ol, **9** Linalool

Kräuterheilkunde zunehmend in den Hintergrund. Die Bedeutung der naturwissenschaftlichen Errungenschaften führte gar dazu, dass sie aus Universitäten ausgeschlossen und auf einen häufig belächelten Teilaspekt der Volkheilkunde reduziert wurde. Die moderne Wissenschaft beschreibt Pflanzen auf analytische, messbare und quantitative Art und Weise (▸ **Abb. 2.5**). Die heilenden Eigenschaften von Pflanzen beruhen demnach ausschließlich auf Wirksubstanzen und daraus resultierenden, reproduzierbaren Wirkmechanismen. Einzelne pharmakologische Eigenschaften von Pflanzen sind mittlerweile zumindest ansatzweise bekannt und werden mittels Tierversuchen und Doppelblindstudien untersucht. Somit lassen sich gewisse Heilwirkungen und entsprechende Indikationen auf naturwissenschaftlicher Basis nachvollziehen. Ein umfassendes Verständnis der gesundheitlichen Bedeutung der meisten Heilpflanzen zu erlangen, ist der Wissenschaft bis heute jedoch erst ansatzweise gelungen. Dies ist der momentane Stand einer jahrtausendelangen Entwicklung.

Leider sind mit der wissenschaftlichen Revolution nicht nur überholte und unnütze Inhalte, sondern auch immanent wichtige Bestandteile unserer Tradition und Kultur verloren gegangen. Die Auseinandersetzung mit diesen medizinischen und kulturellen Ressourcen ist deshalb sehr wichtig und ermöglicht gleichzeitig eine Aussöhnung mit unserer eigenen Geschichte und unseren Wurzeln.

3 Die Signatur von Pflanzen

Vor der Entdeckung chemischer Pflanzenwirkstoffe waren die mit den Sinnen wahrnehmbaren, charakteristischen Merkmale (lat. Signum – Zeichen, Merkmal) und die daraus resultierende Gesamterscheinung einer Heilpflanze von entscheidender Bedeutung für die Erfassung ihres spezifischen Wirkungsvermögens. Diese Signaturen sind mit Hilfe der menschlichen Sinne erfassbare Merkmale, Gesten, Bewegungen und Rhythmen einer Pflanze, die Bezüge zu ihren spezifischen Heilwirkungen ermöglichen, indem sie z. B. Ähnlichkeiten mit bestimmten Geweben oder Zielorganen, Krankheiten oder deren Symptomen aufweisen. Alle traditionellen Medizin- und Heilsysteme kennen derartige Ähnlichkeitsprinzipien und nehmen sie als Richtlinie bei der Heilmittelauswahl zu Hilfe. Die Wurzeln der verschiedenen Entsprechungslehren gehen auf die Anfänge der Menschheit zurück.

3.1 Entwicklung und mythische Bedeutung

Menschen und Tiere vermögen, mit den Sinnen erfassbare Zeichen von Pflanzen, wie Aussehen, Farbe, Geschmack oder Form, zu interpretieren und ihre Erkenntnisse bezüglich Verträglichkeit oder Heilwirkung zu nutzen. Sie lassen sich zum Beispiel durch auffällige Fruchtfarben oder aromatische Blütendüfte anlocken und dienen dadurch ungewollt als potenzielle Bestäuber oder Helfer zur Verbreitung der Samen, beispielsweise indem sie die Früchte verzehren und die Samen mit dem Kot andernorts wieder ausscheiden. Gleichzeitig schützen sich Pflanzen durch den deutlich abschreckenden Geschmack von Bitterstoffen oder durch Stacheln vor Fressfeinden und halten diese damit dauerhaft von sich fern.

Verschiedene Mythen beschäftigen sich mit der Tatsache, dass wir Menschen einen Teil unserer Erfahrungen mit Pflanzen und ihrer Wirksamkeit bereits in der frühen Vorzeit, der Zeit, in der sich die Menschheit erst noch aus der Tierwelt entwickelte, sammelten: Der heilkundige Zentaur Chiron, ein Fabelwesen der griechischen Mythologie, halb Pferd halb Mensch, soll den Menschen sowohl die Schafgarbe als auch das Tausendgüldenkraut gezeigt und sie Heilwirkung gelehrt haben. Derartige Sagen sind Metaphern für die Gewissheit, dass ein Teil unserer Pflanzenerfahrungen aus einer Zeit stammt, als der Mensch noch zur Hälfte mit seinem tierischen Ursprung verbunden war. Beispielsweise wissen Ameisen um die antimikrobielle Wirkung von wildem Thymian (Quendel) und kultivieren diesen in höheren Lagen auf ihren Wohnhügeln, um sich vor schädlichen Keimen zu schützen (▸ **Abb. 3.1**).

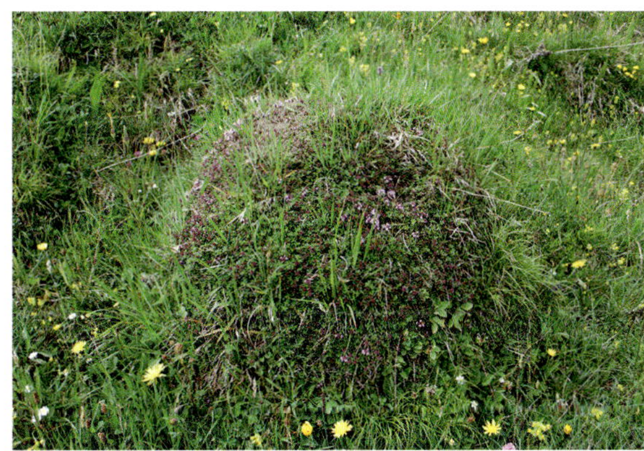

▸ **Abb. 3.1** Ameisen kultivieren wilden Thymian als Schutz vor pathogenen Keimen.

3.2 Bedeutung der Analogie

Die spezifischen Eigenschaften und Besonderheiten einer Pflanze werden als Signaturen bezeichnet und erlauben, eine Entsprechung (Analogie) zu potenziellen Zielorganen oder Krankheitszeichen zu erahnen. So gleicht beispielsweise der segmentäre Aufbau des Acker-Schachtelhalms der Struktur einer Wirbelsäule. Es besteht eine bildliche Entsprechung zwischen dem Erscheinungsbild des Acker-Schachtelhalms und seiner Wirkung auf den menschlichen Organismus. Pflanzenkundige können aus dieser Beobachtung einen Hinweis auf die Wirbelsäule als mögliches Zielorgan herleiten – und verwenden die Pflanze daher seit Jahrhunderten für therapeutische Anwendungen zur Stabilisierung der Wirbelsäule. Mit der heutigen Kenntnis der bindegewebestärkenden Wirkung der im Schachtelhalm enthaltenen Kieselsäure kann diese Indikation gut nachvollzogen werden.

Dieses Analogiedenken wird in der traditionellen Medizin als Signaturenlehre bezeichnet. Sie kann als einfaches, bildhaftes Raster für die Erkenntnis der Heilpflanzenqualität betrachtet werden. Durch den häufig damit verbundenen Wunsch, die Eigenschaften des Heilmittels mögen auf den zu Behandelnden übergehen, wird die suggestive Kraft und Wirkung des Analogiedenkens zusätzlich verstärkt. Außerdem wird den heilsamen Eigenschaften einer Arzneipflanze oft bereits in der volkstümlichen Namensgebung Rechenschaft getragen und Wertschätzung entgegengebracht, z. B. mit der Bezeichnung Augentrost. Obwohl die Signaturenlehre nicht nur in der Heilpflanzenkunde, sondern beispielsweise auch in der qualitativen Erfassung von Menschen oder Landschaften eine wichtige Rolle spielt, stellt sie in der Traditionellen Europäischen Naturheilkunde hauptsächlich ein Werkzeug zur Arzneimittelfindung dar.

3.2.1 Historischer Hintergrund

Die Signaturenlehre war in der antiken und mittelalterlichen Heilkunde äußerst populär und wurde mit der fortschreitenden Christianisierung auch in die neue Glaubenslehre eingebunden. So schrieb etwa der Schüler von Paracelsus Oswald Croll (1560–1609), Gott habe einem jeden Gewächs seinen Verräter eingepflanzt, damit man die Kräfte und Eigenschaften der Kräuter, so verborgen sie auch sein mögen, durch ihre äußerlichen Signaturen erkennen und erraten könne: „Also hat auch Gott der Herr in der Natur viel Dinge/die nicht einem jeden vor Augen/allein gezeichnet/damit wir sie durch fleißige Nachforschung möchten erlernen" [19].

Der deutsche Mystiker Jakob Böhme (1575–1624) integrierte die Signaturenlehre ebenfalls in das christliche Weltbild, indem er sie als „Schrift Gottes" bezeichnete. Für Böhme war die Signatur, die sich in Sprache und Gestalt der Heilpflanzen äußere, vor allem der Schlüssel zum verborgenen Inneren: So hätten auch Tiere und Kräuter ihren äußerlichen Charakter, indem das Innerliche stets an seiner Offenbarung arbeite. Darum sei in der Signatur der größte Verstand [10]. In dieser Natursprache eröffne jedes Lebewesen seine Eigenschaften und zeige, wozu es gut sei. In der Natur gebe es keine Erscheinung, welche ihre innere Gestalt und den „darin verborgenen Geist" nicht offenbare [10].

Böhme ordnete als Erster Signaturen nach verschiedenen Aspekten in folgende Kategorien:

- Gestalt, Form und Bildung
- Zeit, Zyklen, Tages-, Jahreszeit, Gestirne
- Ort, Länder, Standort, Klimazone
- Gesten, Gebärden, Erscheinung
- Farbe, Geruch, Geschmack, Elementarqualitäten
- Namen

Diese Aspekte verknüpfte er zu einem korrespondierenden System wechselseitiger Verbindungen, die ein vertieftes Naturverständnis ermöglichen sollte. Demnach ist eine Pflanze, in der die saturnischen Qualitäten hervorstechen, von schwarzer oder grauer Farbe, harter und derber Konsistenz, saurem oder salzigem Geschmack.

Analogien wurden früher aber nicht nur zur Erfassung des Heilpflanzencharakters, sondern auch zur Deutung des menschlichen Körpers, vor allem des Gesichtes, herangezogen. Denn der prägende Ersteindruck beim Kennenlernen eines Menschen beruht auf sekundenschneller Abgleichung mit den Eigenschaften bereits bekannter Gesichter. Theophrastus Bombastus von Hohenheim (1493–1541), der sich ab 1529 Paracelsus nannte, schreibt dazu im "Buch von den natürlichen Dingen", dass – so wie wir Menschen an ihrer äußeren Erscheinung erkennen – wir Kräuter an ihren Zeichen erkennen [75].

Diese Art von Erkenntnis kann auch beim Betrachten einer Landschaft entstehen, wenn man von Merkmalen erste Rückschlüsse auf die Stimmung und Qualität einer Gegend zieht. Analogien finden sich daher auch in der mittelalterlichen Malerei, speziell in Abbildungen von Pflanzen. Interessanterweise erscheinen uns diese nicht im heutigen Sinne naturgetreu. Hier ist die Differenzierung von Naturtreue wichtig, denn im modernen Sinne bedeutet Naturtreue eine exakte Detailtreue bei der Abbildung einer Pflanze, wodurch ihre botanischen Merkmale eindeutig erkennbar sind. Aus diesem Grund werden in vielen modernen Pflanzenbildern nicht nur ganze Pflanzen, sondern auch Einzelteile oder Querschnitte einzelner Organe abgebildet. Für die Künstlerinnen und Künstler des Mittelalters war es hingegen wichtig, die Pflanze in ihrer Gesamtheit einschließlich ihres charakteristischen Ausdrucks und ihres ganzen Wesens gemäß der persönlichen Empfindung der Malerin bzw. des Malers wiederzugeben. Deshalb zeigen Pflanzenbilder dieser Epoche Pflanzen in ganz unterschiedlicher Weise, denn sie bildeten die Signaturen einer Pflanze ab. Oft wurden dabei die für die Heilwirkung bedeutsamen Teile einer Pflanze überdimensional oder bildhaft in Bezug auf ihre Arzneiwirkung dargestellt.

Eine weitere auf analoger Denkweise beruhende Technik in der Malerei finden wir in den phantasievollen Bildkompositionen von Giuseppe Arcimboldo (ca. 1526–1593), der aus Tieren, Pflanzen und anderen Objekten kunstvoll arrangierte Menschenporträts schuf. Seine sinnbildliche Technik kann als Gegenentwurf zur Malerei der Renaissance verstanden werden, denn der äußerst kreative Maler stellte in seinen Werken Beziehungen zwischen Mikro- und Makrokosmos, zwischen Pflanzen, Tieren, Objekten und Menschen her und wird deshalb auch als früher Vorläufer der Surrealisten des 20. Jahrhunderts angesehen.

3.3 Mikrokosmos – Makrokosmos

Die Sicht-, Denk- und Lebensweise, in welche die Signaturenlehre eingebettet ist, sieht den Menschen als Teil eines großen kosmischen Weltenreigens. In dieser Welt ist alles auf verborgene Weise miteinander verwoben und alle Lebewesen, Dinge und Vorgänge sind dadurch in einen umfassenden Zusammenhang gesetzt. Der Mensch steht einerseits in Verbindung und Übereinstimmung mit allen äußeren, kosmischen Erscheinungen, der „großen Ordnung", dem Makrokosmos, andererseits aber auch mit allen Phänomenen der „kleinen Ordnung", dem Mikrokosmos (▸ **Abb. 3.2**). Dieses kosmische Urgesetz (wie oben so unten, wie unten so oben – wie außen so innen, wie innen so außen) wird in den hermetischen Gesetzen des Hermes Trismegistos, einer sagenumwobenen, gottähnlichen Gestalt, folgendermaßen beschrieben: „Also wurde die kleine Welt nach dem Vorbild der großen Welt erschaffen" [84].

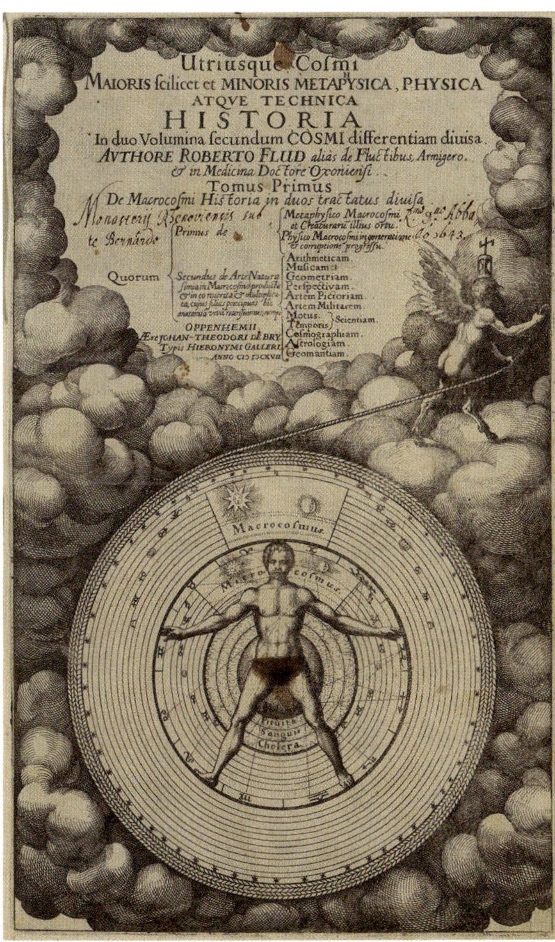

▶ **Abb. 3.2** Der Mensch (Mikrokosmos) ist in das große Ganze (Makrokosmos) eingebettet. Fludd R. Utriusque cosmi. Oppenheim 1817. Zentralbibliothek Zürich.

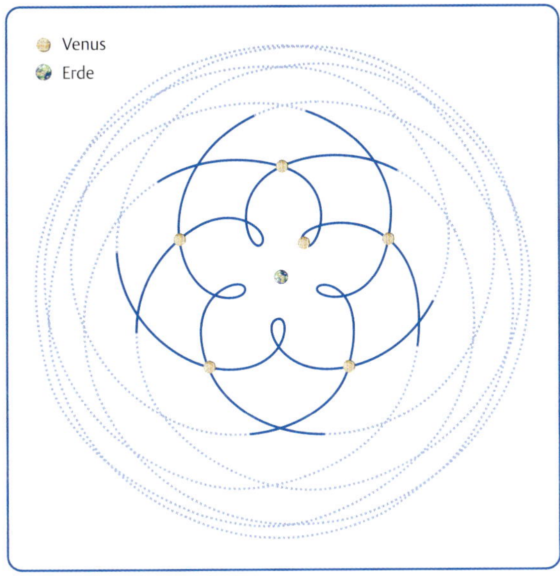

▶ **Abb. 3.3** Die Umlaufbahn der Venus innerhalb von 8 Erden- und 13 Venusjahren.

Das naturphilosophische Weltbild des Hermes Trismegistos entstammt einer magisch-mystischen Frühzeit der menschlichen Entwicklungsgeschichte, in der die meisten heute geltenden Erklärungsmodelle und Naturgesetze noch weitgehend unbekannt waren. Je nach Kultur- und Zeitepoche mag die Deutung und Auslegung der Kosmologie unterschiedlich ausfallen. Allen traditionellen Erklärungsmodellen ist jedoch die Erkenntnis gemeinsam, dass der Mensch nicht nur ein Teil dieser großen Ordnung ist, sondern gleichzeitig auch denselben Rhythmen und Gesetzmäßigkeiten wie alle anderen Geschöpfe und Erscheinungen unterliegt.

Seit Urzeiten ist der Mensch deshalb bestrebt, alle Grundbegriffe und Phänomene des Lebens zu erfassen und die gewonnenen Erkenntnisse zu deuten. Dabei lassen sich durch ständiges Suchen und Überdenken Grundprinzipien für die Klassifizierung aller Erscheinungen ableiten und komplexe Weltmodelle entwickeln, die ihrerseits die Grundlage der Philosophie, Religion, Medizin und aller übrigen Lebensbereiche bilden. Diese Grundprinzipien dienen als bildhaft erklärendes und strukturierendes Werkzeug, um die erfassten Wahrnehmungen zu ordnen und zu erklären. Dabei werden vielfältige qualitative und quantitative Prinzipien unterschieden:

Qualitative Prinzipien Diese finden ihre Anwendung beispielsweise in der Zuordnung verschiedener Lebensaspekte, wie Lebensalter, Jahreszeiten oder Heilpflanzen, zu den Elementarqualitäten warm/kalt, feucht/trocken, zu den vier Elementen oder zu den Qualitäten der sieben traditionellen Gestirnskräfte. So entspricht z. B. das Herz dem Wärme- und Sonnenprinzip, da es über das Herz-Kreislauf-System alle Lebensfunktionen aufrechterhält.

Quantitative Prinzipien Diese zeigen sich hingegen in der Verknüpfung von Erscheinungen mit Zahlen oder Rhythmen. In der Signaturenlehre wird beispielsweise die Dreizahl von Blättern oder Stacheln mit der Leber in Verbindung gesetzt. Die traditionelle Medizin betrachtete dieses Organ als aus drei Lappen bestehend, einem rechten und einem linken Lappen sowie dem Lobus caudatus. Die Fünfzahl wird mit der Venus assoziiert, deren Umlaufbahn von der Erde aus betrachtet über acht Jahre einen fünfzackigen Stern durchläuft (▶ Abb. 3.3).

Diese Art der Naturerfassung dient als verbindendes Erklärungssystem, welches die Zusammenhänge zwischen dem „Großen" und dem Menschen herstellt. In dieses wundersame Schauspiel ist jedes Lebewesen und jedes Sein als winzig kleines Teilchen eingebunden. Indem der Mensch mit der Melodie und dem Rhythmus dieses großartigen Räderwerks mitschwingt und Teil des kosmischen Tanzes wird, erfährt er Leben und Veränderung. Nur im Rahmen dieser „Natura magica" ist die Signaturenlehre als Konzept zur Arzneimittelerkenntnis nachvollziehbar. In den Signaturen spiegeln sich die vielfältigen Beziehungen, Wesensverwandschaften und Kräftefelder wider, welche in den Pflanzen wirken.

Nicht umsonst legt uns der mittelalterliche Mystiker und Philosoph Meister Eckhart (ca. 1260–1328) ans Herz, dass „wenn wir ein kleines Blümelein ganz und gar so, wie es in seinem Wesen ist, erkennen könnten, so hätten wir damit die ganze Welt erkannt“ [93].

3.4 Beispiele von Heilpflanzensignaturen

3.4.1 Lungenkraut (*Pulmonaria officinalis* L.)

Die Blattform des Lungenkrautes besitzt eine gewisse Ähnlichkeit mit der Form der Lungenflügel, sogar die Lungenspitze lässt sich erahnen. Die raue Blattoberfläche hat eine Entsprechung zum Flimmerhaarepithel der Atemwege. Erstaunlich viele Atemwegsheilpflanzen besitzen einen ähnlich flaumigen oder haarigen Blattüberzug, so Königskerze, Salbei, Eibisch, Huflattich u. a. Die weißen Flecken der Blätter zeigen eine Ähnlichkeit mit weißen Flecken, wie sie sich auf Röntgenbildern bei Erkrankungen der Lungen zeigen, z. B. bei Lungentuberkulose, oder können direkt mit den Alveolenbläschen assoziiert werden.

Der schönste Signaturaspekt zeigt sich jedoch im Farbwechsel der Blüten nach der Bestäubung. Die Blütenknospe zeigt sich ursprünglich in roter Farbe und wechselt nach der Bestäubung durch Insekten zu Blau, da die Farbstoffe der Lungenkrautblüte, sogenannte Anthozyane, empfindlich auf Veränderungen des Säure-Basen-Verhältnisses reagieren (▶ Abb. 3.4). Der Farbwechsel von Rot zu Blau lässt sich mit demjenigen des Blutes in den Lungenalveolen assoziieren, wo das bläuliche venöse Blut arterialisiert wird und dadurch in ein helles Rot übergeht (▶ Abb. 3.5).

Das Lungenkraut war lange Zeit ein wichtiges Unterstützungsmittel in der Begleitung der Lungentuberkulose. Es stärkt das Lungengewebe und vermindert oder verlangsamt den weiteren Zerfall im Rahmen der Tuberkulose, regeneriert die angegriffenen und überreizten Schleimhäute und ermöglicht, vorhandenen Schleim einfacher und vermehrt abzuhusten (Kap. 6.86).

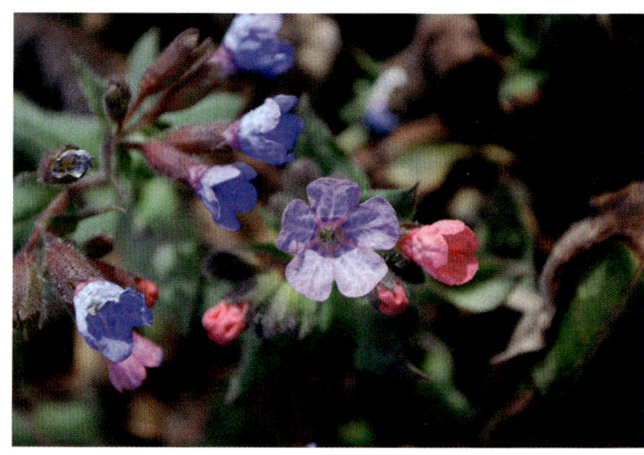

▶ **Abb. 3.4** Nach der Bestäubung wechselt die Lungenkrautblüte ihre Blütenfarbe von Rot zu Blau.

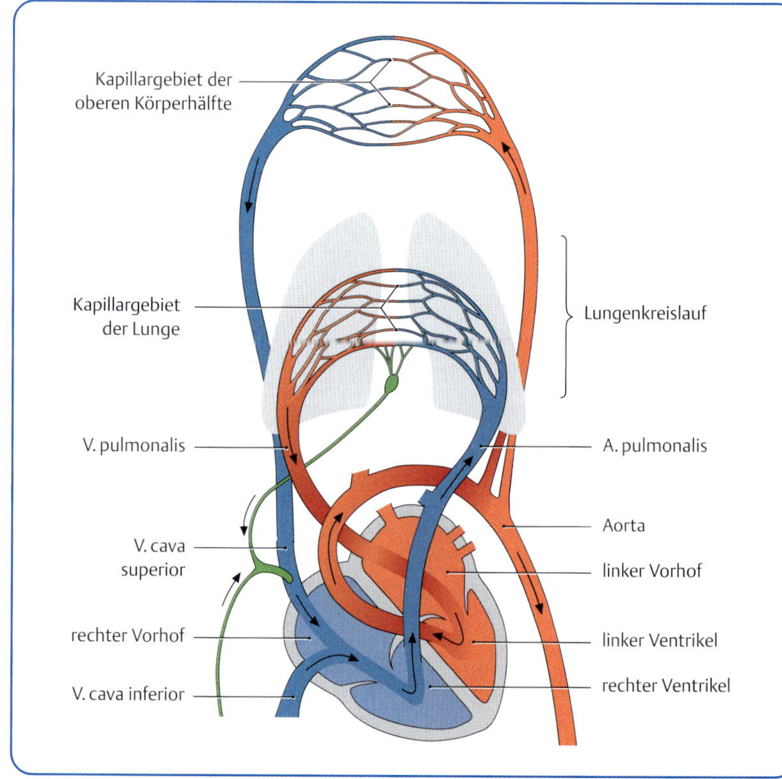

▶ **Abb. 3.5** Der Farbwechsel des Lungenkrautes kann als Analogie zum Farbwechsel im menschlichen Blutkreislauf betrachtet werden. (Schünke M, Schulte E, Schumacher U. Prometheus LernAtlas der Anatomie. Allgemeine Anatomie und Bewegungssystem. Illustrationen von M. Voll und K. Wesker. 4. Aufl. Stuttgart: Thieme; 2014)

3.4.2 Mistel (*Viscum album* L.)

Wie entstand wohl der in einigen Ländern bekannte Brauch, sich an Weihnachten unter einem im Türrahmen hängenden Mistelzweig zu küssen? Was hat es mit dieser eigenartigen Pflanze auf sich?

Im mythologischen Weltbild der Kelten und Germanen entstammen Misteln, die aus den schleimigen Samen ihrer Früchte auf Bäumen wachsen, dem Sperma des kosmischen Stiers, der damit die Erdgöttin befruchtet. Von dieser Entsprechung wird auch die in der Volksheilkunde bekannte fruchtbarkeitsfördernde Wirkung von Misteltee und Auszügen von Misteln in Wein abgeleitet.

Ein unter ihren hängenden Zweigen stehendes Paar ist von den üblichen gesellschaftlichen Zwängen befreit und darf sich küssen. Die Mistel nimmt sich nämlich von vielen, in der Natur üblichen, Normen aus. Anstatt wie andere Pflanzen am Boden in Richtung Sonne zu wachsen, gedeiht sie als Halbschmarotzer nur auf anderen, ihr genehmen (mistelholden) Wirtsbäumen und wächst durch ihre altertümliche Verzweigungsart kugelbuschartig (in alle Richtungen gleichzeitig). Sie ist frei vom Zwang, ihre Stängel und Blätter der Sonne entgegenzurecken (Heliotropismus) und ihre Wurzeln in die Gegenrichtung (Geotropismus) wachsen zu lassen. Letztere sind eigentlich keine echten Wurzelorgane, sondern wurzelähnliche Rindenwurzeln, die Chlorophyll enthalten, und deshalb grün bleiben. Auch die spiralförmige Bildung der „immergrünen“, 2 bis 3 Jahre alt werdenden Blätter in Form von Lemniskaten (Schleifen in Form einer liegenden Acht) und der in Bau und Funktion gleiche Aufbau der Blattoberseite und Blattunterseite ist auffällig. Die Pflanze kennt keine Blattwelke, keine eigene Wundheilungsfähigkeit und bildet keine Borke (▶ Abb. 3.6). Ihr Vegetationszyklus verhält sich antizyklisch, indem die Blüte von Februar bis März und die Fruchtbildung 9 Monate später im November bzw. Dezember stattfindet.

Die Eigenwilligkeit der Mistel zeigt gewisse Parallelen zum Tumorgeschehen im menschlichen Körper auf. So wie sich die Mistel in ihrer Pflanzengestik nicht an naturgemäße Normen hält, verhalten sich Tumorzellen im Gewebe. Sie kennen bei Berührung mit anderen Zellen keine Wachstumshemmung, sondern wachsen verdrängend oder sogar destruktiv infiltrierend in die betroffenen Gewebe hinein. Die Mistelpflanze besitzt außerdem nicht den gleichen Wasserdruck wie ihr Wirt, wie es zu erwarten wäre, sondern einen erhöhten Wasserdruck. Diese Tatsache kann mit der Anwendung von Mistelzubereitungen in Form von Tee oder Tinkturen bei Bluthochdruck assoziiert werden (Kap. 6.91).

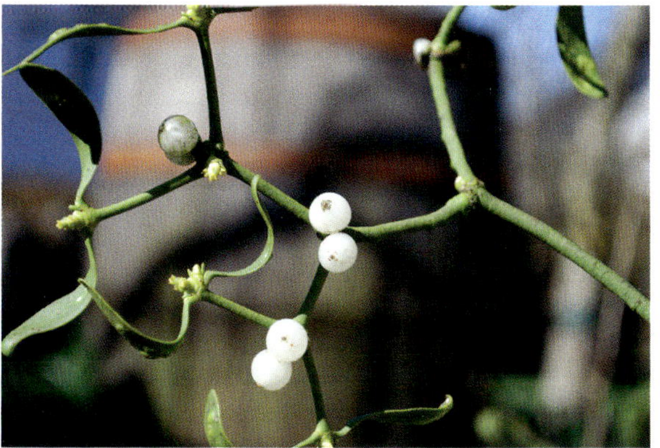

▶ **Abb. 3.6** Weibliche Tannenmistel.

3.5 Signatur als bildhaftes Analogiedenken

Eine Analogie oder Entsprechung bezeichnet eine Beziehung zwischen Objekten, Vorstellungen oder Systemen, die eine gewisse Übereinstimmung oder Ähnlichkeit besitzen. Dabei wird auf bildhafte Weise mittels eines verbindenden Prinzips eine Verknüpfung zwischen bekannten und unbekannten Inhalten hergestellt.

Wie in Kap. 3.2.1 beschrieben vollziehen wir diesen Vorgang täglich, wenn wir andere Menschen kennenlernen. In Sekundenschnelle vergleichen wir eine Person und ihre offensichtlichsten Merkmale, wie z. B. Statur und Stimme, mit den Eigenschaften anderer, uns bekannter Menschen und werten diese nach dem Ähnlichkeitsprinzip aus: So finden wir z. B. eine Person sympathisch, wenn diese einem Menschen ähnlich ist, der uns ebenfalls sympathisch ist.

Gemäß der Signaturenlehre als naturphilosophischem Ordnungssystem gelten folgende Prinzipien:

- Ein Heilmittel beeinflusst durch eine Ähnlichkeit mit einer Gewebe- oder Organstruktur diese positiv. **Beispiel:** Die lungenförmigen Blätter des Lungenkrauts können stärkend auf das Lungengewebe einwirken.
- Ein Heilmittel stärkt mit ähnlichen oder dem gewünschten Zustand entsprechenden Merkmalen ein fehlendes oder in seiner Funktion geschwächtes Gewebe oder Organ. **Beispiel:** Abwehrstärkung durch Einnahme von Sonnenhut, dessen stacheliger Igelkopf stellt den Bezug zur Stärkung der Abwehrfunktion her.
- Ein Heilmittel zeigt Merkmale, die einem bestimmten Krankheitssymptom gleichen, und wird darum zu dessen Linderung oder Überwindung herangezogen.
- In einem in früheren Zeiten gängigen sympathiemedizinischen Verfahren, das Transplantation genannt wird, wurden sogar Krankheitsprodukte oder -symptome auf Pflanzen übertragen. Zu diesem Zweck wurde beispielsweise der Schmerz oder das Fieber einer Patientin bzw. eines Patienten symbolisch in die Zweige einer Weide geknotet oder der Urin kranker Menschen im Wurzelbereich ausgeschüttet.

Die oben genannten Beweggründe für die Einnahme bzw. Anwendung eines signatorischen Heilmittels sind nur im Sinne einer schamanischen Naturphilosophie nachvollziehbar und werden jedem ausschließlich rational denkenden Menschen höchstens ein Kopfschütteln entlocken. Bei der Verwendung eines signatorischen Heilmittels ist jedoch der Wunsch und damit die suggestive Kraft des Heilenden sowie seines Patienten beteiligt, der Charakter der Arznei möge sich auf Letzteren übertragen und spezifische Krankheitssymptome positiv beeinflussen, diese lindern oder sogar heilen.

Heute wissen nicht nur Naturheilpraktiker, sondern auch moderne Naturwissenschaftler um die potenzielle Kraft von Suggestion und Autosuggestion. Dazu sei stellvertretend Etzel Gysling, Facharzt FMH für Allgemeine Innere Medizin in St. Gallen, erwähnt, der im Magazin des Tagesanzeigers (Zürich: Tamedia 04/2013) zitiert wird: „Ich verschreibe keine Placebos, ich bin ein Placebo."

Moderne, wissenschaftliche Erkenntnisse sind für die Entwicklung von Medikamenten und Therapien wichtig. Dennoch kommt es trotz vermeintlich abgesicherter Studien immer wieder zu Behandlungsfehlern mit für Betroffene schlimmen gesundheitlichen Folgen. Die Signaturenlehre wird von naturwissenschaftlicher Seite gerne als unwissenschaftlich oder esoterisch bezeichnet. Allerdings ist es unbestritten, dass es kaum einen effizienteren und anschaulicheren Weg als gut gewählte Vergleiche gibt, um unbekannte Inhalte zu erfassen.

AVREOLVS PHILIPPVS THEOPHRASTVS PARACELSVS, EX
FAMILIA BOMBASTORVM AB HOHENHEIM, PHILOSOPHVS, MEDICVS, MATHEMATICVS, CHIM
ISTA, CABALISTA, RERVM NATVRAE INDVSTRIVS INDAGA
TOR · ALTERIVS NON SIT QVI SVVS ESSE POTEST · LAVS DEO, PAX VIVIS, REQVIES AETERNA SEPVLTIS
Der hochgelert vnd tiefsinnig natur- kundiger Philippus Theophrastus von Hohenheim, beider Artzeneien Doctor.
OMNE DONVM PERFECTVM A DEO: IMPERFECTVM VERO A DIABOLO
Philosophische vnd Biblische Sprüche Theophrasti.

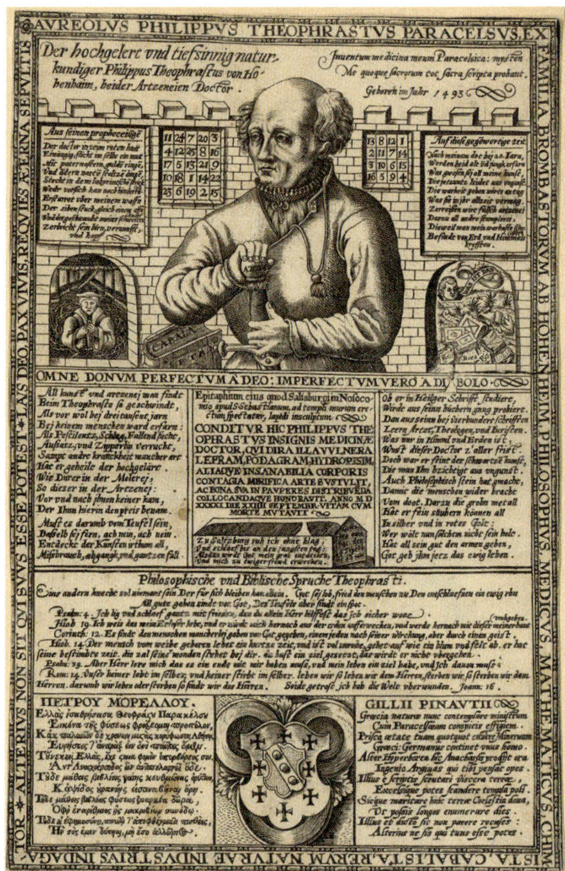

▸ **Abb. 3.7** Paracelsus (1493–1541). (Quad M. Aureolus Philippus Theophrastus Paracelsus, Rosenkreuzer-Bildnis, Paracelsus Flugblatt, ca. 1606. Zentralbibliothek Zürich.)

3.6

Signatur als Ausdruck, Bewegung, Geste einer Pflanze

Wenn Signaturen an Pflanzen beobachtet und erforscht werden, erlauben diese Rückschlüsse auf die komplexen Beziehungen und Wesensverwandtschaften sowohl zwischen Pflanzen und ihrer Umwelt als auch zwischen Pflanzen- und Menschenwelt. Nach dem deutsch-amerikanischen Ethnobotaniker Wolf-Dieter Storl offenbaren Signaturen die Kräftefelder, mit denen eine Pflanze verbunden ist [97]. Die Signaturenlehre ermöglicht daher ein bildhaftes Betrachten, Erfassen und Kennenlernen eines Pflanzenwesens.

3.6.1 Paracelsus' Lehre von der Signatur der Pflanzen

Schon Paracelsus (▸ Abb. 3.7) meinte, dass die Natur jedes Leben zeichne, das aus ihr hervorgehe. Aus diesem Grunde werde anhand dieser äußeren Zeichen die Tugend einer Pflanze erkennbar [2]. Da der Mensch als Mikrokosmos in die ihn umgebende, makrokosmische Natur eingebettet ist, stehen er und die Pflanzen in Resonanz. Bei dem großen Universalgelehrten fließt die Signaturenlehre in alle Schriften zum Heilmittelverständnis mit ein. Paracelsus forderte alle medizinisch Berufstätigen oder sich in Ausbildung Befindenden auf, sich nicht alleine mit Hilfe von „papiernen Büchern" und Studien weiterzubilden, sondern sich tief mit der wahren Natur und auch der Entsprechungslehre auseinanderzusetzen. Die Ärztin bzw. der Arzt soll „aus dem Lichte der Natur" lesen und ihre bzw. seine Arbeit nicht nur nach dem Lehrbuch erfüllen: „Wer die Natur erforschen will, muss mit den Füssen ihre Bücher treten" [58].

Paracelsus machte sich mehrfach lustig über die Ärzte, die zwar die Namen der Kräuter aufzuzählen vermögen, aber von den ihnen innewohnenden Kräften keinerlei Ahnung hätten. Der in der Nähe von Einsiedeln, Schweiz, geborene Heilkundige war überzeugt, dass die Natur die göttliche Ordnung widerspiegle und deshalb perfekt sei. Die erfahrbaren Eigenschaften eines Heilmittels gingen mit ihrem Wirkungsvermögen einher. Alles, was die Natur schaffe, forme sie nach dem Bild der Kraft, die darin verborgen sei, ist in seinem Werk „Philosophia sagax" zu lesen [2]. Wie das Gemüt und der Charakter eines Menschen sich auch in seinem Körper spiegele, so sei alles in Übereinstimmung. Deshalb sei es möglich, am Äußeren, an der Gestalt, Form und Farbe einer Pflanze Eigenschaften und Wirkungen derselben kennenzulernen. „Denn Gott hat am Anfang alle Dinge fleissig unterschieden, und keinem wie dem andern eine Gestalt und Form gegeben, sondern einem jeden eine Schelle angehängt. Denn man sagt, man erkenne den Narren an den Schellen. Also sollt ihr auch die Kräuter und Wurzeln erkennen an ihren Schellen und Zeichen" [2].

In seinen Schriften erörtert Paracelsus gleichzeitig detaillierte Beispiele für Signaturen einzelner Heilpflanzen: Disteln mit ihren stechenden Blättern gelten als ein gutes Heilmittel gegen stechende Schmerzen und die Siegwurz, welche ein netzartiges Geflecht um ihre Wurzel hat, als ein Schutzmittel gegen Verletzungen. Nach Paracelsus entsprechen die „Krankheitssymptome" einer Patientin bzw. eines Patienten den „Heilsymptomen" (Kennzeichen) der Pflanze. Folglich ging er sogar so weit, die Krankheit mit dem Namen des entsprechenden Heilmittels zu versehen. Melisse wurde für Paracelsus somit zum Herzen und seinen Beschwerden: „So heilet Melissa sein Melissam" [42].

3.6.2 Entwicklung der Signaturenlehre durch Oswald Croll

Sein Anhänger Oswald Croll (1560–1609) studierte Medizin in Marburg, danach in Paris und vielen weiteren Städten Europas. Er postulierte in seinen Schriften die Lehren seines Meisters, dass die mit den menschlichen Sinnen erfassbaren Merkmale die unsichtbaren, inneren Kräfte und Tugenden erkennen ließe. Demnach besteht eine Entsprechung zwischen den Merkmalen und Eigenschaften einer Pflanze und bestimmten menschlichen Körperteilen und Krankheiten. In seiner Zeichenlehre verband er alle Menschen und die sie umgebenden Phänomene. Es gibt demnach keine Erscheinung, deren Eigenschaften nicht auch im menschlichen Leben zu finden sind. So waren für ihn Signaturen Gebärden der Natur, durch die Menschen aller Kulturen und Sprachen die sichtbaren und unsichtbaren Elementarkräfte in sich erfahren können. Er glaubte, dass wenn die Kräuter zu den Menschen in Worten sprächen, so würden sie doch nicht von allen verstanden werden, da die Sprache je nach Region unterschiedlich ist. Darum habe die tiefsinnige Natur ihre Gesten kurz und verständlich gestaltet, damit alle Menschen durch diese Zeichen die heilsamen Eigenschaften der Kräuter erahnen könnten. In Crolls Texten finden sich viele, teilweise sehr detaillierte Beschreibungen seines Verständnisses von Signaturen: Er vergleicht z. B. nicht nur die Walnuss mit dem Gehirn, sondern auch deren einzelne Schalen und Häutchen mit der Hirnschale und den verschiedenen Hirnhäuten.

3.6.3 Durch Beobachtung Signaturen erkennen lernen

Wer sich mit Signaturen befasst, lernt durch die genaue Beobachtung einer Pflanze Rückschlüsse auf potenziell in ihr wirksame Kräfte zu ziehen. Oft sind es auffällige, im Vergleich zu anderen Pflanzen andersartige Merkmale oder sonderbare Verhaltensweisen, die als besondere Eigenschaften auffallen. So wie sich ein Mensch durch seinen Charakter und seine Eigenheiten auszeichnet, wird auch die Heilpflanze durch die ihr innewohnenden Qualitäten gezeichnet. Auf der Ebene dieser unsichtbaren Resonanz vermögen die spezifischen Heilkräfte eines Arzneimittels auf den Menschen, seinen Körper, Geist und seine Psyche einzuwirken. Derart stärkt das sonnenhafte Johanniskraut die Sonnenqualitäten im Menschen und seine Herzenswärme.

Die Gesten, Bewegungen und Ausdrucksformen von Bäumen, Stauden und Kräutern sind sehr vielfältig, dabei haben alle Aspekte wie Farbe, Geruch, Geschmack, Form oder Struktur eine wichtige Bedeutung für die Signatur. Ebenso wichtig ist der Standort einer Pflanze, z. B. die Bodenbeschaffenheit und Pflanzengemeinschaft, der Ablauf der Vegetationsphasen oder die Fruchtbildung. Die Summe der Wahrnehmungen bei der Betrachtung einer Pflanze erweitert das persönliche Pflanzenbild unendlich und führt letztlich zu einem facettenreichen Gesamtbild.

Diese Erkenntnisse, die wir durch bewusste Beobachtung gewinnen, können zusätzlich durch Träume bereichert werden, z. B. indem wir unter einem Baum oder mit einer Pflanze unter dem Kopfkissen schlafen, aber auch Pflanzenmeditationen, -imaginationen und Intuition erweitern unsere Wahrnehmung. Eine vertiefte Wahrnehmung entsteht auch durch das Zeichnen von Pflanzen und Landschaften, da sich so ungeahnte Details eröffnen und die umgebende Natur ebenfalls eingebunden wird. Auf diese Weise vertiefen sich unsere inneren Bilder.

Intuitions-Übung

Jeder Same trägt den ganzen Bauplan und die potenziellen Anlagen für eine vollkommene, irgendwann einmal ausgewachsene Pflanze in sich. Eine einzelne Eichel beinhaltet bereits die Gesamtinformation für das Wachstum einer Eiche, die vielleicht bis zu 1000 Jahre alt werden wird.

Lassen Sie sich von einer pflanzenkundigen Person einen unbekannten Pflanzensamen geben und versuchen Sie in Ruhe zu ergründen, was Ihnen dieser kleine Samen zu sagen hat. Beobachten Sie erwartungsfrei, was sich Ihnen eröffnet: Schauen, hören und achten Sie auf innere Bilder, Farben, Töne, Gefühle, Gerüche und vieles mehr. Vielleicht zeigen sich Ihnen der Lebensraum, die Größe, die Konsistenz der unbekannten Pflanze, ihre potenzielle Heilwirkung oder Bezüge zu Beschwerden und Krankheiten. Der Name der Pflanze spielt zu diesem Zeitpunkt noch keine Rolle. Das Ziel ist zunächst, Ihre inneren Bilder bei der Betrachtung des Samens zu erkennen oder

Bruchstücke davon zu erhaschen. Schauen Sie, welche Erkenntnisse und Informationen der kleine Samen weitergeben möchte.
Lassen Sie sich später den Namen der unbekannten Pflanze mitteilen. Erkunden Sie erst dann die Pflanze in Büchern, im Internet und wenn möglich in der freien Natur und schauen Sie, ob es Übereinstimmungen mit Ihren inneren Bildern gibt. Dieser intuitive Zugang soll spielerisch sein, seien Sie also nicht enttäuscht, falls nicht alle Elemente „stimmig" sind.

3.6.4 Die Geheimnisse der Natur verstehen lernen

Alle diese Wege schärfen unsere Empfindsamkeit und lassen uns die Geheimnisse der Natur immer tiefer erleben, denn kein Phänomen in der Natur ist grundlos. Auf diese Weise erschöpft sich die Signaturlehre nicht einfach in Form- und Farbanalogien, deutet nicht einfach auf Anwendungsmöglichkeiten am Menschen hin, sondern eröffnet einen Zugang zum Wesen der Heilpflanze selbst. Roger Kalbermatten, Schweizer Arzneipflanzen- und Signaturenkundiger, beschreibt das beseelende, verbindende Prinzip zwischen der Idee und der Materie einer Pflanze so: „Das Wesen ist die Art und Weise, wie der Plan mit Hilfe der Lebensenergie realisiert wird. Wesen und Lebensenergie sind das beseelende Prinzip, die Seele, die zwischen Idee und Körperlichkeit vermittelt. Das Wesen ist das Kommunizierende zwischen Information und Materie. Über Wesen und Energie fließt die Information in die Verwirklichung" [46]. Diese Geisteshaltung entkräftet die Kritik an der Signaturenlehre, die diese als anthropozentrisch bezeichnet und ihr vorwirft, den Menschen allzu wichtig zu nehmen und ihn zu stark ins Zentrum zu stellen. Die Pflanzensignaturen drängen sich weder dem Betrachter auf, noch sind sie ausschließlich an diesen gerichtet. Sie ermöglichen vielmehr ein vertieftes Wahrnehmen, Erkennen und Verstehen einer Pflanze und damit der Natur als Ganzem. Denn durch ihre Ausdrucksformen und Zyklen eröffnen uns Pflanzen Informationen, die weit über das rein Stoffliche hinausgehen.

In der rationalen Phytotherapie hingegen wird die Heilpflanze als reiner Träger von heilsamen, dem Menschen dienlichen Wirkstoffen betrachtet. Eine Wahrnehmung, die in ihrer ganzen Konsequenz ihrerseits als anthropozentrisch bezeichnet werden könnte. Der alleinige Bezug auf die Signaturen von Pflanzen genügt aber beim heutigen Wissen um Pflanzenwirkstoffe und ihrer Wirkmechanismen nicht zur Heilmittelfindung. Es gilt vielmehr, eine Synthese dieser zwei so unterschiedlichen Bereiche herzustellen. Botanisches und pharmakologisches Wissen ist eine wichtige Voraussetzung für ein umfassendes Verständnis von Heilpflanzen. Daher werden in diesem Buch auch botanische Charakteristiken und erfassbare chemische Wirkstoffe als eine Form moderner Signaturen betrachtet.

Neben den genannten Voraussetzungen sind für die Beschäftigung mit Signaturen außerdem eine gute Auffassungsgabe, spielerische Kreativität und eine tiefe Liebe und Verbundenheit mit der Natur notwendig.

3.7 Erfassen von Signaturen – in Resonanz treten mit der Pflanze

Die Sprache der Pflanzenwelt und ihrer Vertreter will erlernt und geübt werden, wie jede andere Fremdsprache der Welt. Um eine Pflanze zu „begreifen", müssen wir sie im wahrsten Sinn des Wortes auch ertasten: Dabei gilt es, eine Pflanze insgesamt auf sich wirken zu lassen und alle wahrnehmbaren Facetten aufzunehmen, alle Aspekte, Gesten und Bewegungen, auch Tastempfindungen, sogar Geräusche sind bedeutsam.

Signaturentsprechungen lassen sich einerseits an rein äußerlichen, phänotypischen Merkmalen erkennen: So lässt sich beispielsweise aufgrund der nierenförmigen Samen der Gartenbohne ein Bezug zur menschlichen Niere und damit zur harntreibenden Wirkung der Pflanze her-

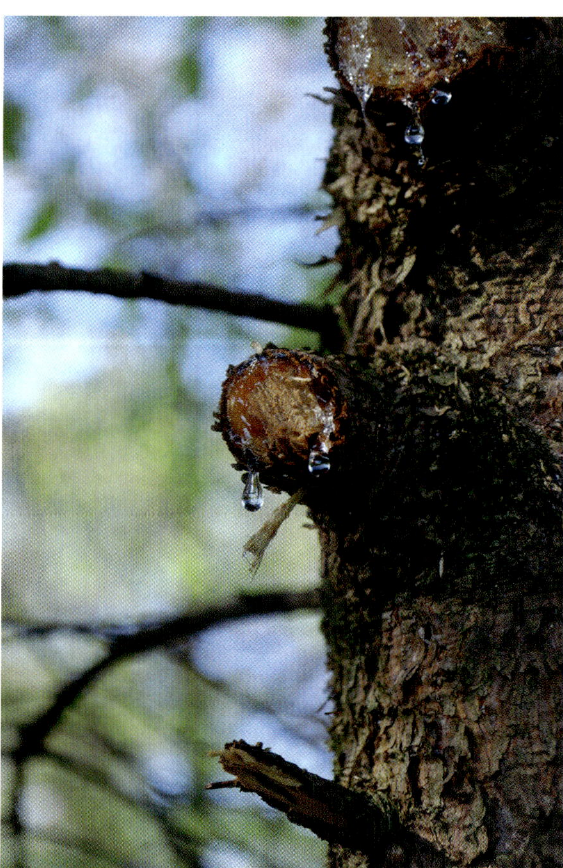

▸ **Abb. 3.8** Fichtenharz kann als pflanzliches Wundheilmittel verwendet werden.

stellen. Daneben existieren jedoch auch signatorische Zeichen, die sich auf den inneren Aufbau der Pflanze, auf ihr Gewebe oder ihre innenliegenden Strukturen beziehen. Um diese zu erkennen, müssen Pflanzen unter Umständen aufgeschlossen oder verarbeitet werden. Ein sorgfältiges Verbrennen des Schachtelhalms erlaubt z. B., dass zu einem beachtlichen Teil aus Kieselsäure bestehende Pflanzenskelett freizulegen. Ebenso kommt der rote Farbstoff des Johanniskrautes und damit der Bezug dieser Pflanze zu Verbrennung und Entzündung erst beim Zubereiten der Blüten zu Rotöl zum Vorschein.

Weniger offensichtliche Merkmale, die sich in der Lebensweise oder dem Verhalten einer Pflanze im Verlauf ihrer Vegetationsphasen manifestieren, benötigen oft erst eine längere Beobachtung, um diese erfassen zu können. So kann die zartwüchsige Passionsblume sich beispielsweise mit Hilfe ihrer Ranken selbst Halt und Stabilität geben und diese Qualität als Heilmittel bei ihrer Anwendung auch an Menschen weitergeben. Nadelbäume besitzen die Fähigkeit, Verletzungen ihrer Rinde durch Harzfluss zu verschließen, um sich vor Pilzen oder Mikroorganismen zu schützen. Salben oder andere Zubereitungen aus Harzen werden seit Jahrtausenden zur Unterstützung der Wundheilung verwendet (► **Abb. 3.8**).

Nach Abraham von Franchenberg (1593–1652) spiegeln sich die den Heilpflanzen sowie allen irdischen Phänomenen innewohnenden Qualitäten in ihrer äußerlichen Gestalt, in Farbe, Geruch, Geschmack, den Verhaltens- und Entwicklungsweisen wider (► **Tab. 3.1**). Wer die Natur täglich beobachtet, vermag diese zu erahnen und teilweise zu deuten.

► **Tab. 3.1** Beispiele für die Analogien von Signaturen.

Signaturenaspekt	Beispiel	Signaturenbezug
Name	Augentrost	Der Name erlaubt erste Bezüge zu Krankheiten oder dem Einsatzgebiet einer Heilpflanze. Hier weist der Name (wegen des augenähnlichen Blütenmusters) auf die Heilwirkung bei Augenerkrankungen hin.
Gestalt	Birke	Der jugendlich wirkende, elastische und starkem Wind standhaltende Baum lässt sich mit der „verjüngenden" Qualität der Anwendung assoziieren.
Aufbau und Struktur	Schachtelhalm	Die wirbelsäulenähnliche Gestalt mit ihrem charakteristisch segmentären Aufbau lässt sich zur Wirbelsäule als Zielstruktur in Beziehung setzen.
Form	Granatapfel	Form und Querschnitt ähneln den Eierstöcken und nehmen Bezug zu der Wirkung auf das weibliche Hormonsystem.
Farbe	Rote Beete/Rande	Die blutrote Farbe des Randensaftes erinnert an die Farbe von Blut – die enthaltenen Farbstoffe (Anthocyane) unterstützen die Blutbildung.
Geruch	Silberdistel	Der tierähnliche Geruch („Eberwurz") steht in Analogie zu den Sexualorganen und -drüsen und einer (potenz)stärkenden Wirkung.
Geschmack	Chili	Der scharfe Geschmack wirkt wärmend und anregend auf alle Körperfunktionen.
Konsistenz/Qualität	Aloe	Das weiche, feuchte Gel im Blattinneren wirkt kühlend und befeuchtet die Hautgewebe.
Standort	Weide	Pflanzen, die feuchte Standorte bevorzugen, unterstützen bei Krankheiten, wie z. B. Rheuma, die an diesen kaltfeuchten Orten ausgelöst oder gefördert werden.
Bodenbeschaffenheit	Brennnessel	Die Vorliebe für stickstoffreiche Böden lässt sich mit dem reinigenden, entgiftenden und säureneutralisierenden Wirkungsvermögen in Verbindung bringen.
Vegetationsrhythmus	Mistel	Die parasitäre Lebensweise und die antizyklische Blüten- und Fruchtbildung in der kalten Jahreszeit entgegen den Naturgesetzen besitzt Ähnlichkeiten mit Krankheiten, welche die natürliche Ordnung des Körpers nicht respektieren, z. B. Krebserkrankungen.
Wirkstoffe	Lungenkraut	Der Kieselsäurebezug ist ersichtlich an der rauen Blattbehaarung und lässt den Bezug zum bindegewebestärkenden Potenzial zu.

▶ **Tab. 3.1** Fortsetzung.

Signaturenaspekt	Beispiel	Signaturenbezug
Botanik	Fenchel	Der feingliederige Aufbau, die doldenartige Blütenform, der hohle Stängel u. a. Merkmale erlauben den Rückschluss auf die Zugehörigkeit zur Familie der Doldenblütler und zu deren Wirkungsvermögen auf die Atem- und Verdauungsfunktion.
Fruchtbildung	Hirtentäschel	Die reiche Samenbildung kann mit einem fruchtbarkeitsfördernden Aspekt in Verbindung gebracht werden.
Lebensdauer	Olivenbaum	Das hohes Alter und die Beständigkeit, die diesen Baum auszeichnen, haben eine Entsprechung in der Heilwirkung gegen Altersbeschwerden.
Verhaltensweise/Pflanzengesellschaft u. a.	Passionsblume	Die sich mit Hilfe von Ranken Halt verschaffende Pflanze stellt damit den Bezug zu ihrem stabilisierenden Wirkungsvermögen her.
Humoraler-/Elementbezug	Thymian	In seinem kräftigen Geschmack, seinen nadelartigen Blättern zeigen sich die feurigen und wärmenden Qualitäten der Pflanze.
Gestirnsbezug	Ringelblume	Der Volksname Sonnenbraut, der Blütenaufbau und ihre leuchtende Farbe spiegelt den Sonnenbezug und damit ihr Potenzial, die Sonnen- und Lebenskräfte zu stärken, indem sie z. B. wundheilend wirkt, wider.

4 Signaturenaspekte

Häufig stehen einzelne Signaturenaspekte miteinander in Beziehung und ergeben in ihrer Gesamtheit ein vielschichtiges Signaturenbild der Pflanze.

Pflanzen im Detail beobachten Um ein möglichst umfassendes Verständnis von Pflanzen zu erhalten, sollten aufmerksame Beobachterinnen und Beobachter viel im Grünen spazieren gehen, Heilpflanzengärten besuchen oder den eigenen Garten bzw. Pflanzen auf dem Balkon pflegen. Diese Beschäftigungen ermöglichen es, die Pflanzen beim Keimen, Wachsen, Erblühen, Fruchten und Verwelken zu begleiten und zu beobachten. So lassen sich zumindest ansatzweise der Verlauf ihrer Vegetationsrhythmen und ihre Ansprüche an Boden, Klima und Pflanzengemeinschaft in Erfahrung bringen. Auf diese Weise lässt sich ein Vielfaches mehr über die Eigenschaften und Qualitäten einer Pflanze erlernen als durch alleiniges Studium von Fachliteratur. Eine Synthese der ganz persönlichen Erfahrungen und der wissenschaftlichen Erkenntnisse lässt ein zunehmend größeres Heilpflanzenwissen entstehen (▸ Abb. 4.1).

> *Denn meine philosophische Meinung geht dahin, dass die Natur die Krankheit selbst ist und darum allein weiss, was die Krankheit ist. Sie ist allein die Arznei, sie weiss der Kranken Gebrechen. Wer kann ein Arzt sein, ohne diese beiden Dinge erkannt zu haben. […] Wer ist hier ein berufenerer Lehrmeister als die Natur selbst? [2]*

Pflanzen in ihrer Gesamtheit erfassen In einem weiteren Schritt gilt es, sich nicht nur auf Details und Zeichen zu konzentrieren, sondern aus der Summe aller erfassbaren Phänomene ein Gesamtbild zu erstellen. Dieser Vorgang bedarf einer gewissen „Unschärfe“, eines Zurücklehnens nach einer Phase der detaillierten Beobachtung, um die Gesten der Pflanze möglichst erwartungsfrei wahrnehmen und erahnen zu können, „was uns die Pflanze lehren will“. Erst diese Gesamtschau eröffnet die Ganzheit, die in einem Weltbild, in dem Heilpflanzen auf eine Ansammlung von chemischen Wirkstoffen reduziert werden, verborgen bleibt. Der wahre und bereichernde Wert der Signaturenlehre besteht letztlich darin, dass sie beim Erfassen von Heilpflanzen unsere Sinne schärft und ein gründliches Beobachten und Erkennen derselben erst ermöglicht. Nur durch dieses genaue Erforschen und vielschichtige Erleben aller wahrnehmbaren Merkmale erschließt sich ein zunehmend tieferes Heilpflanzenbild und eine Art Pflanzenintuition, die dafür offenen Menschen die innere Idee bzw. die Melodie einer Heilpflanze lehren kann. So sagt Wolf-Dieter Storl, der bekannte Ethnobotaniker und Pflanzenkundige: „Jede Pflanzenart hat ihre eigentümliche Urschwingung. Diese Schwingung ist das Urmantra der Pflanze, ist ihre Klanggestalt, ihr Lied“ [96]. Die Pflanze soll demnach als Lehrer betrachtet werden, dem man mit Respekt und großer Wertschätzung begegnet. Wer die „Melodie“ einer Pflanze lernen möchte, soll sich der Pflanze mit Demut annähern. Durch diese sich zunehmend vertiefende Pflanzenerfahrungen entwickeln Interessierte eine Resonanz mit der Pflanzenwelt und allen Naturphänomenen – und damit ein zunehmendes Verständnis aller Lebensprozesse.

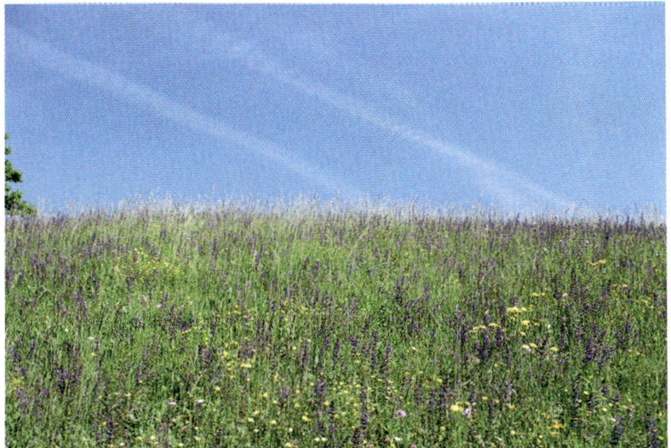

▸ **Abb. 4.1** Paracelsus betrachtete die Natur als Quelle der Erkenntnis.

4.1 Signaturen mit Bezug zu Form und Struktur

Bestimmte Pflanzen, ihre Teile oder einzelnen Gewebe ähneln in ihrer Form bestimmten Organen oder Körperstrukturen des Menschen (▸ Abb. 4.2 und ▸ Abb. 4.3). Diese hervorstechenden Merkmale können in der Gestalt der Gesamtpflanze oder in der Überbetonung gewisser Einzelteile liegen. Aus Sicht der Sympathiemedizin, die zwischen ähnlich aussehenden Naturphänomenen eine unsichtbare Verbindung sieht, können die einem Körperteil oder Organ ähnelnden Heilpflanzen diese stärken und in ihrer Funktion unterstützen. Johann von Cudrio von Tours, ein Stuttgarter Apotheker, meinte 1659 dazu: „Was ein Glied präformiert, hat von Natur starken Trieb in dieses Glied zur Stärkung und Erhöhung seines Lebens“ [89]. Als Beispiele erwähnt er die Verbindung zwischen den lungenflügelförmigen Blättern des Lungenkrauts und der Lunge oder der Form der Spitzwegerichblätter und den Muskeln.

Diese Analogien waren seit früher Zeit vor allem Menschen, die sich mit dem Schlachten von Tieren auskannten, außerdem Medizinern und Pflegenden bekannt und wurden von diesen gesammelt. Durch die Weitergabe an die jeweils nächste Generation entstand im Laufe der

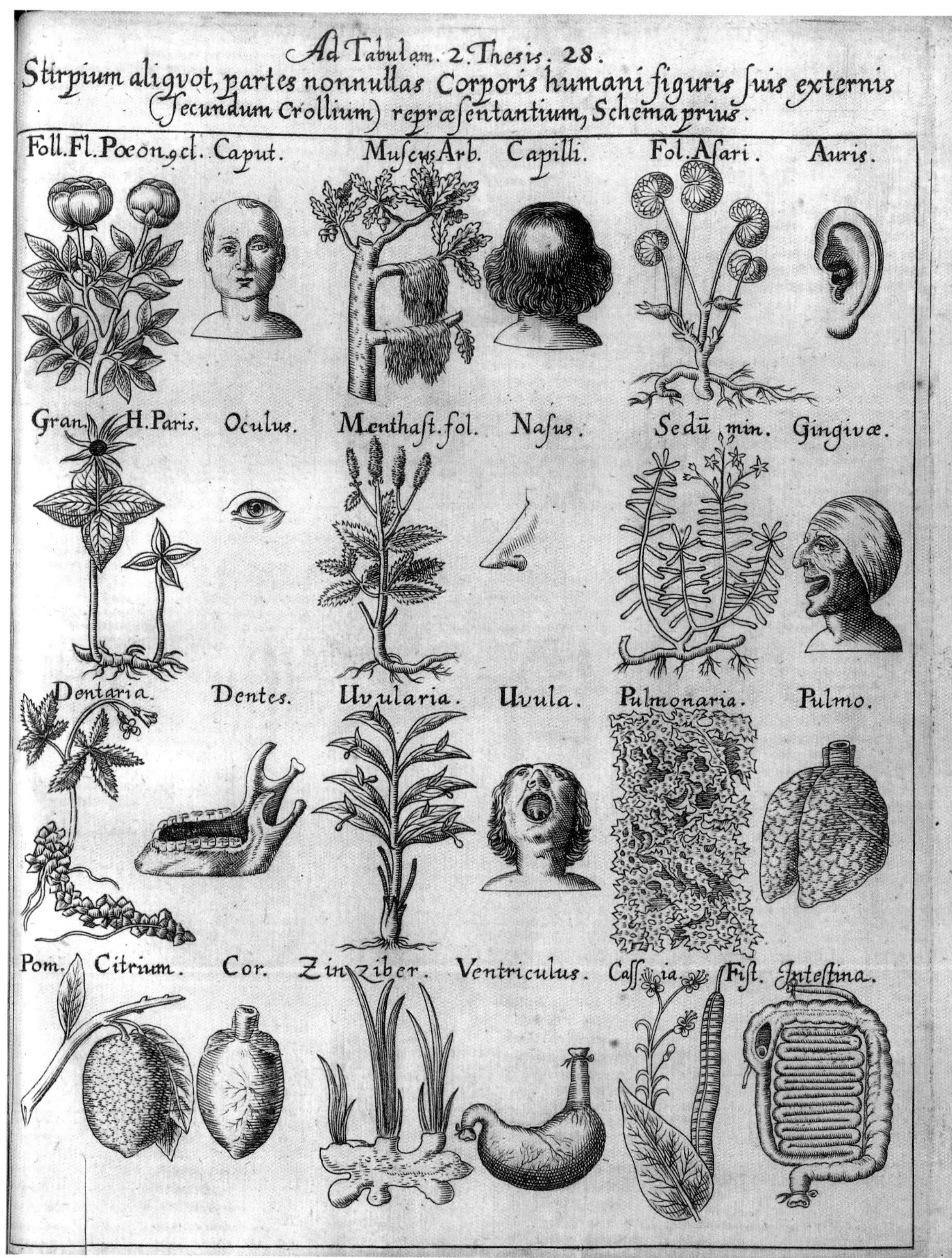

▶ **Abb. 4.2** Körperteil- und Organsignaturen bei Wolfgang Ambrosius Fabricius, Aporema Botanikon 1653.

Jahrhunderte ein ganzes System von Analogien für jeden Körperteil und etliche Krankheitsbilder. Viele Signaturen sind offensichtlich nachvollziehbar – einige einzelne wirken dagegen etwas erzwungen und sind offensichtlich eher der Systematik ihres Nutzens wegen entstanden.

Charakteristische Strukturen einer Pflanze wie Segmentierung, Blattnervatur und Behaarung enthalten ebenso mögliche Analogien zu menschlichen Organen oder Geweben. So lässt eine raue Blattbehaarung beispielsweise das Vorhandensein bindegewebestärkender

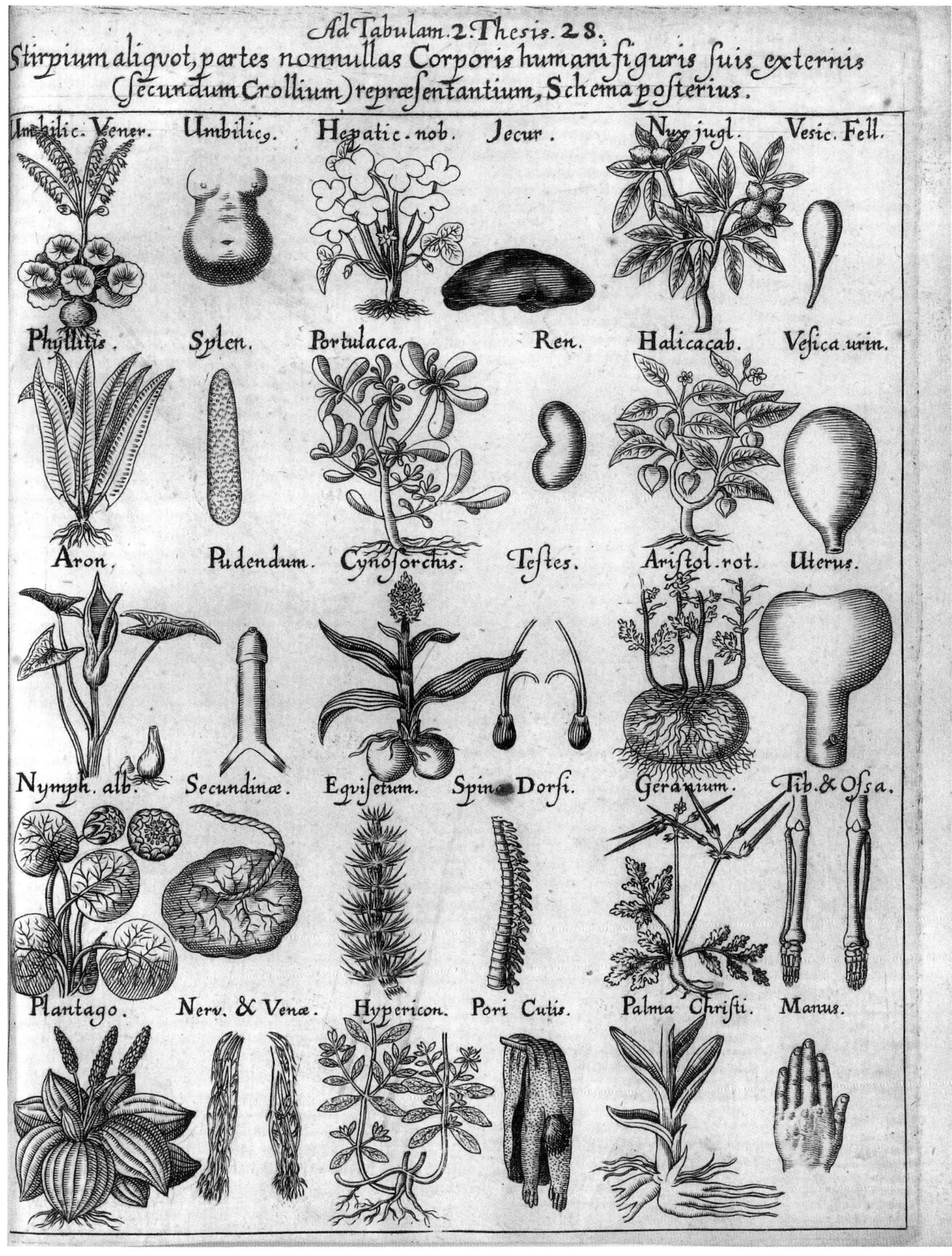

▶ **Abb. 4.3** Körperteil- und Organsignaturen bei Wolfgang Ambrosius Fabricius, Aporema Botanikon 1653. Universität Zürich.

Kieselsäure als wirksamen Inhaltsstoff einer Pflanze erahnen. Filzige Blätter zeigen eine Entsprechung zum Flimmerhaarepithel der Atemwege auf. Form, Struktur, Fruchtbildung und Blatt- oder Blütengestaltung geben Hinweise auf die Zugehörigkeit zu einer spezifischen Pflanzenfamilie (Kap. 4.9), was weitere Rückschlüsse auf potenzielle Wirkstoffe, Wirkmechanismen und Indikationen ermöglicht, beispielsweise:

- Pappus mit Flugsamen kommen gehäuft bei Korbblütlern vor.

- Schoten kommen gehäuft bei Kreuzblütlern/Schmetterlingsblütlern vor.
- Ballonfrüchte finden sich vermehrt bei Nachtschattengewächsen.

4.1.1 Kopfsignaturen

Eine kopfförmige Blüten- oder Fruchtbildung wird in der Signaturenlehre als Analogie zur Heilwirkung bei verschiedenen Kopfbeschwerden wie z. B. Kopfschmerzen gedeutet.

Schlafmohn Die kugelige Kapselfrucht ist an der oberen Seite abgeplattet, als ob ein schwerer Druck darauf laste-te. Entsprechend wurde der Schlafmohn früher u. a. bei Kopfschmerzen mit entsprechender Symptomatik verwendet, ebenso bei Schlafstörung und Depressionen. Die zu letzterem Krankheitsbild zugehörige Signatur zeigt sich in den hängenden Pflanzenteilen, vor allem der Blütenknospe, die sich erst kurz vor dem Erblühen in die Vertikale aufrichtet.

Pfingstrose Heute kennen wir – mit Ausnahme der chinesischen Medizin – die Pfingstrose nur noch als Zierpflanze. Früher war sie eine magische Schutzpflanze, deren schwarz-glänzende Samen als Schreckkörner bekannt waren. Aus diesen wurden Ketten hergestellt, die man Kindern um den Hals legte, um sie vor Verzauberung, Albträumen, Wachstumsschmerzen, „Kindsweh" und anderem Unbill zu schützen. Auf der großen, rosenähnlichen Blütenknospe sind mit etwas Vorstellungskraft sogar die Adern und Fontanellen des Kinderkopfes erkennbar (▸ Abb. 4.4). Die Pfingstrose wurde darum bis ins 19. Jahrhundert heilkundlich bei Epilepsie und anderen Kopfbeschwerden, speziell auch bei Kindern, eingesetzt. Hildegard von Bingen (1098–1179) schrieb zur Pfingstrose in der „Physica": „Und wenn ein Mensch den Verstand überschreitet (Anmerkung: verliert), [...] dann tauche Samen der Pfingstrose in Honig und lege das auf seine Zunge und so steigen die Kräfte der Pfingstrose in sein Gehirn hinauf und wecken ihn, so dass er schnell wieder zu Besinnung kommt und seinen Verstand wieder erlangt" [37].

Das Weltbild der Universalgelehrten von Bingen basierte auf vier Elementen, die sie als kosmische Grundbausteine, die in allem Seienden wirken, betrachtete. Demnach treten in jedem Menschen vier Elemente in Erscheinung: Feuer bildet die Wärme und Seele des Menschen, Luft den Atem und das Gehör, Wasser das Blut und die Bewegung, die Erde die Knochen und Muskeln. Nach dem Speyerischen Kräuterbuch, einer mittelalterlichen Übersetzung ihrer Schriften, ist die individuelle Qualität der Säfte – neben gottgegebenen Aspekten – entscheidend für den Gesundheitszustand des einzelnen Menschen. Gleichsam wirken im Makrokosmos, z. B. in Pflanzen und Nahrung, die vier Elemente, respektive deren Qualitäten: Jede Pflanze ist entweder heiß oder kalt, trocken oder feucht und wächst auch entsprechend heran. Wer ihre Eigenschaften kennenlernen möchte, muss diese Qualität und ihre Intensität kennen. Ebenso sind alle weiteren Lebewesen derart geschaffen, sie haben alle vier Elemente zu bestimmten Anteilen in sich – von einer Qualität etwas mehr, von einer anderen etwas weniger (Kap. 4.6.1).

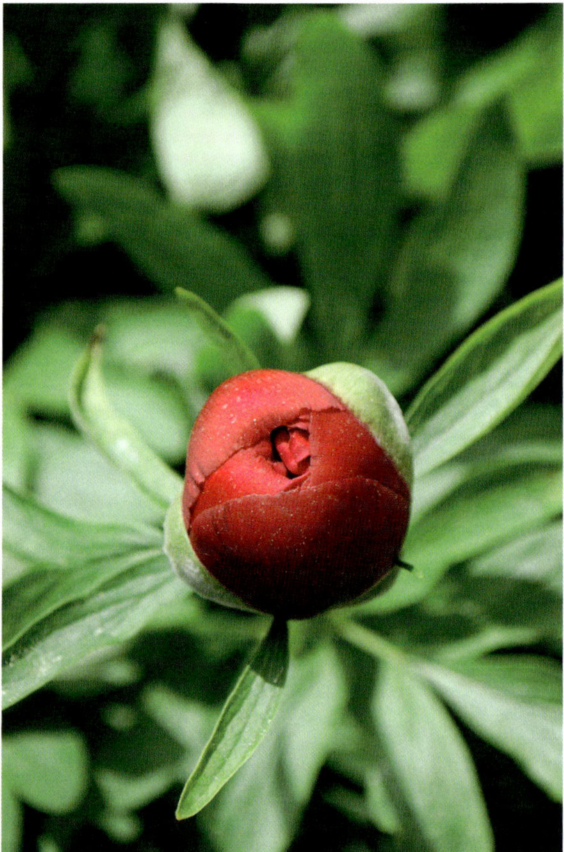

▸ **Abb. 4.4** Die Knospe der Pfingstrose wird in der Signaturenlehre in Analogie zum Kinderkopf betrachtet.

4.1.2 Gehirnsignaturen

Die Baumnuss (Echte Walnuss) stellt eine Paradesignatur für die Stärkung des Gehirns dar. Der halbierte Samen, die essbare Baumnuss im Inneren der harten Schale, sieht einem Gehirn ähnlich – sogar Gyri (Hirnwindungen) und Sulci (Hirnfurchen) sind erkennbar. Gemäß der Signaturenlehre werden im Weiteren die harten Teile der Schale mit der Hirnschale und die feinen Häute mit der Hirnhaut assoziiert. Heute gilt die Baumnuss als wertvolle Hirnnahrung, da wir um die Bedeutung von hochwertigen Fettsäuren und Lecithin für die Gehirnfunktion wissen. Da das Gehirn einen hohen Fettanteil aufweist, benötigt es diese Fettsäuren und Lecithin u. a. als Baumaterial, Gerüst- und Schmiermittel. Eine wichtige Bedeutung für die Stärkung der Gehirn- und Nervenfunktion haben dabei vor allem die mehrfach, ungesättigten Omega-3-Fettsäuren. Der Körper muss diese über die Nahrung aufnehmen, da er sie nicht selbst herstellen kann. Omega-3-Fettsäuren werden manchmal sogar als „Gehirnfettsäuren" bezeichnet. Baumnüsse und auch das aus ihnen produzierte Walnussöl enthalten ca. 5–10 % Omega-3-Fettsäuren und 50–70 % Omega-6-Fettsäuren. Letztere sind teilweise ebenfalls essenziell (sie müssen über die Nahrung zugeführt werden) und können sich gesundheitlich sowohl positiv als auch negativ auswirken. Die zwei Omega-Fettsäuren können nicht voneinander losgelöst betrachtet werden, wichtig ist das Verhältnis, in dem sie vorkommen. Idealerweise sollten nicht mehr als 5-mal so viel Omega-6-Fettsäuren wie die Menge an zugeführten Omega-3-Fettsäuren mit der Nahrung aufgenommen werden. In Industrienationen besteht häufig ein Missverhältnis zu Ungunsten von Omega-3-Fettsäuren.

4.1.3 Haarsignaturen

Pflanzen mit haarartigen Anteilen werden in Analogie zum menschlichen Haar gesehen und bei Haarausfall oder Erkrankungen des Haarwachstums empfohlen.

Bartflechte Diese relativ häufig vorkommende Flechtenart wird heute wegen ihrer abwehrkräftigenden und schleimlösenden Wirkung bei Erkältungen und Infektionen der Atemwege verwendet. Ihre in Strähnen von Baumästen herabhängenden, bis zu einem Meter langen Flechtenfäden zeigen eine gewisse Ähnlichkeit mit Haaren und wurden deshalb früher auch zur Anregung des Haarwachstums bei fortschreitender Glatzenbildung empfohlen, was sich aus heutiger Sicht jedoch nicht als bewährte Indikation erwiesen hat (▸ Abb. 4.5).

Der neapolitanische Arzt Giambattista della Porta (1535–1615), Alchemist und Erfinder der Camera obscura (1570), erläuterte in seinen Schriften ein detailliertes System von Signaturen mit mannigfaltigen Verbindungen zwischen Mensch, Tier, Pflanze und Gestirnskräften. Das Bestreben, aus der Signaturenlehre eine wissenschaftliche Disziplin zu machen, brachte ihm den Zorn der Inquisitionsbehörde ein. Seine Theorie der Signaturen schilderte er in seinen Werken „Magia naturalis libri XX" und „Phytognomonica" (Phytognomie ist frei übersetzt die Lehre und Deutung der Pflanzenzeichen). Als Signaturen beschreibt er darin nicht nur mit den menschlichen Sinnen wahrnehmbare Zeichen, sondern auch intuitiv gewonnene Pflanzenerkenntnisse.

Brennnessel Ihre starken, kieselsäurehaltigen Brennhaare lassen ebenfalls signatorische Bezüge zur menschliche Behaarung zu. Erfahrungsgemäß stärkt die Einnahme von Brennnesselblättern in der Wildkräuterküche, als Pulver oder Saft das Haar- und Nagelwachstum. Ihr volkstümlicher Name Haarwurz bringt diese Analogie ebenfalls zum Ausdruck.

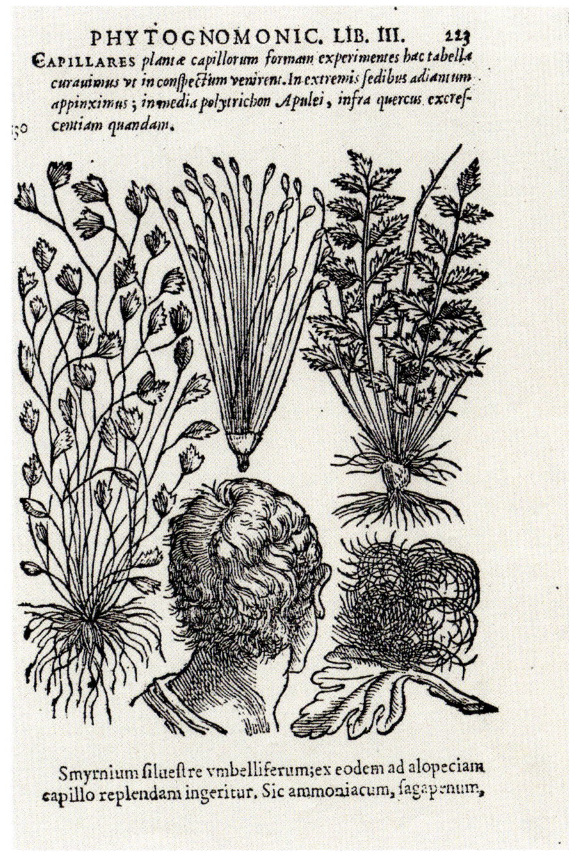
PHYTOGNOMONIC. LIB. III. 223

CAPILLARES plantæ capillorum formam experimentes hac tabella curauimus vt in conſpectum venirent. In extremis ſedibus adiantum appinximus; in media polytrichon Apulei, infra quercus excreſcentiam quandam.

Smyrnium ſilueſtre vmbelliferum; ex eodem ad alopeciam capillo replendam ingeritur. Sic ammoniacum, ſagapenum,

▸ **Abb. 4.5** Die Bartflechte zeigt eine Entsprechung zum menschlichen Haarwuchs. Phytognomonica von Giambattista della Porta (1535–1615) [77]. (Della Porta G. Phytognomonica. Frankfurt: Apud Joannem Wechelum Fischerum consortes; 1591)

Klette Klettenwurzel-Haaröl ist beinahe die einzige erhalten gebliebene Anwendung dieser früher bekannten Heil- und Nahrungspflanze. Aus therapeutischer Sicht ist mit großer Wahrscheinlichkeit nicht die Pflanze selbst das haarwuchsfördernde Wirkprinzip, sondern das Einmassieren des Öls in die Kopfhaut, was deren Durchblutung anregt. Die Klettenblüte hat einen beeindruckend kräftigen „Haarschopf", der auch Vorbild für die Entwicklung des Klett-Verschlusses war: Die Hüllblätter ihrer Blütenköpfchen sind an der Spitze hakenförmig gekrümmt, weshalb sie an vorbeistreifenden Tieren oder Menschen, hängen bleiben. Damit sorgt die Klette für die Verbreitung ihrer Samen. Diese Fähigkeit steht in Analogie zu dem Wunsch von Menschen, die Klettenwurzel-Haaröl anwenden, einen ebenso starken Kopfbewuchs wie die Klettenblüte zu entwickeln, der ebenfalls (hängen)bleiben möge.

4.1.4 Augensignaturen

Pflanzen, die in ihrer Form und Färbung Augen gleichen oder auffällige, augenähnliche Zentren in der Blüte aufweisen, werden in der Signaturenlehre den Augenheilmitteln zugeordnet. Sie werden bei Bindehautentzündung, Sehschwäche oder anderen Erkrankungen der Sehorgane empfohlen.

Augentrost Dieses Sommerwurzgewächs zeichnet eine wunderschöne Signatur aus, die sich in der praktischen Anwendung bis heute bewährt: Die weiß-blauviolette Blüte besitzt Längsäderchen, die an Augenwimpern erinnern.

Äußerliche Anwendungen von Augentropfen, Augenspülungen oder Auflagen mit Augentrost wirken entzündungshemmend, lindern Bindehautentzündung oder Verklebungen und beruhigen gestresste, ermüdete Augen. Zusätzlich kann Augentrost als Tee und Tinktur auch zur inneren Anwendung eingenommen werden und wirkt gemäß humoralmedizinischen Aspekten kochungsfördernd (was die Erwärmung und Umwandlung von aufgenommenen Reizen vermehrt, v. a. von Feuchtigkeit), vermindert daher übermäßige Feuchtigkeit im Kopfbereich und regt u. a. den Lymphfluss an. Pietro Andrea Matthioli (1501–1577), ein italienischer Botaniker und Arzt, war überzeugt, dass Augentrost nicht nur bei äußerlicher Anwendung, sondern auch innerlich eingenommen als „ein Prinzipal zu den blöden und tunkeln Augen" (Anmerkung des Autors: als Hauptmittel bei kranken und getrübten Augen) wirksam sei. Knapp 300 Jahre später empfahl Pfarrer Sebastian Kneipp (1821–1897), zwei- bis dreimal täglich die Augen mit Zubereitungen aus Augentrost auszuwaschen oder damit getränkte Gaze über Nacht auf die Augen zu legen und mit einer Binde zu befestigen, um die Augen zu reinigen und das Sehvermögen zu stärken [5].

Tollkirsche Ihre lauernde Gefährlichkeit bringt schon der volkstümliche Name Wolfsauge zum Ausdruck (▸ **Abb. 4.6**). Dass aus den Blättern gewonnene Atropin oder atropinähnliche Stoffe werden bis heute von Augenärztinnen bzw. Augenärzten verwendet, um die Pupillen so zu vergrößern, dass eine Augenhintergrundspiegelung durchgeführt werden kann. Der botanische Name Atropa belladonna deutet darauf hin, dass die Tollkirsche bereits von den Römerinnen benutzt wurde: Diese sollen sich den Saft in die Augen geträufelt haben, da sie sich mit erweiterten Pupillen für reizvoller hielten. Der erste Teil des botanischem Namens steht in Bezug zur Giftigkeit der Tollkirsche: Atropos ist eine der drei Schicksalsgöttinnen, die in der griechischen Mythologie den Lebensfaden zertrennt, während die anderen zwei ihn spinnen (Klotho) und bemessen (Lachesis).

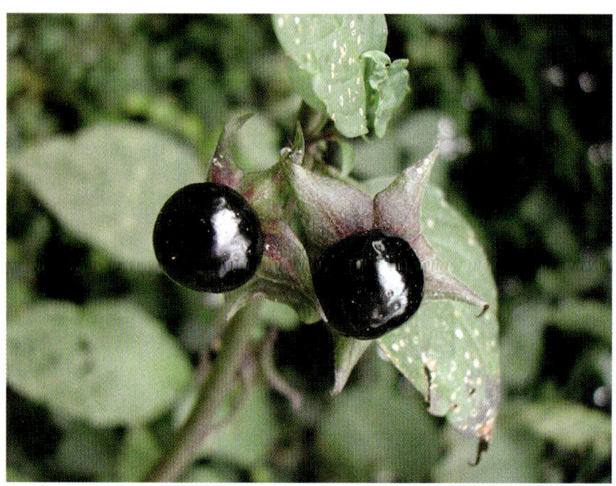

▸ **Abb. 4.6** Die schwarzglänzenden, stark giftigen Beerenfrüchte der Tollkirsche schauen wie dunkle Augen aus dem Dickicht des Waldes hervor.

Einbeere Die auch kleine Tollkirsche genannte Pflanze wächst in den Laub- und Mischwäldern Europas und besitzt je eine schwarzblaue, vielsamige Beere. In früheren Zeiten wurde sie ähnlich der Tollkirsche zur Schmerzlinderung, Pupillenerweiterung und bei Augenentzündungen angewendet. Heute ist ihr Gebrauch als Heilpflanze aufgrund ihrer Giftigkeit nicht mehr empfehlenswert, es sei denn in ungiftigen Zubereitungen, wie z. B. in potenzierter oder spagyrischer Form. Bei der Herstellung spagyrischer Essenzen werden Heilpflanzen in einem relativ komplizierten, mehrstufigen Verfahren zuerst vergoren, dann destilliert und die Pflanzenreste schließlich im Ofen verascht. Die einzelnen Stoffe werden danach wieder zusammengefügt und ergeben schließlich ein ungiftiges Heilmittel.

Rosen Die zentrierte Blütenbildung der Rose stellt den Bezug zum Auge her – noch heute werden beruhigende, entzündungshemmende Augenkompressen mit Auszügen aus Rosenblütenblättern, Rosenwasser oder verdünntem, ätherischem Rosenöl durchgeführt. Hildegard von Bingen riet: „Sammle die Rosenblätter bei Tagesanbruch und lege sie über die Augen – sie machen dieselben klar" [37].

Als Augenheilmittel wurden früher, ihrer kugeligen Blütenform wegen, auch einige Anemonenarten empfohlen.

4.1.5 Mund- und Zahnsignaturen

Verschiedene Lippen- und Rachenblütler werden der mundähnlichen Blütengestaltung wegen als Mundheilmittel gelobt, so z. B. das Zimbelkraut, das heute nicht mehr den Rachenblütlern zugeordnet wird und sich heilkundlich nicht bewährt hat.

Aufgrund ihrer Formen werden mehrere Pflanzen, z. B. Bilsenkraut oder Zahnwurz, in Beziehung zu den Zähnen gesetzt und wurden zumindest früher bei Zahnschmerzen verwendet. Hauswurz und Mauerpfeffer, zwei sukkulente Vertreter der Dickblattgewächse, wurden wegen ihrer zahnähnlichen bzw. zahnfleischähnlichen Blätter als kühlende, entzündungshemmende Pflanzen bei Zahnfleischentzündung oder -bluten empfohlen.

Bilsenkraut Ihre urnenförmigen Kapseln, die in Rispen angeordnet sind, entlassen, nachdem der Deckel aufgesprungen ist, eine Vielzahl von kleinen, braunen Samen. Die Form der Früchte besitzt eine gewisse Ähnlichkeit mit einem Backenzahn mitsamt seinen Wurzeln.

Alle Teile des Krautes sind giftig und wurden früher in entsprechender Dosierung als Schmerzmittel u. a. bei Zahnschmerzen oder -extraktionen in Form von Presssaft oder Wurzelauszügen angewendet. Außerdem wurde im Mittelalter mit den halluzinogen wirksamen Blättern und Samen auch allerlei Schabernack getrieben. Vergiftungen können massive Persönlichkeitsveränderungen und körperliche Symptome hervorrufen. Hier die Beschreibung einer Bilsenkrautvergiftung durch den Genuss eines vermeintlichen Wegwartewurzelsalates im Kloster Rheinau vor ca. 200 Jahren: „Beinahe alle, welche in dieser Gesellschaft speisten, bekamen – besonders durch die dicken, fetten Wurzeln – noch mehr Appetit zu dem Wurzelsalat und aßen stark drauf los. Bald darauf gingen die unglücklichen Mönche schlafen. Als die Stunde schlug, wo sie die Messe singen sollten, waren die Mönche in der größten Verwirrung. Einige klagten über Schwindel, andere über Trockenheit im Munde, rauen Schlund und Leibschmerzen. Einer der Geistlichen konnte die Trockenheit durch kein Gurgeln mildern und klagte, dass ihm die Zunge wie auf Kohlen geröstet sei. Die anderen waren entweder betäubt oder sie bildeten sich allerlei Ungereimtheiten ein. So zerbiss der eine Haselnüsse, um sie den Vögeln vorzuwerfen; der andere hielt sich für den Herkules und wollte seinen Stubenofen emporreißen, andere sangen in der Frühmesse falsche Texte; einer sah die Buchstaben seines Gebetsbuches zu lauter Ameisen werden. Einige lagen in einem tiefen Schlaf, andere sprangen wild herum, miauten wie Katzen, bellten usw.“ [96].

Bilsenkraut und seine Wirkstoffe sind auch in der Schulmedizin als schmerzlinderndes Arzneimittel bekannt. Wegen ihrer Giftigkeit wird die Heilpflanze heute naturheilkundlich fast ausschließlich in potenzierter oder spagyrischer Form verwendet. Eine Ausnahme diesbezüglich bildet das ungiftige Grünöl aus Bilsenkraut, das zur Behandlung von Narben und Keloiden äußerlich aufgetragen wird.

Zahnwurz Zahnwurzarten besitzen eine eigenartige, kriechende Wurzel mit zahnförmigen Blattnarben, die wie ein vergrabenes Gebiss aussehen (▸ **Abb. 4.7**) und leicht nach Desinfektionsmittel riechen. Im Frühling treibt die mehrjährige Pflanze einen bis zu 50 Zentimeter hohen Blütenstängel und 2 bis 3 große, gefiederte Blätter aus. Die Quirlblättrige Zahnwurz, *Cardamine enneaphyllos*, ist eine der zwei häufigeren Arten. Sie besitzt weiße Blüten aus vier Kronblättern, wie dieses für die Familie der Kreuzblütler typisch ist. Nach der Blüte bilden sich Schotenfrüchte. Die Fiederblättrige Zahnwurz, *Cardamine heptaphylla*, ist hingegen größer, wird bis zu 60 Zentimeter hoch und bildet lila Blüten. Die Pflanzen lieben kalkreiche Böden in Wäldern (Buchenwäldern) und wachsen in Europa mit Schwerpunkt Alpenraum. Sie schmecken leicht meerrettichähnlich, was für viele Vertreter dieser Familie typisch ist.

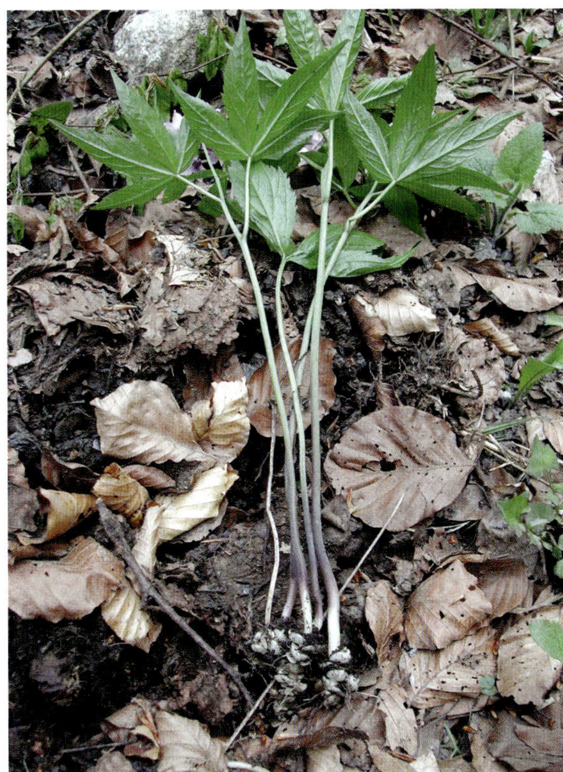

▸ **Abb. 4.7** Die Wurzel der Zahnwurz zeigt eine gewisse Ähnlichkeit mit den menschlichen Zähnen. Sie wird heute nicht mehr heilkundlich eingesetzt.

In der Volksheilkunde wird die Wurzel äußerlich als Wundheilmittel, bei Geschwüren oder stumpfen Verletzungen verwendet. Ihre volkstümlichen Namen „großer Bergsanikel, Sanikl“ weisen auf die Nähe zum früher hoch geschätzten Verletzungskraut Sanikel hin. In der Signaturenlehre wurde die Wurzel der Zahnwurz ihres Aussehens wegen bei Zahnschmerzen (Zahnkraut) und zusätzlich bei Husten empfohlen. Anwendungen, die sich nicht bewährt haben und heute nur noch im Namen der ehemaligen Heilpflanze Spuren hinterlassen haben.

4.1.6 Ohrensignaturen

Rundblättrige Pflanzen werden in der Signaturenlehre mit den Ohren bzw. dem Ohrläppchen in Verbindung gebracht und teilweise bei Ohrenschmerz oder Mittelohrenentzündung angewendet.

Gundelrebe Die Gundelrebe, auch Gundermann genannt, ist eine alte und bewährte Heilpflanze, die wegen ihrer Blattform mit Ohrsausen oder Ohrschmerzen in Verbindung gebracht und in Form von Umschlägen, Blätterauflagen oder Spülungen mit dem Aufguss oder Presssaft verwendet wird. Da die Gundelrebe entzündungshemmende, schmerzlindernde, antibakterielle und lymphflussfördernde Wirkung zeigt, ist ihr therapeutischer Gebrauch bei derartigen Beschwerden nachvollziehbar.

Haselwurz Diese einheimische Pflanze enthält in ihren Teilen scharfe Wirkstoffe, ätherische Öle und Saponine, die brechreizend wirken und früher als Brechpulver abgegeben wurden. Die Blätter sind ohrförmig, was als Analogie zur Anwendung bei Ohrenschmerzen gedeutet wurde. Da die Haselwurz Verschleimung der Atemwege löst, kann auf diesem Weg tatsächlich eine Linderung von Ohrenleiden erreicht werden. Die Heilpflanze wird heute – wenn überhaupt – nur noch selten verwendet, und dann bevorzugt in spagyrischer oder potenzierter Form.

4.1.7 Nasensignaturen

In mittelalterlichen Abbildungen wird die Wasserminze der Nase zugeordnet – was trotz der in der Pflanze vorkommenden Duftstoffe nur der Blattform wegen nachvollziehbar sein dürfte. Zwar werden Minzeblätter und das verdünnte ätherische Minzeöl für Inhalationen bei Erkältung oder Husten verwendet, eine spezifische Wirkung dieser speziellen Minzeart auf die Nase und damit verbundene Beschwerden ist jedoch nicht bekannt.

4.1.8 Halssignaturen

Eine ehemals bekannte Halspflanze ist der Aronstab, der seit Hildegard von Bingen bei Rachen- und Kehlkopfentzündungen verschrieben wird. Alle seine Teile sind giftig und stark haut- und schleimhautreizend. Der Einnahme folgen Übelkeit, Erbrechen, ebenso ein starkes Brennen und Wundheitsgefühl im Mund- und Rachenbereich. Die Giftigkeit kann durch Trocknung oder andersartige Zubereitung vermieden werden. Heute wird die Pflanze meist in spagyrischer oder potenzierter Form verwendet, z. B. bei Angina, Heiserkeit oder Halsweh. Der Signaturenbezug entsteht aus dem halsartigen Aufbau des Blütentrichters, der teilweise aus Staubblättern und teilweise aus Stempeln besteht und von einem tütenförmigen Hüllblatt umschlossen wird. Dieser Blütenkolben ist nach unten gefäßartig erweitert und dient als Kesselfalle, in der potenzielle Bestäuber vom Aasgeruch angelockt für ein paar Tage festgehalten werden. Anschließend verdorrt das Blatt und die nützlichen Helfer werden wieder in die Freiheit entlassen.

„(...) und es nimmt den Schleim, der in seinem Magen ist und das Fieber von ihm weg wie das Feuer den Schnee zum Schmelzen bringt. Und ein Mensch, in dem die Melancholie wächst, der hat ein finsteres Gemüt und ist immer traurig. Und dieser trinke oft den Wein mit der gekochten Aronwurzel, und sie mindert die Melancholie in ihm, das heißt sie verschwindet, wie auch das Fieber", beschrieb Hildegard von Bingen die Heilkraft der Aronwurzel [37]. Die Volksheilkunde und die Hildegard-Medizin, die auf ihren Erkenntnissen basiert, verwenden die Aronstabwurzel heute noch als Elixier bei Halsschmerzen, im Rahmen einer Erkältung, bei depressiven Verstimmungen und weiteren Indikationen.

4.1.9 Lungen- und Atemwegssignaturen

Verschiedenste Pflanzen werden wegen ihrer Ähnlichkeit mit Teilen der menschlichen Atemwege mit diesen in Verbindung gesetzt. Die Signatur kann sich beispielsweise in der Blattform, die einem Lungenflügel ähnelt, in der Blattaderung, die dem Bronchialbaum ähnlich sieht (Pestwurz), oder hohlen Stängeln und Blättern, die der Luftröhre gleichen, bemerkbar machen (▶ **Abb. 4.8**). Auffallend ist zudem, dass viele Atemwegspflanzen sich mit filzigen, haarigen Blättern zeigen, z. B. Eibisch, Salbei, Königskerze, Huflattich, Pestwurz oder Lungenkraut. Diese schützen die Pflanze vor Verdunstung, Kälte oder Hitze, erlauben aber auch eine Analogie zum Flimmerhaarepithel der Atemwege.

Lungenkraut Ein Paradebeispiel der Signaturenlehre ist das Lungenkraut, dessen deutscher und botanischer Name (*Pulmonaria officinalis* L.) den Lungenbezug bereits vorwegnehmen. Seine länglicheiförmigen und spitz auslaufenden Blätter besitzen die Form eines Lungenflügels, sogar die Lungenspitze ist ausmachbar. Zusätzlich sind

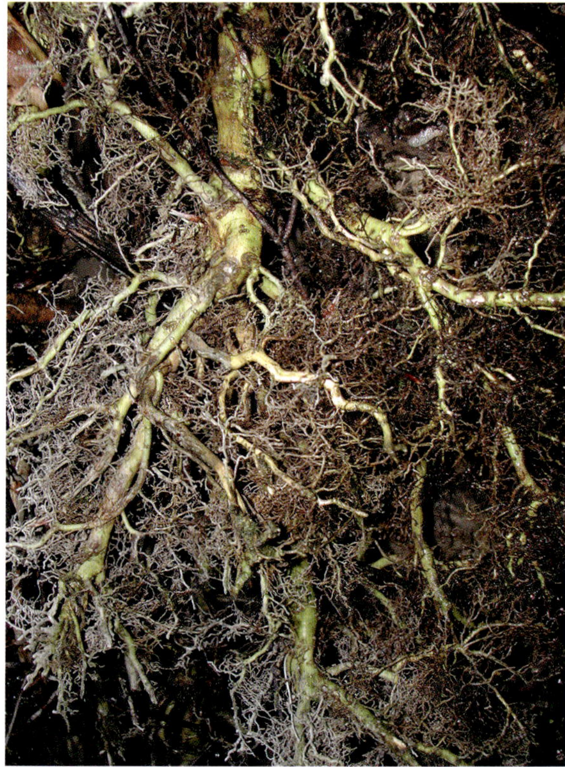

▶ **Abb. 4.8** Die in einem Bach freigelegten Tannenwurzeln zeigen eine große Ähnlichkeit mit dem menschlichen Bronchialbaum.

die Blätter auf der Oberseite mit weißen Flecken übersät, die an Lungenbläschen denken lassen. Die rauhaarigen Blätter erinnern an die Flimmerhärchen der Atemwege. Der deutlichste Atemwegsbezug zeigt sich jedoch im Farbwechsel der Blüten. Die Knospe ist zunächst rosa, wird als Blüte aber blau. Die in den Blüten enthaltenen Farbstoffe reagieren empfindlich auf eine Veränderung des Säure-Basen-Milieus (nach der Bestäubung liegt der Zellsaft in alkalischer Lösung vor). Da die Pflanze im März zu blühen beginnt, möchte sie den in dieser Jahreszeit noch selten auftretenden Insekten die Arbeit erleichtern, indem sie ihnen anzeigt, welche (rotgefärbten) Blüten noch zu bestäuben sind. Dieser Farbwechsel erinnert an die Arterialisierung des Blutes in den Lungenalveolen, bei der die Farbe des Blutes von Blau zu Rot wechselt.

Bis zum Durchbruch von Antibiotika war die Heilpflanze eines der wichtigsten Unterstützungsmittel bei der Behandlung von Lungentuberkulose

Doldenblütler allgemein Ein charakteristisches Merkmal dieser Pflanzenfamilie ist die Bildung hohler Stängel, die in der Signaturenlehre mit der Luftröhre in Beziehung gesetzt werden. Viele Vertreter dieser Pflanzenfamilie sind in der Tat Atemwegspflanzen, die dank ihrem hohem Gehalt an ätherischen Ölen und deren erwärmendem Wirkungsvermögen auswurffördernd, krampflösend und hustenlindernd wirken. Derartig wirksame und heute noch bekannte Arzneipflanzen dieser Familie sind Fenchel, Anis, Kümmel oder Engelwurz. Aber auch bei Vertretern anderer Familien lässt sich diese Analogie finden, beispielsweise bei Zwiebeln, deren Blätter ebenfalls wie hohle Stängel gestaltet sind.

4.1.10 Herzsignaturen

Herzformen bei Baumsilhouetten, Blättern und Früchten oder kammerbildende Trennwände, Septen genannt, zeigen eine mögliche Entsprechung zum Herzen. Derartig geformte Blätter finden sich beispielsweise bei Linde, Melisse und Herzgespann (bei den zwei Letzten vor allem bei den Blättern im unteren Stängelbereich). Die Früchte des Kirschbaums (Herzkirsche, in der Schweiz „Herzchriesi"), Zitrone und Quitte zeigen ebenfalls Herzformen.

Die ausgeprägteste Herzsignatur lässt sich jedoch beim Fingerhut finden, der auch heute noch bei Herzinsuffizienz als bewährtes Medikament verschrieben wird. Die Frucht zeigt in Form einer zweifächerigen Kapsel eine deutliche Analogie zur Form, da sie in eine linke und rechte Hälfte geteilt ist. Die Blätter des purpurnen und des wolligen Fingerhuts enthalten sogenannte Herzglykoside, welche die Schlagkraft, Frequenz, Reizleitung und Erregbarkeit des Herzens beeinflussen. Die schulmedizinische Behandlung von Herzinsuffizienz wäre für Jahrhunderte ohne Fingerhut nicht vorstellbar gewesen.

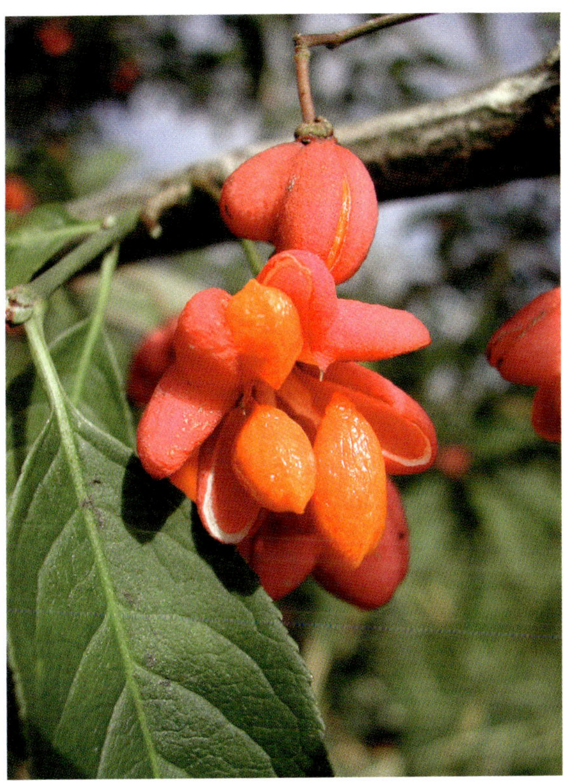

▸ **Abb. 4.9** Die Früchte des Pfaffenhütchens sind in Form und Aufbau herzähnlich.

Das Pfaffenhütchen bildet Früchte, die nicht nur an Kardinalsmützen erinnert, sondern in geöffneter Reife sogar das Bild von vier Herzkammern mit Scheidewänden zeigt (▸ **Abb. 4.9**). In der Tat finden sich auch in dieser ehemaligen Heilpflanze herzwirksame Inhaltsstoffe.

4.1.11 Magen- und Darmsignaturen

In früheren Zeiten wurden Alpenveilchen oder Lerchenspornknollen ihrer magenähnlichen Form wegen bei Magenbeschwerden angewendet. Die Anwendung dieser Heilpflanzen ist wegen ihres toxischen Potenzials heute in substanziellen Dosen aber nicht mehr empfehlenswert.

Einige Rhizome noch heute häufig verwendeter Heilpflanzen für den Magen-Darm-Trakt, wie Kalmus oder Ingwer, haben ebenfalls eine magen- oder darmähnliche Form. Mit etwas Vorstellungskraft lässt sich sogar eine Analogie zur Ringmuskulatur des Darms erahnen. Ebenso gleicht die Wurzelform der Uzara einem Darmrohr und bestätigt damit signatorisch ihre bewährte Anwendung als Arzneimittel bei Durchfall, Magen-Darmkrampf mit peristaltikhemmender und krampflösender Wirkung.

Ingwer Das Rhizom ist knollig verdickt und waagrecht kriechend, außerdem geweihartig verzweigt. In der Anwendung zeigt sich eine verdauungsanregende, blähungs- und brechreizwidrige Wirkung, die u. a. auf die scharf schmeckenden Inhaltsstoffe zurückzuführen ist und sowohl lokal als auch reflektorisch über den Vagusnerv auf die Verdauungsfunktion einwirkt.

Kalmus Bis zu 150 Zentimeter lang werden die fingerdicken Wurzelstöcke des Kalmus, die meist in Gräben oder Uferrändern von Seen oder Flüssen wachsen. Nicht nur im Aussehen, sondern auch im Wirkprofil bei der Anwendung als Tee, Tinktur oder Fertigarznei zeigt sich eine große Ähnlichkeit mit Ingwer. Eine Anregung und Tonisierung der Verdauungsfunktion sowie eine Sekretionssteigerung resultiert daraus.

Sennes Für die Ernte von Sennesfrüchten stehen mehrere verschiedene Pflanzenarten zur Auswahl. Bei einzelnen Ausgangspflanzen zeigt sich die Frucht als flache, länglich gebogene Hülse, die eine gewisse Ähnlichkeit mit einer Kotportion oder den Haustren, den natürlich vorkommenden Ausstülpungen des Dickdarms, aufweisen. Sennesblätter und -früchte sind heute noch ein gängiges Abführmittel, das jedoch mit Bedacht und nicht für Langzeitkuren eingesetzt werden sollte.

4.1.12 Leber- und Gallenblasensignaturen

In der antiken Medizin wurde die Leber bei einer Obduktion – sofern diese überhaupt erlaubt wurde – als ein dreilappiges Organ mit einem rechten und einem linken Lappen sowie dem Lobus caudatus wahrgenommen (die heutige Anatomie teilt die Leber in vier Leberlappen ein). Daher werden Pflanzen mit dreiteiligen Formen, wie die dreiteilig gelappten Blätter von Schöllkraut, Leberblümchen oder Fieberklee in der Heilkunde der Leber zugeordnet. Die Berberitze mit ihren drei Blattstacheln gilt aus diesem Grund ebenfalls als Leberheilmittel. Und Erdbeerblätter finden sich deshalb z. B. in anthroposophischen Arzneimitteln wie Hepatodoron zur Anregung der Leberfunktion.

Leberblümchen Diese Heilpflanze bringt ihren Organbezug bereits im Namen zum Ausdruck: Ihr charakteristisch dreilappiges, tief eingeschnittenes Blatt wird der Leber zugeordnet. Zusätzlich sind ältere Blätter unterseits leberbraun (die Farbe der Leber in Metzgereien) gefärbt. Diese Zeichen veranlassten Signaturenkundige, die Pflanze bei Schwäche der Leber-Galle-Funktion oder spastischen Beschwerden derselben einzusetzen. Erst im 20. Jahrhundert konnte der leberwirksame Wirkstoff Hepatrilobin analytisch als Bestätigung für die Leber und Galle anregende und entkrampfende Wirkung eruiert werden. Da die Pflanze unter Naturschutz steht und außerdem in frischer Form schleimhautreizende Nebenwirkungen aufweist, wird sie heute nicht mehr als Tee oder Tinktur eingesetzt.

4.1.13 Nieren- und Blasensignaturen

Blasenartig geformte Früchte werden entsprechend mit der Blase, nierenförmige mit der Niere in Verbindung gesetzt:

- Nierensignaturen zeigen sich bei Bohne, Portulak u. a.
- Blasensignaturen zeigen sich bei Hagebutte, Judenkirsche oder Berberitze.

Sind die Früchte von roter Farbe wie beispielsweise bei Berberitzenfrüchten, eignen sie sich gemäß der Signaturenlehre speziell bei Blasenentzündungen. In derartig geformten Früchten vorkommende Kerne oder Steine lassen signaturenmäßig an die Wirkung gegen Blasen- und Nierensteine denken, beispielsweise bei Hagebuttenkernen oder den Samen des Steinsamens.

Urinsignaturen lassen sich neben Geruchsanalogien in der Blütenform der kanadischen und der spätblühenden Goldrute finden. Diese wachsen in großen Beständen entlang von Verkehrswegen, wie Eisenbahnlinien oder Autobahnen. Die auch als „Neophyten“ bezeichneten Pflanzen werden heute – neben der einheimischen Echten Goldrute – ebenfalls als harntreibende Heilmittel verwendet.

Hagebutte/Heckenrose Die Frucht der wilden Rose, der Heckenrose, ist eigentlich eine feuerrote Scheinfrucht, die behaarte Steinfrüchtchen enthält. Die darin ebenfalls enthaltenen Härchen sind als Juckpulver bekannt. In der Anwendung als Tee oder Pulver besitzen die Früchte in der Tat harntreibende, stoffwechselanregende und leicht entzündungshemmende Eigenschaften. Gerne werden sie heute noch zur Anregung der Harnausscheidung bei verschiedenen Beschwerden wie Erkältung, Rheuma oder Nieren-Blasen-Schwäche eingenommen.

Judenkirsche Die in der Schweiz auch als „Lampiönli“ bekannte Pflanze wird seit längerer Zeit vorwiegend als Zierpflanze verwendet. Die glänzend orangeroten, blasenartigen Früchte stellen den Bezug zur Blase her, weshalb sie ohne die Kelchhülle früher als entzündungshemmendes, harntreibendes Heilmittel bei verschiedenen Nieren-Blasen-Leiden angewendet worden sind: bei Ödemen, Steinerkrankungen, Nierengrieß. Außerdem wird in älteren Büchern die ganze Pflanze ohne Wurzel für die Zubereitung eines Medizinalweins mit harntreibender Wirkung empfohlen. Heilkundlich wird die Judenkirsche heute, wenn überhaupt, fast ausschließlich in spagyrischer oder potenzierter Form eingesetzt.

Eine nahe Verwandte, die *Physalis* oder Kapstachelbeere genannt wird, ist essbar und im Handel als Frucht erhältlich.

4.1.14 Genitalsignaturen

Sehr viele Signaturenbezüge lassen sich in der entsprechenden Literatur zu den Genitalien finden. Diese Häufigkeit lässt sich nachvollziehen, wenn man sich die Bedeutung der Fortpflanzung in früheren Jahrhunderten vor Augen führt. Nur wer viele Kinder zeugen, gebären und aufziehen konnte, war sich sicher, dass davon zumindest ein Teil überlebte und den Eltern bei der Arbeit und im Alter Unterstützung gewähren konnte.

Weibliche Genitalien

Rosigweiche und feuchte Früchte wie Feigen oder Erdbeeren werden mit der Scheide oder den Schamlippen assoziiert, hohle Blüten oder Früchte, wie die der Kamille oder der Osterluzei, mit der Gebärmutter. Weitere Uterussignaturen finden sich bei der Fruchthülle der Baumnuss oder beim Frauenmantelblatt, welches das aufnehmende, weibliche Prinzip des Mutterschoßes widerspiegelt. Ebenso wird der Blütenform wegen ein Bezug zwischen der Weißen Taubnessel und der Scheide hergestellt. Große, pralle Früchte werden mit der weiblichen Brust in Verbindung gebracht, z. B. Papaya.

Kamille Der botanische Name „Matricaria" nimmt direkten Bezug zum Uterus (lat. Mater = Mutter/Gebärmutter). In der Volksheilkunde werden neben der Kamille verschiedene weitere Heilpflanzen als Mutterkraut bezeichnet. Sie alle wirken auf die Gebärmutter und Menstruationsblutung. Einzelne wurden über Jahrhunderte in hohen Dosen als Abtreibungsmittel eingesetzt.

Im Gegensatz zu minderwertigen Kamillenarten, z. B. der Hundskamille, ist das Blütenköpfchen der Echten Kamille hohl und nicht markig ausgefüllt. Von diesem Merkmal lässt sich eine Analogie zur Anwendung bei Beschwerden und Krämpfen der Hohlorgane ableiten. Teeauszüge oder das verdünnte ätherische Öl sind in Form von Kompressen, Scheidenspülungen, Sitzbädern und Zäpfchen in der Frauenheilkunde von Bedeutung. Zusätzlich wird Kamille innerlich bei Verdauungsbeschwerden, äußerlich bei Hautkrankheiten und Wunden eingesetzt.

Granatapfel Eierstocksignaturen finden sich vor allem beim Granatapfel, denn die Scheinfrucht gleicht im Querschnitt einem Eierstock, sogar die Eifollikel sind „ersichtlich" (▸ Abb. 4.10). Die in der Frucht enthaltenen Kerne sind östrogenhaltig (bzw. enthalten Östrogenvorstufen), Früchte und Samen wurden jedoch bereits ohne wissenschaftlichen Nachweis seit Jahrtausenden zur Förderung der Fruchtbarkeit und zur Linderung von Frauenleiden eingenommen. Die große Anzahl der in der Frucht enthaltenen Kerne, also ihr Samenreichtum, wird signatorisch als zusätzlicher Hinweis auf die fruchtbarkeitsfördernde Eigenschaft des Granatapfels gedeutet.

Traubensilberkerze Für wenige Frühjahrstage zeigt die Traubensilberkerze im jungen Trieb die Signaturenzeichen des Eileiters mit Fransentrichter. Die östrogenregulierende Wirkung der vermutlich am häufigsten verkauften Frauenheilpflanze ist heute gut erforscht. Der Wirkmechanismus derartiger Arzneipflanzen wird als selektiver Östrogenrezeptor-Modulator (SERM) bezeichnet. Diese kurbeln bei Bedarf die körpereigene Östrogenproduktion über die Hypophyse an. Wenn das Soll erreicht ist, werden die entsprechenden Rezeptoren blockiert. Die

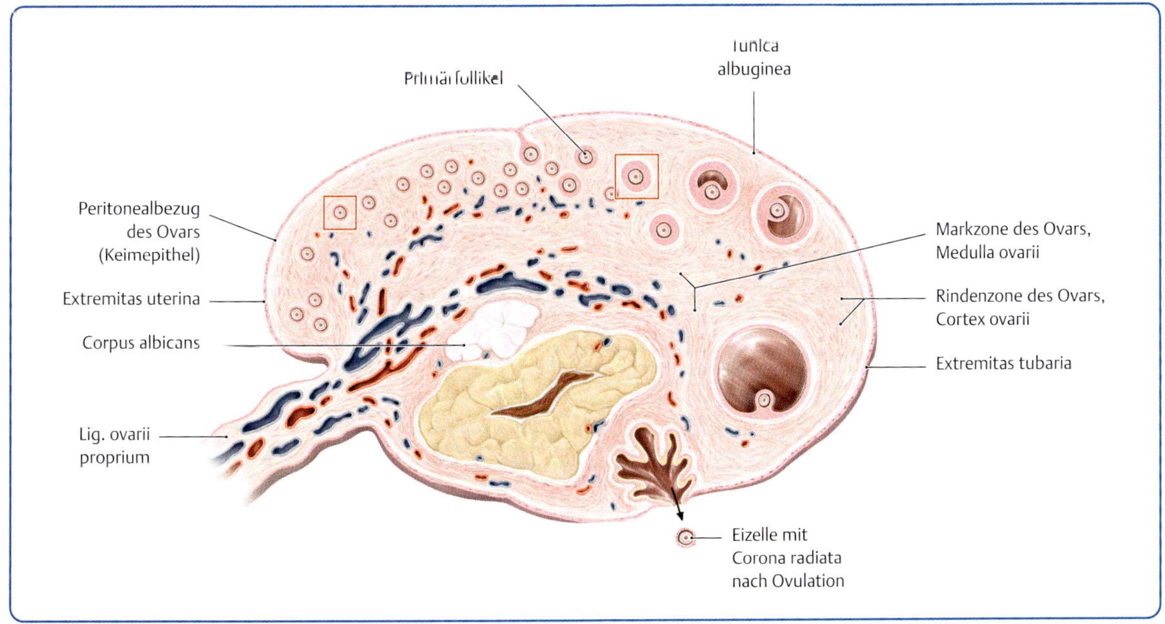

▸ **Abb. 4.10** Ein aufgeschnittener Granatapfel besitzt eine große Ähnlichkeit mit den weiblichen Eierstöcken. (Schünke M, Schulte E, Schumacher U. Prometheus LernAtlas der Anatomie. Innere Organe. Illustrationen von M. Voll und K. Wesker. 4. Aufl. Stuttgart: Thieme; 2014)

Traubensilberkerze zeigt damit eine intelligente, regulative Wirkung auf den weiblichen Hormonhaushalt.

Männliche Genitalien

Spitze, aufrecht ragende oder in ihrer Form penisähnliche Pflanzen oder Pflanzenteile, wie Knoblauchblätter, Bohnenschote, Aronstabblüten oder Eicheln, werden in der Signaturenlehre mit dem männlichen Genitale in Beziehung gebracht und sollen entsprechend potenzsteigernd wirken (▶ Abb. 4.11). Knollenförmige Pflanzenteile zeigen eine gewisse Ähnlichkeit mit den männlichen Keimdrüsen, z. B. die zwei Knollen des Knabenkrauts. Der Familienname der Orchideen stammt vom griechischen Wort „orchis" für Hoden ab. Überhaupt besitzt die ganze Familie der Orchideen einen starken Bezug zur Sexualität. Einige Vertreter wie die Ragwurze ahmen in der Blütenform die bestäubenden Insekten nach, um diese anzulocken. Salep ist ein in der Türkei bekanntes Getränk, das heute noch teilweise aus dem Pulver gewisser Orchideenarten hergestellt wird.

Andere Pflanzen wie das Bingelkraut besitzen ähnliche Genitalsignaturen. Seine zweifächerigen, knollenartigen Früchte tragen ebenso die Gestalt der männlichen Hoden, daher ist diese Heilpflanze heute noch als drüsenregulierendes Heilmittel bekannt.

Knabenkraut Die in Europa und Vorderasien vorkommenden Knabenkräuter besitzen eine geteilte Wurzelknolle, die namensgebend ist. Eine der zwei an Tierhoden erinnernde Wurzel ist verwelkt, runzlig und wird deshalb als „Mutter", die andere junge und pralle Wurzel als „Kind" bezeichnet. Vor allem dieser wurde früher der Form und Konsistenz wegen eine potenzsteigernde und aphrodisierende Wirkung nachgesagt. Die Knabenkräuter werden deshalb im Volksmund auch Geilwurz genannt. Andere Namen des Knabenkrautes, wie Fuchshödelein, Hosenwurz und Schellenbub, zeugen ebenfalls von dieser Verknüpfung.

Der Codex lat. 93, eine medizinische Handschrift, die auf das 4. Jahrhundert zurückgeht, empfiehlt bei Potenzstörungen des Mannes, die Wurzelknolle einzunehmen. Dabei wird die größere von beiden geerntet und mit etwas Pfeffer, Honig und Wein zubereitet [105]. Jacobus Theodorus Tabernaemontus (1522–1590), ein deutscher Arzt und Botaniker, meint ergänzend dazu: „Dieses ist anmutig (Anmerkung des Autors: gut) zu gebrauchen am Morgen, zwei oder drei gegessen vor dem Imbiss zur Reizung zu ehelichen Werken" [105]. Die erhoffte Wirkung für die „erlahmten Mannen, welchen allen Mut mit Weiberen entfallen ist", hat sich allerdings nicht bestätigt [105]. In der Tat unterlag die europäische Heilkunde über Jahrhunderte ähnlichen Irrtümern, wie die von Tierschützern angeprangerte, noch heute praktizierte Verwendung von angeblich potenzsteigernden Mittel aus Nashorn und Tigerpenis in der chinesischen Medizin.

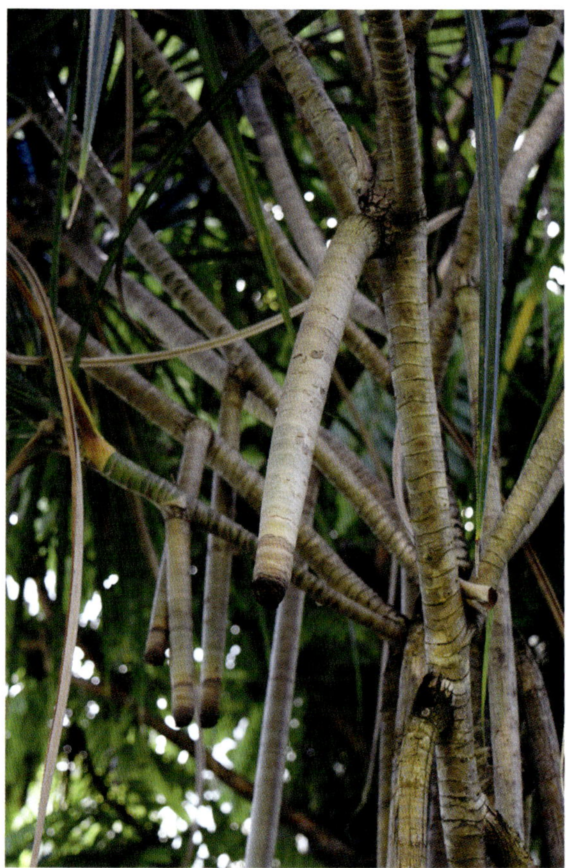

▶ **Abb. 4.11** Der Schraubenbaum wird in Asien aufgrund seiner deutlichen Signatur auch als Aphrodisiakum und Potenzmittel eingesetzt.

Ganz ähnlich war zu Pulver gemahlenes Horn von Steinböcken in Teilen der Schweiz für lange Zeit aus denselben Motiven ein begehrtes Heilmittel.

Kalmus Sein kriechendes, fingerdickes Rhizom wächst im Schlamm von Uferregionen und Wassergräben. Der walzenförmige Blütenkolben ist steil nach oben gerichtet, was dem bekannten Tonikum auch den Nimbus eines Potenzmittels verleiht. Natürlich profitiert die Libido von einer Optimierung der Verdauung und Energiebereitstellung sowie einer gesteigerten Durchblutungssituation – ein spezifisch potenzförderndes Mittel ist das Kalmusrhizom allein deshalb aber sicherlich nicht.

4.1.15 Hautsignaturen

Pflanzen mit einer glatten, weichen Rinde werden als Heilmittel für eine schöne, intakte Haut empfohlen.

Aloe Die Aloeblätter besitzen ober- und unterseits eine dicke, vor Wasserverlust schützende Hautschicht, die in der Heilpflanzenkunde als drastisch abführendes Mittel verwendet wird. Im Innern der spiralförmig angeordneten Blätter befindet sich ein durchsichtiges, gelartiges Mark, das einen Flüssigkeitsgehalt von beinahe 95 % besitzt und für äußerliche Anwendungen auf die Haut genutzt wird. Dieses Aloegel wirkt kühlend, entzündungshemmend, juckreizstillend, wundheilend und hautregenerierend.

4.1.16 Bewegungsapparatsignaturen

Knöchernen Strukturen ähnelnde Pflanzen wie Schachtelhalm werden zur Stärkung derselben empfohlen. Der Schachtelhalm gleicht in seinem segmentären Aufbau der Wirbelsäule, analog wird er zu deren Stärkung verwendet. Diese Wirkung kann mit dem heutigen Wissen über die Bedeutung der Kieselsäure für den Bewegungsapparat, ihrer knochen- und bindegewebestärkenden Wirkung durch die Stimulation der Bildung von Kollagen, Elastin und der Anregung der Osteoblastentätigkeit nachvollzogen werden. Kieselsäuren kommen in der Natur in vielfältigen Verbindungen in Form verschiedener Silikate vor. Da ein großer Teil der Erdoberfläche aus diesen besteht, sind sie aus verständlichen Gründen nicht leicht in Wasser oder anderen Extraktionsmittel löslich. In der Pflanze bildet die Kieselsäure einen wichtigen Bestandteil des Pflanzenskeletts, bei Brennnesseln hält sich dieses oft standhaft bis zum Winterende.

Zudem werden Heilpflanzen mit kräftigen Pflanzenfasern, Blattnerven, Blatt- oder Stängelfasern, wie Johanniskraut, Beinwell oder Vertreter der Wegeriche, signaturenmäßig zur Stärkung der Sehnen und Bänder eingesetzt.

Ackerschachtelhalm Dieser archaische Vertreter einer alten Pflanzenordnung aus der Zeit der Dinosaurier besitzt einen hohen Gehalt an Kieselsäure (in der Frischpflanze 10–15%, Aschengehalt bis zu 95%) und enthält verschiedene weitere Wirkstoffe. Auffallend am sterilen Sommertrieb ist seine Ähnlichkeit mit der Wirbelsäule (▸ Abb. 4.12 und ▸ Abb. 4.13).

Bambus Dieses Riesengras weist einen ähnlichen, segmentären Aufbau auf wie der Schachtelhalm. In der Heilpflanzenkunde und der anthroposophischen Medizin werden Bambuspräparate ebenfalls zur Stärkung der Wirbelsäule und der Körperstatik beschrieben.

Beinwell Kräftige Pflanzenfasern halten im Herbst die verwelkten Beinwellblätter beim Versuch, sie abzureißen und zu entsorgen, fest. Dieses außergewöhnliche Merkmal steht in Analogie zu den Bändern und Sehnen des menschlichen Bewegungsapparates sowie zu den Nerven. Beinwellwurzel kühlt Entzündungen von Sehnenscheiden und Nerven, lindert Schmerzen und Juckreiz, unterstützt die Heilung von Knochenbrüchen, baut Blutergüsse und Schwellungen ab.

Johanniskraut Nicht ohne Grund werden die Johanniskrautgewächse auch Hartheugewächse genannt. Ein kräftiger, Stabilität vermittelnder Stängel mit zwei Längskanten zeichnet das echte Johanniskraut aus. Dieses Merkmal steht in Analogie zur heilenden Wirkung bei Entzündungen und Verletzungen von Nerven, Sehnen und Bändern und den das Gemüt stabilisierenden Eigenschaften.

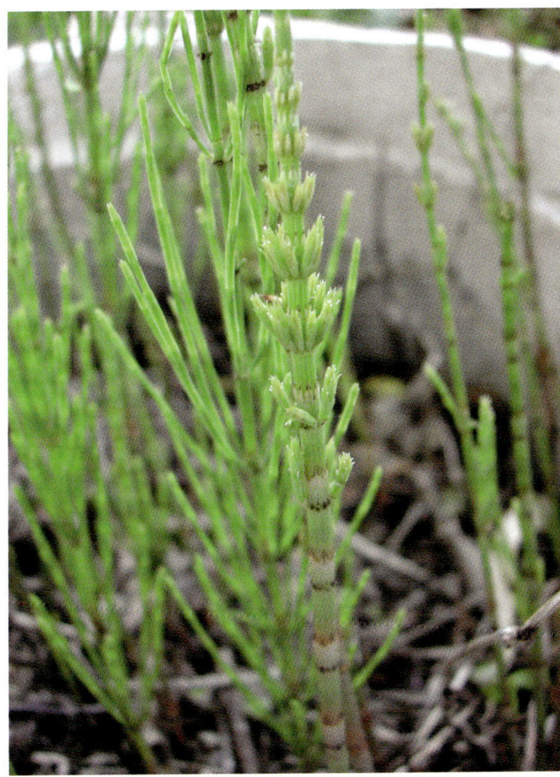

▸ **Abb. 4.12** Der segmentäre Aufbau des Ackerschachtelhalms zeigt eine deutliche Entsprechung zur menschlichen Wirbelsäule.

Breitwegerich Die Blattform lässt sich mit einem Fußabdruck vergleichen, weshalb die gegen Trittschäden äußerst robusten Blätter gerne zur Linderung müder, entzündeter Füße oder bei Blasenbildung empfohlen werden. Die äußerlichen Anwendungen von Blättern aller Wegericharten entfalten bei Verletzungen oder Entzündungen eine kühlende und wundheilende Wirkung.

Storchschnabel, Stinkender Die Ruderalpflanze besitzt für ihre Größe eine erstaunlich schwache Wurzel. Um dieses Manko wettzumachen, stützt sie sich mit den umgeformten, nach unten gebogenen Stielen der bodennahen Blätter auf den Erdboden auf. Daher wird ihr Kraut bei kleineren Verletzungen der Extremitäten als wundheilendes Mittel eingesetzt.

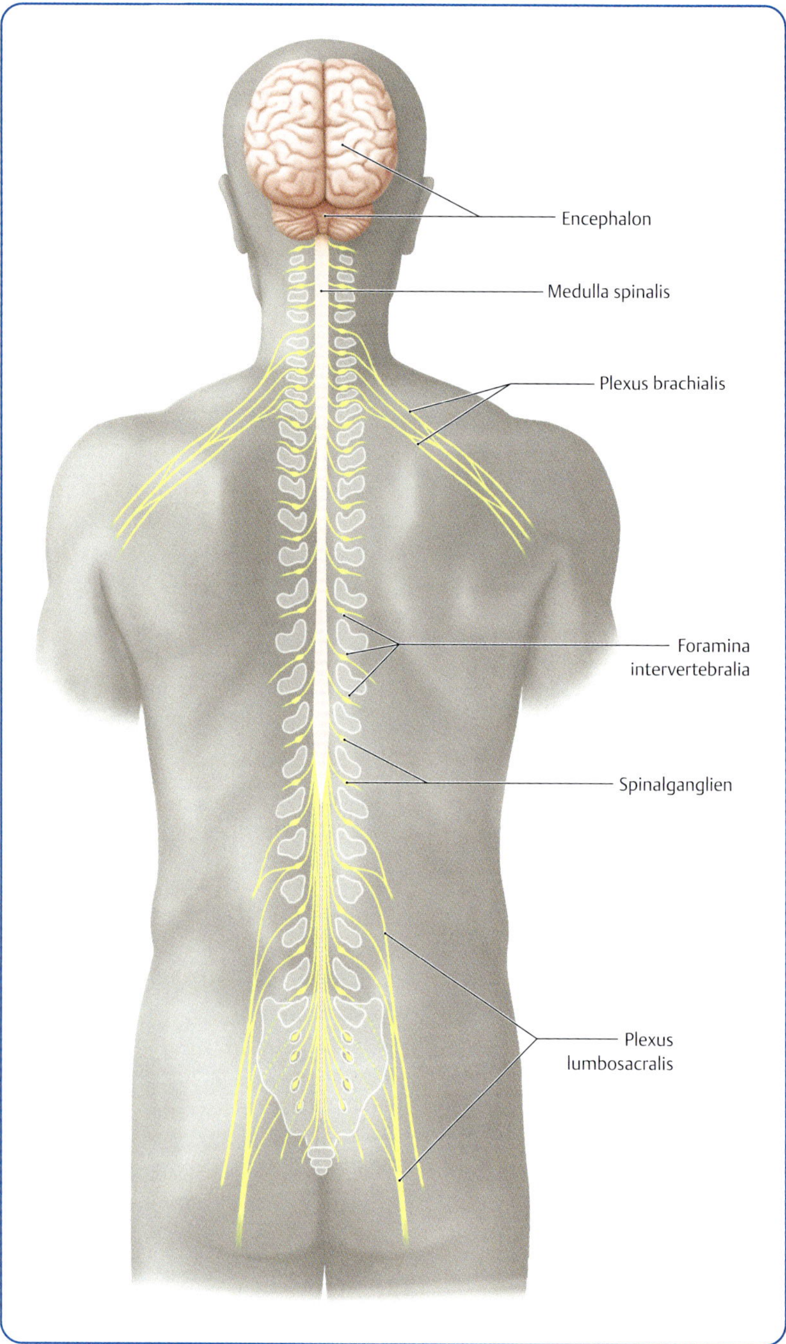

▶ **Abb. 4.13** Die Wirbelsäule mit Rückenmark und austretenden Spinalnerven. (Schünke M, Schulte E, Schumacher U. Prometheus LernAtlas der Anatomie. Allgemeine Anatomie und Bewegungssystem. Illustrationen von M. Voll und K. Wesker. 4. Aufl. Stuttgart: Thieme; 2014)

4.1.17 Nervensignaturen

Bei Pflanzen mit auffallend starker Blattaderung oder Stängelfasern, wie Johanniskraut oder Beinwell, lässt sich ein Bezug zu Heilmitteln herstellen, die zur Stärkung der peripheren Nerven, bei Nervenentzündung und Nervenschmerzen als linderndes Heilmittel eingesetzt werden.

Wurmfarn Mit einem einfachen Trick lässt sich diese Analogie herstellen: Ab Ende Juni, zur Zeit der Sporenreife, wird ein Farnwedel abgeschnitten und im Haus mit der Unterseite nach unten auf ein weißes Blatt gelegt. Über Nacht öffnen sich die Sporenträger und entlassen ein feines Sporenpulver auf das Blatt Papier – das Bild hat eine gewisse Ähnlichkeit mit der Wirbelsäule samt den seitlich abgehenden Spinalnerven (▶ Abb. 4.14).

Kissen, Bäder, Waschungen oder Auflagen der Blätter werden in der Volksheilkunde bei Schmerzen der Wirbelsäule, des übrigen Bewegungsapparates oder der Nerven angewendet.

4.1.18 Lymphsignaturen

Knotig verdickte, meist helle oder weiße Pflanzenteile, wie sie Salomonssiegel, Braunwurz oder Schierling auf-

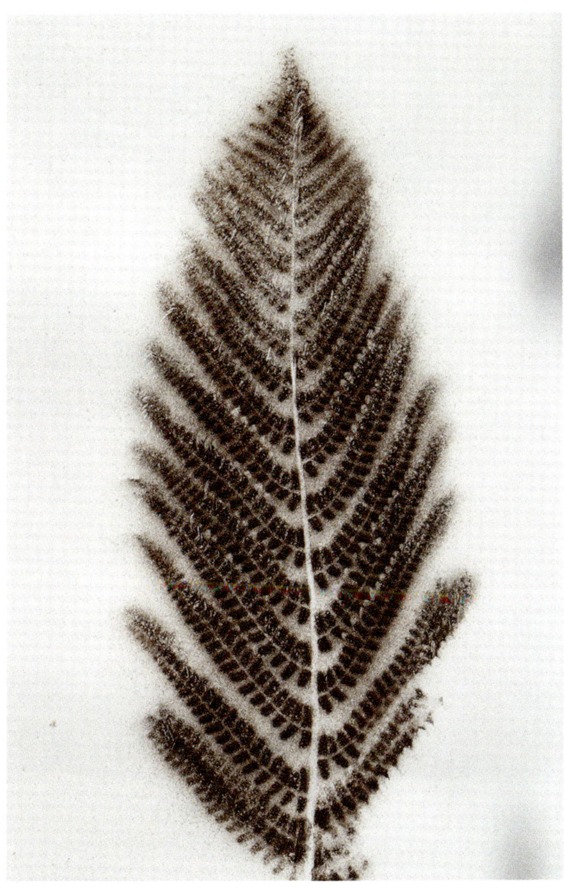

▶ **Abb. 4.14** Farnsporen auf einem Bild zeigen die Analogie zur menschlichen Wirbelsäule, zum Rückenmark und zu den austretenden Spinalnerven.

weisen, zeigen eine Analogie zu den Lymphgefäßen und Lymphknoten.

Salomonssiegel Ein horizontal verlaufendes Rhizom treibt jedes Jahr an einer neuen Stelle einen frischen Stängel mit Blättern und Blüten aus. An der Stelle der letztjährigen Pflanze entsteht eine runde Narbe, die einem Siegelabdruck gleicht. Der weiße Wurzelstock besteht so schließlich aus vielen, verdickten Narben und zeigt eine gewisse Ähnlichkeit mit Lymphbahnen und -knoten. Allerdings wird das Salomonssiegel in heutiger Zeit kaum mehr medizinisch genutzt, seine angebliche Lymphwirkung hat sich nie bestätigt.

4.1.19 Abwehrsignaturen

Stachelige und brennende Pflanzenteile dienen der Abwehr von Fressfeinden. Mit derartigen Schutzmechanismen versehene Pflanzen oder solche mit besonders wehrhaftem Aussehen können als Entsprechungen zum Immunsystem betrachtet und entsprechend zu dessen Unterstützung eingesetzt werden.

Purpurner Sonnenhut Die auch Igelkopf genannte Heilpflanze besitzt einen im Herbst immer stacheliger werdenden Fruchtstand, der die Analogie zu seiner abwehrstärkenden Wirkung herstellt. Die heute allseits bekannte Pflanze stammt ursprünglich aus Nordamerika. Im menschlichen Körper entfaltet sie eine keimhemmende, immunmodulierende (u. a. Phagozytose und Leukozytose anregende) Wirkung bei Infekten, Erkältung, Grippe und schlechter Wundheilung.

Kapuzinerkresse Der schwedische Naturforscher Carl von Linné (1707–1778) nannte die Kapuzinerkresse Tropaeolum, vom lateinischen Wort „tropaeum“, für einen mit Kriegsbeute behängten Trophäenbaum. Kein Wunder, denn die Blüten gleichen in der Form einem alten Landsknechthelm und die Laubblätter seinem Schild. Wer so viele kriegerische Attribute besitzt, wirkt aus Sicht der Signaturenlehre sicherlich abwehrstärkend.

Der Stielansatz im Innern der Blattfläche ist ein üblicherweise eher bei Wasserpflanzen vorkommendes Merkmal und ermöglicht in diesem Fall den Bezug zu Beschwerden, die bei übermäßiger Feuchtigkeit auftreten können, z. B. Pilzerkrankungen oder Blasenentzündung.

4.1.20 Weitere Bezüge zu Formen und Strukturen

Botanische Familienzugehörigkeit

Gewisse charakteristische Formen und Strukturen weisen auf die Zugehörigkeit zu einer spezifischen Pflanzenfamilie hin (Kap. 4.9). So lässt sich beispielsweise durch das Vorhandensein eines vierkantigen Stängels und kreuzgegenständiger Blattstellung eine Verbindung zur Familie der Lippenblütler erahnen, was zusätzliche Bezüge zu deren Wirkstoffen und Wirkungsvermögen ermöglicht. Schotenfrüchte kommen gehäuft bei Kreuzblütlern und Flugsamen bei Korbblütlern vor, was gleichfalls weitere Assoziationen erlaubt (▶ **Abb. 4.15**).

Frucht- und Samenreichtum

Frucht- oder samenreiche Pflanzen wie Brennnesseln, Holunderstrauch oder Granatapfelbaum werden signatorisch zur Steigerung der Fruchtbarkeit verwendet.

Holunderstrauch/Holunderbaum Der Holunderstrauch wird in der Schweiz auch als Chindlibaum (Kinderbaum) bezeichnet. Im alten Volksglauben gehen die Seelen der Verstorbenen in das Reich der Holla (im Märchen bekannt als Frau Holle) über und warten dort auf ihre Wiederkehr als Kinderseelen auf die Erde. Der Holunderbaum (Hollerbaum) ist deshalb in verschiedenen Kulturen ein Fruchtbarkeits- und Geburtsbaum. In Ritualen, wie z. B. dem Schütteln der fruchttragenden Zweige, wird dieser fruchtbarkeitsfördernde Aspekt bekräftigt. Wie ein volkstümlicher Spruch aus dem Thüringer Wald sagt: „Auf Johanni blüht der Holler, da wird die Liebe noch toller.“

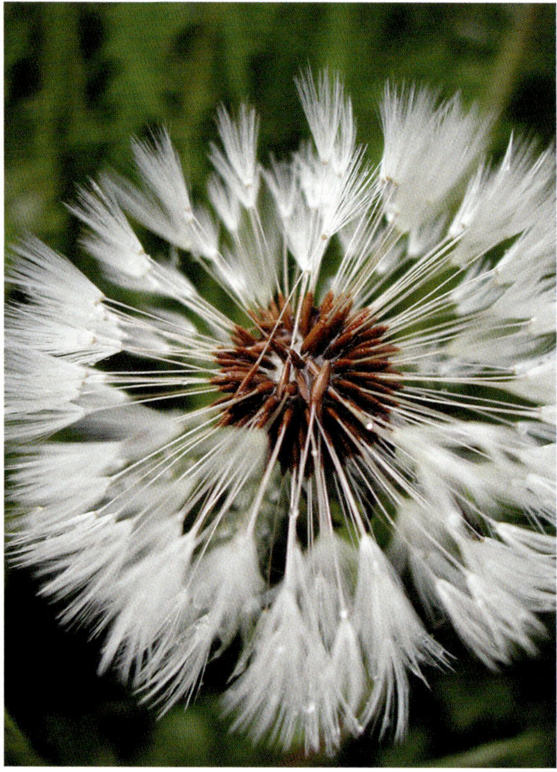

▸ **Abb. 4.15** Löwezahnpappus: Haarkranz und Flugsamen sind ein typisches Merkmal der Korbblütler.

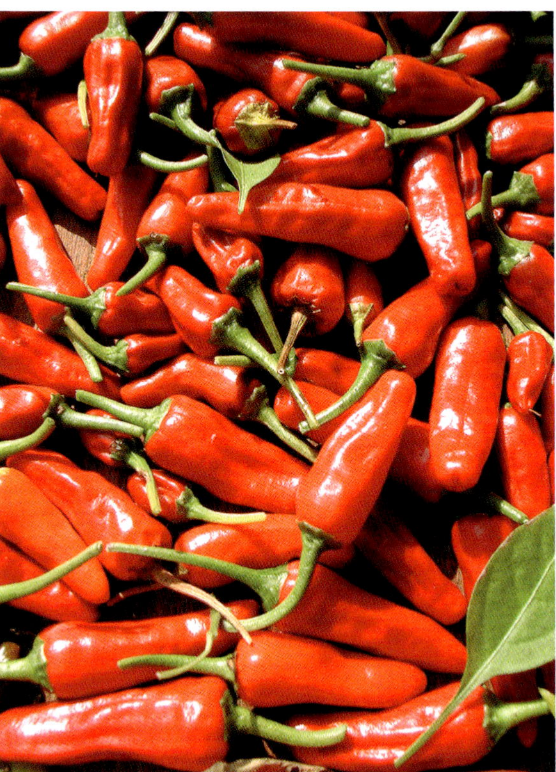

▸ **Abb. 4.16** Der scharfe Geschmack von Chili oder anderer Gewürzpflanzen regen die Verdauung, Atmung, das Herz-Kreislauf-System und andere Körperfunktionen an.

Hirtentäschel Die Pflanze bildet bis zu 60 000 Samen jährlich, was als Analogie zu ihrer fruchtbarkeitsfördernden Wirkung gedeutet werden kann. In der Volksheilkunde wird ihr Kraut Männern zur Anregung der Spermienbildung empfohlen.

4.2 Signaturen mit Bezug zu Geschmack und Geruch

Nicht nur optische Analogien können als Signaturen einer Heilpflanze wahrgenommen werden, sondern auch ihr charakteristischer Geschmack oder Geruch. Diese mit den Sinnesorganen wahrnehmbaren und miteinander verknüpfbaren Eigenschaften einer Pflanze lassen oft direkte Rückschlüsse auf ihre Heilwirkung zu. Der Uringeruch der Brennnessel lässt sich z. B. als Analogie zu ihrer harntreibenden Wirkung deuten, während der stechend scharfe Geschmack des Meerrettichs als Entsprechung zu seinem desinfizierenden und abwehrstärkenden Wirkungsvermögen interpretiert werden kann.

4.2.1 Geschmack

Ein mit dem Geschmackssinn wahrgenommener Reiz bewirkt automatisch spezifische Reaktionen im Körper und besitzt daher eine wichtige Bedeutung bei der Bestimmung und Wahl von Lebensmitteln. Bitterer Geschmack regt hauptsächlich über den IX. und X. Hirnnerv reflektorisch die Verdauung und die Sekretion der dazu benötigten Säfte an. Die Geschmacksqualitäten eines Nahrungs- oder Heilmittels geben wichtige Hinweise dafür, sein Wirkungsvermögen und seine therapeutischen Eigenschaften zu ermitteln oder Bezüge zu einem bestimmten Organ herzustellen. Die meisten Nahrungs- und Arzneipflanzen besitzen nicht nur eine einzige Geschmacksqualität, sondern eine Kombination von 2 bis 3 Geschmacksnoten. Durch die Auswahl des Pflanzenteils und der Zubereitungsart kann die Geschmacksqualität zusätzlich modifiziert werden. So wird z. B. kurz gezogener Salbeitee eher als scharf, lang gezogener Salbeitee hingegen eher als herb wahrgenommen. Im gleichen Maße wie der Geschmack ändert sich bei Salbei je nach Zubereitungsart des Tees auch die Wirkung und Indikation.

Scharf Scharfer Geschmack, wie z. B. bei Knoblauch, erwärmt stark, aktiviert und beschleunigt alle Körperfunktionen und zerteilt Schleim. Scharfe Pflanzen reinigen und öffnen Atmung und Verdauung, im Weiteren regen sie in Form äußerlicher Anwendungen die Durchblutung der Haut und die Muskulatur an (▸ **Abb. 4.16**). Auf materieller Ebene zeigt sich scharfer Geschmack vor allem bei Pflanzen, die Senföle, Alkaloide, teilweise auch Glykoside enthalten. Diese Wirkstoffe kommen vermehrt bei Vertretern der Kreuzblütler, Amaryllisgewächsen (früher meist Liliengewächsen), Hahnenfußgewächsen und vereinzelt bei Nachtschattengewächsen vor.

Scharfen Geschmack besitzen: Alant, Bärlauch, Bibernelle, Brunnenkresse, Cayennepfeffer, Engelwurz, Eukalyptus, Galgant, Gelbwurz, Ingwer, Kalmus, Kampfer, Kapuzinerkresse, Liebstöckel, Löffelkraut, Meerrettich, Meisterwurz, Mönchspfeffer, Petersilie, Pfeffer, Quendel, Rauschpfeffer, Rosmarin, Schlüsselblumenwurzel, Schwarzkümmel, Senf, Sonnenhut, Sonnentau, Thymian, Wacholder, Weinraute, Ysop, Zwiebel u. a.

Bitter Bitterer Geschmack, wie z. B. bei Wermut, regt die Verdauung und Leber mitsamt ihrer Entgiftungsfunktion an. Im Mund werden durch diese Geschmacksempfindung Rezeptoren aktiviert und so die Sekretion von Verdauungssäften angeregt. Bittere Stoffe steigern den Tonus der Körpergewebe und aktivieren die Abwehrkräfte. Der bittere Geschmack resultiert meist aus dem Gehalt an Bitterstoffen – diese Wirkstoffgruppe kommt vermehrt bei Vertretern der Korbblütler, Enziangewächse und in kleineren Mengen auch bei Lippenblütlern vor.

Bitteren Geschmack besitzen: Andorn, Artischocke, Beifuß, Berberitzenrinde, Bitterholz, Eberraute, Eisenkraut, Engelwurz, Enzian, Gelbwurz, Herzgespann, Hopfen, Ingwer, Isländisch Moos, Kalmus, Kardobenediktenkraut, Löwenzahn, Minze, Schafgarbe, Schöllkraut, Tausendgüldenkraut, Teufelskralle u. a.

Süß Süßer Geschmack, den wir in Früchten wie Datteln oder bei Anis finden, wirkt auf uns besänftigend und beruhigend. Zudem wirken süße Nahrungs- und Heilmittel in gesundem Maße eingenommen, leicht erwärmend, nährend (wegen ihres hohen Nährwerts) und stimmen uns zufrieden. Süßes löst bei den meisten Menschen eine angenehme Empfindung aus.

Auf materieller Ebene zeigt sich süßer Geschmack vor allem bei Pflanzen welche Fruchtzucker oder Inulin enthalten – diese Wirkstoffe kommen vermehrt bei Vertretern der Rosengewächse (Fruchtzucker) sowie bei Korbblütlern oder Doldenblütlern (Inulin in den Wurzeln) vor.

Süßen Geschmack besitzen: Aloegel, Edelkastanie, Eibisch, Feige, Fenchel, Flohsamen, Getreidefrüchte allgemein, Goldmelisse, Goldrute, Holunderblüte, Königskerze, Lavendel, Lein, Linde, Lungenkraut, Mädesüß, Malve, Quecke, Schlüsselblumenblüte, Steinklee, Stevia, Süßholz, Weiße Taubnessel, Wohlriechende Veilchenblüte, Vogelknöterich, inulinhaltige Wurzeln generell u. a.

Salzig Salziger Geschmack z. B. von Algen reinigt und erweicht unsere Gewebe, ähnlich wie ein Bad im Meerwasser, wirkt desinfizierend und bei länger dauernder Anwendung austrocknend. Salziger Geschmack findet sich vor allem bei Pflanzen, welche Kieselsäure enthalten oder bei Algen und Flechten.

Salzigen Geschmack besitzen: Andorn, Artischocke, Augentrost, Brennnessel, Flechten, Hohlzahn, Isländisch Moos, echtes Labkraut, Leinkraut, Löffelkraut, Sanikel, Schachtelhalm, Schafgarbe, Wegeriche allgemein u. a.

Sauer und herb Saurer und herber Geschmack wirken auf Haut und Schleimhaut stark zusammenziehend und festigend. Ursprünglich waren diese Geschmacksreize als Warnsignale vor der Einnahme unbekömmlicher oder schädigender Nahrung gedacht. Durch ihre kühlende Qualität (▶ **Abb. 4.17**) wirken sie verdichtend, sekretionshemmend, schweißhemmend und austrocknend. Sie werden bei Fieber und Entzündungen der Haut und Schleimhaut eingesetzt. Bekannt ist die Anwendung von Essigsocken bei Fieber von Kindern. Ebenso ist uns die Wirkung unreifer, saurer Beeren wie Johannisbeeren nicht fremd, die ein pelziges Gefühl auf der Mundschleimhaut hervorrufen. Sauer-herbe Heilmittel sind beispielsweise Sauerampfer, aber auch gerbstoffhaltige Pflanzen wie Eiche.

Auf materieller Ebene zeigt sich ein saurer oder herber Geschmack vor allem bei Pflanzen, welche Fruchtsäuren, Oxalsäure oder Gerbstoffe enthalten. Säuren als Wirkstoffe kommen vermehrt bei Vertretern der Rosengewächse, Knöterichgewächse oder Amaranthgewächse

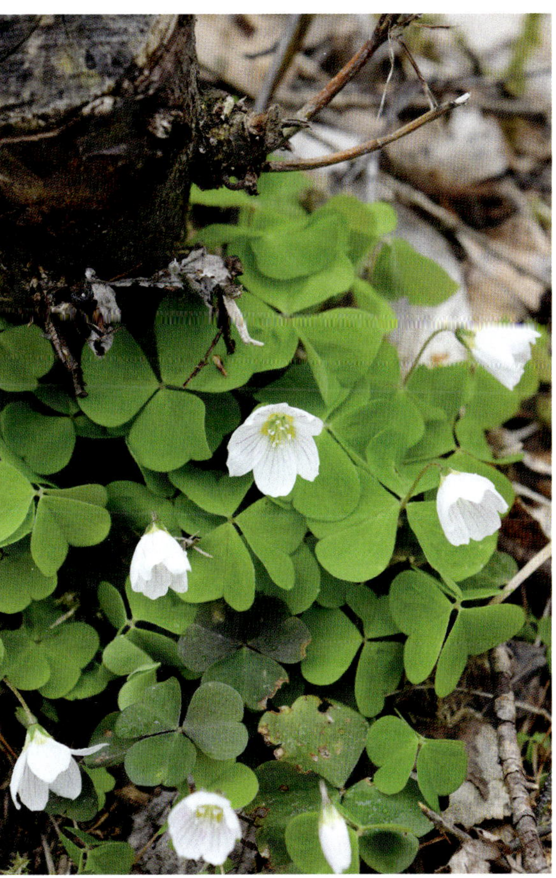

▶ **Abb. 4.17** Das Kauen von etwas Sauerklee stillt den Durst auf Waldspaziergängen.

(früher Gänsefußgewächse) vor. Gerbstoffe vor allem bei Rosen-, Heidekrautgewächsen und Lippenblütlern.

Sauren oder herben Geschmack besitzen: Ampfer, Bärentraube, Berberitzenfrucht, Birke, Blutwurz, Knotige Braunwurz, Efeu, Eiche, Eisenkraut, Frauenmantel, viele Früchte allgemein, Gänseblümchen, Gänsefingerkraut, Ginkgo, Gundelrebe, Hagebutte, Heidelbeere, Hibiskus, Johanniskraut, Mäusedorn, Mistel, Olivenblatt, Passionsblume, Salbei, Sanikel, Sauerampfer, Sauerklee, Schlehe, Storchschnabel, Walnussblatt, Weinrebenblatt, Weißdornfrucht u. a.

Fettig Fettiger Geschmack z. B. von Nüssen oder Ölfrüchten wie Oliven, wirkt leicht wärmend, energiespendend und im humoralmedizinischen Sinne ernährend auf die Gewebe.

Fette, Öle und damit fettiger Geschmack findet sich bei Pflanzen vor allem in Früchten und Samen. Die Familienzugehörigkeit zeigt bei Öllieferanten eine große Bandbreite und kann nicht genau zugeordnet werden. Etwas häufiger kommen ölhaltige Samen vielleicht bei Vertretern der Korbblütler vor.

Fettigen Geschmack besitzen: viele Samen, wie die von Borretsch, Kürbis, Lein, Nachtkerze, Rizinus, Schwarzkümmel, Sesam, Sonnenblume, Walnuss.

Schleimig, fade Schleimigen, faden Geschmack (in der Humoralmedizin als geschmacklos bezeichnet) besitzen z. B. Getreidemehle, Eibisch oder Aloe. Diese entfalten eine kühlende, entzündungshemmende, gewebeaufweichende Wirkung auf Haut, Schleimhaut und anderen Körperstrukturen.

Bezüglich der Wirkstoffe zeigt sich schleimiger Geschmack vor allem bei Pflanzen welche Schleimstoffe oder Getreidestärken enthalten. Erstere finden sich vermehrt bei Malven- und Wegerichgewächsen. Stärken kommen vermehrt in Samen von Gräsern oder Knollen vor.

Schleimigen, faden Geschmack besitzen: Aloegel, Beinwell, Bohnenschale, Flohsame, Getreidestärke allgemein, Huflattich, Lein, Lungenkraut, Malve, Quittensame, viele Salatarten, Schleimstoffpflanzen allgemein, Spitzwegerich, Weiße Taubnessel u. a.

4.2.2 Gerüche

Olfaktorische Empfindungen werden über den Riechkolben direkt zum Hirn geleitet und lösen dort bewusste, aber vor allem auch unzählige unbewusste Reaktionen aus. Der Mensch verbindet Tausende von Gerüchen, die er kennt, durch Assoziation mit einer bekannten, im Gedächtnis tief verankerten Geruchsempfindung (▸ Abb. 4.18). Mit einem Namen benennen kann er diese im Gegensatz zu den erfassbaren Geschmacksqualitäten jedoch meistens nicht. Der Geruchsinn spielt eine wichtige Rolle bei der Auswahl und der Einnahme von Nahrungsmitteln. Darüber hinaus besitzt er eine große Bedeutung für das Sozialverhalten: Es ist bekannt, dass Körpergerüche für Sympathie und Antipathie gegenüber anderen Menschen verantwortlich sind. Man mag „jemanden nicht riechen" oder in einer Beziehung „muss die Chemie stimmen".

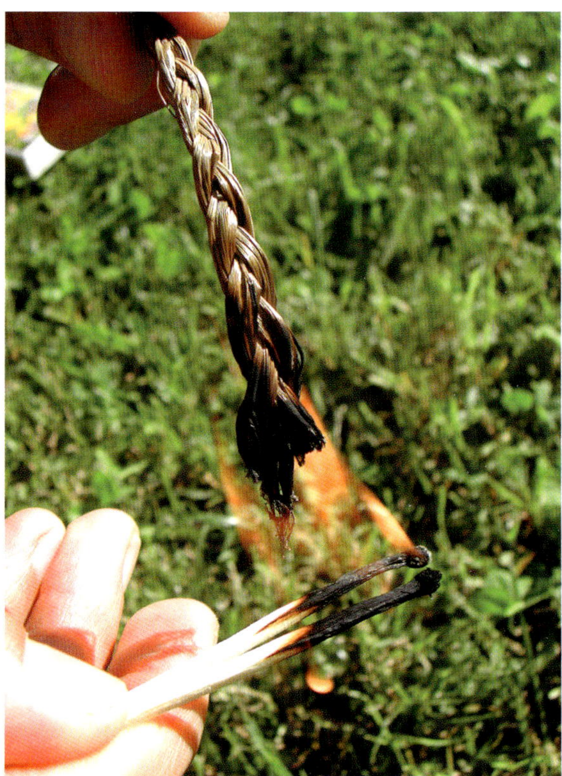

▸ **Abb. 4.18** Das süß duftende Mariengras wird zu rituellen Zwecken geräuchert, z. B. zur Jahreswende oder zum Einzug in ein neues Heim.

Die meisten Duftstoffe liegen in Form ätherischer Öle vor, einige wenige als Cumarine, und ermöglichen dadurch Hinweise auf den Wirkstoffgehalt und das potenzielle Wirkungsvermögen der betreffenden Pflanzen. Es sind vor allem einzelne Basisgerüche, die für uns signatorisch bedeutsam sind.

Süß, betörend Süße, betörende Düfte wie von Orangenblüten oder Ylang-Ylang wirken entspannend, harmonisierend, stimmungsaufhellend und häufig auch aphrodisierend.

Diese Duftnote wird oft von Blüten verströmt, kann aber auch von Früchten oder Blättern stammen. Stofflich lassen sie sich in Form ätherischer Öle oder Cumarine – bei Rosengewächsen oder Süßgräsern – finden.

Süßen, betörenden Duft besitzen: Anis, Edelweiß (honigartig), Fenchel (süßlich), Geißblattblüte, Glyzinie, Goldmelisse, Hauswurzblüte, Honigbusch, Immenblatt, Irisrhizom, Jasmin, Königskerzenblüte, Lerchenspornrhizom, Lilie, Mädesüßblüte, Maiglöckchen, Majoran, Mariengras, Robinie, Rose, Blüten der Rosengewächse allgemein, Ruchgras, Schlüsselblumenblüte, Stechapfelblüte,

Steinklee (honigartig), Süßdolde, Türkenbundlilienblüte, Vanille, Veilchen, Waldmeister u. a.

Fruchtig Fruchtige Düfte wie die von Orangenschale werden oft als erfrischend und belebend wahrgenommen. Dieser Geruch stammt häufig vom Fruchtfleisch oder von Fruchtschalen, aber auch von Blüten. Die stoffliche Grundlage dafür bilden in vielen Fällen ebenfalls ätherische Öle.

Fruchtigen Duft besitzen: Apfel, Diptam, Limette, Mandarine, Melisse, Quitte, Verveine, Zitrone, Zitronengras u. a.

Würzig, aromatisch Würzige, aromatische Düfte wie Engelwurz oder Fenchel entfalten stärkende, durchwärmende und anregende Qualitäten. Würzige Gerüche werden oft von Blättern, Früchten, Samen, aber auch von Wurzeln verströmt. Die entsprechenden Pflanzen sind häufig Vertreter der Dolden- oder Lippenblütler.

Würzigen, aromatischen Duft besitzen: Augenwurz, Arnika, Bärwurz, Bohnenkraut, Dost, Eberraute, Gewürzdolde, Kerbel, Kümmel, Laserkraut, Liebstöckel, Meerfenchel, Meisterwurz, Mutterwurz, Osterluzei, Rosskümmel u. a.

Animalisch Gewisse Duftnoten weisen auf den Bezug einer Pflanze zu den Geschlechtsteilen und der Sexualsphäre hin – in entsprechend dosierter Intensität wirken sie anregend auf die Libido und Sexualhormone. Bestimmte Pflanzen riechen eher männlich – teilweise enthalten diese in volkstümlichen Namen den Wortteil Bock- oder Eber-, wie in Eberraute, Eberwurz (Silberdistel) oder Bocksbart. Gewisse Düfte erinnern an Spermageruch, z. B. die Blüten der Rosskastanie oder der Berberitze. Andere Pflanzen entfalten eher weibliche Düfte, z. B. die Stinkmelde, die das weibliche Genitale im wissenschaftlichen Namen trägt: Chenopodium vulvaria. Sie wurde daher im Mittelalter bei Frauen als spezifisches Arzneimittel gegen Hysterie verwendet, ist aber heute nicht mehr von Bedeutung. Einen ähnlichen Geruch verströmen auch die Blüten des Bingelkrautes, das daher früher bei Menstruationsbeschwerden oder zur Regulation des Zyklus empfohlen wurde.

Verschiedene Düfte erinnern auch an Schweiß, z. B. bei Baldrian. Seine Duftnote ist chemisch gesehen einer einzelnen Komponente der menschlichen Schweißausscheidung sehr ähnlich. Die beruhigende Wirkung eines Baldriantees ist u. a. auch auf seinen Geruch zurückzuführen, denn er suggeriert uns damit die Anwesenheit anderer (schwitzender) Menschen, weshalb wir uns nicht alleine fühlen und getrost einschlafen können.

Animalische Gerüche lassen sich in verschiedensten Pflanzenteilen finden und können bezüglich der Familienzugehörigkeit nicht genauer eingegrenzt werden.

Animalischen Duft besitzen: Algen allgemein (nach Fisch), Alraune, Aronstab (nach Aas), Baldrian (nach Schweiß, Urin), Bilsenkraut, Blasentang (fischartig), Bockshornklee (bocksartig), Brennnessel (nach Urin), Durianfrucht (nach Stinksocken oder schwefelartig), Faulbaum (faulig), Germerwurzel (spermaähnlich), Ginkgofrucht (schweißartig), Hauhechel (bocksartig), Holunder (aasartig), Hundskamille (hundeurinartig), Johannisbeerblätter (wanzenartig), Korianderkraut (wanzenartig), Bittersüßer Nachtschatten (mäuseartig), Noni (faulig), Rosskastanienblüte (spermaähnlich), Salbeigamander (schweißartig), Schierling (mäuseurinartig), Schlafbeerenwurzel (pferdeartig), Silberdistelblüte (bocksähnlich), Stechapfelblätter (tierfellartig), Traubensilberkerzenblätter (wanzenartig), Trüffel (eberartig), Waldziest (wanzenartig), Weißdornblüte (nach Fisch), Ysop (tierartig) u. a.

Erdig, harzig Erdige, harzige Gerüche wie z. B. von Lärchenharz oder Zedernholz können eine stärkende, wärmende, erdende und stabilisierende Wirkung entfalten. Harzige Duftnoten werden oft von Harzen selbst, von Blättern, Holz oder auch Früchten verströmt. Die entsprechenden Pflanzen sind häufig Vertreter der Kiefern-, oder Zypressengewächse.

Harzigen Duft besitzen: Alantwurzel, Arve, Fichte, Harze allgemein, Myrrhe, Sadebaum, Tanne, Thuja, Zistrose, Zypresse u. a.

Scharf, brennend Scharfe, brennende Gerüche weisen auf erwärmende, abwehrstärkende, funktionsanregende und schleimlösende Qualitäten hin. Die entsprechenden Pflanzen, z. B. Meerrettich, werden deshalb bei Kältesymptomen und gegen Verschleimung der Atem- und Verdauungswege eingesetzt. Scharfe Düfte werden oft von Blättern, Früchten, aber auch von Wurzeln verströmt. Meistens entfalten sich diese erst bei Verletzung oder Bearbeitung der entsprechenden Pflanzenteile, wobei der Duftstoff von seiner Zuckerbindung befreit wird. Die entsprechenden Pflanzen sind häufig Vertreter der Kreuzblütler, Amaryllisgewächse (früher meist den Liliengewächsen zugeordnet), Doldenblütler oder Ingwergewächse

Scharfen, brennenden Duft besitzen: Bärlauch, Bibernelle, Brunnenkresse, Galgant, Gottesgnadenkraut, Haselwurz, Ingwer, Kalmus, Kapuzinerkresse, Katzengamander, Knoblauch, Kresse, Meisterwurz, Senf, Stinkasant, Teebaum, Weinraute, Zwiebel u. a.

4.3 Signaturen mit Bezug zur Farbe

Farben besitzen ihre spezifischen Wellenlängen und wirken entsprechend ganz unterschiedlich auf den menschlichen Organismus. Rotes Licht wird beispielsweise als angenehm wärmender, aktivierender Reiz aufgefasst. Experimente mit Lebensmittelfarbe zeigen andererseits, dass in bestimmten Farben eingefärbte Nahrungsmittel regelrecht abstoßend auf uns wirken können. Es existieren viele Pflanzenfarbstoffe: gelbe Flavone, rotblaue Anthocyane, grüne Chlorophylle und rotorange Carotine, von denen bis heute mehr als 600 Arten bekannt sind.

Die Farbzeichnung einer Pflanze kann als Signatur einbezogen werden. Die Farbe der Gesamtpflanze oder einzelner Pflanzenteile wie Früchte, Blätter, Stängel oder Blüten ermöglichen dem Betrachter, farbspezifische Bezüge zu potenziellen Krankheitszeichen, Geweben, Organen des Körpers oder zu bestimmten Wirkungsweisen herzustellen. Einzelne Farben kommen in gewissen botanischen Familien gehäuft vor, z. B. Violett bei den Nachtschattengewächsen. Aufgrund dieser Tatsache lassen sich bei violetten Pflanzen weitere Assoziationen bezüglich Wirkungsmechanismen und Indikationen dieser Familie erahnen.

Neben der rein körperlichen Entsprechung können Farben außerdem als Hinweise auf mögliche emotionale, geistige, humoralmedizinische Gesichtspunkte oder Gestirnsbezüge gedeutet werden: Rote Farbe kann beispielsweise einen Bezug zu aggressiven oder leidenschaftlichen Emotionen, zur wärmenden Elementarqualität und zum astromedizinischen Marsprinzip haben. Derart können Farben auch eine Bedeutung für ein Therapiekonzept bei spezifischen Krankheitsbildern erhalten, sei es durch die Farbwahl von Arznei- oder Nahrungsmitteln, Kleidern, Wohnausstattungen oder in Form spezifischer Lichttherapie.

Allerdings sind Farbsignaturen allein meist wenig aussagekräftig und können sogar in die Irre führen. Rote Pflanzenteile, z. B. Chilischoten, wirken in vielen Fällen aktivierend und erwärmend. Der narkotisierende Schlafmohn mit seinen kühlenden, sedierenden Qualitäten ist jedoch ebenfalls von roter Blütenfarbe, wenn auch deren Ton meist sehr pastellfarben und unterkühlt ausfällt. Erst mehrere mit den Sinnen wahrnehmbare Zeichen lassen eine Ahnung der Heilwirkung zu.

Johann Wolfgang von Goethe (1749–1832), der nicht nur ein großer Dichter, sondern auch Naturwissenschaftler war, befasste sich intensiv mit den Naturprinzipien des Lebens. Sein Bestreben war unter anderem, für alle Pflanzen eine Grundform, eine Urpflanze zu finden, aus der sich durch Metamorphose alle bekannten Pflanzen gebildet haben könnten. Seine Studien inspirierten später den Anthroposophen Rudolf Steiner (1861–1925), der auf dieser Basis neue Bezüge zwischen Mensch und Pflanze erarbeitete. So stellte er z. B. den Menschen und die um 180 Grad gedrehte Pflanze in gegenseitige Entsprechungen: Den Kopf des Menschen brachte er in Bezug zum Wurzelbereich der Pflanze, den Brustkorb mit Lunge/Herz in Bezug zur Blatt- und Stängelregion, den Unterleib in Bezug zur Blüte. Entsprechend verwendet die anthroposophische Medizin gerne Wurzeldrogen, wie z. B. Baldrianwurzeln, bei Erkrankungen mit Kopfsymptomatik.

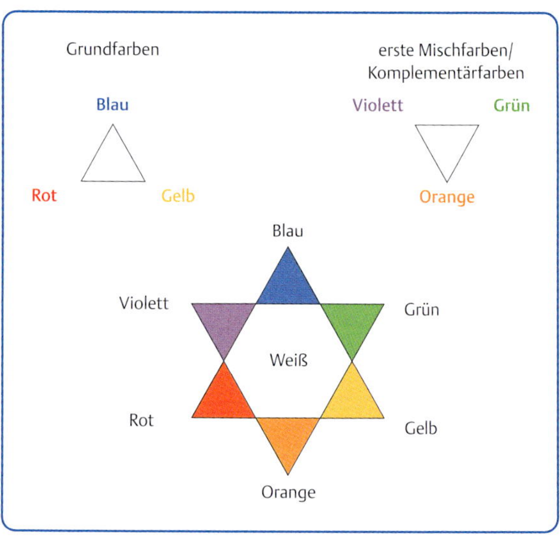

▸ **Abb. 4.19** Durch die Mischung von je zwei Grundfarben entstehen weitere Farbtöne.

Goethe befasste sich in seinen Studien zudem intensiv mit dem Wesen der Farben und erstellte als Ergebnis langjähriger Versuche und Forschungsarbeiten eine eigene Farbenlehre, die er um 1810 in einem dreiteiligen Buch veröffentlichte. In diesen über 2000 Seiten umfassenden Schriften erläutert er die chemisch-physikalischen, aber auch die psychologischen Aspekte der Farben. So schrieb er z. B. über die Farbe Blau, dass sie „ein Gefühl der Kälte" vermittle (▸ Abb. 4.19).

Das folgende Systeme der qualitativen Zuordnung von Farben zu Körperregionen und Organen, zu Emotionen oder ihren spezifischen Wirkungen auf den Menschen ist eines von verschiedenen Systemen, die heute existieren.

4.3.1 Rot

Die Farbe Rot signalisiert Feuer, Aktivität, Energie, Erregung, Bewegung, Leidenschaft, aber auch Wut und Schmerz. Ihre farbtherapeutische Anwendung kann sich anregend, wärmend, durchblutungssteigernd und stärkend auswirken.

Im menschlichen Körper werden der Farbe Rot vor allem das Blut und die Blutgefäße, aber auch die Muskulatur zugeordnet. Ihre kräftig wärmende Qualität hat einen Bezug zum Sanguisprinzip der Humoralmedizin. In der Signaturenlehre werden rote Pflanzen oder Pflanzenteile mit Blutung, Wunden, Entzündung, Fieber, Rötung und Hautausschlag in Verbindung gebracht. Entsprechend sind einzelne Pflanzen wie Storchschnabel, Wiesenknopf (lat. „Sanguisorba" von „sanguis – sorbere" = Blut saugen) als blutungsstillende, ausschlaglindernde Heilmittel bekannt. Die roten Stängel des Mädesüß zeigen zudem eine Analogie zu einer fiebersenkenden, entzündungshemmenden Wirkung (▸ Abb. 4.20). Der Farbstoff Hypericin, der im Johanniskraut steckt, kommt zur Anwendung bei

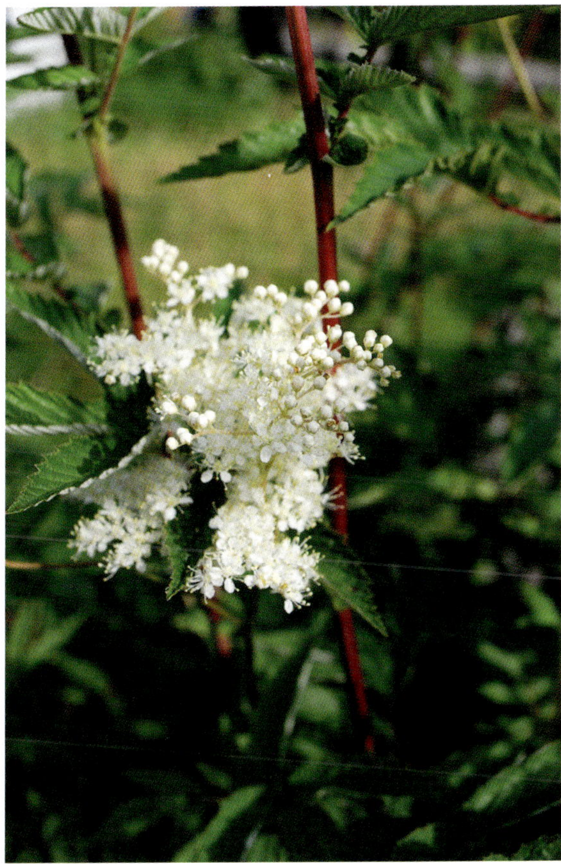

▶ **Abb. 4.20** Die Blüten und das Kraut von Mädesüß mit seinen roten Stängeln werden bei Fieber, Entzündung und Schmerz verwendet.

Verbrennungen, Schmerzen und Entzündungen. Die Pflanze erwärmt bei der Einnahme die menschliche Lebensenergie (Serotonin-Rückresorptionshemmer) und stärkt so die „innere Sonne". Rote Pflanzensäfte, wie Traubensaft oder – in vergorener Form – Rotwein, enthalten Anthocyanfarbstoffe und werden volksheilkundlich für blutbildungsfördernde Anwendungen verwendet. Die heute bekannten, zellschützenden Wirkmechanismen, bei denen u. a. die Sauerstoffversorgung der Zelle optimiert wird, bieten wissenschaftliche Erklärungen dafür.

In Mitteleuropa finden sich bei einheimischen Blüten deutlich seltener kräftige Rottöne als in wärmeren Klimazonen. Erst die Glutwärme des Spätsommers bringt diese in Gestalt vieler verschiedener Beerenfrüchte in allen Farbvarianten von Rot hervor. Besonders häufig sind derartige Früchte bei den Vertretern der Rosengewächse zu finden.

4.3.2 Blau

Die Farbe wird mit Wasser, Himmel, Ruhe, Entspannung und Tiefe in Verbindung gebracht. In der Anwendung zeigen sich kühlende, beruhigende Wirkungen. Im menschlichen Körper werden mit dieser Farbe das Nervensystem, die Augen, der Flüssigkeitshaushalt inklusive Nieren und Blase assoziiert. Diese Qualitäten kommen auch im Phlegmaprinzip der Humoralmedizin zum Ausdruck, weshalb diesem oft die Farbe Blau, teilweise aber auch Weiß zugeordnet wird.

In der Signaturenlehre spielt die Farbe Blau eine untergeordnete Rolle – blaue Blüten oder Pflanzenteile werden zwar mit den Augen in Verbindung gesetzt, was aber in der Realität kaum mehr von Bedeutung ist. Blaue Kornblumenblüten werden in der Volksheilkunde äußerlich als Augentropfen, Augenbad oder Augenkompresse bei Entzündungen und Augenschwäche angewendet. Aus heutiger Sicht existieren jedoch bessere Alternativen, z. B. Anwendungen von Augentrostkraut.

Die blaue Blütenfarbe kommt häufig bei Vertretern der Borretschgewächse vor, wie z. B. Vergissmeinnicht. Aber auch in anderen Familien sind blaue Farbtöne keine Seltenheit. Die Echte Kamille enthält das blaue ätherische Öl Chamazulen, welches jedoch erst durch die Destillation sichtbar wird.

4.3.3 Gelb

Gelb wird mit Licht, Fröhlichkeit und Behaglichkeit assoziiert. Im Körper besitzt die Farbe einen Bezug zum Stoffwechsel, zur Leber und Gallenblase, denn sie wirkt anregend auf das Leber-Galle-System, den Stoffwechsel- und die Verdauungsfunktion im menschlichen Körper. Es ist daher kein Wunder, dass gelbe Blüten oder Farbtöne besonders häufig bei Leberpflanzen, wie Löwenzahn, Enzian, Kardobenediktenkraut, Schöllkraut, Berberitze, Odermennig, Wermut, Gelbwurz, vorkommen, was ihren Bezug zum cholerischen Prinzip in der Humoralmedizin widerspiegelt. Die genannten Pflanzen vermögen übermäßige Gelbgalle oder gelbgallige Schärfen über die Leber und die Gallenwege abzuleiten. Auch der gelbliche Milchsaft des Schöllkrauts bekräftigt den Bezug der Heilpflanze zum Leber-Galle-System.

Auf der Wirkstoffebene zeigen sich gelbe Farbtöne am offensichtlichsten in Form von Flavonoiden. Diese besitzen viele Bedeutungen für den menschlichen Körper, so entfalten sie z. B. gefäßtonisierende und -abdichtende, herzkreislaufwirksame, leberunterstützende oder antioxidative Wirkungen. Einige Flavonoidpflanzen sind zusätzlich Parenchymheilmittel, welche das Funktionsgewebe einzelner Organe unterstützen und regenerieren können.

Zu den Parenchympflanzen gehören:

- Mariendistel für die Leber
- Weißdorn für das Herz
- Goldrute für die Niere

Ähnlich funktionsstärkend wirken folgende flavonoidhaltige Pflanzen:

- Ginkgo für das Gehirn
- Arnika für den Bewegungsapparat

Die gelbe Farbe erscheint, gleich nach den weißen Farbtönen, als eine der ersten Farben im Frühling – entsprechend blühen viele Frühlingspflanzen mit gelben Blüten. Ihr kräftiges Gelb kann aus dem Sonnenlicht viel Strahlung aufnehmen und speichern. Die gelbe Blütenfarbe ist sehr häufig bei Vertretern der Korbblütler und Kreuzblütler zu finden.

4.3.4 Orange

Diese Farbe vermittelt milde Wärme, Optimismus, gesundes Selbstvertrauen und Lebensfreude und fungiert je nach Farbton auch als Signalfarbe. Auf den menschlichen Körper wirken orange Farbtöne wärmend, krampflösend, nervenstärkend, stimmungsaufhellend und aufbauend (▸ **Abb. 4.21**). Auf der Wirkstoffebene in Form von Carotinen, können sie antioxidativ, herz- und kreislaufunterstützend und krebspräventiv wirken. Orange wird zudem mit der Haut und den Nerven im menschlichen Körper assoziiert.

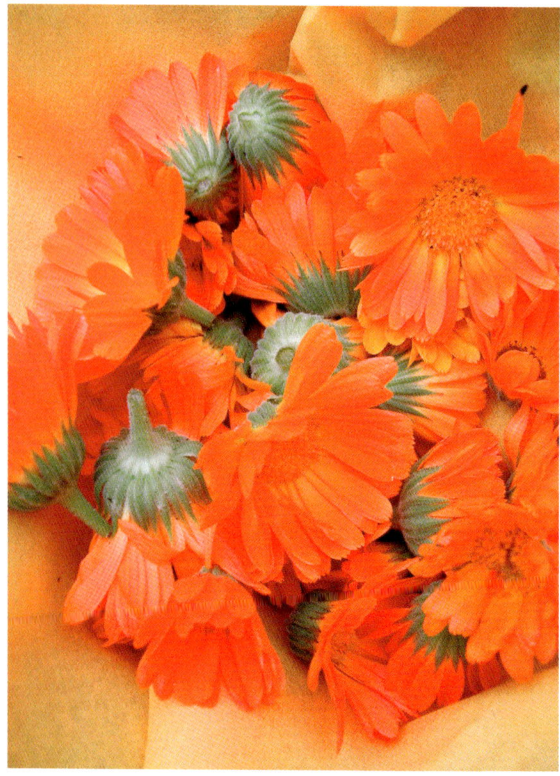

▸ **Abb. 4.21** Die kräftig orangefarbenen Ringelblumenblüten entfalten wundheilende, schleimhaut- und hautregenerierende Wirkungen.

4.3.5 Violett

Dieser als „Morphium der Farben" bezeichnete Farbton steht für Geheimnis, Mysterium und Heilung. Im menschlichen Körper entfaltet er eine beruhigende, dämpfende, kräftig kühlende, entzündungshemmende und entspannende Wirkung. Als Wirkstoffe zeigen sich violette Farben vermehrt bei Nachtschattengewächsen und anderen alkaloidhaltigen Pflanzen, wie z. B. bei Tollkirsche, Kartoffel oder bittersüßem Nachtschatten.

Eisenhut, eine der giftigsten Heilpflanzen, lindert in therapeutischen Dosen angewendet Schmerzen, wie sie z. B. bei Trigeminusneuralgien auftreten.

4.3.6 Grün

Die grüne Farbe wird mit Lebenskraft, Natur, Wachstum, Hoffnung, Vertrauen, und Harmonie verbunden. Grüne Pflanzen und Pflanzenteile können ausgleichend, stoffwechselanregend oder blutbildungsfördernd wirken. Der grüne Blattfarbstoff Chlorophyll besitzt eine große Ähnlichkeit mit dem Blutfarbstoff Hämoglobin. Dieser enthält im Zentrum ein Eisenmolekül anstelle des Magnesiums beim Blattgrün.

Die stark wärmende Brennnessel und ihr hoher Chlorophyllgehalt regt alle Lebensfunktion und zusätzlich – dank ihres Gehalts an Eisen und Vitamin C – die Blutbildung an.

Grüne Blüten treten vermehrt bei Vertretern der Doldenblütler auf.

4.3.7 Weiß

Die Farbe Weiß ist eigentlich keine Farbe, denn sie entsteht, wenn ein Objekt jede Strahlung reflektiert. Aus diesem Grunde wird sie auch mit Helligkeit, Leere, Unschuld, Reinheit oder Neubeginn verbunden. Sie gilt als die Farbe der Jugend und hat einen Bezug zur Schleimhaut, zu Genitalschleimen, zur Lymphe und Gelenk- und Gehirnflüssigkeit des menschlichen Körpers. In der Humoralmedizin spiegelt sich in der Farbe Weiß das phlegmatische Prinzip wider. Die weiß blühende Taubnessel (▸ **Abb. 4.22**) erlaubt mit ihrer Blütenfarbe den Bezug zu den weiblichen Genitalschleimhäuten.

4.3.8 Schwarz

Wie Weiß ist auch Schwarz keine „richtige" Farbe, denn sie entsteht, wenn ein Objekt sämtliche Strahlung absorbiert. Deshalb wird mit Schwarz häufig Schatten, Dunkelheit, Tiefgründigkeit, Nacht oder Tod assoziiert. In dieser Farbe zeigen sich die dunklen, abbauenden Kräfte im Organismus und der Bezug zum Melancholeraprinzip der Humoralmedizin. Viele Altersheilmittel, wie Efeu oder Schwarzdorn, sind von dunkler bis schwarzer Farbe. Diese Heilpflanzen sind oft Giftpflanzen, wie die schwarze Nieswurz, besser bekannt als Christrose. Sie wurde be-

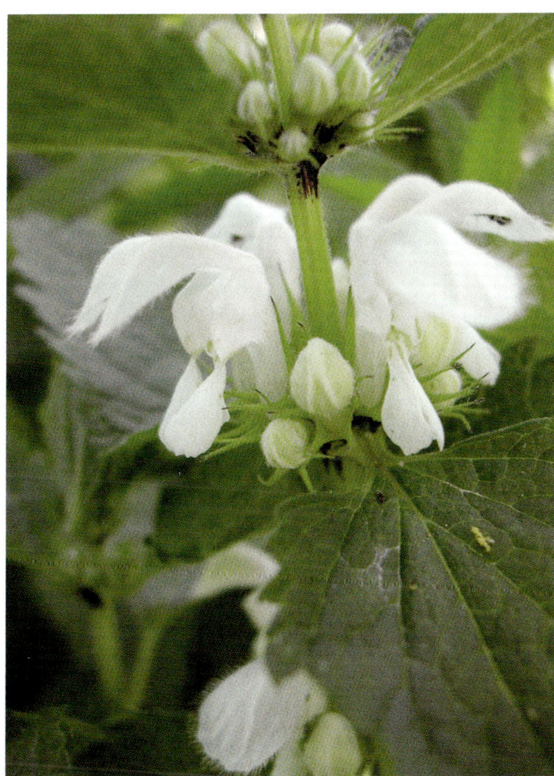

▶ **Abb. 4.22** Weiße Blüten sind besonders häufig bei Vertretern der Rosengewächse, Doldenblütler, Kreuzblütler oder Liliengewächse zu finden (hier weiße Taubnesselblüte).

reits von Paracelsus als Geriatrikum genannt – das schwarze Rhizom wird zu diesem Zweck heute fast ausschließlich in spagyrischer oder potenzierter Form verwendet.

4.4 Signaturen mit Bezug zum Standort

Fast die Hälfte des Heilpflanzenbedarfs stammt heute aus landwirtschaftlichen Kulturen, um beschränkte Ressourcen zu schonen oder die Ernteprozesse zu optimieren. Da die restlichen Rohstoffe in natürlichen Beständen gesammelt werden, ist die Kenntnis der Lebensräume und -gemeinschaften von Wildpflanzen unerlässlich. Diese bevorzugen und besiedeln ihnen genehme Standorte. Trotz einer Art „Mobilität", die sie sich durch ihre Verbreitungseinheiten wie Sporen, Früchte oder Samen ermöglichen, bleiben die meisten den Standorten, die ihren Bedürfnissen entsprechen, treu. Den Verhältnissen und Bedingungen, die an diesen Plätzen herrschen, wie Klima, Umwelt, Boden, sind Pflanzen einerseits direkt ausgeliefert – andererseits können sie diese langfristig aber auch ihrerseits beeinflussen. So geben Bärlauchpflanzen beim Welken der Blätter einen Stoff ab, der Konkurrenzpflanzen am Gedeihen hindert. Und durch den Schattenwurf aufkeimender und heranwachsender Bäume wird die Vegetation eines Standortes allmählich verändert. Auch bei einem Hausgarten beeinflussen sich Gärtner und Pflanzen durch Bearbeitung, Kompostwirtschaft und das Wachstum der Pflanzen gegenseitig. So prägt der Standort die Pflanze und diese prägt ihrerseits den Standort, der entsprechend die Summe aller benötigten Milieubedingungen widerspiegelt.

Doch nicht nur Umweltfaktoren, auch die an einem Standort vorhandene Lebensgemeinschaft aus Pflanzen, Tieren und Menschen wirkt sich auf die Qualität eines Standortes aus. So greift die Menschheit z. B. durch die Globalisierung stark in die natürlichen Verbreitungsgewohnheiten von Pflanzen ein und eröffnet sogenannten Neophyten in kurzer Zeit neue Siedlungsgebiete, die sie aus eigener Kraft nicht erreichen könnten.

Wer einen Standort und dessen Einflüsse kennt, kann signatorische Rückschlüsse auf die dort existierende Pflanzengemeinschaft ziehen. Es ist sogar möglich, Landschaftssignaturen zu erkennen und so Hinweise auf die Lebensqualität eines Ortes zu gewinnen. Im Weiteren kann das Vorhandensein gewisser Pflanzen und Pflanzengemeinschaften auch Aufschluss über die an diesem Standort herrschenden Wetter- und Klimaverhältnisse geben. Das Vorhandensein von feuchtigkeitsliebenden und -resistenten Pflanzen deutet z. B. auf einen feuchten Standort hin, was für einen Wohnort ungünstig, für die Suche nach einer Wasserquelle aber ein gutes Zeichen sein kann. Eukalyptus vermag feuchten, malariaverursachenden Gegenden viel Wasser zu entziehen. Eingenommen oder vor allem äußerlich angewendet, beseitigt Eukalyptus im menschlichen Körper ebenso übermäßig vorhandene Feuchtigkeit und Schleime.

Interessanterweise wachsen Heilpflanzen nicht selten an Orten, die auf die Entstehung gewisser Krankheiten begünstigend wirken. Nach Paracelsus können an solchen Orten entstandene oder geförderte Beschwerden mit genau an denselben Standorten und unter den gleichen Umweltbedingungen und -einflüssen gewachsenen Heilmitteln am besten gelindert werden. Die Krankheitssymptome sind gewissermaßen die „Früchte der Krankheit", weshalb der Arzt in der Natur nach Analogien „ähnlicher Früchte" für die Behandlung suchen soll: „Wo Krankheit, da Arznei, wo Arznei da Krankheit" [2] oder lateinisch: Ubi malum ibi remedium.

4.4.1 Unwirtliche Standorte

In der Nähe menschlicher Ansiedlungen auf Müll- und Schutthalden, auf Brachflächen, an Bahndämmen und in Hinterhöfen wachsende Pflanzenarten besitzen oft eine unglaubliche Vitalität. Diese Zivilisationsfolger gedeihen prächtig an den widrigsten und umweltfeindlichsten Orten, die teilweise sogar mit Schwermetallen, Chemikalien o. Ä. belastet sein können. Auf den Schotterbetten von Bahngeleisen lassen sich z. B. größere und sehr vitale Bestände von Stinkendem Storchschnabel (▶ **Abb. 4.23**) fin-

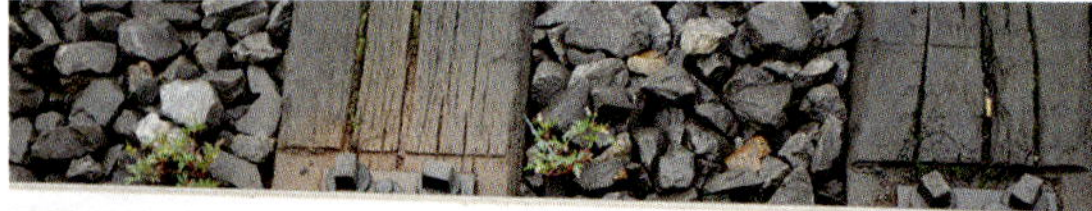
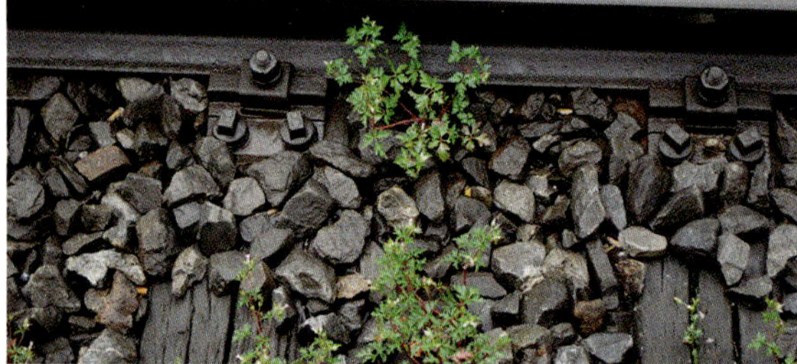

▸ **Abb. 4.23** Der Stinkende Storchschnabel gedeiht auch an widrigen und belasteten Standorten äußerst gut.

den, obwohl diese Standorte immer wieder mit kräftigen Herbiziden behandelt werden. Diese Pflanzen scheinen eine gewisse Fähigkeit zu besitzen, sich mit den an diesen Orten vorgefundenen Umweltbedingungen und Giftbelastungen zu arrangieren. Sie können sogar als Bodenheiler betrachtet werden, da sie teilweise belastende Stoffe abbauen.

Andere Vertreter wie Löwenzahn besitzen lange Pfahlwurzeln, durchdringen damit verdichtete und herabgewirtschaftete Böden und vermindern eine vorhandene Übersäuerung, indem sie neutralisierende Mineralsalze und Spurenelemente aus tieferen Bodenschichten erschließen. Entlang von Eisenbahngleisen kann in Brennnesseln ein höherer Eisengehalt nachgewiesen werden, als in Exemplaren, welche an anderen Standorten gewachsenen sind. Analog sind viele dieser robusten Überlebenskünstler auch fähig, im menschlichen Körper belastende Stoffe zu mobilisieren und zur Ausscheidung zu bringen. Wie die Brennnessel auf jedem Mist und sogar stark belasteten Böden wächst und sich an diesen Standorten sogar wohl zu fühlen scheint, vermag sie bei therapeutischer Anwendung, mit unserem „inneren Müll“ fertigzuwerden, da sie Säuren und Schadstoffe abbaut. Ein großer Teil dieser Ruderalpflanzen (lat. rudera = Schutt) entfaltet eine antimikrobielle, stoffwechsel- oder ausscheidungsanregende Wirkung und wird deshalb auch zur Anregung der Abwehrkräfte und zur „Entgiftung“ des Körpers herangezogen. Aus diesem Grund ist eine Anwendung derartiger Heilpflanzen gerade bei Menschen zu empfehlen, die starken Umweltbelastungen ausgesetzt sind oder an Symptomen und Krankheiten leiden, welche als Folge unserer modernen Lebensweise auftreten können, wie Rheuma oder Allergien. Pflanzen, die gerne an Mauern wachsen oder sogar Straßenbeläge zu sprengen vermögen, besitzen laut Paracelsus die Fähigkeit, die Steinbildung in den Gallen- und Harnwegen zu verhindern: „Du wirst dir merken, daß ein steinbrechendes Mittel einen Stein leicht bricht“ [2]. Aus heutiger Sicht steht vor allem die präventive Wirkung im Zentrum, da diese Pflanzen teilweise entkrampfend auf die Gallen- und Harnwege wirken und die Ausscheidungsfunktion von Leber oder Nieren anregen.

Die stoffwechselaktivierende und ausscheidungsfördernde Wirkung dieser Pflanzen genießt in der Naturheilkunde eine hohe Wertschätzung. Es gibt kaum einen Krankheitszustand, bei dem die Entlastung des Organismus nicht wirkungsvoll wäre. In der Humoralmedizin wird diese therapeutische Gruppe als Antidyskratika bezeichnet (▸ **Tab. 4.1**). Im Sinne des humoralen Denkmodells ermöglichen diese Heilpflanzen, die umgangs-

▸ **Tab. 4.1** Antidyskratika.

Pflanze	Wirkungsvermögen
Berberitze	harntreibend, regt Leber und Galle an
Birke	harntreibend, stoffwechselanregend
Brennessel	harntreibend, stoffwechselanregend
Eisenkraut	auswurf-, menstruationsblutungsfördernd
Erdrauch	leberanregend, milzanregend (Humoralmedizin)
Gänseblümchen	stoffwechselanregend, lymphflussanregend
Giersch	harntreibend, stoffwechselanregend
Goldrute, Echte	harntreibend, nierenregenerierend
Gundelrebe	harntreibend, stoffwechsel-, lymphflussanregend, milzanregend (Humoralmedizin)
Holunder, Schwarzer	schweißtreibend, harntreibend, auswurffördernd
Huflattich	auswurffördernd
Klette	stoffwechselaktivierend, harntreibend, regt Leber und Galle an, schweißtreibend
Labkraut	harntreibend, lymphflussanregend
Leinkraut	harn-, schweißtreibend
Löwenzahn	harntreibend, regt Leber, Gall, Pankreas an, milzanregend (Humoralmedizin)
Quecke	harntreibend, auswurffördernd
Odermennig	regt Leber und Galle an, milzanregend (Humoralmedizin)
Schachtelhalm	harntreibend
Schöllkraut	regt Leber und Galle an
Storchschnabel, Stinkender	stoffwechselaktivierend, lymphflussanregend
Taubennesselarten	harntreibend, stoffwechselanregend, auswurffördernd
Vergissmeinnicht	lymphflussanregend, auswurffördernd
Vogelmiere	harntreibend, mild abführend
Wegericharten	auswurffördernd
Wegwarte	regt Leber und Galle an, milzanregend (Humoralmedizin)
Wermut	regt Leber und Galle an, menstruationsblutungsfördernd, milzanregend (Humoralmedizin)

sprachlich auch als Entgiftungspflanzen bezeichnet werden, eine Korrektur einer entgleisten Säftemischung (Dyskrasie) und damit die Wiederherstellung des individuellen Säftegleichgewichts (Eukrasie).

Signaturen für unwirtliche, belastete Standorte:

- vitale, spontan auftretende, konkurrenzstarke Pionierpflanzen
- Bildung großer Pflanzenbestände
- gutes Gedeihen auf vegetationsfreien, -armen Böden oder solchen, mit zerstörter Vegetationsdecke
- tiefe Wurzelbildung, oft Pfahlwurzel
- eher kurzlebig, dafür ausbreitungsstark durch weiten Pollen- oder Samenflug
- entwickeln große Anzahl langlebiger Samen
- Bildung unter- oder oberirdischer Ausläufer
- robust und wenig empfindlich gegenüber mechanischer Belastung, große Trittfestigkeit

4.4.2 Feuchte Standorte

Pflanzen, die in Auenwäldern, Flusstälern, Mooren, Sümpfen oder an Ufern von Seen und Bächen wachsen, müssen eine gewisse Feuchtigkeit ertragen können. Zu diesem Zweck enthalten sie Stoffe, die sie vor Fäulnis, Kälte oder Pilzen schützen. Weide (▶ **Abb. 4.24**) und Mädesüß bilden zu diesem Zweck Salicin, dass die Funktion eines pflanzlichen „Frostschutzmittels" besitzt, damit sie in der feuchtkalten Umgebung nicht Schaden nehmen. Denn beide Pflanzenarten lieben es, mit ihren Wurzeln im Feuchten oder sogar im Wasser zu stehen.

Etliche weitere Heilpflanzen wie Birke oder Bittersüßer Nachtschatten gedeihen in ähnlich potenziell pathogenen Lebensräumen, die Beschwerden wie rheumatische Krankheiten verursachen oder fördern können. Interessanterweise wirken Anwendungen genau dieser Heilpflanzen entzündungshemmend, schmerzlindernd oder ausscheidungsanregend bei rheumatischen Krankheiten

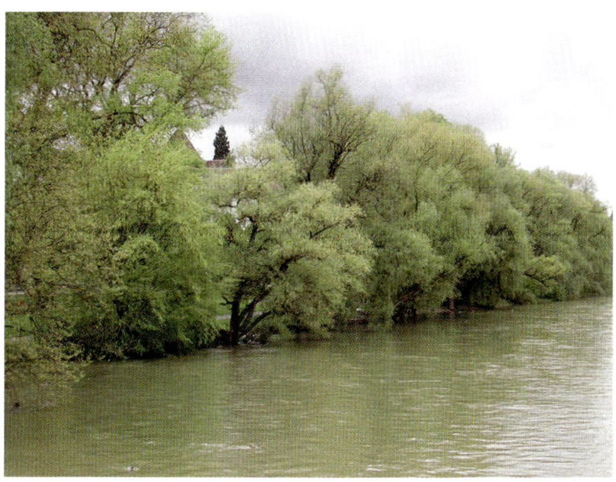

▶ **Abb. 4.24** Weiden gedeihen auch am Wasser gut. Therapeutisch wird ihre Rinde u. a. bei Erkältung, Grippe und rheumatischen Schmerzen eingesetzt.

und vielen anderen Beschwerden. Chinarindenbäume lieben wechselhaftes Klima und feucht-nasse Standorte und werden arzneilich gegen Leiden eingesetzt, die auf genau diese Verhältnisse zurückzuführen sind. Die Rinde wird präventiv oder therapeutisch bei Malaria (Wechselfieber) und anderen Infektionskrankheiten eingesetzt.

Andere Gewächse, wie die Vertreter der Heidekrautgewächse (*Ericaceae*), wachsen auf sumpfigen, huminsäurereichen Böden und besitzen eine große Feuchtigkeitsresistenz. Einzelne Vertreter werden heilkundlich zum Abbau von Säuren im Körper eingesetzt. Undurchlässiger Untergrund und das Vorhandensein von Huminsäuren erschweren an derartigen Standorten die Aufnahme von Nährstoffen über die Wurzeln. Hochmoore selbst sind durch die Auswaschung derselben relativ nährstoffarm. Der vorherrschende Sauerstoffmangel erschwert zusätzlich den Abbau von abgestorbenen Pflanzen und führt zur Konservierung in Form von Torf. Fleischfressende Sumpfpflanzen wie Sonnentau haben sich an diese erschwerten Bodenverhältnisse angepasst. Durch die Verdauung von tierischem Eiweiß decken sie ihren Stickstoffbedarf. Sonnentau besitzt klebrige Drüsenhaare, die aussehen wie glänzende Nektartröpfchen. Die dadurch angelockten Käfer, Fliegen oder Ameisen bleiben an ihnen haften, werden von den sich einrollenden Blätter eingehüllt und durch eiweißauflösende (proteolytische) Verdauungssekrete aufgespalten und größtenteils resorbiert.

An diese Standorte angepasste Pflanzenarten benötigen keine starke Transpiration, entsprechend gering ist auch die Stillung ihres Wasserbedarfs über die Wurzeln. Einige Arten können überschüssiges Wasser als Tropfen über Drüsen am Blattrand ausscheiden. Dieses Phänomen wird Guttation genannt und tritt bei Pflanzen (Kapuzinerkresse, Frauenmantel) vor allem bei hoher Luftfeuchtigkeit auf, wenn nur wenig oder keine Transpiration erfolgen kann. Die Abgabe von Wasser verhindert, dass unter diesen Bedingungen der Stofftransport innerhalb der Pflanze zum Erliegen kommt. Eine Extremform stellen die eigentlichen Wasserpflanzen, sogenannte Hydrophyten, dar: Sie benötigen nasse, teilweise geflutete Standorte an den Ufern stehender Gewässer. Ihre Wurzel dient weniger der Wasseraufnahme als hauptsächlich der Verankerung. Die Aufnahme von Salzen und Wasser findet an der gesamten Pflanzenoberfläche statt, das Vorhandensein von Spaltöffnungen (Stomata) und einer schützenden Wachsschicht (Kutikula) an Blättern erübrigt sich. Der Wasserhahnenfuß hat sich an diese Verhältnisse adaptiert, indem er zweierlei Blattformen bildet (Heterophyllie), je nachdem, ob sich diese über oder im Wasser befinden. Andere Arten, wie die Sumpfdotterblume, bilden schwimmfähige Früchte oder Samen.

Die meisten Bäume meiden derart feuchte Standortverhältnisse. Wenn überhaupt, behagen diese höchstens Birke, Faulbaum, Eberesche und gewissen Nadelhölzern, die aber mit Einbußen an Höhenwachstum rechnen müssen.

Zu diesen Pflanzen gehören: Bachbungen-Ehrenpreis, Bachnelkenwurz, Bärlauch, Baldrian, Beinwell, Birke, Blutweiderich, Brunnenkresse, Erle, Faulbaum, Fettblatt, Fieberklee, Flechten allgemein, Gilbweiderich, Gottesgnadenkraut, Heidekraut, Heidelbeere, Helmkraut, Herzblatt, Hirschzungenfarn, Holunder, Kalmus, Kohldistel, Lungenkraut, Mädesüß, Milzkraut, Bittersüßer Nachtschatten, Pappel, Pestwurz, Pfeilkraut, Pilze allgemein, Riesengoldrute, Riesenschachtelhalm, Rossminze, Schierling, Schwertlilie, Sonnentau, Sumpfdotterblume, Sumpfporst, Teufelsabbiss, Trollblume, Waldengelwurz, Wasserhanf, Wasserminze, Weide, Wolfstrapp u. a.

Signaturen für sehr feuchte Standorte:

- große Kälte- und Feuchtigkeitsresistenz
- fleischfressende Pflanzenarten
- großes Auftreten von Moos-, Flechten- und Pilzarten
- vermindertes Auftreten hoher Baumarten
- Bildung von Schwimmblättern oder Schwimmfrüchten
- fehlende Wachsschicht auf Blattoberfläche
- verminderte Transpiration
- nur schwache oder sogar rudimentäre Wurzelbildung

4.4.3 Trockene Standorte

Pflanzen an extrem heißen und trockenen Standorten haben eigene Strategien entwickelt, um mit diesen schwierigen Lebensbedingungen zurechtzukommen (▶ Abb. 4.25). Bestimmte aus dem Mittelmeerraum stammende Lippenblütler arrangieren sich z. B. durch das Zusammenziehen der Blattoberflächen oder durch einen pelzigen Blattüberzug mit Hitze und Trockenheit. Mit Hilfe derartiger Anpassungsmechanismen verhindern Pflanzen den übermäßigen Verlust von Feuchtigkeit und die Schädigung der Strukturen durch intensive Sonnenwärme. Nadelförmige Blätter bei Rosmarin oder Wacholder, Blattbehaarung bei Salbei oder Wollziest und die wächserne Schutzschicht auf der Blattoberfläche bei Mauerpfeffer sind bekannte Beispiele solcher Adaptionen. Zusätzlich wird durch ein großes und tiefes Wurzelwerk die Wasseraufnahme maximiert oder die Wasserspeicherfähigkeit durch spezifische Gewebe erhöht. Einheimische Sukkulenten speichern Wasser häufig in fleischigem Blattwerk, wie beispielsweise die Sedum- und Sempervivumarten Fetthenne und Hauswurz.

Pflanzen, die sich an extrem trockene Standorte mit wenig oder gar keinem Wasser adaptiert haben, werden Xerophyten genannt. Wasserknappheit tritt aber auch an anderen Orten auf, wo z. B. Böden über längere Zeit gefroren, durch Lehm stark verdichtet oder durch Kalkgestein oder Sand sehr durchlässig sind. Die Anpassung an derartige Lebensräume zeigt sich in Form extrem kurzer Vegetationsphasen von wenigen Tagen oder Wochen, vermehrter Bildung unterirdischer Pflanzenorgane und gleichzeitigem Absterben der oberirdischen Teile. Da die Standorte meist zusätzlich stark besonnt sind, entwickeln viele Pflanzenarten oberflächenreduzierte Blattflächen oder Dornen, bilden kompakte Säulen- oder Kugelformen. Mit Hilfe dieser Anpassungsformen vermögen sie nicht nur, in kürzester Zeit viel Wasser zu speichern, sondern auch gleichzeitig, dieses sehr sparsam einzusetzen.

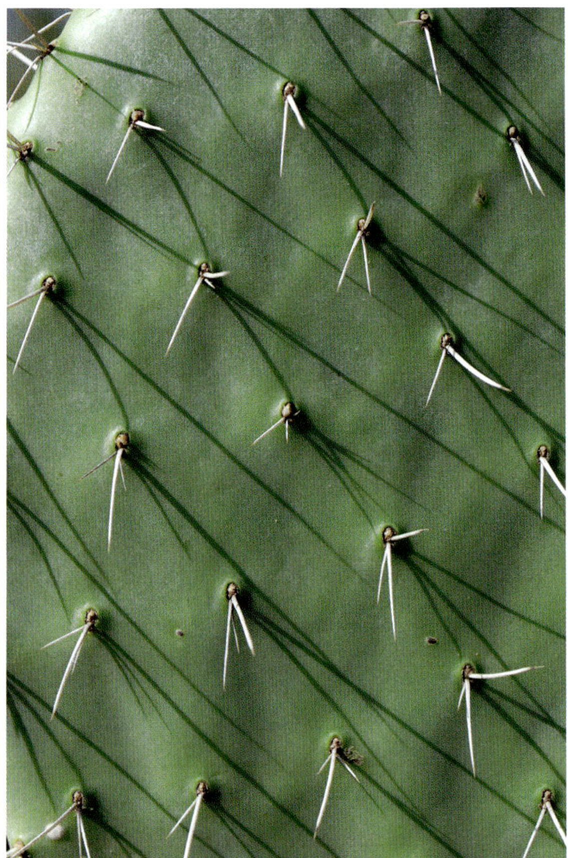

▶ **Abb. 4.25** Die Opuntie hat sich an ein Leben in heißen Gebieten angepasst und ihre Blattfläche zu Stacheln reduziert.

Oft besitzen Trockenpflanzen eine dicke, teilweise mehrschichtige äußere Deckschicht (Epidermis), die zusätzlich von einer kräftigen Wachsschicht überzogen sein kann. Diese reduziert einerseits die Erhitzung des Blattes und vermindert andererseits die Transpirationsrate der Pflanze. Wieder andere Arten, wie Aloe, besitzen die Fähigkeit, eine große Menge an Feuchtigkeit zu speichern, und werden aus diesem Grund therapeutisch als feuchtigkeitsspendende Heilmittel, z. B. bei Sonnenbrand, eingesetzt.

Zu diesen Pflanzen gehören: Agave, Dickblattgewächse allgemein, Hauswurz, Kakteen allgemein, Olive, Rosmarin, Salbei, Rotes Seifenkraut, Sonnenröschen, Stinkasant, Thymian, Tragantarten, Wolfsmilchgewächse allgemein u. a.

Signaturen für sehr trockene Standorte:

- Pflanzen mit extrem kurzer Vegetationszeit
- Sukkulentenbildung mit Säulen- oder Kugelform
- starke Dornenbildung
- zusammengezogene Blattflächen, nadelförmige oder dickfleischige Blätter
- starke Blattbehaarung auf Blattoberflächen
- Bildung dicker Deck- und Wachsschichten auf Blättern
- starke Verholzungstendenz, Bildung von Zwergsträuchern
- tiefe oder stark verzweigte Wurzelbildung

4.4.4 Gebirgige Standorte

Besondere Ansprüche an Pflanzen stellen auch sehr hochgelegene Ausbreitungsgebiete, die diese je nach Höhe (montan, subalpin, alpin, nival) mittels verschiedener Anpassungsstrategien erfüllen. Viele Alpenpflanzen stammen ursprünglich aus hochgelegenen Gebieten wie der arktischen Tundra oder den Berghöhen Asiens und haben dort ihre spezifischen Mechanismen zum Überleben erworben. Neben großen Mengen an Niederschlag sind Pflanzen im Gebirge oft mit frostigen Temperaturen konfrontiert, zudem kann die geringe Wasserspeicherfähigkeit der vorliegenden Bodenarten das Pflanzenwachstum erschweren. Auffällig an vielen Alpenpflanzen ist ihre niedrige, zwergwüchsige Höhe, da die kurze Vegetationszeit nicht für die Bildung großer Stängel und Strukturen ausreicht. Vorrangiges Ziel ist die Fortpflanzung, also die Frucht- und Samenbildung. Für ein beachtliches Größenwachstum und die Bildung von Holz reichen Zeit und Ressourcen im Gebirge oft nicht aus, was das Vorhandensein der Baumgrenze deutlich aufzeigt. Als Folge der erschwerten Klimabedingungen werden kleinere Zellen gebildet, welche eine dickere Zellwand besitzen, damit sie die großen Temperaturdifferenzen zwischen Tag und Nacht ohne Schaden verkraften. Das gestauchte Wachstum führt bei zahlreichen Pflanzen zu Blattrosetten- oder Schuppenbildung und im Extremfall zur Polsterformation, in der die Pflanze ihr eigenes Mikroklima bildet.

Die Vegetationsphasen in Höhen bis zu 4000 Metern Höhe laufen teilweise extrem kurz ab. Bei Arven beschränken sie sich jährlich auf 30 bis 70 Tage. Dieser Nachteil muss wettgemacht werden, indem der Stoffwechsel bei warmem Wetter in kürzester Zeit funktionsfähig ist. Die Pflanzen bewerkstelligen dies, indem sie die infrarote Strahlung besonders effizient aufnehmen und so die Blätter effektiver erwärmen. Um genügend Ressourcen für die lange Ruhephase zu erlangen, müssen sämtliche Lebensprozesse beschleunigt und wirkungsvoll durchgeführt werden. Es gibt aber auch Pflanzen, wie Gänseblümchen oder Soldanelle (▶ Abb. 4.26), welche sogar unter eine Decke von Schnee noch fähig sind, Fotosynthese durchzuführen. Einzelne Pflanzen besitzen sogar spezifische Enzyme, die es ihnen ermöglichen, auch bei Tieftemperaturen noch ihre Stoffwechselfunktionen aufrechtzuerhalten, oder Proteine, die das Einfrieren der Zellflüssigkeiten verhindern.

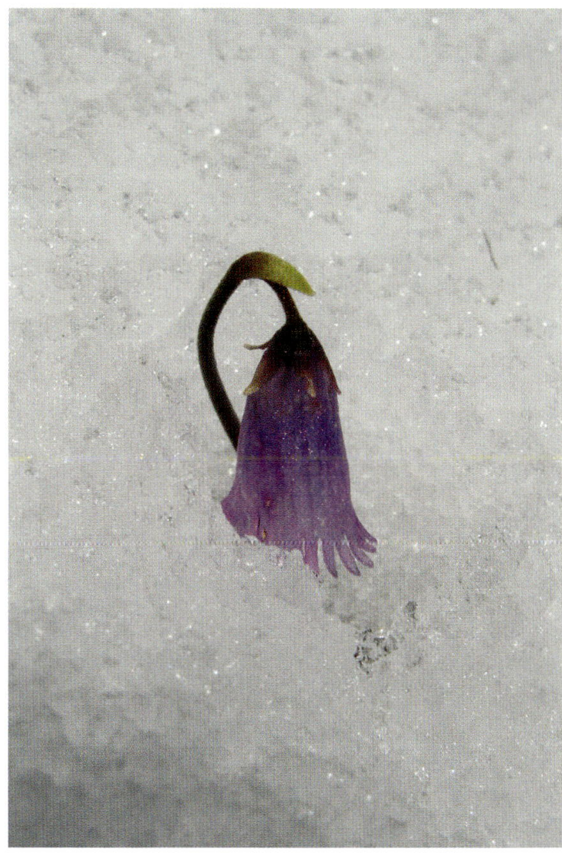

▶ **Abb. 4.26** Das Primelgewächs Soldanelle kann sogar unter einer Schneedecke Fotosynthese betreiben.

Eine weitere Bewältigungsstrategie besteht darin, in den Blättern Kohlenhydrate in Form von Fett als Reserve zu speichern. Beim Start der Vegetationsphase kann diese potenzielle Energie in Kohlenhydrate zurücktransformiert werden, was die Stoffwechselaktivitäten schnell in Gang bringt. Gelbe Stoffe, sogenannte Flavonoide, treten mit steigender Höhe in den äußeren Schichten von Blättern und Blüten vermehrt auf und dienen der Pflanze u. a. als UV-Schutz, indem sie den Einfall der UV-Strahlung ins Pflanzeninnere vermindern. Auf ähnliche Art und Weise schützen orangerote Farbstoffe, Carotine, vor zu intensiver Lichteinstrahlung. Einige Alpensiedler schützen sich mit der Behaarung von Blatt oder Blüte, wie z. B. die Edelweiße. Diese Behaarung bildet ein schützendes Luftpolster um die empfindlichen Pflanzenteile und vermindert damit übermäßige Verdunstung und UV-Bestrahlung. Heidekrautgewächse, wie Erika oder Bärentraube, entwickeln ledrige und teilweise an den Rändern eingerollte Blätter, um klimatischen Unbill abzuwehren.

Innerhalb einer Gattung bevorzugen einzelne Arten bestimmte Höhenlagen und geben damit Hinweise auf die entsprechende Höhenstufe und die dort vorhandene Pflanzengemeinschaft:

- **Wegericharten:** Im Tiefland kommen Spitz- und Breitwegerich vor, in mittleren Lagen der mittlere Wegerich, in subalpinen und alpinen Lagen der Alpenwegerich und Bergwegerich.
- **Goldrutenarten:** *Solidago virgaurea* findet sich in tiefen Lagen, *Solidago virgaurea* ssp. minuta in sub- und alpinen Lagen.

An der Wuchsform gewisser Alpenpflanzen lässt sich auch die Stärke der an einem Standort vorherrschenden Winde oder des Schneedrucks abschätzen, z. B. bei der Latschenkiefer. So können infolge des Drucks säbelwüchsige (schiefer Wuchs im unteren Stammteil), kniewüchsige (entwurzelt, sich liegend stabilisierende und nur im Gipfeltrieb aufrecht wachsende) oder kandellaberförmige (mit mehreren, sich nach einem Bruch der Stammspitze konkurrenzierenden Leittrieben) Bäume bilden.

Eine andere Gruppe von Pflanzen hat sich darauf spezialisiert, Schutthänge mit Hilfe ihres feinen und stark verzweigten Wurzelnetzes zu befestigen.

Zu den Pflanzen dieser Kategorie gehören: Alpen-Leinkraut, Alpen-Pestwurz, Alpenrosen, Arve, Bergveilchen, Edelraute, Edelweiß, Enzianarten, Gämswurz, Hahnenfußarten (z. B. Gletscher-Hahnenfuß), Hauswurzarten, Mannsschild, Mutterwurz, Polsternelke, Rosenwurz, Silberwurz, Soldanelle, Sonnenröschen, Steinbrecharten, Steinquendel, gewisse Weidenarten wie die kleinwüchsige Kraut-Weide u. a.

Signaturen für hochgelegene, bergige Standorte:
- Zwergwüchsigkeit, gestauchtes Wachstum
- durch Schneedruck oder starke Winde veränderte Wuchsform wie Säbelwuchs
- Rosetten-, Polster- oder Schuppenbildung
- starke Behaarung von Blatt oder Blüte
- kräftige Blütenfarben
- ledrige Blätter oder wachsartige Blattüberzüge
- kräftiges und tiefes Wurzelwachstum oder fein verzweigtes, den Boden festigendes und sehr regenerationsfähiges Wurzelwerk auf Schuttfluren

4.4.5 Stark beweidete oder begangene Standorte

Die „natürliche" Düngung durch die Ausscheidungen der Weidetiere und vor allem das Ausbringen von Mist und Jauche führt zur massiven Ausdünnung der Artenvielfalt von Weidepflanzen. Diese sogenannten Fettwiesen sind bezüglich des Nährstoffangebots für Trockenwiesenpflanzen nicht mehr standortgerecht. Auf derartigen Böden lassen sich häufig nicht mehr als 20 Pflanzenarten auffinden, dazu gehören Hahnenfuß, Löwenzahn, Brennnessel, Ampferarten und verschiedene Gräser. Zusätzlich erleiden viele Pflanzen infolge starker Beweidung durch Vieh Fress- oder Trittschäden. Als Gegenmaßnahme treten vermehrt niedrige Pflanzenarten mit bodennahen Blattrosetten oder Stacheln, Dornen und Brennhaaren auf. Außerdem wachsen vermehrt Pflanzen, welche Giftstoffe enthalten oder Fressfeinde durch ihren bitteren Geschmack abhalten. Arten mit hoher Widerstandsfähigkeit gegen mechanische Belastung wie Gänsefingerkraut wachsen gerne an häufig begangenen Wegen oder Plätzen. Die zunehmende Bodenverdichtung bevorteilt einzelne Pflanzenarten, wie z. B. Breitwegeriche. Spitzwegeriche hingegen bevorzugen eher lockere Böden. Eine weitere Einschränkung entsteht zudem durch frühes und mehrmaliges Mähen dieser Standorte, wodurch langsam wachsende Pflanzenarten benachteiligt werden.

Zu diesen Pflanzen gehören: Ampferarten wie Alpen-Ampfer u. a., Alpen-Greiskraut, Breitwegerich, Brennnessel, Ferkelkraut, Frauenmantelarten, Gänseblümchen, Gänsefingerkraut, Guter Heinrich, Scharfer Hahnenfuß, Kleearten, Kratzdistelarten, Löwenzahn, Milchkraut, Rispengras, Schlangenknöterich, Storchschnabelarten, Wiesenbärenklau, Wiesenkerbel, Wiesenpippau.

Signaturen für starke Beweidung oder Begehung:
- große, krautige Pflanzen
- große Resistenz gegen Trittschäden
- bodennahe Blattrosettenbildung
- gehäuft weiße oder gelbe Blütenfarben
- Bildung von Dornen, Stacheln, Brennhaaren
- säureliebende Pflanzenarten
- Arten mit kurzen Vegetationszyklen

4.4.6 Standorte mit erhöhter Reizintensität

Manche Heilpflanzen wachsen an Standorten, die erhöhter Strahlung, Reizzonen, Wasseradern oder unterirdischen Störzonen ausgesetzt sind, andere unter Hochspannungsleitungen oder im Strahlungsbereich von Antennen.

Die meisten Pflanzenvertreter an solchen Standorten vermögen dieser erhöhten Reizintensität nicht genügend Widerstandskraft entgegenzusetzen, daher gedeihen sie schlecht (▶ **Abb. 4.27**) oder entwickeln Anpassungsreaktionen, die sich manifestieren können als:
- Baumkrebs oder geschwulstartige Auswüchse, wie z. B. Masernknollenwuchs
- verkümmertes Wachstum
- Drehwuchs
- Zwieselbildung (Gabelwuchs)
- Wasserreiser (Angsttriebe)
- Kniewuchs (sich liegend stabilisierend, nur im Gipfeltrieb aufrecht wachsend)
- Hexenbesen (durch Mikroorganismen ausgelöste Mutationen an Birken, Nadelhölzern, Eichen u. a.)
- übermäßig starker Mistelbewuchs

Durch Mikroorganismen ausgelöste Infektionen können diese Reaktionen teilweise begleiten, da die Bereitschaft

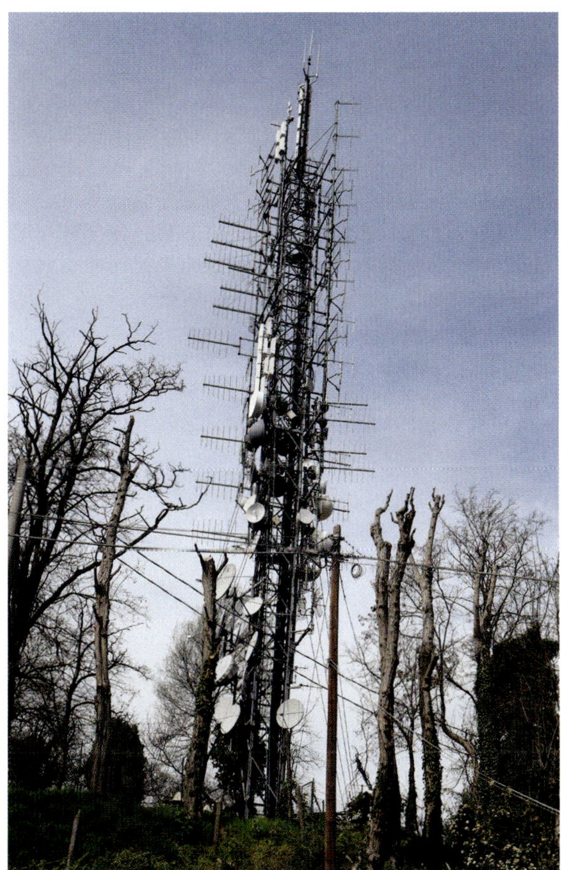

▶ **Abb. 4.27** Nicht sichtbare Belastungen von Funkantennen können das Pflanzenwachstum beeinträchtigen.

der Pflanzen für Erkrankungen u. a. auch stark von der Qualität des Standortes und einem gewissen „Wohlfühlfaktor" abhängt. Laubbäume neigen dazu, an solchen Standorten schief fliehend zu wachsen oder ihre Spitze bogenförmig zur Erde zu neigen. Das Zusammenwachsen zweier Bäume oder Baumstämme, die der vertikalen Wachstumsrichtung zu entfliehen versuchen, kann sogar zu wundersamen Phänomenen wie dem Elfenauge (zweifaches Zusammenwachsen von zwei Bäumen) führen. Nadelbäume reagieren mit der Entwicklung großer Konkurrenzäste (Rüsselwuchs) oder von Hexenbesen.

Zu den Pflanzen (sogenannte Strahlenflüchter), die sich an reizbelasteten Standorten gedeihschwach zeigen, gehören: Alpenveilchen, Apfelbaum, Aster, Birnbaum, Buche, Flieder, Himbeere, Johannisbeere, Linde, Nelke, Nussbaum, Primel, Rose, Sonnenblume, Ulme, Weißdorn u. a.

Trotz der erschwerten Lebensbedingungen gedeihen bestimmte Pflanzen, Strahlensucher genannt, aber auch auffällig gut. Diese Pflanzen scheinen sich mit der Standortqualität arrangieren zu können oder diese für ihr Wohlbefinden nutzen zu können. Erstaunlicherweise vermögen viele dieser Pflanzen bei therapeutischer Anwendung auch am Menschen die Entschärfung schwieriger, gesundheitsgefährdender Lebensbedingungen zu unterstützen. Als „Entgiftungspflanzen" können sie Belastungen aus dem Körper ableiten, die Immunkräfte und die Regenerationsfähigkeit stärken. Sie werden naturheilkundlich teilweise bei Allergien, Infekten, Rheuma und vielen anderen Beschwerden eingesetzt.

Zur Kategorie der Strahlensucher gehören: Efeu, Eibe, Eibisch, Eiche, Eisenkraut, Engelwurz, Erle, Farne allgemein, Fichte, Fingerhut, Fliegenpilz, Frauenmantel, Gänsefingerkraut, Goldrute, Hasel, Heckenrose, Hexenkraut, Hirtentäschchen, Holunder, Johanniskraut, Lärche, Löwenzahn, Maiglöckchen, Meisterwurz, Mistel, Wilde Möhre, Bittersüßer Nachtschatten, Odermennig, Pestwurz, Pilze allgemein, Quecke, Riesenschachtelhalm, Rosskastanie, Schlehdorn (im Gegensatz zum Weißdorn), Schöllkraut, Schwalbenwurz, Stechpalme, Steinklee, Taigawurz, Tanne, Tollkirsche, Wacholder, Waldmeister, Wasserdost, Wermut, Wolfstrapp u. a.

Ameise, Biene und Katze sind Strahlensucher im Tierreich. Entsprechend werden Bienengift, Ameisensäure oder volksheilkundlich das Auflegen eines Katzenfells ebenfalls bei Beschwerden des rheumatischen Formenkreises eingesetzt. Bestimmte Pflanzen können gezielt zur Auffindung oder Abschirmung geopathischer Reize eingesetzt werden: Brennnessel, Efeu, Farne allgemein, Getreidespreu generell, Haferstroh, Rosengalle u. a. Hasel und Weide werden als Wünschelrute verwendet.

Signaturen für erhöhte Reizintensität:

- Kümmerwuchs oder im Vergleich zum Umfeld übermäßig gutes Gedeihen einzelner Arten oder Bildung übermäßig großer Pflanzenteile
- Drehwuchs
- Fluchtwuchs (nicht offensichtlich notwendige Krümmung bei Bäumen)
- Bildung von Baumgeschwulsten, Hexenbesen (Donnerbüsche)
- Zwieselbildung
- Rüsselbildung
- vermehrter Besatz mit Misteln
- Stressreaktionen wie Angsttriebe (Stress- oder Nottriebe)

4.4.7 Standorte mit saurer oder basischer Bodenqualität

Das Vorkommen bestimmter Pflanzenarten, sogenannter Zeigerpflanzen (Bioindikatoren), ermöglicht es, Rückschlüsse auf die Qualität eines Standortes bezüglich seines Säuregehalts zu schließen. Ein Farbwechsel bei gewissen Pflanzen kann Hinweise auf einen veränderten Säuregehalt des Bodens geben. So enthalten die blauen Blüten der Raublattgewächse pflanzliche Farbstoffe, Anthozyane, die sich bei einer Steigerung des Säuregehalts im Boden rot verfärben können.

Anzeiger für saure Böden sind: Acker-Täschelkraut, Adlerfarn, Alpenlattich, Ampferarten, Arnika, Bärlapparten, Borstgras, Ehrenpreis, Guter Heinrich, Hahnenfußarten, Heidelbeere, Himbeere, Löwenzahn, Rauschbeere, Sauerampfer, Sauerklee, Wollgras u. a.

Anzeiger für basische Böden sind: Acker-Hohlzahn, Ackersenf, Ackerstiefmütterchen, Bingelkraut, Netzweide (im Gegensatz zur Krautweide, welche eher saure Böden bevorzugt), Sanikel, Türkenbundlilie, Waldmeister u. a.

Andere Pflanzengattungen besitzen sogenannte Vertreterpflanzen (Vikariismus), die sich in unterschiedlichen ökologischen Lebensräumen gegenseitig vertreten: Bei den Alpenrosen wächst die Rostrote Alpenrose, Rhododendron ferrugineum, auf sauren Böden, während ihre kalkliebende Schwester, die Bewimperte Alpenrose, Rhododendron hirsutum, dort fehlt und umgekehrt. Bei den einzelnen Enzianarten ebenso: Koch-Enzian oder stängelloser Silikatenzian, *Gentiana acaulis*, wächst auf sauren Silikatböden, während sein Verwandter, der Clusius-Enzian oder Stängelloser Kalkenzian, *Gentiana clusii*, säurehaltige Böden meidet. Einzelne Pflanzen haben eigene Strategien entwickelt, wie z. B. Steinbrecharten (▸ Abb. 4.28).

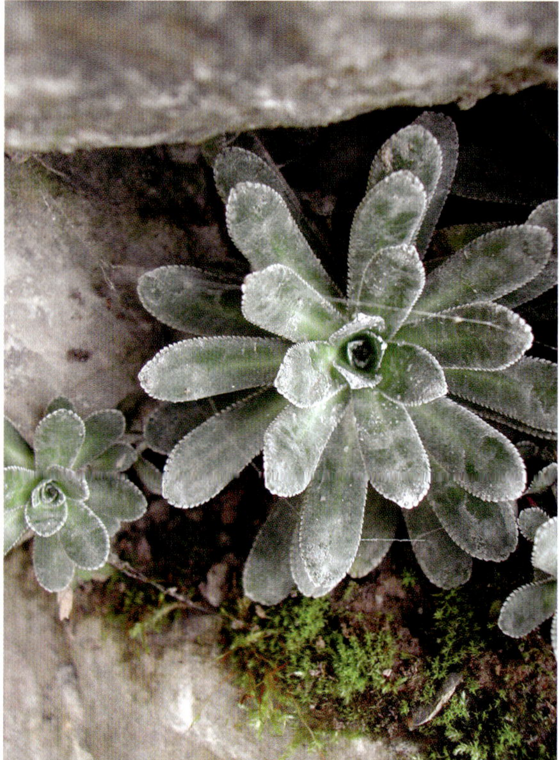

▸ **Abb. 4.28** Bestimmte Steinbrecharten können übermäßig aufgenommenen Kalk über spezialisierte Drüsen an den Blatträndern wieder ausscheiden.

4.4.8 Standorte mit guter Luftqualität

Flechten sind Pionierpflanzen, welche auf Stein, auf Rinden und Holz von Pflanzen, auf Eisen, Glas oder auch auf dem Panzer einer Schildkröte gedeihen können. Auf Waldbäumen wachsen Flechten und Moose vermehrt auf der Nordseite der Baumstämme, was z. B. Wanderern als Orientierungshilfe dienen kann. Sie gedeihen weltweit, im Gebirge, in der Tundra oder in den polaren Gebieten. Im Norden sind sie eher als Bodenflechten, je südlicher der Standort, desto eher als Baumflechten zu finden.

Die heute über 25 000 Flechtenarten stellen eine Symbiose aus Algen und Pilzen dar und werden nicht mehr zum Pflanzenreich gezählt. Die Alge enthält Chlorophyll und ist somit zur Fotosynthese fähig, womit sie Zucker und andere Nährstoffe aufbauen kann. Der Pilz hingegen liefert vor allem Mineralsalze und Wasser. Man unterscheidet Krusten-, Blatt-, Strauch- und Gallertflechten. Viele wachsen nur wenige Millimeter pro Jahr, können aber mehrere Jahrzehnte bis Jahrhunderte alt werden. Da sie keine echten Wurzeln besitzen, stillen sie ihren Wasserbedarf auf ihrer Oberfläche über die Luft. Diese Tatsache macht sie sehr empfindlich gegen Schadstoffe und schlechte Luftqualität. Das Vorhandensein vieler Flechten ist also ein Bioindikator für eine gute Atemluft. Flechten existieren in allen Farbtönen, in Weiß, Schwarz, Grau, Rot oder Blaugrün. Der bekannteste Vertreter dieser Art ist das Isländische Moos, das trotz seines Namens weder aus Island stammt noch ein Moos, sondern eine einheimische Flechte ist. Wegen seiner abwehrstärkenden Flechtensäuren und weiteren, schleimhautschützenden und verdauungsfördernden Wirkstoffen wird es noch heute als Heilmittel verwendet.

4.5 Signaturen mit Bezug zum Verhalten der Pflanzen

Rhythmische Veränderungen oder charakteristische Verhaltensweisen von Pflanzen können ebenfalls als signatorische Hinweise auf ihr Wirkungsvermögen gedeutet werden.

Pflanzen, die sich rhythmisch öffnen und schließen, werden z. B. dieser Bewegung wegen mit dem natürlichen Menstruationszyklus und damit der Gebärmutter in Verbindung gesetzt. So wird das Gänseblümchen als Tee, Tinktur sowie in spagyrischer oder potenzierter Form als „Arnika der Gebärmutter" in der Geburtsvorbereitung, zur Erleichterung der Geburt oder Nachgeburt sowie zur Unterstützung im Wochenbett empfohlen. Langlebige oder besonders vitale, in großen Beständen wachsende Pflanzen wie Bärlauch dienen als Stärkungs- und Vitalisierungsmittel. Gemmotherapeutische Mammutbaumauszüge aus Sequoiadendron giganteum wirken z. B. regulierend auf das neurohormonelle System und stärkend auf den Gesamtorganismus. Ähnlich wird auch das allgemein tonisierende Gemmomazerat aus der Stieleiche bei Erschöpfungs- und Ermüdungszuständen eingesetzt. Die Quecke, eine besonders aktiv wachsende und ihrer vielen Ausläufer wegen bei Gärtnern gefürchtete Gräserart, bringt ihren Signaturenaspekt in ihrem Namen zum Ausdruck: „Quec" bedeutet im Althochdeutschen „sehr lebendig", was sich auch in den Wörtern „erquicken" oder „quicklebendig" ausdrückt. Als Heilpflanze wird sie zur verlässlichen Anregung der Harnausscheidung bei Hautkrankheiten und rheumatischen Beschwerden verordnet. Die ebenfalls enthaltene Kieselsäure vermag zudem, das Bindegewebe zu stärken.

Nachtblühende Pflanzen können in Analogie zu stressigen Situationen wie Schicht- oder Nachtarbeit gesetzt werden. Nachtkerzen erblühen nachts, wenn sich alle anderen Pflanzen zur Ruhe legen. Die kurzlebige Blüte ermüdet bereits nach einer Nacht. Aus ihren Samen gewonnenes Öl kann vergleichbare Auswirkungen solcher wenig natürlichen Lebensweisen beim Menschen lindern, z. B. Allergien, Entzündungsanfälligkeit.

Pflanzliche Kosmopoliten vermögen fast alle Standorte der Welt zu besiedeln, teilweise selbst unter widrigen Bedingungen. Die weltweite Verbreitung des Löwenzahns, seine dynamische Entfaltung im Frühling, die Spiralbildung des in Wasser eingelegten Stängels und seine Fähigkeit, selbst harte Böden zu durchbrechen, sind Analogien für sein Potenzial, auch im menschlichen Körper Erstarrtes sowie „Altlasten" aufzubrechen, zu bewegen und zur Ausscheidung zu bringen (▶ Abb. 4.29).

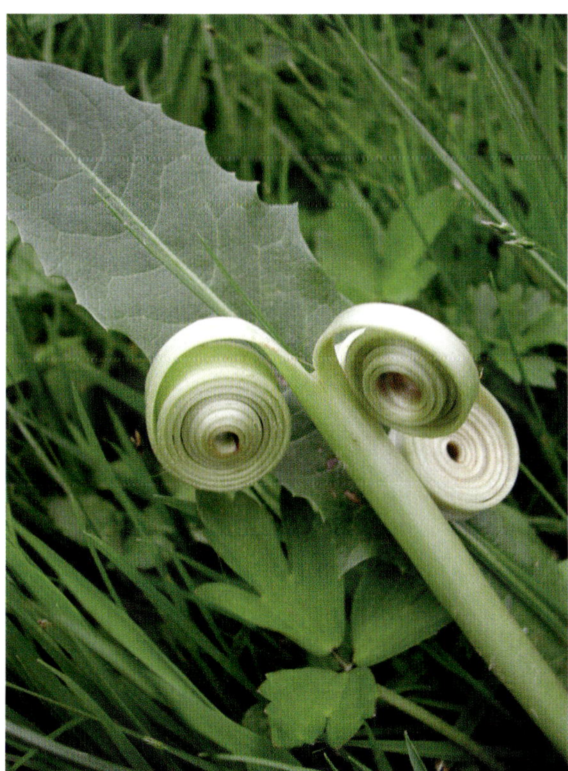

▶ **Abb. 4.29** Die abgebrochenen Stängel des Löwenzahns rollen sich bei Regen spiralförmig ein und lassen seine aufbrechende, bewegende Qualität erahnen.

Schling- und Rankenpflanzen verleihen sich selbst durch ihre individuellen Haltemechanismen Stabilität – einzelne Vertreter wie die Passionsblume werden deshalb therapeutisch eingesetzt, um ähnlich haltlosen, nicht zentrierten Patienten innere Stärke zu verleihen. Die Blüte dieser Pflanze erinnerte die Jesuiten in Südamerika an die Folterwerkzeuge, mit denen Christus ans Kreuz genagelt wurde, Dornenkrone, Nägel, Hammer und Zange, also an das Leiden und die Passion Christi. Analog sollen Anwendungen der Passionsblume Ungeduld und Leid lindern. (Die Passionsblume kann Patienten, die ohne Ruhe und Halt sind, innere Stabilität vermitteln.) Die Vorstellung einer unruhigen See mit einem stabilisierenden Anker in ihrer Mitte, der sich aus dem Blütenbild und -aufbau ableiten lässt, wäre heute vielleicht passender und zeitgemäßer.

Sehr biegsame, fast nicht zu brechende Pflanzen, wie z. B. Johanniskraut, Birke oder die trittresistenten Wegeriche, zeigen mit diesem Verhalten eine Analogie zu starken Bändern und Sehnen und werden deshalb bei deren Verletzungen, wie Verstauchungen und Zerrungen, eingesetzt.

4.5.1 Wetteranzeiger

Das Verhalten gewisser Pflanzenarten ermöglicht es, Rückschlüsse auf das kommende Wetter und Veränderungen der Luftfeuchtigkeit zu ziehen. Bei steigender Luftfeuchtigkeit und sich näherndem Regenwetter

- schließen die Silberdistel oder der Ackergauchheil (Gewitterblume) die Blüten,
- schließt der Sauerklee seine Blätter,
- rollt die Gartenbohne ihre Blätter leicht ein,
- zieht die Silberwurz ihre gespreizten Haare wie ein Hygrometer zusammen (▶ Abb. 4.30).

Die Ringelblume, Gänseblümchen und andere Korbblütler machen sich bei drohendem Schlechtwetter morgens erst gar nicht die Mühe, ihre Blütenköpfe zu öffnen, und können dem kundigen Pflanzenbetrachter daher als pflanzliche Wetterstation dienen. Andere Arten verstärken vor Regenfall ihren Geruch, z. B. Echtes Labkraut, Nachtviole oder Waldgeißblatt.

Eine ganz besondere Wettervorhersage macht die Zwiebel der Herbstzeitlose, die sich je nach dem, wie streng der kommende Winter zu werden droht, mehr oder weniger tief in den Boden einsenkt, um sich vor dem kommenden Frost zu schützen. Nach Bruno Vonarburg, dem Schweizer Naturheilpraktiker und Buchautor, deutet eine Zwiebeltiefe von 18 Zentimetern und mehr einen harten Winter an.

Gemäß einer alten Bauernregel wurde der Blütenreichtum der Christrose, die am Jahresende blüht, in Analogie

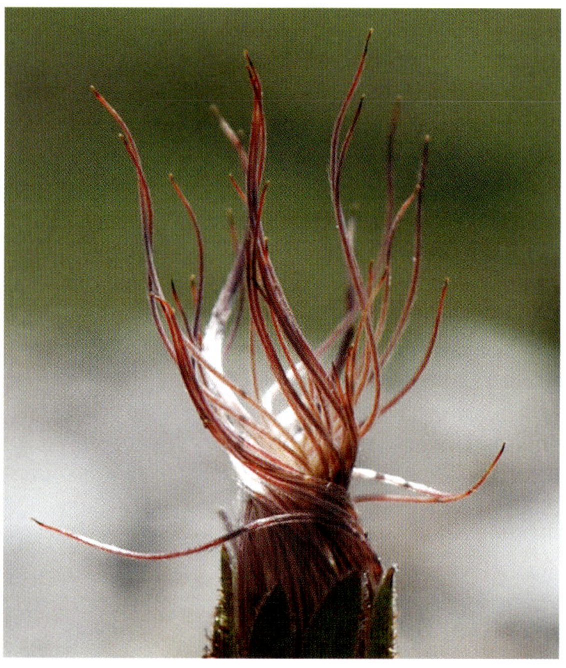

▸ **Abb. 4.30** Silberwurz als pflanzlicher Feuchtigkeitsanzeiger.

zur Qualität des Herbstes gesetzt: Je mehr Blüten sich öffnen, desto sonniger wird der nächste Herbst sein.

4.5.2 Richtungsweisende Pflanzen

Das Gemeine Pfeilkraut, *Sagittaria sagittifolia*, bildet zwei Arten von Blättern: auf dem Wasser schwimmende und senkrecht auf dem Wasser stehende, die wegen ihrer charakteristischen Pfeilform namensgebend sind. Diese richten sich an sonnenbeschienenen Standorten normalerweise nach der Nord-Süd-Achse aus.

4.5.3 Uhrzeit anzeigende Pflanzen

Der schwedische Gelehrte und Naturforscher Carl von Linnée (1707–1778) ordnete die Pflanzen nach morphologischen Aspekten, genauer gesagt, nach Ähnlichkeiten in der Ausgestaltung ihrer Blüten, nach Familien. Damit orientierte er sich für die Erstellung seiner neuen Klassifizierung an optisch wahrnehmbaren Zeichen und begründete auf dieser Basis die sogenannte binäre Nomenklatura bei der Namensgebung von Tieren und Pflanzen. Diese brachte endlich Struktur in die bis dahin gültigen chaotischen und oft missverständlichen Kennzeichnun-

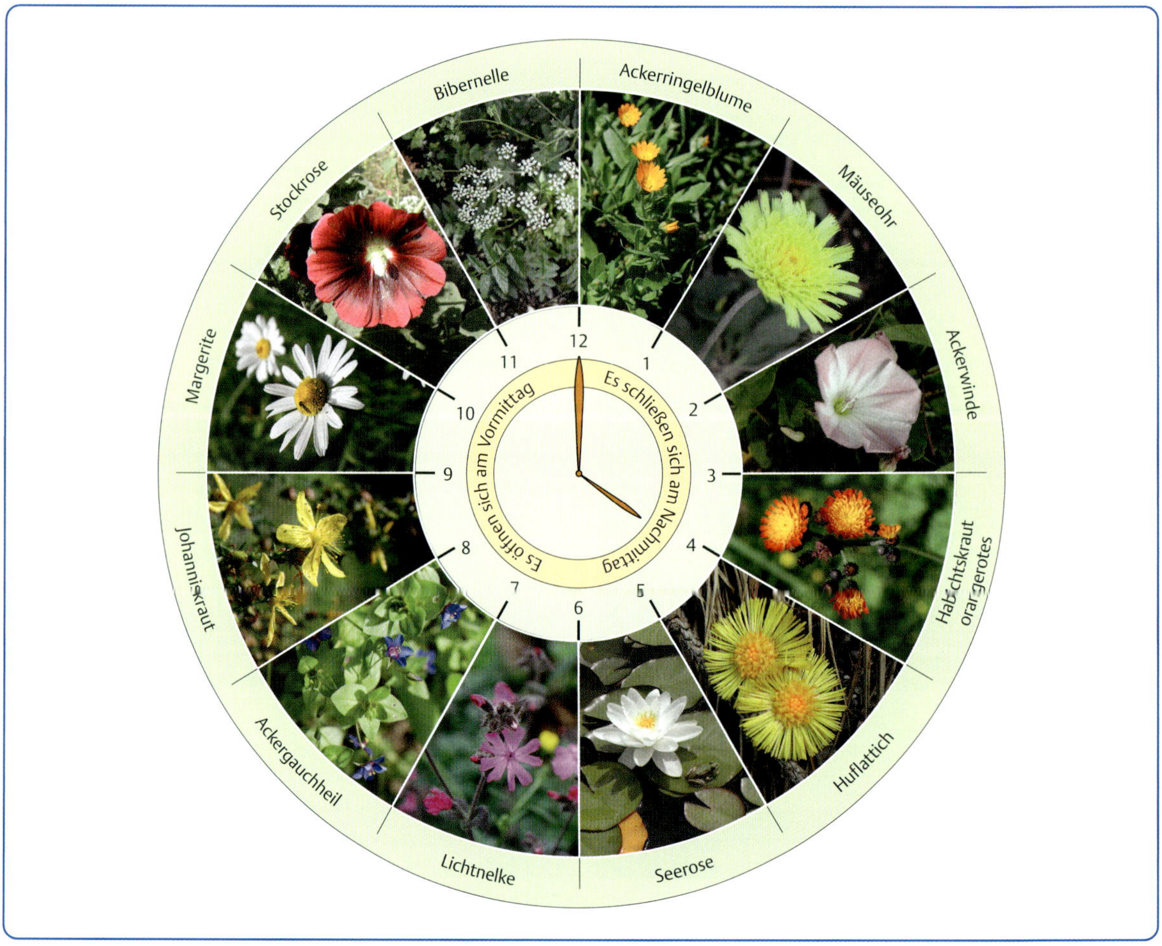

▸ **Abb. 4.31** Der Botaniker Carl von Linné kreierte im 18. Jahrhundert eine besondere Art der Zeitmessung: die Blumenuhr.

▶ **Tab. 4.2** Uhrzeiten für das Öffnen und Schließen der Blüten.

Uhrzeit	Pflanze	Öffnen	Schließen
03:00	Wiesenbocksbart	x	
04:00	Ackerwinde, Breitwegerich, Dachpippau	x	
05:00	Löwenzahn, Kürbis, Klatschmohn	x	
06:00	Zaunwinde, Habichtskraut, Lichtnelke	x	
	Nachtkerze		x
07:00	Gauchheil, Goldpippau, Gartenlattich, Huflattich, Frauenmantel, Waldweidenröschen	x	
08:00	Kochscher Enzian, Graslilie, Vergissmeinnicht, Johanniskraut, Sumpfdotterblume	x	
09:00	Ehrenpreis, Steinnelke, Margerite, Leinkraut	x	
10:00	Königskerze, Schuppenmiere, Sauerklee, Stockrose	x	
11:00	Milchstern, Bibernelle, Mittagsblume, Kohlgänsedistel	x	
12:00	Ackerringelblume, Felsennelke		x
13:00	Mäuseohr, Steinnelke		x
14:00	Silberdistel	x	
	Ackerwinde		x
15:00	Kürbis, Orangerotes Habichtskraut, Herbstlöwenzahn		x
16:00	Wunderblume	x	
	Rainkohl, Huflattich, Sauerklee		x
17:00	Seerose		x
18:00	Klatschmohn		x
19:00	Königin der Nacht (1 x jährlich), Geißblatt	x	
20:00	Nachtkerze	x	
21:00	Sumpfdotterblume, Kuckuckslichtnelke		x

gen des Mittelalters. Daneben pflegte er folgendes Hobby: Linnée studierte die Blütenöffnung und den Blütenschluss vieler Pflanzen, bis er für die Bestimmung jeder Tagesstunde eine charakteristische Pflanze kannte. Ab 1745 bepflanzte er seine Blumenbeete so, dass sich an den sich öffnenden oder schließenden Blüten, also an deren Biorhythmus, die Uhrzeit ablesen ließ (▶ **Abb. 4.31** und ▶ Tab. 4.2). Ein kreisförmiges Blumenbeet gestaltete er so, dass sich die Pflanzen, deren Blüten sich zu einer bestimmten Stunde öffneten, in einem äußeren Kreis, die sich zu einer bestimmten Stunde schließenden in einem inneren Kreis standen. Die Pflanzen, deren Blüten sich zwischen 13 und 24 Uhr öffneten oder schlossen, setzte er in einen weiteren Ring.

Blumenuhren wurden im 19. Jahrhundert zum Modetrend: Viele, die es sich leisten konnten, ließen sie in ihrem Garten anlegen. Der Erschaffer der ersten Blumenuhr in Uppsala musste allerdings erkennen, dass sich Pflanzen nicht immer an die von Menschen eruierten Rhythmen und Zeiten halten, und sich außerdem, je nach Standort, Breitengrad und Vegetationszeit, Verschiebungen bei der Zeit ergeben können.

Die moderne Chronobiologie erforscht den heute bekannten Zeitsinn von Pflanzen, durch den sie wichtige Stoffwechselprozesse steuern können. Mittlerweile sind auch äußerliche Faktoren bekannt, die die Blumenuhr „verstimmen" können, z. B. das Vorhandensein oder Fehlen einer ausreichenden Anzahl von Bestäubern, meist Bienen. Bei ungenügender Bestäubung können Blütenpflanzen ihren „Ladenschluss" um mehrere Stunden hinauszögern.

Phänologie

Die Phänologie (griech. phainein-logos, was mit Erscheinungslehre übersetzt werden kann) setzt sich mit wiederkehrenden wetter- und klimaabhängigen, ökologischen und jahreszeitlichen Aspekten der Lebensphänomene auseinander. Deutliche Wandel der Zeitqualitäten im Ablauf der Jahreszyklen werden dabei als Phänophasen bezeichnet. In diesen Phasen manifestieren sich spezifische Erscheinungen bei einzelnen Zeigerpflanzen (▶ **Abb. 4.32**).

Durch Langzeitbeobachtungen und Auswertungen dieser Informationen lassen sich phänologische Jahreszeiten bestimmen. Klima- und Wetterveränderungen lassen sich u. a. anhand von Verschiebungen im phänologischen Kalender belegen. Dieser kennt nicht nur die vier klassischen Jahreszeiten, sondern zehn Phasen, die sich an der

▸ **Tab. 4.3** Phänologische Zeigerpflanzen.

Phänophase	Jahreszeit	Beispiele für Zeigerpflanzen (können sich regional unterscheiden)
Vorfrühling	Ende Februar bis Anfang März	Blüte von Haselnuss, Schneeglöckchen und Märzenbecher
Erstfrühling	April	Blüte von Buschwindröschen, Forsythien, Entfaltung der Birkenblätter
Vollfrühling	Mai	Blüte von Schwarzdorn, Flieder, Apfelbaum, Goldnessel
Frühsommer	Juni	Blüte von Gräsern, Holunderstrauch (Schwarzer Holunder)
Hochsommer	Ende Juni bis Anfang August	Blüte des Lindenbaums (Sommerlinde) und der Waldrebe, Beginn der Getreideernte
Spätsommer	August	Reife von Vogelbeeren und frühen Apfelsorten
Frühherbst	Ende August bis Ende September	Blüte von Herbstzeitlose und Goldrute, Reife der Holunderfrüchte (Schwarzer Holunder)
Vollherbst	Ende September bis Mitte Oktober	Reife von Rosskastanie und Baumnuss, Beginn der Laubverfärbung
Spätherbst	Mitte Oktober bis Anfang November	Blattfall der Stieleiche
Winter	Mitte November bis Ende Februar	Nadelfall der Lärche, Vegetationsruhe

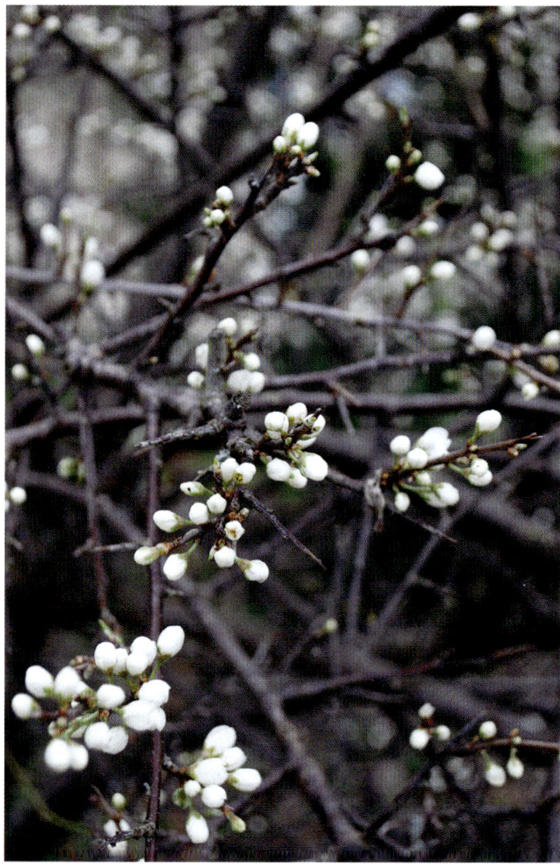

▸ **Abb. 4.32** Schlehdorn: Die Schwarzdornblüte gilt als Zeigerpflanze für den Beginn des Vollfrühlings.

Entwicklung bestimmter Zeigerpflanzen orientieren und nicht an fixe Daten gebunden sind (▸ Tab. 4.3).

Mittels phänologischer Naturbeobachtung, eigentlich eine moderne Entsprechungslehre, lässt sich viel über natürliche Rhythmen und Zyklen der Pflanzenwelt in Erfahrung bringen. Allerdings treten durch die zunehmende Klimaerwärmung gewisse phänologische Zeigerpflanzen bereits um zwei bis vier Wochen früher als zur Zeit ihrer Bestimmung auf, was ihre Aussagekraft leider verwässert.

4.6 Signaturen mit Bezug zur Elementenlehre

Der frühzeitliche Mensch versuchte durch intensive Naturbeobachtung seine Wahrnehmungen zu strukturieren und in einem System zu ordnen. In späteren Epochen beschäftigten sich vor allem die griechischen Naturphilosophen intensiv mit verschiedenen Erklärungsmodellen für die Fragen nach dem Wie, Warum, und Woher aller Phänomene. Dabei spielte die Annahme einer spezifischen Urenergie, aus der sich alle Erscheinungen und Lebensprozesse ableiten lassen, eine zentrale Rolle. Einige Philosophen postulierten Wasser, andere Feuer oder Luft als das Urprinzip, das alles andere hervorbringt. Infolge dieser Jahrhunderte andauernden Diskussion entwickelte sich die Vier-Elementen-Lehre, auf deren Basis von der Antike bis ins Mittelalter ein kosmologisches Weltbild entstand, das den abendländischen Geist grundlegend prägte. Die Vier Elemente Luft, Feuer, Wasser und Erde stellen in diesem Denkmodell nicht nur materielle Substanzen und damit einen stofflichen Zugang zur Natur dar, sondern auch qualitative Lebensprinzipien. Die vier Elemente sind die in allem wirksamen, universell gestaltenden Kräfte.

In der Traditionellen Europäischen Naturheilkunde werden Pflanzen und ihre Teile diesen vier Elementen zugeordnet, unter anderem anhand ihres Standortes, ihres Geschmacks, Geruchs oder Aussehens, vor allem aber anhand ihres spezifischen Wirkungspotenzials, das auf der jahrhundertelangen Erfahrung ihrer Anwendung basiert. Ernst Michael Kranich sagte: „Die Elemente sind ein Prozess lebendigen Zusammenwirkens von Qualitäten, die nur geistig zu fassen sind. Hier geht es um lebendige Geschehen – bei den Stoffen nur um Objekte“ [85].

4.6.1 Allgemeine Bezüge der Pflanze zu den Elementen

Generell findet die Wurzel als kühlstes Organ der Pflanze seine Entsprechung im Erdelement, die für den Flüssigkeitshaushalt bedeutsamen Blätter sind dem Wasserelement, die dem Licht und der Luft am meisten zugewandten Blütenköpfe dem Luftelement, der trockenste und dichteste Teil, die Samen, dem Feuerelement zugeordnet.

Auch wenn sich in jeder Gesamtpflanze alle vier Elemente manifestieren, zeigt sich bei einzelnen Pflanzen dennoch die Dominanz eines einzelnen Elements. Dieses sticht durch charakteristische Merkmale der Pflanze hervor: Geschmack, Geruch, Farbe, Form, Qualität des Standortes etc. Die Zuordnung zu einem Element kann sich jedoch, je nach Vegetationsphase und je nach beurteiltem Pflanzenaspekt oder Pflanzenteil, ändern. So ist z. B. die Aloe als Wüstenpflanze und der Blattextrakt mit drastisch abführender Wirkung dem Feuerprinzip zugeordnet, das in ihrem Blattinneren befindliche, kühlende Aloegel jedoch dem kalt-feuchten Wasserprinzip.

4.6.2 Feuer

Dieses Prinzip wirkt wärmend, kräftigend und anregend. In der Pflanzenwelt spiegelt sich dieser Aspekt vor allem in der Reifung der Pflanze wider, die viel Wärme benötigt und schließlich in der Samenbildung gipfelt. Die extrem trockene Qualität zeigt sich aber auch in äußerst trockenen Standorten oder der Zusammenziehung von Blättern in dünnen Nadeln oder in der Bildung von Dornen und Stacheln.

Auf materieller Ebene zeigt sich das feurige Element im Hervorbringen von Bitter- und Scharfstoffen und gewissen ätherischen Ölen (z. B. Thymol), die wärmende, austrocknende, anregende, tonisierende und keimwidrige Wirkungen entfalten. Viele feurige Pflanzen besitzen einen scharfen, brennenden oder bitteren Geschmack und einen würzigen, stechend-beißenden Geruch.

Zu diesen Pflanzen gehören: Meerrettich, Rosmarin, Thymian, Sonnenhut.

4.6.3 Luft

Das Luftprinzip steht in Analogie zu den vermittelnden, befeuchtenden und auflösenden Eigenschaften und den Austauschprozessen der Pflanzenwelt sowie zum Pollenflug und den Bestäubungsprozessen. Typischerweise zeigen sich zarte, schnellwüchsige Pflanzen mit hohlen Stängeln und gefiederten Blättern, ebenso rankende Arten oder Windsamer.

Als Wirkstoffe materialisieren sich diese Eigenschaften in Form von Saponinen, nährenden hochwertigen Ölen und erfrischenden ätherischen Ölen wie Zitronen- oder Orangenschalenöl. Luftartige Pflanzen können einen süßlicharomatischen Geschmack und feine, helle Gerüche oder auch Zitrusdüfte entfalten.

Zu diesen Pflanzen gehören: Ingwer, Kalmus, Zitrusfrüchte und des rankenden Wachstums wegen auch Passionsblume und Hopfen.

4.6.4 Wasser

Dieses kalte, alles durchdringende Element wird mit Lebenserhaltung und Beweglichkeit in Verbindung gebracht. Ihm werden Keimung und der Säftefluss im Stängel und den Blättern der Pflanze zugeordnet. Wasser-, Sumpf- und Moorpflanzen, weiche und saftige Pflanzen mit hohem Wassergehalt sind Prototypen dieses Elements.

Stofflich zeigt sich dieses in der Bildung von Schleimstoffen, die kühlend, entzündungshemmend und die Schleimhäute befeuchtend wirken. Dem Wasserprinzip zugehörige Pflanzen können dumpf, schweißig oder faulig riechen und einen schleimigfaden Geschmack besitzen.

Zu diesen Pflanzen gehören: Eibisch, Aloegel (► **Abb. 4.33**) und des Standorts im Wasser wegen auch Wasserminze und Seerose.

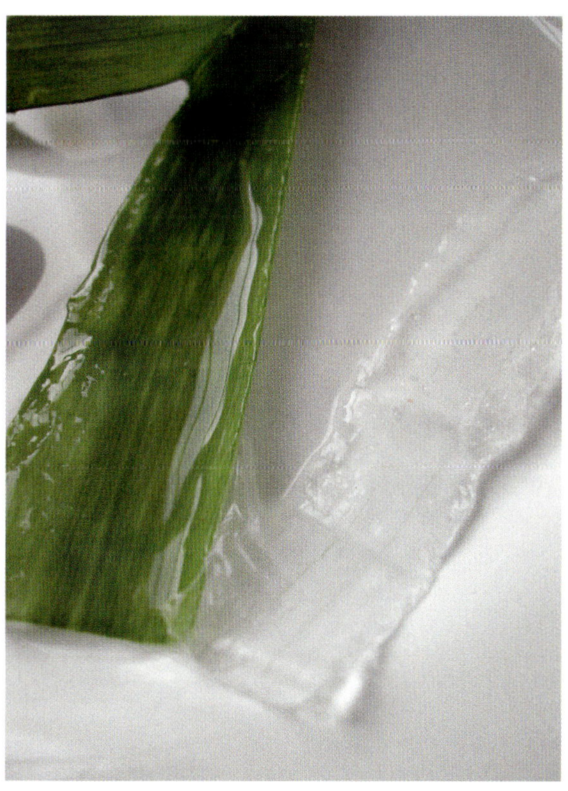

► **Abb. 4.33** Aloegel hat einen Bezug zum kühl-feuchten Wasserelement.

4.6.5 Erde

Diese kalt-trockene, passive, erstarrte und verharrende Kraft ist mit Struktur und Formgebung verknüpft. In der Wurzelbildung, in Pflanzen, welche in extremer Trockenheit gedeihen oder ein sehr langsames und dichtes Wachstum aufweisen, spiegelt sich die erdige Qualität optimal wider. Außerdem manifestieren sich die Qualitäten des Erdelements in starr wirkenden, knorrigen, kantigen Erscheinungsformen, dunklen Blütenfarben und modrig, erdig-holzigem Geruch oder Geschmack.

Auf der Wirkstoffebene zeigen sich hier Gerbstoffe, die eine kühlende, austrocknende und zusammenziehende Wirkung entfalten, außerdem einzelne Aspekte der Kieselsäurewirkung, welche den Pflanzen Struktur und Stabilität vermitteln.

Zu diesen Pflanzen gehören: Eiche, Blutwurz oder Vogelknöterich.

4.7 Signaturen mit Bezug zur Humoralmedizin

Hippokrates von Kos (460–370 v. Chr.) gebührt der Verdienst, die Elementenlehre auf die Medizin übertragen und damit den Grundstein zur Humoralmedizin gelegt zu haben. Was die Elemente im Makrokosmos sind, repräsentieren ab dem 5. Jahrhundert v. Chr. die Säfteprinzipien im Mikrokosmos Mensch. Die Vier-Säfte-Lehre, auch Humoralmedizin genannt, ist im europäischen und arabischen Raum bis zu Beginn des 19. Jahrhunderts das vorherrschende Medizinalkonzept. Die Zuordnung der Pflanzen zu den vier Säfteprinzipien Gelbgalle, Blut, Schleim und Schwarzgalle orientiert sich an den für sie charakteristischen Wärme- und Feuchtigkeitsqualitäten, auch Elementarqualitäten genannt (▶ **Tab. 4.4**).

So fühlt sich beispielsweise eine Gurke und eine Ingwerwurzel in der Hand gehalten unterschiedlich warm an. Spürbar kühler ist die Gurke, obwohl sie bei einer Messung mit Hilfe eines Thermometers dieselbe Temperatur wie der Ingwer hätte. Kühlende Gurkenscheiben können bei Sonnenbrand lindernd eingesetzt werden – Ingwerscheiben im Tee erwärmen die Verdauung und stärken die Abwehrkräfte.

Die dominierenden Qualitäten prägen die Eigenschaft einer Pflanze und sind für ihr therapeutisches Wirkungsvermögen richtungsweisend. Dieses ist letztlich ausschlaggebend für die qualitative, humoralmedizinische Einschätzung von Nahrungs- und Heilpflanzen.

Die wärmebezogenen Eigenschaften von Heilpflanzen werden zusätzlich je nach Intensität in verschiedene Abstufungen eingeteilt (▶ **Tab. 4.5**).

Die Pflanze muss die geforderte Qualität nicht immer aktiv in den Körper einbringen, viel häufiger vermag sie deren Bildung im Körper anzustoßen und aufrechtzuerhalten. So fühlt sich z. B. eine Zwiebel kühl an, entwickelt aber in ihrer Anwendung als Nahrungs- oder Heilmittel schnell eine kräftig wärmende Wirkung. Warme Pflanzen und Nahrungsmittel vermögen entsprechend die körpereigenen Wärmeprozesse anzuregen und aufrechtzuerhalten. Vorhandene kalte Feuchtigkeit (z. B. Schleim) wird durch sie erwärmt, zerteilt und aufgelöst. Kühlende Pflanzen und Nahrungsmittel kühlen direkt, dämpfen die

▶ **Tab. 4.4** Die vier Elemente, ihre Bezüge und Elementarqualitäten.

Element	Elementarqualitäten	Säfteprinzip/Fachbegriff	Deutsche Bezeichnung
Luft	warm und feucht	Sanguis	Blut
Feuer	warm und trocken	Cholera	Gelbgalle
Wasser	kalt und feucht	Phlegma	Schleim
Erde	kalt und trocken	Melancholera	Schwarzgalle

▶ **Tab. 4.5** Wärmequalität von Heilpflanzen

Wärmebezogene Qualität	Pflanzenbeispiel	Wirkungsbeispiel
heiß	Meerettich	stimuliert die meisten Körperfunktionen, stark erwärmend, durchblutungsfördernd
warm	Fenchel	wärmt, öffnet mit Schleim verlegte Körpergänge (z. B. Bronchien), steigert einzelne Körperfunktionen
neutral	Schachtelhalm	weder anregend noch dämpfend
kühl	Weide	entzündungshemmend, zusammenziehend, dämpft einzelne Körperfunktionen, fiebersenkend
kalt	Eisenhut	betäubend, verlangsamt oder stoppt alle Körperfunktionen

Beispiel: *Die Wurzel des Eibischs wird als kalt im 2. Grad und feucht im 2. Grad eingestuft, sie vermag entzündete Schleimhäute zu kühlen und deren Reizung zu vermindern (*▶ **Abb. 4.34***).*

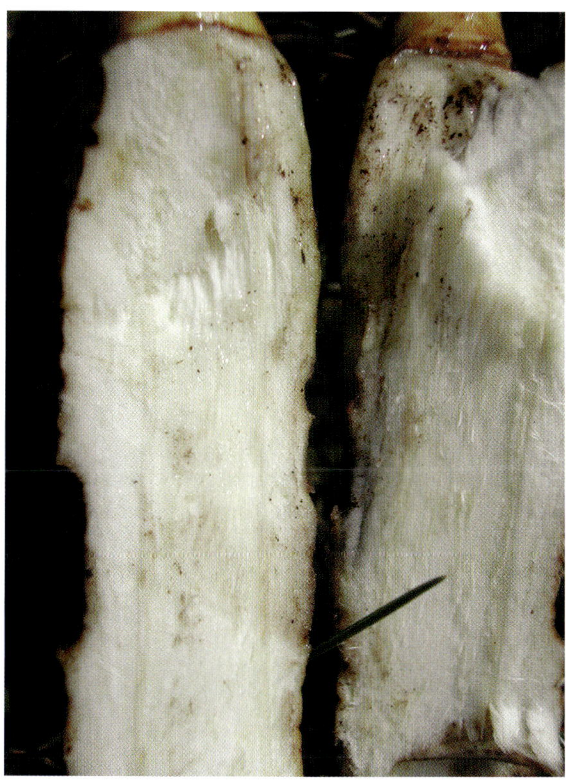

▶ Abb. 4.34 Die kühl-feuchte Eibischwurzel kann überhitzte, gelbgallige Zustände dämpfen und Trockenheit lindern.

Wärmebildung im Körper oder leiten übermäßige Hitze oder Körperausscheidungen aus. Feuchte Mittel regen die Bildung von Feuchtigkeit oder deren Erhalt an – trockene wirken direkt austrocknend oder dämpfen die Feuchtigkeitsprozesse.

Feuchte oder trockene humorale Qualitäten zeigen sich ebenfalls in Abstufungen (▶ Tab. 4.6).

Verschiedene weitere Charakteristika sind neben dem Wärme- und Feuchtigkeitsverhalten bei der Bestimmung der humoralen Pflanzenqualitäten mitbestimmend.

Geschmacksbeispiele:

- Bittere Pflanzen sind meistens leicht wärmend und deutlich trocknend.
- Saure und herbe Pflanzen sind kühlend und trocknend.

In geringerem Masse können auch Farbe, Form, Standort, Lebensweise oder Blühverhalten die humorale Einschätzung einer Heilpflanze beeinflussen. So besitzen die meisten im Winter blühenden Pflanzen eine größere Eigenwärme als Sommerpflanzen, Wasserpflanzen tendenziell eine kühlere als Wüstenpflanzen etc.

Neben allen signatorischen Aspekten ist für das humorale Wirkungsvermögen einer Pflanze letztlich immer die Anwendung ausschlaggebend: In welcher Art und Weise vermag die Pflanze beim Patienten eine Reaktion der Selbstregulation und der Selbstheilungskräfte anzustoßen oder nicht?

▶ **Tab. 4.6** Feuchtigkeitsqualität von Heilpflanzen.

Feuchtigkeitsbezogene Qualität	Pflanzenbeispiel	Wirkungsbeispiel
feucht	Aloegel	kühlt, befeuchtet, erweicht, regeneriert
neutral	Pestwurz	weder trocknend noch befeuchtend
trocken	Blutwurz	trocknet aus, zieht zusammen, sekretionsvermindernd

4.7.1 Die humoralen Qualitäten und zugehörige Heilpflanzen

Pflanzen mit Bezug zum **Sanguisprinzip** sind warmer und feuchter Natur, wie Ingwer und fette Öle (Nachtkerzenöl), oder unterstützen die Sanguisbildung. Sie entfalten eine wärmende, aktivierende, verdauungsfördernde, sekretionsfördernde, allgemein tonisierende, befeuchtende, regenerierende, das Herz-Kreislauf-System unterstützende und durchblutungsfördernde Wirkung.

Beispiele: Kalmus, Brennnessel, Engelwurz

Andere Pflanzen hingegen dämpfen ein übersteigertes Sanguisprinzip: Sie entfalten eine kühlende, beruhigende, trocknende, sekretionshemmende, blutdrucksenkende, entzündungshemmende, krampflösende, schmerzlindernde, fiebersenkende Wirkung oder leiten die übermäßigen Säfte über Körperausscheidungen ab.

Beispiele: Hirtentäschel, Weide

Pflanzen mit Bezug zum **Choleraprinzip** sind warmer und trockener Natur, wie Knoblauch, Thymian, Rosmarin, und besitzen ein wärmendes, aktivierendes, verdauungsförderndes, allgemein tonisierendes und trocknendes Wirkungsvermögen. Sie besitzen jedoch nicht alle ein ausschließlich gelbgalliges Wirkungsvermögen. Viele vermögen über die Anregung des Gallenflusses und anderer Ausscheidungsmöglichkeiten eine Elimination übermäßiger Wärme herbeizuführen.

Beispiele: Löwenzahn, Erdrauch

Diese Pflanzen dämpfen übermäßige Gelbgalle oder leiten hitzige Verunreinigungen über Körperausscheidungen ab (▶ Abb. 4.35). Sie wirken laxierend, harntreibend, schweißtreibend, menstruationsanregend, kühlend, beruhigend, befeuchtend, schleimhautschützend, entzündungshemmend, regen Leber und Galle an, wirken krampflösend, schmerzlindernd, juckreizstillend oder fiebersenkend.

Beispiele: Berberitze, Süßholz

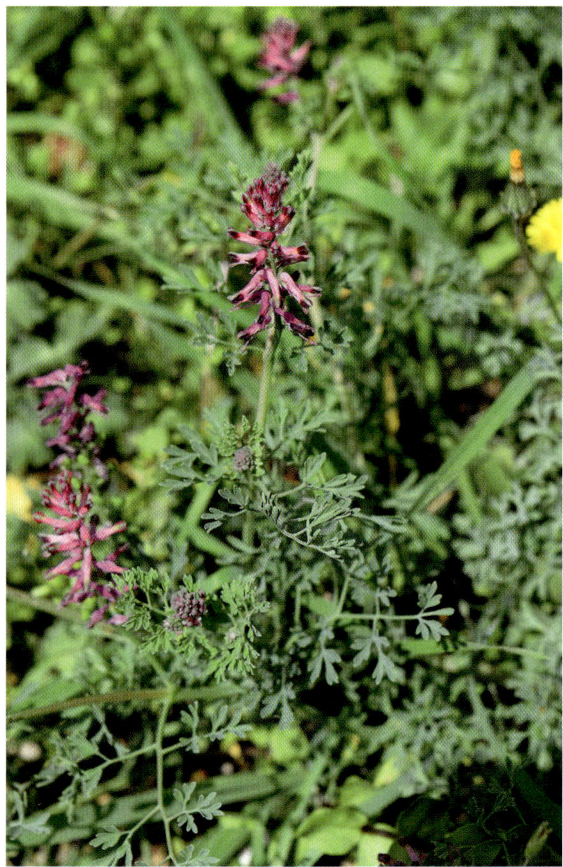

▸ **Abb. 4.35** Bei Anwendungen von Erdrauch können übermäßige Gelbgalle oder gelbgallige Schärfen über das Leber-Galle-System eliminiert werden.

Pflanzen mit Bezug zum **Phlegmaprinzip** sind entweder kalt-feuchter Natur, wie Eibisch, und können entsprechend befeuchtend, schleimhautschützend, kühlend wirken.

Beispiele: Malve, Spitzwegerich

Andererseits gilt es in unserer kühlen Klimazone jedoch häufiger, ein Übermaß an Phlegma zu vermindern, zu erwärmen und zu bewegen. Dazu benötigt die Heilkunde aktivierende, wärmende, lymphflussanregende, zerteilende, verdauungsfördernde, auswurffördernde, schweißtreibende, harnfördernde und abschwellende Heilpflanzen.

Beispiele: Meisterwurz, Fenchel

Pflanzen mit Bezug zum **Melancholeraprinzip** sind kalter und trockener Natur, wie Eiche und Tollkirsche. Sie wirken kühlend, zusammenziehend und vermindern einzelne oder mehrere Lebensfunktionen. Eine Förderung der Schwarzgalle und damit eines Defizits an Wärme und Feuchtigkeit ist langfristig unnötig und nicht erwünscht. Vielmehr gilt es häufiger, ein Zuviel an Schwarzgalle zu vermindern und über Nieren, Menstruationsblutung und Milz abzuleiten. Pflanzen, welche dies bewirken, entfalten wärmende, tonisierend, herz- und kreislaufanregende, stärkende, stimmungsaufhellende, befeuchtende, leber- und galle- oder milzanregende Wirkungen.

Beispiele: Erdrauch, Hirschzungenfarn, Wermut

4.8 Signaturen mit Bezug zur Pathologie

Einzelne Signaturenaspekte sind wegen ihrer offensichtlichen Entsprechungen leicht bestimmbar, wie bei der Linde durch die Herzform ihres Blattes. Andere Bestimmungen erfordern hingegen Abstraktionsvermögen und eine ebenso genaue Kenntnis von Pflanzen, wie von Krankheitsbildern und -symptomen. Denn in bestimmten Signaturen kommen anstelle angestrebter Gesundheitsmotive krankhafte Strukturen und Symptome zum Ausdruck. Pflanzenformen oder Verhaltensweisen von Pflanzen können einer Krankheit, einem Krankheitssymptom oder erkrankten Körperteil ähneln. In Analogie dazu wird bei der Anwendung dieser Arzneipflanzen eine Linderung oder Heilung der betreffenden Krankheit beabsichtigt. Dabei wird ein Bezug zwischen der Heilpflanze und dem Krankheitsmerkmal hergestellt. Der sympathiemedizinische Wunsch bei der Anwendung des Heilmittels ist, dass die mit einem bestimmten „Symptom" lebende Heilpflanze einem von diesem Symptom betroffenen Patienten das Leben erleichtert und derart die Krankheit lindert. So werden in der Signaturenlehre z. B. Pflanzen mit hängenden Blütenköpfchen, wie Mohn, Bachnelkenwurz oder Kuhschelle, als Gegenmittel bei Depression und Melancholie (also beim Hängenlassen des Kopfes) empfohlen.

Der Stuttgarter Apotheker Johann Cudrio von Tours schrieb 1659, dass Pflanzen, die durch ihre Figur oder Farbe Krankheiten oder giftigen Tierarten glichen, eine besondere „Antipathie" gegen diese besäßen. Außerdem verglich er die Signaturenlehre mit einem Buch, aus dem man die Heilkräfte der Pflanzen lernen solle. Denn wie ein Apotheker seine Gefäße beschrifte, um den Inhalt zu erkennen, so „schreibe die Natur auf ihre Gewächse", welche Kräfte in ihnen lägen. Es gebe in der Natur keinen Zufall oder Spielereien – alles habe seinen Zweck und seine Bedeutung: „Gott ist mit der Natur kein Gaukler, daß er so mancherlei Gewächs hervorbringe, nur zum Possen" [89].

4.8.1 Pathologiebezüge zu Form und Struktur

Scharbockskraut besitzt kleine Wurzelknöllchen, die Vitamin C enthalten. Ihrer Form und Farbe wegen werden die Wurzelknöllchen mit Hämorrhoidalknoten in Beziehung gesetzt. Salbe aus Scharbockskrautknöllchen wird noch heute in Frankreich gegen Hämorrhoidalleiden eingesetzt, da sie entzündungshemmend, schmerzstillend, abschwellend und juckreizlindernd wirkt.

Die Zwiebel der Herbstzeitlose weist eine gewisse Ähnlichkeit mit einer geschwollenen, entzündeten Gichtzehe

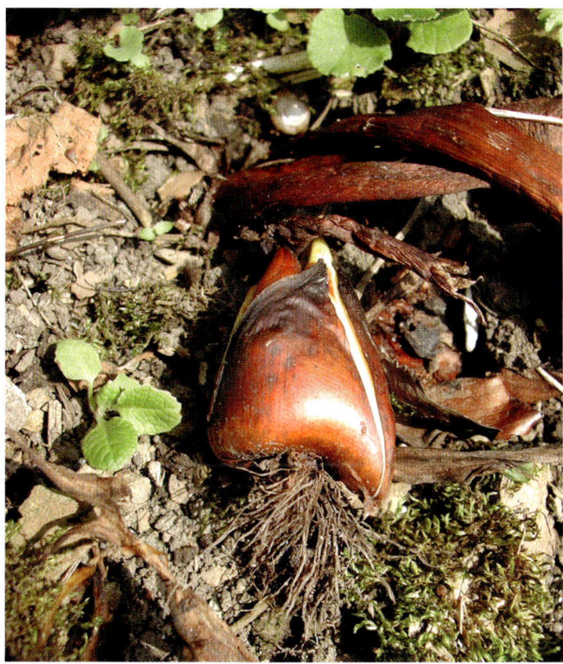

▶ **Abb. 4.36** Die Zwiebel der Herbstzeitlose zeigt eine gewisse Ähnlichkeit mit einem Gichtzeh.

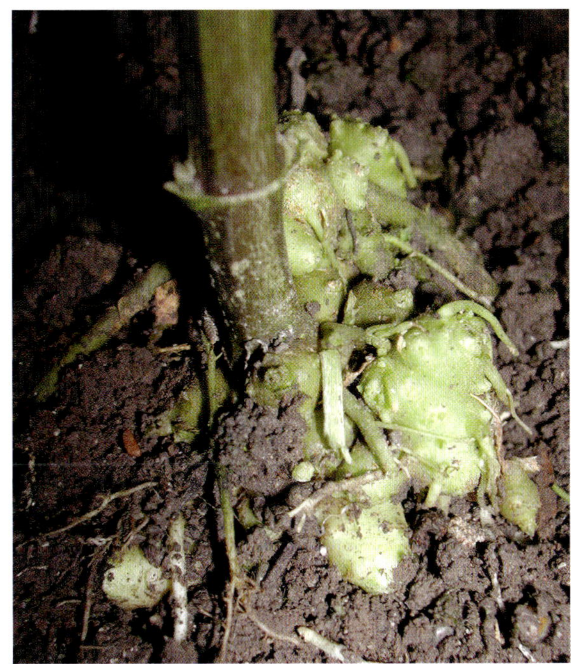

▶ **Abb. 4.38** Die verdickte Übergangsstelle vom Stängel zur Wurzel bei der Braunwurz, *Scrophularia nodosa*, erinnert an geschwollene Rachenmandeln.

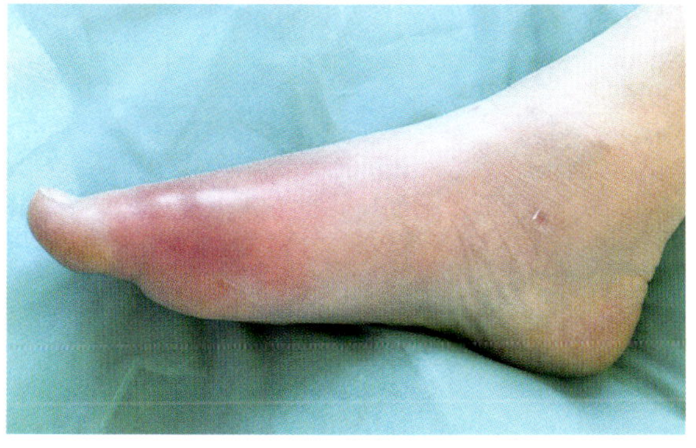

▶ **Abb. 4.37** Geschwollener Gichtzeh. (Battegay E, Hrsg. Differentialdiagnose Innere Krankheiten. 21. Aufl. Stuttgart: Thieme; 2017)

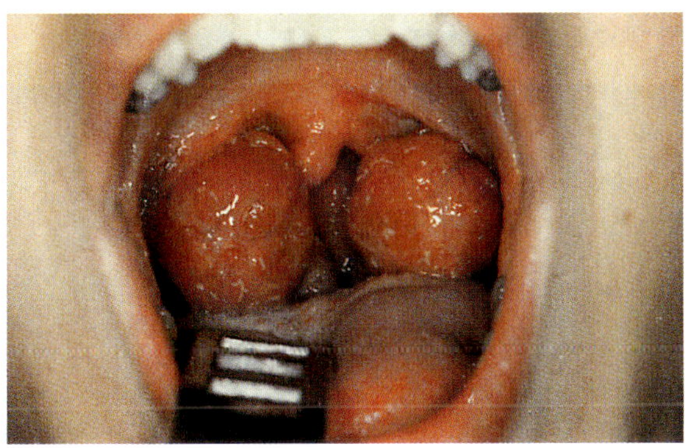

▶ **Abb. 4.39** Die Braunwurz ist ein lymphflussanregendes Mittel, das u. a. bei Mandelschwellung eingesetzt wird. (Berghaus A, Rettinger G, Böhme G. Duale Reihe Hals-Nasen-Ohren-Heilkunde. Stuttgart: Hippokrates; 1996)

auf (▶ Abb. 4.36 und ▶ Abb. 4.37). Die Anwendung von Colchicin aus den Samen der Herbstzeitlose war für Jahrzehnte die einzige Möglichkeit, einen akuten Gichtschub zu lindern, und wird heute noch, wenn auch in vermindertem Umfang, praktiziert.

Sowohl die Knospen von Schöllkraut als auch die Früchte von Thuja ähneln bestimmten Warzenarten und werden seit jeher äußerlich auf solche aufgetragen. Durch ihre zytotoxische Wirkung kann die behandelte Warze zum Verschwinden gebracht werden.

Knotige Braunwurz Diese wichtige Lymphpflanze wird noch heute gegen verschiedenste Entzündungen im HNO-Bereich, u. a. bei Angina oder Lymphknotenschwellung eingesetzt. Sie bildet am Übergang des Stängels in die Wurzel eine geschwulstartige Verdickung, die wie eine geschwollene Mandel aussieht.

Ihr botanischer Name *Scrophularia* stellt den Bezug zum Krankheitsbild der Skrofulose her, welches sich u. a. durch geschwollene, entzündete Mandeln manifestieren kann. Bei genau diesem Krankheitsbild, das sich in der heutigen Zeit vor allem durch chronische oder rezidivierende Schleimhautkatarrhe im HNO-Bereich zeigt, ist die Braunwurz in pflanzlicher, spagyrischer oder potenzierter Form als den Lymphfluss fördernde Heilpflanze angezeigt (▶ Abb. 4.38 und ▶ Abb. 4.39).

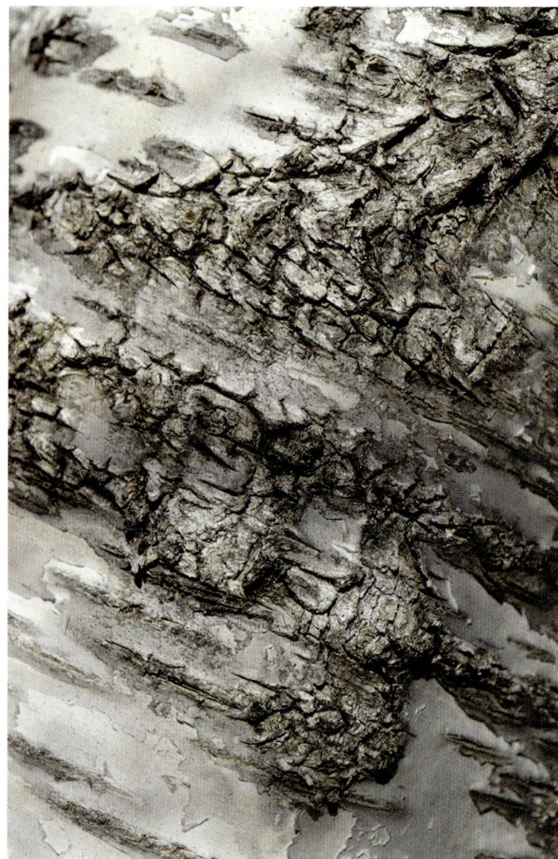

▶ **Abb. 4.40** Birkenblätter werden bei Hautkrankheiten wie der Schuppenflechte als antidyskratisches Mittel eingesetzt.

Zwiebel Die Küchenzwiebel wird ihrer knolligen Form wegen auch bei Gelenk- oder Mandelschwellungen äußerlich als Wickel angewendet.

Isländisches Moos Isländisches Moos wird, da die Flechte bei Trockenheit spröde wird, mit schmerzhaft trockenen Schleimhäuten in Bezug gebracht und eignet sich vortrefflich zur Linderung von Schleimhautreizungen der Atem- und Verdauungswege.

Birke, Eiche, Platane Pflanzen mit schuppiger, aufbrechender oder abschilfernder Rinde, wie Birke, Eiche oder Platane, werden in Analogie zu Hauterkrankungen mit ähnlichem Hautbild gesetzt. Die weiße borkige Rinde junger Birken sieht der Hautkrankheit Psoriasis täuschend ähnlich (▶ Abb. 4.40), weshalb ihre Blätter auch Bestandteil vieler Rezepturen bei Hautentzündung oder eben Schuppenflechte sind (▶ Abb. 4.41). Sie bewirken eine Steigerung der Harnausscheidung und wirken sanft entzündungshemmend.

Harze und klebrige Ausscheidungen von Pflanzen Harze von Nadelbäumen, wie Kiefer und Tanne, oder von Myrrhe, werden bei Verletzung von Pflanzen als pathologisches Produkt ausgeschieden und dienen als Oberflächenverschluss und zur Abwehr von Mikroorganismen. Analog werden sie als Salbe zur Wundheilung und Keimhemmung bei kleineren Verletzungen oder Hautkrankheiten aufgetragen. Ganz ähnliche Verwendungen finden Pflanzen wie Aloe oder Ringelblume, die einen eigenen Mechanismus zur Wundheilung besitzen. Bei Verletzungen des Blattes bildet Aloe innerhalb weniger Stunden ein schützendes und verschließendes Narbengewebe. Klebrige Pflanzenausscheidungen oder Schleimstoffe wirken ähnlich wundheilend bei Verletzungen. Beinwellwurzeln können, wenn sie durch Trittschäden von Tieren in zwei Teile zerbrechen, wegen des hohen Schleimgehalts unter günstigen Bedingungen wieder zusammenwachsen. Diese Eigenheit erlaubt signatorisch den Bezug zu seiner wund- und knochenbruchheilenden Wirkung.

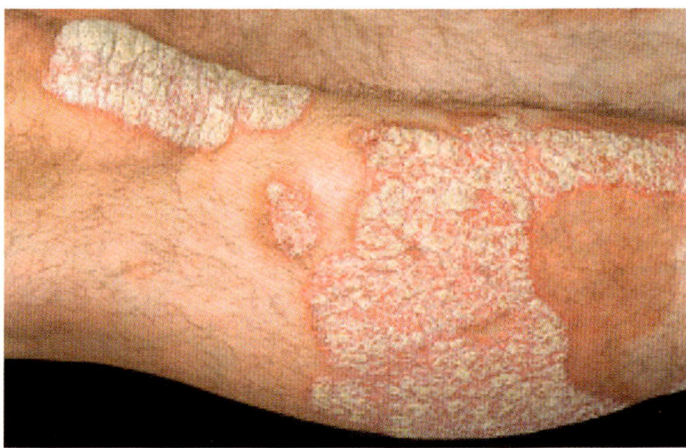

▶ **Abb. 4.41** Die Haut eines Patienten mit Schuppenflechte besitzt große Ähnlichkeit mit der aufgerissenen Rinde der Birke. (Moll I. Duale Reihe Dermatologie. 8. Aufl. Stuttgart: Thieme; 2016)

Skrofulose in der Humoralmedizin

Die Humoralmedizin bezeichnet gewisse pathophysiologische Entgleisungen der Säfteprinzipien als skrofulöse Krankheiten. Dieser Begriff wird in der schulmedizinischen Literatur für ein früheres Krankheitsbild verwendet, das sich u. a. durch tuberkulöse Hals- und Lymphdrüsengeschwulste manifestierte. In der Traditionellen Europäischen Naturheilkunde bezeichnet er jedoch einen Formenkreis von Krankheitsbildern, die sich auf der Grundlage eines Missverhältnisses von physiologischer Wärme und Feuchtigkeit bilden. Der Mangel an Wärme und das Übermaß an Feuchtigkeit führt zu Stauungen (z. B. von Lymphflüssigkeit) und zu Vergrößerung von lymphatischen Geweben, wie Mandeln oder Lymphknoten. Bei der Skrofulose ist die Feuchtigkeit zudem mit Schärfen, d. h. aggressiven Störfaktoren, belastet. Diese entwickeln sich hauptsächlich bei einer ungenügenden Bildung der Säfteprinzipien im Körper und/oder einer mangelhaften Ausscheidungsfähigkeit. Da Schärfen großes pathogenes Potenzial besitzen, müssen sie aus dem Gewebe abtransportiert und zur Ausscheidung gebracht werden. Sonst blockieren sie Körperfunktionen oder werden durch Ersatzausscheidungen wie Haut- oder

Schleimhautentzündungen eliminiert. Chronische oder wiederkehrende Krankheiten, wie Mittelohrenentzündung, Bronchitis oder Neurodermitis, sind mögliche „Austragungsorte" derartiger Krankheitsprozesse. Therapeutisch gilt es, kühl-feuchte Einflüsse (z. B. in der Ernährung) zu vermindern und im Körper Wärmeprozesse zu fördern (z. B. durch vermehrte Bewegung) sowie Ausscheidungsprozesse und den Lymphfluss zu unterstützen. Entsprechend eingesetzte Heilpflanzen besitzen ein sogenanntes antidyskratisches, oder spezifischer ausgedrückt, antiskrofulöses Wirkungsvermögen. Neben der Knotigen Braunwurz gehören hierzu Alant, Augentrost, Bibernelle, Engelwurz, Gundelrebe, Schwarzer Holunder, Kalmus, Kap-Pelargonie, Kapuzinerkresse, Meisterwurz, Thymian u. a.

4.8.2 Pathologiebezüge zum Verhalten von Pflanzen

Misteln verhalten sich in Bezug auf Vegetationszeiten, Schmarotzertum und viele weitere Eigenschaften nicht nach den in der Natur üblichen Gesetzmäßigkeiten, weshalb diese Pflanze bereits im Mittelalter und in der Neuzeit dann vor allem durch den Anthroposophen Rudolf Steiner als Entsprechung zum Krebsgeschehen im menschlichen Körper angesehen wurde. Steiner stützt sich in dem von ihm begründeten Medizinsystem auf verschiedene Bereiche der traditionellen Heilkunde wie die Elemententenlehre, Spagyrik, Homöopathie oder die Signaturenlehre. Ein gewichtiger Unterschied zur klassischen Medizin ist der Einbezug der seelischen und geistigen Aspekte in die Diagnose und Therapie. In der anthroposophischen Pflanzenbetrachtung wird den pflanzlichen Abnormitäten große Bedeutung zugemessen und diese Abnormitäten werden mit den kranken, „abnormen" Zuständen des Menschen in Beziehung gebracht. In der Volksmedizin wird die Mistel außerdem bei Schwindel empfohlen, da sie – obwohl in großer Höhe wachsend – bildlich gesprochen „keinen Schwindel empfindet oder herunterfällt".

Disteln und andere stachelige Pflanzen, wie der Wacholder, werden bei stechenden Schmerzen, vor allem Seitenstechen, aber auch stechenden rheumatischen Schmerzen eingesetzt. Aus heutiger heilkundlicher Sicht entsteht Seitenstechen u. a., wenn bei plötzlicher Betätigung der Skelettmuskulatur Blut aus den zwei Blutspeicherorganen Leber und Milz „gequetscht" wird, um die Muskeln damit zu versorgen.

Die Bildung von Steinen der Gallenblase und der Harnwege wird in der Signaturenlehre mit steinbrechenden Pflanzen, die aus Mauern wachsen oder Bodenbeläge durchbrechen können, assoziiert. So vermag Löwenzahn selbst Asphaltbeläge zu durchdringen (▶ Abb. 4.42) und zeigt damit sein analoges Wirkungsvermögen, Altes sowie erstarrte Altlasten aufzubrechen, zu bewegen und zur Ausscheidung zu bringen.

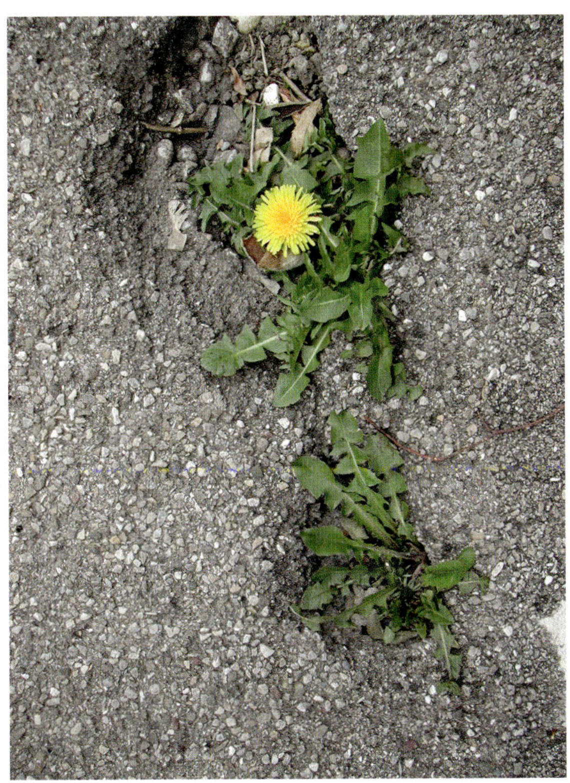

▶ **Abb. 4.42** Löwenzahn bricht sogar durch Asphalt.

4.8.3 Pathologiebezüge zur Farbe

Bei Gelbsucht werden unterstützend gelbe Leberpflanzen wie Löwenzahn oder Schöllkraut verwendet.

Die weiße Taubnessel wird hingegen als Frauenmittel analog zu ihrer Farbe bei Fluor albus (Weißfluss) eingesetzt. Früher wurden je nach Qualität der Beschwerden, also nach der Farbe des Ausflusses, auch die violette oder die gelbe Taubnessel verwendet: Die weiße Taubnessel bei weißlichem, mildem Ausfluss, bei bakteriell-gelblichem Ausfluss die gelbe Goldnessel und bei blutigem Ausfluss die violette Acker-Taubnessel.

Rote Pflanzenteile, wie die Stängel von Mädesüß, werden in der Signaturenlehre mit blutenden, entzündlichen Beschwerden oder auch mit Verbrennungen assoziiert.

4.9 Signatur mit Bezug zur botanischen Familienzuordnung

Botanische Merkmale erlauben eine mögliche Zuteilung zu bestimmten Pflanzenfamilien und ermöglichen dadurch erste Hinweise bezüglich potenzieller Wirkstoffe, Wirkungsweisen und Indikationen.

Linné bildete botanische Familien anhand äußerer Merkmale, vor allem der Blüte. So deuten fünf Blütenblätter einer Pflanze darauf hin, dass sie mit großer Wahrscheinlichkeit zu den Rosengewächsen gehört. Edelgezähnte Blattränder können diesen Hinweis u. U. bestärken. Da die Vertreter dieser einen Familie meist Gerbstoffe enthalten, die zusammenziehend, entzündungshemmend und antibakteriell wirken, lassen sich mögliche Indikationen, die mit der Pflanze in Verbindung stehen, bereits erahnen. Denn Heilmittel, die Gerbststoffe enthalten, werden vor allem bei Entzündungen von Haut und Schleimhaut sowie bei Durchfall eingesetzt. Diese Art von Assoziationskette ermöglicht, aufgrund botanischer Merkmale wie Blüten- oder Blattform, Blattstellung und anderer Merkmale, viele verschiedene Rückschlüsse zu ziehen. Insofern können diese Charakteristiken als moderne Signaturen und die Botanik im weiten Sinne als Teilbereich der Signaturenlehre angesehen werden.

Die aktuelle Umverteilung vieler Pflanzen bezüglich ihrer Familienzugehörigkeit nach neusten phylogenetischen Erkenntnissen (nach genetischem Fingerabdruck) bedeutet diesbezüglich leider eine Abkehr von optisch nachvollziehbaren zugunsten „unsichtbarer“, für das Auge nicht mehr erkennbaren Kriterien. Die neue Zugehörigkeit des Purpurnen Fingerhuts zur Familie der Wegerichgewächse lässt sich z. B. anhand optischer Merkmale nicht erschließen. Allerdings können auch die neuen phylogenetischen Zuordnungen als eine Art Signatur betrachtet werden – nur können diese Zeichen leider nicht mit dem bloßen Auge, sondern nur mit Hilfe sehr komplizierter technischer Verfahren erkannt werden.

4.9.1 Korbblütler (*Asteraceae*) – die Familie der Sonnenbräute

Wie kleine Sonnen oder Sterne (lat. astrum = Stern) öffnen sich die Blütenformen dieser großen Pflanzenfamilie dem Licht entgegen. Auch mit ihren mehrheitlich hellen, oft gelben Farbtönen bringen sie ihre Sonnenhaftigkeit zum Ausdruck. Die enge Verbundenheit mit dem Licht lässt sich beispielhaft an der Ausbildung der Blätter bei ihrem bekanntesten Vertreter, dem Löwenzahn, erahnen. An sonnigen Standorten erlaubt sich das Blatt tiefe Blatteinschnitte, an schattigen Plätzen benötigt das Blatt mehr Oberfläche für die Fotosynthese und lässt deshalb nur kleine Einschnitte zu (▸ Abb. 4.43). Der Löwenzahn macht seine Zugehörigkeit zur Familie der Korbblütler zudem mit seiner Blütengestaltung und seinen Flugsamen deutlich.

Auch das Bewegungsmuster von Korbblütlern folgt dem Rhythmus des Lichts. Viele öffnen sich bei sonnigem Wetter, meist sogar zu vorhersagbaren Tageszeiten. Bei bedecktem Himmel und vor dem Dunkelwerden schließen sie sich wieder. Entwicklungsgeschichtlich zeigt diese Familie die Blütenpflanze in ihrer Höchstform. Was uns als einzelne Gesamtblüte erscheint, entpuppt sich bei genauerem Hinsehen als Ansammlung dutzender bis hunderter kleiner Einzelblüten in einem gewölbten oder flachen Blütenboden (daher der frühere lateinische Name „Compositae“ von „compositum“ = zusammengesetzt). Diese vermeintliche Gesamtblüte wird von einem grünen Scheinkelch aus Hochblättern umhüllt, der ihr das Aussehen einer perfekten Einzelblüte verleiht. Das Zentrum dieses Blütenkorbes besteht oft aus kleinen Röhrenblüten, die von einem Kranz von Zungenblüten umgeben sind. Allerdings beschränkt sich bei einigen Arten die Gesamtblüte ausschließlich auf Röhrenblüten, z. B. bei der Pestwurz, oder auch auf reine Zungenblüten, wie bei der Wegwarte.

Dieses klassische Grundprinzip zieht sich durch die ganze Familie und zeigt sich in zwei Spielformen:

- Körbchenvertretern wie der Sonnenblume
- Köpfchenvertretern wie der Kamille

Abgesehen von diesem streng eingehaltenen Muster zeigt die Familie große Gestaltungsfähigkeit und Variabilität, was Größe, Farbe oder Blattform betrifft. Botanisch auffallend sind im Weiteren der bei manchen Familienmitgliedern vorhandene Milchsaft und die Haarbüschelsamen, beides findet sich z. B. beim Löwenzahn. Im Wurzelbereich herrschen häufig kräftige Pfahlwurzeln vor, die Inulin enthalten können. Ihre Aufgabe ist es, verdichtete Böden aufzubrechen und in tiefen Bodenschichten die benötigten Mineralstoffe und Spurenelemente zu erschließen.

Fast alle Korbblütler sind vitale Kräuter oder Stauden, einige bevölkern als Kosmopoliten die ganze Erde. Überall siedeln sie sich in großen Gemeinschaften an, in Amerika, Asien, Afrika, Australien und Europa. Die Ausbildung

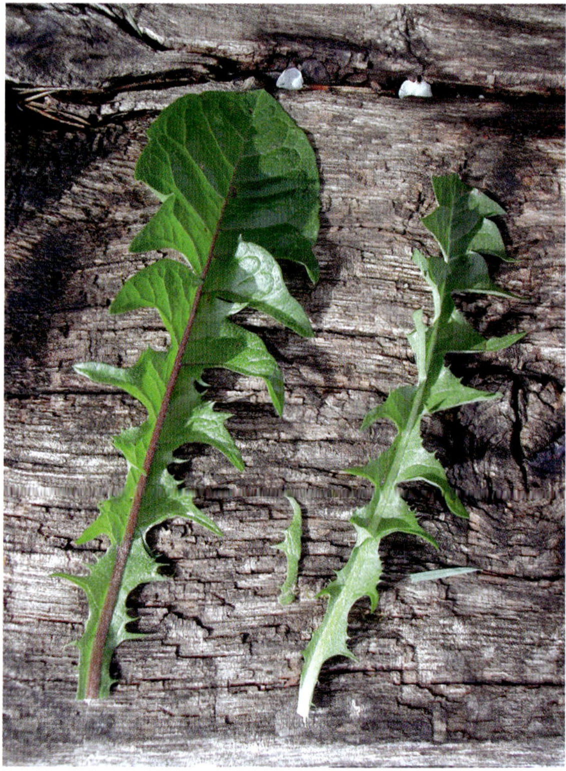

▸ **Abb. 4.43** Das Löwenzahnblatt, das auf der linken Seite liegt, ist an einem schattigen Standort gewachsen, das Blatt auf der rechten Seite an einem sonnigen Standort.

von Flugsamen hilft ihnen bei der Eroberung von Pionierflächen. Ihre Bedürfnisse sind bescheiden: Nur Licht darf nicht fehlen, weshalb sie den hohen Norden meiden. Bezüglich ihrer Standorte zeigen sie eine große Anpassungsfähigkeit, sie lassen sich im Gebirge, der Wüste oder auch am Meeresstrand nieder. Viele ihrer Vertreter sind recht bekannt, z. B. Löwenzahn, Gänseblümchen, Astern, sei es als Pusteblumen, Blütenkränze oder Sträußchenpflanzen. Asteraceaen sind oft Kulturfolger und drängen sich, nicht immer zur Freude der Gärtner, dem menschlichen Umfeld regelrecht auf: Als Spontanvegetation (Unkräuter) überdecken Löwenzahn, Berufkraut & Co. in kurzer Zeit jeden Flecken unbedeckten Bodens. Auch im Jahreslauf sind sie stets sichtbar: So läuten Gänseblümchen und Huflattich Anfang März den Winter aus, Astern und Ringelblumen halten das Familienwappen hoch bis sie der erste Frost besiegt.

Zu ihren Vertretern gehören:

- Speisepflanzen wie Artischocke, Kopfsalat
- Ölpflanzen wie Sonnenblume, Saflor (Distelöl)
- Ziergarten- und Straußpflanzen wie Astern, Gerbera
- Färbepflanzen wie Färbekamille, Tagetes
- Rupf- oder Orakelblume wie Margerite („Sie liebt mich, sie liebt mich nicht")
- Heilpflanzen wie Schafgarbe, Wermut, Huflattich

In all den mannigfachen Verwendungsmöglichkeiten kommt der wohlwollende Sonnenaspekt dieser wertvollen Familie zum Ausdruck: in ihrer Vitalität, ihrem Nährwert, ihren angenehmen Düften und Farben und nicht zuletzt in ihrer großen Heilkraft. Gerade diese Qualität macht sie zu wichtigen Begleitern an gesunden und kranken Tagen.

Wirkprinzipien

An materiellen Wirkprinzipien lässt sich bei der Familie der Korbblütler ein breites Spektrum von Inhaltsstoffen finden:

Ätherische Öle, wie z. B. in der Kamille, sind nicht bei allen Asteraceaen oder teilweise nur in kleineren Mengen zu finden. Sie werden wegen ihrer wundheilenden und desinfizierenden Wirkung hochgeschätzt.

Im Frühling bieten andere Vertreter kräftige Bitterstoffe (z. B. Löwenzahn) an, welche gerade in dieser Jahreszeit zur Anregung des Stoffwechsels, der Verdauung und Lebertätigkeit gerne eingesetzt werden. Ebenso lassen sich größere Mengen an Flavonoiden, z. B. in der Ringelblume, finden. Diese gelben Farbstoffe (viele Korbblütler besitzen eine gelbe Blütenfarbe) wirken u. a. gefäßabdichtend und entzündungshemmend. Aus den Samen lassen sich bei bestimmten Pflanzen fette Öle gewinnen, z. B. aus denen der Sonnenblume.

Schließlich sammeln sich im Herbst in den Wurzeln beachtliche Mengen Inulin als Energiespeicher für die ersten Frühlingsstunden an, beispielsweise beim Topinambur. Diese Zweifachzucker können therapeutisch zur Regulation des Blutzuckerspiegels eingesetzt werden.

Die Korbblütler sind dem Menschen also alle wohlgesinnt – ihre Wirkung auf die Gesundheit ist sonnenhaft, stärkend und belebend. Sie wärmen, reinigen und regen unsere Abwehrkräfte an. Giftpflanzen wie der Giftlattich sind die sehr seltene Ausnahme und sogar aus diesem wurde in früheren Zeiten ein schwach beruhigendes Mittel, das Lactucarium, als milder Opiumersatz gewonnen.

Einige Vertreter der Korbblütler sind durch ihren Gehalt an Pyrrolizidinalkaloiden, die zufolge umstrittener Studien eine potenziell mutagene Wirkung besitzen, in Verruf geraten: Das betrifft vor allem die Pestwurz und den Huflattich, die heute in Form pyrrolizidinfreier oder -gereinigter Arzneimitteln erhältlich sind. Außerdem besitzen bestimmte Familienmitglieder für manche Menschen zu viel Sonnenqualität – den Kontakt mit ihnen bezahlen diese mit allergischen Reaktionen. Gärtner, Apotheker, aber auch andere Erwachsene und Kinder, die mit Mutterkraut, Kamille, Alant oder Arnika in Kontakt kommen, können ein Lied davon singen. Auch der Pollen von Beifuß oder Ambrosia kann zu allergischen Reaktion führen. Gerade in diesen Überreaktionen, z. B. Hautausschlag oder Atemwegsreizungen, spiegelt sich deutlich der feurige, cholerische Charakter der Asteraceaen wider. Humoralmedizinisch sind ihre Qualitäten meist warmer und trockener Natur, viele Pflanzen dieser Familie leiten im humoralmedizinischen Sinne gelbgallige Schärfen über die Leber oder die Nieren aus.

Endlos wäre die Liste heilkräftiger Korbblütler, wie Goldrute, Wermut oder Sonnenhut. Unter ihnen stechen vor allem Wundheilmittel (z. B. Ringelblume, Schafgarbe) sowie Leber-Galle-Pflanzen (z. B. Mariendistel, Wermut) hervor. Außerdem finden sich unter den heilsamen Korbblütlern viele Pflanzen mit Wirkungen auf die Atemwege, den Urogenitalbereich und die Abwehrkräfte.

Zu den Korbblütlern gehören:

- Atemwegspflanzen wie Alant, Huflattich, Pestwurz
- Leberpflanzen wie Löwenzahn, Kardobenediktenkraut
- Urogenitalpflanzen wie Beifuß, Goldrute, Mutterkraut, Schafgarbe
- Abwehrpflanzen wie Silberdistel, Sonnenhut, Wasserdost
- Haut- und Wundheilpflanzen wie Kamille, Ringelblume, Arnika

Korbblütler-Signaturen

- Blüten als Ansammlung zahlreicher Einzelblüten in Köpfchen oder Körbchen
- Bildung von Haarbüschelsamen
- teilweise Bildung von Milchsaft
- Bildung von ätherischen Ölen oder Bitterstoffen
- viele Leber-, Stoffwechsel- oder Wundheilpflanzen

4.9.2 Lippenblütler (*Lamiaceae*) – die luftigen Feuertänzer

Viele Vertreter dieser großen Familie sind als krautartige Gewürz- und Heilmittel wohlbekannt. Ursprünglich aus dem Mittelmeerraum stammend bringen sie viel Sonnenqualitäten, kräftig-aromatische Düfte und vielfache Heilwirkungen mit sich. In ihrer Heimat gedeihen sie häufig an steinigen und sehr trockenen Standorten, wo sie gleichzeitig viel Sonnenschein ausgesetzt sind. Vereinzelte Lippenblütler bevorzugen feuchte Standorte am oder im Wasser, z. B. Wolfstrapp oder Wasserminze. Die meisten haben sich jedoch gegen Hitze und Sonnenschein gewappnet, indem sie ihre Blätter wie bei der Salbei mit einem Haarpelz überziehen, diese wie bei der Rosmarin zu schmalen nadelförmigen Formen zusammenziehen oder verholzte Stängel ausbilden.

Die charakteristischen Merkmale dieser sulfurisch-feurigen Familie zeigen sich in vierkantigen, oft hohlen Stängeln der in Ober- und Unterlippe geteilten Blüte und kreuzgegenständiger Blattstellung. Die relativ einfach gegliederten Blätter und die zweiteilige Blüte verströmen bei vielen ihrer Vertreter einen arttypischen Duft, um potenzielle Bestäuber anzulocken. Die typische Lippenblüte ist eigentlich ein etagenweise (quirlständig) angeordneter „Hangar" für Bienen und andere Insekten, welche durch Nektartröpfchen angelockt werden. Beim Besuch eines solchen Gastes wird ihm unbemerkt entweder Pollen auf den Rücken „geladen" oder dieser durch die weiblichen Blütenteile wieder „entladen". Die Blütenfarben decken ein großes Farbspektrum von Weiß, Gelb, Rot, Blau und Violett ab.

Wirkprinzipien

In den Früchten, die oft Nüsschen sind, sowie den Samen finden sich neben den beinahe im Überfluss vorhandenen ätherischen Ölen auch Harze oder fette Öle. Daneben in verschiedenen Pflanzenteilen, aber auch Gerbstoffe, Bitterstoffe und Flavonoide, weshalb die ganze Familie außergewöhnlich heilsam wirkt. Die Heilpflanzen unter den Lippenblütlern entfalten eine wärmende, durchblutungsfördernde und desinfizierende Wirkung. Einzelne Vertreter wirken auch krampflösend, auswurffördernd auf die Atemwege, regen die Bildung von Verdauungssäften an, beruhigen oder regen das Nervensystem an.

Zu den Lippenblütlern gehören: Melisse, Minze, Origano, Salbei, Thymian, Ysop

Lippenblütler-Signaturen (▸ Abb. 4.44)

- vierkantiger, hohler Stängel
- zweiteilige, in Ober- und Unterlippe geteilte Blüte
- kreuzgegenständige Blattstellung
- Bildung ätherischer Öle
- Gewürze
- viele Atemwegs- und Verdauungspflanzen

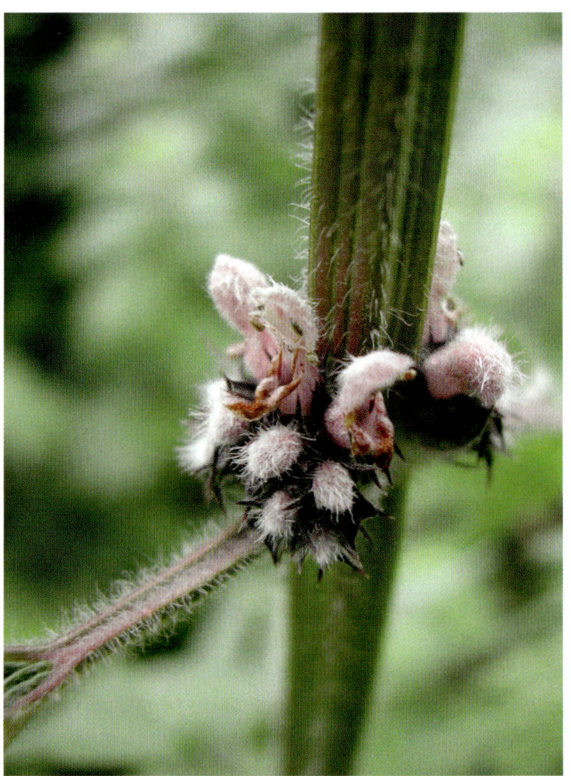

▸ **Abb. 4.44** Das Herzgespann zeigt seine Zugehörigkeit zur Familie der Lippenblütler deutlich auch seinen vierkantigen Stängel, seiner Blütengestaltung und kreuzgegenständigen Blattstellung.

4.9.3 Doldenblütler (*Apiaceae*) – irdische Antennen

Auch diese Familie hat ihren Herkunftsschwerpunkt im Mittelmeerraum und vermag wie die Lippenblütler die starken Sonnenkräfte in Form ätherischer Öle zu speichern. Sie besiedelt verschiedenartigste Standorte, von den Meeresküsten bis zum Hochgebirge Zentralasiens. Ihre Vertreter sind kräftig, vital und schnellwachsend. Das Wachstum ist dabei nicht auf Stabilität ausgerichtet, sondern dient dem innigen Austausch mit ihrer Umgebung.

Fiederteilige Blattgestaltung in vielgestaltigen Formen und meist als Doppeldolde aufgebaute Doldenblüten schaffen eine vergrößerte Kontaktfläche zum Umfeld. Diese wird zudem durch die hohle Stängelgestaltung, die Bildung von Blattscheiden und sogar durch Luftkammern in den mächtigen Wurzeln zusätzlich vergrößert. Die Mitglieder dieser merkurhaften Familie pflegen regen Austausch mit der Umgebung, einerseits indem sie ätherische Öle verströmen, andererseits indem sie als Nektarspender viele Insekten anziehen. Die Blüten des Waldengelwurzes z. B. sind wahre Tummelplätze für Bienen, verschiedenste Fliegen, Käfer, Raupen und Schmetterlinge. Im Herbst neigen die Stängel zur Verholzung und bleiben teilweise bis zum Frühjahr stehen.

Die schirmförmigen Doldenblüten sind meist gelb, weiß, in Ausnahmefällen rosa. Aus ihnen bilden sich harte, zweiteilige, oft ölhaltige Früchte, sogenannte Doppel-Achänen. In dieser Gemüse- und Gewürzfamilie können sich in sämtlichen Pflanzenteilen ätherische Öle in großen Mengen bilden. Einige Vertreter zeigen den höchsten Gehalt in den kräftigen Wurzeln (z. B. Liebstöckel), andere in den Blättern, den Blüten oder den Früchten (z. B. Kümmel). Zusätzlich bilden sich in den Blättern teilweise Bitterstoffe, Flavonoide und vereinzelt auch Gerbstoffe.

Wirkprinzipien

Das Wirkvermögen der *Apiaceae* zeigt sich in einer appetitanregenden, blähungswidrigen Wirkung auf den Verdauungstrakt, einer auswurffördernden Wirkung auf die Atemwege und einer harn- und/oder menstruationsanregenden Wirkung auf den Urogenitaltrakt.

Neben diesen wohltuenden Wirkungen finden sich jedoch auch einzelne wenige Giftpflanzen in dieser Familie, z. B. der hochgiftige Schierling oder die Hundspetersilie. Da sich die genaue Bestimmung der einzelnen, oft sehr ähnlich aussehenden Doldenblütler schwierig gestalten kann, ist darum erhöhte Vorsicht beim Sammeln und Verwenden von Pflanzenteilen geboten. Die Familie beheimatet auch etliche Vertreter wie Sellerie, die ein erhöhtes Allergiepotenzial aufweisen und meist durch ihren Gehalt an Furanocumarinen fotosensibilisierend wirken können.

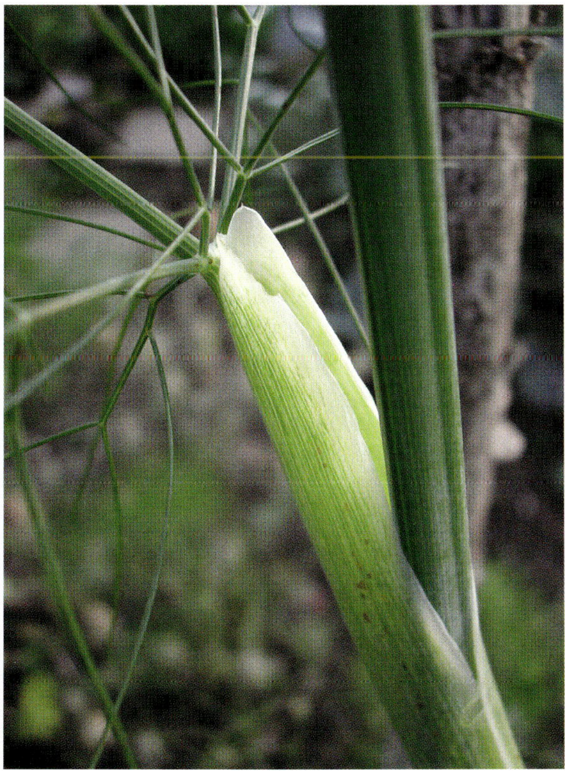

▸ **Abb. 4.45** Fenchel besitzt alle Merkmale der Doldengewächse, die charakteristische Blütengestaltung, feingefiederte Blätter, einen hohlen Stängel und einen kräftigen Geruch.

Zu den Doldenblütlern gehören: Angelika, Dill, Fenchel, Liebstöckel. Meisterwurz, Sellerie.

Doldenblütler-Signaturen (▸ Abb. 4.45)

- Doldenblüte
- hohle Stängel
- Bildung von aufgeblasenen Blattscheiden
- gefiederte Blätter
- Bildung von ätherischen Ölen
- Gewürze
- Atemwegs- und Verdauungspflanzen

4.9.4 Nachtschattengewächse (*Solanaceae*) – zwischen Teufelsküche, Heil- und Nahrungsmittel

Im traditionellen Heilpflanzenwissen kommt häufig eine tiefere Verbindung zu einer Pflanze zum Ausdruck, als es für moderne Menschen rational nachvollziehbar und verständlich ist. In diesem Weltbild haben jedoch nicht nur pharmakologische, sondern auch kulturelle, schamanistische, religiöse und sogar bewusstseinsverändernde Aspekte von Pflanzen ihren Platz. In der Volksmedizin und dem volkstümlichen Wissen von Kräuterkundigen hat dieses tiefe Pflanzenverständnis überlebt. Diese Menschen wissen um die angstlösenden, aphrodisierenden, visions- oder traumfördernden Kräfte der Nachtschattengewächse.

Bereits der Name dieser Pflanzenfamilie spiegelt ihre ambivalente Position wieder. Im Deutschen kommt darin die Verwendung als Heilbringer gegen den nächtlichen Alptraum, den „Nachtschaden", zum Ausdruck. Unterschwellig wird dabei aber auch der Ruf der Pflanzen, angeblich mit den dunklen Mächten in Verbindung zu stehen, angedeutet. Der lateinische Familienname „Solanaceae" betont dagegen die heilsame Seite der Familie: Das lateinische „solamen" bedeutet Trost bzw. „solari" trösten oder lindern und leitet sich von der Verwendung dieser Pflanzen gegen Schmerzen und Angstzustände ab. Denn mit Hilfe der heilkräftigen Vertreter dieser Familie kann nicht nur auf Körperfunktionen des Menschen, sondern auch auf die Psyche und den Bewusstseinszustand eingewirkt werden. Dadurch erscheint die ganze Familie der Nachtschattengewächse geheimnisvoll, aber auch verführerisch und gefährlich. In der Tat gehören ihr starke Giftpflanzen wie die Tollkirsche oder das Bilsenkraut an, aber auch Tabak oder Gewürze und Nahrungsmittel wie Chili und Kartoffel. In der Pflanzenwelt existiert keine Trennung in gute und böse Pflanzen. Meist gehen aus gefährlichen Giften – in richtiger Dosierung angewendet – sogar wichtige Heilmittel hervor. Diese werden auch heute noch in der Schulmedizin, Heilpflanzenkunde, Spagyrik und Homöopathie verwendet. Mehrere haben außerdem traditionell eine Bedeutung für Kult- oder Ritualzwecke oder als Räucherpflanzen.

In Mitteleuropa treten einzelne Arten als Kräuter oder Stauden auf, strauchartige Nachtschattengewächse sind in unseren Breiten hingegen nicht üblich. Die Mehrheit ihrer Vertreter wächst in den Tropen und Subtropen, vor allem in Zentral- und Südamerika. Die ganze Familie erscheint uns als vitale, aber auch fremdartige und düstere Pflanzen. In ihrem Ausdruck sind sie – sowohl Blätter, Blüten wie auch Früchte betreffend – äußerst vielgestaltig. Alle Pflanzenteile können unangenehm, teilweise sogar stark betäubend (z. B. Stechapfelblüte) riechen. Die Blüten zeigen sich als Becher, Glocken oder Röhren. Einzelne Vertreter bevorzugen eine nächtliche Blütezeit (Stechapfel) oder sind Kurztagespflanzen, wie Tabak, der erst bei einer sich verkürzenden Tageslichtdauer erblüht. Die Früchte sind oft Beeren (z. B. Tollkirsche) oder vielsamige Kapseln (z. B. Bilsenkraut). Dunkelviolette Farbtöne treten je nach Vertreter im Bereich der Wurzel, der Blüte oder der Frucht auf und sind in dieser Familie beinahe als charakteristisch zu betrachten.

Wirkprinzipien

Nicht wenige Solanaceaen sind wahre Alkaloid-Junkies, die verschiedenste stickstoffhaltige Verbindungen enthalten. Als Abbauprodukte des pflanzlichen Stoffwechsels werden diese auskristallisiert und abgelagert. Wegen ihrer deutlichen Wirkung auf das Nervensystem sind viele dieser Stoffe, z. B. Atropin, Hyoscyamin, Scopolamin, giftig und rezeptpflichtig. Auffallende Zeichen einer Vergiftung durch diese Stoffe sind zunächst vor allem eine gesteigerte Unruhe, eine erhöhte sexuelle Erregbarkeit und Herzfrequenz, eine charakteristische Pupillenerweiterung, Trockenheit der Mundschleimhäute, Hitze der Haut, Sinnestäuschungen und Halluzinationen. Hans-Peter Dürr (1929–2014), deutscher Physiker, fasst zusammen: „Nachtschattengewächse machen uns heiß wie einen Rammler, blind wie eine Fledermaus, trocken wie einen Knochen, rot wie eine Runkelrübe und verrückt wie eine Henne" [64].

In höheren Dosen können die betreffenden Alkaloide schwerste Vergiftungen verursachen: Schwindel, Delirium, Herzstillstand und Atemlähmung mit tödlichem Ausgang gehören zu den potenziellen toxikologischen Symptomen. Neben rein körperlichen Zeichen können auch Psychosen und massive Angstzustände ausgelöst werden. In genau bemessenen therapeutischen Dosen angewendet können dieselben Pflanzen jedoch beruhigende, krampflösende und schmerzlindernde Wirkungen entfalten. Bestimmte Alkaloide ähneln Neurotransmittern und verstärken oder vermindern an Synapsen und Rezeptoren deren Wirkung. Atropin kann z. B. im Körper an die Stelle von Acetylcholin treten und auf diese Weise die Verdauung, Muskulatur und Herztätigkeit beeinflussen. Aus diesen Gründen werden einzelne Alkaloide aus Nachtschattengewächsen heute noch in Form standardisierter Arzneimitteln in der Schulmedizin verwendet.

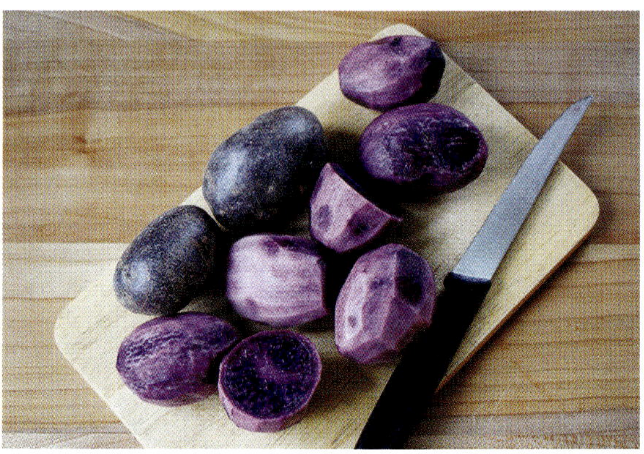

▶ **Abb. 4.46** Die Kartoffel (hier eine blau-violette Sorte) zeigt mit ihrer Blütengestaltung, dem violetten Farbton der Keime und ihrer Giftigkeit im rohen Zustand ihre Zugehörigkeit zu den *Solanaceaen*.

In der Giftigkeit dieser eigenartig-eigenwilligen Pflanzenfamilie, ihrer Rauschhaftigkeit, ihren dunkelvioletten Farbtönen und teilweise unangenehmen Gerüchen kommen Saturn oder auch die transsaturnischen Gestirne Uranus, Neptun und Pluto zum Ausdruck. Humoralmedizinisch betrachtet, wird ihre schmerzstillende, dämpfend-betäubende und bewusstseinstrübende Wirkweise als sehr kühl und trocken bewertet. In therapeutischen Dosen meist in potenzierter Form eingesetzt, vermögen diese Heilmittel gelbgallige, überhitzte Schärfen, die sich z. B. durch Krämpfe äußern, zu kühlen.

Mit der Entdeckung und Kolonialisierung der neuen Kontinente, Amerika und Asien, kamen bisher unbekannte Nahrungspflanzen nach Europa: Kartoffeln (▶ **Abb. 4.46**), Tomaten, Paprika und Auberginen. Im Gegensatz zu den giftigen Vertretern der Nachtschattengewächse haben ihre genießbaren Vertreter einen meist weniger auffälligen und düsteren Ausdruck. Die Blüte zeigt die klassische Glöckchenform vieler Nachtschattengewächse in unterschiedlichen Farben.

Die derselben Familie angehörigen Lebensmittel Chili und Tomate haben eine lange Kulturgeschichte und sind aus unserer heutigen Ernährung nicht mehr wegzudenken. Im Gegensatz zu ihren Verwandten Tollkirsche oder Stechapfel sind sie ungiftig – auch auf diese Weise zeigt sich in dieser Familie eine starke Polarität zwischen Leben und Tod, Nahrungs- oder Heilmittel und Gift.

Zu den Nachtschattengewächsen gehören: Bilsenkraut, Stechapfel, Tollkirsche.

Nachtschatten-Signaturen

- violette Farbtöne
- unangenehme Gerüche
- teilweise Bildung ähnlicher Blütenformen (Typ Tomatenblüte)
- Bildung von Alkaloiden und Giftstoffen

4.9.5 Rosengewächse (*Rosaceae*) – eine fruchtbare und harmonische Familie

Symbolträchtig, blütenreich und fruchtbringend präsentieren sich die Verwandten der Rose. Ihr Anblick, Genuss, Dasein und Ausdruck erfreut nicht nur Auge, Nase und Mund (Rosenwasser wird in der Küche verwendet, z. B. als Zutat bei der Herstellung von Marzipan), sondern auch das Gemüt. Rosengewächse wirken edel, harmonisch und ausgewogen gestaltet (▶ Abb. 4.47). Weder übertriebene Formenvielfalt noch eine gefährliche Giftbildung findet sich in dieser bedeutenden Pflanzenfamilie. Ihr Vorkommen beschränkt sich hauptsächlich auf die gemäßigten Zonen der Nordhalbkugel. Weltenbummler wie die Brombeere sind die Ausnahme. Wasserpflanzen fehlen gänzlich, nur einzelne Vertreter der Familie leben in feuchten Moorgebieten. Neben mittelgroßen Bäumen und Sträuchern zeigen sie sich vor allem als krautige Gesellen, die meist ausdauernd sind und dafür teilweise Überdauerungsorgane wie Rhizome bilden.

Ins Auge sticht die enorme Blütenpracht von Obstbäumen, wie Kirsch- oder Apfelbäumen. Die Einzelblüte verströmt in Form, Farbe und ihrem verführerischen Duft Sinnlichkeit und Harmonie. Zart und doch elegant gestaltet, besitzt sie als charakteristische Ausdrucksform fünf Kelch- und fünf Blütenblätter (Ausnahme: Blutwurz/Tormentill mit vier Blütenblättern). Das geschlechtsbetonte Wesen der zwittrigen Blüte zeigt sich in zahlreichen Staubblättern (oft 20) und 1–5-zähligen Fruchtblättern. Empfindsam wie sie sind, blühen sie oft erst nach den letzten Frösten, sind kurzlebig und welken schnell. Aus diesem Grund bilden viele Rosengewächse ein wahres Blütenmeer und locken potenzielle Bestäuber mit viel Nektar und Pollen an. Die Farbgebung zeigt sich gerne pastellfarben, meist rosa oder rosarot. Grelle, blaue oder dunkle Farben finden sich bei Wildformen eigentlich nie. In all diesen Qualitäten zeigt sich ein starker Bezug zum Gestirn Venus, die bei ihrem Lauf um die Erde innerhalb mehrerer Jahre ein fünffaches Schleifenmuster vollführt, das letztlich einen Fünfstern bildet.

Die edle Rose als Namensstifterin der Familie wurde von Kreuzfahrern nach Europa gebracht. Noch immer wird in der Türkei und in Marokko aus speziellen Rosenarten das kostbare und teure Rosenöl destilliert. Als Nebenprodukt entsteht dabei Rosenwasser (Hydrolat), welches für Kosmetika und sogar zum Kochen verwendet wird. Ätherische Öle beinhalten Rosengewächse allerdings nicht in so großen Mengen wie Lippen- oder Doldenblütler. Für die Destillation eines Liters Rosenöl werden deshalb mehrere Tausend Kilo Blütenblätter benötigt.

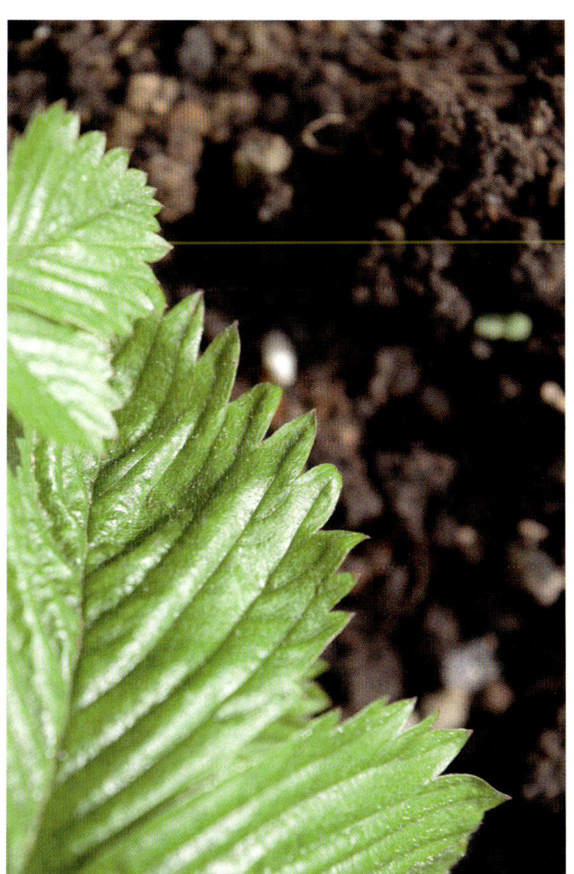

▶ **Abb. 4.47** Die Blätter der Rosengewächse besitzen edel gezähnte oder gesägte Blattränder, wie hier beim Erdbeerblatt.

Symbol der Liebe

Die Rose ist seit Urzeiten ein Symbol der Liebe, Sinnlichkeit und Leidenschaft und aus diesem Grund verschiedenen Liebesgöttinnen wie Venus, Aphrodite und Freya geweiht. Sie steht für die Welt der Gefühle, der Sinnlichkeit und gelebten Sexualität. Ganz anders als die ebenso hoch angesehene Lilie, welche Reinheit, Unschuld und Jungfräulichkeit (z. B. die Madonnenlilie) verkörpert. In Gedichten, Märchen, Liedern und Mythen wird die Rose ihrer Farbe und ihres Duftes wegen als Zeichen der Schönheit besungen. Sie ist die Königin der Blütenpflanzen, der vollkommene Ausdruck von Liebe und Harmonie. Allerdings gibt es keine Rose und daher auch keine Liebe „ohne Dornen“: Auf Zeiten, in denen man sich „auf Rosen bettet“, können „dornige Wege“ folgen. Daher ist es nicht erstaunlich, dass die empfindsame Rose sich für ihr Überleben mit Dornen, Stacheln, starker Tendenz zur Verholzung und kräftiger Wurzelbildung wappnet. In diesen Signaturen zeigen sich neben den vordergründig dominierenden Venuskräften auch Mars (Dornen, Stacheln) und Saturn (Verholzung, Mineralisierung).

Wirkprinzipien

Die Fünfzahl der Blüte zeigt sich auch im Innern der Frucht, gut sichtbar beim Gehäuse des Apfels (▶ Abb. 4.48). Die Früchte sind vielgestaltig, häufig als Sammelfrucht aus mehreren Einzelfrüchten zusammengesetzt (z. B. Erdbeere). Fast alle sind reich an Vitaminen,

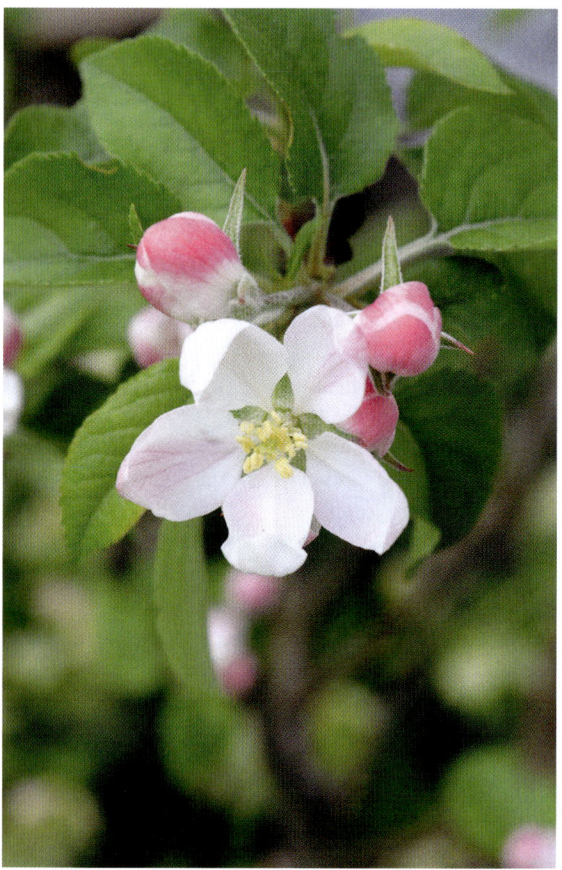

▸ **Abb. 4.48** Apfelbäume machen ihre Zugehörigkeit zu den Rosengewächsen mit ihrer fünfzähligen Blüte und der Bildung von süßen Früchten deutlich.

Fruchtsäuren und Zucker. Die Heckenrose, *Rosa canina*, besitzt einen Vitamin-C-Gehalt von ca. 1250 mg/100 g. Als Kohlenhydrat-Reservestoff kommt in einzelnen Arten, wie in Vogelbeeren, außerdem Sorbit vor. Nur die Mandel tanzt mit ihrem Gehalt an Eiweißen und fetten Ölen in ihren Samen etwas aus der Reihe: Sie dienen deshalb, wie auch Aprikosenkerne, der Ölgewinnung. Andere Samen, wie die der Quitten, enthalten Schleimstoffe.

Die Rosengewächse besitzen meist kein übermäßiges Wärmevermögen. Ihre humoralen Qualitäten sind als sanft wärmend, wärmeneutral oder sogar leicht kühlend einzustufen. Gerbstoffreiche Vertreter tendieren eher zur Trockenheit, pektinreiche eher zur Feuchtigkeit.

Im Kraut, vor allem aber in Rinden und Wurzeln finden sich häufig Gerbstoffe, die verfestigen und die Pflanze dadurch vor Feuchtigkeit und Pilzen schützen. Phytotherapeutisch werden sie als entzündungshemmende, zusammenziehende und stopfende Heilmittel eingesetzt. Die ganze Familie scheint dem Menschen wohlgesinnt zu sein und besitzt nur wenige giftige Vertreter (z. B. Kirschlorbeer). Die Samen der Stein- und Kernobstarten mit ihrem Gehalt an Blausäure in kleinen Mengen sind diesbezüglich eine Ausnahme.

Die Familie stellt neben beliebten Zierpflanzen eine Fülle von Heilpflanzendrogen mit breiten Indikationsgebieten, wie Entzündung von Haut oder Schleimhaut, Durchfall oder auch Herzschwäche, zur Verfügung: Birnenblatt, Brombeerblatt, Blutwurzrhizom, Ebereschenblüte/-frucht, Erdbeerblatt, Frauenmantelkraut, Gänsefingerkraut, Hagebutte, Himbeerblatt, Kirschenstiel, Mädesüßblüten, Nelkenwurzwurzel, Odermennigkraut, Wiesenknopfkraut und -wurzel, Weißdornblätter und -blüten sowie Weißdornbeeren u. a.

Eine große Wertschätzung findet die Familie bei dem englischen Arzt Edward Bach (1886–1936), denn gleich vier Vertreterinnen lassen sich unter den von ihm beschriebenen Blütenessenzen finden: Wildrose, Agrimony, Cherry Plum, Crab Apple. Ebenso stark ist ihre Vertretung unter den Gemmo-Mazeraten: *Rubus fruticosus, Rosa canina, Rubus idaeus, Sorbus aucuparia, Crataegus laevigata.*

Die Rosengewächse sind aber vor allem die wichtigste Obst- und Beerenfamilie: Apfel, Aprikose, Aronia, Birne, Brombeere, Eberesche, Elsbeere, Erdbeere, Heckenrose, Himbeere, Kirsche, Loganbeere, Mandel, Mehlbeere, Mirabelle, Mispel, Nektarine, Pfirsich, Pflaume, Quitte, Reineclaude, Schlehdorn, Speierling, Weißdorn, Japanische Wollmispel (Nespoli), Zwetschge u. a.

Als Gestirnsbezüge zeigen sich in dieser Familie, neben den zwei bereits erwähnten Planeten Venus und Mars, in der starken Frucht- und Zuckerbildung zusätzlich ein Jupiteraspekt und bezüglich der Gerbstoffe und der giftigen Blausäure eine weitere Signatur des Saturns.

Zu den Rosengewächsen gehören: Blutwurz, Gänsefingerkraut, Mädesüß, Weißdorn.

Rosengewächs-Signaturen

- fünf Blüten- und Kelchblätter
- fein gezähnte oder gezackte Blattränder
- weißlichrosa Blütenfarbe
- Bildung von Gerbstoffen, süßen Früchten
- Blausäurebildung in den Samen
- Obst- und Beerenbildung

4.9.6 Kreuzblütler (*Brassicaceae*) – simple Scharfmacher

Charakteristisches Merkmal der Kreuzblütler sind die vier namensgebenden, kreuzartig angeordneten Blütenblätter (▸ Abb. 4.49). Diese sind oft weißlich, gelb oder vereinzelt auch lilafarben. Die Familie weist wenig Formenvielfalt auf.

Die Kreuzblütler sind vital, wanderfreudig und gedeihen bis in den hohen Norden und die alpine Stufe. Unter den dortigen Bedingungen bilden ihre Vertreter zwergwüchsige Exemplare wie Hungerblümchen u. a. Die grundständige Blattrosette besteht häufig aus fiederschnittigen Blättern, aus denen sich der Blütenstängel erhebt. Die Bildung von verholzenden Teilen oder sogar eine Baumbildung ist

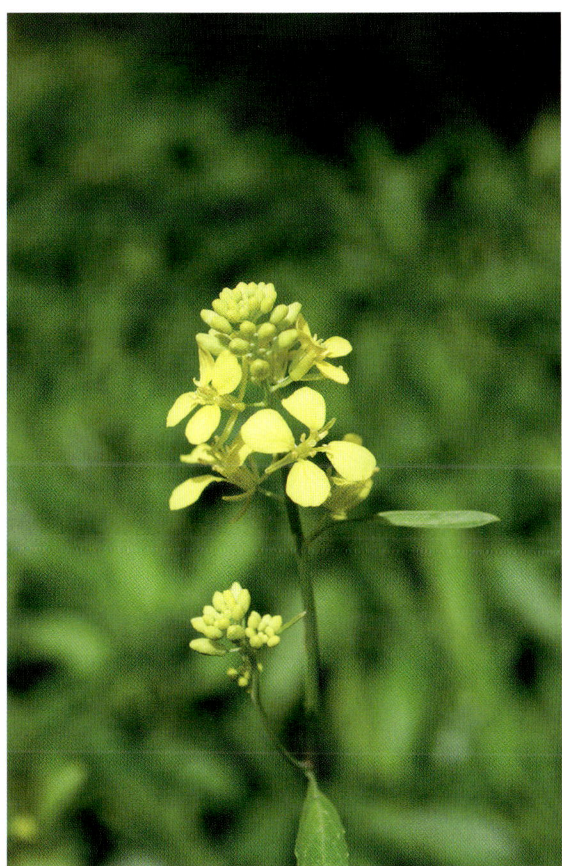

▶ **Abb. 4.49** Senf zeigt seine Zugehörigkeit zu den Kreuzblütlern durch seine charakteristische Blütenbildung und der Produktion von scharf schmeckenden Schoten.

in dieser schnellwüchsigen Familie nicht vorgesehen. Die meisten Kreuzblütler sind ein- bis zweijährige Kräuter. Hitziger Schwefel, Senföle und das Vorkommen von Bitterstoffen treiben ein beschleunigtes Wachstum voran und führen zur Bildung von eiweißreichen Fruchtschoten und fetthaltigen Samen. Daher bringt die Familie verschiedene Gemüse- und Ölpflanzen wie Raps hervor. Die Bildung von ätherischen Ölen ist eher die Ausnahme oder kommt an Zucker gebunden vor, allenfalls vorhandener scharfer oder fauliger Geruch oder Geschmack stammt von den Schwefelanteilen. Senfölglykoside werden durch Enzyme aufgespalten, die in Eiweißschläuchen, sogenannten Myrosinschläuchen, in Nachbarszellen gelagert werden. Bei Verletzung oder Bearbeitung (Schneiden, Kauen, Kochen, Extraktion der Pflanzen) werden die gebunden ätherischen Öle freigesetzt. Einzelne Arten enthalten außerdem Jod oder auch Vitamin C.

Wirkprinzipien

Als Heilpflanzen vermögen die Vertreter dieser hitzigen Familie die Durchblutung anzuregen, Verdauung und Stoffwechsel zu fördern, phytobiotisch und entgiftend zu wirken. Die reizenden Inhaltsstoffe können bei empfindlichen Menschen, bei Langzeitanwendung oder in hohen Dosen haut- und schleimhautreizend wirken.

Zu den Kreuzblütlern gehören: Barbarakraut, Brunnenkresse, Hirtentäschel, Meerrettich, Rettich, Senf.

Kreuzblütler-Signaturen

- kreuzförmige Anordnung der vier Blütenblätter
- eiweißreiche Schotenfrüchte
- Bildung von scharf schmeckenden Senfölen, Schwefel
- Blüte und Fruchtbildung beinah zeitgleich
- Gemüse- und Ölpflanzen

4.9.7 Hahnenfußgewächse (*Ranunculaceae*) – jugendliche Patchwork-Familie

Um es gleich vorwegzunehmen: Die einzige wirkliche Gemeinsamkeit dieser Familie ist ihre Unterschiedlichkeit. Ihre einzelnen Vertreter zeigen verschiedenartigste Blüten- und Blattformen. Da diese Familie kaum zu erfassen ist, nannte Linnée sie „Ranunculaceaen“, was frei übersetzt „Fröschchengewächse“ heißt, denn so wie sich Frösche zuerst als Laich, dann als Kaulquappe, anschließend ohne und mit Beinen und schließlich als ausgewachsener Frosch zeigen, erscheinen auch die vielfältigen Hahnenfußgewächse in verschiedenster Gestalt. Diese jugendliche Gestaltungsfreudigkeit zeigt sich im Fehlen immer wiederkehrender Formen und Muster, wie sie z. B. bei den Rosengewächsen vorkommt. Die ganze Familie liebt merkurhafte Veränderbarkeit, manchmal ist sogar jedes ihrer Individuen einzigartig.

Ihre Arten bewegen sich fast ausschließlich auf der nördlichen Hemisphäre. Mehrheitlich lieben ihre Vertreter eher kühl-feuchte Standorte in Wiesen und an Waldrändern. Gattungen wie die der Hahnenfüße sind bei massenhaftem Auftreten ein Indiz für Bodenverdichtung und -übersäuerung. Die unterschiedliche Gestaltung findet ihre Entsprechung in den vielen Lebensräumen, in denen ihre Mitglieder zu finden sind: Einige lieben das Kühl-Feuchte derart, dass sie im Wasser leben, wie der Wasserhahnenfuß, der sogar Schwimmblätter bildet. Andere ziehen hohe Lagen vor oder sind wahre Gipfelstürmer, wie der Gletscher-Hahnenfuß, der in der Schweiz bis in Höhen von 4200 Metern gefunden wurde.

Die Hahnenfußgewächse bilden mit wenigen Ausnahmen (Waldrebe, *Clematis recta*) kein Holz, sondern wachsen krautig oder staudenartig. Ihre Blätter sind entweder einfach und häufig vom Zentrum her handförmig geteilt (z. B. Eisenhut), fiederblättrig (z. B. Waldrebe, deren Blattstiele sensibel auf Berührung reagieren) oder sehr luftigfein gestaltet (z. B. Küchenschelle). Die meist einfach aufgebauten, zwittrigen Blüten bilden ebenfalls verschiedenartigste Formen. In der Blütenmitte finden sich oft Honigblätter, die Nektar produzieren, der anfänglich süßlich schmeckt. Ausnahmen besitzen einen äußerst komplexen und einzigartigen Blütenaufbau, wie Akelei und Schwarzkümmel.

Auch bei der Früchtebildung findet sich eine große Varietät, häufig einfache Balgfrüchte, Schoten oder Kapseln, während Beerenfrüchte selten sind (z. B. Einbeere). Vielgestaltig sind ebenso die Wurzeln: meist einfach, einzelne Vertreter bilden Ausläufer, andere Brutknöllchen, wie der Scharbock, oder Sprossknollen wie der knollige Hahnenfuß. Die Familie ist arm an charakteristischen Gerüchen, der Geschmack kann jedoch bei einzelnen Vertretern recht bitter und scharf-feurig sein. Genauso vielfältig wie ihre Merkmale ist ihre Verteilung über das Vegetationsjahr. Hahnenfußgewächse begleiten dieses vom Winterende bis zum Winteranfang. Gelber Winterling, Leberblümchen verabschieden den letzten Schnee, während Buschwindröschen, Scharbock, Sumpfdotterblumen und Pulsatilla den Frühling begleiten. Akelei, Eisenhut sind im Sommer zu finden. Im Herbst zeigt sich die Waldrebe und im Winter die weiße oder gelbliche Blüte der Christrose.

Wirkprinzipien

Viele Vertreter besitzen eine mehr oder weniger ausgeprägte Giftigkeit. Diese ist selten auf Alkaloide (z. B. Aconitin im Eisenhut) zurückzuführen, sondern häufiger auf die haut- und schleimhautreizenden Glykoside (Protoanemonin u. a.). Diese können als frischer Bestandteil der Nahrung auch für Tiere giftig sein. Die scharfen und entzündungsfreudigen Stoffe fallen beim Trocknen der Pflanzen meist weg und machen so ihre Verwendung möglich. Einige Vertreter, die als Heilpflanzen genutzt werden, besitzen eine Wirkung auf das Herz-Kreislauf-System, andere wirken keimhemmend, auch in der Wirkung ist also keine einheitliche Zielsetzung ersichtlich.

Viele Hahnenfußgewächse werden heute als Zierpflanzen verkauft: Akelei, Rittersporn, Christrose, Anemone. Einige werden als Giftpflanzen entweder gefürchtet oder als Heilmittel verwendet wie z. B. Eisenhut (▸ **Abb. 4.50**). Nicht wenige treiben als unkontrollierte Spontanvegetation in Hausgärten Gärtnerinnen und Gärtner beinahe zur Verzweiflung (z. B. Kriechender Hahnenfuß).

Vereinzelte Vertreter werden heute therapeutisch eingesetzt – bedeutsame Nahrungspflanzen (mit Ausnahme des Schwarzkümmels) fehlen jedoch. Je nachdem werden folgende Pflanzen in phytotherapeutischer, spagyrischer oder potenzierter Form verwendet: Adonisröschen, Christrose, Eisenhut, Rittersporn, Küchenschelle, Traubensilberkerze u. a. Ihre Wirkung entfalten sie entweder im Herz-Kreislauf-System (Adonisröschen), Nervensystem (Christrose, Eisenhut) oder Hormonsystem (Küchenschelle, Traubensilberkerze). Kuhschelle, Traubensilberkerze sowie die Waldrebe haben ihren Wirkungsschwerpunkt im Genitalbereich des Menschen. Einzelne Vertreter wie der Hahnenfuß wurden früher zum Erzeugen einer Heilentzündung auf die Haut aufgetragen. Für empfindsame Menschen ist daher bei einzelnen Vertretern gebührende Vorsicht geboten.

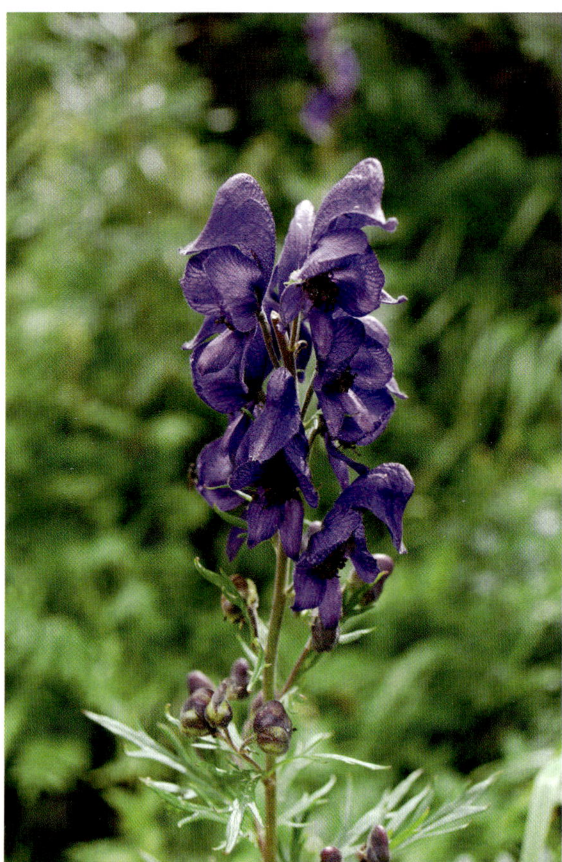

▸ **Abb. 4.50** Aconitum napellus, der Eisenhut, besitzt mit seiner Blattgestaltung und der eigenwilligen Blüte sowie aufgrund seiner Giftigkeit mehrere charakteristische Hahnenfußqualitäten.

Zu den Hahnenfußgewächsen gehören: Christrose, Eisenhut, Kuhschelle, Traubensilberkerze.

Hahnenfuß-Signaturen

- Bildung von haut- und schleimhautreizenden Glykosiden, seltener Alkaloiden
- Pflanzenteile (Blatt, Blüte, Frucht) entweder sehr einfach oder sehr kompliziert und auffällig gestaltet
- Blatt häufig geteilt

4.9.8 Schmetterlingsblütler (*Fabaceae*) – Vermittler zwischen Pflanzen-, Tier- und Mineralienreich

Auch in dieser Familie finden sich viele Kosmopoliten, die gerne als Pionierpflanzen auftreten. Teilweise zeigen sich diese als Kräuter, Sträucher, aber auch als große Bäume, wie Robinie oder Goldregen, einige treten sich rankend und windend in Erscheinung.

Die lufthaften Schmetterlingsblütler suchen den Kontakt zur Insektenwelt – ihre seltsamen Blütengebilde äh-

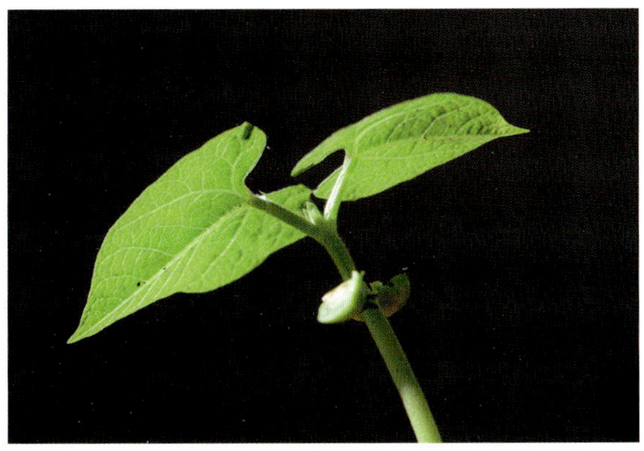

▶ **Abb. 4.51** Die Stellung der Blätter der Gartenbohne um 16 Uhr.

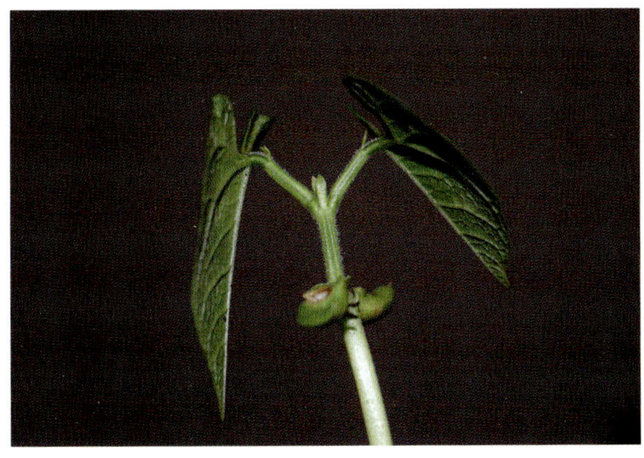

▶ **Abb. 4.52** Die Stellung der Blätter der Gartenbohne um 21 Uhr.

neln in der Form teilweise einem Insektenumriss. Die farbigen und duftreichen Blüten sind gerne traubenförmig angeordnet. Bei einigen wenigen Fabaceae sprießen die Blüten direkt am Stamm (Johannisbrotbaum). Mit ihrer reichen Farbpalette und den kräftigen Düften wenden sie sich direkt an die Insektenwelt. Der Blütenaufbau ist charakteristisch: die fünf Kronblätter gliedern sich in Schiffchen (aus zwei meist verwachsen Kronblättern bestehend), zwei seitlichen Flügel und der alles überdeckenden Fahne. Einige Vertreter dieser Familie besitzen die Fähigkeit, ihre Blätter zu bewegen. Die Bohne kann z. B. ihre Blätter in eine Tag- und eine Nachtstellung versetzen (▶ **Abb. 4.51** und ▶ **Abb. 4.52**), bekannter ist vielleicht die Bewegungsfähigkeit der sensiblen Mimose. Wieder andere Vertreter, wie die Akazie, ziehen Ameisenvölker zu ihrem Schutz an und bilden dafür spezielle Hohlräume in ihren Stängeln, die diesen als Nester dienen, oder sie belohnen die Ameisen mit Nektar oder Eiweiß.

Nicht nur zum Luftelement und seinen Lebewesen versuchen diese Pflanzen in Beziehungen zu treten, die meisten Arten verbinden sich auch mit den in den unterirdischen Wurzelknöllchen vorkommenden Bakterien, die den Luftstickstoff fixieren und in eine pflanzlich verwertbare Form transformieren. Wegen dieser Stickstoffanreicherung werden Schmetterlingsblütler als Gründüngung zur Optimierung der Bodenqualität in der Landwirtschaft angesät und später untergepflügt.

Die Familie zeigt sich mit feinen, gefiederten Blättern, welche meist wechselständig angeordnet sind. Einige Arten wie Erbsen wandeln das äußerste Fiederblättchen zu einer Blattranke um. Andere wie die Robinie bilden ihre Kurztriebe zu starken Sprossdornen um.

Wirkprinzipien

Das Wirkspektrum dieser Pflanzenvertreter ist sehr breit und kann nicht für die Familie als Ganzes erfasst werden. Einzelne wirken auf die Verdauungsorgane (Süßholz), andere auf den Lymphfluss (Steinklee). Viele Schmetterlingsblütler sind aber Nutzpflanzen, die in ihren Früchten beachtliche Mengen an Eiweißen hervorbringen, da sie diese wegen der Symbiose mit den stickstoffanreichernden Knöllchenbakterien leicht bilden können – in Linsen bis zu 25 %. Die Früchte zeigen sich in Form einer luftreichen, aufgeblähten Hülsenfrucht mit größeren, schweren Samen, wie bei Bohnen. Daneben bringt diese Familie aber auch fette Öle, giftige Glykoside oder Alkaloide hervor. Durch Einnahme roher Früchte ereignen sich immer wieder Vergiftungsfälle. Die Familie der *Fabaceae* beheimatet auch Färbepflanzen wie Indigo.

Zu den Schmetterlingsblütlern gehören: Besenginster, Geißraute, Hauhechel, Rotklee, Steinklee, Süßholz.

Schmetterlingsblütler-Signaturen

- Blütentrauben mit charakteristischen, fünfzähligen, in „Schiffchen, Flügel und Fahne“ gegliederten Blüten
- stickstofffixierende Wurzelknöllchen
- wechselständige, schmale, gefiederte Blätter, teilweise Blattrankenbildung
- Bildung eiweißreicher Hülsenfrüchte (die Familie wird deshalb auch Hülsenfrüchtler genannt)

4.9.9 Liliengewächse (*Liliaceae*) – stolze Zurückhaltung

Die Vertreter dieser ehemals großen Pflanzenfamilie wurden in den letzten Jahren zugunsten anderer oder neu gebildeter Familien auseinandergerissen. So sind von den ehemals über 3 500 Arten momentan noch ca. 650 übriggeblieben.

Aus der ehemaligen Familie der Liliengewächse werden heute u. a. folgende Heilpflanzen anderen Familien zugeordnet: Aloe, Bärlauch, Einbeere, Weißer Germer, Herbstzeitlose, Knoblauch, Lauch, Mäusedorn, Maiglöckchen, Meerzwiebel, Salomonssiegel, Sarsaparille, Schnittlauch, Siegwurz, Spargel, Zwiebel. Die im folgenden erörterten Eigenschaften gelten teilweise noch für die ehemalige Familie, wie sie von Linné eingeteilt wurde:

Die häufig krautigen Pflanzen wachsen in mittleren Breiten, auf steinigtrockenen Böden, viele Arten bevorzugen aber auch tropische Gegenden. Äußerlich charakteristisch ist ihr hoher Turgor (Wasser-Innendruck), der ihnen einen saftreichen oder sogar steifen Ausdruck (Lilie, Tulpe) verleiht. Diese Säftestauung manifestiert sich auch in Speicherorganen wie Zwiebeln, Knollen oder Rhizomen, die im Frühling eine möglichst schnelle Aktivierung des Stoffwechsels ermöglichen. Da die Familienvertreter zu den einkeimblättrigen Pflanzen gehören, zeigen sich parallelfaserige Blattnervaturen und glatte Blattränder. Die sechszählige, farbenfrohe Blüte bringt teilweise kerzenartige, hohe Blütenstände oder die typischen Lilienblüten hervor. In der Fruchtbildung zeigen sich dreiklappige Kapselfrüchte oder Beeren, diese teilweise in leuchtender Farbe.

Wirkprinzipien

Die Liliengewächse (wie sie früher zusammengefasst wurden) bilden teilweise Glykoside, die haut- und schleimhautreizend oder sogar giftig sind. Andererseits bringen sie auch Nahrungspflanzen, wie Knoblauch und Zwiebel, hervor (heute Amaryllisgewächse, Amaryllidaceae), die auch Schwefel enthalten. Alkaloide und Senföle sind weitere vorkommende Wirkstoffe.

Die Heilpflanzen dieser Familie besitzen daher ein durchblutungsförderndes, entwässerndes, auf das Herz-Kreislauf-System wirkendes oder phytobiotisches Potenzial. Das Wirkspektrum ihrer Pflanzenvertreter ist ebenfalls breit und kann nicht für die Familie als Ganzes erfasst werden. Einzelne wirken auf die Verdauungsorgane, andere z. B. auf die Herz-Kreislauf-Funktion.

Zu den Liliengewächsen gehört heute noch: Lilie.

Liliengewächs-Signaturen (▸ Abb. 4.53)
- Bildung von Zwiebeln, Knollen oder Rhizomen
- hoher Wasser-Innendruck
- wächserne Blattoberflächen
- oft schmale, parallelnervige Blätter
- Einzelblüte aus sechs gleichartigen Blütenhüllblättern
- Glykosidbildung

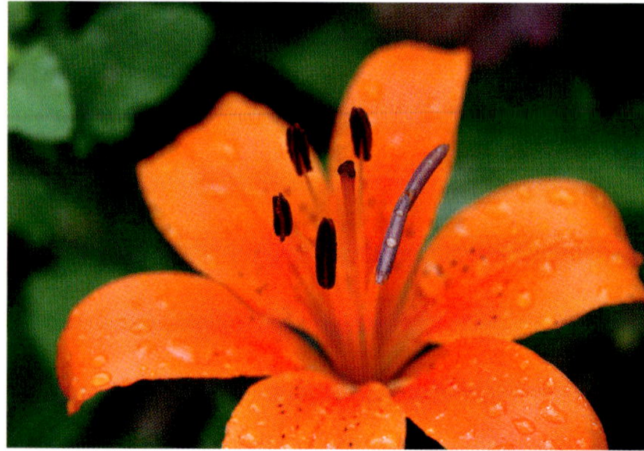

▸ **Abb. 4.53** Die Feuerlilie zeigt ihre Zugehörigkeit zur Familie der Liliengewächse durch ihre unter der Erdoberfläche liegenden weißlichen Zwiebeln und den charakteristischen Aufbau ihrer Blüte.

4.9.10 Primelgewächse (*Primulaceae*) – Begleiter durch das Pflanzenjahr

Die Vertreter dieser kleinen Heilpflanzenfamilie sind weltweit zu finden, schwerpunktmäßig jedoch in den gemäßigten, nördlichen Gebieten. Einzelne Arten, wie der Mannsschild, steigen jedoch auch hoch ins Gebirge auf (▸ Abb. 4.54).

Die meisten Primelgewächse sind mehrjährige Pflanzen, die für ihre Überwinterung Knollen oder Wurzelstöcke bilden. Aus diesen sprießen grundständige Blattrosetten, kriechende Stängel oder Ausläufer. Die Blüten der Primelgewächse werden oft an langen Blütenstängeln hochgetragen und sind von zarten Farben und Düften. In der Fünferzahl ihrer langröhrigen oder trichterartigen Blüten spiegelt sich der astrologische Venusbezug der Primulaceae: Die Blüten sind häufig aus 5 Kelchblättern, 5 Kronblättern, 5 Staubblättern und 5 verwachsenen Fruchtblättern zusammengesetzt.

Ihren stärksten Ausdruck findet die Familie im zeitigen Frühling – die Primelgewächse (von lat. primus = der Erste) sind klassische Frühlingspflanzen. Die zarte Soldanelle durchstößt noch vor dem Schmelzen des letzten Schnees die weiße Winterdecke. Verschiedenen Arten von Schlüsselblumen und die Aurikel folgen dieser Frühaufsteherin. Im Tiefland geben sich einige Wochen später

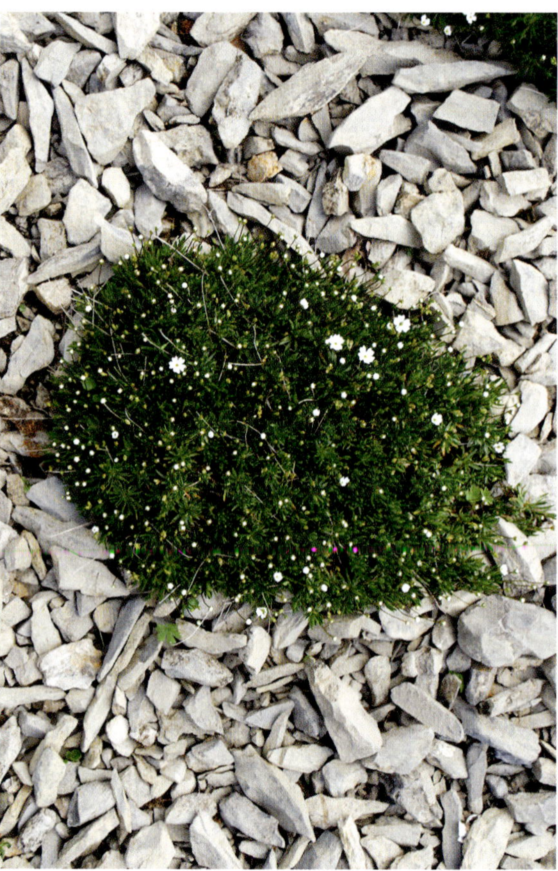

▸ **Abb. 4.54** Milchweißer Mannsschild wird nicht höher als 15 Zentimeter und ist bis in Höhenlagen von über 2000 Metern zu finden.

die sommerblühenden Arten Gilbweiderich, Pfennigkraut und Siebenstern die Ehre, alle drei eher feuchtigkeitsliebenden Pflanzen, welche gerne in kühlen Wiesen oder an Uferplätzen wachsen. An leicht feuchten Weg- oder Ackerrändern zeigt sich nun auch der unscheinbare Gauchheil. Mit der Wasserfeder hat die Familie sogar eine wurzellose Wasserpflanze zu bieten. Weitere Randerscheinungen sind Vertreter, die leicht salzige Küstenstreifen bevorzugen, z. B. das Strand-Milchkraut. Das Alpenveilchen beendet den Primelreigen im Herbst.

Wirkprinzipien

In verschiedenen Primelgewächsen finden sich signifikante Mengen an Saponinen und Flavonoiden. Die schaumbildenden Saponine besitzen luftigfeuchte und lösende Qualitäten. Ihre Wirkung kommt in den Atemwegen, den Nieren und dem Darm am deutlichsten zum Tragen. Sie bewirken dort in entsprechender Dosierung eine heilsame Reizwirkung: eine Anregung der Schleimsekretion, der Harnproduktion oder der Resorption.

Zu diesen Heilpflanzen gehören: Schlüsselblume, Ackergauchheil, Alpenveilchen.

Primelgewächs-Signaturen

- Knollen- und Wurzelstockbildung
- Fünferzahl der Blüte
- Laubblätter oft in grundständigen Rosetten

4.9.11 Mohngewächse (*Papaveraceae*) – eine schwermütige Familie

Ihre Vertreter wachsen fast ausschließlich in gemäßigten oder subtropischen Zonen der Nordhalbkugel als ein- oder mehrjährige krautige Pflanzen. An ihren Stängeln entspringen die oft gefiederten oder gelappten Blätter. Einige Vertreter dieser Familie führen weißlichen, gelben oder farblosen Milchsaft. Die ganze Familie zeichnet sich durch kurzlebige, schnell verwelkende Blüten aus. Die Lebenskraft ist begrenzt – Abschneiden oder Verpflanzen wird nicht geschätzt. Die Frucht bildet häufig eine Kapsel oder Schote. Die Samen sind teilweise sehr ölhaltig.

Wirkprinzipien

Die schwache Vitalität zeigt sich häufig auch in hängenden Blütenknospen, die sich erst kurz vor der Blüte aufrichten, und den blassen Farbtönen. Diese zwei Eigenheiten werden in der Signaturenlehre in Analogie zur Anwendung bei Schwermut, Depression gesetzt. Überhaupt besitzen nicht wenige Vertreter eine Wirkung auf das Nervensystem.

Im Materiellen zeigen sich oft giftige Alkaloide mit beruhigender, krampflösender, teilweise auch betäubender Wirkung.

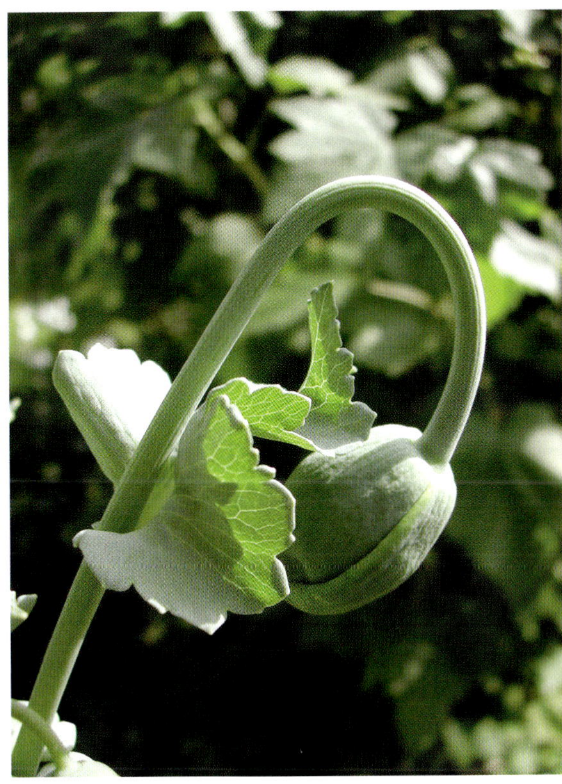

▸ **Abb. 4.55** Schlafmohn mit seiner charakteristisch hängenden Blütenknospe.

Zu diesen Heilpflanzen gehören: Goldmohn, Schlafmohn (▸ **Abb. 4.55**), Schöllkraut.

Mohngewächs-Signaturen

- teilweise Milchsaft führend
- meist ein- bis zweijährige Pflanzen
- schnelles Auf- und Verblühen der Blüte
- teilweise mit hängendem Blütenköpfchen
- kühle Farbtöne: graugrüne Blattfarbe, pastellfarbene Blüten
- Kapsel- und Schotenfrüchte

4.9.12 Borretschgewächse (*Boraginaceae*) – liebliche Kratzbürsten

Die Pflanzen dieser Familie lieben feuchte, eher kalkreiche Standorte und zeichnen sich durch einen hohen Schleim- und Kieselsäuregehalt aus. Ihre durch einen hohen Gehalt an Wasser und Schleimen weichen Blätter, Stängel und teilweise sogar Blütenkelche schützen sie durch eine stacheligborstige Behaarung, die größtenteils aus Kieselsäure besteht. Die Wurzeln der auch Raublattgewächse genannten Pflanzen sind kräftig ausgebildet und zeigen engen Bezug zur kieselsäurereichen Erdoberfläche.

Die meist rotblauen oder violetten Blüten enthalten Anthozyane, Farbstoffe die sehr labil mit Verfärbungen auf einen sich verändernden Säure- oder Basenhaushalt reagieren. Einen Prototyp dieser Farbveränderung zeigt das Lungenkraut, bei dem sich die roten Blüten nach der Bestäubung blau verfärben und so den potenziellen Bestäubern signalisieren, wo sich ihr Aufwand noch lohnt. Bienen und Hummeln lieben die nektarreichen Blüten dieser Familie, daher sind Beinwellblüten an warmen Sommertagen oft wahre Hummelweiden.

Zu diesen Heilpflanzen gehören: Beinwell, Borretsch, Lungenkraut, Vergissmeinnicht.

Borretschgewächs-Signaturen

- Schleimbildend
- Behaarung von Stängel, Blatt und teilweise sogar des Blütenkelches mit Kieselsäure
- anthozyanhaltige Blüten, die bei verändertem Säure-Basen-Haushalt die Farbe von Blau zu Rot oder umgekehrt wechseln

4.10 Signaturen mit Bezug zu chemischen Wirkstoffen

Die für die heutige Phytotherapie immanent wichtigen Inhaltsstoffe einer Pflanze werden aus Sicht der Signaturenlehre als materielle Analogien gedeutet: In diesen chemisch nachweisbaren Stoffen manifestiert sich das Wirkvermögen der Heilpflanzen – sie sind also als eine stoffliche Erweiterung des mit den Sinnen erfahrbaren Pflanzenwesens zu interpretieren. Denn eine Bewertung einer Pflanze allein aufgrund der Analyse ihrer chemischen Wirkstoffe und darauf aufbauender Studien wird dem ganzen Spektrum der Pflanzenqualität nie vollständig gerecht.

Um es mit den Worten Pfarrer Künzles (1857–1945) auszudrücken: „Vielleicht ist es an der Zeit, über die Heilpflanze selber zu sprechen. Warum wirkt eine Heilpflanze eigentlich? Oft wird von einem einzigen Wirkstoff einer Pflanze gesprochen. Nur überstudierte Chemie-Jünger vertreten eine solche Sicht auf die Natur! (...) Ein chemisch toter Stoff ersetzt niemals den lebendigen Pflanzenstoff! Es ist unsinnig, von einem Wirkstoff in der Heilpflanze zu sprechen. Jede Pflanze ist eine Welt für sich, mit vielen harmonisch geordneten Kräften, von denen wir nicht einmal den tausendsten Teil kennen. Dieses kleine Weltall „Pflanze" wirkt als Ganzes, freilich durch seine Kräfte, aber wie?" [56].

Pflanzenwirkstoffe wurden seit ihrer Entdeckung in den letzten zwei Jahrhunderten bis vor ca. 20 Jahren in meist mit den Sinnen erfahrbare Kategorien eingeteilt, z. B.:

- Senföle mit senfartigem Geschmack,
- Gerbstoffe mit zusammenziehender, gerbender Qualität bei der Einnahme
- Bitterstoffe mit bitterem Geschmack
- Schleimstoffe mit schleimiger Konsistenz
- ätherische Öle mit verschiedenartigsten Düften und Geschmäckern

Leider findet auch diesbezüglich eine zunehmende Abstrahierung, eine Abkehr vom bildhaft Wahrnehmbaren statt. Die moderne Einteilung der sogenannten sekundären Pflanzenstoffe orientiert sich an chemischen Strukturen und hat keinen Bezug zu direkt erfahrbaren Qualitäten mehr. Die heutige chemische Benennung der Wirkstoffe, z. B. Phenole oder Monoterpene, sind mit den menschlichen Sinnen nicht mehr direkt erfahrbar und insofern relativ leere Worthülsen, die sich nur mit Hilfe teurer Hightech-Analysen erschließen. Letztlich sind aber auch diese neuen chemischen Wirkstoffbezeichnungen eine Art moderner Signaturen.

4.10.1 Gerbstoffe

Diese Pflanzenstoffe werden aufgrund ihrer zusammenziehenden und Eiweiße denaturierenden Wirkung zum Gerben von Tierhäuten eingesetzt. Der herbe, saure Geschmack und das kühle Wärmeverhalten sind die wahrnehmbaren Qualitäten der Gerbstoffe. Einzelne Vertreter schmecken beim Kauen oder Trinken von Tee kräftig herb und wirken auf die Schleimhäute stark adstringierend, was ein pelziges Gefühl im Mund, Rachen und auf der Zunge erzeugen kann.

Gerbstoffe finden sich häufig in Rosengewächsen und wirken stopfend, entzündungshemmend und austrocknend auf Haut und Schleimhaut. Ebenso finden wir diese Wirkstoffe in größeren Mengen in den Familien der Heidekraut-, Geraniengewächsen und bei den Lippenblütlern. Diese Wirkstoffe haben einen Bezug zum Erdelement und zum Saturn.

Gerbstoff kommen z. B. in Frauenmantel, Blutwurz und Brombeere (Blatt) vor.

4.10.2 Bitterstoffe

Die geschmacklich einfach einzuordnenden Bitterstoffpflanzen entfalten ausschließlich eine wärmende Qualität. Sie regen die Bildung von Verdauungssäften an, steigern die Peristaltik von Magen und Darm und wirken allgemein tonisierend. Diese Wirkstoffe besitzen einen Bezug zum Feuerelement, zum Mars-, Sonnen- oder Jupiterprinzip.

Häufig kommen sie bei Korbblütlern und Doldenblütlern vor. Wenn man bei einigen ihrer Vertreter mit dem Finger über die Blätter streicht und ihn danach mit der Zunge berührt, schmecken die Blätter z. B. bei Wermut oder Kardobenediktenkraut bereits kräftig bitter.

Bitterstoffhaltige Pflanzenbeispiele sind Kardobenediktenkraut, Tausendgüldenkraut, Enzian (► **Abb. 4.56**) oder Artischocke.

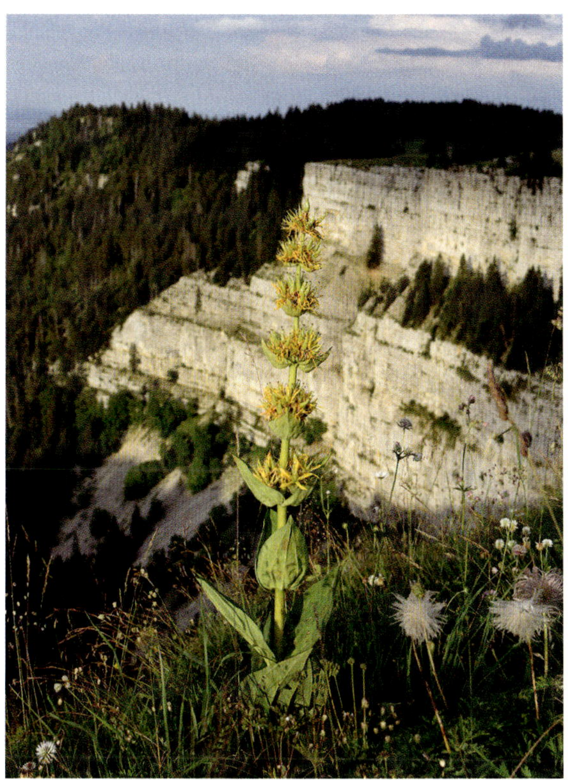

▸ **Abb. 4.56** Der gelbe Enzian ist eine der kräftigsten Bitterstoffpflanzen.

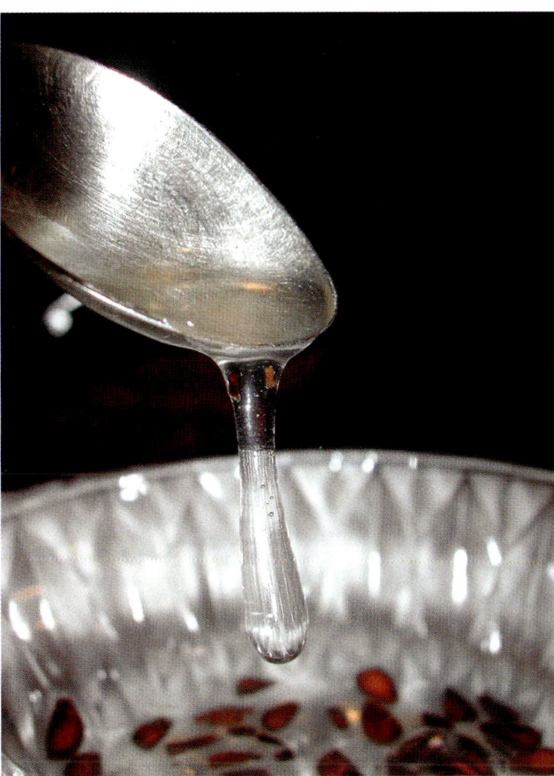

▸ **Abb. 4.57** Quittensamen enthalten viel Schleimstoffe, die eine große Menge an Wasser binden können.

4.10.3 Ätherische Öle

Diese sind als Duftstoffe wahrnehmbar, ihr Spektrum variiert jedoch von hölzigbalsamisch bis verführerisch-zart. Fast alle sind als Wärmereiz wahrnehmbar, Ausnahmen bilden einzig die äußerlichen Anwendungen von Minze und Lavendel. Ihr Wirkungsspektrum ist äußerst breit: Einzelne wirken in der Anwendung beruhigend, andere anregend, viele besitzen desinfizierende, durchblutungsfördernde Eigenschaften. Die Gerüche sind bei vielen Vertretern, wie z. B. Linde oder Eukalyptus, zu gewissen Zeiten spontan wahrnehmbar, bei einzelnen Pflanzen muss zuvor an spezifischen Pflanzenteilen gerieben werden, um die Duftdrüsen zu „aktivieren".

Diese Pflanzeninhaltsstoffe finden sich vor allem bei Kiefern-, Lorbeer-, Myrten-, Ingwer-, Rautengewächsen, Korb-, Dolden- und Lippenblütlern. Je nach Duftnote lassen sich Bezüge zu Luft oder Feuer, Sonne, Mars, Jupiter oder Venus erkennen.

Ätherische Öle sind z. B. in Lavendel, Thymian, Rosmarin oder Wacholder enthalten.

Sonderfall Senföl Eine Sonderform nehmen die glykosidisch an Zucker gebundenen Senföle ein, diese entwickeln einen scharfen Geschmack und begrenzen sich fast ausschließlich auf die Familie der Kreuzblütler.

Senfölhaltige Pflanzenbeispiele sind Meerrettich, Kapuzinerkresse und Parakresse.

4.10.4 Schleimstoffe

Diese qualitativ eher kühl-feuchten Stoffe dienen vielen Pflanzen zur Wasserspeicherung. Sie sind am süßlichfaden Geschmack erkennbar oder im Zusammenspiel mit Wasser an der Bildung schleimiger Gele (▸ **Abb. 4.57**). Diese wirken auf Schleimhäute entzündungshemmend, regenerierend und können durch Volumensteigerung infolge der Wasserbindung abführend wirken.

Besonders häufig sind sie in Malven- und Wegerichgewächsen vorhanden. Bei einzelnen Pflanzen werden die Schleime beim Einstellen in eine Blumenvase als „Glibberfaden" an der Stängelschnittstelle sichtbar. Die Wirkstoffe zeigen sich aber z. B. bei Leinsamen oder Schwarzwurzeln auch dadurch, dass sich die Pflanzenteile beim geringsten Wasserkontakt klebrig anfühlen und an allem haften bleiben. Viele Schleimstoffe besitzen einen Bezug zum Wasserelement, Mond- oder Venusprinzip.

Schleimstoffe sind z. B. enthalten in Eibisch, Malve, Spitzwegerich.

4.10.5 Flavonoide

Diese meist sichtbar gelben Farbstoffe dienen Pflanzen u. a. zum Schutz vor übermäßiger Sonnenbestrahlung: Je sonnenreicher ein Standort ist, desto mehr Flavonoide werden gebildet. Viele kräftig gelbe Pflanzenteile, aber auch grüne, enthalten beachtliche Mengen dieser Wirkstoffe. Die grünen Blätter des Ginkgos beginnen sich im

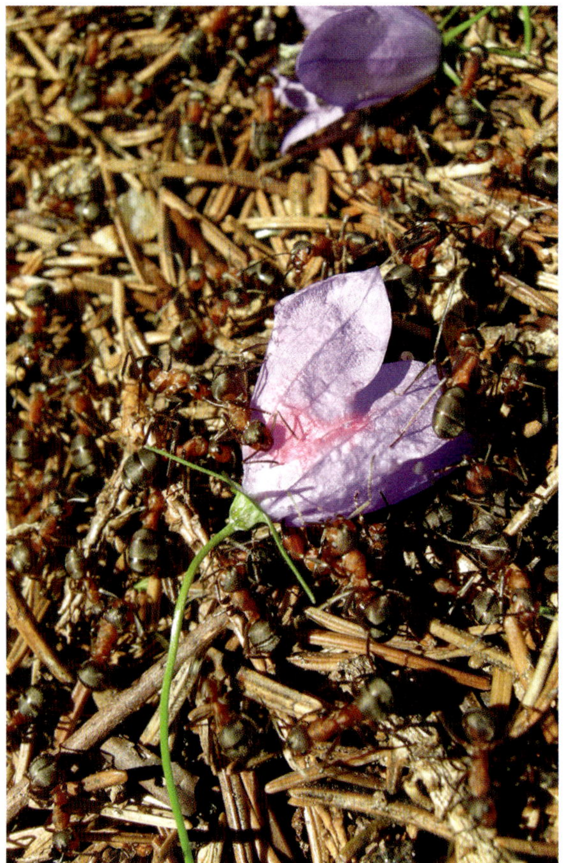

▸ **Abb. 4.58** Farbwechsel der Glockenblumenblüte durch Ameisensäure.

Spätsommer goldig gelb zu färben. Beim Nachlassen der Chlorophyllproduktion treten zu diesem Zeitpunkt die Flavonoide in Erscheinung. Ein Teil der Flavonoide besitzt daher einen Bezug zum Sonnenprinzip.

Das Wirkungsspektrum der Flavonoide ist sehr breit. Einzelne entfalten eine gefäßabdichtende Wirkung, andere wirken harn- oder schweißtreibend.

Flavonoide sind z. B. enthalten in Linde, Birke und Sanddorn.

Wertvolle Parenchympflanzen Unter den Flavonoid-Vertretern lassen sich sogenannte Parenchympflanzen finden. Diese besonders wertvollen Heilpflanzen steigern nicht einfach die Leistungsfähigkeit eines spezifischen Organs, sondern seine Regenerationskraft. Für die Leber erfüllt dies die Mariendistel, für die Nieren die Goldrute, für das Herz der Weißdorn, für das Gehirn der Ginkgo.

Anthocyane Eine Untergruppe der Flavonoide bilden die blau-purpurnen Farbstoffe, die Anthocyane. Diese Stoffe finden sich in verschiedenen Pflanzenfamilien, vor allem aber bei Raublattgewächsen, wie Lungenkraut. Sie sind zudem in vielen Beerenfrüchten wie Holunder-, Heidel- oder Johannisbeeren enthalten. Anthocyane sind sehr Säure-Basen-labil und können je nach Bodenbeschaffenheit die Farbe von Blau zu Rot wechseln. Diese Eigenheit kann während eines Spazierganges leicht erkannt werden: Wenn man eine Glockenblumenblüte an einem sonnigen Tag auf einen Ameisenhaufen legt, werden sich die Ameisen angegriffen fühlen und zur Abwehr die Pflanze mit ihrer Säure bespritzen. Die betroffenen Stellen der Blüte werden infolge des dadurch gesunkenen pH-Wertes ihre Farbe von Blau zu Rosarot wechseln (▸ **Abb. 4.58**).

Anthocyane lassen sich in Blüten von Malve oder Kornblume, ebenso in den Früchten von Brombeere, in Rotkohl oder Rotwein finden.

4.10.6 Saponine

Diese Wirkstoffe haben die Fähigkeit, in Verbindung mit Wasser Schaum zu bilden, und deshalb einen besonderen Bezug zum Luftelement. Der an der Oberfläche von Bächen und Flüssen auftretende Schaum muss nicht immer auf Verunreinigungen zurückzuführen sein. In manchen Fällen kann er nach heftigen Regengüssen auch von saponinhaltigen Wasser- oder Uferpflanzen wie der Sumpfdotterblumen stammen.

Saponine werden teilweise zu Waschzwecken verwendet, dienen in der Heilkunde aber auch zur Verbesserung der Resorption anderer Wirkstoffe. Außerdem vermögen sie Schleim in den Atemwegen zu lösen, die Harnbildung anzuregen, die Verdauung zu optimieren.

Saponine sind z. B. enthalten in Efeu, Süßholz und Schlüsselblume.

4.10.7 Kieselsäure

Optisch und durch Tasten lässt sich der Kieselsäuregehalt an der borstigen Behaarung der Stängel und Blätter leicht erkennen (▸ **Abb. 4.59**). Allerdings haben auch relativ weiche Pflanzen wie Wegeriche einen hohen Gehalt an diesen Wirkstoffen, die kräftigend auf das Bindegewebe wirken. Beim Kauen von sehr kieselsäurehaltigen Pflanzenteilen, z. B. von Schachtelhalm, kann ein knirschendes Gefühl zwischen den Zähnen wahrgenommen werden.

Häufig findet sich Kieselsäure bei Borretschgewächsen und Schachtelhalmarten. Bezüge bestehen zum Erdelement und zum Saturnprinzip.

Beachtliche Mengen an Kieselsäure enthalten Pflanzen wie Brennnessel, Vogelknöterich und Schachtelhalm.

4.10.8 Alkaloide

Diese teilweise giftige Stoffgruppe kommt vermehrt in Mohn-, Nachtschattengewächsen, Schmetterlings- und Korbblütlern vor. Ihre Wirkungsweise ist sehr vielfältig, einige Vertreter besitzen eine beruhigende (Mohn) oder eine anregende (Kaffee) Wirkung auf das Nervensystem. Bei alkaloidhalten Pflanzen treten nicht selten dunkle violette Farbtöne auf, z. B. bei Tollkirsche oder bittersüßem Nachtschatten. Wegen ihrer Giftigkeit sind nicht

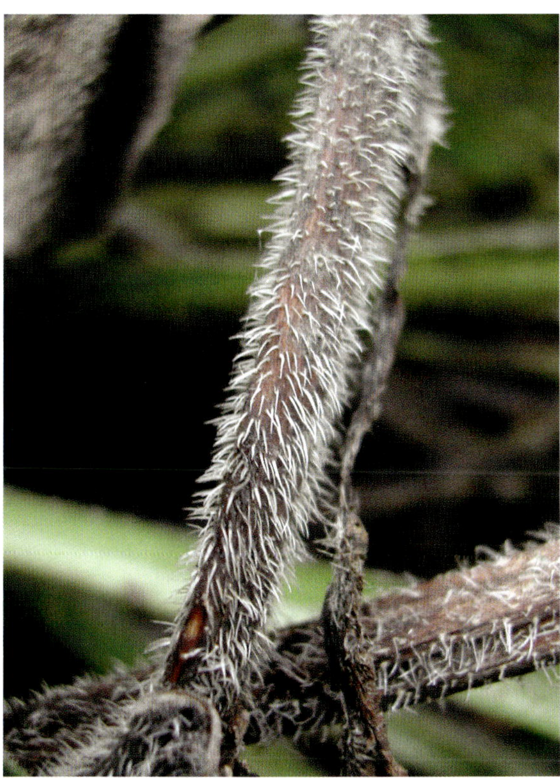

▸ **Abb. 4.59** Beinwellstängel enthalten eine große Menge an Kieselsäure, was sich an ihrer rauen Behaarung zeigt.

wenige Alkaloidpflanzen rezeptpflichtig und werden eher in spagyrischer oder potenzierter Form in der Naturheilkunde verwendet.

Je nach Wirkung haben Alkaloide unterschiedliche Gestirnsbezüge, wegen ihrer Toxizität oft zum Saturn.

Alkaloide sind z. B. in Tollkirsche, Stechapfel, Meerträubchen und Beinwell enthalten.

4.11 Signaturen mit Bezug zu Gestirnsprinzipien

Die antike Astrologie (Astronomie und Astrologie waren bis ins 16. Jahrhundert eine Einheit) ist ein naturphilosophisches Erklärungsmodell, um die Naturphänomene auf ihre spezifische Art zu strukturieren. Sie basiert auf dem archaischen Wissen, dass alle irdischen Phänomene untrennbar in ein großes kosmisches Geschehen eingebunden sind. Alle Lebewesen unterliegen denselben Gesetzen und Rhythmen wie die Natur selbst. Die sieben sichtbaren Gestirne geben in diesem Weltbild Rhythmus und Zeit vor, ebenso besitzen sie spezifische Qualitäten, die das Leben auf der Erde begleiten. Nach Paracelsus können uns die Gestirne jedoch nichts aufzwingen: „Denn die Gestirne haben nicht die Gewalt, den Menschen nach ihrer Art zu bilden […]. Doch merket, dass wir nicht ohne das Gestirn leben können, denn Kälte und Wärme und das Digest (Anmerkung des Autors: der Nähraspekt) der Dinge, die wir essen und verwenden, kommt von ihnen" [2].

Als Teil eines vernetzten Weltbildes haben die Gestirne eine zentrale Stellung und erlauben als universell gestaltende Prinzipien – ähnlich wie die Elemente – eine ordnende, verfeinerte Sicht auf alles Erfahrbare. Grundlegend dafür ist das geozentrische Weltbild, in dem sich der Mensch als Mittelpunkt des Weltalls betrachtet. Babylonischen Astrologen waren bereits Stand und Verlauf von Sonne, Mond, Merkur, Venus, Mars, Jupiter und Saturn bekannt. Deren Verhalten, Bewegung, Farbe und Helligkeit verlieh den Gestirnsbildern ihren individuellen Charakter sowie spezifische Eigenschaften, die in der Antike mit menschenähnlichen Zügen versehen und in Liedern und Mythen besungen wurden. In dieser Weltsicht wurde z. B. das Gestirn Mars mit dem Kriegsgott, dessen Tatkraft und Aggressivität gleichgesetzt.

In diesen gestirnsspezifischen Assoziationsbildern werden auch mikrokosmische Bezüge zu Mensch, Tier und Pflanze erstellt. Da die Pflanzen als „nach außen gestülpte Lebewesen" betrachtet werden (so entsprechen z. B. die Blätter den Lungenkapillaren des Menschen), sind sie auch auf besondere Art und Weise mit den wirksamen Himmelserscheinungen verbunden. Diese Sichtweise spiegelt sich in Pflanzensignaturen wider, die aus den makrokosmischen, gestirnsbezogenen Verbindungen abgeleitet werden: „Jedes Kraut ist also ein irdischer Stern und gehört zum Himmel. Jeder Stern ist ein himmlisches Kraut in geistiger Weise und Form, das sich nicht von den Kräutern, die auf der Erde sind unterscheidet. Die Materie ist nur anders" [2]. So beruht laut Paracelsus die den Pflanzen innewohnende Heilkraft auf der auf sie einwirkenden Kraft der Gestirne.

Die charakteristischen Bezüge dieser Sichtweise lassen sich von spezifischen Signaturen herleiten, die sich durch den Einfluss der Gestirne in ausgeprägter Form gebildet haben. So zeigt sich z. B. der Sonnenbezug des Johanniskrauts in der sonnenhaften Gestaltung und Farbe der Blüte sowie dem roten Farbstoff, der bei beim Zerreiben der Blütenknospen oder der Zubereitung von Johannisöl (Rotöl) in Erscheinung tritt. Die Wirkung des Hauptgestirns Sonne auf alle Lebewesen ist offensichtlich – ein Wachstum wäre für alles Leben auf Erden ohne die wärmenden Sonnenkräfte undenkbar. Auch der Einfluss des Mondes auf die Gesetze der Natur und damit auf die Wirksamkeit von Pflanzen ist nachvollziehbar, wenn man bedenkt, dass der Mond durch seinen Einfluss auf die Gezeiten die Meeresoberfläche um bis zu 12 Meter ansteigen oder abfallen lassen kann.

Die Astrologie umschreibt die Resonanz zwischen Gestirnen, Tierkreiszeichen und irdischen Prozessen in einer bildhaften Symbolsprache. Gleichzeitig am Himmelsgewölbe und auf der Erde ablaufende Phänomene spiegeln sich wider, was von C.G. Jung im 20. Jahrhundert als Synchronizität bezeichnet wird. Diese Verbindungen waren

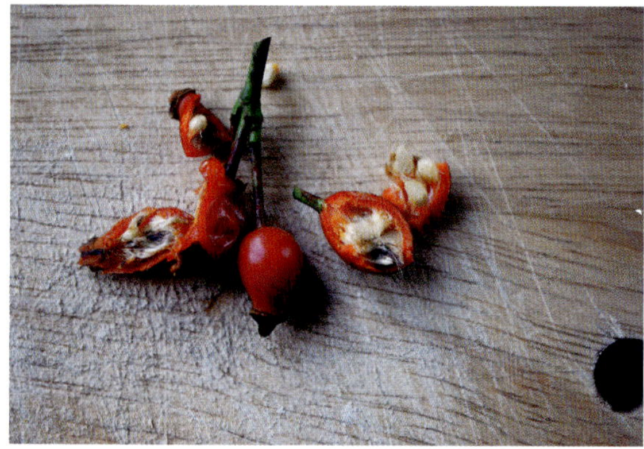

▸ **Abb. 4.60** Die Hagebutte zeigt mit ihren Stacheln, der roten Farbe und ihren juckenden Brennhärchen symbolisch ihre Marskräfte an.

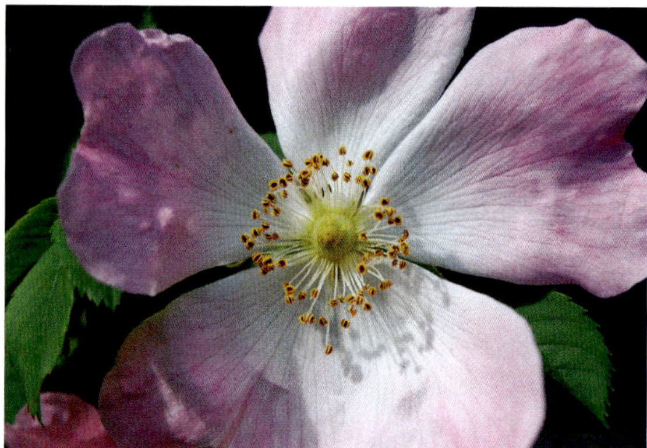

▸ **Abb. 4.61** Die Heckenrose zeigt mit ihren süßlich, angenehm riechenden Rosenblüten eine Entsprechung zu ihrer Verbindung mit der Venus.

für alle Vertreter der traditionellen Medizin für Jahrtausende nicht nur naheliegend, sondern geradezu selbstverständlich. Die meisten Medizinkundigen erachteten die Astrologie als eine unerlässliche Stütze im traditionellen Medizinkonzept. So war schon Hippokrates überzeugt, dass astrologische Kenntnisse für einen Arzt unentbehrlich sind. Die in der Literatur häufig anzutreffende Zuordnung einer Pflanze zu einem einzelnen Gestirn verallgemeinert jedoch diese Art von Pflanzenqualitäten. Denn jede Pflanze kann, je nachdem, welcher ihrer Pflanzenteile betrachtet wird, und je nachdem, in welcher Vegetationsphase sie sich dabei befindet, verschiedenen Gestirnsqualitäten zugeordnet werden (▸ **Abb. 4.60** und ▸ **Abb. 4.61**).

Der englische Arzt und Astrologe Nicholas Culpepper (1616–1654), der auch als englischer Paracelsus bezeichnet wird, war wie dieser innovativ und unbequem und deshalb Neid und Verfolgung ausgesetzt. Wie Paracelsus verband er verschiedene Wissenschaften und Künste in einer Gesamtlehre. Sein Werk „The Complete Herbal", auch bekannt unter dem Namen „The english Physitian", war um 1700 neben der Bibel eines der am häufigsten gedruckten Bücher. Darin erwähnt Culpepper nicht nur viele Signaturen, sondern ordnet die besprochenen Pflanzen humoralmedizinischen Qualitäten sowie den sieben Gestirnsprinzipien zu. Die Komplexität des astromedizinischen Medizinkonzepts an dieser Stelle näher zu erläutern, würde den Rahmen sprengen. Es existieren gute Fachbücher zu diesem spannenden Bereich der Traditionellen Europäischen Naturheilkunde [83][87][103][79]. Daher soll hier nur explizit darauf hingewiesen werden, dass die als Signaturen erfahrbaren Gestirnsbezüge von Pflanzen ein bereichernder Aspekt der Heilpflanzenkunde sind, die das Wesen von Pflanzen tiefer erfassbar machen und als Werkzeug zur Heilmittelerkenntnis dienen können.

Therapeutische Bedeutung Die therapeutische Bedeutung der Gestirnssignaturen liegt darin, dass geschwächte oder überstarke Prinzipien im Menschen mit den entsprechend gewählten Heilpflanzen beeinflusst werden können. So können geschwächte Gestirnsprinzipien durch entsprechende Heilpflanzen gestärkt werden. Bei depressiven Patienten zeigt sich z. B. häufig eine Schwächung des Sonnenprinzips. Als Rezepturbestandteil oder Bestandteil von Arzneien kann Johanniskraut das verminderte Prinzip unterstützen und aufbauen. Überstarke Gestirnprinzipien können durch das gegenteilige Prinzip abgeschwächt und somit die Symptomatik entschärft werden. Sonnenbrand zeigt z. B. ein Übermaß an Sonnenwärme, feuchtkaltes Aloegel mit der kühlenden Qualität des Mondprinzips kann die Folgen lindern.

4.11.1 Die sieben Gestirnsprinzipien

Sonnensignaturen

Die wohltätige Wärme der Sonne ermöglicht erst irdisches Leben. Das Gestirn wird mit Urkraft, Vitalität, Lebensenergie, gutmütiger Autorität und Selbstbewusstsein assoziiert. Das Sonnenprinzip harmonisiert alle Lebensprozesse.

Pflanzen mit der Signatur der Sonne wachsen an warmen, trockenen Standorten und besitzen ein vitales, schnelles Wachstum. Es sind aufrecht wachsende, stolze Pflanzen in kräftigen Farben. Ihre Blüte besitzt häufig ein Zentrum, um das gelbe, goldene oder orange Zungenblüten angeordnet sind. Möglich sind aber auch hohe königskerzenähnliche Blütenstände oder emporragende, kräftige Stängel, wie bei der Sonnenblume. Blätter, Blüten, aber auch die großen Wurzeln verströmen balsamische, wohlriechende und aromatische Düfte. Die Früchte sind oft reich an Ölen und bilden zahlreiche Samen. Viele Sonnenpflanzen bilden neben ätherischen Ölen vor allem die vor UV-Strahlung schützenden Flavonoide. Besonders viele derartige Sonnensignaturen finden sich in der Familie der Korbblütler.

Sonnenheilmittel können erwärmende, vitalisierende, zentrierende und tonisierende Kräfte entfalten. Einige

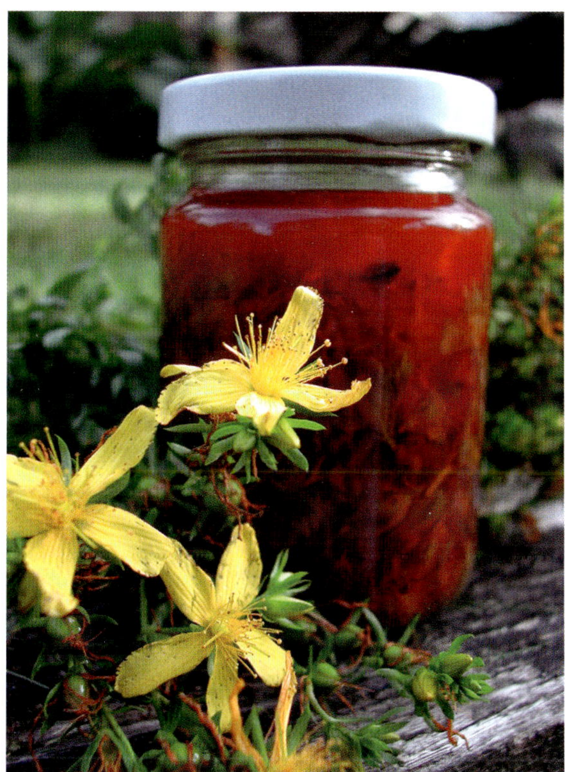

▸ Abb. 4.62 Johanniskraut, hier als Ölauszug, zeigt seine Sonnenqualität mit seinem roten Farbstoff, der stimmungsaufhellende und wundheilende Eigenschaften besitzt.

wirken herzstärkend, andere verdauungsfördernd oder stimmungsaufhellend. Die vorherrschenden humoralen Qualitäten sind wärmender und trocknender Art.

Sonnensignaturen zeigen sich in vielen warmen und trockenen Heilpflanzen wie Johanniskraut (▸ Abb. 4.62), Sonnenblume, Engelwurz.

Mondsignaturen

Der das Sonnenlicht reflektierende Mond ändert zyklisch sein Aussehen und zeigt seinen deutlichen Einfluss auf das Erdenleben im Wechsel der Gezeiten. Er vermag jedoch nicht nur die Meere rhythmisch zu bewegen, sondern ebenso alle irdischen Flüssigkeiten. Sein Wesen wird mit Wechselhaftigkeit, Reflexion, Kraft der Tiefe, Unterbewusstsein und Seele, Instinkt, Fantasie in Verbindung gebracht. Das Mondprinzip erneuert viele Lebensprozesse.

Mondsignaturen zeigen sich bei Pflanzen in schweren, am Boden entlangkriechenden, auffallend wasserhaltigen Arten. Es zeigen sich Ausläufer, große und ganzrandige Blätter und weißliche, silberne oder hellfarbene Blüten. Die Stängel und Blätter sind oft unbehaart, teilweise finden sich weiße Blattaderung oder Flecken. Die schnellwachsenden Früchte können groß und saftreich sein. Geruch und Geschmack sind, wenn überhaupt vorhanden, fade oder schleimigunangenehm.

Viele Mondsignaturen finden sich z. B. in Kürbisgewächsen wie Gurke oder Speisekürbis. Auch nachtblühende Pflanzen, wie z. B. Nachtkerze oder Königin der Nacht, zeigen ein mondhaftes Wesen.

Die dem Mond zugeordneten Pflanzen bilden Schleimstoffe, manchmal auch weißen Milchsaft und können kühlende, entzündungshemmende, reizlindernde, befeuchtende und regenerierende Kräfte entfalten. Sie wirken teilweise auf den Genitalbereich, die Fruchtbarkeit oder Lymphe. Mondhafte Heilpflanzen besitzen humoralmedizinisch betrachtet auch häufig kühle und feuchte Qualitäten und zeigen deutlich einen Bezug zum phlegmatischen Prinzip, z. B. Aloegel, Melone, Kürbispflanze, rohe Kartoffel oder Gurke. Derartige Heil- und Nahrungsmittel vermögen übermäßige Hitze, z. B. einen Sonnenbrand, zu kühlen.

Merkursignaturen

Der Götterbote Merkur gilt als Vermittler und gewandter Kommunikator. Das Gestirn wird darum mit Beweglichkeit, Flexibilität, Vermittlung, Schlagfertigkeit, Sprache und Intellekt assoziiert. Das Merkurprinzip ist die bewegende Kraft in allen Lebensprozessen.

Wie beim unbeständigen Götterboten zeigen sich bei merkurhaften Pflanzen wechselnde humoralmedizinische Eigenschaften. Merkurhafte Pflanzen sind schlank, schnellwachsend und teilweise rankend, zudem oft von rhythmisch strukturiertem Aufbau. Ihre Stängel sind feingliedrig und meist hohl, was als Analogie zu den Hohlorganen der Atem- und Verdauungssysteme gedeutet wird. Häufig zeigen sie gefiederte Blätter und doldenartige Blüten. Alle Teile, auch die Wurzel, riechen aromatischwürzig und dienen oft als Gewürze. Besonders kräftig kommt Merkur in der Familie der Doldenblütler zum Ausdruck. Viele Vertreter wirken anregend, eröffnen und fördern Austauschfunktionen wie Atmung und Verdauung, so z. B. bei Fenchel, Kümmel oder auch Petersilie.

Die Pflanzen lieben den Austausch mit der Umgebung, z. B. durch das Verströmen ätherischer Öle, die Insekten anlocken, aber auch durch ihre antennenartige Blatt- und Blütengeste. Sie wachsen häufig entlang von Verkehrsachsen oder lassen ihre Samen vom Winde verwehen.

Marssignaturen

Das rote Gestirn steht für Tatkraft und Willensstärke, für Aktion, Entschlossenheit, Aggression und Männlichkeit. Das Marsprinzip initiiert und führt die Lebensprozesse.

In der Pflanzenwelt zeigt sich Mars mit dornigen, stacheligen und Brennen verursachenden Pflanzen, die auch giftig oder Haut und Schleimhaut verätzend wirken können. Die Blätter sind lanzettlich (von länglicher Form) und teilweise rötlich gefärbt wie die Brennnessel zu Beginn ihrer Vegetationsphase. Auch Blüten oder Früchte zeigen sich gerne in oranger oder roter Farbe (▸ Abb. 4.63).

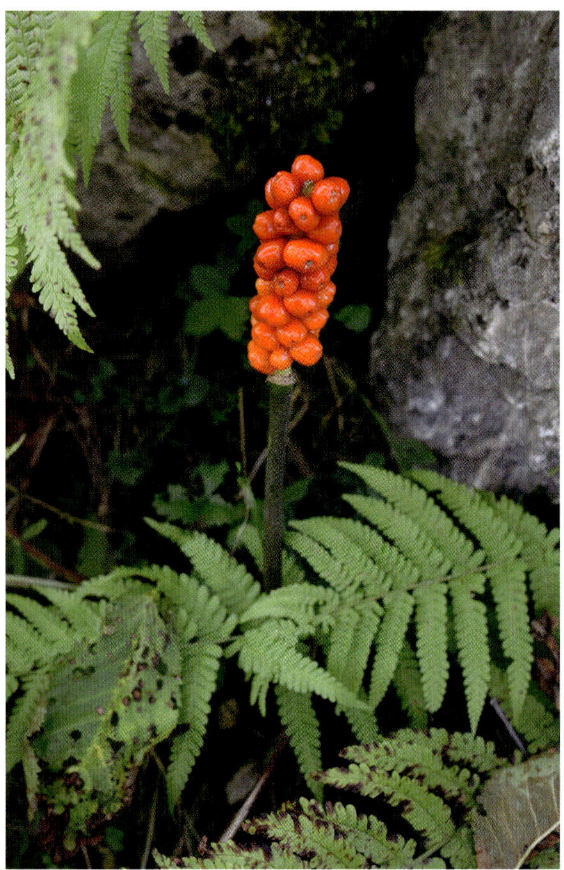

▸ **Abb. 4.63** Der Aronstab zeigt mit seiner haut- und schleimhautreizenden Wirkung sowie seiner roten Fruchtfarbe deutliche Marssignaturen.

Es finden sich ein scharf-brennender Geschmack und kräftige, senfartige, durchdringende Gerüche. Besonders häufig gibt es marshafte Vertreter bei den Kreuzblütlern und den Amaryllisgewächsen (Zwiebel und alle Laucharten waren früher den Liliengewächsen zugeordnet). Diese bilden scharfe Senföle, Schwefel und einzelne Pflanzen zudem kräftige ätherische Öle, weshalb sie stark wärmend, phytobiotisch, stoffwechselanregend und abwehrstärkend wirken. Andere entfalten galleanregende, blutbildende oder durchblutungsfördernde Eigenschaften.

Dem Mars zugeordnete Pflanzen besitzen kräftig warme und trockene humorale Qualitäten, wie Brennnessel, Meerrettich, Knoblauch und Sonnenhut.

Venussignaturen

Entsprechend seiner Namensgeberin wird dieses Gestirn mit Anmut, Sanftheit, Schönheitssinn, Liebe, Entspannung und Weiblichkeit assoziiert. Das Venusprinzip harmonisiert die Lebensprozesse.

Die Venus spiegelt sich in zarten und lieblichen Pflanzen, in Beerensträuchern und Bäumen, die süße Früchte hervorbringen. Deren Pflanzenteile, vor allem die Blüten, können angenehm und süßlich duften. Sie zeigen häufig die aus fünf Blütenblättern zusammengesetzten, pastellfarbenen Blüten der Rosengewächse. Die einem Pentagramm ähnliche Blüte wird in Analogie zur Umlaufbahn der Venus, die innerhalb von acht Jahren um die Erde kreist, gesetzt. Venussignaturen zeigen sich auch bei Malvengewächsen. Die Blätter sind oft harmonisch gezähnt und teilweise symmetrisch angeordnet. Venuskräfte zeigen sich ebenso in süßen, wohlschmeckenden Früchten.

Humoralmedizinisch sind sie von leicht kühlender oder mäßig wärmender, teilweise feuchter Qualität. Sie werden in Rezepturen gerne als harmonisierende Komponenten eingefügt, um kräftige Reize anderer Mittel und deren potenziellen Nebenwirkungen zu mildern. Ihre Kräfte materialisieren sich in süß riechenden, verführerischen ätherischen Ölen, vor Feuchtigkeit schützenden Substanzen wie Salicin und in der Zuckerbildung bei Früchten. Venusheilmittel können entspannend, besänftigend, aphrodisierend oder harntreibend wirken. Viele davon wirken auch auf die seelischen Bereiche des Menschen.

Venusartige Pflanzen sind z. B. Eibisch, Erdbeere, Apfelbaum, Rose oder auch Malve.

Jupitersignaturen

Das größte der sieben klassischen Gestirne steht in Bezug zu Fülle, Entfaltungskraft, Fruchtbildung, Üppigkeit, Großmut und Würde. Das Jupiterprinzip bewahrt die Lebensprozesse.

Jupiter nennt große, üppig wachsende Pflanzen, stattliche und ausladende Bäume mit reicher, fettreicher Fruchtbildung sein eigen. Sie können leberanregende Bitterstoffe, aber auch fette Öle bilden und finden sich häufig bei Enziangewächsen, Korbblütlern und nussbildenden Bäumen oder Sträuchern. Ihre Wirkstoffe wirken stoffwechsel- und leberanregend, z. B. Löwenzahn und gelber Enzian.

Jupiterartige Pflanzen bringen oft reiche Fruchternte, große Früchte oder Ölfrüchte, wie Walnuss oder Olive, hervor – ihre Vertreter besitzen warme und, je nachdem, welcher Aspekt der Jupitereigenschaften gewichtet wird, entweder leicht trockene oder leicht feuchte Qualitäten.

Saturnsignaturen

Das von der Sonne am weitesten entfernte und noch mit bloßem Auge sichtbare Gestirn Saturn wird als Hüter der Schwelle bezeichnet und mit Verhärtung, Verdichtung, Hemmung, Alter, aber auch Stabilität und Beharrlichkeit assoziiert. Das Saturnprinzip begrenzt die Lebensprozesse.

Saturnsignaturen werden in sehr langsam wachsenden, zähen und unter widrigen Bedingungen existierenden Pflanzen sichtbar (▸ **Abb. 4.64**). Einige davon sind immergrün, wie z. B. Nadelbäume, oder gehören zu entwick-

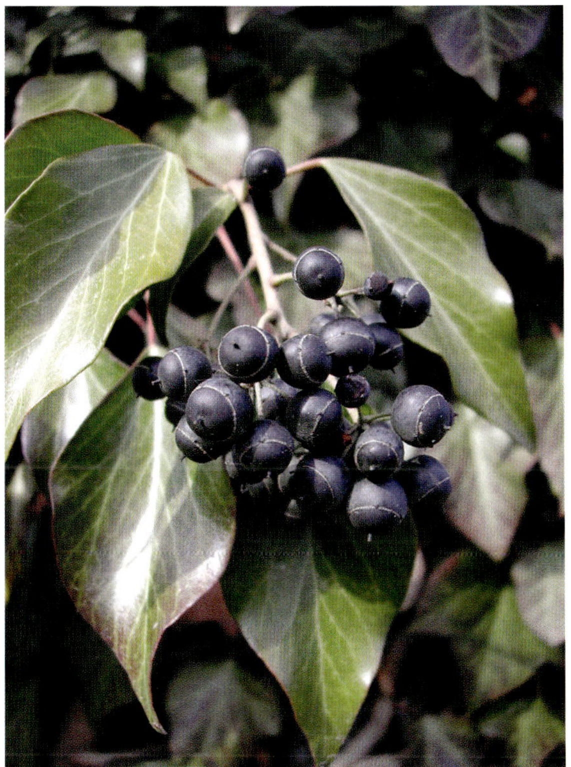

▶ **Abb. 4.64** Mit seiner dunklen Farbe, dem etwas dumpfen Geruch und vor allem dem sehr langsamen Wachstum zeigt Efeu eindeutige Signaturen des Saturn.

lungsgeschichtlich alten Arten, wie Bärlappe oder Schachtelhalme. Dunkle Farben, herber Geschmack und unangenehme, schwere Gerüche sind typisch, häufig bilden sich Giftstoffe wie Alkaloide. Blüten und Früchte können dunkle, schwarze oder braune Farben annehmen und teilweise sogar betäubend duften.

Heilpflanzen mit Saturnbezug besitzen kalt-trockene Eigenschaften und kühlende, festigende, austrocknende Eigenschaften. Diese Qualitäten zeigen sich beispielsweise in Nachtschattengewächsen wie Tollkirsche, in extrem langsam wachsenden Pflanzen wie Efeu oder der Giftigkeit des Eisenhutes.

Die Wechselwirkungen zwischen den Prinzipien

Mars und Saturn sind zwei „Übeltäter", deren Einflüsse zu Beschwerden und Krankheiten führen können, während Sonne, Venus und Jupiter als „Wohltäter" dienen, die für die Entfaltung des Menschen und für dessen Gesundheit unabdingbar sind. Merkur und Mond verhalten sich diesbezüglich wechselhaft.

Gegensätzliche, polare Wirkung entfalten:

- Mond und Sonne bezüglich ihrer Wärme und Feuchtigkeit
- Mond und Saturn bezüglich Feuchtigkeit und Trockenheit
- Venus und Mars bezüglich ihres Geschlechts
- Jupiter und Saturn bezüglich ihrer Ausdehnung/Zusammenziehung
- Jupiter und Merkur bezüglich ihrer Trägheit/Flexibilität

Ausgleichende Wirkung zeigen:

- Venus bildet mit Mars ein sich ergänzendes Paar.
- Jupiter und Saturn gleichen bezüglich ihrer Ausdehnung und Verhärtung aus.
- Merkur gilt als Friedensstifter zwischen gegensätzlichen Prinzipien.
- Venus schwächt in Rezepturen stark wirksame Mittel ab und mildert deren Nebenwirkungen.

Verstärkende Wirkung besitzen:

- Merkur verstärkt alle anderen Planeten.
- Mars verstärkt die Trockenheit Saturns.
- Sonne steigert die Wärme von Mars und umgekehrt.
- Saturn erhöht die Trockenheit von Mars und umgekehrt.

4.12 Signaturen mit Bezug zum Namen

Bereits im Namen vieler Pflanzen sind Hinweise auf ihre Wirkung oder auf mögliche Zielorgane oder Krankheitsbilder enthalten (▶ **Abb. 4.65**). Namen, wie Magenwurz für Kalmus, Mutterkraut oder Feigwarzenkraut für Schöllkraut, sind aus langer und offensichtlicher Bewährung der spezifischen Heilwirkung oder einem deutlichen Organbezug entstanden (▶ **Tab. 4.7**). So deutet noch heute der zweite Teil des Stammpflanzennamens vieler Pflanzen „officinalis", der vom früheren klösterlichen Apotheken-Offizin (Apothekenraum des Klosters, vom lat. „officina" = Arbeitsraum) abgeleitet wird, auf ihren bewährten Einsatz als Heilmittel hin. Nicht in jedem Fall entstand die Namensbildung jedoch aufgrund einer Heilwirkung z. B. auf einen bestimmten Körperteil, sondern häufig schlicht wegen der Ähnlichkeit der Form oder des Verhaltens einer Pflanze mit einem Tier oder einer anderen Erscheinung (▶ **Tab. 4.8**).

Die Wertschätzungen für ein Objekt oder Phänomen wird Menschen erst möglich, wenn sie dieses benennen und bezüglich des Verwendungszweckes, Nutzens oder Schadens einstufen können. So steckt in jedem Pflanzennamen ein geschichtlicher Aspekt, welcher Licht wirft auf Eigenschaften, Qualitäten und traditionelle Verwendung seines Trägers. Bei Einzelnen kommt die Hochachtung vor der Heilkraft dadurch zum Ausdruck, dass sie unter das Patronat eines Gottes oder Heiligen gestellt werden

▸ **Tab. 4.7** Name mit Bezug zu Krankheitsbildern.

Pathologie	Beispielpflanzen (heute offiziell verwendeter Name)
Durchfall/Ruhr	Ruhrkraut, Ruhrkraut (Wiesenknopf, Bingelkraut, Blutwurz, Katzenpfötchen u. a.), Ruhrwurzel (Blutwurz)
Epilepsie/Fallsucht	Fallkraut (Arnika)
Fieber	Bergfieberwurz (Gelber Enzian), Fieberwurzel (Galgant), Fieberbaum, Fieberbaum (Esche, Eukalyptus), Fieberklee, Fiebermoos (Isländisches Moos), Fieberkraut (Mutterkraut, Tausendgüldenkraut), Fieberweide (Silberweide)
Gelbsucht	Gelbsuchtwurzel (Enzian, Rhabarber), Gelbsuchtrose (Ringelblume)
Gicht/Podagra	Podagrakraut (Geißfuss), Gichtkraut (Geißfuss, Gottesgnadenkraut), Gichtbeere (Schwarze Johannisbeere), Gichtbeerbaum (Kirschbaum), Gichtstockwurzel (Liebstöckel), Gichtwurz (Pfingstrose, Zaunrübe), Gichtbaum (Rosskastanie), Gichtrose (Alpenrose, Pfingstrose), Gichtmoos (Bärlapp)
Herzenge (Herzgespann)	Herzgespann
Hirnschlag	Schlagkräutlein (Katzengamander)
Kopfschmerz	Kopfwehblüemli (Storchschnabel)
Krampf	Krampfkraut (Bärlapp, Gänsefingerkraut), Krampfdistel (Eselsdistel), Krampfwurzel (Baldrian)
Läuse	Läuseblume (Witwenblume), Läusekraut, Läusekraut (Engelwurz), Läusemörder (Germer)
Mundfäule	Mundfäulekraut (Braunelle, Echtes Labkraut)
Pest/epidemische Infektionskrankheit	Pestilenzkraut (Geißraute), Pestwurz, Pestbeere (Einbeere)
Schluckweh	Schluckwehrohr (Liebstöckel)
Schmerz	Schmerzwurz (Beinwell), Schmerzknospe (Gewürznelke)
Schwindel	Schwindelkorn (Koriander), Schwindelkraut (Koriander, Kubebenpfeffer, Lavendel)
Stechen	Stichsame/Steckkörner (Mariendistel)
Tuberkulose (Auszehrung)	Zehrwurz (Aronstab)
Wunde	Wundallheil (Beinwell), Wundkraut (Arnika), heidnisches Wundkraut (Goldrute)
Zittern	Zitterblümchen (Lavendel)

und mit seinem Namen angesprochen werden. So ist es z. B. nachvollziehbar, dass Johanniskraut (das als Heilmittel den Sonnenaspekt des Menschen stärkt) in der christlichen Tradition bezüglich der Namensgebung mit dem Johannes dem Täufer verknüpft wird.

▸ **Tab. 4.8** Namen mit Bezug zu Organen und deren Funktionen.

Organ/Funktion	Beispielpflanzen (heute offiziell verwendeter Name)
Augen	Augentrost, Augenwurz, Augenblume (Löwenzahn), Augenkraut (Schöllkraut)
Mund	Mundkraut (Echter Ehrenpreis)
Zahn	Zahnwurz, Zahnstocher-Ammei, Hohlzahn, Zahnwurzel (Engelwurz, Iris, Ratanhia)
Lunge	Luftwurzel (Engelwurz), Lungenkraut, Lungenflechte, Lungenblatt (Spitzwegerich), Lungenwurzel (Wurzelpetersilie), Lungendank (Andorn), Lungenmoos (Isländisches Moos)
Herz	Herzgespann, Herzblatt, Herzkraut/-trost (Melisse), Herzwurz (Bachnelkenwurz), Herzblüemli (Borretsch), Herznägeli (Alpenrose)
Magen	Magenwurzel (Enzian, Kalmus), Magendistel (Kardobenediktenkraut), Magenkraut (Tausendgüldenkraut), Magentrost (Augentrost)
Darm	Darmkraut (Walderdbeere), Darmwurz (Alant, Enzian)
Leber	Leberblümchen, Leberdistel (Mariendistel), Leberkraut (Mariendistel, Waldmeister, Wasserdost), Leberklette (Odermennig)
Milz	Milzkraut, Milzkraut (Grindelie)
Niere	indischer Nierentee (Katzenbart), Nierenbaum (Birke), Nierenkraut (Bruchkraut)
Blase	Blasenbeere (Judenkirsche)
Gebärmutter/Mutter	Gebärmutterwurzel/ Bärmutter (Liebstöckel), Mutterkraut, Mutterkraut (Andorn, Arnika, Beifuss, Frauenmantel, Herzgespann, Pfefferminze, Kamille), Mutterkamille (Mutterkraut), Mutterwurz (Muttern, Bärwurz)
Fruchtbarkeit	Kindlibaum (Holunder), Kindermord (Sadebaum)
Penis	Luststecken (Liebstöckel), Geilwurz (Engelwurz)
Hoden	Pfaffenhödlein (Orchideenarten wie Knabenkraut)
Nerven/Gehirn	Nervenkräutlein (Lavendel), Hirnkraut (Lavendel)
Knochen/Bein	Beinheil, Beinwurz, Beinwell

In ▸ **Tab. 4.7** und ▸ **Tab. 4.8** und den anschließenden Texten des Kapitels 4.12 sind die heute gängigen deutschen Namen nach den volkstümlichen Benennungen in Klammern angegeben. Wenn nach dem Name kein offiziell verwendeter Name aufgelistet ist, wird die Pflanze noch heute so genannt.

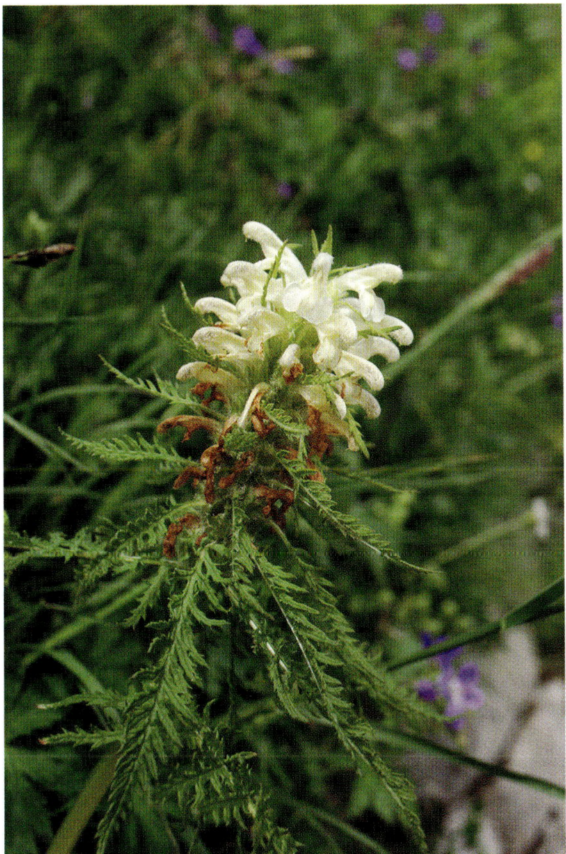

▸ **Abb. 4.65** Die frühere Verwendung des Läusekrauts bei Läusebefall der Haare kommt auch in seinem Namen zum Ausdruck.

4.12.1 Tiernamen

Der frühzeitliche Mensch war bestrebt, alle ihn umgebenden Phänomene zu verstehen und zu ordnen. In seinem magisch-mystischen Weltverständnis bestand noch keine starre Trennung zwischen Menschen-, Pflanzen- und Tierreich. Im Gegenteil: Alles war untrennbar miteinander verbunden. Unbekanntes wurde mit Bekanntem und mit bereits gemachten Erfahrungen verknüpft und in das eigene Weltbild integriert.

Einiges an Heilpflanzenwissen des Menschen stammt noch aus seiner Vorgeschichte, in der er eng mit der Tierwelt verbunden war, oder er schaute sich bei einzelnen Tierarten deren Umgang mit bestimmten Pflanzen ab. Diese Verbundenheit kommt auch in vielen volkstümlichen Pflanzennamen mit Tierbezügen (z. B. Bärlauch, der großen Vitalität der Pflanze wegen) zum Ausdruck, ebenso in vielen Sagen, Mythen (die Heilkraft des Tausendgüldenkrautes, *Centaurium erythraea*, soll der Zentauer Chiron den Menschen gezeigt haben), Legenden und Kinderversen.

Einzelne Tiernamen entstanden durch Formentsprechungen von Pflanzen oder einzelner ihrer Teile mit zugehörigen Tieren, z. B. Hundszunge oder Pferdeschwanz (Schachtelhalm). Andere durch eine Wesensverwandschaft der Pflanze mit dem Tier, wie bei der Einbeere, die auch Wolfsbeere genannt wurde. Die namensgebende Tierart ist dabei der jeweiligen Pflanze in der Art eines Tiertotems seelenverwandt: Die Eigenschaften und charakteristischen Zeichen eines Tieres kommen auch im Wesen, der Wirkung oder dem Standort der entsprechenden Pflanze zum Ausdruck.

Bär

In Bärennamen spiegelt sich die starke Vegetationskraft oder Heilwirkung von Pflanzen wider. Bärlauch beispielsweise tritt in großflächigen Beständen auf und hindert mit seinen Duftstoffen andere Pflanzen am Gedeihen. Der Bär wird in der nordischen Mythologie als heilkundig und als der Schamane unter den Tieren beschrieben. Ihm zugeordnete Pflanzen sind sehr vital, heilkräftig oder einfach stark behaart. Eine weitere mögliche Namenszuordnung entsteht aus der menstruations- und geburtsanregenden Wirkung einzelner Vertreter auf die Ge-bär-mutter.

Zu diesen Pflanzen gehören:

- Alpenbärenwurz/Roter Bärenfenchel (Mutterwurz)
- Bärendreck (Süßholz)
- Bärenfenchel/-kümmel (Bärwurz)
- Bärengalle (Aloe)
- Bärenkraut (Bärlauch)
- Bärenschmutz (Tollkirsche)
- Bärentatze (Bärenklau, Klette, Echter Wundklee)
- Bärklee (Steinklee)
- Bärlapp
- Bärlauch
- Bärmutterkraut/Bärmutter (Liebstöckel)
- Bärsanikel (Heilglöckchen)

Bock

Vielfach bezieht sich der Pflanzenname auf den Geruch des Namensgebers oder dessen Triebhaftigkeit. So sind Bockspflanzen teilweise von kräftigem, unangenehmem Geruch, besitzen eine anregende Wirkung auf die männlichen Genitalien oder sehen diesen in ihrer Form ähnlich. „Das Bockskraut (Petersilie) hilft dem Mann aufs Pferd und der Frau unter die Erd“, nimmt ein volkstümlicher Spruch ganz unverhohlen Bezug auf die beim Mann potenzsteigernde, bei der Frau abortive Wirkung der Petersilie.

Zu diesen Pflanzen gehören:

- Bock, Roter (Beifuß)
- Bocksbart (Haferwurz, Wiesenbocksbart)
- Bocksdorn
- Bocksdorn (Tragant)
- Bocksgeil (Knabenkraut)
- Bocksholler (Holunder)
- Bocksheil, Schwarzer (Männertreu)
- Bockshornklee

- Bockskraut (Petersilie, Storchschnabelkraut, Waldziest)
- Bockspeterlein/Bockwurz (Bibernellwurzel)

Drache

Der Drache wird in der Mythologie oft als Kulttier der Erdmutter und Erdgöttinnen betrachtet – seine Tötung symbolisiert deren Überwindung und den Wechsel zur patriarchalen Kultur. Er zeichnet sich durch gewaltige, oft schöpferische Kraft aus. Nach ihm benannte Pflanzen sind teilweise von roter Farbe, von großem oder archaischem Aussehen, von kräftig-ungestümer Wirkung. Teilweise nimmt der Name auch Bezug auf die anregende Wirkung bezüglich der Sexualkräfte.

Zu diesen Pflanzen gehören:

- Drachenbaum (Elsbeere)
- Drachenblut (Wiesenknopf)
- Drachenkopf
- Drachenkraut (Eberraute, Estragon)
- Drachenschwanz (Bärlapp)
- Drachenwurz
- Drachenwurz (Schwalbenwurz, Sumpfkalla)
- Drachenzunge (Schlangenknöterich)

Hirsch

Der Hirschgott verkörpert in den nordischen Mythen den Sonnengott, der auf die Erde niedersteigt und sich mit der Erdmutter vereint. Diese Eigenschaft macht ihn zum Symbol der Fruchtbarkeit und Weisheit. Er ist ein großer Kenner der Heilpflanzen, was sich noch heute darin zeigt, dass sich zahlreiche Apotheken mit seinem Namen schmücken.

Nach dem Hirsch benannte Pflanzen wachsen an schwer zugänglichen Orten, in versteckten Wäldern oder in großer Höhe. Sie dienen teilweise Hirschen als Nahrung, haben große Heilwirkung oder steigern die Sexualkräfte.

Zu diesen Pflanzen gehören:

- Hindbeere (Himbeere) (▸ **Abb. 4.66**)
- Hirschauge/-schwamm (Juckbohne)
- Hirschdorn (Kreuzdorn)
- Hirschheide (Besenginster)
- Hirschheil (Bergfenchel, Wasserdost)
- Hirschhornflechte (Isländisches Moos)
- Hirschklee (Leberblümchen, Wasserdost)
- Hirschkohl (Lungenkraut)
- Hirschkraut (Bittersüßer Nachtschatten)
- Hirschmöhre (Pastinake)
- Hirschpastinak (Augenwurz)
- Hirschsprung (Wegwarte)
- Hirschwundkraut (Bockshornklee, Wasserdost)
- Hirschwurz/Hirschwurzel (Augenwurz, Bergfenchel, Enzian, Gämswurz, Haarstrang, Laserkrautarten, Silberdistel)

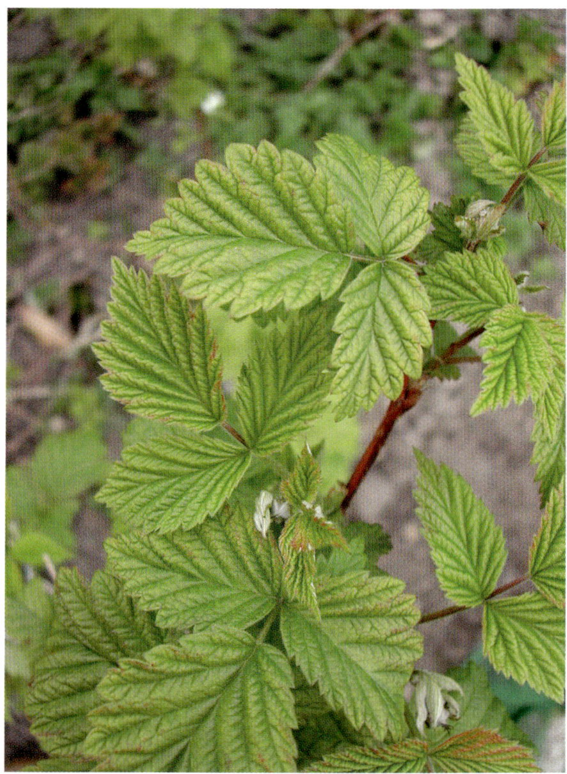

▸ **Abb. 4.66** Die Himbeere (althochdeutsch: Hintperi) ist die Beere der Hirschkuh/Hinde. Sie hat einen Bezug zum weiblichen Geschlecht, daher werden ihre Blätter u. a. in der Schwangerschafts- und Geburtsheilkunde verwendet.

Hund

Hundspflanzen sind – so will es die Namensgebung – meist minderwertig (im Vergleich zu einem edleren, wirksameren Verwandten), unangenehm riechend oder wenig nützlich.

Zu diesen Pflanzen gehören:

- Hundsbeere (Faulbaum, Kreuzdorn, Bittersüßer/Schwarzer Nachtschatten)
- Hundsbaum (Rizinus)
- Hundgiersch (Kälberkropf)
- Hundsgras (Quecke)
- Hundskamille
- Hundskerbel
- Hundskraut (Helmkraut)
- Hundsnägeli/-nelke (Seifenkraut)
- Hundspetersilie (giftig)
- Hundsrose (Heckenrose)
- Hundszunge (Guter Heinrich, Löwenzahn)

Pferd/Ross/Esel

Wie bei Hundspflanzen sind auch diese Pflanzenvertreter einfach, genügsam, grob in ihrer Wirkung oder weniger heilkräftig in ihrer Anwendung als ihre mehr geschätzten Gegenstücke. Auf diese Weise wird z. B. die Rosskastanie

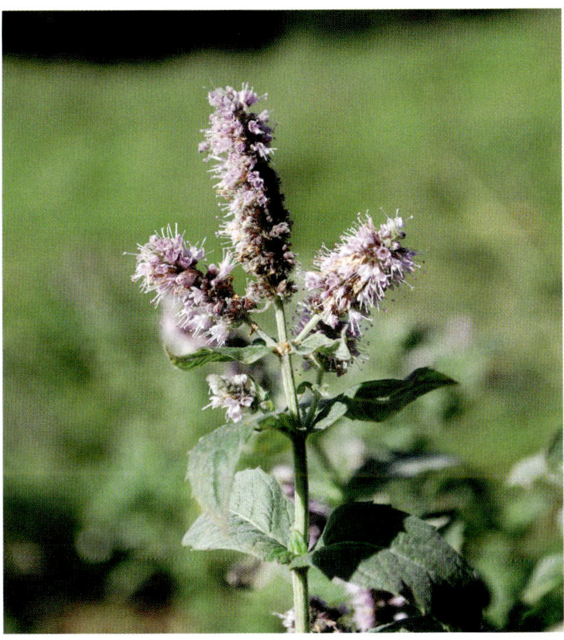

▸ **Abb. 4.67** Die Rossminze gilt als einfache, schwächer wirksame Minzenart.

durch ihre Namensgebung gegenüber der essbaren Kastanie abgewertet.

Zu diesen Pflanzen gehören:

- Eseldistel, Eselmöhre (Karotte)
- Eselsgurke (Springgurke)
- Pferdebohne (Saubohne)
- Pferdeeppich (Gespenst-Gelbdolde)
- Pferdekohl (Kohldistel)
- Pferderose (Pfingstrose)
- Pferdekastanie (Rosskastanie)
- Rossblacke (Ampfer)
- Rossfeige (Feigenkaktus)
- Rossfenchel (Wasserfenchel)
- Rosskartoffel (Topinambur)
- Rosskastanie
- Rosskümmel
- Rossminze (▸ **Abb. 4.67**)
- Rosspappel (Malve)

Schlange

In der Mythologie ist die Schlange ein Bote der unteren Welt und wegen ihrer Fähigkeit, sich zu häuten, ein Symbol der Wandlung. Nach Schlangen benannte Pflanzen erhielten ihren Namen jedoch meist aufgrund ihrer sich windenden Form, des schlangenreichen Standortes oder der Anwendung bei Schlangenbissen.

Zu diesen Pflanzen gehören:

- Schlangenbeere (Tollkirsche)
- Schlangengras (Schwarzwurzel)
- Schlangenholz (Seidelbast)
- Schlangenknoblauch (Siegwurz)
- Schlangenknöterich
- Schlangenkraut (Estragon, Salomonssiegel, Sumpfkalla, Traubensilberkerze)
- Schlangenmoos (Bärlapp)
- Schlangenwurz (Alant, Schwalbenwurz, Sumpfkalla, Traubensilberkerze),
- Schlangenwurzel/-holz (Rauwolfia serpentina, heute offiziell Schlangenwurz genannt)
- Schlangenzunge (Spitzwegerich)

Schwein/Sau/Eber

Die Muttersau ist das mythologische Symbol der großen Göttin und der Fruchtbarkeit. Schweine- und Eberpflanzen können einen Bezug zur Sexualität haben. Häufiger ist bezüglich der Namensgebung jedoch der Standort im Schweineauslauf oder die minderwertige Qualität gemeint.

Zu diesen Pflanzen gehören:

- Sauauge (Einbeere)
- Saublume (Löwenzahn)
- Saubrot (Alpenveilchen)
- Sauburzel (Portulak)
- Saudistel (Gänsedistel)
- Saufenchel (Haarstrang)
- Saukastanie (Rosskastanie)
- Saukraut (Braunwurz, knotiger, Nachtschatten, bittersüßer)
- Saurüssel (Breitwegerich)
- Saunessel (Brennnessel)
- Saustock (Löwenzahn)
- Schweinsblacke (Ampfer)

Das männliche Schwein wird durch seinen charakteristischen Körpergeruch zum Namensgeber oder durch seine ungebändigte Stärke, seine Stoßkraft und seinen Mut. Einige Eberpflanzen sprechen die männlichen Aspekte der Sexualität an und rufen, bildlich gesprochen, das Schwein im Mann hervor: Die Blüte der Eberdistel (Silberdistel) verströmt einen Geruch, der an den des männlichen Genitales erinnert. Die Pflanze besaß früher den Ruf, Männern ungebändigte Kraft zu spenden.

Gullinborst, der goldborstige Eber, zieht in der keltischen Mythologie den Wagen Freyrs und bringt an der Jahreswende das stillstehende Jahresrad wieder in Bewegung, weshalb das Schweinchen noch heute als Silvestersymbol dient.

Zu diesen Pflanzen gehören:

- Eberblume (Schwertlilie)
- Eberbrot (Mutterkorn)
- Eberdistel/-wurz (Silberdistel)
- Eberkraut (Schmalblättriges Weidenröschen)

- Eberreis (Pontischer Wermut, Eberraute)
- Eberwurz (Eberraute)

Die sogenannte Eberesche ist eine falsche Esche (Aber-Esche) und hat daher mit dem Eber gar nichts gemeinsam.

Vogel/Adler/Gans

Diese Tiere beherrschen in der Sagenwelt die Zwischenwelten und sind deshalb Bindeglieder zwischen Erde und Himmel. Sie werden als Boten der Götter oder der Geisterwelt betrachtet, weshalb ihr Auftauchen meist Glück oder Fruchtbarkeit verheißt. Die Namenswahl bringt jedoch häufig einfach zum Ausdruck, dass die Pflanze als Nahrung für Vögel dient.

Zu diesen Pflanzen gehören:

- Vogelbeere/-kirsche (Eberesche)
- Vogelgras (Vogelknöterich)
- Vogelkraut (Mistel, Vogelmiere)
- Vogelknöterich
- Vogelmiere
- Vogelnest (Karotte, Wilde Möhre)
- Vogeltod (Schierling)
- Vogeltrauben (Kirschbaum).

Der Adler, König der Lüfte, wird oft mit Kraft, Weisheit, Erhabenheit und Würde verknüpft. Entsprechend ist sein Name häufig in sehr großen Pflanzen oder solchen mit adlerähnlichen Formen zu finden.

Zu diesen Pflanzen gehören:

- Adlerfarn (► Abb. 4.68)
- Adlerholz
- Adlerblume (Akelei, Rittersporn)

In Mythologien und Märchen verkörpert die Gans die Seele, welche die Reise zwischen den verschiedenen Welten beherrscht. Häufig wird dieser Tierbezug aber auch in den geringen Ansprüchen der Pflanzen ersichtlich.

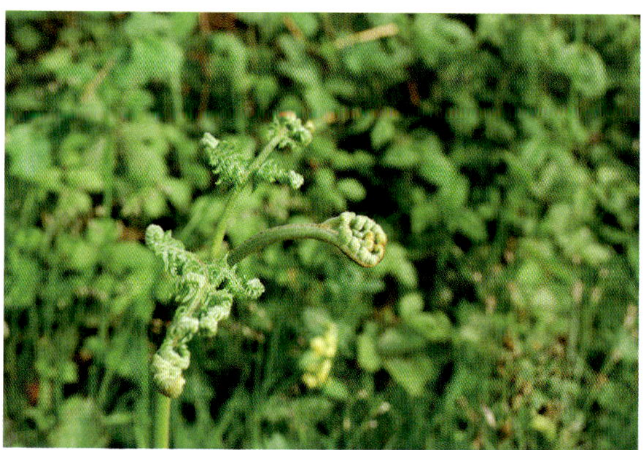

► **Abb. 4.68** Mit seiner Größe und der adlerähnlichen Geste beim Entfalten zeigt der Adlerfarn seinen Bezug zum Reich des Adlers.

Zu diesen Pflanzen gehören:

- Gänseblümchen
- Gänsedistel
- Gänsefußarten
- Gänsefuß (Guter Heinrich)
- Gänsegras (Klettenlabkraut)
- Gänsekraut (Beifuß, Vogelmiere)
- Gänsekresse
- Gänserich (Gänsefingerkraut, Meldenarten)
- Gänsewurzel (Brennnessel)

Wolf

Nach dem Wolf benannte Pflanzen sind oft giftige, aggressiv wirksame oder einfach stark behaarte Gewächse. Wie ihre Namensgeber treten sie in Gruppen auf, wobei jedes Pflanzenindividuum einen gewissen Abstand zu seinen Nachbarn einhält (im Gegensatz zu Schafspflanzen, die gerne nahe beieinanderstehen).

Zu diesen Pflanzen gehören:

- Wolfsbeere (Christophskraut, Einbeere)
- Wolfsblume (Kuhschelle)
- Wolfsbohne (Lupine)
- Wolfsflechte (zum Vergiften der Wölfe verwendet)
- Wolfsgift (Eisenhut)
- Wolfshuf/-fuß (Wolfstrapp)
- Wolfsmilcharten
- Wolfskraut (Eisenhut, Klette)
- Wolfsmann (Klette)
- Wolfspfote (Kuhschelle)
- Wolfsranke (Bärlapp)
- Wolfstrapp
- Wolfszahn (Christrose)

Eine charakteristische Wolfspflanze ist Arnika, die ihre Tiernatur mit dem zerzausten Aussehen der Blüte, ihrem Potenzial für allergische Reaktionen und in allerlei volkstümlichen Namen gebührend zum Ausdruck bringt: Bergwolferlei, Wolfsgelb, Wolfsauge, Wolfbanner, Wiesenwolf.

4.12.2 Heiligennamen

Auch die Bindung von Pflanzen an die Namen von Heiligen, Göttern oder Elementarwesen stammt aus der mystischen Urzeit der Menschheit. Je nach vorherrschender Religion und aktueller Kulturepoche wurden veraltete Namensinhalte durch aktuelle abgelöst. Die Verknüpfung mit religiösen Namensstiftern verleiht ihrer Heilwirkung zusätzlich suggestiv gesteigerte Heilkräfte.

Gott/Herrgott/Liebgott

Oft sind diese Pflanzenarten ganz besonders heilkräftig, von außerordentlicher Form oder Schönheit.

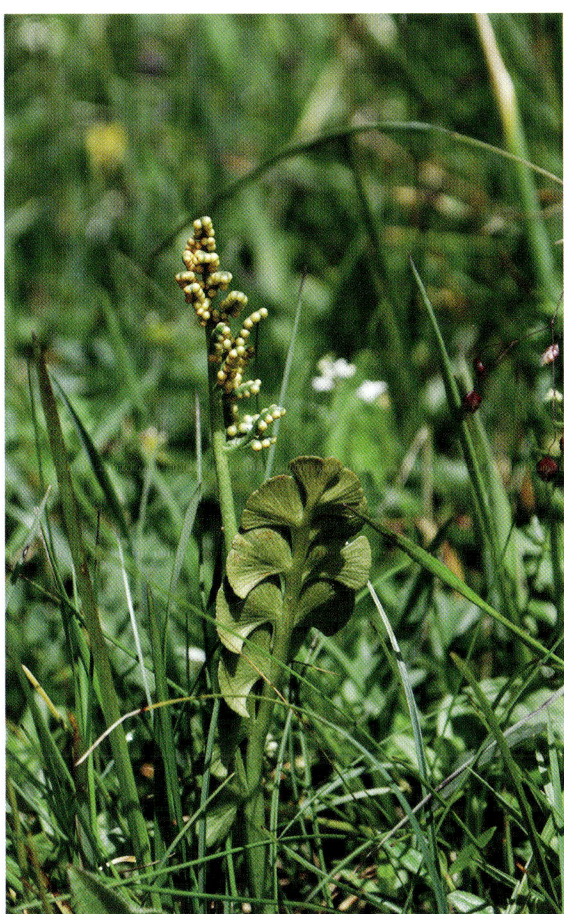

▶ **Abb. 4.69** Die Mondraute wurde früher Herrgottshand genannt und als magische Heilpflanze verwendet.

Zu diesen Pflanzen gehören:
- Gottesauge (Alant, Sonnenblume)
- Gottesgnadenkraut
- Gottesgnadechrut (Mariendistel, Storchschnabelkraut)
- Gottheil (Braunelle)
- Gott-Hülff (Andorn)
- Herrgottsblatt (Schöllkraut)
- Herrgottsblume (Vergissmeinnicht)
- Herrgottshand (Mondraute) (▶ **Abb. 4.69**)
- Herrgottshölzel (Eberraute)
- Herrgottsnägeli (Odermennig)
- Herrgottsrückenkraut (Schafgarbe)
- Herrgottstroh (Echtes Labkraut)

Maria/Liebfrau/Muttergottes

Die Gottesmutter, auf welche während der Christianisierung die Attribute vieler früherer Fruchtbarkeitsgöttinnen übertragen wurden, ist Namensstifterin für besonders wirksame Heilpflanzen, die zudem oft in der Frauenheilkunde eingesetzt werden.

Zu diesen Pflanzen gehören:
- Liebfrauenbettstroh (Johanniskraut, Echtes Labkraut, Thymian, Dost)
- Liebfrauenhaar (Schmalblättriges Weidenröschen)
- Liebfrauenhandschuh (Purpurner Fingerhut)
- Liebfrauengras (Mariengras)
- Liebfrauenschühlein (Steinklee)
- Marienbettstroh (Quendel)
- Marienblatt (Balsamkraut)
- Mariendistel
- Mariendorn (Hagebutte)
- Marienflachs (Gemeines Leinkraut)
- Mariengras
- Marienkerze (Königskerze)
- Marienkraut (Arnika, Kamille, Rosmarin)
- Marienmänteli (Frauenmantel)
- Mariennessel (Andorn)
- Marienschlüssel (Schlüsselblume)
- Muttergotteskraut (Frauenmantel, Tausendgüldenkraut)
- Muttergottesperle (Steinsame)
- Muttergottesstab (Rainfarn)

Die Zeitspanne vom 15. August (Maria Himmelfahrt) bis Mitte September wird als Frauendreißiger bezeichnet und ist eine wichtige Kräutersammelzeit. Zu Mariae Himmelfahrt werden mancherorts noch heute Blumen, Heilpflanzen und Getreideähren zu Kräuterbüscheln gebunden und kirchlich geweiht.

Ave Maria!
Die Wiese trägt den Rittersporn.
Die Distel blüht im hohen Korn.
Das heilige Tausendguldenkraut
Liegt an den Wegen schon angebaut.
Es grünet der sanfte Spitzwegerich.
Schafgarbe duftet. Das Veilchen verblich.
Mohnrose, die purpurne Ackerdirn,
hob auf den Blutschweiß der Bauernstirn.
Im Monde singen die Grillen.
Jungähren die Körnelein stillen.
Ave Maria!

Mailied, Richard Bullinger, 1893–1965

4.12.3 Teufel

Teufelspflanzen sind teilweise eigenartige oder giftige Gewächse. Der keltische Cernunnos, eine gehörnte Naturgottheit, repräsentiert die männlichen Aspekte der Fruchtbarkeit und wird in der christianisierten Version meist als Dämon mit Tiergliedern wie Bocksfuß, Schwanz und Hörnern dargestellt. Die mit seinen Attributen versehenen, früher oft heidnischen oder für zauberkräftig gehaltenen Heilpflanzen werden durch diese kulturelle oder religiöse Stigmatisierung aus christlicher Sicht bewusst abgewertet. Mit dieser Absicht erzählt z. B. eine Sage, Judas, der Verräter, habe sich an einem Holunderstrauch erhängt und seine Gebeine seien unter der Eberesche verscharrt worden. Auch wenn dies nicht wirklich der Realität entsprechen kann, wurden damit doch die zwei heidnischen Ritualpflanzen in Verruf gebracht.

Zu diesen Pflanzen gehören:

- Teufelsabbiss (deren Wurzel wie abgebissen ausieht, da sie von unten her abstirbt)
- Teufelsapfel (Apfel)
- Teufelsauge (Bilsenkraut)
- Teufelsdreck (Stinkasant)
- Teufelshand (Knabenkraut)
- Teufelshörnchen (Thuja)
- Teufelshut (Pestwurz)
- Teufelsklatten (Bittersüßer Nachtschatten)
- Teufelsklaue (Bärlapp, Wurmfarn)
- Teufelskraut (Hanf)
- Teufelsmilchkraut (Schöllkraut)
- Teufelspeterlein (Schierling)
- Teufelswisch (Wurmfarn)
- Teufelswurz (Eisenhut)

4.12.4 Beispiele weiterer Schutzpatrone

Apollonia

Die Patronin der Zahnleidenden wird oft mit Märtyrerpalme und Zange zum Ziehen von Zähnen gezeigt, da sie getötet wurde, nachdem man ihr alle Zähne ausgeschlagen hatte. Sie wird zum Teil heute noch in sogenannten Zahnwehchappeli (schweizerdeutsch für Zahnschmerzkapellen) verehrt und mit Löffeln beschenkt. Die ihr geweihten Heilpflanzen wurden früher bei Zahnschmerzen zur Linderung eingesetzt.

Zu diesen Pflanzen gehören:

- Apollonienkraut (Bilsenkraut)
- Apollonienwurz (Eisenhut)

Artemis

Sie ist die Patronin der Jagd, aber auch der Geburt und der Hebammen. Die Göttin wurde nach der Legende als erstes von zwei Zwillingskindern geboren und half sogleich bei der Geburt ihres Bruders Apollo mit. Als Geburtshelferin, aber auch „Engelsmacherin“ hat sie Kenntnis von Pflanzen, die eine Fehl- oder Frühgeburt einleiten können. Sie ist aus diesem Grund namensgebend für die ganze Gattung Artemisia.

Zu diesen Pflanzen gehören:

- *Artemisia vulgaris*, Beifuß
- *Artemisia absinthium*, Wermut
- *Artemisia abrotanum*, Eberraute

Johannes

Johannes der Täufer, der Lichtbringer (Verkünder der Ankunft Christi), wurde durch Herodes wegen seiner Missionstätigkeit verhaftet und auf Wunsch seiner Tochter enthauptet. Wo sein Blut auf den Boden tropfte, soll die nach ihm benannte Pflanze dem Boden entsprossen sein.

Ganz offensichtlich steht dieser Heilige in der Tradition heidnischer Lichtgottheiten. In der keltischen Mythologie stand an seiner Stelle die Frühlingsgottheit Baldur. Nachdem dieser von seinem Tod geträumt hatte, nahm seine Mutter allen Lebewesen den Schwur ab, ihm nichts anzutun. Die Mistel, die in großer Höhe wächst, wurde dabei fatalerweise vergessen und Baldur im Laufe der weiteren Geschehnisse nach Anstiftung durch den listigen Gott Loki durch einen Mistelzweig getötet.

Die Zeit um Johanni (24. Juni) ist der bedeutendste Zeitpunkt der rituellen Heilpflanzenernte: Die um dieses Datum gesammelte Ernte gilt als besonders wirksam. Die Pflanzen dieses Namensstifters sind außergewöhnlich heilkräftig oder spielen bei den Mittsommerfeiern eine Rolle.

Zu diesen Pflanzen gehören:

- Johannesblume (Margerite)
- Johanniskraut
- Johanniskraut (Beifuß, Wurmfarn)
- Johannisgürtel (Beifuß)
- Johannispappel (Malve)
- Johanniswedel (Mädesüß)
- Johanniswurz (Adlerfarn, Tüpfelfarn)

Veronika

Diese Heilige wird bei schlechter Wundheilung angerufen, da ihr wundheilende und entgiftende Kräuter, z. B. *Veronica officinalis* oder echter Ehrenpreis, geweiht sind.

Gerhard

Dieser Heilige ist der Patron der Gichtkranken, weshalb ihm die entsprechend wirksamen Heilpflanzen, z. B. Geißfuß, St. Gerhardskraut, unterstellt werden.

4.12.5 Funktionsnamen

Eine weitere Gruppe von Namen gibt Aufschluss über die Verwendung einzelner Heilpflanzen. Es handelt sich dabei weniger um direkt gegen eine Krankheit gerichtete gesundheitliche Zwecke als vielmehr um magische Schutzrituale (▸ Tab. 4.9).

▸ **Tab. 4.9** Namen mit Bezug zu (oft magischen) Verwendungszwecken.

Name	Zweck	Pflanzenbeispiele
Abwehrkraut	Vertreibt schlechte Einflüsse wie Krankheitserreger, im traditionellen Sinne auch Dämonen und Schadzauber.	Berufkraut, Buchs, Dost, Eberesche, Efeu, Hauswurz, Heidekraut, Holunderarten, Knoblauch, Leinkraut, Stechpalme, Waldmeister, Widertonmoos, Zwiebel
Albkraut	Vertreibt Albträume und nächtliche „Plagegeister“.	Bärlapparten, Eberraute, Erdrauch, Mistel, Bittersüßer Nachtschatten, Schafgarbe, pontischer Wermut, Ziestarten
Allheilkraut, -wurz/Allerweltsheil/Heil aller Schäden/Panacae, Panax	Allheilmittel	Bärenklau, Baldrian, Beinwell, Betonie, Ehrenpreisarten, Enzian, Ginseng, Mistel, Nelkenwurz, Sanikel
Berufkraut/Verschreikraut	Löst Berufung (Verfluchung, Verzauberung, böser Blick) oder hält diese fern. Wird für diesen Zweck ins Badewasser geschüttet, als Strauß im Haus oder Stall aufgehängt, ins Bett gelegt, an die Stalltiere verfüttert oder als Amulett getragen.	Alraune, Baldrian, Berufkrautarten, Betonie, Christophskraut, Dost, Hauswurz, Holunderarten, Gemeines Leinkraut, Rainfarn, Stechpalme, Waldmeister, Wiedertonmoos, Ziestarten
Bettstrohkraut	Als Füllung für Matratzensäcke verwendet oder ins Bett gelegt.	Labkrautarten, Johanniskraut, Quendel, Waldmeister
Bettstrohkraut: Frauen	Lieb-/Frauenbettstroh: fördert bei Frauen die Fruchtbarkeit und schützt während der Schwangerschaft und Geburt.	Dill, Dost, Klettenlabkraut, Quendel, Thymian, Waldmeister
Bettstrohkraut: Männer	Mannstreu/Männer(s)treu: fördert bei Männern die Geschlechtskraft.	Ehrenpreisarten, Männertreu, Mannstreuarten, Stranddistel
Gewitterblume	Zieht Unwetter und Blitz an und soll deshalb nicht ins Haus gebracht werden.	Kornrade, Kornblume, Rohrkolben, Wegwarte
Gewitterblume: Schutz vor Gewitter	Vertreibt Gewitter, wenn es aufgehängt oder im Ofenfeuer verbrannt wird, oder schützt vor Unwetter.	Arnika, Augentrost, Bilsenkraut, Brennnessel, Dill, Eberesche, Ehrenpreisarten, Eisenkraut, Johanniskraut, Kompasspflanze, Königskerze, Wasserdost
Gewitterblume: Anzeiger von Gewitter	Zeigt drohendes Gewitter an.	Ackergauchheil
Grab-/Totenblume, -kraut, -baum	Grabschmuck oder Grabbeigabe, schenkt den Verstorbenen Ruhe.	Chrysanthemenarten, Efeu, Eibe, Immergrün, Iris, Ringelblume, Seifenkraut, Sellerie, Tanne, Wacholder, Weinraute
Irrkraut	Lässt Unvorsichtige den Weg verlieren.	Farne allgemein
Korbblume	Werden einem abgewiesenen Verehrer überreicht.	Augentrost, Kornblume, Kornrade, Kreuzkraut, Schafgarbe, Wegwarte
Krötenblume/-kraut	Die Kröte ist ein mystisches Symbol für die Gebärmutter, die Pflanzen lindern Gebärmutterbeschwerden oder helfen bei der Geburt.	Fliegenpilz, Milzkraut, Ziestarten
Liebesapfel, -baum, -beere, -kraut	Wirkt als Aphrodisiakum.	Alraune, Bocksdorn, Liebstöckel, Tomate, Yohimbe
Orakelkraut	Wird oft als Rupf- oder Abzählblumen verwendet.	Gänseblümchen, Margerite
Schelmkraut/-rose/-wurz	Der Schelm ist ein Krankheitsdämon, der Stalltiere heimsuchen kann.	Augentrost, Christrose, Milzkraut, Zaunrübe
Schießkraut	Macht treffsicher, wurde auf das Gewehr gestrichen.	Johanniskraut
Schlafkraut/-apfel	Schützt den Schlaf, teilweise auch betäubende Pflanzen.	Bilsenkraut, Heckenrose, Hopfen, Rosengalle, Schlafmohn, Stechapfel, Tollkirsche, Weißdorn
Schwellenkraut/-holz/-wurzel	Hält unter der Türschwelle vergraben Unheil fern.	Aronstab, Hasel, Zaunrübe
Springkraut/-wurz	Vermag verborgene Türen oder Schlösser zu öffnen, öffnet aber auch Herzen oder den Schoß der Gebärenden.	Diptam, Salomonssiegel, Schlüsselblume, Wegwarte, Weißdorn

► **Tab. 4.9** Fortsetzung.

Name	Zweck	Pflanzenbeispiele
Tarnkraut	Soll unsichtbar machen.	Farne allgemein (insbesondere der mystische Farnsame, den es botanisch nicht gibt!), Wegwarte
Vergehkraut/-blatt	Stoppt Blutungen, wenn dabei der Spruch „Blut vergeh“ aufgesagt wird.	Wegericharten
Wendekraut/-baum	Ändert den Verlauf von Krankheiten oder übernimmt diese.	Holunder, Weide, Wacholder
Wiegenkraut	Schützt Kinder vor Verzauberung oder Raub.	Heidekraut, Wermut, Widertonmoos

5 Signaturenlehre – ein Ausblick

Die Signaturenlehre entstammt einer Zeit, in der Wissen nicht wie heute üblich rational strukturiert und klassifiziert, sondern mit Hilfe von bildhaften Verknüpfungen erfasst wurde. Jede traditionelle Kultur der Welt besitzt ihre eigenen Erklärungsmodelle, die sich aus einer intensiven Naturbeobachtung ableiten. Diese vergleichen Unbekanntes mit bereits Erfasstem, indem Analogien erstellt werden. Insofern sind Signaturen ein zutiefst gebräuchliches Ordnungsprinzip, das seit jeher und auch heute noch eine wichtige Bedeutung im menschlichen Alltagsleben hat. Das gilt nicht nur für die Heilpflanzenkunde, sondern für alle Lebensbereiche, und ermöglicht uns, andere Menschen, Landschaften und Lebensräume sowie Nahrungsmittel mit unserem Verstand, Körper und unserer Gefühlswelt in Sekundenschnelle zu erfassen. In diesem Sinne ist die Entsprechungslehre bis heute lebendig geblieben.

Mit dem Zeitalter der Aufklärung und der wissenschaftlichen Revolution hat sich jedoch die Denkweise der Menschen verändert. Die traditionelle Heilpflanzensignatur scheint in diese neue Welt nicht mehr hineinzupassen und wird als folkloristisches Brauchtum belächelt oder sogar als historischer Irrtum abgewertet. Die wissenschaftlichen Disziplinen Chemie, Physik und Pharmakologie brachten und bringen uns noch immer viele neue, wichtige Erkenntnisse, aber auch die Notwendigkeit, neue, adäquate Maßstäbe für die Erfassung aller Phänomene zu schaffen. So ersetzen zunehmend objektiv erfassbare, d. h. mess- und zählbare Qualitäten die symbol- und bildhaften, intuitiv ergründbaren Inhalte der traditionellen Heilpflanzenkunde und Signaturenlehre.

Da die heutige Wissenschaft das Wirkungsvermögen einer Heilpflanze allein an den nachweisbaren, isolierten Inhaltsstoffen und daraus ableitbaren Wirkmechanismen misst, aber keine adäquaten Methoden zur Verfügung hat, die den Vielstoffgemischen und feinstofflichen Heilpflanzenkräften gerecht werden, wird sie Pflanzen auch weiterhin nicht vollständig erfassen können. Die Monografien der deutschen Kommission E, einer selbstständigen, wissenschaftlichen Sachverständigenkommission für pflanzliche Arzneimittel des Bundesinstituts für Arzneimittel und Medizinprodukte (BfArM) in Deutschland, die für viele traditionelle Heilpflanzen sogenannte Negativ-Monografien erstellt hat, zeigen diese Unzulänglichkeit deutlich auf.

Nach dem anthroposophischen Botaniker Christian Simmonis (1898–1984) ermöglichen die Signaturen dem Menschen nicht nur, die „Eckdaten aller Phänomene" zu verstehen, sondern auch, die sich darin manifestierenden gestaltenden Kräfte zu erkennen. Aus seiner Sicht muss für die heutige Zeit jedoch eine neue, zeitgemäße Form der Signaturenlehre gefunden werden: „Methodisch und mühsam errungene neue Fähigkeiten der Imagination, Inspiration und Intuition werden es sein, die dann dem Menschen solche Zusammenhänge erschliessen werden, die heute nicht ohne weiteres gefunden werden können" [94].

Aus diesem Grund ist es für alle, die sich mit Heilpflanzen beschäftigen – sowohl universitär wie auch naturheilkundlich –, eine prioritäre Aufgabe, tiefergreifende, verfeinerte Raster für die Erfassung der Heilpflanzenqualitäten zu entwickeln, als es die Wissenschaft aktuell vermag. Eine solche vertiefte Analyse zur Erfassung der Wirksamkeit von Heilpflanzen ist ansatzweise durch die Biophotonenforschung von Fritz-Albert Popp, bildhafte Verfahren wie die Kupferchloridkristallisation von Ehrenfried Pfeiffer oder die Steigbildmethode von Lilo Kolisko, gelungen. Diese Methoden bieten eine Möglichkeit, die Vitalqualitäten von Heilpflanzen oder Nahrungsmitteln abzubilden:

- Biophotonen: Da jeder Organismus Licht in Form von Biophotonen abstrahlt, kann mit deren Hilfe die Frische und Qualität von Heilpflanzen oder Lebensmitteln widergegeben werden.
- Kupferchloridkristallisation: Die untersuchten Substanzen werden mit Kupferchlorid auf einer Glasplatte kristallisiert, wobei vergleichbare Kristallisationsbilder entstehen. So zeigen z. B. von konventionell oder biologisch erzeugter Nahrung hergestellte Kristallisationen ganz unterschiedliche, mehr oder weniger harmonische Bilder.
- Steigbildmethode: Die untersuchte Pflanzenlösung wird mit einem Papierzylinder aufgezogen, weiteren Substanzen und Entwicklungsschritten ausgesetzt und liefert schließlich vergleichbare Steigbilder.

Um einen erweiterten Einblick in die Welt der Heilpflanzen und ihrer Wirkungsweisen zu erlangen, ist es unumgänglich, unsere Wahrnehmungsfähigkeiten und unser Naturverständnis zu erweitern und zu stärken. Genau darin vermag uns die Signaturenlehre zu unterstützen. Aus moderner Sicht mögen sich zwar einzelne Signaturen als Irrwege oder grobe Vereinfachungen herausgestellt haben. So ist nicht jede ungestüm wuchernde Pflanze auch ein Heilmittel gegen Auszehrung, wie es in einzelnen Schriften zitiert wird. Viel Wissen über Pflanzen und deren Wirkungen kann jedoch problemlos aus der Signaturenlehre mit den zeitgemäßen Erkenntnissen der rationalen Phytotherapie zu einer modernen und umfassenden Heilpflanzenkunde zusammengeführt werden.

Eine wissenschaftliche Disziplin nach heutigen Maßstäben war und ist die Signaturenlehre nicht – dafür eine wahre Naturwissenschaft im zutiefst paracelsischen Sinne: „Im Lichte der Natur ist das Unsichtbare sichtbar"

[2]. Sie kann deshalb heute noch als eine bedeutsame Methode zu der Natur- und Arzneimittelerkenntnis betrachtet werden. Für traditionelle naturheilkundliche Verfahren wie die Heilpflanzenkunde und Spagyrik, aber auch für eigenständige Heilsysteme, wie die Homöopathie und Anthroposophie, ist sie eine bereichernde Erweiterung. Samuel Hahnemanns (1755–1843) Grundformel der Homöopathie, „Similia similibus curentur" [33] (Ähnliches möge mit Ähnlichem geheilt werden), zeigt die Nähe zur Signaturenlehre auf. Die Signatur eines Arzneimittels möge sich mit der entsprechenden Signatur eines Menschen verbinden, um Heilung herbeizuführen. Auch wenn Hahnemann der Signaturenlehre kritisch gegenüberstand, stellt sie doch einen wichtigen Grundstein der homöopathischen Lehre dar: In ihren Arzneimittellehren sind unzählige Signaturen als Teile von Arzneimittelbildern beschrieben und verhelfen zu einem umfassenderen Verständnis derselben. So schrieb z. B. der Homöopath James Tyler Kent (1849–1916) in seiner Arzneimittellehre: „Betrachten wir die glänzende, feste, äußere Hülle eines Getreidehalms, so sehen wir, mit welcher Festigkeit sie die Ähre bis zum Reifen trägt. Im Halm findet eine fortschreitende Ablagerung von Silicea statt, um ihm Standfestigkeit zu verleihen. Analog ist es auch mit dem Geist [...]. Silicea wird seine Gehirnfunktionen und geistigen Kräfte wiederherstellen" [47].

Pflanzensignaturen können außerdem als Gedächtnisstütze beim Erarbeiten von Monografien pflanzlicher oder potenzierter Arzneimittel benutzt werden und bringen auf diese Weise ein kreatives, verspieltes Element in die eher abstrakte Phytotherapie. In diesem Sinne spiegelt das traditionelle Analogiedenken ein didaktisches Konzept wider, das beim Lehren oder Lernen der Heilpflanzenkräfte Anhaltspunkte und Gedächtnishilfen (Eselsbrücken) ermöglicht.

Eine nicht zu unterschätzende Bedeutung hat der Pflanzennamen im Sinne eines suggestiven Heilversprechens. Auch wenn es uns modernen und eher rational denkenden Menschen schwerfallen mag, an die Kraft von Wunschbildern und energetischen Aspekten von Therapien und Arzneimitteln zu glauben: „Der Glaube vermag Berge zu versetzen", sagt schon ein altes Sprichwort. Immer wieder lassen sich bei schulmedizinischen **und** naturheilkundlichen Behandlungen erstaunliche, gar unglaubliche, Heilungsprozesse beobachten.

Der größte Wert der Signaturenlehre liegt aber sicherlich darin, dass diese ein tiefes Erleben, Erfassen und Verinnerlichen der Heilpflanzen fördert. Die Auseinandersetzung mit Signaturen unterstützt uns in dem Bestreben, „aus der Natur hervorzugehen und in ihr und von ihr zu lernen", so der Wunsch von Paracelsus [2]. In der modernen Welt kann jedoch eine Heilwirkung nicht mehr nur allein aus dem subjektiven Betrachten und den Empfindungen der Heilkundigen erschlossen werden: Heute gilt es, die traditionellen Aspekte mit den modernen Erkenntnissen zu verschmelzen. Nur mit dieser sinnvollen Verbindung kann die Natursinnigkeit ein tragender Pfeiler einer gesamtheitlichen Heilkunde werden.

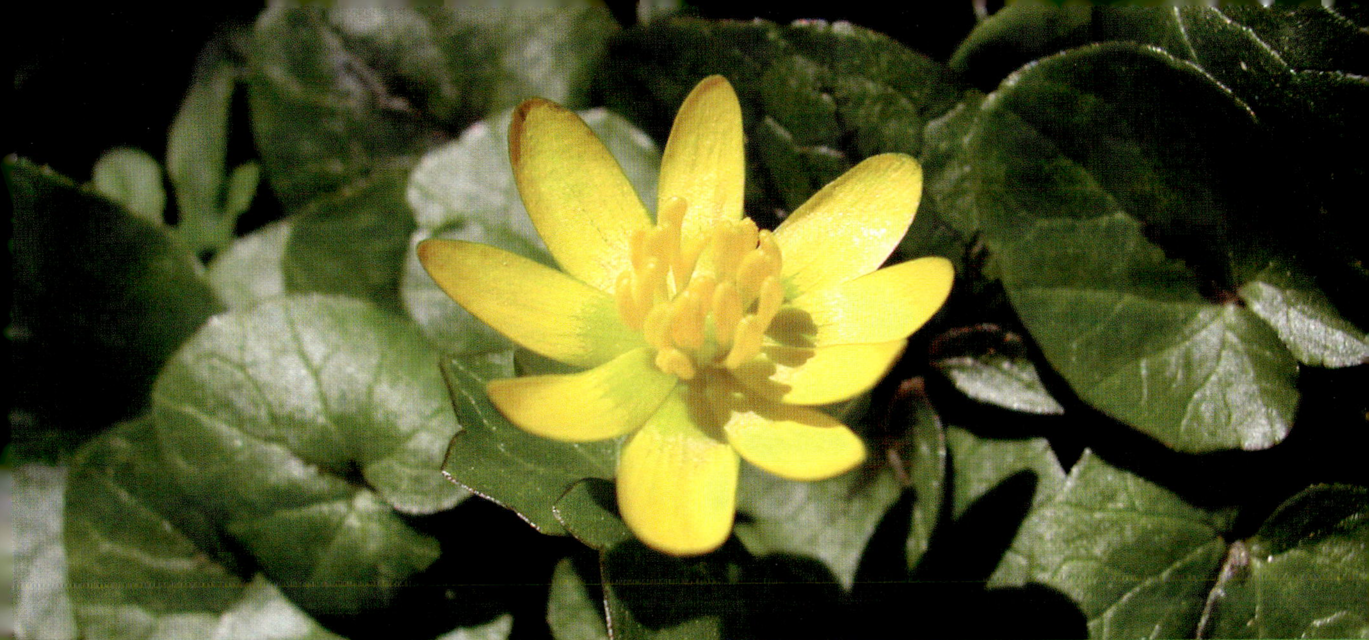

Teil 2
Praxis

6 Signaturenmonografien

6.1
Allgemeine Informationen zu den Beschreibungen

Der Schwerpunkt der folgenden Heilpflanzenbeschreibungen liegt auf den mit den menschlichen Sinnen wahrnehmbaren Eigenheiten von Pflanzen und den daraus für die Signaturenlehre ableitbaren Bezügen zu ihrer Wirksamkeit. Dabei spielen u. a. die Verbreitung, der Standort, die Ansprüche an den Boden oder spezifische Verhaltensweise der Pflanzen eine Rolle. Die Familienzugehörigkeit und die Inhaltsstoffe von Pflanzen werden dort erwähnt, wo sie signatorisch eine Rolle spielen und erkennbar sind. Die Auseinandersetzung mit rein pharmakologischen oder botanischen Aspekten erfolgt hingegen nicht, da diese in anderen Fachbüchern ausführlich beschrieben werden.

Die lateinischen Namen der Stammpflanzen und Heilpflanzendrogen werden jedoch bei allen monografierten Pflanzen erwähnt. Denn diese sind der international gültige und unverwechselbare Schlüssel einerseits zur botanischen Identifikation der Pflanze und andererseits zur eindeutigen Beschreibung der Heilpflanzendrogen für Apotheker, Drogisten oder Hersteller von Fertigprodukten (▶ **Abb. 6.1**). Für die Signaturenlehre sind sie zusätzlich von Bedeutung, wenn in ihnen Bezüge zur Heilwirkung, zu potenziellen Zielorganen oder Krankheiten zum Ausdruck kommen.

Die in diesem Buch monografierten Heilpflanzen bilden keine abschließende Zusammenstellung aller Pflanzensignaturen. Einzelne Signaturen haben ihre Bedeutung mittlerweile verloren oder werden aus anderen Gründen nicht aufgeführt. Bei einzelnen Pflanzen sind beispielhaft Zubereitungsrezepturen angefügt. Die vorgestellten Fertigarzneimittel sind wertefrei und als Beispiele ohne jeden Anspruch auf Vollständigkeit aufgelistet. Ihre Hersteller sind hauptsächlich in Deutschland und der Schweiz ansässig, vereinzelt auch in Österreich oder Frankreich, was in Klammern angemerkt wird. Bei einzelnen Arzneimitteln, die in mehreren Ländern erhältlich sind, können sich die Produktenamen von Land zu Land unterscheiden. Viele der erwähnten Heilmittel sind keine Simplica (Einzelpräparate), sondern Composita (Komplexmittel), in denen die monografierten Heilpflanzen als Bestandteil enthalten sind. Zu einzelnen Heilpflanzen sind keine oder nur vereinzelte Fertigarzneimittel erhältlich. In diesem Fall wurden, wo möglich, nahestehende Ersatzpflanzen und zugehörige Heilmittel angefügt. Wo die Giftigkeit einer Pflanze eine Anwendung in Form von Tee, Tinkturen oder phytotherapeutischen Arzneimitteln erschwert oder unmöglich macht, sind auch Produkte in spagyrischer oder potenzierter Form, vereinzelt auch Gemmo-Mazerate, aufgeführt. Auch in vielen Komplexmitteln sind die monografierten Heilpflanzen in potenzierter Form enthalten.

Es gilt zu beachten, dass die auf dem Markt erhältlichen Heilmittel einem großen Wandel unterworfen sind und innerhalb weniger Jahre eventuell nicht mehr, in veränderter Rezeptur oder unter anderem Namen erhältlich sein können. Die rechtlichen Aspekte der Heilmittelverschreibung und -abgabe sind komplex und von Land zu Land unterschiedlich. Es ist nicht Ziel dieses Buches, diese hier näher auszuführen.

6.2
Ackerschachtelhalm – *Equisetum arvense* L.

Das urtümlich anmutende Kraut ist ein Überbleibsel einer uralten Pflanzenordnung, die vor ca. 300 Mio. Jahren Wälder aus bis zu 30 Metern hohen Bäumen bildete. Es wächst in großen Beständen auf lehmigfeuchten oder auch sandigen Böden an Wegrändern, auf Wiesen-, Schutt- und Ackerflächen. Die mehrjährige, bis zu 50 Zentimetern hoch wachsende Pflanze ist in Europa und

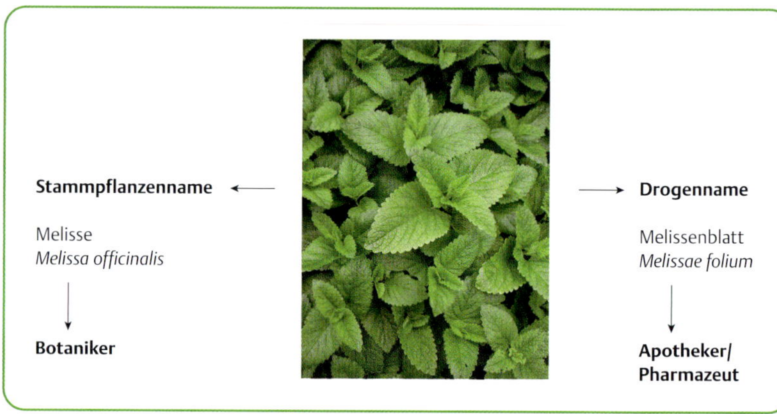

▶ **Abb. 6.1** Der lateinische Stammpflanzen- und Drogenname sind als Schlüssel zur Botanik und Pharmazie zu betrachten.

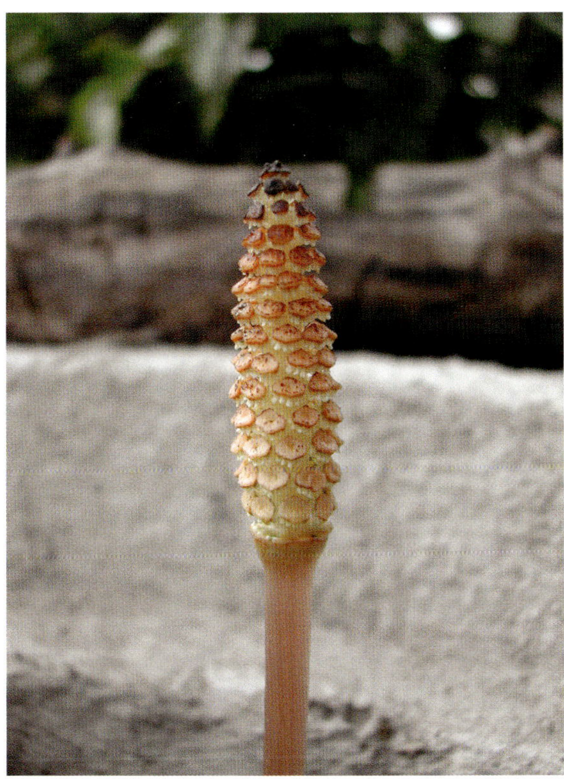

▶ **Abb. 6.2** Sporentragender Frühjahrestrieb des Ackerschachtelhalms.

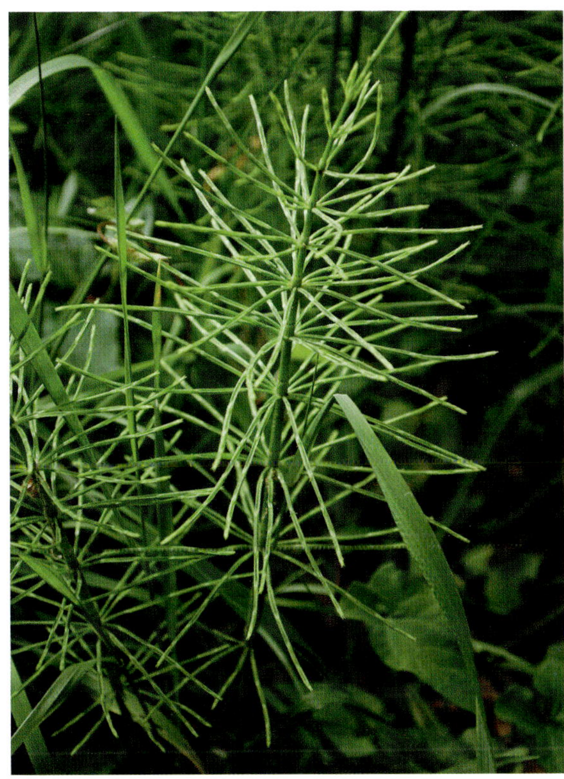

▶ **Abb. 6.3** Unfruchtbarer Laubtrieb des Ackerschachtelhalms

auf der gesamten Nordhalbkugel weit verbreitet. Ihr Auftreten in großen Beständen weist auf Grundwasser, Staunässe, Wasseradern oder mögliche Störzonen hin.

In Mitteleuropa existieren ca. 10 Arten von Schachtelhalmen, wovon jedoch nur Ackerschachtelhalm, Winterschachtelhalm und Riesenschachtelhalm heilkundlich genutzt werden.

Der Ackerschachtelhalm zeigt sich während seiner Vegetationsphase in zwei unterschiedlichen Erscheinungsbildern. Im Frühjahr erscheint aus einem tiefreichenden Wurzelstock als Erstes ein chlorophyllfreier Frühjahrestrieb, der am Ende seines hohlen Stängels einen walzenartigen Sporenträger bildet (▶ Abb. 6.2). Er verwelkt und zerfällt bald nach dem Entleeren der Sporen und überlässt ab Mai einem sterilen Laubtrieb seinen Platz (▶ Abb. 6.3). Dieser chlorophyllgrüne Spross besteht aus vielen, an den Knoten ineinander geschachtelten Teilgliedern, welche sich auseinanderreißen und wieder zusammensetzen lassen (Schachtelhalm). Der charakteristisch segmentartige Aufbau zeigt eine gewisse Ähnlichkeit mit der menschlichen Wirbelsäule. Dem Hauptspross entspringen dünne Seitentriebe, die ebenfalls aus mehreren Abschnitten bestehen. Botanisch gesehen, sind die rudimentären Blätter auf kleine schwarze Zacken um die Knoten reduziert. Beim Ackerschachtelhalm lassen sich 8 bis 12 dieser Zähne zählen – im Unterschied zum ähnlich aussehenden, leicht giftigen Sumpfschachtelhalm, der 5 bis 8 Zähne aufweist.

Eigentlich besitzt die Pflanze noch ein weiteres Erscheinungsbild, das dem Betrachter wegen der geringen Größe allerdings verborgen bleibt. Nach der Entleerung der Sporen werden diese verweht und bilden auf dem Erdboden winzige, sogenannte Vorkeime. Auf diesen flechtenartig aussehenden Miniaturpflänzchen müssen sich zuerst männliche und weibliche Anteile vereinen, bevor sich aus ihnen neue Schachtelhalmpflanzen bilden können.

Das Kraut des Ackerschachtelhalms, Equiseti herba, zeigt in der Anwendung harntreibende und entzündungshemmende Eigenschaften. Die Röhren der Stängel lassen eine gewisse Ähnlichkeit mit dem Tubulisystem der Nieren erkennen und erstellen damit den Bezug zu diesem Wirkungsfeld des Schachtelhalms. Überraschend ist auch der hohe Wassergehalt der Pflanze, der sich beim Zerdrücken der Sommertriebe zeigt. Die Triebe besitzen außerdem einen hohen Anteil von Kieselsäure (Aschengehalt bis zu 95 %), der am optimalsten im Frühjahr löslich ist (▶ Abb. 6.4). Der hohe Gehalt ist beim Kauen der frischen grünen Triebe, die leicht wässrig und salzig schmecken, als Knirschen zwischen den Zähnen deutlich spürbar. Die höchste Ausbeute an Kieselsäure gelingt durch die Einnahme von Pulver oder bei Tee durch einen Mazerationdekokt: Das Kraut wird über Nacht in kaltem Wasser angesetzt und am Morgen nochmals 25 bis 30 Min aufgekocht.

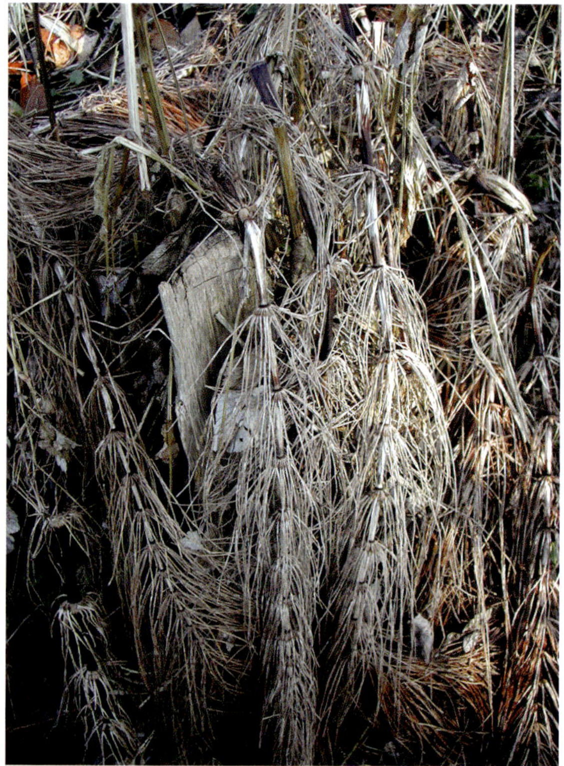

▶ **Abb. 6.4** Das robuste Kieselsäure-Skelett des Schachtelhalms (hier der Riesenschachtelhalm) bleibt bis ans Ende des Winters bestehen.

Durch die Kieselsäure wird im Körper die Bildung von Kollagen und Elastin gefördert und so das Bindegewebe gekräftigt. Die Pflanze wird deswegen seit alter Zeit bei krankhaften Veränderungen des Stütz- und Halteapparates sowie bei Bindegewebsschwäche empfohlen. Ihre heilenden Qualitäten mit Schwerpunkt im Urogenitalbereich und Bewegungsapparat lassen sich optimal in Form von Tee, Tinktur, Pulver oder Fertigarzneimitteln nutzen. Die stabilisierende Wirkung erstreckt sich bei der Einnahme nicht allein auf Bindegewebe, Knochen, Sehnen und Bänder, sondern auch auf die seelischen und geistigen Bereiche des Menschen. So steht in der homöopathischen Materia Medica von Kent zu Silicea: „So wie Silicea ein Stützskelett für den Getreidehalm bildet, so wirkt das Mittel im übertragenen Sinne auch auf den menschlichen Geist“ [47].

Bei äußerlicher Anwendung, z. B. als Bad, Gurgelmittel, zeigt der Ackerschachtelhalm zusätzlich eine wundheilende, hautstoffwechselunterstützende, pilzhemmende und bindegewebestärkende Wirkung. Analog zur stabilisierenden Wirkung auf den Menschen haben Schachtelhalme auf ähnliche Art und Weise einen heilenden Effekt auf die von ihnen besiedelten Böden. Mit ihrem tiefen, verzweigten Wurzelsystem holen sie Spurenelemente und Mineralstoffe aus tiefen Bodenschichten und brechen verdichtete Böden auf.

In seinem urtümlichen Wesen als Vertreter der blütenlosen Pflanzen und seiner stabilisierenden Wirkung auf den Bewegungsapparat zeigt sich ein Aspekt des Saturnprinzips. Zusätzlich lässt sich in seinem feuchten Standort, seinem hohen Wassergehalt auch ein Bezug zum Mond finden.

Wegen seiner rauen Struktur wurde diese Heilpflanze früher auch zum Polieren von Zinngefäßen verwendet, wovon volkstümliche Namen wie Polierstroh, Reibwisch oder Fegekraut zeugen.

Der **Riesenschachtelhalm, *Equisetum maximum***, bildet Stängel, die bis zu 150 Zentimetern hoch werden. Auch bei dieser Schachtelhalmart wächst der fertile Sporenträger separat als bräunlicher Kolben im Frühjahr. Zur ausschließlich äußerlichen Anwendung kann er ebenfalls heilkundlich genutzt werden.

Indikationen des Ackerschachtelhalms, Equisetum arvense Akne, chronische Atemwegserkrankung, Bandscheibenvorfall, Bettnässen, Bindegewebsschwäche, Blasenentzündung, Blasenschließmuskelschwäche, Cellulitis, Ekzem, Gelenkrheuma, brüchige Haare, Harninkontinenz, Harnwegsentzündung, Hautausschlag, Krampfadern, zu starke Menstruationsblutung, Myom, brüchige Nägel, Nieren-Blasen-Leiden, Nierengrieß, Ödem, Osteoporose (prophylaktisch), Prolapse verschiedener Organe oder Gewebe, Erkrankungen des rheumatischen Formenkreises, Rückenschmerz, Wassersucht

Äußerlich: Ausfluss, Akne, Dekubitus, Ekzem, Gerstenkorn, Geschwür, Hautausschlag, Nagelentzündung, Pilze, Rheuma, Ulcus cruris, Wunde, Zahnfleischentzündung

Nebenwirkungen und Kontraindikationen Keine Durchspülungstherapie (mit 1–1,5 l Tee auf nüchternen Magen innerhalb kurzer Zeit getrunken) bei Ödemen infolge von Herz- oder Niereninsuffizienz

Beispiele für Fertigarzneimittel

- Arkocaps Ackerschachtelhalm Kapseln, Arkopharma (CH/D/F)
- HanoNephrin Tropfenmischung, Hanosan (D)
- Metasilicea S Dilution, meta-Fackler (D)
- Nephrosolid Tropfenmischung, Bioforce (CH)
- Solidago comp. Tropfenmischung, Ceres (CH/D)

6.3 Alant – *Inula helenium* L.

Diese auffallend vitale, bis zu 2 Meter hohe Heilpflanze bildet große Wurzelstöcke und Blattflächen, welche verhältnismäßig unproportional zu den kleinen Blüten wirken (▶ Abb. 6.5). Die gelbe Blütenscheibe mit schmalen Zungenblüten ähnelt einer kleinen Sonnenblume und verdeutlicht ihre Zugehörigkeit zur Familie der Korbblütler. Die Stängel sind kräftig, gefurcht und – wie auch die

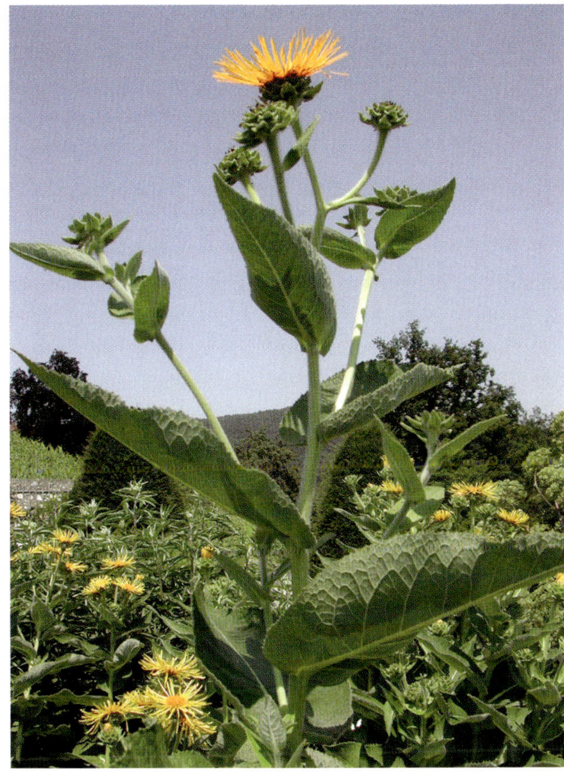

▶ **Abb. 6.5** Alant zeigt sich als stattliche, mannshohe Pflanze mit sonnenhafter Ausstrahlung.

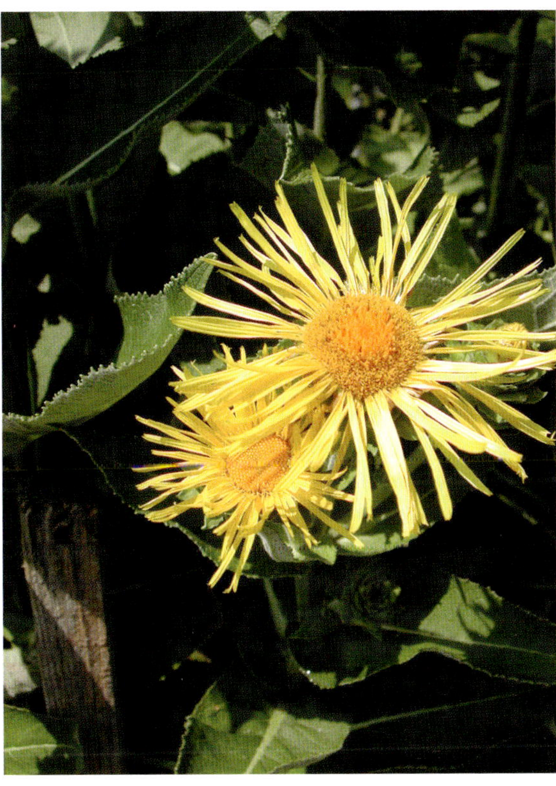

▶ **Abb. 6.6** Der starke Sonnenbezug von Alant zeigt sich u. a. in seiner zentrierten Blütengestaltung.

großen Blätter – filzig behaart und zeigen so eine gewisse Ähnlichkeit mit dem Flimmerhaar-Epithel der Atemwege.

Die mehrjährige Staude wächst meist als Zierpflanze in Gärten, selten zeigt sie sich verwildert an Hecken- und Waldrändern, Ufern von Bächen oder auf Schuttplätzen. Ihre ursprüngliche Heimat liegt in Asien.

Die Größe und Vitalität dieser Art, die harmonische und goldgelbe Blüte (▶ **Abb. 6.6**) sowie die Lichtkeimung ihrer Samen sind Entsprechungen zum Prinzip des Sonnengestirns. Diese Verbindung wird auch im botanischen Namen (vom griechischen helios = Sonne) bestärkt.

Daneben zeigt sich in der beeindruckenden Gestalt, der Größe der Blätter und der gelben Blütenfarbe auch ein Bezug zu Jupiter. Großlappige Blätter finden ihre Analogie außerdem in den „großlappigen" Körperorganen Lungen und Leber, auf die Alant einwirkt.

Als wirksamer Teil wird meist der mehrköpfige Wurzelstock, Helenii rhizoma oder Helenii radix (▶ **Abb. 6.7**), verwendet, der von leicht scharfem und bitterem Geschmack ist. Dieser wird zu Beginn oder am Ende der Vegetationsperiode geerntet und möglichst rasch getrocknet. Er enthält wie viele andere Wurzeln Inulin (süßlich schmeckende Alantstärke), das in der Diabetesernährung als Süß-und Sättigungsmittel und zur Regulation des Blutzuckerspiegels eingesetzt wird.

In der Anwendung des Alants zeigt sich die wärmende, allgemein tonisierende Wirkung vieler Sonnenheilmittel,

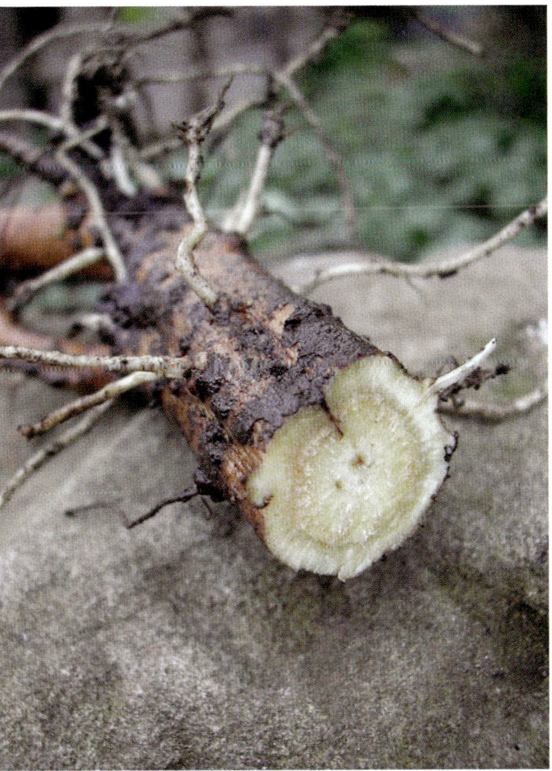

▶ **Abb. 6.7** Alant besitzt ein mächtiges, verzweigtes Rhizom.

die auch in seinem materiellen Wirkstoffen, Bitterstoffen und ätherischen Ölen zum Ausdruck kommt: Alant wirkt allgemein erwärmend, stärkend, entstauend und unterstützt daher die Verdauung, kräftigt den Magen und vermindert Blähungen im Darm (Darmwurz). Die Leberfunktion wird angeregt, was zu einer Förderung der Galle führt. Ebenso wird in den Atemwegen vorhandener Schleim erwärmt, zerteilt und dadurch Husten und zäher Auswurf (Brustalant) gelindert. Alant galt in vorantibiotischen Zeiten als regenerierendes Unterstützungsmittel in der Behandlung der Lungentuberkulose. Im Weiteren wirkt die Wärmequalität auch auf den Unterleib, woraus eine harntreibende und die Menstruationsblutung anregende Wirkung resultiert. So stellte der italienische Arzt und Botaniker Pietro Andrea Matthiolo (1501–1577) fest: „Die Wurzel fördert den Weibern ihre verhaltene Zeit, treibt den Harn und ist eine gute Hilfe denen, die husten und nicht atmen können“ [5]. Außerdem besitzt die Droge keimhemmende Wirkung gegen Bakterien, Viren und Pilze.

Bei Berührung und Einnahme besitzt die Pflanze ein leichtes Allergiepotenzial.

Aus humoralmedizinischer Sicht unterstützt Alant die Kochungen, fördert den Lymphfluss und vermindert übermäßigen und zähen Schleim – dies mit Schwerpunkt in den Verdauungs- und Atemwegen sowie dem Unterleib.

Alant wird als Tee zubereitet, indem die Wurzel mit heißem Wasser übergossen und bis zum Erkalten ziehen gelassen wird. Ebenso gängige, einnehmbare Anwendungsformen sind Tinktur, Urtinktur, Pulver oder Weinauszug (Vinum inulatum der Hildegard-Medizin) sowie äußerlich in Form von Kompressen und Salben. Die Räucherung der Wurzelteile erzeugt einen erdig-harzigen, schweren Geruch (Weihrauchwurz), der die Atemwege entkrampft.

Alantwein-Rezept

1 Flasche Rotwein und 50 g getrocknete Wurzel kurz aufkochen, dann vom Herd nehmen, zudecken und stehen lassen. Lauwarm 3–5 EL Honig zugeben und in Flaschen abfüllen. Im Kühlschrank hält sich der Wein einige Wochen lang. Es wird davon 2 × täglich 1 EL oder ein kleines Likörgläschen getrunken.

Etwas länger haltbar wird der Wein, wenn die Wurzelmenge mit 40 %igem Trinkfeinsprit oder Wodka gut bedeckt und 1 Woche ausgezogen wird. Nach dem Abseihen wird der Auszug mit 1 Flasche Rotwein und 3–4 EL Zucker gesüßt und in Flaschen abgefüllt. Davon wird 3 × täglich 1 TL eingenommen.

Die volkstümlichen Namen Odinskopf, Gottesauge, Elfenampfer oder auch Edelwurz verdeutlichen die der Pflanze bereits in vorchristlicher Zeit entgegengebrachte Verehrung und Wertschätzung.

Indikationen Abwehrschwäche, Altersschwäche, Appetitlosigkeit, Atemwegserkrankung, Blähung, Bronchitis, Erkältung, Harnwegsentzündung, Husten, verminderte Leber-Galle-Pankreas-Funktion, Magen-Darm-Krampf, Mandelentzündung, verzögerte Menstruationsblutung, Reizhusten, allgemeine Schwäche, Verdauungsschwäche

Nebenwirkungen (entfallen bei Anwendung in spagyrischer oder potenzierter Form) Eine Überdosierung ist zu vermeiden. Alant kann abortiv wirken, besitzt Allergiepotenzial und kann auch zu Kontaktdermatitis führen.

Kontraindikationen (entfallen bei Anwendung in spagyrischer oder potenzierter Form) Korbblütlerallergie, Schwangerschaft und Stillzeit

Beispiele für Fertigarzneimittel

- Inula helenium Urtinktur, DHU (D)
- Inula Komplex Nr. 165 Dilution, Nestmann (D)
- Klosterfrau Melissengeist, Melisana (CH)
- Padma Lax Tabletten, Padma (CH)
- Tussovowen Mischung Dilution, Weber&Weber (D)

6.4 Aloe – *Aloe vera* L. (Syn. Aloe barbadensis)

Allseits bekannt und gerühmt werden seit mehreren Jahrzehnten die Aloe vera, wie auch weitere Aloearten (Aloe ferox u. a.), für ihre wundheilende und entzündungshemmende Wirkung. Weniger bekannt ist, dass dieselbe Pflanze seit langem als relativ drastisches Abführmittel verwendet wird. Dabei gilt es, zwischen den verwendeten Pflanzenteilen zu unterscheiden (▶ **Abb. 6.8**). Das kühlende, haut-befeuchtende und wundheilungsfördernde Gel (eigentlich ein eingedickter Pflanzensaft) entspricht dem im Blattinneren vorkommenden schleimhaltigen Mark der Blätter. Die abführenden Wirkstoffe sind vor allem in und direkt unter der Blatthaut enthalten und schmecken scharf und sehr bitter. Es sind diese Stoffe, die zusätzlich kräftig die Darmperistaltik sowie die Leber- und Gallenfunktion anregen.

Früher wurde die Aloe den Liliengewächsen zugeordnet, heute gehört sie zu den Grasbaumgewächsen (teilweise auch zur Familie der Aloegewächse). Sie gedeiht in südlichen, wüstenähnlichen Gegenden auf äußerst trockenen und sandigen Böden (▶ **Abb. 6.9**). Die Pflanze erträgt selbst äußerst exponierte, sehr sonnige Standorte. Als Sukkulente vermag sie viel Wasser zu speichern, weshalb ihre Blattkonsistenz (Wassergehalt bis 95 %) sehr fleischigweich ist und das „Eindrücken“ der Blätter erlaubt. Diese Überlebensstrategie und der äußerst geringe Wasserbedarf steht in Analogie zu ihrer feuchtigkeits-

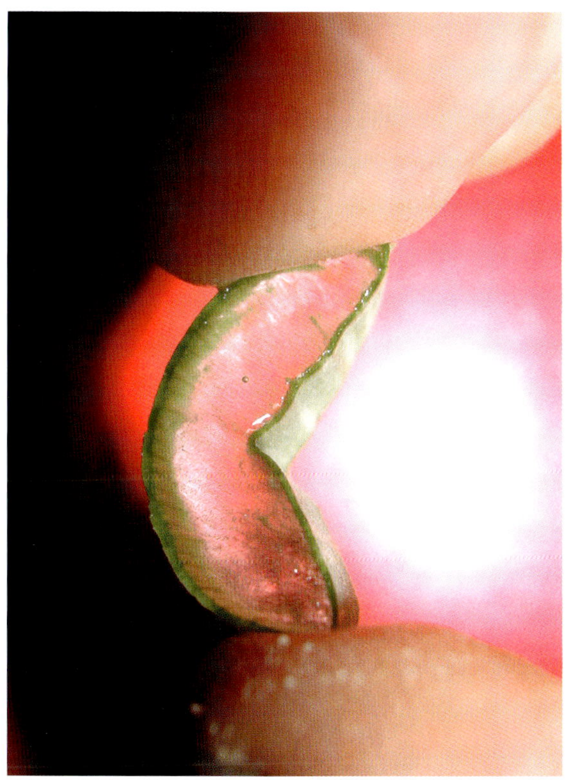

▸ **Abb. 6.8** Im Querschnitt sind die zwei unterschiedlichen Blattbestandteile deutlich sichtbar.

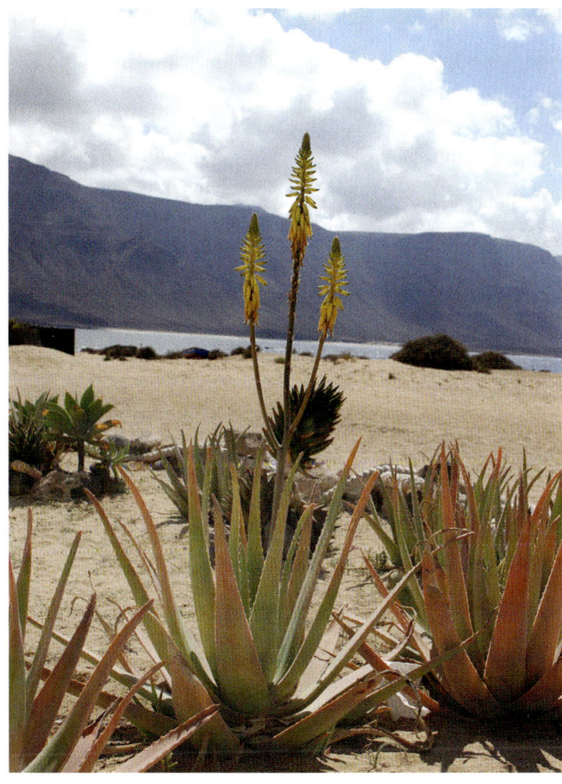

▸ **Abb. 6.9** Aloe liebt sehr sonnige, trockene Standorte.

regulierenden Wirkung und entsprechend zur Anwendung von feuchtigkeitsspendendem Aloegel bei ausgetrockneter Haut, Sonnenbrand, Verbrennung oder Sonnenallergie.

Die rosettenartig spiralförmig angeordneten Blätter sind am Rand mit Stacheln besetzt, besitzen jedoch im Unterschied zu Agaven keinen Enddorn. Viele essbare Pflanzen besitzen Stacheln, damit sie nicht von wandernden Viehherden gefressen werden. Stachelbildung kann deshalb signatorisch bei vielen Pflanzen als Hinweis auf die Genießbarkeit ihrer Teile gedeutet werden – mit gewichtigen Ausnahmen, wie z.B. beim Stechapfel! Die Aloe zeigt in ihren wehrhaften Blattstacheln eine Analogie zu ihrer abwehrstärkenden Wirkung. Aloeauszüge aus den filetierten Blätter werden als Getränk zur Anregung der Stoffwechselaktivität und des Immunsystems im Handel verkauft. Die Einnahme wirkt anregend auf Leber und Galle, unterstützt den Stoffwechsel und die Ausscheidung des Körpers und steigert die Aktivität der Fresszellen. Die Lebersignatur der Pflanze wird im dreieckigen Blattquerschnitt und in der dreigliedrigen Blüte ersichtlich.

Der extrem sonnige Standort, die Blattstacheln und der bittere Geschmack geben einen Hinweis auf den Bezug zum Marsprinzip, die kühle, befeuchtende Wirkung, die das Gel besitzt, auf den Bezug zum Mondprinzip.

Die stark abführende Blattoberfläche wird, wenn überhaupt, als bitter schmeckendes Pulver, Tinktur oder als Bestandteil von Fertigarzneimitteln angewendet. Ein Einsatz in Form von potenzierten oder spagyrischen Heilmitteln ist nebenwirkungsfrei und ohne Einschränkung in der Anwendung. Bei potenzierten Arzneien tritt die laxierende Wirkung jedoch in den Hintergrund, vielmehr entlastet Aloe D4 bei abdominellen Stauungszuständen und tonisiert den Unterleib. Eine weitere Signatur zeigt sich im Wundheilungsmechanismus der Aloeblätter bei Verletzungen. Innerhalb kurzer Zeit bildet sich ein Narbengewebe, das weiteren Flüssigkeitsverlust unterbindet (▸ **Abb. 6.10**). Dies kann als Entsprechung zur wundheilungsfördernden Wirkung des Gels betrachtet werden. Bei kleineren Verletzungen wird das Aloegel, das zuvor

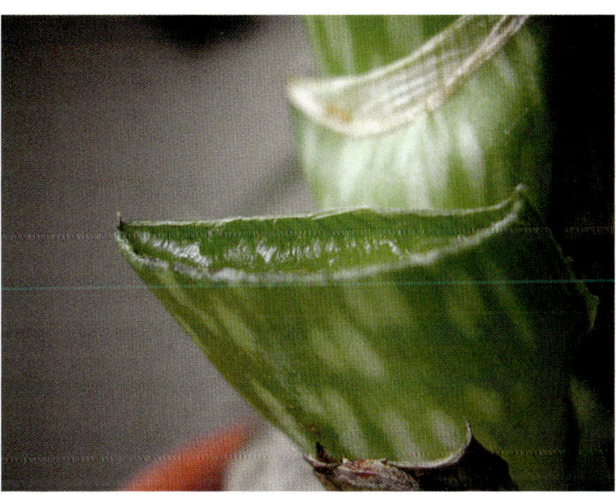

▸ **Abb. 6.10** Bei Verletzungen des Blattes bildet sich innerhalb kurzer Zeit ein Wundverschluss.

sorgfältig von der grünen Blatthaut gereinigt wurde, direkt oder als Fertigprodukt zur Schließung einer Wunde eingesetzt. Dabei kommt seine entzündungshemmende, narbenbildungsfördernde, juckreizlindernde, gewebenährende und feuchtigkeitsspendende Wirkung zum Tragen. Das süßlich-schleimig schmeckende Blattmark kann gegessen oder für Smoothies verwendet werden. Bei der Einnahme entfaltet es seine kühlende, regenerierende, befeuchtende Wirkung auf die Schleimhäute des Verdauungstraktes.

Rezept für eine Aloegel-Tinktur

Ein großes Aloeblatt gut schälen, sodass keine grünen oder gelben Teile der Blattoberfläche mehr vorhanden sind. 20 g zerteiltes Gel mit 100 ml Wodka oder 45 % igem Alkohol 2 Wochen ausziehen, abseihen und in Braunglas aufbewahren. Diese Zubereitung kann für die Weiterverarbeitung zu einer Lotion, Salbe oder einem Gel verwendet werden.

Indikationen

- **Aloe:** Analfissur, Hämorrhoiden zur Stuhlerweichung, verminderte Leber-Galle-Funktion, Verstopfung
- **Aloegel:** Schleimhautentzündung, Trockenheit der Schleimhäute nach Chemotherapie
- **Äußerlich:** Augenentzündung, Hämorrhoiden, Hautentzündung, Hautgeschwür, trockene Haut, Insektenstich, Juckreiz, Scheidenbrennen, Scheidenpilz, Scheidentrockenheit, Schuppenflechte, Sonnenallergie, Sonnenbrand, Strahlungsschaden, Verbrennung, Verbrühung, Verletzung, Wunde, Zahnprothesendruckstelle

Nebenwirkungen (entfallen bei Anwendung in spagyrischer oder potenzierter Form)

- **Aloe:** Blähung, Magen-Darm-Kolik, Magen-Darm-Krampf, Elektrolytverlust (v. a. Kalium) bei Anwendungen über 8 Tage, Schleimhautentzündungen bei Überdosierung und Langzeitanwendung
- **Aloegel:** selten allergische Reaktionen bei äußerlicher Anwendung

Kontraindikationen (entfallen bei Anwendung in spagyrischer oder potenzierter Form) Aloe: Blinddarmentzündung, Colitis ulcerosa, Darmentzündung, Ileus, Kaliummangel, Kinder unter 12 Jahren, Morbus Crohn, Schwangerschaft, Stillzeit

Bei Langzeiteinnahme können auch Interaktionen mit weiteren eingenommenen Medikamenten auftreten.

Beispiele für Fertigarzneimittel

- Aloe vera Gel, Phytopharma (CH)
- Kräuterlax Kräuterdragées, Dr. Henk (D)
- Padma Lax Tabletten, Padma (CH)
- Rhinodoron Nasenspray, Weleda (CH/D)
- Schweden-Mixtur H, Hänseler (CH)

6.5 Arnika – *Arnica montana* L.

Diese mittel- und nordeuropäische Heilpflanze liebt die mageren und ungedüngten Bergwiesen (▶ Abb. 6.11) in höheren Lagen, gedeiht jedoch auch in lichten, kalkarmen Wäldern.

Ihre grundständige Blattrosette bringt einen oft blattlosen oder mit nur einem gegenständigen Blattpaar bestückten Stängel hervor. Dieser und die ganzrandigen Blätter sind fein behaart und besitzen einen würzigen Duft. Die gelborange leuchtende Blüte ist ebenfalls mit einem zottig behaarten Hüllkelch umgeben und sieht typischerweise immer wie vom Wind zerzaust aus (▶ Abb. 6.12). Entsprechend findet sich in der Beschreibung des homöopathischen Arzneimittelbildes von Arnica das starke Gefühl von Wundheit und Zerschlagenheit.

Ihre Farbtöne erlauben einen Bezug zur Wirkstoffgruppe der Flavonoide, die häufig auf das Herz-Kreislauf-System und die Gefäße wirken. In der Tat stärkt Arnika die Herzfunktion, reguliert den Herzrhythmus und Blutdruck und wirkt Arteriosklerose entgegen. Dies entspricht ihrer sonnenhaften Art, die vor allem in der Herzwirkung und erwärmenden Qualität zum Ausdruck kommt.

Heute wird Arnika aus Furcht vor Überdosierung und möglichen allergischen Reaktionen zur innerlichen Anwendung meist in spagyrischer oder potenzierter Form genutzt. Die potenziellen Nebenwirkungen hängen nach heutiger Erkenntnis jedoch eher mit Verunreinigungen durch Fliegenmaden in den Körbchenblüten zusammen und kommen seltener (und eher bei kultiviertem Pflanzenmaterial) vor, als gemeinhin angenommen wird. Für äußerliche Anwendungen wird Arnika als Salbe, Wickel

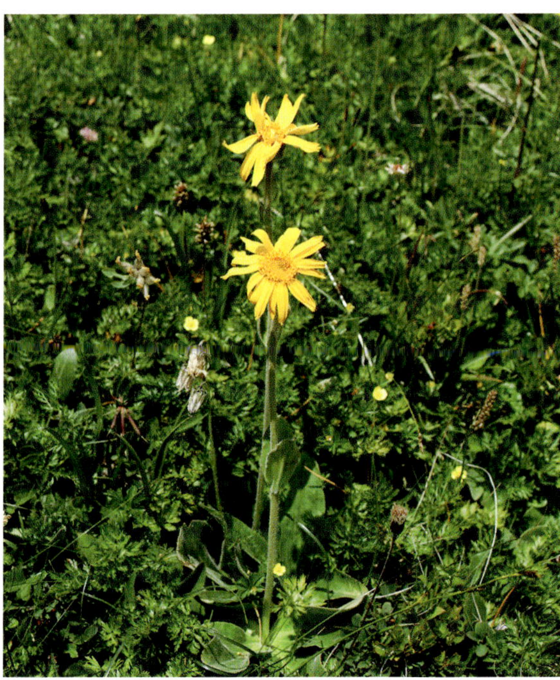

▶ **Abb. 6.11** Arnika ist eine bekannte Blütenpflanze der Bergwiesen.

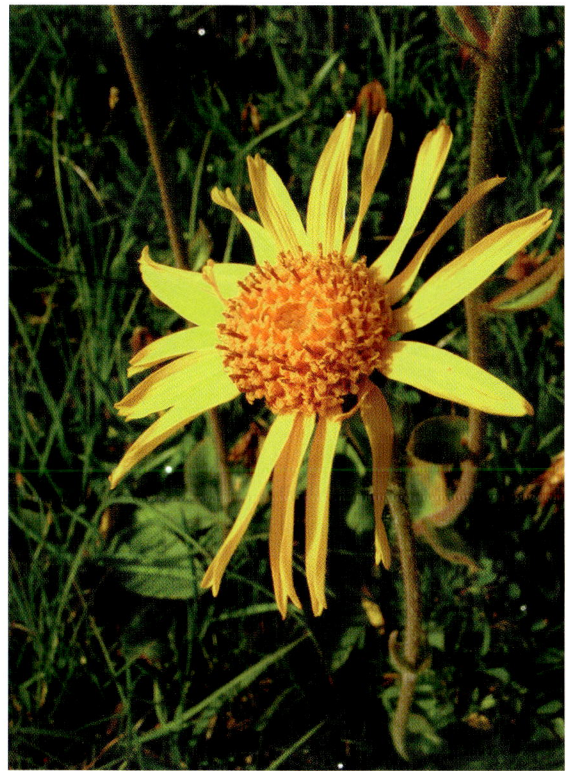

▶ **Abb. 6.12** Die Blüte unterscheidet sich von denen anderer gelbblühender Alpenpflanzen u. a. durch ihr zerzaustes Auftreten.

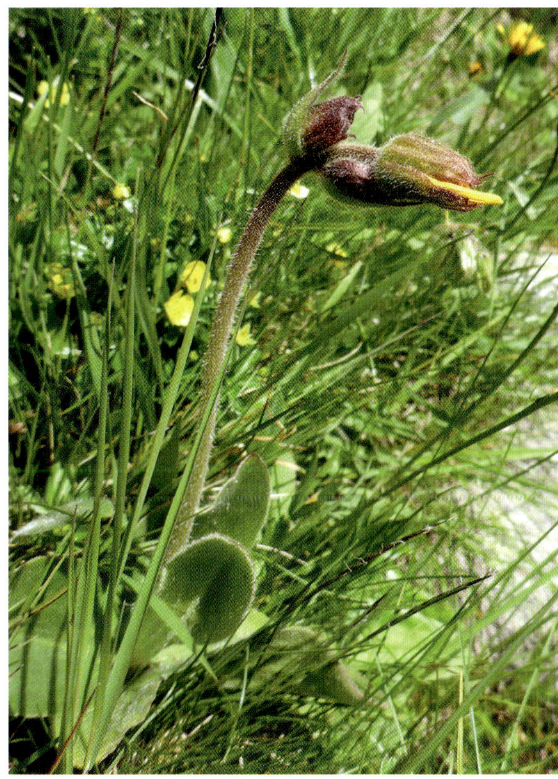

▶ **Abb. 6.13** Arnika bildet, falls überhaupt, Blätter und Blüten in der Stängelmitte immer paarweise.

oder verdünnt als Waschung eingesetzt. In dieser Form wirkt die Pflanze durchblutungsfördernd, wundheilend und schmerzstillend.

Im Volksmund wird die Pflanze auch Bergwohlverleih (eigentlich Bergwolferlei), Wolfsauge oder Wolfsgelb genannt – diese Namen beziehen sich auf ihre Wolfsqualitäten. Die Blüte deutet dies mit ihrem zottigem „Fell", den Randblüten mit drei charakteristischen Zähnchen, ihrem wilden Aussehen (Out-of-bed-Frisur) sowie mit ihrer für einzelne Menschen aggressiven Wirkung und ihrem Allergiepotenzial an. Die in älteren Büchern erwähnten Namen Mutterwurz und Mutterkraut nehmen Bezug auf die Verwendung von Arnika als Geburtsheilpflanze. Die Pflanze deutet ihre mütterliche Seite auch in den zwei kleineren Blütenknospen in der Stängelmitte an. Dort zeigen sich typischerweise maximal 1 bis 2 Paare gegenständiger Blätter, in deren Achseln sich ebenfalls paarige Seitentriebe mit Folgeknospen bilden (▶ **Abb. 6.13**).

In potenzierter Form wird Arnica gerne Gebärenden nach einer erschwerten Geburt, Dammschnitt und dem Neugeborenen bei Frühgeburt verordnet. Generell wird das Kraut auch nach Verletzungen und Operationen zur Unterstützung der Wundheilung empfohlen. Teilweise wird neben der Blüte auch die ganze Pflanze, Planta tota, oder nur die Wurzel verwendet. Während bei der Verwendung der Blüte die Flavonoidwirkung im Vordergrund steht, enthält die Wurzel vermehrt ätherische Öle (bis zu 6,5 %).

Indikationen Arteriosklerose, Herz-Kreislauf-Schwäche, Rehabilitation nach Herzinfarkt oder Hirnschlag, zusätzlich auch gemäß homöopathischem Arzneimittelbild

Äußerlich: Bluterguss, Durchblutungsstörung, Fibromyalgie, Gelenkentzündung, Krampfadern, Mandelentzündung, Muskelschmerz, Rheuma, Tennisellbogen, Venenentzündung, stumpfe Verletzung, Zahnfleischentzündung

Nebenwirkungen (entfallen bei Anwendung in spagyrischer oder potenzierter Form) Arnika besitzt Allergiepotenzial und kann Haut- und Schleimhautreizungen hervorrufen. Aus der innerlichen Einnahme in hohen Dosen können Schwindel, Herzrasen und Kollaps resultieren.

Kontraindikationen (entfallen bei Anwendung in spagyrischer oder potenzierter Form) Korbblütlerallergie

Äußerlich: Keine Anwendung auf offenen Wunden.

Beispiele für Fertigarzneimittel

- Arnica D 6 Dilution, Ceres (CH/D)
- Arnica/Symphytum comp. Salbe, Weleda (CH/D)
- Arnika Kühl- und Schmerzgel, Kneipp (D)
- AtroMed Gel, Bioforce (CH)
- Thapsia Komplex Dilution, Nestmann (D)

6.6

Aronstab – *Arum maculatum* L.

Diese früher sehr bekannte Heilpflanze ist in allen Teilen giftig und wird heute nur noch im Rahmen der Hildegard-Medizin und als potenzierte Arznei verwendet. Sie gedeiht in Nord-, Mittel- und Südeuropa an kühlen und schattigen Standorten in lichten Misch- und Laubwäldern. Die pfeilförmigen Blätter werden selten mit denen des Bärlauchs verwechselt (▸ **Abb. 6.14**) und verursachen beim Verzehr durch ihre Scharfstoffe starke Schleimhautreizungen mit Brennen, Erbrechen, Durchfall, Zungenschwellung bis zu Bewusstseinsstörungen. Bei Berührung der Haut mit Pflanzensaft kommt es zu Blasen, Rötungen, Juckreiz.

Die grüne Blüte mit bräunlichvioletten Flecken besteht aus einem von einer Blattscheide tütenförmig umhüllten Kolben, der eine raffinierte Insektenfalle beinhaltet. Geöffnet gleicht der Blütentrichter den Organen im Hals: Rachen und Luftröhre. Durch einen starken Geruch nach Aas angezogen, geraten Insekten in diese mit Borstenhaaren gesicherte Kesselfalle und gewährleisten dort die Bestäubung (▸ **Abb. 6.15**). Neben dem betörenden Geruch soll auch die im Inneren der Blüte um bis zu 15 Grad erhöhte Temperatur die übertölpelten „Hilfskräfte" anlocken. Nach der Welke werden sie wieder in die Freiheit entlassen. Das bei Aronstab gesteigerte Wärmeprinzip und die potenziellen Nebenwirkungen erlauben den Bezug zum Feuerelement und ihrer Anwendung in potenzierter Form bei Entzündungen der Schleimhäute und Fieber.

Die Pflanze bildet im Spätsommer, wenn die Blätter bereits verwelkt und abgestorben sind, an einem 20 Zentimetern hohen Fruchtkolben leuchtend rote Beeren, die ebenfalls starke Haut- und Schleimhautreizungen verursachen können, wenn sie eingenommen werden (▸ **Abb. 6.16**). Die Giftstoffe des Krautes und der Wurzel werden jedoch beim fachgerechten Zubereiten als Heilmittel oder beim Trocknen abgebaut. Sie sind von sehr scharfer, beißend-hitziger Qualität und vertreiben nach Hildegard von Bingen (1098–1179) die „Kälte der Melancholie und stimmen das Gemüt froh", entsprechend empfiehlt die Klosterfrau ihr Aronstabelixier auch bei Angst und Schwermut: „In welchem Menschen die Gallsucht (Anmerkung: hier übermäßige Schwarzgalle, Melancholie) wütet, der hat ein überspitztes Gemüt und ist immer traurig. Er trinke oft mit Aronwurzel gekochten Wein. Der vermindert die Gallsucht in ihm" [36]. Der Wurzelstock des Aronstabs wird als Hildegard-Heilmittel (Decoct. Ari „H", Ari radix conc.), ebenso als Mittel in der Spagyrik oder als Homöopathikum ab D4, verwendet. Seine Anwendung entfaltet in den Atem- und Verdauungswegen eine schleimlösende und auswurfsfördernde Wirkung. In potenzierter Form wird Arum maculatum bei Nasenpolypen, Schleimhautentzündungen, Verschleimung der Atemwege, generell bei vielen Beschwerden mit lymphatischer, phlegmatischer Pathogenese eingesetzt.

Die Heilpflanze, von der früher auch die Blätter und Blüten Anwendung fanden, wird im Volksmund ihrer Verwendung wegen auch Lungenkraut, Fieberwurz oder Zehrwurz genannt. Letzteres in Anlehnung an die ehema-

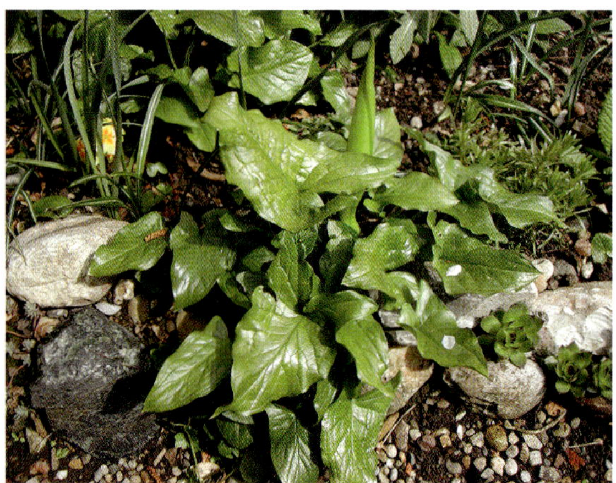

▸ **Abb. 6.14** Der Aronstab besitzt im Gegensatz zur Bärlauchpflanze charakteristisch pfeilförmige Blätter. Im Hintergrund ist die Blütenknospe sichtbar.

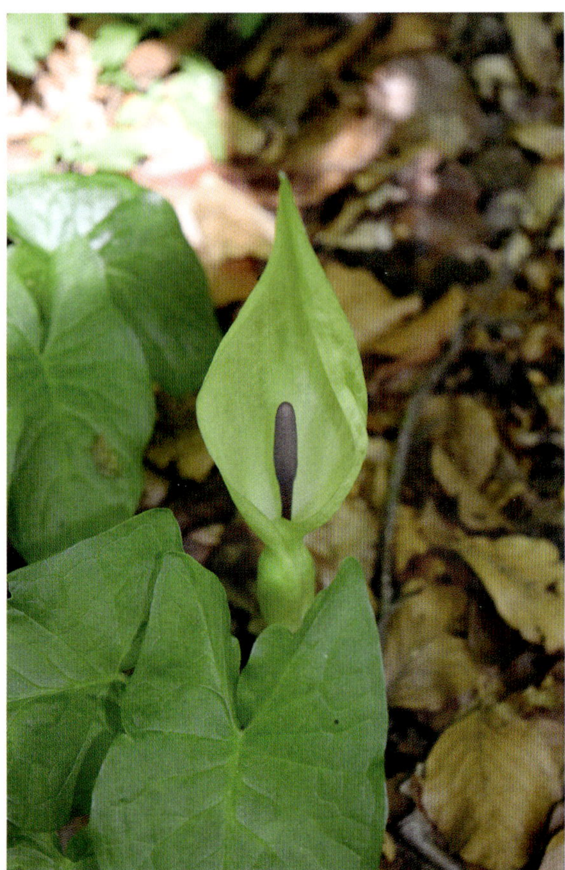

▸ **Abb. 6.15** Die Aronstabblüte fängt Insekten nur zwecks Bestäubung ein.

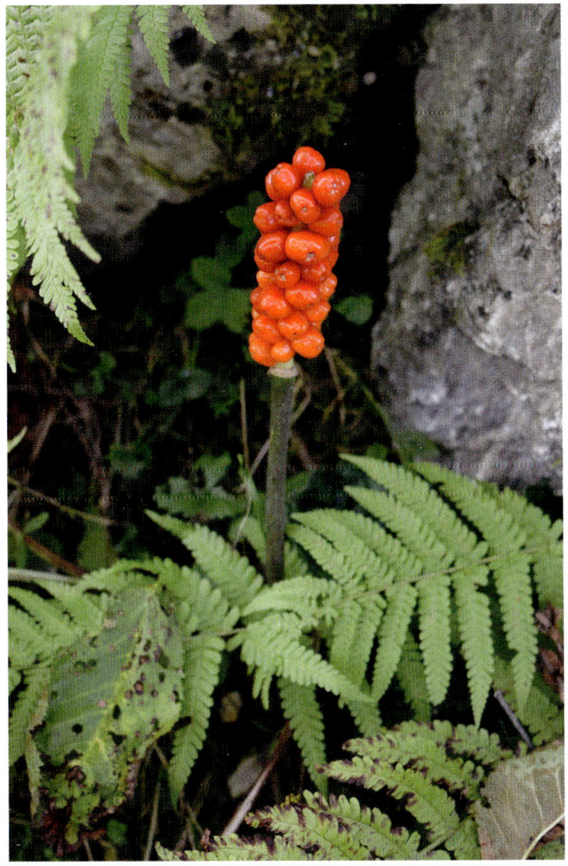

▶ Abb. 6.16 Die feurigen Früchte des Aronstabs sind stark haut- und schleimhautreizend.

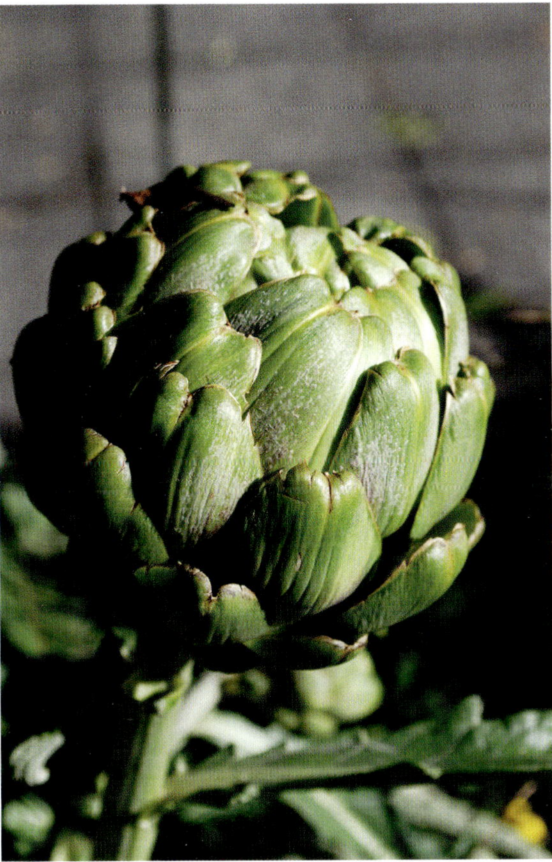

▶ Abb. 6.17 Die noch geschlossenen Blütenknospen werden auf viele verschiedene Arten zubereitet und gegessen.

lige Anwendung bei der auszehrenden Tuberkuloseerkrankung.

Mit ihrer scharf-hitzigen Geschmacksqualität und Wirkung, der erhöhten Temperatur im Blüteninneren, der phallusähnlichen Blütenknospe sowie den roten Beeren steht sie im Bezug zum Marsprinzip.

Indikationen Angina, Angst, depressive Verstimmung, Fieber, Halsentzündung, Heiserkeit, Husten, Melancholie, Polypen, Rachenentzündung, Zahnfleischbluten.

Nebenwirkungen und Kontraindikationen (entfallen bei Anwendung in spagyrischer oder potenzierter Form) Die Pflanze ist frisch eingenommen und bei Berührung in allen Teilen giftig und verursacht heftige Haut- und Schleimhautentzündungen.

Beispiele für Fertigarzneimittel

- Aruvin, Aronstabwein, Hildegards Laden (Oe)
- Aronstabelixier, Sanartis (CH)
- Arum Nasentropfen S 220, Nestmann (D)
- Arynx-Gastreu R45 Dilution, Dr. Reckeweg & Co. (CH/D)
- Naso Heel SNT Dilution, Heel (D)

6.7 Artischocke – *Cynara scolymus* L. (*Cynara cardunculus* L.)

Die kulinarischen Genüsse einer Artischockenknospe sind nicht nur im Mittelmeerraum bekannt (▶ Abb. 6.17).

Die distelartige Kulturpflanze liebt sonnenwarme Standorte mit eher sandigen und kalkreichen Böden. An derart geeigneten Plätzen wird sie bis zu 2 Metern hoch und wächst breit ausladend. Ihren engen Bezug zum Wärmeprinzip zeigt sie auch in der für die Keimung benötigten Temperatur von mind. 20 Grad und dem in kalten Regionen unabdingbaren Frostschutz, um ein Erfrieren im Winter zu vermeiden. Ihre Blätter können bis zu 80 Zentimetern lang werden (▶ Abb. 6.18), sind meist tief und mehrfach fiederspaltig geteilt und auf der Unterseite mit einem dichten Pelz überzogen (▶ Abb. 6.19). Die Oberseite ist hingegen von einer wachsartigen Schicht, die bitter schmeckt, überzogen.

Die großen Blütenköpfe verdeutlichen die Zugehörigkeit zur Familie der Korbblütler: Hunderte blauer Röhrenblüten sind von Hüllblättern eingerahmt, welche je nach Sorte auch kräftige Stacheln besitzen können und damit einen Bezug zum Marsprinzip aufweisen. Die Blütenknospe, vor allem aber die Blätter enthalten Bitterstof-

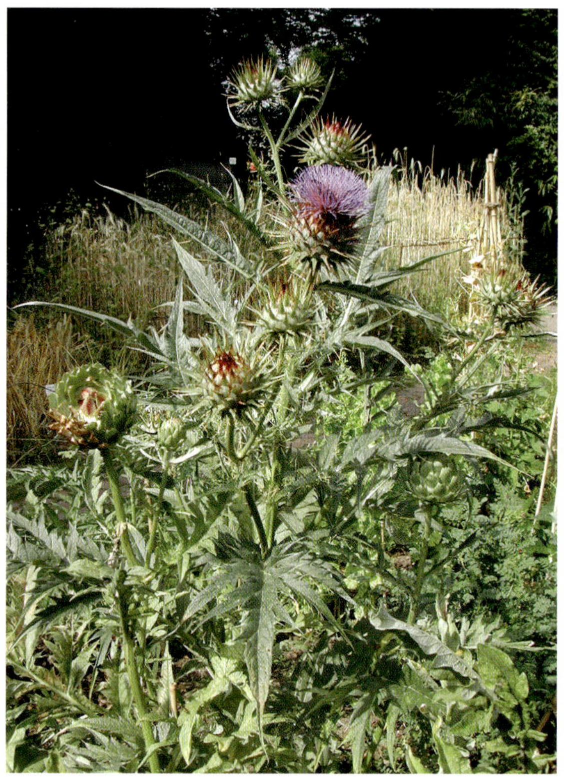

▸ **Abb. 6.18** Die Artischocke besitzt unproportional große Blüten und ausladende Blätter.

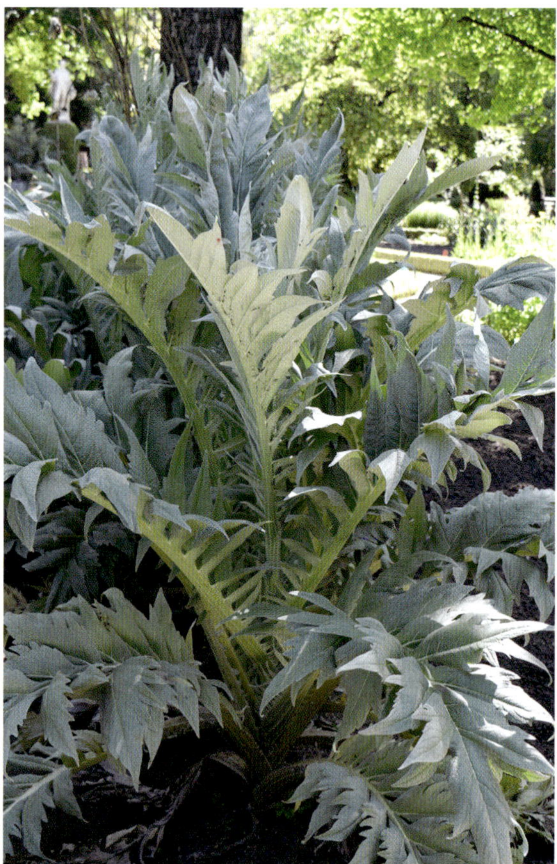

▸ **Abb. 6.19** Die bitter schmeckenden Artischockenblätter weisen auf ihrer Unterseite eine filzige Behaarung auf.

fe, welche die Verdauung und die Leberfunktion fördern, die Sekretion der Verdauungssäfte steigern und die Blutfettwerte verbessern. Wie die meisten Bittermittel bewirkt die Artischocke zusätzlich eine Aktivierung des Immunsystems, hilft, Toxine und Immunkomplexe abzubauen, und aktiviert die Leukozyten. Wenn auch in geringerem Maße als die Mariendistel, entfaltet sie außerdem durch die Stimulierung der Leberzellteilung eine leberschützende Wirkung. Die übergroßen, wie gestaut erscheinenden Blütenknospen werden signatorisch mit der entstauenden Wirkung auf die Leber in Analogie gesetzt. Nach dem Welken bildet die Blüte Samen mit Haarbüscheln (Pappus), ein weiteres Merkmal der Korbblütlerfamilie.

Neben der Wirkung auf das Leber-Galle-System, ihrer Anwendung bei Zivilisationserscheinungen, wie Bluttfettwertentgleisungen, zeigt auch ihre üppige Gestalt einen Bezug zum Jupiterprinzip.

Die Heilpflanzenkunde verwendet die bitter und leicht salzig schmeckenden Blätter als Tee- oder Tinkturbestandteile, daneben sind auch Fertigarzneimittel erhältlich.

Indikationen Appetitlosigkeit, prophylaktisch bei Arteriosklerose, Blähungen, erhöhter Cholesterinspiegel, Dyspepsie, Erbrechen, Fettstoffwechselstörung, Gallensteinneigung, Hepatitis C (adjuvant), verminderte Leber-Galle-Funktion, verminderte Pankreasfunktion, Übelkeit, Verdauungsbeschwerden, Verstopfung

Nebenwirkungen (entfallen bei Anwendung in spagyrischer oder potenzierter Form) Die Artischocke besitzt Allergiepotenzial und kann bei Überdosierung Übelkeit oder Brechreiz auslösen.

Kontraindikationen (entfallen bei Anwendung in spagyrischer oder potenzierter Form) Artischockenallergie, Gallenwegsverschluss, Korbblütlerallergie, Magen-Darm-Geschwür, Stillzeit

Beispiele für Fertigarzneimittel

- Boldocynara N, Bioforce (CH)
- Cefacynar Hartkapseln, Cefak (D)
- Hepar SL forte Tabletten, Cassella-med (D)
- Nemacynar Tropfen, Nestmann (D)
- Schoenenberger Artischockensaft, Schoenenberger Pflanzensaftwerk (CH/D)

6.8
Augentrost, Gemeiner – *Euphrasia rostkoviana* Hayne

Die botanische Systematik für *E. officinalis* ist nicht vollständig geklärt. Der Name steht für ein sogenanntes Aggregat aus mehr als 20 Einzelarten, darunter vor allem *E. rostkoviana*, die sich untereinander teilweise kreuzen und schwierig zu bestimmen sind.

Der kleine, einjährige Halbschmarotzer wächst in größeren Beständen an Wegrändern und in kalkarmen Magerwiesen bis in bergige Höhen. Er gedeiht als Strahlensucher auch in Reizzonen. Augentrost entzieht nahen Gräsern mit Hilfe seiner Saugwurzeln Wasser und die begehrten Nahrstoffe. Wegen seiner ertragsmindernden Auswirkungen ist er bei Bauern unbeliebt und wird als Milchdieb oder Heuschelm bezeichnet (▶ **Abb. 6.20**). Die vor allem auf der Nordhalbkugel auftretende Pflanze wird nicht höher als 25 bis 30 Zentimeter, einzelne Vertreter der mehr als 300 Arten sogar nicht mehr als 2 bis 10 Zentimeter (z. B. Zwerg-Augentrost, Euphrasia minima). Der verästelte Stängel ist weich behaart und die kurzen, kaum ein Zentimer langen Blätter sind gegenständig und am Rande stark gezähnt. In ihren Achseln entspringen Blüten von weißer Farbe, welche schwach violett gefärbte, gefurchte Längsadern und einen charakteristisch gelben Fleck auf der unteren Lippe besitzen. Die Gestaltung der Blüte erinnert an ein Auge mit Wimpern und Pupille, die sich bei einzelnen Blüten sehr plastisch als dunkler Fleck zeigt (▶ **Abb. 6.21**).

Heilkundlich verwendet wird das Kraut, Euphrasiae herba, vor allem für äußerliche Anwendungen in Form praktischer Augentropfen-Monodosen, als Augenbad oder -kompresse bei Entzündungen der Sehorgane. Ebenso bekannt sind heute spagyrische oder potenzierte Arzneimittelformen. Augentrost ist aber auch für innerliche Anwendungen geeignet und zeigt dabei einen leicht herb-salzigen Geschmack. Die Heilpflanze wirkt entzündungshemmend, schleimhautabschwellend, keimhemmend (viren- und pilzhemmend) und unterstützt das Lymphsystem im Kopfbereich. Die Pflanze besitzt ein breiteres Indikationsfeld, was auch Sebastian Kneipp zu nutzen wusste: „Nach meiner Praxis lasse ich zu gleicher Zeit die Patienten das Pulver nach innen anwenden, und zwar täglich eine Messerspitze in einem Löffel Suppe oder Wasser. Damit ist die Heilkraft des Kräutchens nicht erschöpft. Auch Magentrost könnte man es nennen. Wegen seiner angeborenen Bitterkeit gilt sein Tee als Magenbitter zu regerer Verdauung und zur Verbesserung der Magensäfte“ [48]. Die vielfältigen Wirkungskäfte drücken sich auch in den volkstümlichen Namen der Heilpflanze aus: Zahnwehkraut, Zahntrost, Magentrost sowie Augustinuskraut, das sich auf den heiligen Augustinus, den Patron und Nothelfer für gute Augensicht, bezieht.

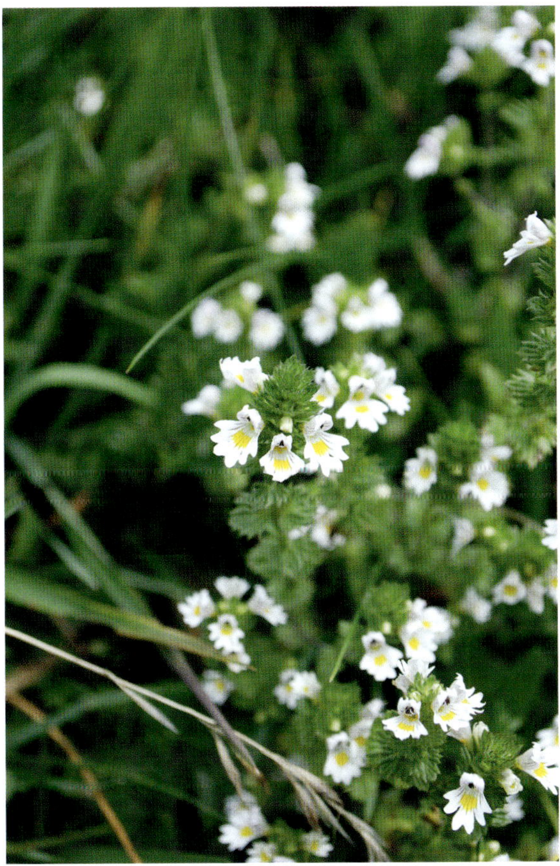

▶ **Abb. 6.20** Augentrost wird nicht von allen gerne gesehen, da er auf den Wurzeln benachbarter Gräser schmarotzt.

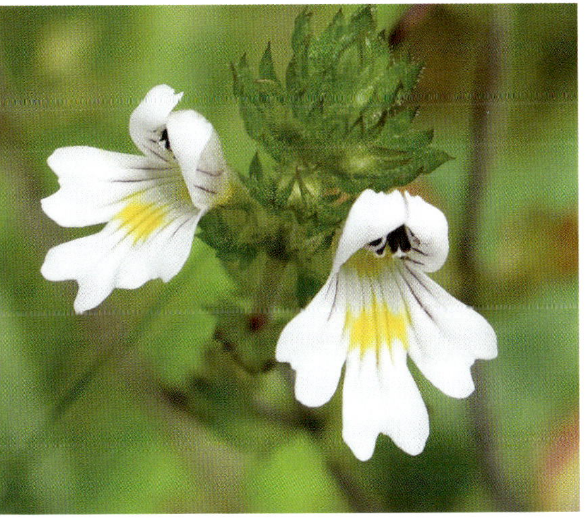

▶ **Abb. 6.21** Die Blüte des Augentrosts zeigt eine gewisse Entsprechung zum menschlichen Auge.

Die mit Augentrost beeinflussbaren Beschwerden gehören in der Humoralmedizin zum Krankheitsfeld der skrofulösen Krankheiten, insbesondere wenn sie die Schleimhäute des Kopfes, der Verdauungsorgane und die Haut betreffen. In diesem traditionell europäischen Arbeits- und Denkmodell stellen genannte Beschwerden eine kompensatorische Ersatzausscheidung über die Haut und Schleimhaut dar – infolge eines mangelhaften Wärmeprinzips. Der Deutsche Arzt F. W. Kranichfeld, der den Augentrost im 19. Jahrhundert vor dem Vergessen rettete, empfahl, die Heilpflanze allgemein gegen „katarrhalische Beschwerden, insbesondere der Augen", [5] zu nutzen. Es ist daher leicht nachvollziehbar, dass Augentrost bis vor wenigen Jahren noch zur Familie der Braunwurzgewächse, der Scrophulariaceae, gehörte, denn diese Pflanzenfamilie beinhaltet etliche bewährte antiskrofulöse Heilmittel. Nach der aktuellen Zuordnung, die sich an phylogenetischen Merkmalen orientiert, wird der Augentrost jedoch den Sommerwurzgewächsen zugeordnet.

Augentrost scheint den Bauern früher auch als Wetterorakelpflanze Hinweise auf die Härte des kommenden Winters gegeben zu haben. Eine reiche Blüte versprach einen langen und harten Winter, entsprechend musste die Ernte schnell ein- und die Wintersaat früh ausgebracht werden.

Indikationen Fließschnupfen, Grippe, Heuschnupfen, Husten, Magenschleimhautentzündung, Milchschorf, Nasennebenhöhlenentzündung, Sehschwäche, Schleimhautentzündungen, Schnupfen, Verschleimung

Äußerlich: Augenentzündung, Augenrötung, Bindehautentzündung, Fremdkörpergefühl im Auge, Gerstenkorn, Lichtscheu, Lidrandentzündung

Nebenwirkungen und Kontraindikationen In therapeutischen Dosen nicht vorhanden.

Beispiele für Fertigarzneimittel

- Augentropfen C, ISO (D)
- Euphrasia Augentropfen, Omida (CH)
- Euphrasia Urtinktur, Ceres (CH/D)
- Euphrasia-Augentropfen, Wala (CH/D)
- Euphrasia F Komplex Nr. 282, Nestmann (D)

6.9 Bachnelkenwurz – *Geum rivale* L.

Die heute beinahe vergessene Heilpflanze gedeiht am liebsten an Bachufern, auf feuchten Wiesen und in Auwäldern (▶ Abb. 6.22), was ihre volkstümlichen Namen, Sumpfnelkenwurz, Wasserwurz, Wasser-Benediktenkraut und Bachrösli, ebenfalls zum Ausdruck bringen. Die mehrjährige Pflanze ist ein Nährstoffanzeiger und kommt schwerpunktmäßig auf der Nordhalbkugel vor, in den Alpen bis in Höhen von 2000 Metern.

Ihr rotbrauner Stängel ist dicht behaart und wird bis zu 50 Zentimeter hoch. Aus einer grundständigen Rosette entspringen langgestielte, im oberen Teil dreiteilig gelappte Blätter und eine hängende Blüte mit rotbraunen Kelchzipfeln. Die 5 gelblich-rötlichen Kronblätter deuten auf die Zugehörigkeit zur Familie der Rosengewächse hin und enthalten eine größere Zahl von Staubgefäßen. Die Farbtönung wie geronnenes Blut stellt signatorisch den Bezug zur Anwendung bei blutenden Wunden oder blutigem Durchfall her. Nach den Blüten bilden sich aus diesen wie Angelhaken geformte und gekrümmte Klettfrüchte, die im Fell von Tieren haften bleiben und damit für ihre Verbreitung sorgen. Klettfrüchte werden in der Signaturenlehre in Entsprechung zur entgiftenden Wirkung (es bleibt hängen) von Heilpflanzen wie der Klette oder eben zu den Nelkenwurzarten gesetzt.

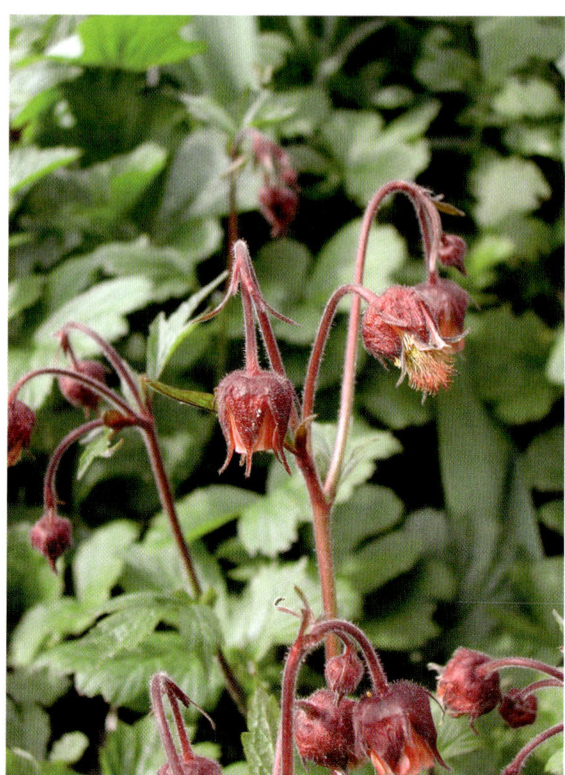

▶ **Abb. 6.22** Die Bachnelkenwurz wächst gerne an feuchten Standorten.

Heilkundlich verwendet wird hauptsächlich die fingerdicke Wurzel, eigentlich ein Rhizom. Gei rivalis radix verströmt beim Verarbeiten, wenn auch in viel schwächerem Ausmaß als die Echte Nelkenwurz, *Geum urbanum*, den typischen Gewürznelkenduft des Eugenols (▶ Abb. 6.23). In der Anwendung als Tee, Tinktur oder Medizinalwein wirkt die Pflanze magenstärkend, entzündungshemmend und keimhemmend auf die Verdauungsorgane, insbesondere den Magen.

Das hängende Blütenglöcklein, das an die Kleidung der Kapuziner erinnert und zum volkstümlichen Namen „Kapuzinerli" führte, erlaubt den Hinweis auf die Anwendung der Bachnelkenwurz bei melancholischer und depressiver Gemütsverstimmung. Die Verwendung von magenstärkenden Heilmitteln bei den genannten Beschwerdebildern ist sinnvoll, da durch eine bessere Ernährung die Energieressourcen gestärkt werden und eine allgemeine Tonisierung erreicht wird.

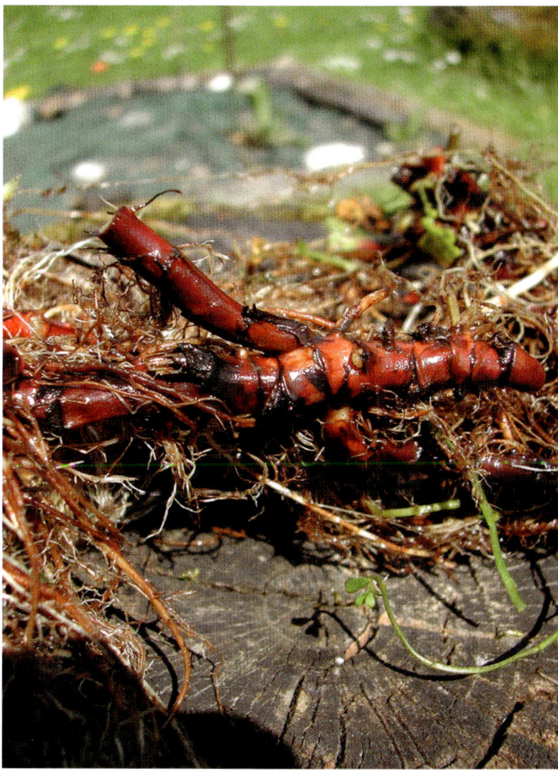

▶ **Abb. 6.23** Die Wurzeln von Nelkenwurzarten riechen schwach nach Gewürznelken.

Nägeliwein-Rezept
2–3 EL Bachnelkenwurzwurzeln klein schneiden und 1 Woche in 1 l Weißwein ausziehen. Danach abseihen und bei Bedarf 1 kleines Likörglas nach dem Essen einnehmen.
Der Wein ist 2–3 Monate haltbar. Um eine längere Haltbarkeit zu erreichen, muss zusätzlich etwas hochprozentiger Trinkalkohol oder Wodka hinzugefügt werden.

Häufiger und in ganz ähnlicher Weise wird die **Echte Nelkenwurz**, ***Geum urbanum***, in der Heilpflanzenkunde eingesetzt. Sie besitzt gelbe Blüten mit 5 Kronblättern, welche die Zugehörigkeit zu den Rosengewächsen noch deutlicher zum Ausdruck bringen, als es bei der Bachnelkenwurz der Fall ist. Ihre Wirkung ist kräftiger und erstreckt sich auch auf das Leber-Galle-System, was in Entsprechung zu ihrer gelben Blütenfarbe steht. Heilkundlich wirksam ist außerdem die **Bergnelkenwurz, *Geum montanum***.

Indikationen der Bachnelkenwurz, *Geum rivale* Aphthen, Appetitlosigkeit, Darmentzündung, depressive Verstimmung, Durchfall, Dyspepsie, Magenschwäche, Mundschleimhautentzündung, Verdauungsbeschwerden

Nebenwirkungen und Kontraindikationen In therapeutischen Dosen keine

Beispiele für Fertigarzneimittel mit Bachnelkenwurz, *Geum rivale*

- Regenaplex Nr. 148 a Dilution, Regenaplex (CH/D)

Beispiele für Fertigarzneimittel mit Echter Nelkenwurz, *Geum urbanum*

- Artemisia comp. Dilution, Weleda (CH/D)
- Bolus alba comp. Pulver, Wala (CH/D)
- Salvia Oligoplex Dilution, Madaus (D)

6.10 Baldrian, Echter – *Valeriana officinalis* L.

Der mehrjährige, krautige Baldrian liebt feuchte Standorte in Gräben, auf Wiesen und an Bachufern. Sein Verbreitungsgebiet erstreckt sich über Europa und Asien. Die bis zu mannshohen Stängel sind außen gerillt, innen hohl und oft rötlich überzogen. Aus ihnen entspringen einzelne gegenständige, unpaarig gefiederte Blätter, welche oberseitig leicht behaart sind. An der Stängelspitze entfalten sich in einem doldenartigen Blütenstand zart rosaweiße Röhrchenblüten. Die gelbraune Wurzel mit ihrem charakteristischen Geruch entwickelt Ausläufer, die der vegetativen Vermehrung dienen. Die Geruchsqualität ist ambivalent, einerseits balsamischholzig, andererseits riecht der Baldrian nach Katzenurin oder auch Schweiß. Die unproportionalen Größenverhältnisse von Stängel einerseits, Blätter, Blüten und Wurzeln andererseits (▶ **Abb. 6.24**), sowie der schwere Duft der Baldrianwurzeln erzeugen ein Spannungsfeld, das den Bezug zu bewährten Indikationen wie Unruhe, Nervosität, Reizbarkeit bestärkt.

Baldrian gehört in der heutigen Systematik nicht mehr den Baldriangewächsen an, sondern wird den Geißblattgewächsen zugeordnet. Die Herkunft des Namens Baldrian wird kontrovers diskutiert: Gemäß einer gängigen These kann er vom Namen des nordischen Balder/Baldur, Gott des Lichtes und der Sonne, abgeleitet werden. Volkstümlich wird die Pflanze deshalb auch Balders Augenbraue oder Balderbracken genannt. Namen wie Katzenkraut oder Katzengeil nehmen Bezug auf den für Katzen unwiderstehlichen, den weiblichen Sexualduftstoffen verwandten Geruch, der Katzen sich wie toll am Boden wälzen und herumspringen lässt (▶ **Abb. 6.25** und ▶ **Abb. 6.26**). Die Geruchsmoleküle der Wurzel sind aber auch den Abbauprodukten des menschlichen Schweißes, die bei seiner Zersetzung entstehen, ähnlich. So kann die Anwendung eines Baldriantees dem Schlaflosen unterbewusst suggerieren, er sei nicht alleine, da der Raum nach Menschenschweiß rieche, was die Entspannung fördert. Die modrige Komponente des Geruchs erlaubt den Hinweis auf die erdende Qualität der Heilpflanze. Im Gegensatz zu anderen Nervenpflanzen wie Passionsblume, Me-

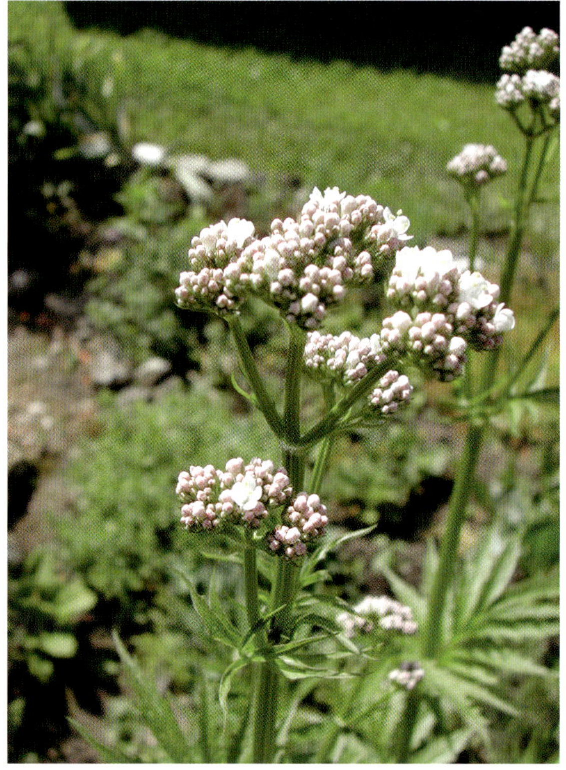

▸ **Abb. 6.24** Baldrianblüten und -blätter sind im Verhältnis zur Größe der Pflanze auffällig klein.

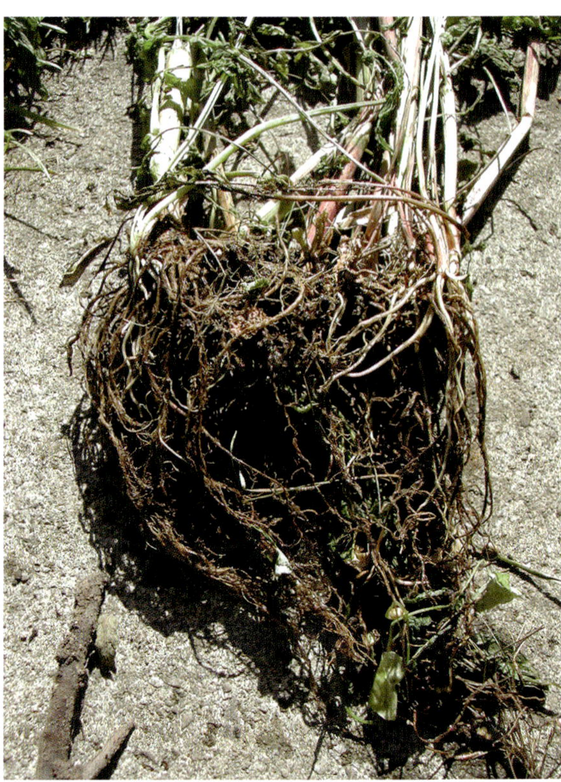

▸ **Abb. 6.26** Die zarten Baldrianwurzeln entwickeln ihren typischen Geruch erst einige Zeit nach dem Ausgraben.

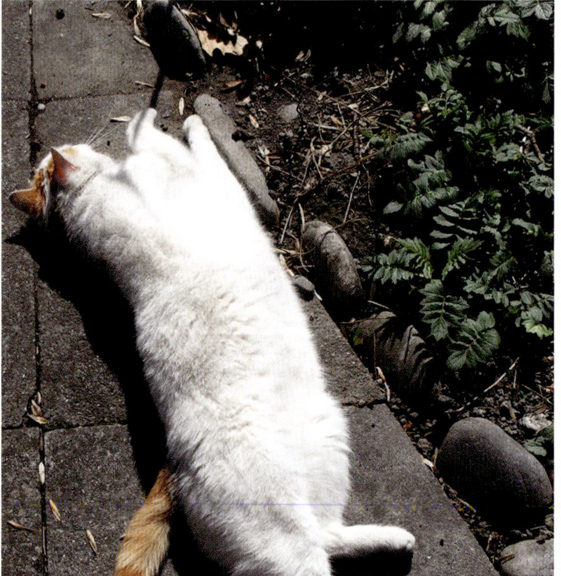

▸ **Abb. 6.25** Katzen lieben den Geruch von Baldrian, weshalb dieser auch für Katzenspielzeug verwendet wird.

lisse u. a., die eine aufhellende, aufrichtende Wirkung besitzen, ist die des Baldrians eine die Basis verstärkende, nach unten gerichtete Wirkung. Der lateinische Namen Valeriana (lat. valere = kräftig sein, sich Wohl befinden, wertvoll und gültig sein) bringt die große Wertschätzung für die allgemein bekannte Heilpflanze zum Ausdruck.

Valerianae radix, die in der Heilkunde verwendete Droge, wirkt relaxierend und beruhigend, macht jedoch nicht schläfrig und wirkt nicht betäubend. Tagsüber angewendet, ist ihre Wirkung sogar eher eine antriebssteigernde und zentrierende, Baldrian wirkt also vegetativ und psychisch ausgleichend auf die Nervenfunktion und das Gemüt.

Gerne wird Baldrian als Tee, Tinktur, Presssaft oder auch in Form von Fertigpräparaten gegen Unruhe- und Krampfzustände (Krampfwurzel) eingesetzt. In der Volksheilkunde bekannt ist die Anwendung der Baldrianwurzel oder -blüte (Augenwurzel) als Augenbad.

Indikationen Angst, Entwöhnungssymptom bei u. a. Alkohol/Kaffee/Schlafmittel/Tabak, nervöse Erschöpfung, nervöse Herzbeschwerden, Hypertonie, spannungsbedingter Kopfschmerz, Krampfzustand, Magenkrampf, Menstruationskrampf, Nervosität, Prüfungsangst, Reizblase, Reizdarm, Reizmagen, Schlaflosigkeit, nervenbedingter Schwindel, Stress, Wetterfühligkeit

Nebenwirkungen und Interaktionen (entfallen bei Anwendung in spagyrischer oder potenzierter Form) Bekannterweise kann eine Über- oder Unterdosierung von Baldrian gelegentlich auch eine Umkehrwirkung hervorrufen – der Patient wird nervös und reizbar. Die passende Dosis liegt bei Tinkturen häufig zwischen ½ und 1 TL (2–3 ml), muss jedoch individuell eruiert werden.

Die Anwendung von Baldrian kann die Wirkung von Beruhigungs- und Schlafmitteln wie z. B. Benzodiazepinen verstärken.

Kontraindikationen (entfallen bei Anwendung in spagyrischer oder potenzierter Form) Vorsichtige Anwendung bei Kindern und Schwangeren!

Beispiele für Fertigarzneimittel Für etliche Fertigpräparate wird nicht die einheimische Art, sondern der mit höherem Wirkstoffgehalt vorkommende **Mexikanische Baldrian, *Valeriana edulis***, verwendet.

- Entspannungsdragée, Zeller (CH)
- Euvegal Entspannungs- und Einschlaftropfen, Schwabe (D)
- Neurapas Filmtabletten, Pascoe (D)
- Selon Dragées, Interpharm (D)
- Valeriana Urtinktur, Ceres (CH/D)

6.11 Bambusarten – *Bambusa* spp.

Ein chinesisches Sprichwort sagt: „Alles beginnt und endet mit dem Bambus." Auch wenn man es kaum für möglich hält, Bambus gehört zur Familie der Süßgräser und stellt damit deren weltweit größten Vertreter. Bis 40 Meter hoch können seine Halme werden (▶ **Abb. 6.27**). Verschiedene Arten, welche vor allem in Asien gedeihen, werden dort für Nahrungszwecke, als Baumaterial, aber auch als Heilmittel verwendet. Einige Arten wachsen auch in Afrika oder Australien – bis ins Tertiär war Bambus sogar in Europa heimisch. Die Unterscheidung der einzelnen Arten gestaltet sich schwierig und stellt selbst Fachleute vor Probleme. Drei große Gruppen werden unterschieden:

- *Arundinarieae*, verholzend
- *Bambuseae*, verholzend
- *Olyreae*, krautige und nicht verholzende Arten

Die unterschiedlich riesigen Halme sind innen hohl und verholzen durch den großen Gehalt an Kieselsäure, werden dadurch sehr hart und erhalten trotzdem eine beachtliche Elastizität. Dieses pflanzliche Silizium wird teilweise in so großen Mengen produziert, dass es sich als sogenanntes Tabaschir im Inneren der Halme als Knollen niederschlägt. Die Sprosse gliedern sich segmentär in aufeinanderfolgende Knoten und Internodien (Rohrstücke) und ähneln in ihrem Aufbau der menschlichen Wirbelsäule (▶ **Abb. 6.28**). Diese Analogie wird bestärkt durch die hohe Belastbarkeit dieser Kieselsäuregräser bei gleichzeitig erstaunlicher Beweglichkeit. Heilmittel aus Bambus regen die Kollagensynthese im Knochen- und

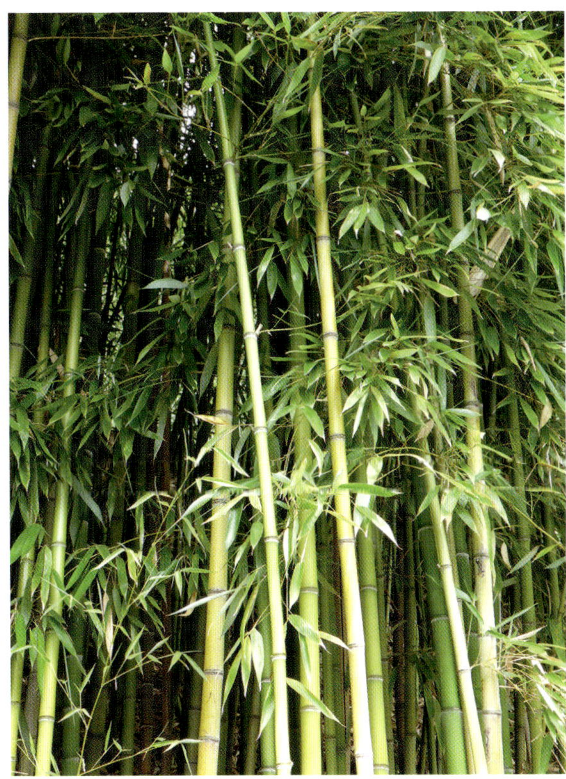

▶ **Abb. 6.27** Bambuspflanzen können große, waldähnliche Bestände bilden.

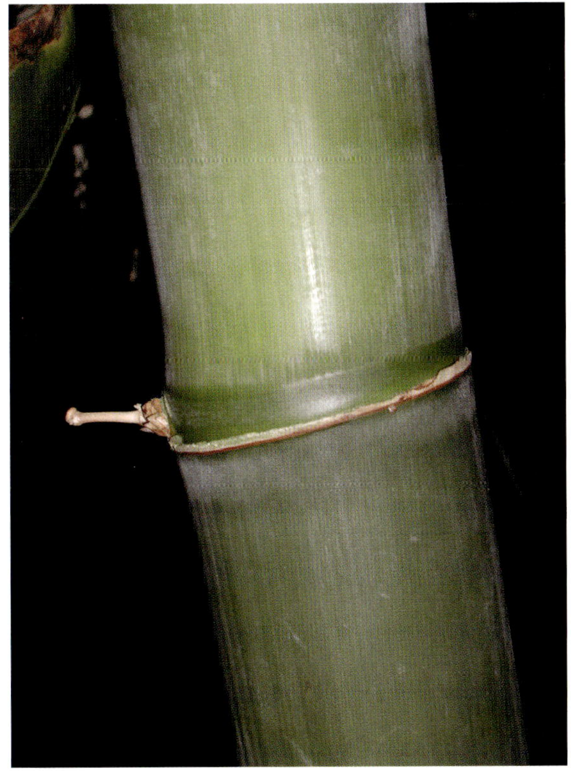

▶ **Abb. 6.28** Die Knoten des Bambushalms (hier Bambusa gigantea) zeigen eine Analogie zur menschlichen Bandscheibe.

Bindegewebe an und werden deshalb bei Schwäche oder Erkrankungen des Bewegungsapparates eingesetzt.

Ihr Wachstum ist rekordverdächtig: Bestimmte Arten können in 24 Stunden bis zu einen Meter wachsen. Die lanzettförmigen Blätter enthalten ebenfalls viel Kieselsäure (bis 77 %) und werden als entwässernder, bindegewebestärkender oder die Menstruationsblutung unterstützender Tee eingenommen. Mit seinem dichten Wurzelnetz und unterirdischen Ablegern sorgt der Bambus für seine Weiterverbreitung. Bambus ist ein optimaler Baustoff für Häuser, Brücken, Waffen, Haushaltsgeräte, Teppiche, Böden oder Möbel, außerdem wird er zu Viehfutter oder Papier verarbeitet. Die Sprossen werden in gekochter Form als Delikatesse verzehrt.

Die grüngelbe Einzelblüte ähnelt der von Reisähren. Die Blüte einer Bambusart tritt großflächig und kollektiv in unregelmäßigen Abständen von bis zu 100 Jahren auf und führt danach immer zum Absterben der Pflanzen in weiten Landstrichen. Diese botanische Eigenheit wird im homöopathischen Arzneimittelbild in Analogie zur Anwendung bei Erschöpfungszuständen und beim Burnout-Syndrom gesetzt. Mit seiner unglaublichen Härte, der Auskristallisation von Kieselsäure, dem plötzlichen Absterben nach der Blüte und der stabilisierenden Wirkung auf den menschlichen Stützapparat zeigen sich Aspekte des Saturnprinzips.

Indikationen Arthrose, Bandscheibenvorfall, Bindegewebsschwäche, Haarausfall, brüchige Nägel, Osteoporose, Rheuma, Rückenschmerzen, Skoliose, Wurzelreizsyndrom

Nebenwirkungen und Kontraindikationen Keine. Bambussprosse müssen vor dem Verzehr gekocht werden, da sie Blausäure enthalten!

Beispiele für Fertigarzneimittel

- Bambus comp. Kapseln, Alpinamed (CH)
- Bambusa e nodo Globuli, Wala (CH/D)
- Calcium Bambus Tabletten, Synomed (D)
- Disci Bamb. HOM Tropfen, Pflüger (D)
- Disci comp. cum Argento Globuli, Wala (CH/D)

6.12 Bärlapp (Keulenbärlapp) – *Lycopodium clavatum* L.

Diese altertümlich aussehende Pflanze wuchs bereits vor fast 500 Millionen Jahren – lange bevor sich die Blütenbildung entwickelte. Sie ist in ganz Europa, vor allem in Polen und in Russland, verbreitet und kommt in Nadelwäldern, Mooren und Sumpfgebieten vor. Ihre kriechenden, dicht mit Blättern besetzten Stängel bilden am Boden mit bis zu 8 Metern langen Trieben einen teppich- und moosartigen Bewuchs (▶ **Abb. 6.29**). Die Blättchen liegen dem Spross ziegelartig an und besitzen am Ende eine lange, aufwärtsstehende Haarspitze.

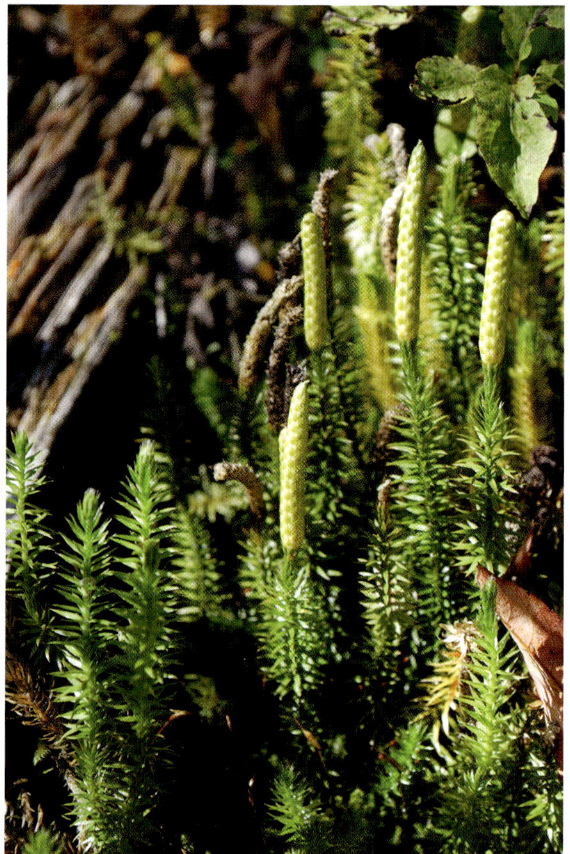

▶ **Abb. 6.29** Bärlappe bilden große, teppichartige Bestände.

Anstelle der Blüten besitzt die Familie der Bärlappe Sporen, die in kolbenähnlichen Sporenträgern gebildet werden. Diese sitzen als gabelige Fruchtähren am Ende eines aufrechten Stängels wie kleine Kerzenhalter und öffnen sich bei der Reife, damit das gelbe Sporenpulver verweht werden kann (▶ **Abb. 6.30**). Einmal auf dem Boden angelangt, bilden die Sporen nach 6 bis 7 Jahren sogenannte Vorkeime, aus denen wieder neue Bärlapppflanzen entstehen können. Um diesen langwierigen Fortpflanzungsprozess zu umgehen, vermehrt sich der Bärlapp auch vegetativ über blattähnliche Brutknospen.

Früher wurde das Kraut des Keulenbärlapps, Lycopodii herba, oder auch das Sporenpulver therapeutisch und Letzteres zusätzlich als Pillenrohstoff verwendet. Mit seiner leberanregenden, harntreibenden, krampflösenden und äußerlich juckreizlindernden Wirkung wurde die Droge als Tee oder Pulver angewendet. Die Volksheilkunde empfahl, außerdem ein Kissen mit Bärlapp zu stopfen oder ein Büschel davon ins Bett zu legen, um Gelenk- und Gliederkrämpfe (Krampfkraut) zu lindern. Heutzutage setzt man Lycopodium hauptsächlich in spagyrischer oder potenzierter Form ein. In der Homöopathie ist Lycopodium ein wichtiges Mittel. Da das Sporenpulver (He-

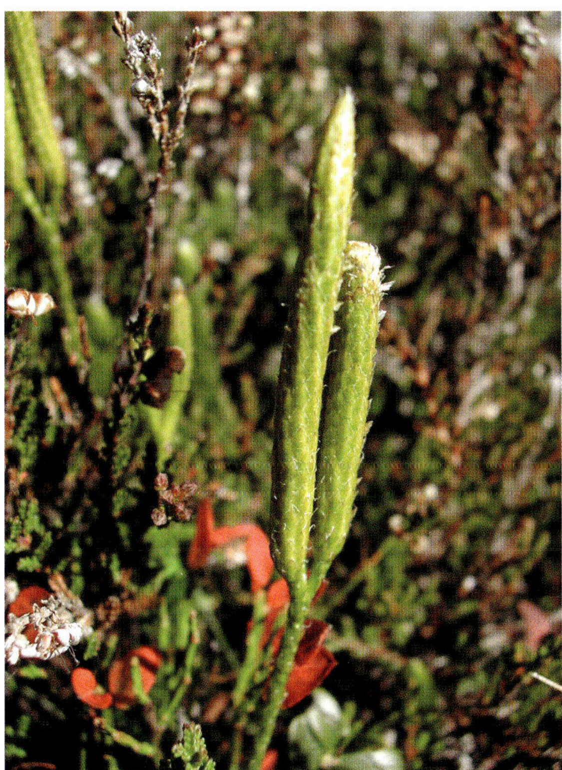

▸ **Abb. 6.30** Die charakteristischen Sporenträger des Keulenbärlapps beinhalten das gelbliche Sporenpulver.

xenmehl) wegen seines Ölgehaltes leicht entzündbar ist, diente es früher auch als Feuerwerk und Theaterblitze. Die große Reizbarkeit spiegelt sich im homöopathischen Arzneimittelbild wider: Lycopodium ist ein Reaktionsmittel für leicht erregbare, impulsive und cholerische Menschen. Diese Menschen können viel Raum einnehmen, was dem Pflanzenbild und seiner teppichartigen Ausbreitung entspricht. Die Erregbarkeit ist auch ein Aspekt des Marsprinzips, entwicklungsgeschichtlich wird die alte Pflanzenfamilie der Bärlappgewächse jedoch Saturn zugeordnet.

Viele Märchen und Mythen ranken sich um diese magisch und wild erscheinende Pflanze, was der Volksmund in Namen wie Wolfsranke, Drudenfuß, Drachenschwanz zum Ausdruck bringt. Das Sporenpulver lässt sich übrigens auch für Zauberkunststücke verwenden. So kann man z. B. einen Arm auf ganzer Länge mit dem Pulver bestreichen und diesen bis zur Schulter ins Wasser tauchen, dennoch bleibt er vollständig trocken. Analog neigt der Lycopodium-Typ zu trockener Haut und Schleimhäuten, in seiner Gefühlswelt zu trockenem, sprödem Verhalten.

Indikationen Meist gemäß homöopathischem Arzneimittelbild, u. a. bei Arthritis, Arthrose, Blasenkrampf, Blasenschließmuskelschwäche, Ekzeme, Gicht (Gichtmoos), erhöhter Harnsäure, Juckreiz, Kolik, Krampf, Krampfadern, verminderte Leber-Galle-Funktion, Nieren-Blasen-Leiden, Rheuma, Schuppenflechte

Nebenwirkung (entfallen bei Anwendung in spagyrischer oder potenzierter Form) Überdosierungen können zu Schleimhautentzündungen, Krämpfen und zu Koma führen!

Kontraindikationen (entfallen bei Anwendung in spagyrischer oder potenzierter Form)

Beispiele für Fertigarzneimittel
- Bärlappkraut Tee, Aurica (D)
- Leber- und Galletropfen Dilution, Omida (CH)
- Lymphdiaral Basistropfen Dilution, Pascoe (D)
- Momordica Komplex Dilution, Nestmann (D)

6.13 Bartflechte – *Usnea barbata*

Die auch Baummoos, Baum- oder Greisenbart genannte Bartflechte, welche in höheren Lagen von Baumästen in bis zu einen Meter langen Zotteln herunterhängt, ist vielen Menschen vom Wandern in den Bergen bekannt. Sie gedeiht weltweit in kühl-feuchter Luft, bevorzugt an den Rinden von Nadelbäumen, aber auch an laubtragenden Bäumen. Ihr meist weißer Flechtenkörper ist bartartig und verzweigt sich in unzählige graugrünliche Fäden. An ihnen befinden sich kleine kugelartige Auswüchse.

Flechten sind Symbiosen zwischen Algen und Pilzen und bestehen aus zwei verschiedenen Organismen: Pilzmycel und Zellen von Grün- oder Blaualgen. Beide Organismen leben miteinander, bilden ein einheitliches Ganzes und ziehen aus dieser Partnerschaft ihren Gewinn. Der Pilz nimmt die Feuchtigkeit auf, die auch die Algen benötigen, um nicht auszutrocknen, und sorgt zudem für die Mineralstoffaufnahme. Die Algen dagegen enthalten in ihren Zellen den Farbstoff Chlorophyll, mit dessen Hilfe sie im Rahmen der Fotosynthese Zucker und andere Nährstoffe aufbauen und die Flechten am Leben erhalten. Da diese keine Wurzeln bilden, nehmen sie Wasser und gasförmige Stoffe über ihre Oberfläche auf. Aus diesem Grund sind sie sehr empfindlich gegen Abgase und Schadstoffe in der Atmosphäre: Ihr Auftreten in großer Zahl ist daher ein guter Indikator für saubere Luft (▸ **Abb. 6.31**). Bei stark schädigender Einwirkung chemischer oder physikalischer Art verbleichen sie oder sterben ganz ab. Nach dem Reaktorunfall von Tschernobyl wurden in Mittel- und Nordeuropa in Flechten noch jahrelang erhöhte Werte von radioaktiven Isotopen gemessen. Nutzbare Flechtenarten sind zusätzlich wegen exzessiver Wildsammlung, u. a. für medizinische Zwecke, stark gefährdet.

Die Vermehrung der Bartflechte erfolgt hauptsächlich durch Spaltung, da sich nur die Pilze durch Sporenbildung fortpflanzen können. Algenzellen und Sporen verbreiten sich getrennt und müssen sich erneut verbinden, wenn eine neue Flechte entstehen soll. Einige Arten ver-

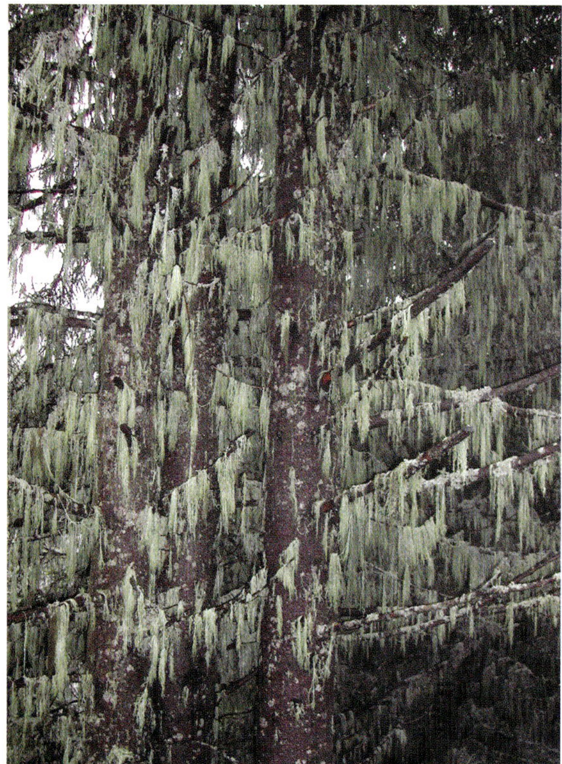

▶ **Abb. 6.31** Bartflechten zeugen von relativ hoher Feuchtigkeit und einer guten Luftqualität.

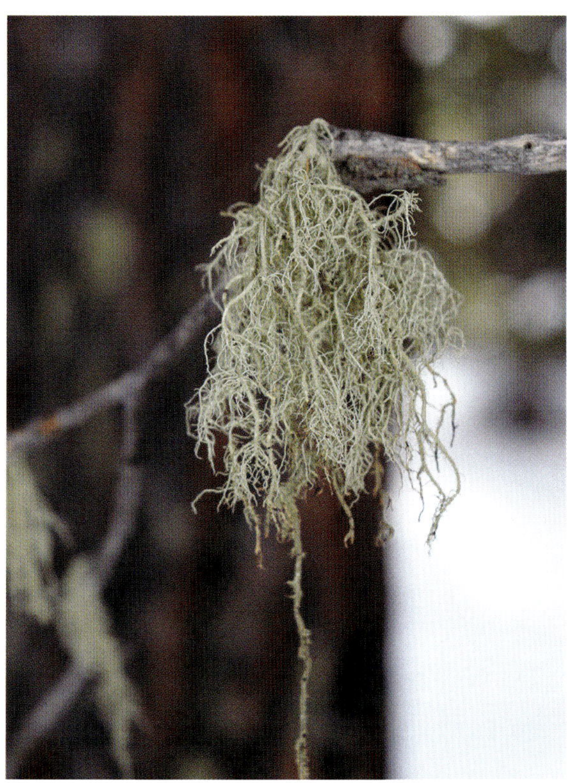

▶ **Abb. 6.32** Bartflechten mit graugrünen Flechtenfäden wachsen oft an den Ästen von Nadelbäumen in höheren Lagen.

mehren sich vegetativ durch kleine Körnchen, die von Pilzfäden umgebene Algenzellen enthalten und durch den Wind verbreitet werden (▶ **Abb. 6.32**). In dieser urtümlichen, entwicklungsgeschichtlich alten Pflanzengruppe zeigen sich vor allem Aspekte des Saturnprinzips.

Heilkundlich werden verschiedene Bartflechtenarten verwendet. Ihre abwehrkräftigenden, keim- und entzündungshemmenden Flechtensäuren sowie die bitteren und schleimstoffhaltigen Inhaltsstoffe bilden eine optimale Wirkstoffkombination zur Linderung von Erkältungen, Schleimhautentzündungen in Hals und Rachen, Mandelentzündungen und anderen Infekten (u. a. Epstein-Barr-Virus). Der fein verästelte Aufbau des Flechtenthallus zeigt eine Analogie zu den Bronchien und Bronchioli der Atemwege. Die Anwendung bei Husten und Erkältung hat sich seit langem bewährt und wird heute noch praktiziert. Gerne wird die Bartflechte in Form von Tinkturen, Hustensirup oder Hustenpastillen eingenommen. Ihre deutlich spürbaren Bitterstoffe wirken zusätzlich tonisierend auf den Gesamtorganismus und das Abwehrsystem, weshalb die Bartflechte auch bei Schwächezuständen, Inappetenz oder in der Rekonvaleszenz eingesetzt wird.

Aufgrund ihrer stark verästelten, haarförmigen Gestalt galt die Baumflechte früher als Haarwuchsmittel – diese Signatur hat sich jedoch nicht bestätigt. Die Volksmedizin kennt jedoch noch Anwendungen bei Beschwerden im Kopfbereich, z. B. bei Kopfschmerz oder Sonnenstich.

Indikationen Abwehrschwäche, Angina, Bronchitis, Erkältung, Magen-Darm-Entzündung

Äußerlich: Ekzem, Furunkel, Mundschleimhautentzündung, Wunde

Nebenwirkungen und Kontraindikationen Keine

Beispiele für Fertigarzneimittel

- Apo-Dolor N Dilution, Pekana (D)
- Bropert spag. Peka Saft, Pekana (D)
- Granobil Rondoletten Lutschtabletten, Dr. Grandel-Synpharma (D)
- Lichenes comp. (CH) / Flechtenhonig (D) Sirup, Weleda
- Usneabasan Urtinktur, Sanum-Kehlbeck (D)

6.14 Beifuß, Gemeiner – *Artemisia vulgaris* L.

Bereits seine volkstümlichen Namen Mutterkraut, Weiberkraut, Jungfernkraut oder Schoßwurz stellen einen wichtigen Bezug zur Frauenheilkunde her, in welcher der Beifuß nach Walahfrid Strabo (9. Jahrhundert) als „Mutter aller Pflanzen“ eine bedeutsame Stellung einnimmt. Diese kommt auch im Gattungsnamen der Artemisiapflanzen zum Ausdruck: Die griechische Göttin der Jagd

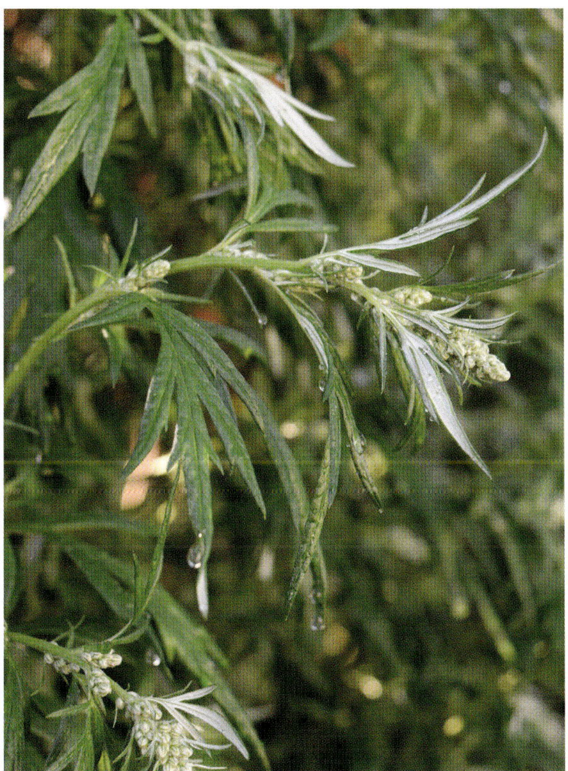

▸ **Abb. 6.33** Beifuß hat im Vergleich zum verwandten Wermut dunkelgrüne Blattoberseiten.

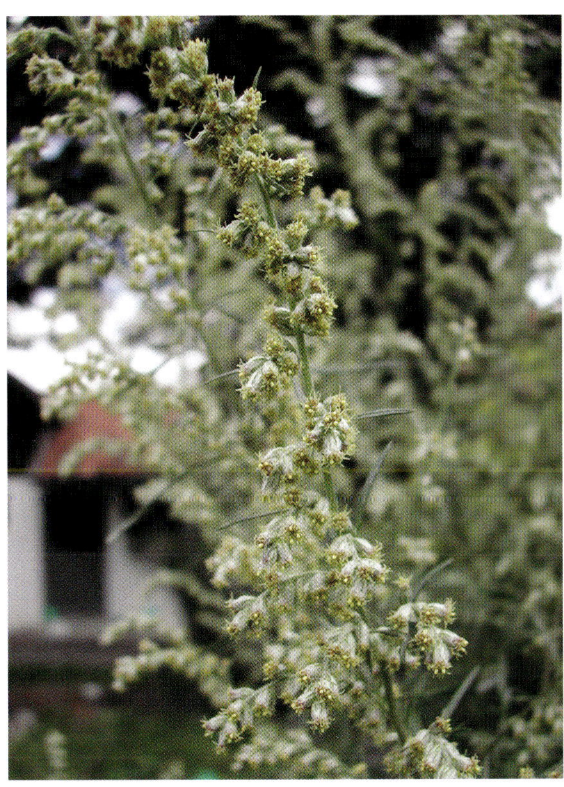

▸ **Abb. 6.34** Die Beifußblüten sind von unscheinbar gelbgrüner Farbe.

Artemis ist zugleich die Patronin der Frauen, insbesondere der Gebärenden. Als sogenannte Geburtshelferin besitzt sie das Wissen über geburtsverhütende und abortive Pflanzen, sie ist daher zugleich eine „Kinder-" wie „Engelsmacherin". Verschiedene Vertreter der Gattung Artemisia wurden früher genau zu diesem Zweck angewendet.

Der schwerpunktmäßig auf der Nordhalbkugel vorkommende, mehrjährige Korbblütler bevorzugt trockene und nährstoffreiche Böden. Er gedeiht auf Schutthalden, an Weg- und Straßenrändern und als Strahlensucher auch in Störzonen. Seine bis zu 150 Zentimeter hohen, in den unteren Bereichen verholzende Stängel sind verästelt, häufig braun-rot gefärbt und besitzen einfach oder doppelt gefiederte Blätter mit spitz auslaufenden Zipfeln. Die silbrig weiße Filzbehaarung auf der Blattunterseite gilt als Bezug zum Mondprinzip und den ihm zugeordneten Fruchtbarkeitsorganen. Der Standort entlang von Wegen und die fiederteilige Blattgestaltung sind hingegen Signaturen des Merkurs. Die Blattoberseite ist im Gegensatz zum nahe verwandten Wermut dunkelgrün und kahl (▸ **Abb. 6.33**). Wenn auch unscheinbar, besitzt der Beifuß typische, graufilzige Blütenköpfchen, die seine Zugehörigkeit zu den Korbblütlern anzeigen (▸ **Abb. 6.34**).

Das bitter schmeckende Kraut, Artemisiae herba, wird einerseits als Gewürz zu fettigen Speisen, wie Ente oder Gans, andererseits heilkundlich verwendet. Seine Wirkung beschränkt sich jedoch nicht nur auf verdauungsfördernde, Leber und Galle anregende Impulse, sondern erwärmt, tonisiert und öffnet Gebärmutter und Keimdrüsen, wodurch die Menstruationsblutung angeregt und der weibliche Hormonhaushalt optimiert wird. Nach J.T. Tabernaemontanus (um 1522–1590) erweckt Beifuss „die Monatsblum" (Menstruationsblutung) und „die unkeusche Begier" [105]. Durch seine warmen und trockenen Elementarqualitäten wird die humorale Säftebildung verbessert, Feuchtigkeit vermindert und übermäßige Hitze über die Menstruationsblutung abgeleitet. Entsprechend ist Beifuß ein idealer Begleiter für Frauen mit ständig kalten Extremitäten, langen Menstruationszyklen oder prämenstruellen Krämpfen.

Das Kraut wird heute als Teebestandteil, Tinktur, Wein und äußerlich als Bad, Öleinreibung, Kompresse oder Räucherung eingesetzt.

Zubereitung Beifuß-Fußbad

2 Handvoll Beifußkraut in 2 l Wasser aufkochen und 5–10 Min. köcheln lassen, abseihen und in ein Becken gießen. Mit mindestens 1 l zusätzlichem, temperiertem Wasser die gewünschte Wassermenge zubereiten und die Füße darin 10 Minuten baden. Wirkt wärmend und krampflösend bei Menstruationsbeschwerden, Krampfzuständen, kalten Füßen, Kopfschmerz, Blasenentzündung und Amenorrhoe.

Die große Hochachtung vor dieser altbewährten Heilpflanze kommt in einem angelsächsischen Kräutersegen (Neunkräutersegen, dt. Übersetzung nach J. Hoops 1889 [61]) aus dem 11. Jahrhundert zum Ausdruck:

Erinnere dich, Beifuß, was du verkündetest,
Was du anordnetest in feierlicher Kundgebung.
Una heißest du, das älteste der Kräuter;
Du hast Macht gegen drei und gegen dreißig,
Du hast Macht gegen Gift und Ansteckung,
Du hast Macht gegen das Übel, das über das Land dahinfährt.

Der auch Gürtelkraut genannte Beifuß wird an Johanni zum Sonnenwendgürtel geflochten und getragen, um sich im kommenden Jahr vor Dämonen und Krankheiten zu schützen. Außerdem wird das Kraut als Abwehrmittel aufgehängt, als Wurzelamulett getragen oder zu bestimmten Zeiten im Haus und Stall geräuchert.

Etliche weitere Artemisiaarten werden medizinisch verwendet:

- Wermut, *Artemisia absinthium*
- Eberraute, *Artemisia abrotanum*
- Einjähriger Beifuß, *Artemisia annua*
- verschiedene Edelrautenarten z. B. *Artemisia genepi*

Wermut, ***Artemisia absinthium***, ist eine bekannte, aber oft geschmähte Heilpflanze, da sie meist in zu starken und zu lange gezogenen Teeauszügen gekostet wurde. In kleiner Dosis und nur kurz gezogen, ist das Wermutkraut, Absinthi herba, jedoch ein wirkungsvoller Tee (▸ Abb. 6.35). Seine Hauptwirkung entfaltet es im Bereich der Verdauungsorgane und der Leber-Galle-Funktion. Wermut stärkt den Magen (Magenkraut), regt die Gallenproduktion an und wirkt wurmtreibend (Wurmtod). Dabei zeigt er dieselben Nebenwirkungen und Kontraindikationen wie Beifuß. Die bekannteste Zubereitungsform ist Absinth, La Fée verte, ein oft sehr hochprozentiges Getränk, welches sich beim Mischen mit Wasser grünlich, teilweise auch bläulich verfärbt. Da die Herstellung im letzten Jahrhundert in der Schweiz und Teilen Europas über Jahrzehnte verboten war, wurde es in größeren Mengen nur nach geheimen Familienrezepten heimlich hergestellt. Inzwischen wurde das Destillieren von Absinth (mit Einschränkungen) wieder zugelassen.

Die **Eberraute**, ***Artemisia abrotanum***, der „zarte Beifuß", ist die am meisten Wärme liebende der in Mitteleuropa wachsenden Vertreterinnen der Artemisiagattung. Der Halbstrauch wird bis zu 150 Zentimeter hoch und verströmt bei Berührung eine charakteristisch zitronenartige Duftnote. Seine Blätter sind feiner als die der zwei anderen Arten und der Geschmack weniger bitter. Seine Eigenschaften ähneln dennoch denen seiner Geschwister: Neben Verdauung und Gebärmutter liegt sein Schwerpunkt auf einer lymphflussanregenden Wirkung, dies speziell im Abdomen. Aus humoralmedizinischer

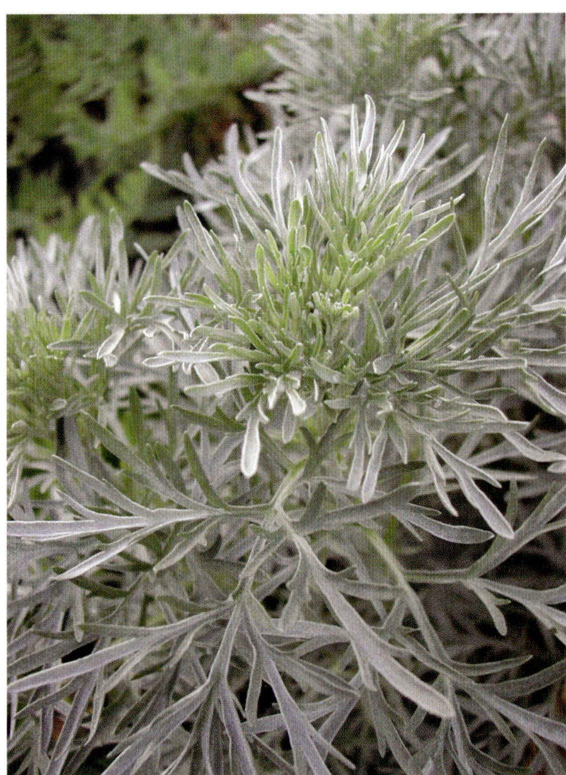

▸ **Abb. 6.35** Wermut ist aromatischer und bitterer im Geschmack als Beifuß (Bitterer Beifuß, Heilbitter).

Sicht fördert die Eberraute die Kochungen, indem sie das Wärmeprinzip unterstützt und alles „zum Fließen bringt". Das Kraut erwärmt die Verdauungsorgane sowie die Leber und zerteilt Feuchtigkeitsstauungen im Abdominalraum. Die Anwendung erfolgt meist als Tee, Tinktur oder in Form von Fertigarzneimitteln. Auch die Eberraute wird für Räucherungen verwendet.

Der **Einjährige Beifuß**, ***Artemisia annua***, ist eine traditionell in Asien verwendete fieberwidrige Heilpflanze, die in den letzten Jahrzehnten eine wichtige Bedeutung in der Bekämpfung von Malaria erlangt hat, denn das im Kraut enthaltene Artemisinin schädigt die verursachenden Erreger. Die bittere Pflanze erreicht eine Höhe von bis 50 bis 200 Zentimetern und riecht aromatisch.

Die Traditionelle Chinesische Medizin stellt aus einer spezifischen Beifußart Moxazigarren her. Weitere Artemisiaarten werden als Gewürz (Estragon) oder zur Herstellung von Likör und Schnäpsen (verschiedene Edelrautearten) verwendet.

Indikationen von Beifuß, *Artemisia vulgaris* Appetitlosigkeit, Ausfluss, Blähungen, Dyspepsie, Dysmenorrhoe, Eierstockentzündung, chronisch kalte Extremitäten, Fettverdauungsstörung, Geburtseinleitung, ausbleibende oder verzögerte Menstruationsblutung, Menstruationskrampf, Nachgeburtsförderung, Post-Pill-Syndrom, Unfruchtbarkeit, Verdauungsstörung

Nebenwirkung (entfallen bei Anwendung in spagyrischer oder potenzierter Form) Allergenes Potenzial, in hohen Dosierungen abortiv

Kontraindikationen (entfallen bei Anwendung in spagyrischer oder potenzierter Form) Gallenwegsverschluss, Korbblütlerallergie, Magen-Darm-Ulkus, Schwangerschaft, Stillzeit

Beispiele für Fertigprodukte mit Beifuß, *Artemisia vulgaris*

- Artemisia vulgaris Urtinktur, Ceres (CH/D)
- Beifuß Kapseln, Sanat (CH/F)
- Collinsonia N Oligoplex, Madaus (D)
- Physostigminum Komplex 283 Dilution, Nestmann (D)
- Solunat Nr. 19 spagyrische Tropfen, Soluna (D)

Beispiele für Fertigarzneimittel mit Wermut, *Artemisia absinthium*

- Amara Tropfen, Weleda (CH/D)
- Bitter Elixier, Wala (CH/D)
- Gastritol liquid, Klein (D)
- Künzle Leber-Gallentee, Kräuterpfarrer Künzle (CH)
- Wermut Kapseln, Sanat (CH/F)

Beispiele für Fertigarzneimittel mit Eberraute, *Artemisia abrotanum*

- Abropernol N Tabletten, Heel (D)
- Bolus alba comp. Pulver, Wala (CH/D)
- Berberis N Oligoplex Dilution, Madaus (D)
- Cefarheumin S Tabletten, Cefak (D)
- Bellis Komplex Nr. 164 Dilution, Nestmann (D)

6.15 Beinwell, Echter – *Symphytum officinale* L.

Diese außergewöhnlich bewährte Heilpflanze findet man häufig in Bauerngärten, seltener in freier Wildbahn in nassen Wiesen, an Buchufern oder Wegrändern (▶ Abb. 6.36). Sie gedeiht mit Vorliebe an feuchten, nähr- und stickstoffreichen Standorten der nördlichen Halbkugel.

Die große Pflanze nimmt viel Platz in Anspruch, da ihre bis zu einem Meter hohen Stängel häufig umkippen. Diese sind hohl, borstig behaart und enthalten viel Pflanzensaft. Die Blätter sind dunkelgrün und ebenfalls mit kräftigen Haaren besetzt (▶ Abb. 6.37). Diese Eigenheit ist typisch für Vertreter der Raublattgewächse, *Boraginaceae*, und weist auf einen hohen Gehalt an bindegewebestärkender Kieselsäure hin. Charakteristisch ist die am Spross bis zum nächsten Blattstil herablaufende Blattnaht und eine stark hervorgehobene Mittelrippe. Beim Entfernen der verwelkten Stängel und Blätter im Herbst fallen die

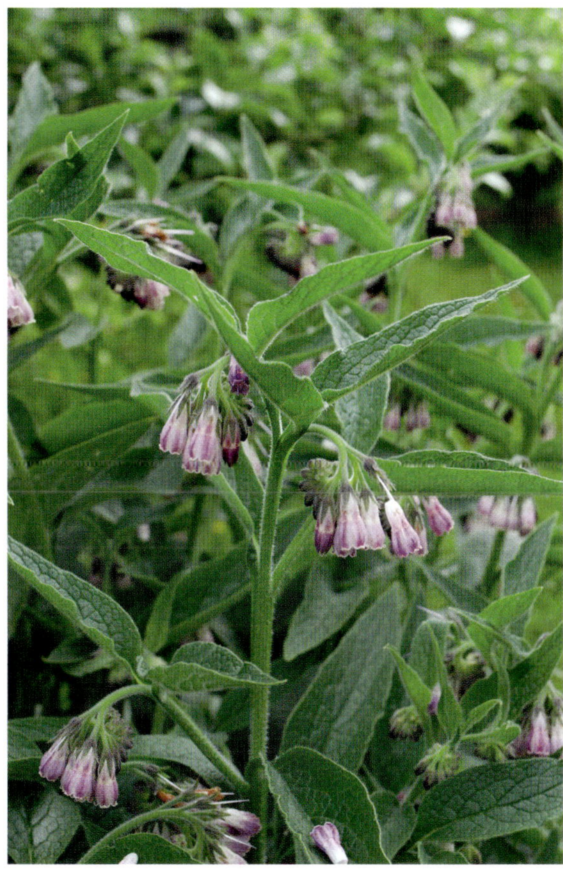

▶ **Abb. 6.36** Beinwell ist eine äußerst vitale Gartenpflanze und eine beliebte Hummelweide.

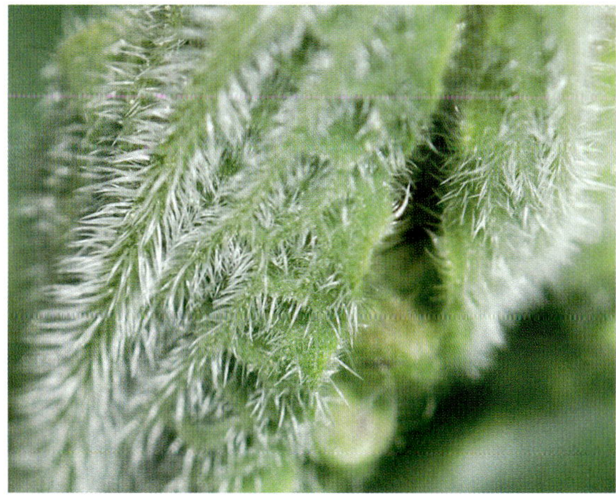

▶ **Abb. 6.37** Die kräftige Behaarung zeigt den hohen Kieselsäuregehalt an.

starken Fasern auf (▶ Abb. 6.38), welche als Analogie zu den menschlichen Sehnen, Bändern und Nerven betrachtet werden können.

Die kleinen Glöckchen der Einzelblüte stehen in rispigen Blütenständen, welche zu Beginn der Blütezeit charakteristisch eingerollt sind. Die rosa-violette (seltener auch gelbe) Blüte ist für die Bestäubung durch Hummeln

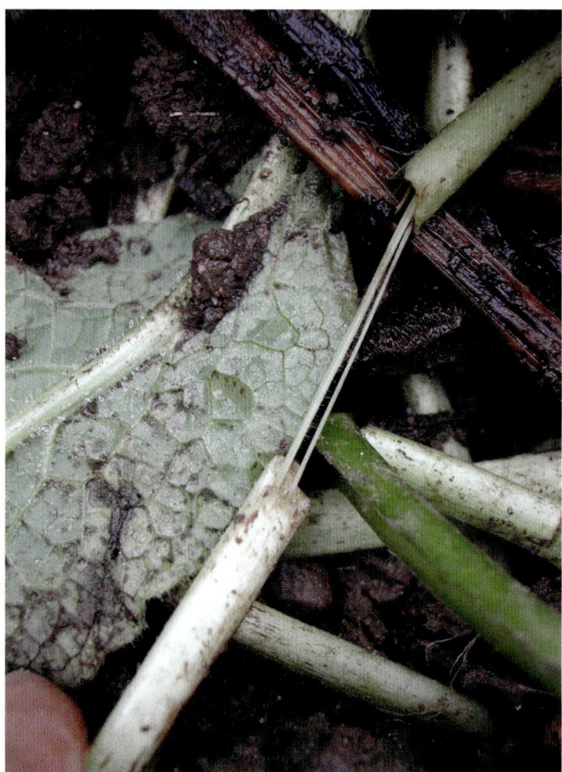

▶ **Abb. 6.38** Die Beinwellpflanze besitzt kräftige Blattfasern.

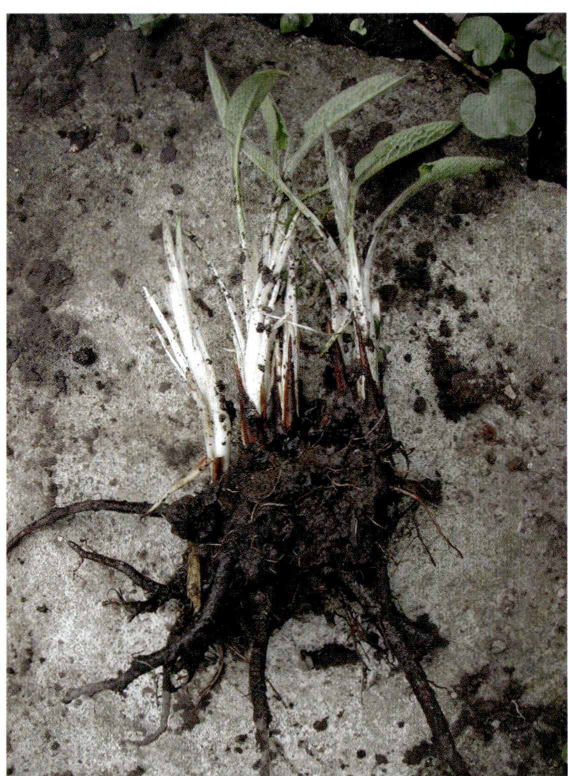

▶ **Abb. 6.39** Beinwell besitzt eine erstaunlich kräftige und große Wurzel.

angelegt. Entsprechend suchen diese Insekten zu gegebenem Zeitpunkt den Beinwell fleißig auf.

Imposant sind die bis armdicken, teilweise an Röhrenknochen erinnerenden Wurzelstöcke, außen braunschwarz, innen weißlich und sehr schleimhaltig. Bei Trittschäden durch Kühe sollen Wurzelbruchstücke aufgrund der Schleimstoffe im Idealfall wieder zusammenwachsen können. Diese Eigenart ermöglicht einen Bezug zum unterstützenden Einsatz der Heilpflanze bei Knochenbrüchen. Diese Heilwirkung wird bereits in der Namensgebung Beinwell (althochdeutsch: wallen bzw. zusammenfügen), Wallwurz, Beinheil und Symphytum (vom griechischen symphein = zusammenwachsen) suggeriert. In der Tat enthält die Wurzel mit Allantoin einen geweberegenerierenden und kallusbildenden (das Narbengewebe bei Knochenbrüchen unterstützenden) Wirkstoff. In der Hand gehalten, lässt sich die kühl-feuchte Qualität der Wurzel gut spüren, entsprechend ist der humoralmedizinische Einsatz bei übermäßiger Hitze, bei gelbgalligen Schärfen und bei mangelnder Feuchtigkeit gut nachvollziehbar. Die **Wurzel, Symphyti radix** (▶ Abb. 6.39), wird heute fast ausschließlich äußerlich angewendet, da sie Stoffe (Pyrrolizidinalkaloide) enthält, die in großen Mengen eingenommen schädlich sein sollen. Bis vor einigen Jahrzehnten wurde jedoch nicht nur die schleimigfad schmeckende Wurzel, wie die Schwarzwurzel zubereitet, genossen, sondern auch junge Blätter in der Wildkräuterküche verwendet. Die Volksmedizin kannte zu dieser Zeit auch die Einnahme der Wurzel bei Magenschleimhautentzündung und Magengeschwür. Heute existieren im Handel Zubereitungen, welche die vermeintlichen Problemstoffe nur noch in kleinsten Mengen enthalten oder die gänzlich davon befreit sind.

In der Anwendung wirkt Beinwell schmerzlindernd, entzündungshemmend, kühlend, abschwellend, antirheumatisch, wundheilend, granulationsfördernd, kallusbildend, geweberegenerierend und Blutergüsse resorbierend. Neben den äußerlich einsetzbaren Arzneimittelformen wie Salbe, Umschlag und Gel wird die Heilpflanze heute oft auch in spagyrischer oder potenzierter Form (meist als Tiefpotenz) empfohlen. Die rauborstige Behaarung, die violette Blütenfarbe und das strukturstärkende Wirkungsvermögen zeigen einen deutlichen Bezug zum Gestirn Saturn.

Zubereitung einer Beinwellkompresse

2–4 EL getrocknete, pulverisierte Beinwellwurzeln mit etwas Wasser zu einem dicken Brei (Kataplasma) mischen, diesen in eine dünne Gaze einwickeln, auf die schmerzende Stelle auflegen und mit einer Binde festmachen. Die Kompresse kann so mehrere Stunden oder über Nacht aufliegen. Je nach Beschwerden kann das verwendete Wasser lauwarm oder kühl sein.

Indikationen Innerlich: in Form von spagyrischen, potenzierten oder pyrrolizidinfreien oder -armen Arzneimitteln zur Unterstützung von Knochenbruchheilung und zur Osteoporose-Prophylaxe. Zusätzlich gemäß dem homöopathischen Arzneimittelbild.

Äußerlich auf intakter Haut: Arthritis, Bänderschwäche, Morbus Bechterew, Bindegewebsschwäche, Bluterguss, Ganglion, Gelenkentzündung, Hämorrhoiden, Knochenbruch adjuvant, Muskelkater, Phantomschmerz, Schleimbeutelentzündung, rheumatischer und neuralgischer Schmerz, Sehnenscheidenentzündung, Ulcus cruris zur Wundranderhaltung, Venenentzündung, stumpfe Verletzungen (Prellung, Quetschung, Verstauchung, Zerrung)

Nebenwirkungen (entfallen bei Anwendung in spagyrischer oder potenzierter Form) Die innerliche Anwendung von pyrrolizidinhaltigen Teedrogen oder Tinkturen ist wegen der vermuteten kanzerogenen Wirkung nicht zu empfehlen. Es existieren jedoch pyrrolizidinarme/-freie Arzneiformen.

Kontraindikationen (entfallen bei Anwendung in spagyrischer oder potenzierter Form) Kein Einsatz pyrrolizidinhaltiger Arzneiformen in Schwangerschaft und Stillzeit und auf offene Wunden

Beispiele für Fertigarzneimittel
- Contusin-Gel, Herbamed (CH)
- Kytta Schmerzsalbe, Merck (CH/D)
- Symphytum Crème, Bioforce (CH)
- Traumaplant Salbe, Gehrlicher (D)
- Infiossan Dilution, Infirmarius (D)

6.16 Berberitze, Gewöhnliche – *Berberis vulgaris* L.

Berberitzensträucher, auch Sauerdorne genannt, sind in bestimmten Gegenden eine seltene Augenweide, da sie vor einigen Jahrzehnten als Zwischenwirt eines Getreidepilzes in Verruf geraten sind und zur Ausrottung empfohlen wurden. Trotzdem sind die bis zu 3 Meter hohen Sträucher in Hecken, an Waldrändern, auf Schutthalden und felsigen Hängen inzwischen wieder häufiger zu finden. Ihre gefurchten Zweige sind mit kurzen, meist dreiteiligen Dornen (▶ **Abb. 6.40**) versehen, in deren Achseln scharf gezähnte, verkehrt eiförmige Blätter sitzen. Diese verfärben sich am Ende der Vegetationszeit gerne rostrot. Stacheln und Dornen werden in der Signaturenlehre mit stechenden Schmerzen, z. B. Leberstechen, Seitenstechen, oder akuten rheumatischen Schmerzen assoziiert.

Im Frühjahr erblühen gelbe Blüten mit einem ausgeprägten Geruch in hängenden Trauben (▶ **Abb. 6.41**). An ihnen lässt sich gut die allgemeine Ansicht, Pflanzen besäßen keine Bewegungsmöglichkeiten, widerlegen: Wenn die darin liegenden Staubblätter mit einem spitzen

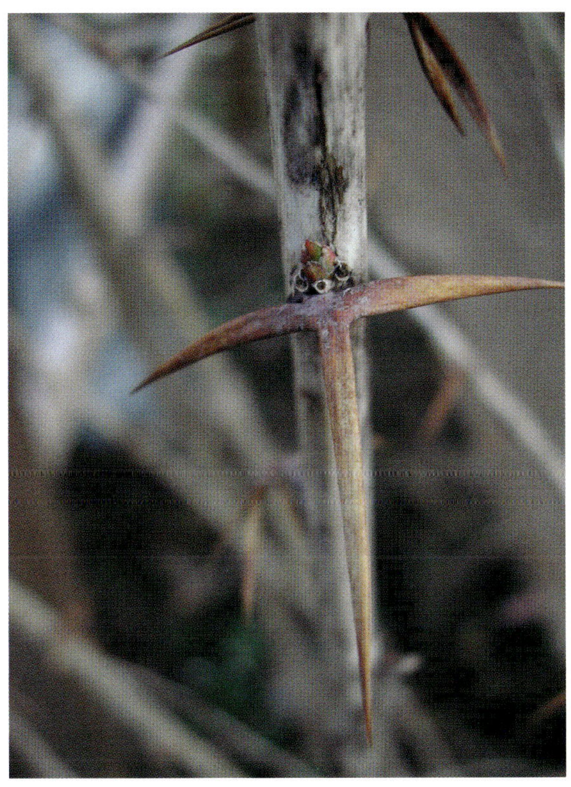

▶ **Abb. 6.40** Der dreiteilige Dorn wird als Lebersignatur betrachtet.

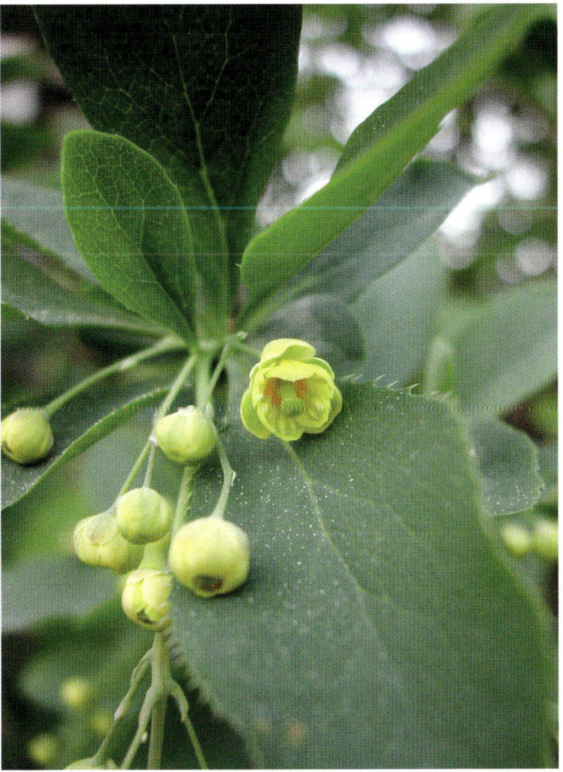

▶ **Abb. 6.41** Gelbe, stark duftende Berberitzenblüten im Frühling.

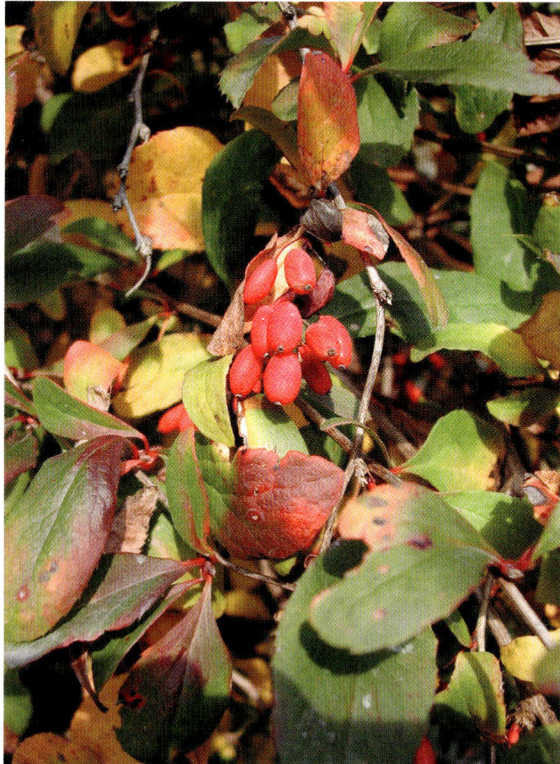

▶ **Abb. 6.42** Die roten Beeren der Berberitze sind schmackhaft und heilsam zugleich.

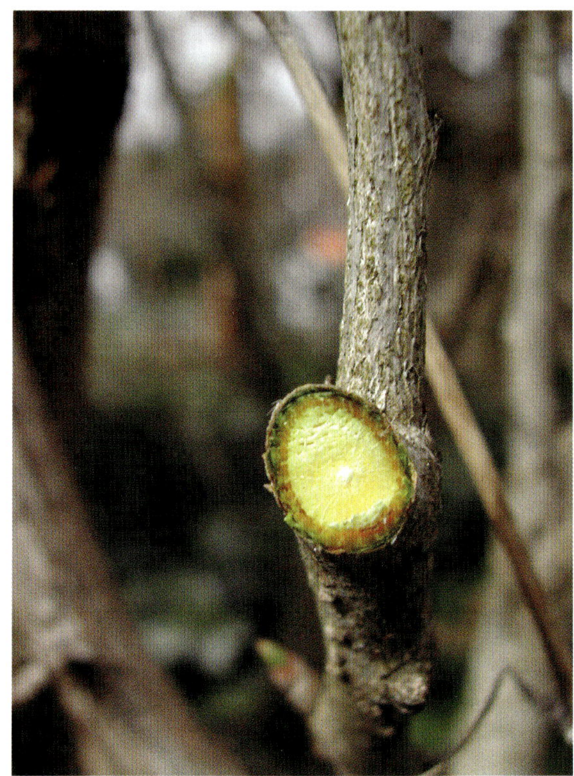

▶ **Abb. 6.43** Die gelbe Unterschicht der Rinde wird ebenfalls als Lebersignatur gewertet.

Gegenstand berührt werden, schnellen sie in Sekundenbruchteilen dem vermuteten Insekt entgegen, um es mit Pollenstaub zu beladen. Nach einer gewissen Ruhepause kehren die Staubbeutel wieder in ihre Ausgangslage zurück, um sich auf den nächsten Besucher vorzubereiten.

Nach der Befruchtung entwickeln sich im Spätsommer aus den Blüten längliche, tiefrote Beeren (▶ **Abb. 6.42**), welche in ihrer Form und Farbe eine Analogie zur Anwendung bei Entzündungen der Harnblase aufweisen.

Die Berberitze zeigt gleich mehrfache Bezüge zur Leber auf: An glatten Zweigen und der Wurzel lässt sich nach Entfernung der Rinde eine gelbgefärbte Unterschicht (Gelbholz) (▶ **Abb. 6.43**) freilegen. Ebenso sind die Blüten von gelber Farbe. Die leberwirksamen Qualitäten zeigen sich neben diesen farblichen Analogien auch in den meist dreiteiligen Blattdornen (Dreidorn). Die Dreizahl wird bei Pflanzen ebenfalls der Leber zugeordnet, da diese – nach mittelalterlicher Sicht – drei Lappen aufweist. Die Berberitzendornen werden außerdem, wie alle spitzigen und stacheligen Pflanzenteile, den Kräften des Marsprinzips zugeordnet.

Die **Berberitzenfrüchte, Berberidis fructus**, angewendet als herb-sauer schmeckender Tee oder als Tinktur, regen die Stoffwechseltätigkeit an, wirken leicht abführend und harntreibend. Ihrer kühlenden Wirkung wegen wurden sie früher auch als fiebersenkendes Heilmittel eingesetzt. Die persische Küche verwendet sie gedörrt zu Reisgerichten, außerdem lässt sich daraus eine schmackhafte Marmelade oder Kompott herstellen.

Die **Berberitzenrinde (auch Wurzel und -rinde), Berberidis cortex (radix und radicis cortex)**, wirkt wärmer und stärker harntreibend als die Früchte, zusätzlich anregend auf die Leber-Galle-Funktion, krampflösend, hemmend auf Bakterien und Pilze. Ihr Geschmack ist kräftig bitter und herb. Die Wurzel wird wegen des Risikos einer Überdosierung heute weniger als Tee oder Tinktur, sondern meist in spagyrischer oder potenzierter Form verwendet. Humoralmedizinisch betrachtet, fördert Berberitze die Ausscheidung übermäßig vorhandener Gelbgalle und gelbgalliger Schärfen über die Leber und die Nieren. Dies vor allem beim Vorhandensein einer stechenden, juckenden Symptomatik.

Indikationen Appetitlosigkeit, Blasenentzündung, Hautausschlag, verminderte Leber-Galle-Funktion, Nesselfieber, Nieren-Blasen-Leiden, Rheuma, Steinbildung, Stoffwechselschwäche, Verdauungsstörung, Verstopfung

Nebenwirkungen (entfallen bei Anwendung in spagyrischer oder potenzierter Form) Außer den Früchten sind alle Teile der Berberitze leicht giftig. Eine Überdosierung kann Benommenheit, Atembeschwerden, Lähmungen, Nierenreizung, Schwindel u. a. erzeugen.

Kontraindikationen (entfallen bei Anwendung in spagyrischer oder potenzierter Form) Schwangerschaft, Nierenentzündung

Beispiele für Fertigarzneimittel

- Berberis D 3 Dilution, Ceres (CH/D)
- Berberis Komplex 145 Dilution, Nestmann (D)
- Chelidonium Kapseln, Wala (CH/D)
- Metaheptachol Tropfen, Metapharmaka (CH)
- Sinudoron Mischung (D), Argentum/Berberis comp. Dilution (CH), Weleda

6.17 Besenginster, Gewöhnlicher – *Cytisus scoparius* L.

Die im Frühling gelbblühenden Sträucher lieben sandige Böden an Waldrändern, auf Weiden und entlang von Eisenbahn- oder Autobahnböschungen. Der bis zu 2 Meter hohe, frostempfindliche Strauch ist reichverzweigt, gedeiht gut auf Strahlungszonen, flieht jedoch Kalkböden. Bevorzugt wächst er ohne allzu große Ansprüche in Süd-, West- und Osteuropa (▶ **Abb. 6.44**).

An seinen besenartigen, fünfkantigen Zweigen entspringen kleine Blättchen, die leicht behaart, wechselständig angeordnet und von verkehrt-eiförmigem Aussehen sind. Die gelben Blüten stehen in langen Blütentrauben und weisen den typischen Aufbau der Schmetterlingsblütler auf (▶ **Abb. 6.45**). Sie zeigen außerdem einen ähnlichen Bestäubungsmechanismus wie die Berberitzenblüten, der vor allem durch Hummeln ausgelöst werden kann. Beim Aufsetzen der Insekten schnellen die Staubblätter vorwärts und verfrachten ihren Pollen auf die Unter- und Rückenseite des Bestäubers.

Die Früchte besitzen einen Schleudermechanismus, welcher die Samen meterweit weg von der Mutterpflanze befördert.

Besenginsterkraut, Cytisis scoparii herba (früher: Sarothamni scoparii herba), wirkt regulierend auf das Herz-Kreislauf-System, indem eine übersteigerte Erregbarkeit des Herzmuskels gesenkt, der Blutdruck erhöht und der venöse Rückfluss optimiert wird. Die Heilpflanze wurde im letzten Jahrhundert vor allem in Südfrankreich als Herzmittel sehr geschätzt.

Die strenge Strukturierung der Blätter und Blüten, welche akkurat am Stängel aufgereiht sind, erlaubt den Bezug zur regulierenden, strukturierenden Wirkung auf den Herzrhythmus, ähnlich wie dies auch beim Herzgespann ersichtlich ist. Dieses Charakteristikum und die rhythmisierende Wirkung zeigen einen starken Bezug zum Merkurprinzip.

Der Besenginster war früher seiner uteruskontrahierenden Wirkung wegen zusätzlich als geburtsförderndes Mittel bekannt.

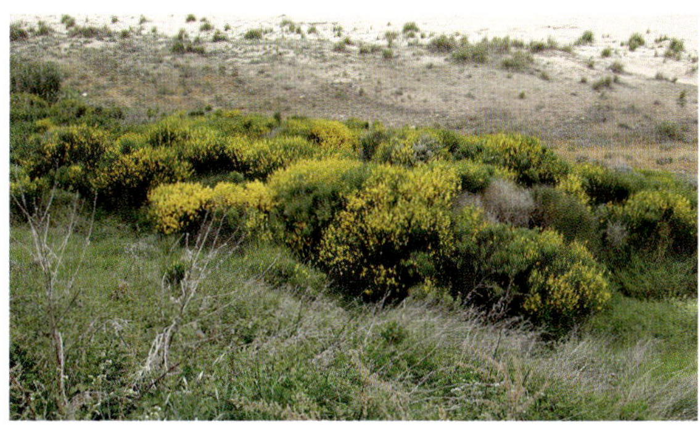

▶ **Abb. 6.44** Gelbblühende Besenginsterbüsche sind eine wahre Augenweide.

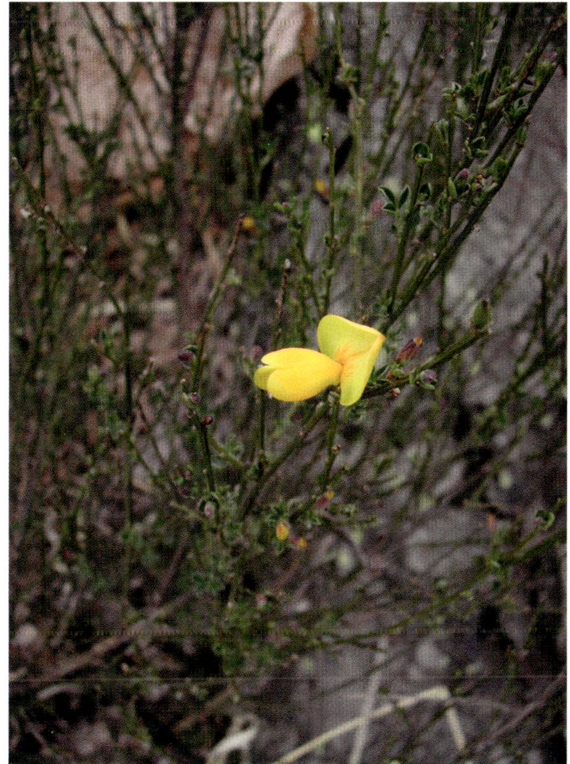

▶ **Abb. 6.45** Die Blüten des Besenginsters zeigen den typischen Blütenaufbau der Schmetterlingsgewächse.

Üblich war bis vor wenigen Jahrzehnten die Anwendung als Tee oder Tinktur. Da die ganze Pflanze giftig ist, wird sie heute allerdings oft in spagyrischer oder potenzierter Form verwendet.

Indikationen Angina pectoris, Herz-Kreislauf-Störungen, Herzrhythmusstörungen, Hypotonie, Tachykardie

Nebenwirkungen (entfallen bei Anwendung in spagyrischer oder potenzierter Form) Die giftige Pflanze kann Erbrechen, Durchfall, Kopfschmerzen, Lähmungserscheinungen, Herzklopfen, Blutdruckabfall und im Extremfall einen Herzstillstand verursachen. Außerdem wirkt sie abortiv durch Gebärmutterkontraktionen.

Kontraindikationen (entfallen bei Anwendung in spagyrischer oder potenzierter Form) Schwangerschaft, Hypertonie, Einnahme von MAO-Hemmern

Beispiele für Fertigarzneimittel

- Pflügerplex Convallaria 137 H T Dilution, Pflüger (D)
- Rytmopasc Dilution, Pascoe (D)
- Sarothamnus comp. Globuli, Wala (CH/D)
- Spartiol Cardiohom Tropfen, G. Klein (D)
- Spartium scoparium Urtinktur, DHU (D)

6.18 Bete, Rote – *Beta vulgaris* ssp. vulgaris

Dieses in der Schweiz als Rande bekannte Gemüse wird immer wieder im Zusammenhang mit Anämie oder auch Krebsprophylaxe erwähnt. Die rote Farbe ihrer fleischigen Wurzelrübe wird seit Jahrhunderten mit Blut, Blutbildung und Vitalität in Verbindung gebracht (▶ Abb. 6.46). So wird teilweise noch heute den Wöchnerinnen Trauben- oder Randensaft verabreicht, um Blutverluste wieder wettzumachen.

In der Tat enthält das Gemüse (▶ Abb. 6.47) Stoffe, welche aus heutiger Sicht diese Heilwirkungen bestätigen. Diese Anthocyane sind rote, blaue oder schwarze Farbstoffe, chemisch gesehen Flavonoide, welche meist an Zucker gebunden als Glykoside vorkommen. Im Körper wirken sie als Zell- und Leberschutz, indem sie die Sauerstoffversorgung der Zellen verbessern, was sekundär eine Erhöhung der Anzahl roter Blutkörperchen nach sich zieht und die Regeneration der Leberzellen steigert. Zusätzlich wirken sie antioxidativ durch eine Verminderung freier Radikaler, antientzündlich und regenerieren die Epithelschicht im Verdauungstrakt. Dies macht die Empfehlung des Saftes bei Schwächezuständen oder auch im Sinne einer Krebsprophylaxe nachvollziehbar.

Aus der Sicht der Humoralmedizin unterstützt das Gemüse das sanguinische Prinzip, wirkt wärmend und befeuchtend. Auf diese Weise wird die Energie- und Substanzbildung (Sanguifikation – Sanguisbildung) optimiert. Die heutige Forschung vermutet eine erhöhte Bildung von Mitochondrien („Kraftwerke") in den Zellen durch eine regelmäßige Einnahme des Saftes. Außerdem enthält die Rote Bete Eisen und Folsäure, welche sich ebenfalls günstig auf die Blutbildung auswirken.

Randensaft wird kurmäßig über 4–6 Wochen in Mengen von täglich 5 dl Saft über den Tag verteilt schluckweise mit etwas aufgewärmtem Wasser getrunken. Es wird empfohlen, die Einnahme mit einem an Vitamin C reichen Orangensaft, der die Verwertung des Eisens verbessert und die Nitrosaminbildung vermindert, zu kombinieren.

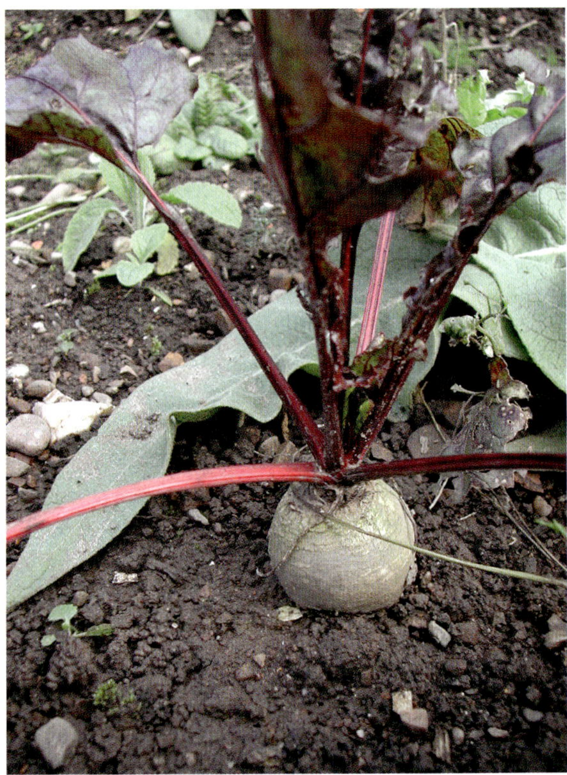

▶ **Abb. 6.46** Die Farbsignatur verbindet die Rote Bete mit der Blutbildung im menschlichen Körper.

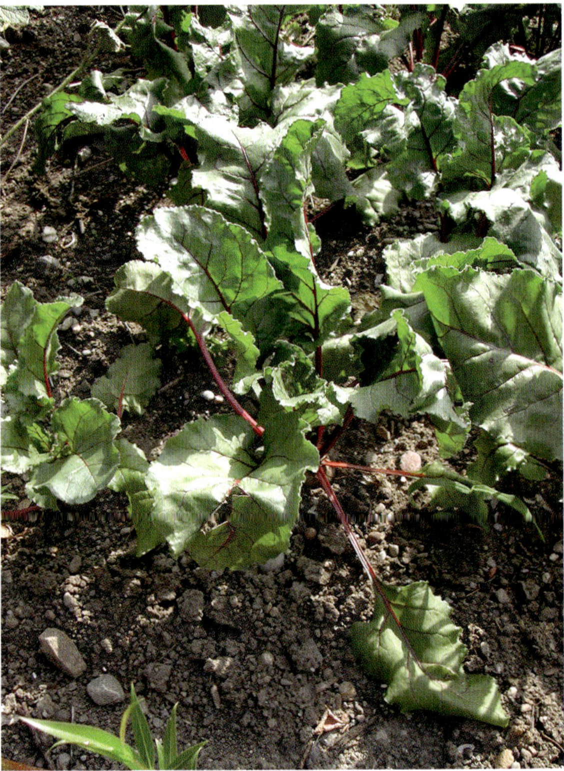

▶ **Abb. 6.47** In Osteuropa werden die Blätter der Roten Bete zu Spinat oder Borschtsch, einem Suppengericht, zubereitet.

Indikationen Abwehrschwäche, Anämie, Eisenmangel, Krebsprophylaxe, Magnesiummangel, Rekonvaleszenz

Nebenwirkungen Die Rotfärbung des Harns ist harmlos. Der Nitratgehalt der Roten Bete wird heute kontrovers diskutiert – durch gleichzeitige Zufuhr von Vitamin C kann die Bildung der schädlichen Nitrosamine verhindert werden.

Kontraindikationen Der Oxalsäure wegen keine kurmäßige Einnahme bei Nierensteinleiden.

Beispiele für Fertigarzneimittel
- Randenpulver Bio, Govinda (CH)
- Randensaft, Biotta (CH)
- Rote Bete Pulver instant, Schoenenberger (D)
- Schoenenberger Randensaft (CH)/ Rote-Bete-Saft (D), Schoenenberger

6.19 Bilsenkraut, Schwarzes – *Hyoscyamus niger* L.

In Mitteleuropa, an den Mittelmeerküsten bis Zentralasien wächst diese ehemalige Kultpflanze, welche bis zu Beginn der Neuzeit ein bedeutendes Schmerzmittel war. Das ein- bis zweijährige Kraut liebt Schuttplätze, Kiesgruben, Ödland, trocken-sandige Gärten und stickstoffreiche Standorte.

Seine klebrig behaarten Stängel wachsen bis zu 80 Zentimeter hoch und besitzen im oberen Pflanzenteil häufig drei Verzweigungen. Die stängelumfassenden Blätter sind ebenfalls mit einem klebrigen, vor Hitze schützenden Haarpelz versehen. Ihre Ränder sind buchtig gezähnt, die Form länglicheiförmig. Am Stängel bilden sich enganliegend hellbraune Trichterblüten mit violetter Aderung (▶ **Abb. 6.48**). Blätter und Blüten verströmen bei Berührung einen eher widrigen Geruch. Tierähnliche Gerüche sind für die Vertreter der Nachtschattengewächse nicht unüblich und auch bei Stechapfelblättern gut wahrnehmbar.

Aus den Blüten bilden sich Fruchtkapseln in Rispen, welche mit stacheligen Zipfeln umhüllt sind, bei Reife aufspringen und graubraune Samen in großer Zahl beinhalten (▶ **Abb. 6.49**). Diese sollen jahrhundertelang keimfähig sein.

Die Früchte haben die Form eines Backenzahns, was schon Oswald Croll (1560–1609) festhielt: „Die Bälglein des Bilsenkrauts, in welchen der Same ruht, haben die Form und Gestalt eines Backenzahns“ [19]. Das Öl oder der Presssaft in Essig gekocht und in den Mund genommen, stille Zahnschmerzen gewaltig. In der Tat wurde das Bilsenkraut alleinig oder gemischt mit Opium u. a. zum Ziehen von Zähnen auf dem Marktplatz verwendet.

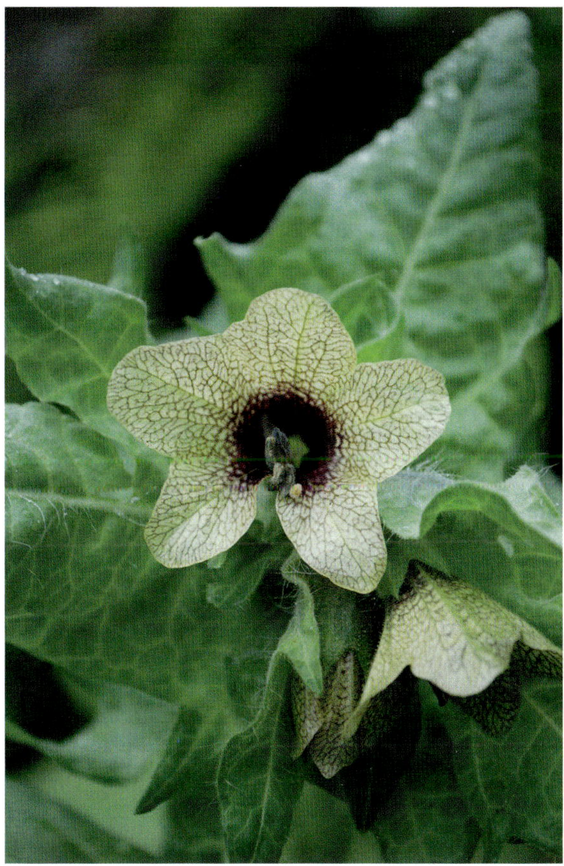

▶ **Abb. 6.48** Bilsenkraut mit hellbrauner Blüte und zarter Aderung.

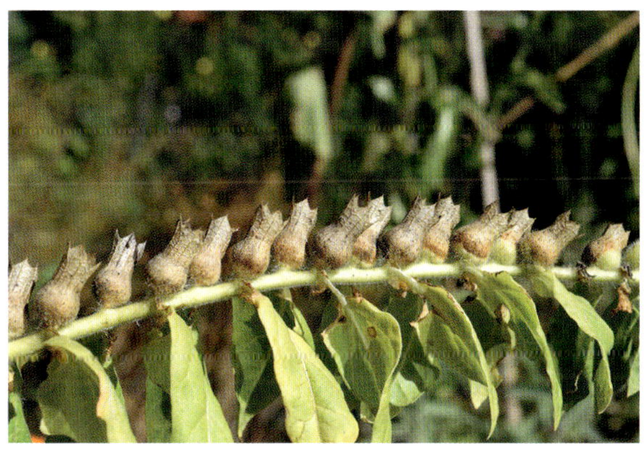

▶ **Abb. 6.49** Die Bilsenkrautrispe enthält in jeder ihrer urnenförmigen Fruchtkapseln bis zu 400 Samen.

Davon zeugen volkstümliche Namen wie Zahnkraut, Zahnwehwurzel oder Apollonienkraut. Die heilige Apollonia ist die Nothelferin bei Zahnschmerzen und die Patronin der Zahnärzte.

1607 schrieb Apollinaris, dass Bilsenkraut gestoßen, unter Gerstenmehl gemischt und aufgelegt, hitzige Geschwüre und Gicht heile. Die in Essig gesottene Wurzel oder der inhalierte Rauch der Samen befreie von Zahnweh. Der Saft der grünen Samen lindere Augen-, Ohren- und Gebärmutterschmerzen.

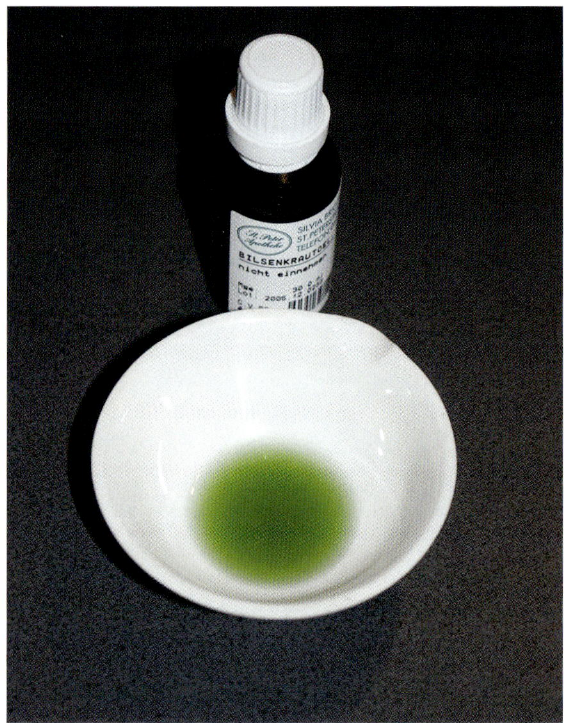

▸ **Abb. 6.50** Die äußerliche Andwendung von Grünöl erweicht verhärtetes Narbengewebe.

Als Schmerzmittel dient meist das Bilsenkrautblatt, Hyoscyami folium – einen noch höheren Alkaloidgehalt besitzen jedoch die Samen. Neben einer Schmerzlinderung entfalten beide Drogen auch eine entkrampfende, beruhigende und halluzinogene Wirkung. In der Naturheilkunde wird das Bilsenkraut heute wegen seiner Giftigkeit meist in spagyrischer oder potenzierter Form (ab D4) verwendet.

Eine Ausnahme bildet diesbezüglich das äußerlich anwendbare Grünöl (öliger Auszug aus den Blättern), welches alkaloid- und rezeptfrei erhältlich ist und gerne zur Narbenbehandlung und -erweichung eingesetzt wird (▸ Abb. 6.50).

Die psychoaktive Wirkung des Bilsenkrauts ist kräftig, unberechenbar und kann u. U. die Psyche und Gesundheit schädigen, weshalb die Pflanze auch Teufelswurz, Teufelsauge genannt wurde. Bis ins Mittelalter wurde es als Bierzusatz (Pilsenkraut) verwendet, um die berauschende Wirkung des Getränks zu verstärken und allfällige Kopfschmerzen präventiv zu lindern.

Indikationen Asthma, Darmkolik, Dysmenorrhoe, Hustenkrampf, Krämpfe allgemein, Neuralgien, Reizhusten, Rheumaschmerzen, Unruhezustände, Zittern

Zusätzlich häufig auch gemäß dem homöopathischen Arzneimittelbild.

Äußerlich: zur Narbenbehandlung

Nebenwirkungen (entfallen bei Anwendung in spagyrischer oder potenzierter Form) Die ganze Pflanze ist giftig und kann bereits in kleinen Dosen Akkommodationsstörungen, Unruhe, Krampfzustand, Tachykardie, Delirium, Kollaps hervorrufen und u. U. sogar zum Tod führen.

Interaktionen (entfallen bei Anwendung in spagyrischer oder potenzierter Form) Verstärkt durch Antidepressiva, Antihistaminika, u. a. Medikamente

Kontraindikationen (entfallen bei Anwendung in spagyrischer oder potenzierter Form) Engwinkelglaukom, Tachykardie, Prostataadenom mit Restharnbildung

Beispiele für Fertigarzneimittel

- Bronchialis-Heel-Tabletten, Heel (D)
- Cardiodoron Tropfen, Weleda (CH/D)
- Hyoscyamus Komplex 4 Dilution, Nestmann (D)
- Kelosoft Narbencrème

6.20 Birke (Hängebirke) – *Betula pendula* Roth

Dieses Pioniergewächs kommt außer in extrem südlichen oder nördlichen Breiten in ganz Europa vor und besitzt eine unglaubliche Ausbreitungsfreudigkeit. Sei es beim Verganden von Alpweiden, beim Besiedeln von Kahlschlägen, Brach-, Moor- oder Uferflächen, die Birke ist meistens einer der ersten Baumarten, die sich an solchen Standorten niederlässt. An den Boden stellt sie keine großen Ansprüche, am liebsten mag sie nährstoffarme, leicht saure, eher sandige Böden. Ihre einzige Bedingung ist die Deckung ihres großen Wasserbedarfs, der für einen älteren Baum mehrere Hundert Liter täglich betragen kann. Die Birke sucht aktiv unterirdische Wasserläufe und sogar alte Wasserleitungen, in die sie über haarfeine Wurzeln eindringen und diese nach einigen Jahren richtiggehend ausfüllen kann. Insofern ist der Baum ein Indikator für Grundwasser, ebenso für Wasseradern und Störzonen. Bei diesem starken Bezug zu feuchten Standorten lässt sich auch hier der Grundsatz „Wo sich die Krankheit zeigt, da lässt sich das Heilmittel finden" anwenden. Die Birke ist ein wichtiges Unterstützungsmittel bei Krankheiten des rheumatischen Formenkreises (▸ Abb. 6.51).

In Windeseile erreicht die Birke ihre Erwachsenengröße von bis zu 30 Metern Höhe, allerdings dann meist als gertenschlanker Jungbaum. Als Lichtholzart besitzt sie eine schneeweise Rinde, welche das gesamte Lichtspektrum reflektiert und den Stamm auf diese Art vor Sonnenbrand schützt. Diese Schicht lässt sich in Streifen abziehen und wurde früher zur Papierherstellung verwendet. Andererseits ist die Birke sehr frostresistent und er-

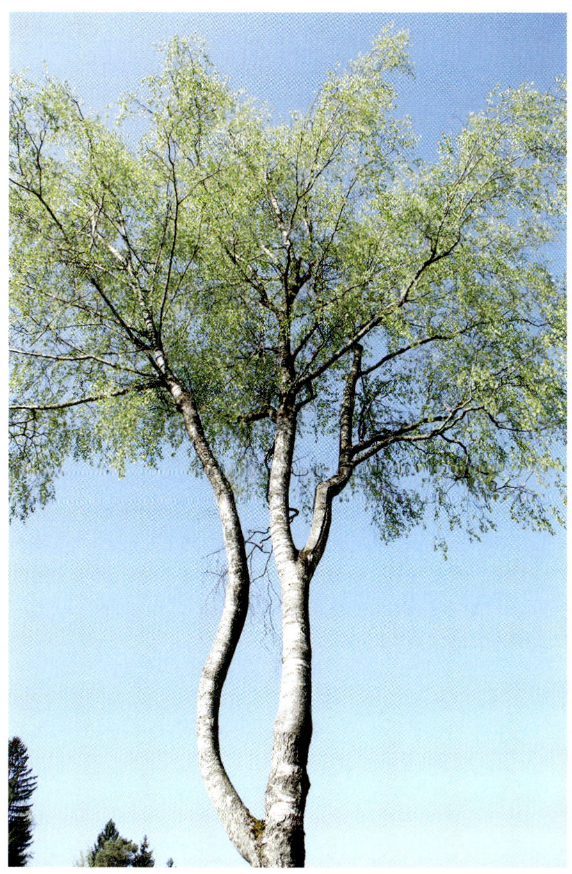

▶ **Abb. 6.51** Die Birke strahlt Jugendlichkeit und Beweglichkeit aus.

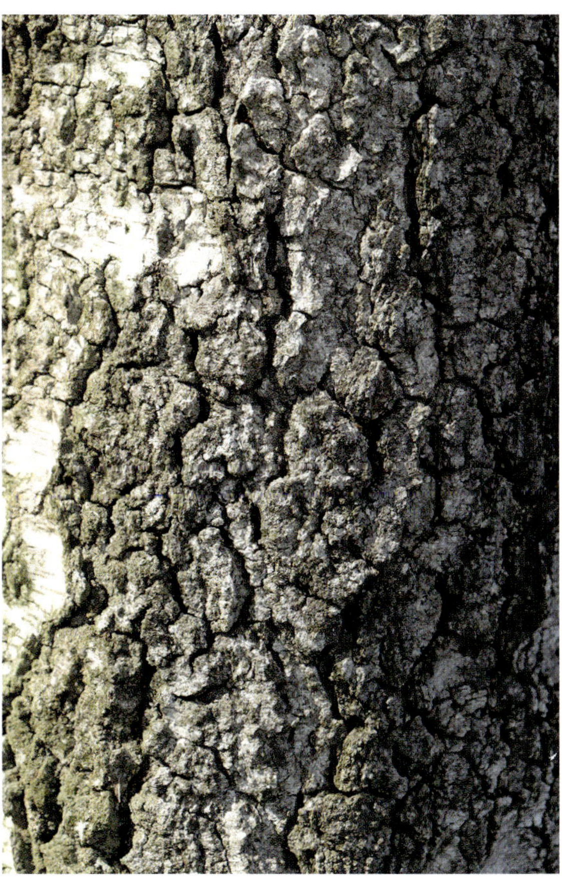

▶ **Abb. 6.52** Die abschilfernde Birkenrinde zeigt eine große Ähnlichkeit mit der Haut eines Psoriasispatienten.

trägt Temperaturen, die weit unter den Gefrierpunkt, bis ca. -40 Grad Celsius gehen. In ihren Knospen und rotbraunen Zweigen bildet die Birke aus Stärke ein Öl, welches diesen Frostschutz gewährleistet.

Das schnelle Wachstum hat andererseits zur Folge, dass die meisten Birken nicht älter als 120 Jahre alt werden. Je älter der Baum, desto rissiger, spröder und dunkler wird seine Rinde. So vereint die Birke in sich sowohl Hell wie Dunkel, Geburt wie Tod, Mond und Saturn. Die in die Jahre gekommene Birkenborke ähnelt der Haut von Patienten mit Schuppenflechte und wird für diese auch gerne als Unterstützungsmittel verwendet (▶ Abb. 6.52).

Die Birkenrinde ist im Gegensatz zum Holz sehr wasserresistent und kann Jahrhunderte im Wasser überdauern, ohne Schaden zu nehmen. Mit ihr lässt sich sogar im frischen oder nassen Zustand einfach Feuer anzünden. Die Menschen der Steinzeit nutzten die dafür verantwortliche Substanz als sogenannten Birkenteer, um Keile und Speerspitzen an Holzstielen zu befestigen.

Die wechselständigen Blätter sind doppelt gezähnt und von dreieckiger Form. Im jungen Zustand sind sie außerdem fein behaart und klebrig. Derart eignen sie sich für Wildkräutersalate oder Smoothies. Ihr Geschmack ist dann sehr erfrischend und leicht bitter.

Das Birkenblatt, Betulae folium, regt die Nieren an und bewirkt eine deutlich spürbare Entwässerung. Dabei wird der Harn leicht desinfiziert, allfällige Entzündungen der Harnwege vermindert und harnpflichtige Stoffe zur Ausscheidung gebracht.

Meistens werden die leicht herb schmeckenden Blätter als Teebestandteil, Tinktur oder Presssaft verschrieben, allerdings existieren auch Gemmomazerate oder Fertigprodukte. Äußerliche Anwendungen wie Bäder, Waschungen oder auch Haarwaschungen sind ebenfalls möglich.

In ihrer beweglichen, anschmiegsamen Art und ihrer Wirkung auf Nieren und Harnwege zeigt sich ein Bezug zum Venusprinzip – im wässrig-feuchten Standort zusätzlich auch ein Mondaspekt.

Die Birke besitzt an jedem Baum sowohl männliche wie auch weibliche Kätzchen (▶ Abb. 6.53). Erstere hängen bereits im Spätherbst walzenartig herab, die grünen, weiblichen stehen vor der Blüte aufrecht. Eine männliche Blüte bildet über 5 Millionen Pollenkörner, welche durch den Wind Kilometer weit verbreitet werden. Kätzchenbildung bei Bäumen wie Birke, Weide, Hasel oder Erle deutet auf einen sehr frühen Blütezeitpunkt hin, da die Blüte auf diese Art gegen Kälteeinbrüche geschützt wird.

Nach der Blüte bilden sich Flügelfrüchte mit unzähligen Samen, welche ebenfalls kilometerweit verweht werden.

Der Frühlingsbaum besitzt äußerst große Beweglichkeit und Elastizität, die Birke zeigt darin einen Bezug zum

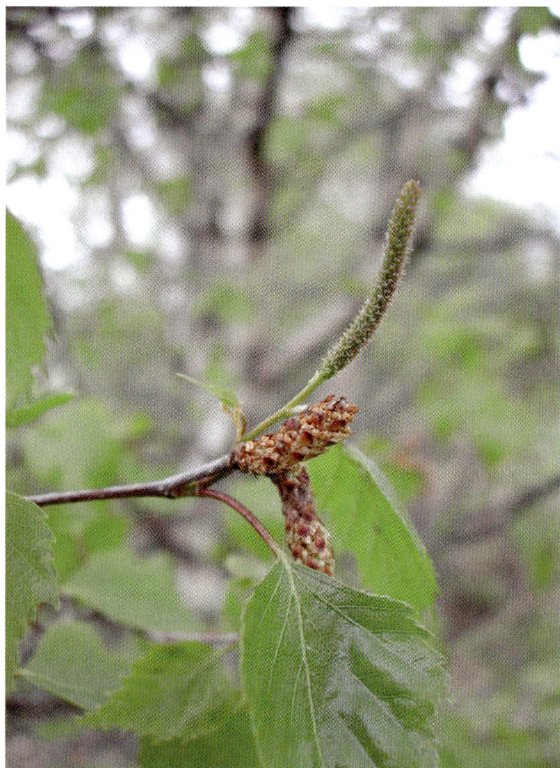

▶ **Abb. 6.53** Birken bilden sowohl männliche als auch weibliche Blüten an jedem Baum.

Merkurprinzip. Erst im Alter neigt sie zu Verhärtungen der Rinde und Brüchigkeit der Äste und des Stammes. Entsprechend vermittelt sie bei ihrer Anwendung Beweglichkeit, Jugendhaftigkeit und Flexibilität – dies nicht nur im körperlichen Sinne, sondern auch in seelisch-geistigen Belangen.

Rezept für Haarwasser

In einem Glas 6 dl 45 %iger Alkohol mit 4 Handvoll Birkenblättern ansetzen, mit destilliertem Wasser ergänzen, bis die Blätter bedeckt sind. 10 Tage ausziehen lassen, danach abseihen und über 4–6 Wochen jeweils nach der Haarwäsche in die Kopfhaut einmassieren.

Die Birke ist eine eigentliche Naturapotheke, da neben den Blättern auch die Kohle, der Stammsaft, Teer und Kork heilkundlich verwendet werden können:

- Birkenkohle, Carbo betulae, wirkt blähungswidrig, entsäuernd und neutralisiert ein Übermaß an Magensäure.
- Birkensaft, Stammsaft, darf nur mit entsprechender Kenntnis und nur bei eigenen Bäumen entnommen werden. Der süß-säuerliche Saft regt kurmäßig eingenommen – wie die Blätter – den Stoffwechsel und die Ausscheidung über die Nieren an. Mit etwas Wasser verdünnt können davon 1–3 kleine Gläser täglich nach dem Essen getrunken werden.
- Birkenteer, durch trockene Destillation von Zweigen und Rinde gewonnen, ist heute wegen vermuteter Langzeitschädigung kaum mehr medizinisch empfehlenswert. Vereinzelt wird er noch als Bestandteil von Pflegeshampoos gegen Schuppen angeboten. Früher wurde der unangenehm riechende Wirkstoff bei Hauterkrankungen als Salbe oder Schüttelmixtur aufgetragen.
- Birkenkork, wird heute für die Regeneration stark belasteter Haut, z. B. bei Schuppenflechte oder Ekzemen, empfohlen. Er lindert den Juckreiz, wirkt entzündungshemmend, wundheilend und erhält die Feuchtigkeit der Haut, zusätzlich wirkt er antibakteriell, antiviral und antimykotisch.

Indikationen Akne, Cellulitis, Ekzem, Frühjahresmüdigkeit, Harnwegsentzündungen, Hauterkrankungen, Nieren-Blasen-Leiden, Nierengrieß, Ödem, Rheuma, Schuppenflechte, bei Steinbildung präventiv

Äußerlich: Cellulitis

Nebenwirkungen (entfallen bei Anwendung in spagyrischer oder potenzierter Form) Neben Pollenallergien sind auch Kreuzallergien gegen Hasel- oder Baumnüsse bekannt.

Kontraindikationen (entfallen bei Anwendung in spagyrischer oder potenzierter Form) Keine Durchspülungstherapie (mit 1–1,5 l Tee auf nüchternen Magen innerhalb kurzer Zeit getrunken!) bei Ödemen infolge stark verminderter Herz- oder Nierenfunktion durchführen.

Beispiele für Fertigarzneimittel

- Birkenblätter-Elixier, Weleda (CH/D)
- Birkenkohle comp. Hartkapseln, Weleda (CH/D)
- Birkensaft Schoenenberger, Schoenenberger (CH/D)
- Cystimed Filmtabletten, Hänseler (CH)
- Betula alba Urtinktur, DHU (D)

6.21 Blasentang – *Fucus vesiculosus* L.

Algen, zu denen Tange gehören, sind eine der frühesten Lebensformen auf Erden. Ihr Aufbau ist einfach und noch nicht in Blatt, Stängel und Wurzel gegliedert. Unzählige Arten leben in Ozeanen, Flüssen, Seen und auf feuchten Stellen auch außerhalb des Wassers, sogar auf und in gewissen Tierarten, auf Schnee und Eis. Algen sind fähig, Fotosynthese zu vollziehen, besitzen jedoch keine Wurzeln, mit denen sie Wasser und Mineralsalze aufnehmen könnten. Diese werden mittels Osmose direkt durch die Wand ihrer Zellen aufgenommen.

Blasentang gehört zur Gruppe der Braunalgen und lässt sich in Küstennähe vor Europa, Nordamerika im Atlantik

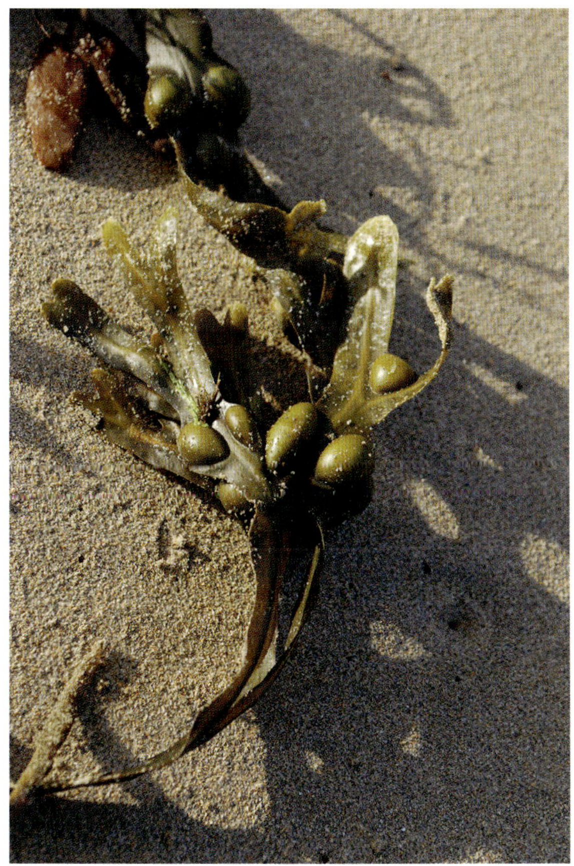

▶ **Abb. 6.54** Blasentang besitzt einen äußerst simplen Aufbau.

und der Nord- und Ostsee in relativ geringen Tiefen finden.

Die mehrjährige Pflanze besteht aus einem bis max. einen Meter langen, flachen Thallus (Algenkörper) von grüner Farbe, welcher auf Steinen haftet und sich mehrfach verzweigt. Vereinfacht gesagt, besteht der Blasentang nur aus Blatt- und Stängelteilen (▶ **Abb. 6.54**). Er besitzt charakteristisch luftgefüllte Blasen, die meist paarweise auf beiden Seiten einer deutlichen Mittelrippe aneinandergereiht sind. An den Enden zeigen sich in der Sommerzeit körnige Vertiefungen, auf denen sich entweder männlichen oder weiblichen Geschlechtsorgane bilden. Wie alle Algen ist Blasentang von salzig-schleimigem Geschmack, riecht nach Meerwasser und Fisch. Der Schleim schützt die Algen, die nicht nur im Wasser vorkommen, gegen Austrocknung. In ihrem feucht-schleimigen Wesen zeigt sich ein Aspekt des Mondprinzips.

In allen Teilen lässt sich ein hoher Gehalt an Jod (bis zu 19 g pro kg Gewicht) ausmachen, dass bei der Einnahme die Schilddrüse, den Stoffwechsel und das Abwehrsystem stimuliert.

Da eine Anregung der Schilddrüse u. U. auch zu einem Gewichtsverlust führen kann, wird Blasentang teilweise als Bestandteil von Diätnahrung verwendet. Aus naturheilkundlicher Sicht ist die stoffliche Beeinflussung der Schilddrüse mit Jod heikel und kann zur Entgleisung einer physiologischen Schilddrüsenfunktion führen. Aus diesem Grund wird *Fucus vesiculosus* zunehmend seltener als Tee, Tinktur oder Pulver, sondern bevorzugt in spagyrischer oder potenzierter Form empfohlen.

Blasentang wird auch als Nahrungsmittel für Tiere (Schweinetang) oder Dünger in der Landwirtschaft eingesetzt. Da alle Algen zusammen ca. 70 % des Sauerstoffs in unserer Atmosphäre zeugen und zudem fähig sind, Wasser zu reinigen, indem sie u. a. Schwermetalle ausfiltern, sind sie von großer ökologischer Bedeutung. Die Ansammlung von Schadstoffen und Schwermetallen (vor allem Cadium, Blei oder Arsen) lässt allerdings die Verwendung in der Nahrungsmittelindustrie oder Landwirtschaft eher fragwürdig erscheinen.

Indikationen Hyopthyreose, Jodmangel, Kropf bei Schilddrüsenunterfunktion

Zusätzlich gemäß dem homöopathischen Arzneimittelbild u. a. bei Arteriosklerose, Asthma, Heuschnupfen, Morbus Basedow

Nebenwirkungen (entfallen bei Anwendung in spagyrischer oder potenzierter Form) Nervosität, Gewichtsverlust, Herzrasen, Schlafstörungen, kann u. U. zu Toxikosen und Schilddrüsenüberfunktion führen.

Kontraindikationen (entfallen bei Anwendung in spagyrischer oder potenzierter Form) Hyperthyreose, Schwangerschaft, Stillzeit

Beispiele für Fertigarzneimittel

- Figurin Tropfen, Herbamed (CH)
- Fucus vesiculosus / Phyllitis scolopendrium comp., Regena (CH)
- Krophan Blasentangtabletten, Repha (D)
- Solunat Nr. 22 spagyrische Tropfen, Soluna (D)
- Tropaeolum comp. Kapseln, Wala (CH/D)

6.22 Blutwurz – *Potentilla erecta* Roth

Das kleinwüchsige Rosengewächs lässt sich beinahe auf der ganzen Nordhalbkugel finden und gedeiht bevorzugt auf eher feuchten Wiesen, in Sümpfen, an Bach- und Waldrändern bis in 2500 Metern Höhe. Die bis zu 40 Zentimeter langen, sanft behaarten Stängel sind flach niederliegend und steigen an ihren Enden leicht an.

An ihnen entspringen drei- bis fünffach eingeschnittene, dunkelgrüne Teilblätter, deren Ränder gezähnt sind. Die gelbe Blüte (▶ **Abb. 6.55**) sitzt auf vierblättrigen Blütenkelchen und besteht aus vier Kronblättern, was bei den sonst mit 5 Kronblättern bestückten Blüten der Rosengewächse eine Ausnahme darstellt.

Die relativ kurze Wurzel verfärbt sich, wenn sie aufgeschnitten wird, in der Farbe von geronnenem Blut rost-

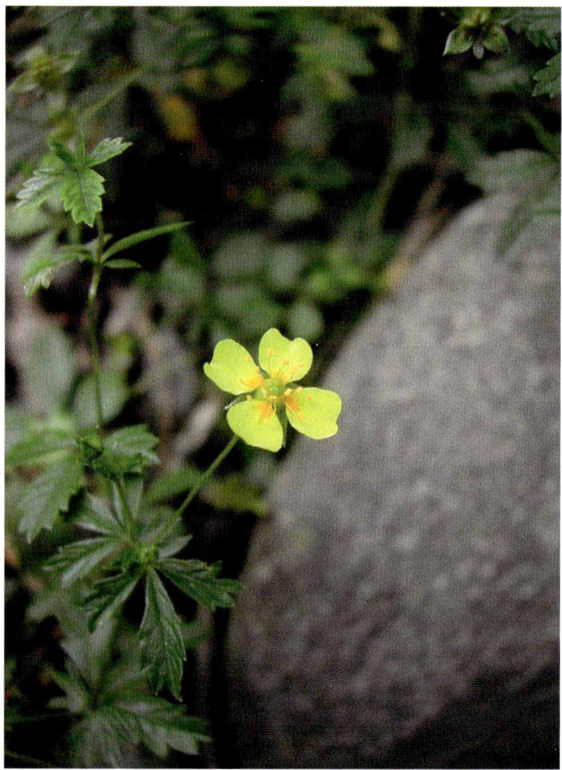

▸ **Abb. 6.55** Das Innere der Blutwurzblüte ist teilweise rotorange überlaufen.

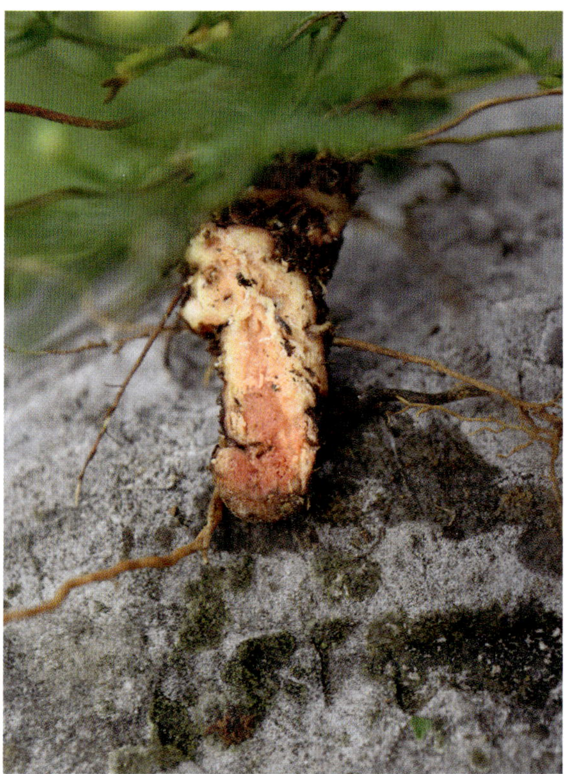

▸ **Abb. 6.56** Die Schnittstelle der Wurzel verfärbt sich nach ein paar Minuten blutrot.

braun (Blutkraut) (▸ **Abb. 6.56**). Diese namensgebende Eigenart erlaubt auch den Bezug zur Anwendung bei blutenden Verletzungen, Darmblutungen und Entzündung.

Das Rhizom, Tormentillae rhizoma, enthält viel Gerbstoffe (bis zu 25 %), welche für die durchfallhemmende (Ruhrwurzel, Ruhrkraut), blutstillende, krampflösende und entzündungshemmende Wirkung verantwortlich zeichnen. Tormentillanwendungen besitzen auch antibakterielle und pilzhemmende Eigenschaften. Im Geschmack zeigt sich die Wurzel kräftig herb. Äußerlich angewendet entfaltet sie zusätzlich zusammenziehende, juckreizstillende und ebenfalls entzündungshemmende Wirkung. Die gängigen Arzneimittelformen sind Tee, Tinktur, Pulver, Pinselung.

> *„'S mag mer fehle, was mer will – dann trink i halt mei Durmedill (Tormentill).“*
>
> Schwäbischer Volksmund

Der Name *Potentilla tormentilla* (vom lateinischen „potentia“ = kleine Macht, kleine Mächtige und „tormentum“ = Pein, Schmerz, Sturm) nimmt die Anwendung bei Krämpfen und Kolik des Magendarmtraktes vorweg.

Neben Tormentill werden noch andere Vertreter dieser Gattung als Heilpflanzen verwendet, so z. B. das **Gänsefingerkraut, *Potentilla anserina***. Seine Wirkungen überschneidet sich zu einem gewissen Teil mit denen der Blutwurzes. Allerdings steht dabei die krampflösende Wirkung im Bereich des Verdauungstraktes und der Gebärmutter im Vordergrund.

Blutwurztinktur-Herstellung

Frische Rhizome werden geschnitten, im Mörser etwas zerstampft und lose in ein Glas gefüllt und übergossen (1 Drittel Wurzeln, Glas mit 50 %igem Trinkalkohol auffüllen), verschlossen und 28 Tage ausgezogen. Danach wird die Tinktur abgeseiht. Bei Bedarf können davon 3 × tgl. 15–20 Tr in etwas Wasser eingenommen werden.

Indikationen von Blutwurz, *Potentilla erecta* Angina, Aphthen, Darmentzündung, Darmkrampf, Durchfall, Magenkrampf (Bauchwehkraut), zu starke Menstruationsblutung, Mundschleimhaut- und Rachenschleimhautentzündungen, Zahnfleischbluten

Äußerlich: Ekzem, Fußpilz, Hämorrhoiden, Hautausschlag, Wunde

Nebenwirkungen (entfallen bei Anwendung in spagyrischer oder potenzierter Form) Bei hoher Dosierung oder Langzeitanwendung kann bei empfindlichen Menschen eine Reizung der Magenschleimhaut hervorgerufen werden.

Beispiele für Fertigarzneimittel

- Kernosan Kräuter-Mundwasser, Kern (CH)
- Repha-Os Mundspray, Repha (D)

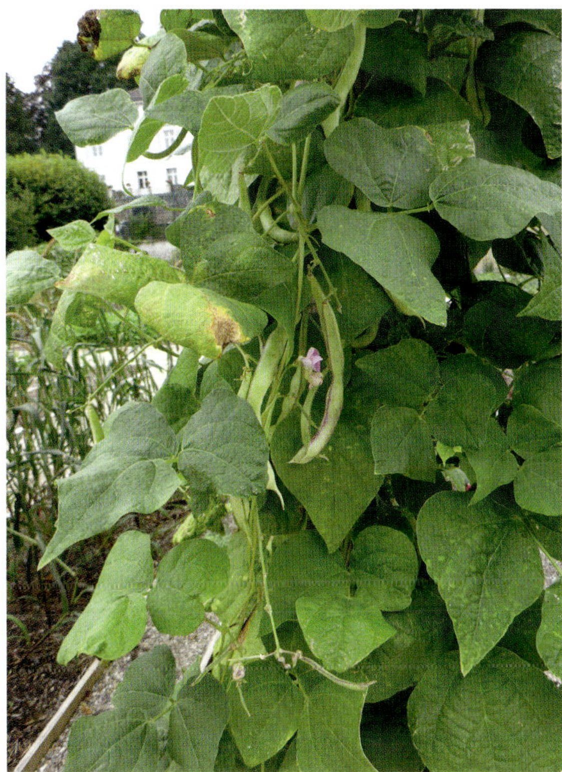

▶ **Abb. 6.57** Die als Gemüse bekannte Stangenbohne ist gleichzeitig auch eine Heilpflanze.

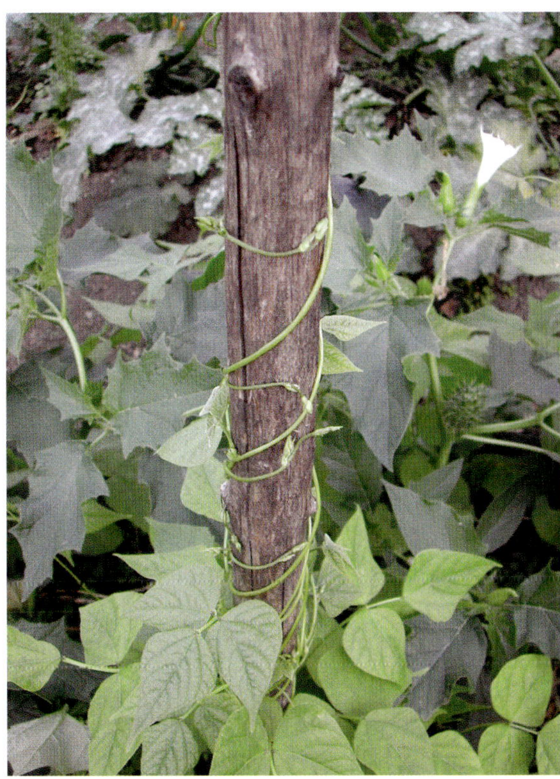

▶ **Abb. 6.58** Im Gegensatz zum Hopfen ist die Gartenbohne ein linkswindendes Gewächs.

- Tormentasan Tropfen, Bioforce (CH)
- Zeller Balsam Salbe, Zeller (CH)

6.23 Bohne (Gartenbohne) – *Phaseolus vulgaris* L.

Es mag erstaunen, aber auch die Gartenbohne gilt als Heilpflanze, welche noch ab und zu bei Nieren-Blasen-Leiden oder zur Anregung der Harnausscheidung empfohlen wird (▶ **Abb. 6.57**).

Ursprünglich aus Südamerika stammend, hat die Bohne in mehr als 500 Varietäten, sei es als Stangen- oder Buschbohne, beinahe die ganze Welt erobert und ist heute ein wichtiges Gemüse.

Im Garten gedeiht die Bohne mit Vorliebe in nährstoffreichen Böden und auch in Reiz- und Störzonen. Das einjährige Kraut der Stangenbohne erklimmt bis zu 4 Meter hohe Kletterhilfen und windet sich dabei gegen den Uhrzeigersinn (▶ **Abb. 6.58**). Die Stängel sind rund und dicht behaart.

Die eiförmigen Blätter sind langgestielt und am Ende zugespitzt. Die Position der Blätter kann je nach Wetter und Sonneneinstrahlung reguliert werden, indem die Pflanze den Winkel der Blattstellung nach Bedarf verändert. Bei allzu starker Bestrahlung oder nachts wird das Blatt beinahe vertikal in Schlafstellung gebracht, bei angenehmer Bestrahlung horizontal gestellt. Für diese Beweglichkeit ist das Blatt mit speziellen Gelenken an der Basis des Blattstiels ausgestattet. Durch Schwellung oder Schrumpfung der betreffenden Zellen können sie das Blatt anheben oder absenken lassen. Vor Wetterverschlechterungen und Regengüssen können sich zusätzlich die Blattränder etwas einrollen.

Die achselständigen Blüten zeigen einen typischen Aufbau mit zweiteiligem Schiffchen, zwei Flügeln und einer Fahne (▶ **Abb. 6.59**).

Im Inneren der hängenden, leicht sichelförmig gekrümmten Hülsenfrucht sitzen nierenförmige Samen. Die Bohne wurde im Mittelalter ihrer Form wegen mit dem männlichen Genitale und die Bohnensamen mit den Hoden oder den Nieren in Analogie gesetzt. Entsprechend wurde der Genuss von Bohnen als Mittel gegen Erektions- und Fruchtbarkeitsstörungen empfohlen. Wegen ihrer deutlich sexuellen Signatur war der Verzehr von Bohnen daher zeitweilig verpönt oder sogar verboten. Nach Tabernaemontanus (um 1522–1590) besitzen sie „eine Art den männlichen Samen zu vermehren“ [105]. Außerdem würden sie die „unkeusche Lust“, Blähungen und „schreckliche Träume“ erregen [105].

Die als Droge verwendete reife Fruchtschale, Phaseoli pericarpium oder Phaseoli fructus sine semine, regt die Harnbildung und die Ausscheidung harnpflichtiger Substanzen an. Die gängigsten Zubereitungsformen sind Tee

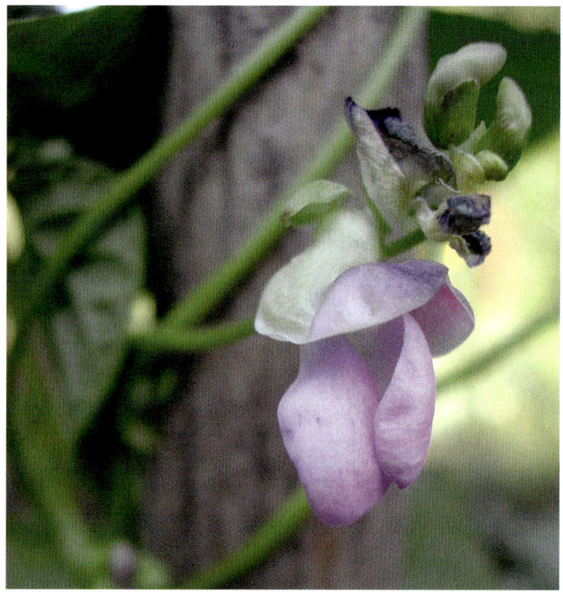

▶ **Abb. 6.59** Die weiß-lila oder gelb-weiße Bohnenblüte trägt in ihrem Aufbau die charakteristischen Zeichen eines Schmetterlingsblütlers.

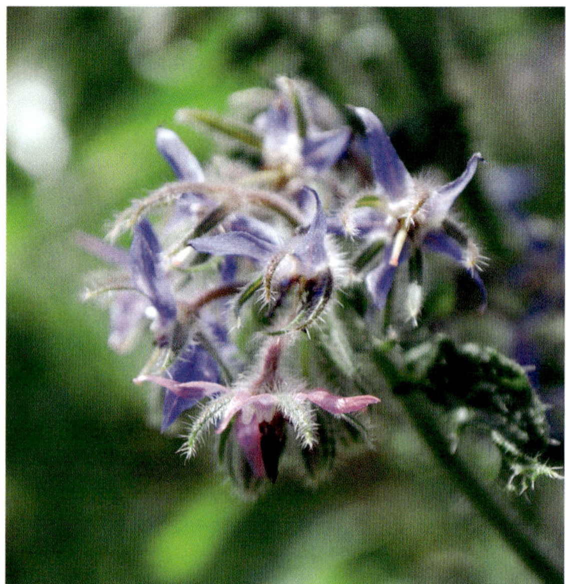

▶ **Abb. 6.60** Das Borretschkraut und die Blüte zeigen in ihrer starken Behaarung den Gehalt an Kieselsäure an.

oder Tinktur. In der Volksheilkunde werden die Schalen wegen ihrer schwach blutzuckersenkenden Wirkung auch bei Diabetes mellitus II empfohlen. Eine Substitution von Insulin kann dabei jedoch nicht erreicht werden. Außerdem macht eine langjährige Therapie mit Bohnenschalen aus naturheilkundlicher Sicht wenig Sinn.

In Italien wird neben der Schale auch die Bohnenblüte als harntreibender Tee eingenommen.

Indikationen bei erhöhtem Blutzuckerspiegel, adjuvant Gelenkrheuma, Gicht, erhöhter Harnsäurewert, Nieren-Blasen-Leiden, Rheuma, bei Steinbildung präventiv

Nebenwirkungen Alle frischen, rohen Anteile sind giftig und können Durchfall erzeugen.

Die getrocknete Droge ist nebenwirkungsfrei.

Kontraindikationen Der Purine wegen sollen Bohnen als Gemüse von Gichtkranken gemieden werden.

Keine Durchspülungstherapie (mit 1–1,5 l Tee auf nüchternen Magen innerhalb kurzer Zeit getrunken!) bei Ödemen infolge stark verminderter Herz- oder Nierenfunktion durchführen.

Beispiele für Fertigarzneimittel

- Aurica Bohnenschalen Tee, Aurica Naturheilmittel (D)
- Bad Heilbrunner Nieren- und Blasentee, Bad Heilbrunner Naturheilmittel (D)
- Bohnenschalen Bombastus, Bombastus-werke (D)
- Sidroga Harntee, Sidroga (CH/D)

6.24 Borretsch – *Borago officinalis* L.

Mit seinen ruppig rauen Blättern kann der Borretsch seine Zugehörigkeit zu den Raublattgewächsen nicht verbergen. Die starren Haare aller Teile mit Ausnahme der Kronblätter sind eine deutliche Analogie zum großen Gehalt an Kieselsäure.

Im Mittelalter wurde der Borretsch aus dem Gebiet der Mittelmeerküsten Nordafrikas nach Mitteleuropa eingeführt, wo er seither als Heilmittel und wegen seines gurkenähnlichen Geschmacks als Salatgemüse dient.

Die einjährige Pflanze besitzt einen aufrecht wachsenden Stängel von bis zu 60 Zentimeter Höhe, an dem zungenförmige, ebenfalls stark behaarte Blätter wachsen (▶ **Abb. 6.60**). Die kräftig blauen Blüten bestehen aus je fünf Kron- und Kelchblättern, welche einen Fünfstern bilden. Im Mittelalter galt diese Blütenform als abwehrmagisch und dämonenabwehrend.

Wie bei anderen anthocyanhaltigen Blüten sind die Kronblätter säurebasenlabil und können deshalb je nach äusseren Einflüssen ihre Farbe von Blau zu Rot wechseln. Die nickende, gesenkte Blütenstellung wird als antimelancholische, stimmungsaufhellende Signatur angesehen.

Das Kraut, Borraginis herba, wird heilkundlich als Tee oder Tinktur verwendet. Es wirkt mild harn-, schweißtreibend und auswurffördernd. Beim Pflücken können die Haare Hautreizungen verursachen. Offiziell wird das Kraut wegen seines Gehalts an Pyrrolizidinen nicht mehr als Arzneidroge empfohlen. Die Volksheilkunde kennt Borretsch als Mittel bei Nervosität, Melancholie und nervlich bedingter Herzschwäche: „Borretsch macht leichte Herzen." Er vermindert nach humoralmedizi-

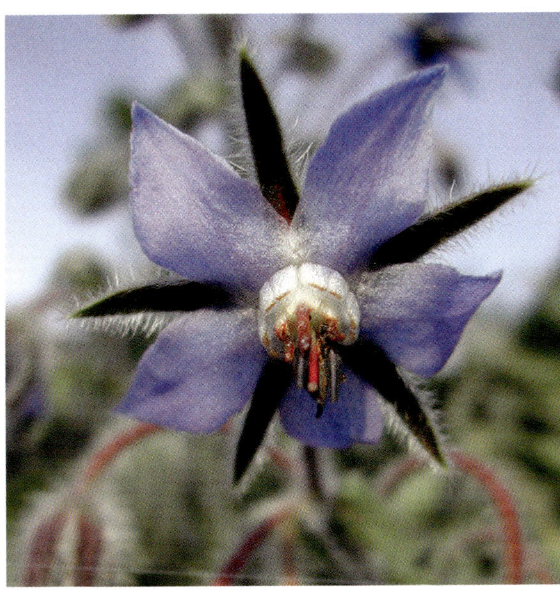

▶ Abb. 6.61 Die blauen Blüten eigenen sich ohne die Kelchblätter für die Wildkräuterküche.

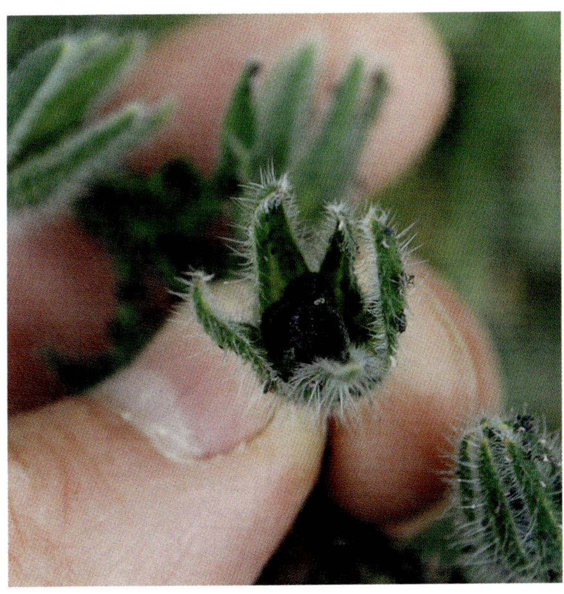

▶ Abb. 6.62 Aus den dunklen Borretschsamen wird maschinell ein heilsames Öl gepresst.

nischem Konzept übermäßige Schwarzgalle, stärkt die Milz und das Sanguisprinzip. Was Plinius den Älteren (23-79) zu folgendem Spruch bewog: „Ego borrago, gaudia semper ago" [15] (Ich, der Borretsch, bringe stets Freude!).

Hildegard von Bingen ihrerseits drückte dies etwas ausführlicher aus: „Boragenblumen mögen in Speise und Trank fröhlich benützt werden. Sie erwecken den verzagten, traurigen Menschen zur Freude" [38]. Diese stimmungsaufhellende Eigenschaft bringen auch volkstümliche Namen wie „Herzfreude, Herzblüemli oder Wohlgemutkraut" zum Ausdruck.

Wie viele andere blaue Blüten (▶ Abb. 6.61) wurden auch die des Borretschs früher als Augenheilmittel empfohlen – diese Anwendung hat heute keine Bedeutung mehr.

Viel häufiger dienen heute die Samen in Form von ölhaltigen Kapseln als Heilmittel (▶ Abb. 6.62). Das gelbe, nussig schmeckende Öl entfaltet eine schmerzlindernde, entzündungshemmende, stimmungsaufhellende, antiallergische und immunmodulierende Wirkung.

Borretsch steht der Venus nahe, was sich in seinen blauen Blüten und der erweichenden, befeuchtenden Qualität widerspiegelt, die starren Kieselsäure-Haare stehen jedoch dem formgebenden, begrenzenden Saturnprinzip nahe.

Herstellung von Borretschblüten-Eiswürfeln

Eiswürfelform zur Hälfte mit Wasser füllen und einfrieren. Auf die gefrorenen Würfel Blüten legen, die Form bis zum Rand mit Wasser füllen und nochmals einfrieren. Macht sich gut in Wasser, Sirup oder kühlenden Sommerdrinks.

Indikationen Allergie, Arteriosklerose, Dysmenorrhoe, Ekzem, chronische Entzündung, Herz-Kreislauf-Schwäche, Melancholie, Menstruationsbeschwerden, verminderte Milzfunktion, Nervosität, Neurodermitis, Prämenstruelles Syndrom, Wechseljahresbeschwerden

Nebenwirkungen und Kontraindikationen In therapeutischen Dosierungen keine.

Beispiele für Fertigarzneimittel

- Alpinamed Borretschöl Kapseln, Alpinamed (CH)
- Borretschöl Kapseln, Phytopharma (CH)
- Borretschöl Kapseln, Kräuterhaus Sanct Bernhard (D)
- Borretschöl Kapseln, Sanat (CH/F)
- Glandol atop Kapseln, PG-Naturpharma (D)

6.25 Braunwurz, Knotige – *Scrophularia nodosa* L.

Ganz unscheinbar und doch oft in größeren Beständen wächst dieser Rachenblütler an schattig-feuchten Standorten wie Gebüschen, Ufern, Schuttplätzen oder auch lichten Waldrändern (▶ Abb. 6.63). Seine purpurbraunen Stängel erreichen eine Höhe von bis zu 120 Zentimetern, sind von viereckigem Querschnitt und kaum verzweigt. Daraus entspringen gegenständig stehende Blätter von dunkelgrüner Farbe und muffigem, holunderblätterähnlichem Geruch. In ihrer Form und dem gesägten Blattrand erinneren sie jedoch eher an Brennnesselblätter.

Fast zu übersehen sind die kleinen, purpurbraunen Blüten, welche bei genauerem Hinsehen einem geöff-

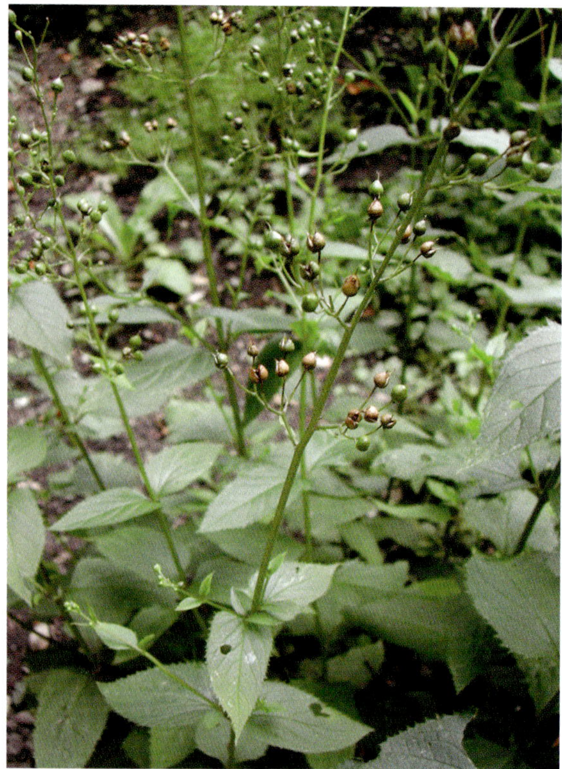

▸ **Abb. 6.63** Einmal erkannt, ist die Braunwurz an vielen Stellen zu finden.

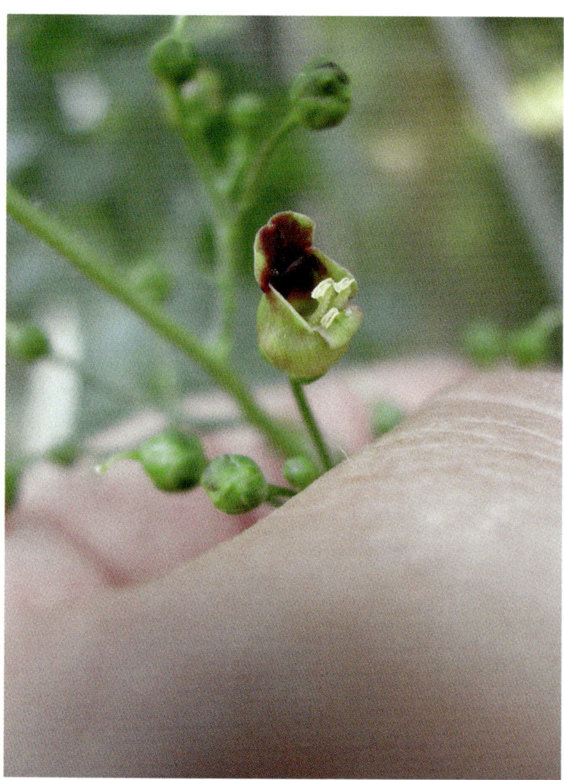

▸ **Abb. 6.64** Im Aussehen der Braunwurzblüte lässt sich die Analogie zur Anwendung bei Entzündungen des Rachsens und der Mandeln finden.

neten Mund mit Rachenhöhle ähneln (▸ **Abb. 6.64**). Die sich daraus entwickelnden Kapselfrüchte enthalten eine Unmenge kleiner Samen.

Interessant gestaltet sich der Übergang des Stiels in die Wurzelregion. An dieser Stelle bilden sich knollige Verdickungen von grünlichbrauner, im Inneren gelbweißer Farbe. Sie entfalten wie die Blätter einen unangenehmen Geruch. In seiner Form gleicht der Wurzelstock einer Mandelgeschwulst oder einem geschwollenen Lymphknoten.

Der lateinische Name „Scrophula" nimmt entsprechend Bezug auf ein ehemals bekanntes, breit gefächertes Krankheitsbild, welches sich durch Halsgeschwulst, Schwellungen der Lymphknoten oder Mandeln, Kropfbildung und Hautveränderungen bemerkbar machte. Volkstümliche Namen wie Kropfkraut, St. Marcultskraut (Heiliger, der bei Kropf und Skrofeln angerufen wird), Drüsenwurz deuten auf diese Krankheitsbezüge hin.

Der Begriff der Skrofulose wird heute naturheilkundlich in einem etwas veränderten Kontext verwendet. Skrofulöse Erkrankungen manifestieren sich humoralmedizinisch betrachtet, durch ein Übermaß an kalter Feuchtigkeit mit Schärfen, was zu chronischen oder immer wiederkehrenden Entzündungen der Schleimhäute oder der Haut führen kann.

Sowohl die Wurzel, Scrophulariae radix, wie auch das Kraut, Scrophulariae herba, wird heilkundlich verwendet. Humoralmedizinisch betrachtet entfaltet die Pflanze eine lymphflussanregende Wirkung und unterstützt die Milzfunktion. So wird die Braunwurz gerne bei kälte- und feuchtigkeitsinduzierten Beschwerden empfohlen. In ihrer breiten, konstitutionellen Wirkung ist sie eines der wichtigen antiskrofulösen Arzneimittel. Zusätzlich enthält die Braunwurz Stoffe, die denen der antirheumatisch wirksamen Teufelskralle ähnlich sind und Entzündungen und Schmerzen, u. a. der Gelenke, lindern. Sie wird heute meistens in Form von Tinkturen, in spagyrischer oder potenzierter Form eingesetzt.

Indikationen Arthrose, Atemwegserkrankung, Drüsenschwellung, Ekzeme, Gelenkschmerz, Hautausschlag, Hämorrhoiden, Lymphknotenschwellung, Lymphstauung, Mandelentzündung, Schleimhautkatarrh, Skrofulose

Nebenwirkungen (entfallen bei Anwendung in spagyrischer oder potenzierter Form) Bei Überdosierung kann es zu einer Reizung der Nieren und Veränderungen der Herzfrequenz kommen.

Kontraindikationen (entfallen bei Anwendung in spagyrischer oder potenzierter Form) Magenulkus, Darmulkus

Beispiele für Fertigarzneimittel

- Ceanothus americanus / Scrophularia nodosa comp., Regena (CH)
- Inula F Nr. 165 Dilution, Nestmann (D)
- Lymphaden Hevert Complex Dilution, Hevert (D)
- Lymphdiaral Halstabletten, Pascoe (D)
- Myosotis comp. Tabletten, Heel (D)

6.26 Breitwegerich – *Plantago major* L.

Diese extrem belastungsresistente Pflanze liebt es, auf oder auch in der Mitte von Wegen zu wachsen (Wegtritt) (▶ **Abb. 6.65**), ebenso auf Schutt- und Kiesplätzen bis in Höhen von 2000 Metern. Ihre Tritt- und Bruchfestigkeit steht in Analogie zur Anwendung der Wegerichgewächse bei Bruch und Quetschungen.

Mit seinem Wurzelstock fasst der Breitwegerich Fuß und wächst je nach Standort und Bodenbeschaffenheit eher klein und gestaucht oder aber auch bis 40 Zentimeter hoch. Aus der grundständigen Rosette entsprießen breite, an Fußsohlenabdrücke erinnerende Blätter mit einer markanten Längsrippe (▶ **Abb. 6.66**). Diese Eigenart hat sich in der Namensgebung (lat. planta = Fußsohle) im Familien- und Gattungsnamen niedergeschlagen. In der Tat eignen sich die Blätter als Schuheinlage zur Kühlung während Wanderpausen.

An einer Ähre sitzen die unscheinbaren, gelbbraunen Blüten. Nach ihrer Bestäubung bilden sie Früchte und bis zu 40000 Samen pro Exemplar, die den heilkundlich verwendeten Flohsamen gleichen (▶ **Abb. 6.67**) und auch in ähnlicher Art und Weise als mildes Abführmittel angewendet werden können.

Die Blätter, Plantaginis majoris folium, werden wegen ihrer hustenlindernden Wirkung gerne innerlich als Tee, Tinktur oder Sirup, wegen ihrer wundheilenden, blutstillenden und juckreizlindernden Qualitäten auch äußerlich angewendet. Die frisch zubereitete Pflanze enthält antibakterielle Stoffe und schmeckt leicht schleimig-salzig. Alle oberirdischen Teile werden auch gerne in der Wildkräuterküche verwendet.

Die Volksheilkunde verwendet den Breitwegerich auch bei Bettnässen, Inkontinenz, Reizblase und anderen Blasenbeschwerden und spricht ihm eine blasentonisierende Wirkung zu. Diese Anwendung leitet sich einerseits aus der blasenähnlichen Blattform und andererseits aus dem unerwartet hohen Gehalt an bindegewebestärkender Kieselsäure ab.

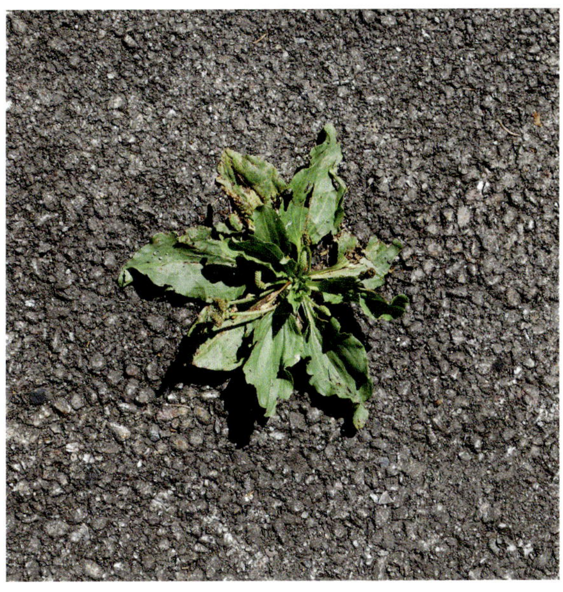

▶ **Abb. 6.65** Breitwegerich wächst gerne an stark belasteten und begangenen Standorten, z. B. in der Straßenmitte.

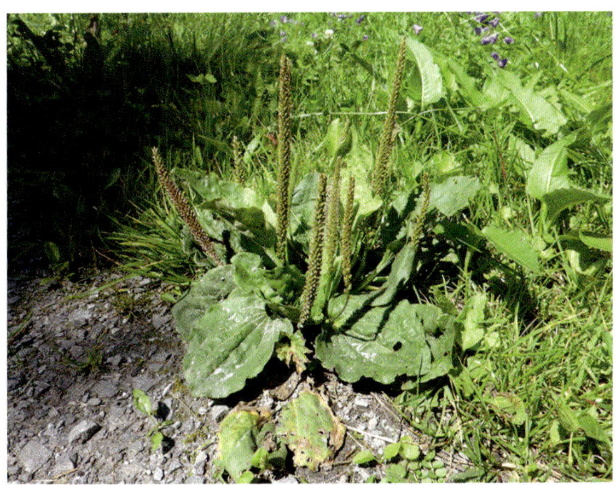

▶ **Abb. 6.66** Die großen Blätter tragen die Form eines Schuhabdrucks.

Breitwegerich-Brustsalbe-Rezept

5–7 g geschnittene, frische Breitwegerichblätter in 100 ml Mandelöl an einem hellen, aber nicht sonnenexponierten Ort ausziehen, dabei das verschlossene Glas täglich 1–2 × schwenken. Nach 3–4 Wochen abseihen und im Wasserbad sanft erwärmen, 10 g Bienenwachsperlen und 10 g Lanolin zugeben und unter Rühren vollständig schmelzen. Die Flüssigkeit bei Handwärme unter weiterem Rühren etwas abkühlen und 5–12 Tropfen ätherisches Thymianöl (Linalool) darin lösen. In kleine Salbendosen abfüllen, erst nach vollständigem Erkalten mit einem Deckel verschließen. Die Salbe kann als Brustbalsam bei Husten aufgetragen werden und ist ca. ein Jahr haltbar. Sie enthält verschiedene potenzielle Allergene und ist nicht für Säuglinge geeignet.

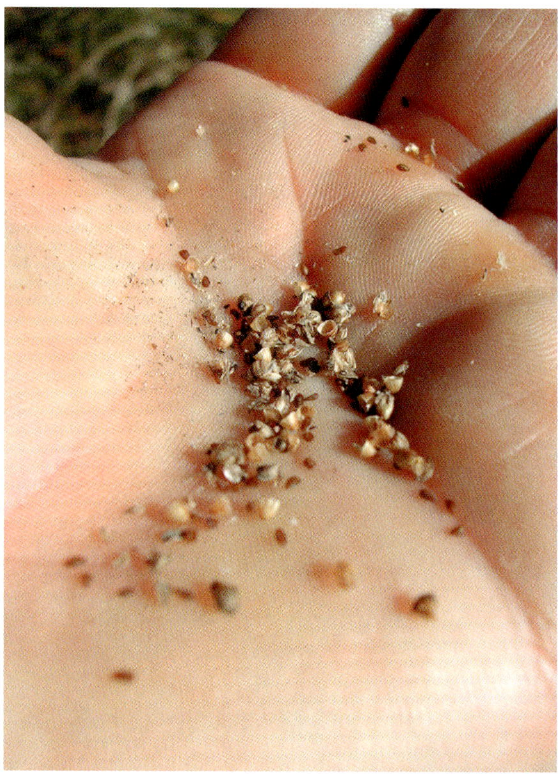

▸ **Abb. 6.67** Breitwegerichsamen sind zwar größer, aber den Flohsamen in der Wirkung relativ ähnlich.

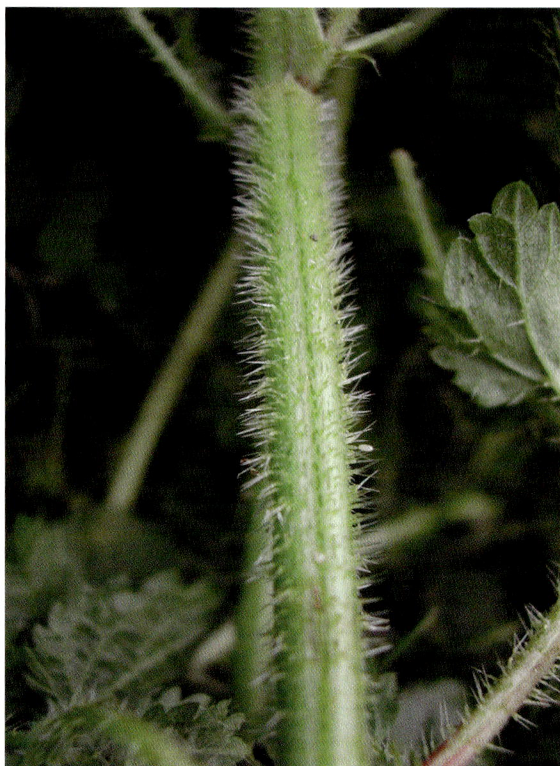

▸ **Abb. 6.68** Die Brennhaare zeigen die Signatur der Kieselsäure.

Merkur zeigt sich in dieser Heilpflanze in der Wanderfreudigkeit der Wegerichgewächse entlang von Wegen, Straßen und Ackerrändern, was zugleich einen Bezug zur Anwendung an den Grenzorganen Schleimhaut und Haut herstellt.

Die befeuchtende und schleimhautregenerierende Qualität zeigt einen Aspekt des Venusprinzips.

Neben Breitwegerich werden auch der nahe Verwandte, **Spitzwegerich**, ***Plantago lanceolata*** und weitere Wegericharten in ähnlicher Art und Weise heilkundlich verwendet.

Indikationen Atemwegserkrankung, Bettnässen, Hautentzündung, Husten, Mund- und Rachenschleimhautentzündung, Magen-Darm-Schleimhautentzündung, Reizhusten

Äußerlich: Husten, Insektenstich, Juckreiz, Windeldermatitis, Wunden

Nebenwirkungen und Kontraindikationen Keine

Beispiele für Fertigarzneimittel

- Viburcol N Zäpfchen, Heel
- Vinceel Mundspray, Heel
- Hieracium pilosella/Plantago major comp., Regena (CH)
- Neuralgicum Oligoplex Mischung Dilution, Madaus (D)

6.27

Brennnessel, Große – *Urtica dioica* L.

„Warum hat der liebe Gott dieser Pflanze das Feuer gegeben? Erstens, damit man sie kenne; (…) zweitens, damit sie nicht von den Tierlein ausgetilgt werde, denn vom jungen Busli bis zum letzten Schneck würde alles an ihr „gnagen" und zehren, wie sie ihnen vorkommen würde wie feinste Schokolade. Das Feuer ist eben eine Verbotstafel, die jede Geiss lesen kann."

Pfarrer Künzle (1857–1945)

Dieser bekannte Kosmopolit ist heute weltweit verbreitet, Ausnahmen bilden einzig die Arktis und Teile der Tropen. Von den Niederungen bis in bergige Höhen von 2500 Metern lässt sie sich finden. Am liebsten bedeckt die charakteristische Ruderalpflanze in großen Beständen stickstoffreiche, mit Mist oder Jauche gedüngte Böden um Häuser, Bauernhöfe, Ställe, entlang von Straßen oder Zäunen, ebenso Müllhalden und Schuttplätze. Die Brennnessel liebt Standorte mit erhöhter Strahlung, Störzonen, Wasseradern, Erdstrahlen oder elektromagnetisch exponierte Stellen.

Die ganze Pflanze ist mit kräftigen, stechenden Kieselsäure-Borsten versehen (▸ **Abb. 6.68**), welche Sollbruchstellen aufweisen. Diese bohren sich bei Berührung in die Haut und lassen dort Histamin und Ameisensäure einfließen (▸ **Abb. 6.69**). Ihr Kieselsäuregehalt verhilft zu kräfti-

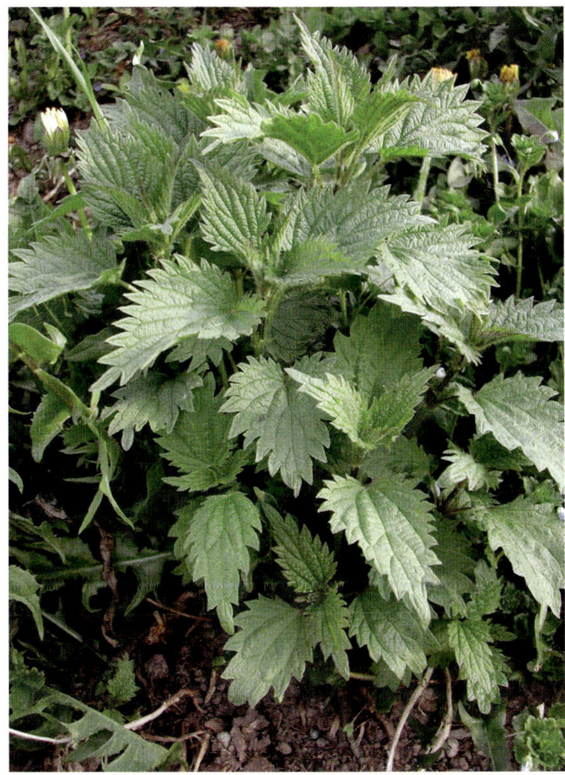

▶ **Abb. 6.69** Die essbare und heilsame Brennnessel wäre ohne Brennhaare vermutlich schon lange ausgestorben.

gem Haar (Haarwurz), starken Nägeln und straffem Bindegewebe.

Die länglichherzförmigen Blätter sind kreuzgegenständig am Stängel angeordnet. Dieser kann bis zu 150 Zentimeter hoch werden und ist charakteristisch vierkantig. Das Kraut kann an sonnigen Tagen einen leicht urinartigen Geruch verströmen. Die Brennnessel ist zweihäusig, d. h., wachsen die unscheinbaren männlichen und weiblichen Blüten wachsen auf verschiedenen Pflanzen. Aus ihnen entwickeln sich hängende Nüsschen, die im Spätsommer reifen. Wegen ihres Früchte- und Samenreichtums werden Brennnesseln gerne zur Unterstützung der Fruchtbarkeit empfohlen. Ihre Wurzel ist wider Erwarten keine tiefe Pfahlwurzel, sondern ein gelblicher, mannigfach verzweigter Stock, welcher die Pflanze über feinste Wurzelstränge mit Nährstoffen versorgt. Die Blätter, Urticae herba oder folium, sind reich an Chlorophyll und Eisen, ebenso an Vitamin C. Die chemische Struktur des menschlichen Blutfarbstoffes Hämoglobin ist der von Chlorophyll sehr ähnlich, der Unterschied besteht lediglich darin, dass bei Ersterem ein Eisenmolekül im Zentrum steht, bei Chlorophyll hingegen Magnesium. Daher wirken Brennnesselblätter anregend auf die Blutbildung, ebenso auf den Stoffwechsel, die Nieren, die Harnbildung und die Gebärmutter. Heute ist auch eine entzündungshemmende, schmerzlindernde und antiallergische Wirkung bekannt. Sie werden gerne als Tee, Tinktur, Presssaft oder in Form von Fertigarzneimitteln eingenommen. Im Geschmack zeigt sich eine leicht salzige Komponente.

Die Brennnessel steht in engem Bezug zum Wärmeprinzip, da sie nicht nur viele Körperfunktionen erwärmt, sondern auch die geistigen und emotionalen Ebenen des Menschen. Sie verhilft zu einer gesunden Portion Aggressivität, einem Aspekt des Marsprinzips, das jedes Lebewesen benötigt, um sich im Leben zu bewähren und durchzusetzen. Die Pflanze kann derart u. a. die Entscheidungskraft und Entschlossenheit im Alltag unterstützen.

Ihr massenhaftes Auftreten als Bodenheilerin auf übersäuerten, belasteten Böden mit dem Ziel, das benötigte Gleichgewicht wiederherzustellen, kann bildhaft auf unsere ausgelaugten, belasteten Körper übertragen werden. Sie räumt, wie an ihren bevorzugten Standorten, „mit jedem Mist" auf, neutralisiert Säuren, bringt Altes in Bewegung und Unnötiges zur Ausscheidung. Auf diese Wirkungsweise deutet auch der volkstümliche Name Gichtraute hin.

Alle oberirdischen Teile der Brennnessel eignen sich außerdem für die Anwendung in der Kräuterküche. Speziell blutarmen Menschen mit Neigung zu kalten Extremitäten oder niedrigem Blutdruck sei die tägliche Einnahme von einigen jungen Brennnesselblättern im Frühling und Sommer ans Herz gelegt. Werden sie schnell unter warmem Wasser geschwenkt oder mit einem Rundholz gerollt, verlieren die Brennhaare ihre Gefährlichkeit, die Blätter können in Streifen geschnitten zu Salat oder Gemüse gegeben werden. Im Spätherbst eignen sich die Früchte, welche reich an hochwertigen Fettsäuren sind, auch als Butterbrotbelag.

Rezept für Brennnesselsuppe

Eine gehackte Zwiebel in Fett andünsten, mit Bouillon ablöschen und fein gehackte Blätter (ca. ½–1 Tasse pro Teller Suppe) dazugeben, kurz aufkochen lassen und zum Schluss etwas Butter oder Rahm darunterziehen und mit Croûtons servieren.

Äußerlich wird die Pflanze als Ölauszug eingerieben oder aufgelegt. Außerdem können schmerzende Glieder und Gelenke mit dem Kraut – nicht ausgepeitscht (wie oft gelesen) – sondern sanft 1–3 × bestrichen werden. Dies empfiehlt sich beispielsweise bei chronischen rheumatischen Schmerzen, Empfindungsstörungen in den Extremitäten oder bei verhärteten Narben.

In der Tierheilkunde führt das Verfüttern von Brennnesselpulver und Brennnesselfrüchten bei Vieh zu schönerem Fell, besserer Milchleistung und erhöhter Geschlechtskraft, bei Hühnern zu kräftigeren Schalen ihrer Eier. Die Früchte, Urticae fructus, werden auch beim Menschen für eine vermehrte Fruchtbarkeit und Anregung der Spermienbildung empfohlen (▶ **Abb. 6.70**). Bereits Dioscurides ließ verlauten, dass diese, in Wein genossen, „Begierde zur Unkeuschheit" erzeugten. Sie können frisch oder getrocknet zu Salat oder Gemüse gegeben

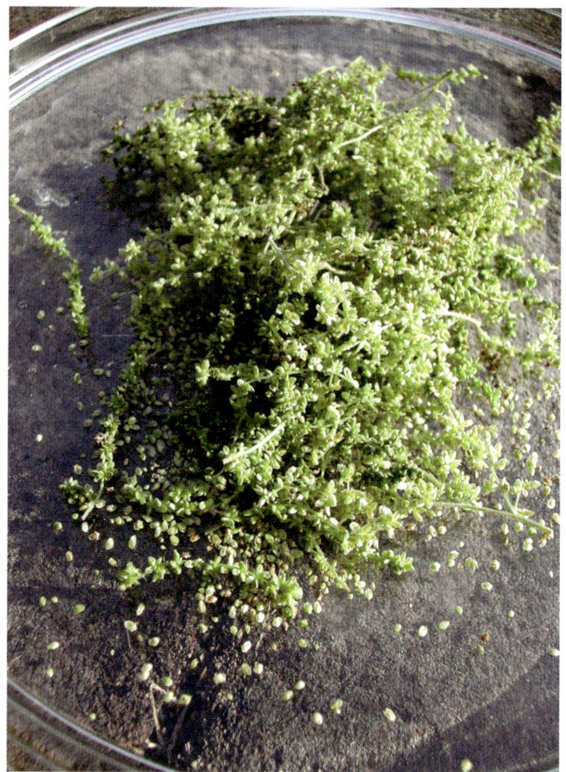

▶ **Abb. 6.70** Brennnesselfrüchte enthalten hochwertige Fettsäuren und fördern die Libido.

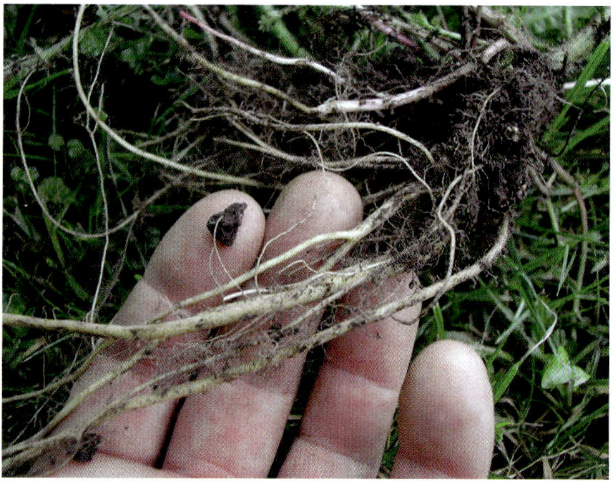

▶ **Abb. 6.71** Brennnesselwurzeln wirken auf den Urogenitaltrakt und lindern Folgen einer Prostatavergrößerung.

werden. Außerdem kann man sie auch als Bestandteil von Kräutersalz oder -öl genießen.

Es erstaunt kaum, dass auch die Wurzel, Urticae radix, dieses Allheilmittels heilkundlich verwendet wird. Sie wirkt tonisierend auf die Harnwege sowie abschwellend und entzündungshemmend auf die Prostata (▶ **Abb. 6.71**). Außerdem hemmt sie das übermäßige Wachstum dieser Drüse, vermindert so die Restharnmenge und allfällige Miktionsstörungen wie Nachtröpfeln oder häufigen Harndrang.

Eine weitere Brennnesselart, **Urtica urens**, wird ähnlich verwendet wie ihre größere Schwester. Trotz ihrer etwas geringeren Größe von maximal 50 Zentimetern steht sie ihr in der Aggressivität in nichts nach. Hier befinden sich jedoch männliche und weibliche Blüten am selben Exemplar, die Pflanze ist also einhäusig. Außerdem ist diese Nesselart einjährig.

Indikationen der großen Brennnessel Akne, Anämie, Arthrose, Eisenmangel, Fruchtbarkeitsstörung, verminderter Geschlechtstrieb, Harnwegsentzündung, Hauterkrankungen, Hypotonie, schwache Menstruationsblutung, verminderte Milchbildung bei Stillenden, brüchige Nägel, Nieren-Blasen-Leiden, Ödem, prophylaktisch gegen Osteoporose, Prostatahyperplasie, rheumatischer Schmerz, Schwäche, Stoffwechselschwäche

Nebenwirkungen (entfallen bei Anwendung in spagyrischer oder potenzierter Form) Eine sanfte Dosierung verhindert überschießende Reaktionen. Wegen der kräftigen Reizwirkung ist vor allem bei empfindlichen, älteren, stark geschwächten Menschen Vorsicht geboten.

Kontraindikationen (entfallen bei Anwendung in spagyrischer oder potenzierter Form) Vorsicht bei sehr geschwächten Menschen und Allergikern, ebenso während starker Menstruationsblutung.

Keine Durchspülungstherapie (mit 1–1,5 l Tee auf nüchternen Magen innerhalb kurzer Zeit getrunken!) bei Ödemen infolge einer Herz- oder Niereninsuffizienz durchführen.

Beispiele für Fertigarzneimittel

- Brennnessel Wurzel Kapseln, Sanat (CH/F)
- Prostaforton uno Filmtabletten, Hexal (D)
- Rheuma-Hek forte 600 mg Filmtabletten, Strathmann (D)
- Schoenenberger Brennnesselsaft, Schoenenberger (CH/D)
- Urticalcin Tabletten, Bioforce (CH)

6.28 Buchweizen – *Fagopyrum esculentum* Moench

Das oft fälschlicherweise zu den Getreiden gezählte Gewächs gehört botanisch gesehen zu den Knöterichen und wird als Pseudogetreide bezeichnet (▶ **Abb. 6.72**). Durch die türkischen Eroberer wurde das ursprünglich aus China stammende Nahrungsmittel um 1200 nach Westeuropa eingeführt. Seit dem 15. Jahrhundert ist die Kultivierung in Deutschland belegt. Der Anbau ist anspruchslos und die Reifezeit auch auf kargen Böden mit ca. 12 Wochen relativ kurz, was Buchweizen zu einer idealen Vor- oder Zwischensaat macht. Einzig Fröste vermögen dem

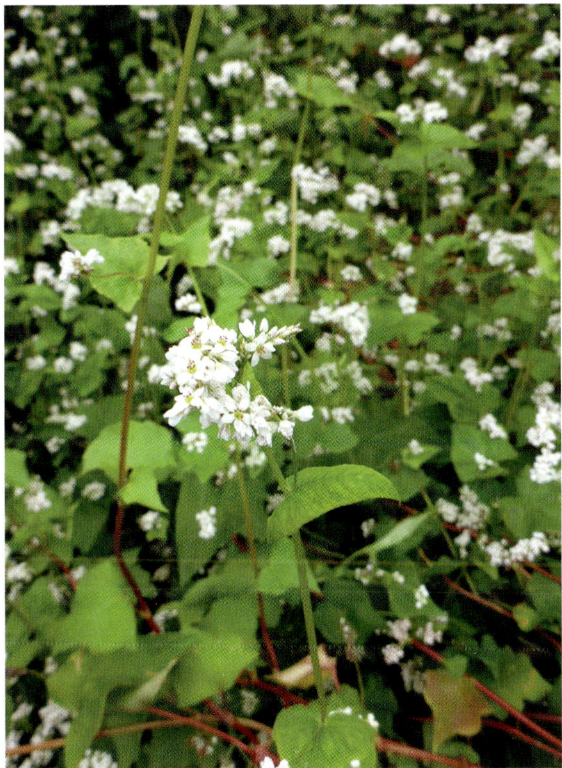

▶ **Abb. 6.72** Buchweizen ist kein Getreide, sondern ein Knöterichgewächs.

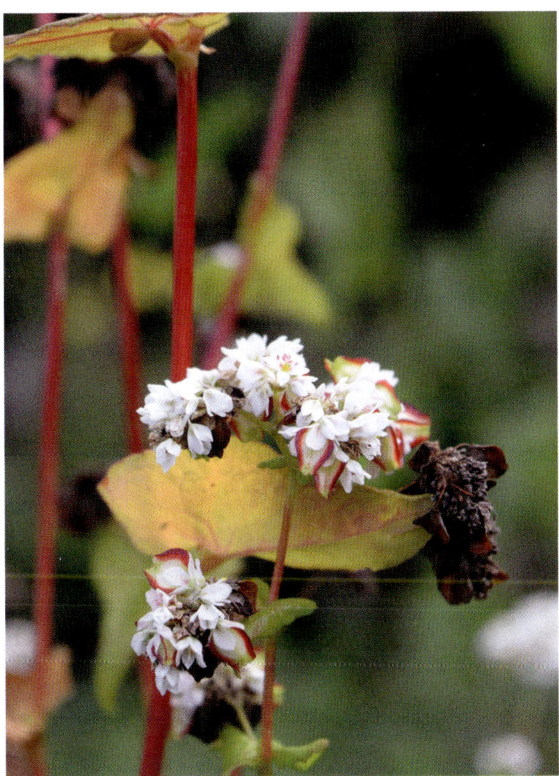

▶ **Abb. 6.73** Die rote Farbe des Stängels und der Fruchtschale ist ein Signaturenbezug zu den Blutgefäßen im menschlichen Körper.

einjährigen Kraut zu schaden. Verwilderte Exemplare lassen sich selten finden.

Die rötlich gestreiften Stängel können bis zu 60 Zentimeter hoch werden (▶ **Abb. 6.73**) und tragen pfeilförmige Blätter und weiße, in einer Traube stehende kleine Blüten. Aus ihnen entwickeln sich nach der Bestäubung Früchte mit einem nussigen Geschmack.

Die Früchte sind reich an hochwertigen Eiweißen und essenziellen Fettsäuren, Vitaminen, Mineralstoffen und Spurenelementen. Sie sind geschält leicht verdaulich, beruhigen und regenerieren die Schleimhäute der Verdauungsorgane. Durch die Abwesenheit von Gluten sind sie auch für Allergiker problemlos verzehrbar.

Seit einiger Zeit wird auch das Kraut, Fagopyri herba, vor der Blüte geerntet und wegen seiner gefäßabdichtenden, antiarteriosklerotischen, abschwellenden und mikrozirkulationssteigernden Wirkung angewendet. Dazu muss das frische Kraut, welches giftig und bei empfindlichen Menschen fotosensibilisierend wirkt, getrocknet oder anderweitig verarbeitet werden.

Indikationen **Frucht:** Bei Zöliakie als glutenfreies Nahrungsmittel

Kraut: Arteriosklerose, Besenreiser, Durchblutungsstörung, Gefäßerkrankung, Hämorrhoiden, Krampfaderleiden, Ödem, Schwindel, Tinnitus, Venenentzündung

Nebenwirkungen (entfallen bei Anwendung in spagyrischer oder potenzierter Form) **Kraut:** Allergiepotenzial, im frischen Zustand fotosensibilisierend und zu Fagopyrismus (Buchweizenausschlag) führend

Kontraindikationen Keine

Beispiele für Fertigarzneimittel

- Buchweizentee Demeter, Naturkraftwerke (CH)
- Fagorutin N Tabletten, GlaxoSmithKline (D)
- Fagorutin Buchweizen-Tee, Omega Pharma (D)
- Sonnenallergie Similisan Dilution, Similisan (CH)

6.29 Christrose – *Helleborus niger* L.

Auf kalkhaltigen Böden wächst dieses besondere Hahnenfußgewächs an Abhängen, in Wäldern der südlichen und östlichen Alpen häufig wild. In tiefen Lagen wurde die Christrose wegen ihrer auffälligen Blüte beinahe ausgerottet. Häufig wird sie heutzutage als Winterzierde in Gärten gepflanzt (▶ **Abb. 6.74**).

Die grundständigen, charakteristisch fußförmigen Blätter sind langgestielt, ledrig und überdauern mehrere Jahre. An einem kahlen und rotbraun gefärbten Stängel wächst die endständige, weißliche Blüte. Aus der anfänglich nickenden Knospe entfaltet sich zwischen Dezember

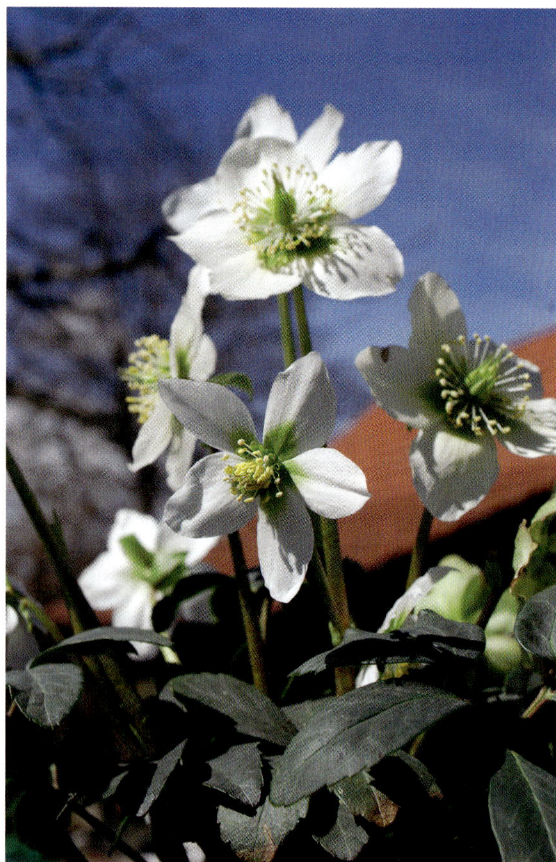

▸ Abb. 6.74 Die winterblühende Christrose ist selten wild, häufig aber in Gärten anzutreffen.

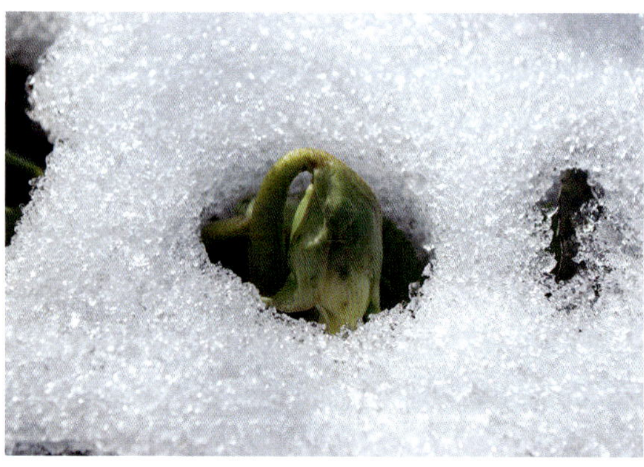

▸ Abb. 6.75 Die um die Jahreswende blühende Christrose zeigt viel Eigenwärme.

und April eine komplizierte Blütenform mit zartem Rosenduft (Weihnachtsrose). Winterblühende Pflanzen besitzen oft eine erstaunliche Eigenwärme (▸ **Abb. 6.75**), wie auch an der entzündungsfördernden Mistel oder am feurigen Rosmarin erkennbar ist. Pflanzen mit nickenden Blütenknospen wie Pulsatilla oder Schlafmohn werden signaturmäßig als antimelancholische, stimmungsaufhellende Heilmittel eingesetzt.

Anhand der Blüte konnten unsere pflanzenkundigen Vorfahren zudem das Resultat der nächsten Ernte erahnen: Je vielblütiger die Christrose blühte, desto reicher würde die nächste Ernte ausfallen.

Der Wurzelstock besteht aus vielen Wurzeln von braun-schwarzer Farbe, die auch bei anderen Altersheilmittel, wie z. B. Efeu, zu finden ist. Paracelsus erwähnt die Pflanze als „Elixier zum langen Leben" und empfiehlt ihre Anwendung zur Prävention gegen Altersgebrechen ab dem 60. Lebensjahr. Ihr Geschmack ist sehr scharf und brennend auf den Mundschleimhäuten. Bis ins letzte Jahrhundert war das Pulver noch Bestandteil von Niespulvermischungen (schwarze Nieswurz).

Hellebori nigri rhizoma wurde früher in der Heilpflanzenkunde ebenfalls in der Altersheilkunde und bei Beschwerden des Nervensystems eingesetzt. Wegen der starken Reizwirkung auf Haut und Schleimhäute wird die Christrose heute jedoch fast ausschließlich in potenzierter oder spagyrischer Form verwendet. Die Giftwirkung kommt in volkstümlichen Namen wie Wolfszahn, Teufelskraut, Feuerkraut zum Ausdruck.

Als potenziertes Mittel wird Helleborus adjuvant u. a. bei Degeneration des Nervensystems, Epilepsie oder bei altersbedingten Persönlichkeitsveränderungen empfohlen.

Gemäß der Humoralmedizin eliminiert die hitzige Wurzel übermäßige Schwarzgalle, erwärmt und öffnet die Milz. Paracelsus meint dazu, ein Arzt der diese Pflanze richtig zu gebrauchen wisse, habe Kunst genug. Sie führe aus dem Leib, was nicht in ihn gehöre.

In der Schärfe der Wurzel zeigt sich Mars, in ihrer dunklen Farbe und im antizyklischen Blühverhalten jedoch Saturn.

Indikationen Potenziert oder spagyrisch bei Beschwerden des Nervensystems, Apoplex adjuvant, Alzheimer, Kopftrauma, Krebs (anthroposophische Medizin)

Zusätzlich gemäß homöopathischem Arzneimittelbild

Nebenwirkungen und Kontraindikationen (entfallen bei Anwendung in spagyrischer oder potenzierter Form) Die ganze Pflanze ist stark giftig, reizt Haut und Schleimhaut und wirkt abortiv. Als Vergiftungserscheinungen können Erbrechen, Durchfall, Herzrhythmusstörungen, Herzstillstand und Atemlähmung auftreten.

Beispiele für Fertigprodukte

- Juniperus Komplex Nr. 33 Dilution, Nestmann (D)
- Carboneum sulfuratum/Helleborus niger comp., Regena AG (CH)
- Diurol Tropfen, Pekana (D)
- Helleborus Oligoplex Dilution, Madaus (D)
- Solunat Nr. 14 spagyrische Tropfen, Soluna (D)

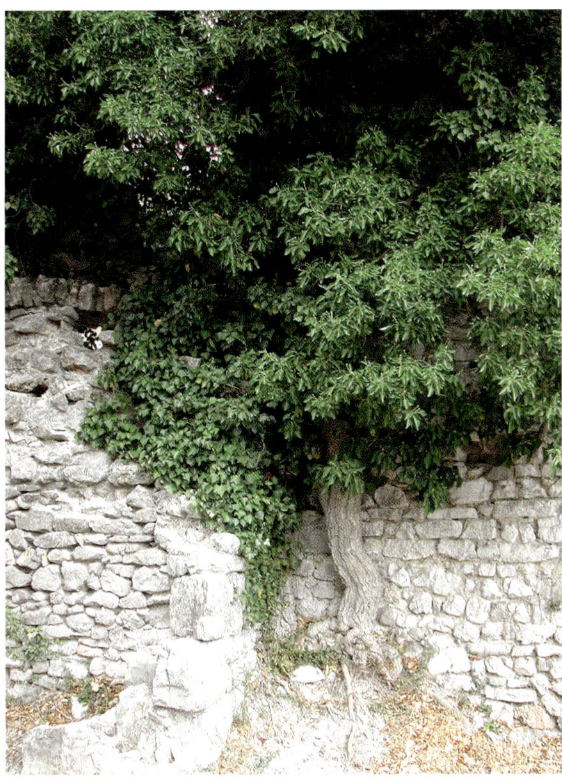

▶ **Abb. 6.76** Efeuranken lieben alte Gemäuer und Mauern.

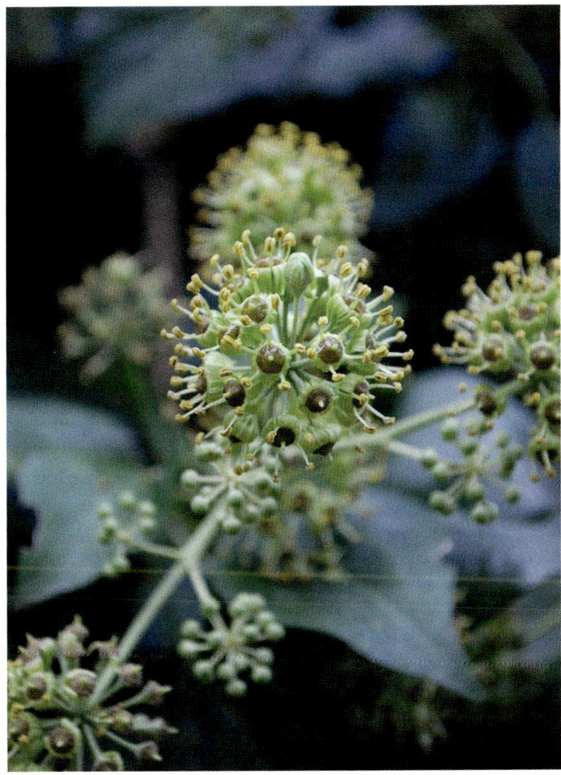

▶ **Abb. 6.77** Efeu blüht Ende September und lockt dabei viele Fliegen an.

6.30

Efeu – *Hedera helix* L.

In ganz Europa und Südwestasien wächst dieses kletternde, immergrüne Gewächs, am liebsten in lichten Wäldern, an Mauern oder an felsigen Standorten (▶ **Abb. 6.76**).

Efeu bevorzugt kalkhaltige Böden, ist ein Strahlensucher und kann Hunderte von Jahren alt werden. Er ist jedoch kein Parasit, wie oft zu Unrecht behauptet wird, die Ranken halten sich mit Nähr- und Haftwurzeln bloß an ihren Stützpflanzen fest. Natürlich kann sich daraus eine Konkurrenz um Licht, Luft und Platz entwickeln, welche der Kletterhilfe letztlich den Atem raubt. Seine Erfüllung findet Efeu erst, wenn er in die Höhe wachsen kann. Dann entwickelt er Seitentriebe mit ungeteilten, eiförmigen Blättern und blassgelben Blüten in Dolden. Diese verströmen einen unangenehmen Geruch, an dem vor allem Aasfliegen Gefallen finden (▶ **Abb. 6.77**).

Die ledrigen Blätter bodenständiger Exemplare sind von großer Vielfältigkeit, meist 3–5-lappig und von dunkelgrüner Farbe. Erst im Winter reifen die blauschwarzen Früchte heran, welche stark giftig sind (▶ **Abb. 6.78**). In diesem antizyklischen Verhalten zeigt die Pflanze, dass ihr ein zwar sehr sanftes, aber spürbares Wärmeprinzip innewohnt.

Heilkundlich verwendet werden die Efeublätter, Hederae helicis folium, nicht blühender Triebe. Sie entfalten eine schleimlösende, auswurffördernde, keimhemmende und

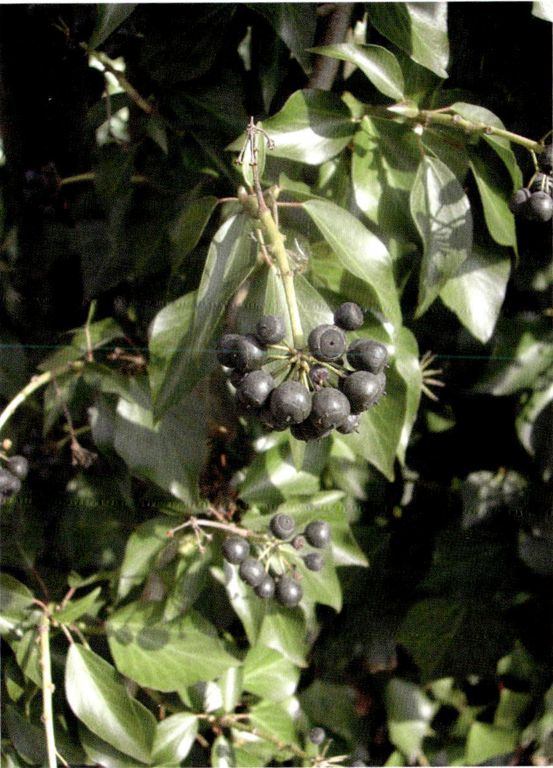

▶ **Abb. 6.78** Die Efeubeeren sind giftig und werden heilkundlich nicht verwendet.

krampflösende Wirkung auf die Atemwege. Die gängigen Anwendungsformen sind Tinkturen, Sirupe, Fertigarzneimittel, Homöopathika oder spagyrische Heilmittel.

Jahrzehnte- oder jahrhundertealter Efeu kann einen Stammdurchmesser von wenigen Dutzend Zentimetern aufweisen. Dieses außerordentlich langsame Wachstum, die dunkle Blatt- und Beerenfarbe, ebenso die leichte Giftigkeit sind dem Saturn zugeordnet. Als schattentolerierende Pflanze mit teilweise dunkelfarbigen Teilen kann Efeu signatorisch als Altersheilmittel betrachtet werden. Da er Spuren von Jod enthält, wird eine unterkühlte Schilddrüse sanft unterstützt und gleichzeitig ein Altershüsteln gelindert.

In äußerlichen Anwendungen wirkt er Wassereinlagerungen im Gewebe entgegen und wirkt durch seine Reizwirkung zusätzlich durchblutungsfördernd. Empfindliche Menschen können auf Berührung sogar allergisch reagieren. Aus diesem Grund wird die Einnahme von Efeutee heute nicht mehr empfohlen. Tinkturen und Fertigarzneimittel stellen diesbezüglich kein Problem dar.

Indikationen und Kontraindikationen (entfallen bei Anwendung in spagyrischer oder potenzierter Form) Asthma, Atemwegserkrankung, Bronchitis, Husten, Krampfhusten, Pseudokrupp, Schilddrüsenunterfunktion
Äußerlich: Cellulitis, Gelenkschmerz, Pilzerkrankung

Nebenwirkungen Leicht giftig, selten treten allergische Reaktionen auf, in größeren Mengen schleimhautreizend und abortiv.

Beispiele für Fertigarzneimittel

- Bronchosan Tropfen, Bioforce (CH)
- DemoPectol Bronchialtropfen, Verfora (CH)
- Drosinula Hustensirup, Bioforce (CH)
- Hedelix Hustensaft, Krewel Meuselbach (D)
- Hedera comp. Tropfen, Ceres (CH/D)
- Prospan Hustenliquid, Engelhard Arzneimittel (CH/D)

6.31 Eibisch, Echter – *Althaea officinalis* L.

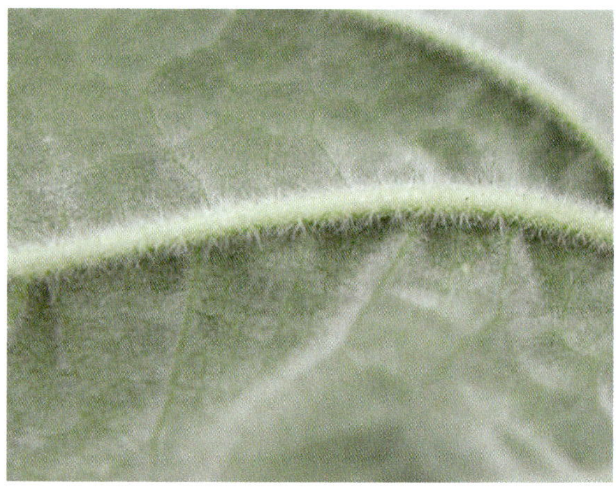

▶ **Abb. 6.79** Die Blätter des Eibischs sind weich-samtig behaart, was eine Analogie zum Flimmerhaarepithel der Atemwege erlaubt.

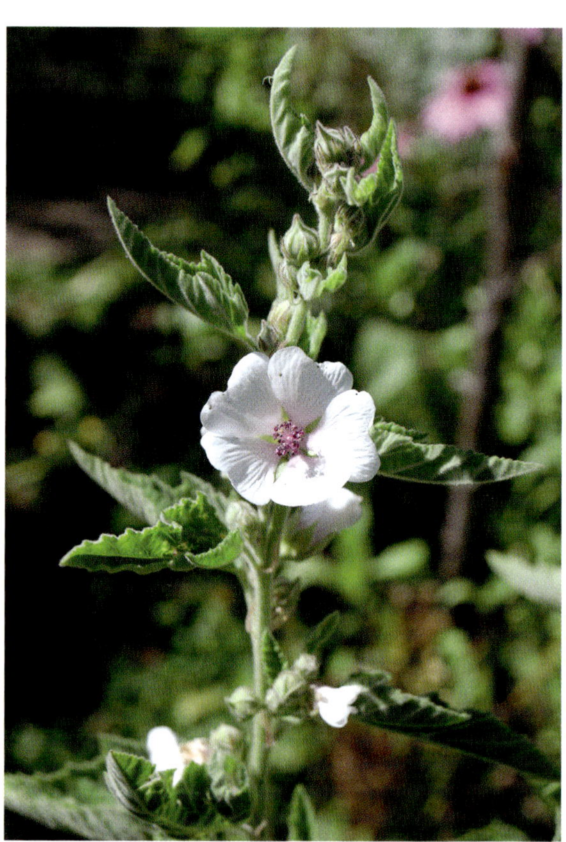

▶ **Abb. 6.80** Eibisch zeigt die typische Blütenform der Malvengewächse.

Eibisch wird selten wild als mehrjähriger Kulturflüchtling auf Schuttplätzen oder in Wiesen angetroffen. Er liebt nährstoffreiche, teilweise salzhaltige Böden und bevorzugt Störzonen und Wasseradern. Meistens wird die ursprünglich in Osteuropa beheimatete Staude jedoch als Zier- oder Heilpflanze im Garten angepflanzt.

Ihr Stängel, der bis zu 180 Zentimeter hoch werden kann, ist mit einem feinen Haarpelz bestückt. Auch bei diesem Hustenheilmittel drängt sich ein Bezug zum Flimmerhaarepithel der Atemwege beinahe auf (▶ **Abb. 6.79**). Derselbe samtige Überzug (Samtpappel) bedeckt auch die lappigen, mattgrünen Blätter. In deren Achseln entspringen zahlreiche Blüten mit fünf weißrosa Kronblättern. Ihre Form und vor allem die prominenten, zu einem röhrenförmigen Gebilde verwachsenen Staubfäden sind typische Merkmale der Malvengewächse, die sich auch bei Malve und Hibiskus zeigen (▶ **Abb. 6.80**).

Die scheibenförmigen Früchte wurden in Notzeiten gemahlen und dem Mehl als Streckmittel zugesetzt. Die heilkundlich verwendete Wurzel, Althaeae radix, ist ein imposanter, dick verzweigter Stock. Im Herbst geerntet ist sie von sehr schleimiger Konsistenz (Schleimwurzel)

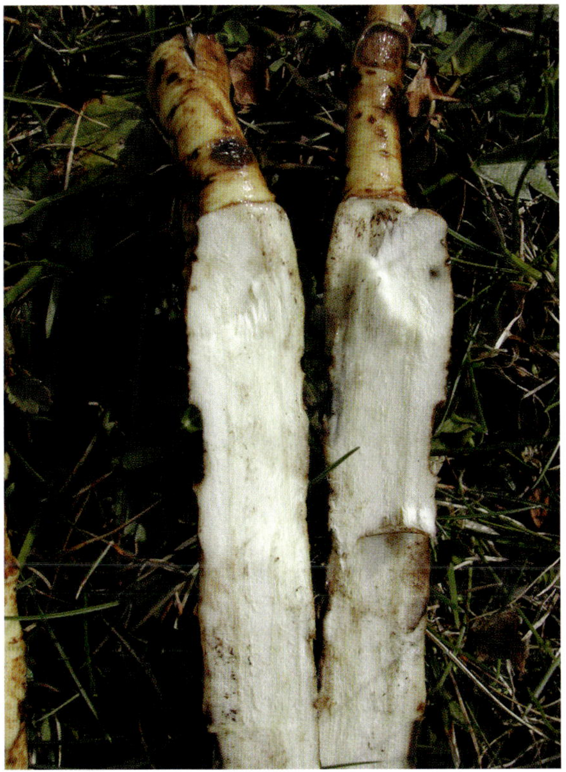

▶ **Abb. 6.81** Die im Herbst gestochene Wurzel ist von klebrig-feuchter Konsistenz.

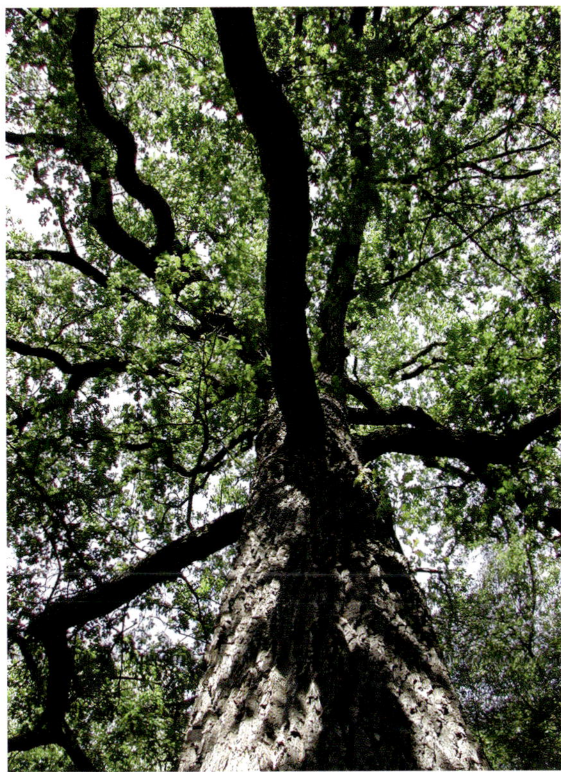

▶ **Abb. 6.82** Eichen können uralt werden und viele Menschengenerationen überdauern.

(▶ **Abb. 6.81**) und schmeckt leicht süßlich. Eibischwurzeln werden ihrer reizlindernden, entzündungshemmenden Wirkung wegen gerne als Tee, Tinktur oder Sirup bei Entzündungen der Atem- oder Verdauungsschleimhäute angewendet. Diese werden durch die kühlende und befeuchtende Qualität in ihrer Funktion gestärkt und regeneriert. Die schleimhaltigen Teezubereitungen sind am besten kalt auszuziehen. Äußerlich aufgelegt mindert die Wurzel Juckreiz, hemmt Entzündungen und erweicht verhärtetes Gewebe.

Aus dem Wurzelsirup wurden früher die in Amerika beliebten Marshmallows (Marshmallow = Sumpfmalve) hergestellt. Heute ist ihre Zusammensetzung etwas profaner: Zucker, geschlagenes Eiweiß und Geliermittel.

Seltener als die Wurzel werden Eibischblätter und -blüten zubereitet, die ähnlich wirken, jedoch in viel schwächerer Art und Weise. In den sanften Blüten und den samtigen Blättern zeigen sich Venusaspekte, in der schleimhaltigen Wurzel das Mondprinzip.

Indikationen Aphthen, Atemwegserkrankung, Bronchitis, Heiserkeit, Hyperazidität des Magens, Magen-Darm-Schleimhautentzündung (auch als Folge von Chemotherapie), Mund- und Rachenentzündungen, Reizhusten, Zahnfleischentzündung, Zahnprothesendruckstelle, Zahnungsschmerzen

Nebenwirkungen Die Einnahme schleimhaltiger Arzneimittel kann die Resorption und Wirkung gleichzeitig eingenommener Arzneimittel verlangsamen und vermindern. Dies ist durch das Einhalten eines zeitlichen Abstandes von 1–2 Stunden leicht zu verhindern.

Kontraindikationen Keine

Beispiele für Fertigarzneimittel

- Bronchostop Hustensaft, Interdelta (CH)
- Eibischwurzel Tee, Bombastus-Werke (D)
- Hustenelixier, Weleda (CH/D)
- Antall Liquidsticks, Weber & Weber (D)
- Sidroga Brust- und Hustentee N, Sidroga (CH/D)

6.32 Eiche (Stieleiche) – *Quercus robur* L.

Dieser bis zu tausend Jahre alt werdende Baum liebt die tiefgründigen und humushaltigen Böden Mitteleuropas (▶ **Abb. 6.82**). Mit ihren bis zu 40 Metern hohen Stämmen prägt die Eiche die hiesigen Laubwälder. Einzig die Verhältnisse Nordskandinaviens und Südeuropas behagen ihr nicht. Die mit riesigen Pfahlwurzeln versehenen Bäume sind Anzeiger von möglichen Störzonen und Wasseradern, da sie dort gut gedeihen.

Die verkehrt eiförmigen Blätter sind auf der Oberseite dunkelgrün und am Rande gebuchtet. Ab dem Alter von 60–70 Jahren finden sich getrennt geschlechtlich sowohl männliche als auch weibliche Blüten auf demselben Exem-

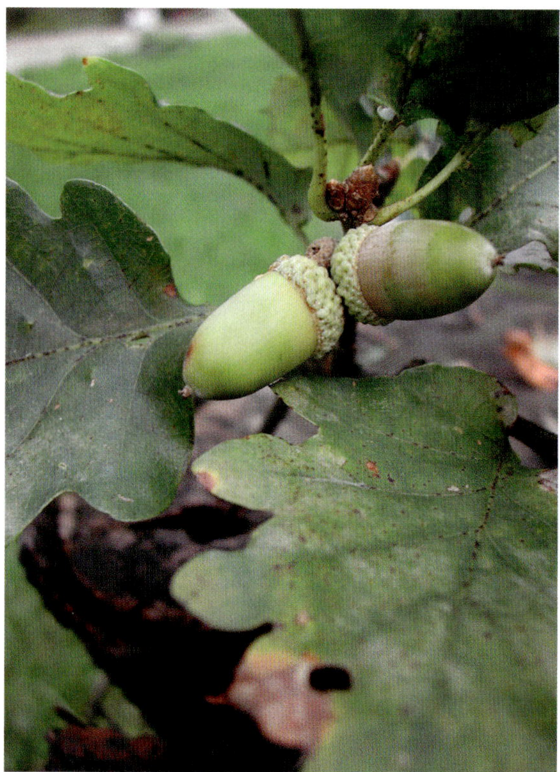

▸ **Abb. 6.83** Blatt und Frucht der Traubeneiche.

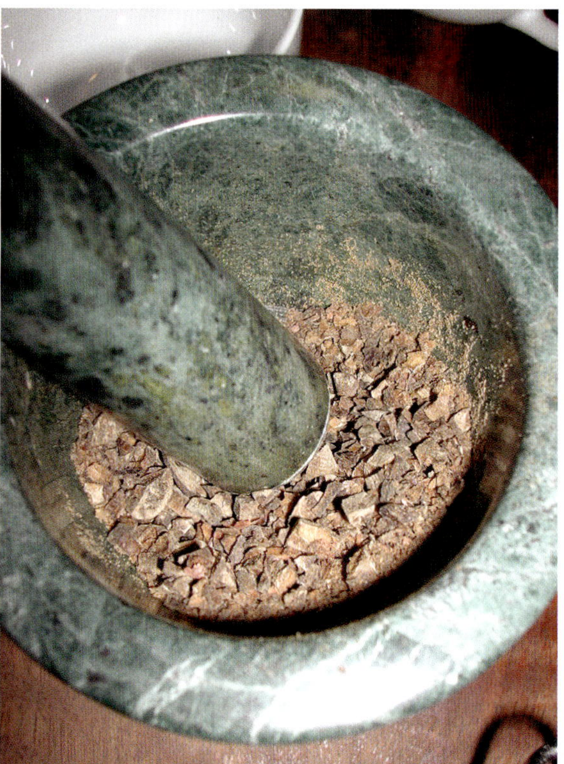

▸ **Abb. 6.84** Geröstete Eicheln müssen vor dem Anbrühen gemörsert werden.

plar. Die männlichen zeigen sich als hängende Kätzchen, die weiblichen als stehende Köpfchen. Aus ihnen entwickeln sich nach der Bestäubung die ovalen Eichelfrüchte, die in einem grünen Töpfchen sitzen (▸ Abb. 6.83). Obwohl es die eindeutige Formanalogie suggeriert, werden die Eichenfrüchte nicht zur Unterstützung der männlichen Fruchtbarkeit eingesetzt. Eine derartige Anwendung scheint sich nie bewährt zu haben.

Neben der beschriebenen Stieleiche, bei der Blüten und Früchte langgestielt sind, wird gleichartig auch die **Traubeneiche**, ***Quercus petraea***, heilkundlich verwendet. Ihre Früchte sind kurzstielig und erscheinen in Büscheln zu 3–5 Stück. Sie wird im Gegensatz zur Sommer- oder Stieleiche Wintereiche genannt. Andere Eichenarten werden in Mitteleuropa medizinisch nicht verwendet.

Rezept für Eichelkaffee

Im Herbst gesammelte Früchte werden geschält und die braune Innenhaut abgeschabt. Nach kurzem Blanchieren gelingt dies etwas leichter. Die Eicheln werden gewürfelt und in einer Bratpfanne langsam geröstet, damit sie nicht schwarz werden. Das fertige Röstgut wird vor der Kaffeezubereitung in einer alten Mühle oder mit dem Mörser gemahlen und mit Wasser aufgekocht (▸ **Abb. 6.84**). Dafür benötigt man ca. 1 ½ TL Pulver pro Tasse Wasser. Falls erwünscht, kann Milch und Zucker zugegeben werden.

In der Heilkunde wird hauptsächlich die glatte Rinde junger Stämme und Äste geerntet, sie entfalten eine entzündungshemmende, zusammenziehende, stopfende und mild blutstillende Wirkung. Da ihre zusammenziehende Qualität von kräftiger Natur ist, empfiehlt es sich, Eichenrinde nicht oder höchstens in sehr milden Zubereitungen innerlich anzuwenden. Äußerlich soll sie nicht zur Unterdrückung von Hautausschlägen oder zu starker Schweißabsonderung eingesetzt werden, da dies aus naturheilkundlicher Sicht nicht sinnvoll ist. Innerliche Teeanwendungen sind deshalb heute eher unüblich, wenn überhaupt wird Eichenrinde in Form von Tinkturen oder Fertigarzneimitteln eingenommen oder äußerlich als Waschung, Spülung oder Pinselung angewendet.

Die knorrige, verkrümmte Gestalt dieser Vegetationstitanen sowie die graubraune und borkige Rinde erlauben einen Hinweis auf die adstringierende, abhärtende und damit saturnhaften Wirkung der Eiche bei der Anwendung auf Haut und Schleimhäuten (▸ **Abb. 6.85**). Im Früchtereichtum des Baumes zeigen sich Merkmale des Jupiterprinzips.

Eichen besitzen eine alte kultische Tradition als dem Göttervater (Zeus, Jupiter, Thor, Taranis) geweihte Bäume und eine große Symbolkraft. Das keltische Wort „duir" hat sowohl Eingang in die Bezeichnung der Druiden als auch in das Wort Tür (englisch „door") gefunden. Als Lieferant für außerordentlich starkes Bau- und hochwertiges Feuerholz, als nahrhafte Mastweide für Schweine erhiel-

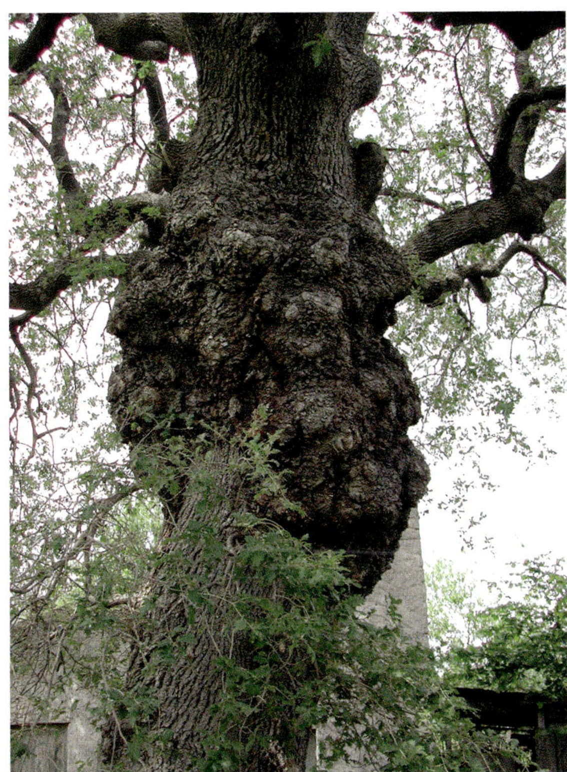

▶ **Abb. 6.85** Alte Eichenstämme, hier mit Baumgeschwulst, zeigen die zusammenziehende und verhärtende Qualität des Saturnprinzips und des Erdelements.

ten Eichenhaine existenziell wichtige Bedeutung. Kein Wunder, meint doch der Volksmund diesbezüglich: „Auf den Eichen wachsen die besten Schinken." Unter Eichen wurde Gericht gehalten, Urteile gefällt und vollstreckt. Sie ist das väterliche Gegenstück zur mütterlichen Linde, welche ebenfalls eine wichtige Bedeutung für die Dorfgemeinschaft besaß. Unter ihr wurden Probleme besprochen und subtile (lat. sub-tilia = unter der Linde) Losungen für Notlagen gesucht.

Die Eiche wird in alten Bauernregeln auch als Wetterorakel zu Hilfe genommen:

Grünt die Eiche vor der Esche,
bringt der Sommer große Wäsche;
grünt die Esche vor der Eiche,
bringt der Sommer große Bleiche.
Gibt's der Eichenblüten viel,
füllt sich auch des Kornes Stiel.

Indikationen Durchfall

Äußerlich: Akne, Analfissur, Aphthen, Blutung, Ekzem, Fußpilz, Hämorrhoiden, loses Zahnfleisch

Nebenwirkungen (entfallen bei Anwendung in spagyrischer oder potenzierter Form) Eichenrinde kann, vor allem bei innerlicher Anwendung, empfindliche Schleimhäute reizen. Eine zu lange (> 1 Woche) oder zu häufige Anwendung kann Haut und Schleimhaut austrocknen und so deren Funktionen vermindern. Zusätzlich wird z. B. die Resorption von Vital- und Arzneistoffen im Darm erschwert. Es lohnt sich, einen einstündigen Abstand einzuhalten.

Kontraindikationen (entfallen bei Anwendung in spagyrischen oder potenzierter Form) Keine – allerdings ist die kräftig zusammenziehende Wirkung auf Haut und Schleimhaut aus naturheilkundlicher Sicht mittel- bis langfristig nicht sinnvoll.

Beispiele für Fertigarzneimittel

- Argentum/Quercus comp. Vaginalglobuli, Weleda (CH/D)
- Gemmomazerat Quercus, Phytopharma (Oe)
- Imupret Tropfen, Bionorica (CH/D)
- Eichenrinden Tee, Bombastus-Werke (D)

6.33 Einbeere – *Paris quadrifolia* L.

Es erstaunt nicht, dass die auch Wolfsbeere, Hundstod oder Teufelsauge genannte Pflanze in allen Teilen giftig ist, wenn auch nicht in gleicher Intensität wie die Tollkirsche. Das frühere Liliengewächs wird heute den Germergewächsen zugeordnet. Die Einbeere wächst in ganz Europa und Kleinasien bis in Höhenlagen von beinahe 2000 Metern, bevorzugt an schattigen, nährstoffreichen und feuchten Standorten von Laub- oder Auenwäldern.

Die ausdauernde Einbeere bildet einen bis zu 40 Zentimeter langen Stängel mit einem Quirl von vier eiförmigen, ganzrandigen Blättern (▶ **Abb. 6.86**). In ihrer Mitte bildet sich eine sternenförmige, grünliche Blüte, die sich zu einer blauschwarzen, kirschgroßen Beere, die an eine Heidelbeere erinnert, entwickelt (▶ **Abb. 6.87**). Die Wurzelrhizome der Einbeere sind lang und schlangenartig kriechend.

Alle Teile der Pflanze sind giftig, im Speziellen die Beeren, die bei stärkerem Verzehr sogar zum Tod durch Atemlähmung führen können. Ähnlich der Tollkirsche wurde die Einbeere jedoch in früheren Zeiten zur Erweiterung der Pupillen und zur Schmerzlinderung verwendet. Aufgrund ihrer blauen Frucht außerdem bei Augenentzündung und wegen ihrer Ähnlichkeit mit einer Pestbeule auch als Pestheilmittel sowie als Desinfektionsmittel gegen epidemisch auftretende Krankheiten (Pestbeere).

Ihren lateinischen Namen erhielt die vierblättrige Einbeere in Anlehnung an den griechischen Mythos um den Prinzen Paris. Als ein großes Fest zu Ehren der Hochzeit des Peleus, eines Enkels des Zeus, gegeben wurde, waren alle außer Eris, die Göttin der Zwietracht, eingeladen. Als Eris trotzdem auf der Hochzeit erschien, warf sie einen goldenen Apfel, auf dem „der Schönsten" geschrieben

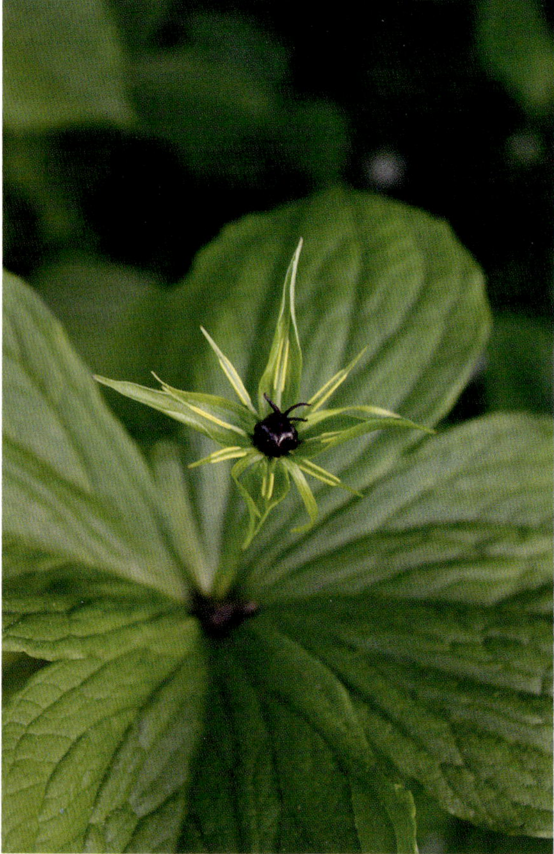

▸ **Abb. 6.86** Die Einbeere besitzt einen wundersamen Blütenaufbau.

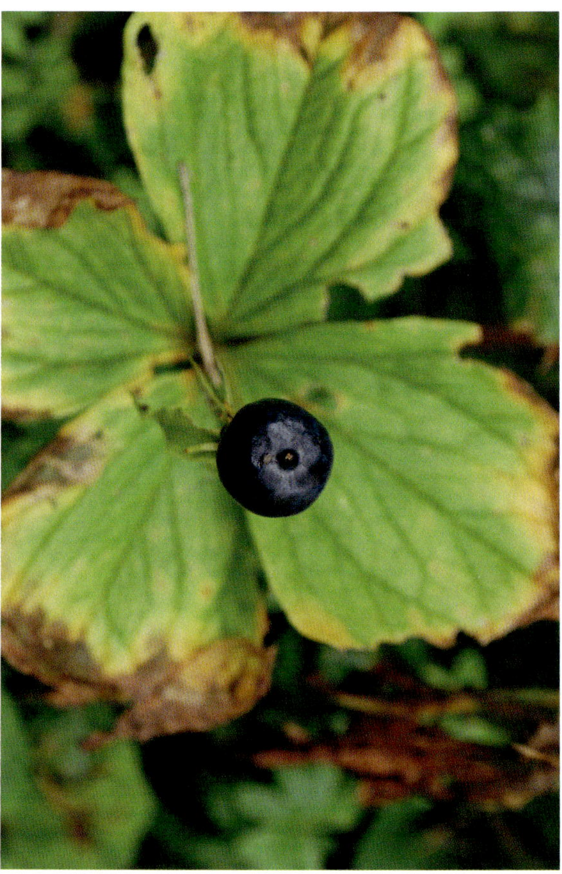

▸ **Abb. 6.87** Wegen der Ähnlichkeit der Frucht wird die Einbeere auch kleine Tollkirsche genannt.

stand, unter die Geladenen. Paris, ein junger Königssohn aus Troja, übergab den Apfel Aphrodite und wurde dafür mit Helena, der Tochter des Königs von Sparta belohnt. Aus dem darauffolgenden Raub der Helena entwickelte sich später der trojanische Krieg. Demnach versinnbildlichen die vier Quirlblätter der Einbeere Paris und die drei konkurrierenden Göttinnen Aphrodite, Hera und Athene.

Die Pflanze wird in der heutigen Heilpflanzenkunde nicht mehr verwendet. Die Homöopathie stellt jedoch aus der ganzen frischen Pflanze ein Heilmittel her. Im zugehörigen Arzneimittelbild zeigen sich Symptome wie epileptische Anfälle, ein Gefühl der Einschnürung im Hals beim Sprechen, erhöhte Empfindlichkeit gegenüber schlechten Gerüchen, Sinnestäuschungen oder Wahnideen.

Indikationen Gemäß dem homöopathischen Arzneimittelbild u. a. bei Epilepsie, Gesichtsneuralgie, Kehlkopfentzündung, Kopfschmerz, Migräne, Neuralgie, Trigeminusneuralgie

Nebenwirkungen und Kontraindikationen (entfallen bei Anwendung in spagyrischer oder potenzierter Form) Die Pflanze ist giftig.

Beispiele für Fertigarzneimittel

- Ammonium bromatum Oligoplex Dilution, Madaus (D)
- Antimigren SL Dilution, Pascoe (D)
- Regenaplex Nr. 3b Dilution, Regenaplex (CH/D)
- Synergon Komplex 87 Ignatia N Dilution, Kattwiga (D)

6.34 Eisenhut, Blauer – *Aconitum napellus* L.

Diese deutlich giftige Pflanze begegnet uns in den Höhenlagen der Alpen, den nördlichen Gebirgen Asiens, Amerikas und Europas (▸ **Abb. 6.88**). Eisenhut liebt kühlfeuchte Stellen in Wiesen, lichten Wäldern und entlang von Bachläufen. Die Pflanze gibt sich gerne auch mit halbschattigen Standorten zufrieden. Innerhalb der Art existieren viele Unterarten, die jedoch selbst für Experten schwierig zu unterscheiden sind.

Aus einer braunschwarzen Wurzelknolle wächst der bis zu 150 Zentimeter hohe Stängel des Eisenhutes. Daran entfalten sich dunkelgrüne, tief eingeschnittene Blätter mit 5–7 Lappen. In endständigen Blütentrauben entspringen helmförmige, dunkelblaue Blüten. Sie gleichen dem Sturmhut der Landsknechte, einem alten Eisenhelm

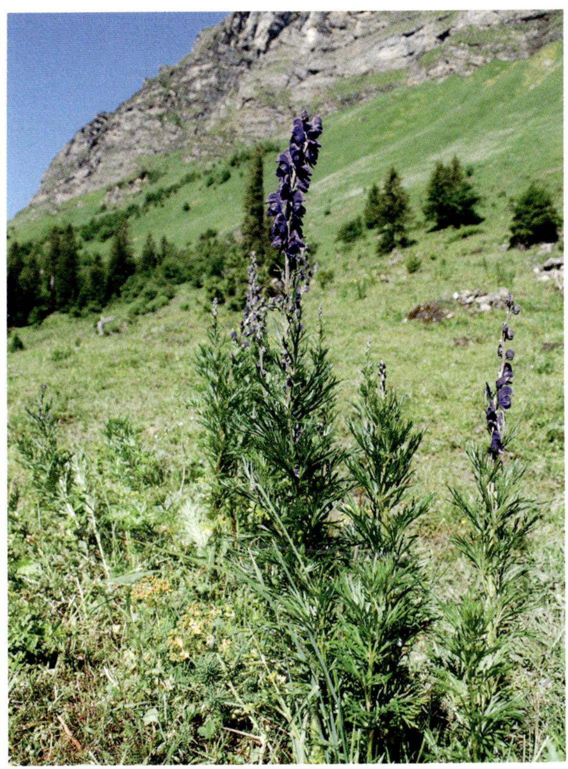

▶ **Abb. 6.88** Die giftigste einheimische Pflanzenart liebt hochgelegene Alpwiesen.

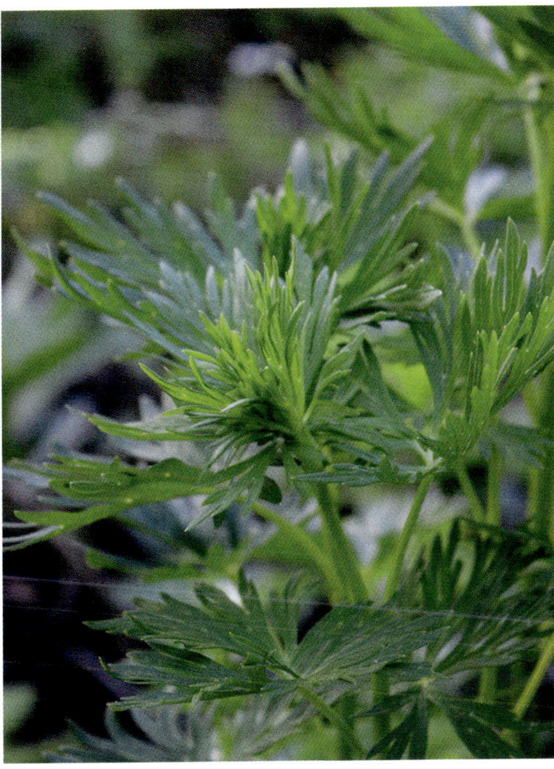

▶ **Abb. 6.90** Alle Teile des Eisenhuts sind sehr giftig. Die Giftstoffe können bei langer Berührung auch über die Haut aufgenommen werden. Die Blätter zeigen deutliche Signaturen der Hahnenfußgewächse.

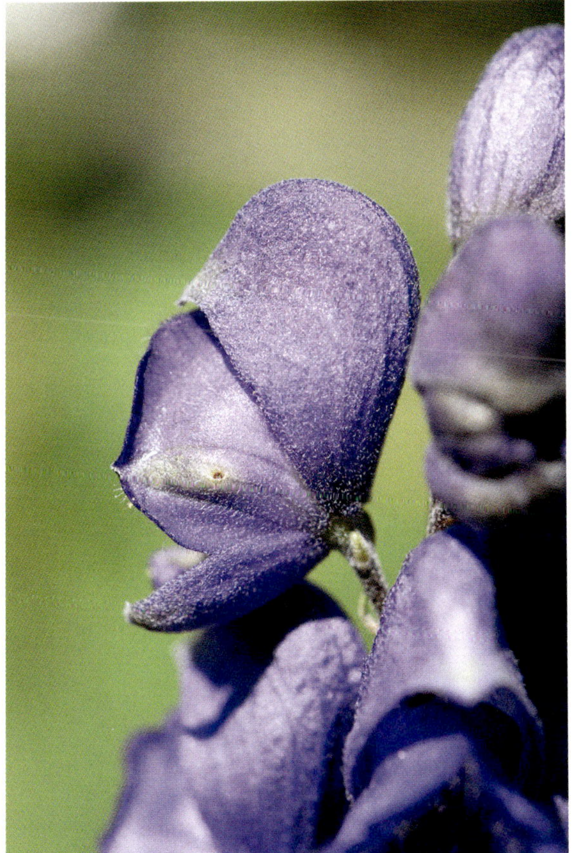

▶ **Abb. 6.89** Die Helmform der Blüten stand bei der Namensgebung Pate.

(▶ Abb. 6.89). Mit der Bestäubung entwickeln sich daraus Balgkapseln, aus denen sich nach dem Aufspringen viele schwarze Samen entleeren. Diese benötigen, um keimen zu können, mehrere durchgestandene Frostperioden.

Die Eisenhutknolle wurde früher wegen ihrer schmerzstillenden und blutdrucksenkenden Wirkung in der Heilkunde eingesetzt. Ebenso bekannt ist sie als Bestandteil der legendären Hexen- oder Flugsalben. Da ihre Wirkstoffe die Nervenendungen der Haut zuerst erregen, um sie später zu betäuben, können entsprechende Anwendungen das Gefühl von Fell oder Federn, von Kälte oder Windzug auf der Haut erzeugen.

Eine Anwendung in materiellen Dosen ist wegen ihrer Gefährlichkeit (Giftkraut, Hundstod, Ziegentod) heute äußerst selten und bedingt die genaue Kenntnis der Dosierung oder Verdünnung. Alle Teile des Eisenhuts sind stark giftig (▶ Abb. 6.90). Wenige Gramm der Knolle bewirken bereits eine tödliche Vergiftung durch eine Atem- und Herzlähmung. Die Giftstoffe können bei längerer Berührung auch über die Haut aufgenommen werden und erste Symptome erzeugen. Nach der griechischen Mythologie entstand die Giftpflanze aus dem Speichel des Höllenhundes Cerberus (Teufelswurz, Wolfskraut). In entsprechender Verdünnung und Zubereitung ist Aconitum jedoch ein wichtiges Arzneimittel der Spagyrik, Homöopathie und anthroposophischen Medizin.

Das homöopathische Arzneimittelbild ist sehr umfassend: Aconitum wird bei Beschwerden eingesetzt, welche plötzlich (entsprechend dem schnellen Verlauf der Vergiftungssymptomatik) und durch kalte Zugluft entstehen können. Letzteres korreliert auch mit den gebirgigen, windexponierten und zugigen Standorten, welche die Pflanze ohne Probleme verträgt. Das Mittel eignet sich in der Anfangsphase akuter, fieberhafter Erkrankungen, die plötzlich und heftig beginnen und häufig von kaltem Wind oder Zugluft ausgelöst werden. Trotz hohen Fiebers resultieren keine Schweißausbrüche. Typisch sind zudem heftige, kongestive Zustände im Bereich des Kopfes oder Brustraums. Begleitet werden alle Symptome von heftiger Angst, Todesangst und Kältegefühl am ganzen Körper. In seiner Giftigkeit und der dunklen Blütenfarbe zeigen sich Aspekte des Saturnprinzips. Der Name Apolloniakraut nimmt Bezug auf die Anwendung bei Zahnschmerzen und verweist auf Apollonia, eine der kirchlichen Nothelferinnen, die bei Zahnleiden angerufen wurde.

Indikationen Angina, Atemnot, Fieber, Fieberkrampf, Gelenkschmerz, Grippe, Ischialgie, Migräne, Mittelohrenentzündung, Neuralgie, Rheuma, Schmerz

Zusätzlich gemäß dem homöopathischen Arzneimittelbild.

Nebenwirkungen und Kontraindikation (entfallen bei Anwendung in spagyrischer oder potenzierter Form) Alle Pflanzenteile sind in hohem Maße giftig!

Beispiele für Fertigarzneimittel

- Aconitum D 6, D 12 Dilution, Ceres (CH/D)
- Aconitum/Camphora comp. Otoguttae Ohrentropfen, Wala (CH/D)
- Infludo Tropfen (CH), Infludo Mischung (D) Dilution, Weleda
- Padma 28 Kapseln, Padma (CH)
- Pflügerplex Aconitum 113 H Dilution, Pflüger (D)

6.35 Engelwurz (Arzneiengelwurz) – *Angelica archangelica* L.

Ursprünglich ganz dem Norden entstammend, hat sich die Arzneipflanze mittlerweile auf großen Flächen der nördlichen Hemisphäre verbreitet – so in Nord- und Mitteleuropa, Nordasien und Nordamerika. In Mitteleuropa wird die Engelwurz eher als Kulturpflanze in Gärten angetroffen als in freier Wildbahn.

Wie die verwandte **Brustwurz**, ***Angelica silvestris***, ist sie ein Strahlensucher und liebt feuchte Gräben, Wiesen und Ufer von Gewässern. Die kleinere Schwester der Arzneiengelwurz lässt sich in Mitteleuropa häufig in Wäldern, Feuchtgebieten und entlang von feuchten Kieswegen finden. Die große Angelika sammelt als Blattrosette 2–3 Jahre Kraft, bevor sie den bis zu 300 Zentimeter hohen, innen hohlen Stängel austreibt ▸ **Abb. 6.91**). Dieser ist leicht rötlichbraun überlaufen, gerillt und tendiert im Herbst beim Absterben dazu, zu verholzen. Die zwei- bis mehrfach gelappten Fiederblätter entfalten sich aus einer bauchigen Blattscheide, sind am Rande gezähnt und riechen beim Verletzen charakteristisch. Das Blatt kann eine Länge von 60 bis beinahe 100 Zentimetern erreichen.

Die endständige Doldenkugel setzt sich aus kleinen, unscheinbar grünlichgelben Einzelblüten zusammen und zeigt weitere Qualitäten des Luftelements. Die im Spätsommer entstehenden Spaltfrüchte riechen beim Reiben kräftig und aromatisch. Als Vertreter der Doldenblütler zeigt die ganze Pflanze ihr ausstrahlendes Wesen, indem sie mit ihren kleinen Einzelblüten, ihrem hohlen Stängel und den fiederteiligen Blättern viel Kontaktfläche zu ihrer Umgebung schafft. Ihr verströmender, würziger Geruch zieht unzählige Insekten, Fliegen, Bienen oder Marienkäfer an.

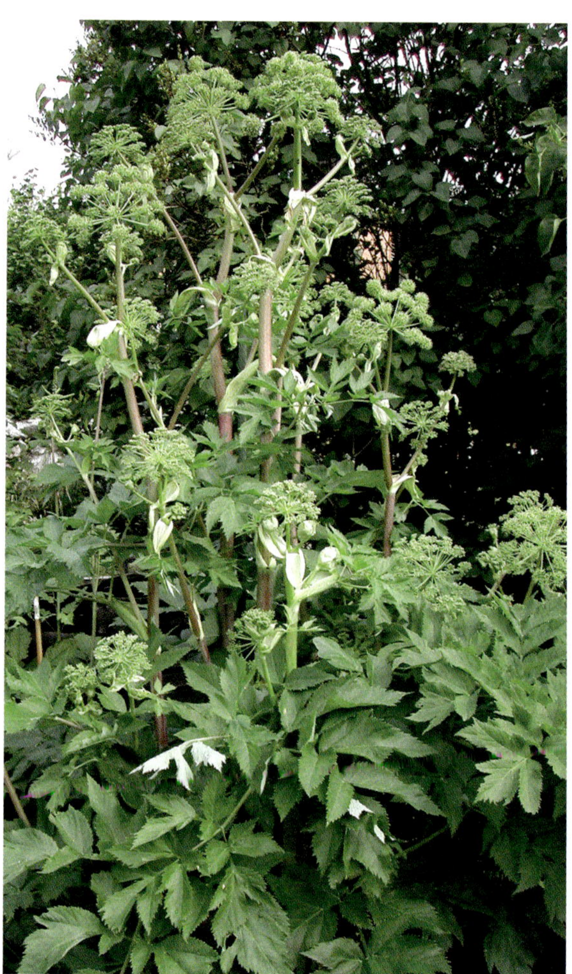

▸ **Abb. 6.91** Engelwurz entwickelt nach 2–3 Jahren einen hohen Blütenstängel und stirbt danach ab.

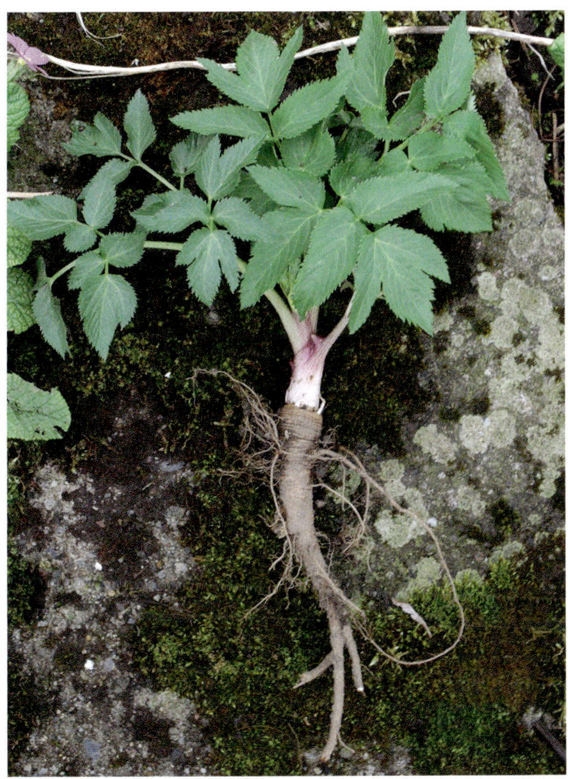

▶ **Abb. 6.92** Die Angelikawurzel ist erstaunlich groß und riecht angenehm.

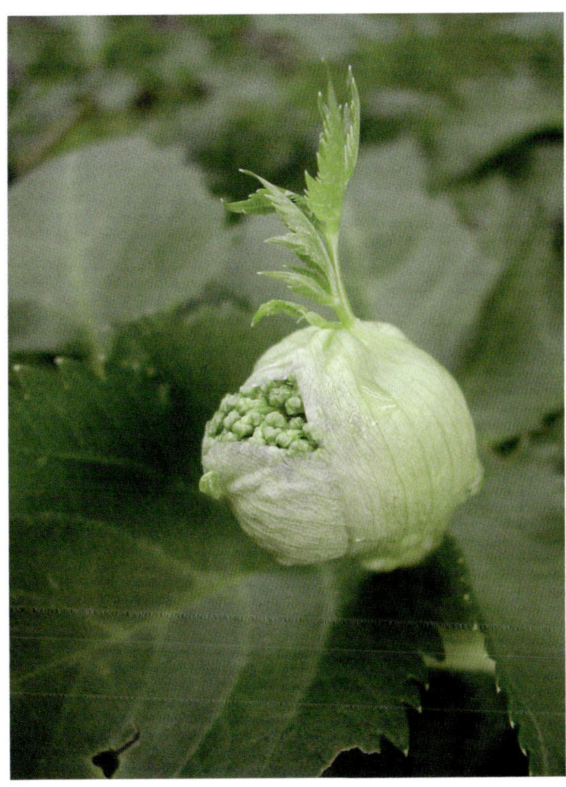

▶ **Abb. 6.93** Die gestaute Blütenknospe ist eine Entsprechung zur Anwendung bei Lymphknotenschwellung.

Der mächtige, verzweigte Wurzelstock riecht sehr aromatisch (▶ Abb. 6.92) und schmeckt bitter-scharf. Die vor der Bildung des Blütenstängels geerntete Angelikawurzel, Angelicae radix, ist ein altbewährtes Heilmittel, welches als Tee, Tinktur, in der Wildkräuterküche oder in Fertigarzneimitteln zum Einsatz kommt. Die Volksheilkunde kennt auch die äußerliche Anwendung der Wurzel oder der Samen in Form von Salben, Bädern oder Umschlägen.

Das Wirkungsspektrum der Wurzel ist sehr breit und zielt schwerpunktmäßig auf die Verdauung, die Atemwege und Genitalien: verdauungsfördernd, leberanregend, lymphflussfördernd, Menstruationsblutung anregend und krampflösend. Das Mittelalter kannte Engelwurz als wichtigen Bestandteil verschiedener Allheilmittel, Theriaks (Theriakwurzel) genannt. Die Lymphwirkung zeigt sich als Analogie in den verdickten Knoten des Stängels und den wie geballt wirkenden Blütenknospen (▶ Abb. 6.93).

Wie bei vielen anderen Vertretern der Doldenblütler wirkt der kräftige Reiz der Wurzel auf den männlichen Genitalbereich anregend, aphrodisierend und potenzsteigernd (Geilwurz) – auf die weibliche Menstruationsblutung fördernd resp. bei Schwangerschaft abortiv. Der auf die Petersilie gemünzte volkstümliche Spruch hat seine Gültigkeit also auch für diesen Familienvertreter: „Petersilie hilft dem Mann aufs Pferd – der Frau unter die Erd."

Humoralmedizinisch betrachtet ist Engelwurz ein wärmendes und kräftigendes Arzneimittel gegen Feuchtigkeitsstauungen und Verschleimung der Atem-, Verdauungs- und Genitalorgane.

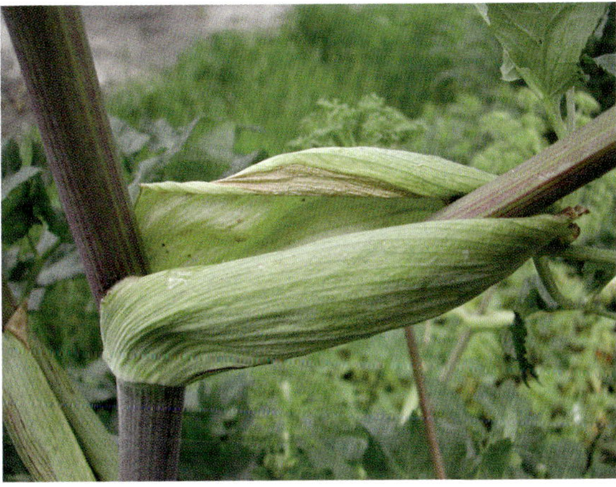

▶ **Abb. 6.94** Die Blattscheide bei Engelwurz zeigt einen Bezug zum luftigen Merkurprinzip.

In ihrer Erscheinung und ihrer den Menschen als Ganzes stabilisierenden und vitalisierenden Wirkung kommt der Bezug zum Sonnenprinzip zum Ausdruck. Die Engelwurz ist wie viele sonnige Pflanzen ein Lichtkeimer. Daneben besitzt Engelwurz aber, wie andere Doldenblütler, einen kräftigen Merkuraspekt (▶ Abb. 6.94), der in ihrem Gedeihen entlang von Wegen, dem ausstrahlenden Wesen, der Kommunikation mit dem Umfeld und der Wirkung auf die Austauschfunktion Atmung und Verdauung zum Ausdruck kommt. Eine Prise Mars zeigt sich zusätzlich im rot überlaufenen Stängel, dem scharfen Geschmack und dem fotosensibilisierenden Potenzial der Heilpflanze. Der hohle Stängel wird signatorisch in Bezug zur Anwendung bei Atemwegsbeschwerden gesetzt.

Indikationen Abwehrschwäche, Appetitlosigkeit, Atemwegserkrankung, Blähung, Bronchitis, Dyspepsie, Erkältung, Fieber, Gelenkschmerz, Grippe, Husten, verminderte Libido, Lymphknotenschwellung, Lymphstau, Magen-Darm-Krampf, ausbleibende oder verzögerte Menstruationsblutung, ausbleibende Nachgeburt, Rheuma, Verdauungsbeschwerden, Völlegefühl

Nebenwirkungen (entfallen bei Anwendung in spagyrischer oder potenzierter Form) Bei empfindlichen Menschen kann durch Berührung und unter Sonnenexposition eine Fotosensibilisierung mit Hautentzündungen, Juckreiz ausgelöst werden.

Die Reizwirkung auf den Genitalbereich kann bei Schwangeren abortiv wirken.

Kontraindikationen (entfallen bei Anwendung in spagyrischer oder potenzierter Form) Magen-Darm-Geschwür, Gallenwegsverschluss, Schwangerschaft

Beispiele für Fertigarzneimittel

- Angelica archangelica Urtinktur, Ceres (CH/D)
- Bitterstern Tropfen, Laetitia Naturprodukte (CH)
- Carvomin Verdauungstropfen, Aristo Pharma (D)
- Doron Hustentropfen, Weleda (CH/D)
- Klosterfrau Melissengeist, Melisana (CH)

6.36 Enzian, Gelber – *Gentiana lutea* L.

Was wären die Bergwiesen der Alpen ohne die majestätische Blüte des Gelben Enzians? Diese imponierende Pflanze wächst in Mittel- und Südeuropa sowie in Kleinasien auf Alpweiden, in lichten Waldrändern und auf Felsschutt bis in Höhen von beinahe 2500 Metern (▸ Abb. 6.95). Sie bevorzugt kalkhaltige Standorte ohne Staunässe, erträgt jedoch auch Halbschatten.

Aus einer reichverzweigten, bis zu 50 kg schweren, gelblichen Wurzel entspringt im Frühling mit geballter Energie eine grundständige Blattrosette mit ganzrandigen, ellipsenförmigen Blättern, welche gegenständig angeordnet sind (▸ Abb. 6.96).

Die Blattstellung ist eines der Hauptmerkmale bei der Unterscheidung vom weißen Germer, der wechselständige Blätter aufweist (▸ Abb. 6.97). Auf der Oberseite ist das Blattwerk des Enzians von saftig grüner Farbe, auf der Unterseite stechen die kräftigen, hervorstehenden Blattnerven ins Auge. Die Unterscheidung ist für Wurzelste-

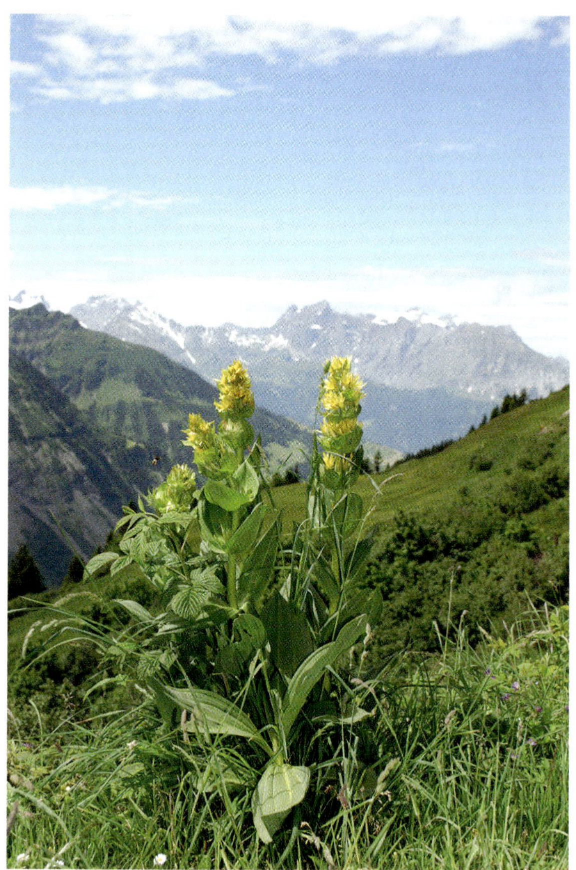

▸ **Abb. 6.95** Enzian ist ein wahrer Alpenfürst.

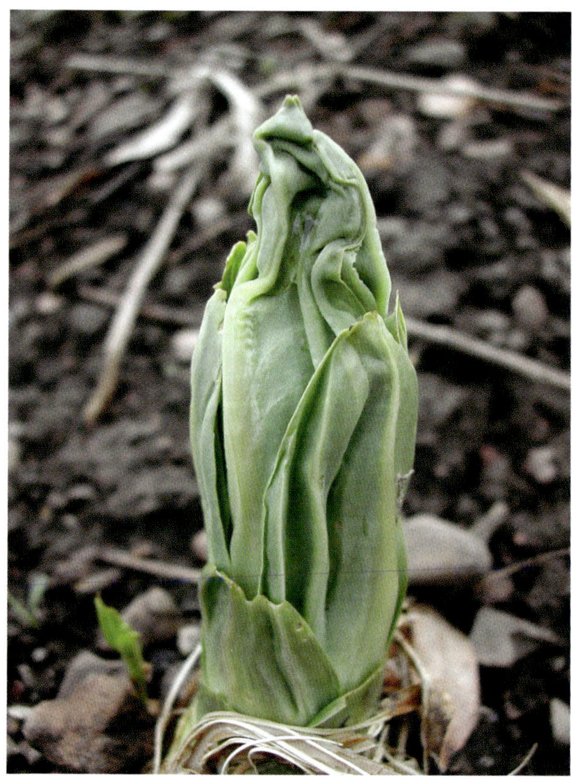

▸ **Abb. 6.96** Die Frühlingsgeste der Enzianknospe spiegelt die kraftvolle und gradlinige Wirkungsweise des Enzians wider.

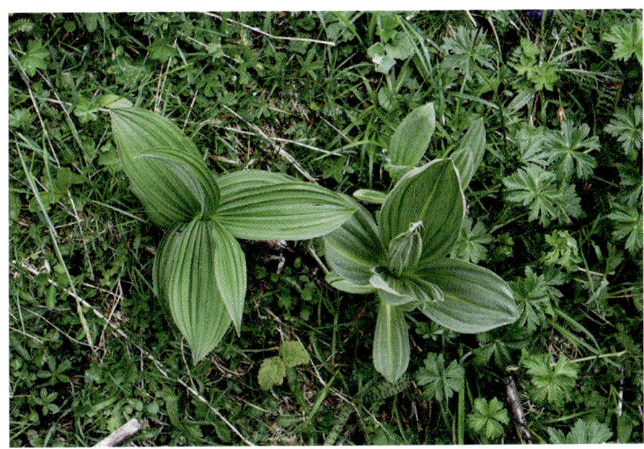

▸ **Abb. 6.97** Die Unterschiede zwischen Germer (links) und Enzian (rechts) sind vor allem in der Blattstellung gut ersichtlich.

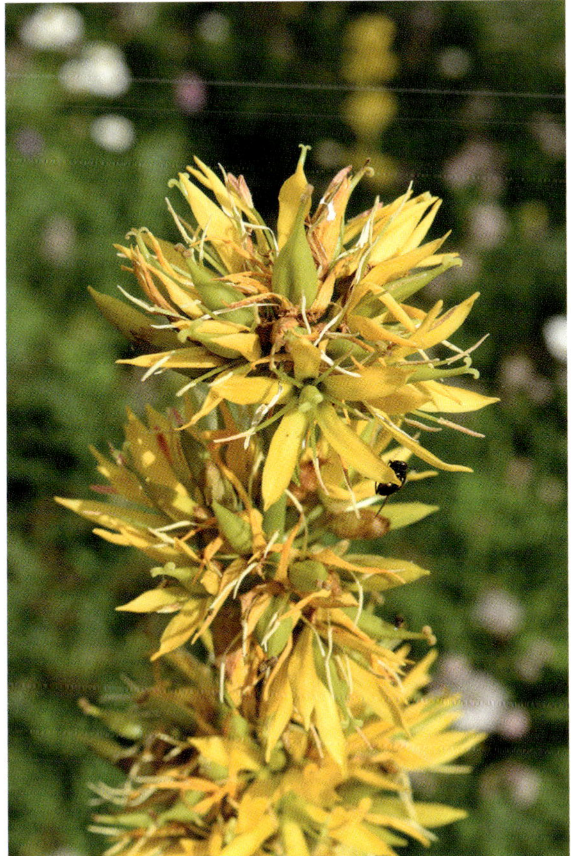

▸ **Abb. 6.98** Die goldgelbe Blüte lockt viele Insekten an.

cher von großer Wichtigkeit, da bei einer Verwechslung tödliche Vergiftungen möglich sind.

Mit ca. 7–10 Jahren entwickelt der Enzian erstmals einen runden, hohlen und bis zu 150 Zentimeter hohen Blütenstängel mit schalenartigen Tragblättern, aus deren Achseln gelbe kreuzgegenständig stehende Blüten entspringen (▸ **Abb. 6.98**). Außerordentlich viele leberwirksame Pflanzen besitzen gelbe Teile: z. B. Löwenzahn, Schöllkraut, Berberitze oder Wermut. Die Blüten des Enzians stehen in Trugdolden und bilden nach der Bestäubung Kapselfrüchte mit vielen, leicht abgeflachten Samen, welche vor der Keimung eine oder mehrere Frostzeiten durchlaufen müssen.

Neben dem Gelben Enzian wachsen in Mitteleuropa auch weitere hohe Enzianarten, wie der **Purpurenzian**, ***Gentiana purpurea***, der **Punktierte Enzian**, ***Gentiana punctata***, der **Ostalpenenzian**, ***Gentiana pannonica***, und natürlich die bekannten niedrigeren, blaublühenden Enzianarten, die gerne abgebildet werden. Einige der erstgenannten Arten können geerntet werden, jedoch nicht die blaublühenden, kleinwüchsigen.

Der Wurzelstock des Gelben Enzians, Gentianae radix, ist die bitterste Heilpflanze (Bitterwurz) Mitteleuropas. Der markante Geschmack ist selbst in einer 30 000-fachen Verdünnung gerade noch wahrnehmbar. Seit alten Zeiten wird er seiner kräftig appetit-, verdauungs- und die Leber und Galle anregenden und tonisierenden Wirkung auf die Verdauungsorgane als Heilmittel verwendet. Volkstümliche Namen wie Magenwurz, Darmwurz, Gelbsuchtwurzel und das dominierende Gelb der Blüte und Wurzel bringen diese Organbezüge zum Ausdruck. Sei es in Form von Tee, Tinktur, Enzianschnaps oder Likör, die bittere Droge wirkt außerdem allgemein stärkend (Heil aller Schäden) und tonisierend, fiebersenkend, antiviral und antibakteriell. In der gelben Blütenfarbe, in der mächtigen Wurzelbildung und der Wirkung auf die Leberfunktion zeigen sich deutliche Aspekte des Gestirns Jupiter.

Indikationen Abwehrschwäche, Appetitlosigkeit, Aufstoßen, Blähung, Dyspepsie, Eisenmangel, Fieber, Hypotonie, verminderte Leber-Galle-Funktion, Magenschwäche, verminderte Pankreasfunktion, Rekonvaleszenz, Stoffwechselschwäche, Verdauungsstörung, atonische Verstopfung, Völlegefühl

Nebenwirkungen (entfallen bei Anwendung in spagyrischer oder potenzierter Form) Im frischen Zustand kann die Wurzel Übelkeit, Magenschleimhautreizung hervorrufen.

Kontraindikationen (entfallen bei Anwendung in spagyrischer oder potenzierter Form) Hypertonie, Gallenwegsverschluss, Magen-Darm-Geschwür, Magenübersäuerung, Reizmagen, Schwangerschaft, Stillzeit

Beispiele für Fertigarzneimittel
- Amara-Pascoe Tropfen, Pascoe (D)
- Amara-Tropfen, Weleda (CH/D)
- Bitter Elixier, Wala (CH/D)
- Gentiana Urtinktur, Ceres (CH/D)
- Padma Lax Tabletten, Padma (CH)

6.37

Erdbeere (Walderdbeere) – *Fragaria vesca* L.

Die ausdauernde Walderdbeere gedeiht wild auf humusreichen Böden an Waldrändern, auf Lichtungen und auf schattigen Wiesen der Nordhalbkugel. Mehrere hundert Kulturformen werden der begehrten Beeren wegen gerne in Gärten gezogen (▶ **Abb. 6.99**). Die krautige Pflanze bildet mehrere Ausläufer, welche der vitalen Verbreitung dienen, und scheint Störzonen zu meiden.

An leicht behaarten Stängeln erblühen weiße, fünfzählige Blüten (▶ **Abb. 6.100**). Die dreilappigen, am Rande fein gesägten Blätter sind unterseitig hellgrün und zeigen einen Bezug zur Leber. Nach der Blüte erscheinen die roten, süßen Scheinfrüchte.

Das Blatt, Fragariae folium, wird heute vor allem der zusammenziehenden und leicht stopfenden Wirkung wegen bei Durchfällen (Darmkraut) oder leichten Entzündungen der Verdauungsorgane verwendet. Da es aus humoralmedizinischer Sicht auch übermäßige Gelbgalle und deren Schärfen dämpft, wird es außerdem zur Regulation der Leber-Galle-Funktion und zu deren Entlastung eingesetzt. Eine relative schwache harntreibende Wirkung ist ebenfalls bekannt.

Die Früchte werden gerne frisch, als Kompott oder Konfitüre genossen. Sie wirken mild abführend und stoffwechselanregend. Nach Tabernaemontanus (um 1522–1590) sind sie ihrer kühlenden Wirkung wegen „dem erhitzen Magen eine kräftige Kühlung und insonders denen nützlich die viel Galle (Anmerkung: Gelbgalle im humoralmedizinischen Sinne) im Magen haben" [105]. Süß und verlockend, wirken diese auch aphrodisierend und zeigen eine deutliche Venussignatur.

Indikationen Darmschleimhautentzündung, Durchfall, Gicht, verminderte Leber-Galle-Funktion, Magen-Darm-Schleimhautentzündung, Zahnfleischbluten, Zahnfleischentzündung

Nebenwirkungen (entfallen bei Anwendung in spagyrischer oder potenzierter Form) Die Früchte können bei empfindlichen Personen Nesselfieber auslösen.

Kontraindikationen (entfallen bei Anwendung in spagyrischer oder potenzierter Form) Allergien gegen rote Früchte

Beispiele für Fertigarzneimittel

- Anaemodoron Tropfen (CH), Anaemodoron Dilution (D), Weleda
- Hepatodoron Tabletten, Weleda (CH/D)
- Nerven- und Aufbaunahrung, Wala (CH/D)
- Vitis comp. Tabletten, Weleda (CH/D)

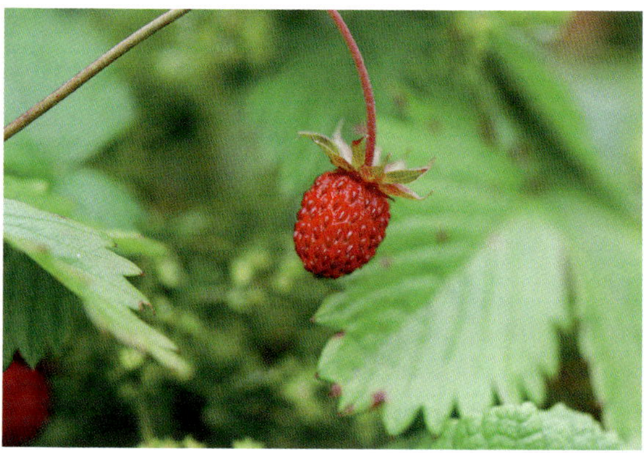

▶ **Abb. 6.99** Die Erdbeere ist botanisch gesehen eigentlich eine Sammelfrucht.

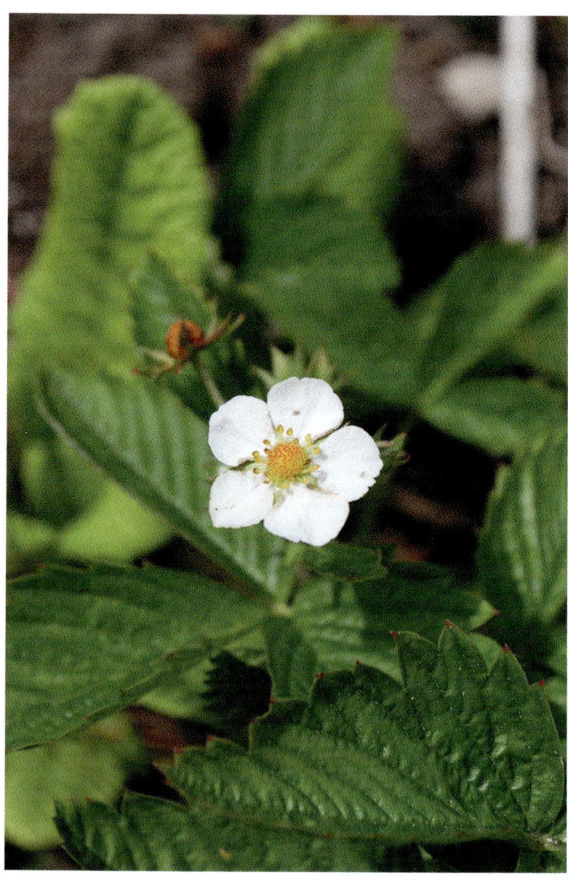

▶ **Abb. 6.100** Die Walderdbeere zeigt eine für Rosengewächse typische fünfzählige Blüte.

6.38

Esche, Gemeine – *Fraxinus excelsior* L.

Eschen sind Bewohner der nördlichen Hemisphäre – die Gemeine Esche wächst vor allem in Mitteleuropa, an den Rändern von Bächen, Straßen, in Misch- oder Auenwäldern. Sie bevorzugen helle Standorte ohne Staunässe und allzu hohem Säuregehalt. Unter optimalen Bedingungen

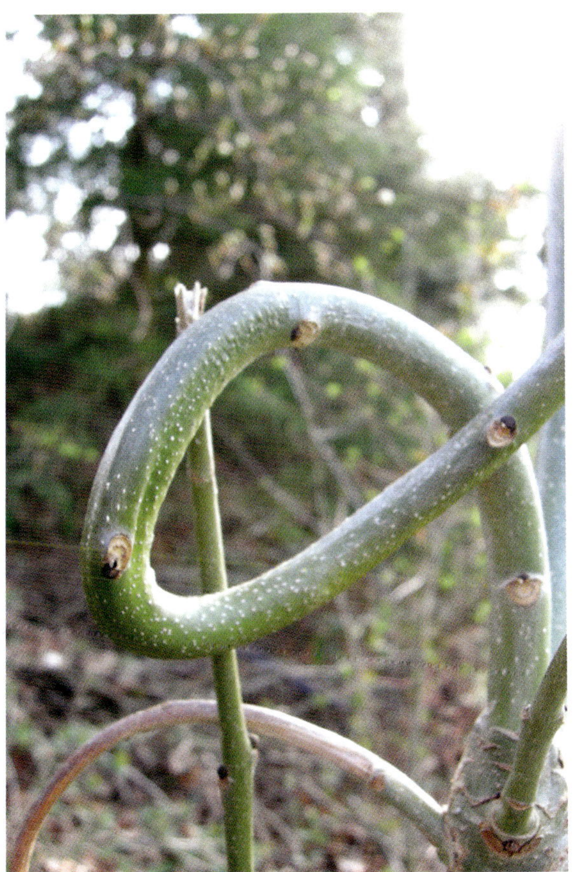

▸ **Abb. 6.101** Ein kreisförmig gebogener Eschenzweig.

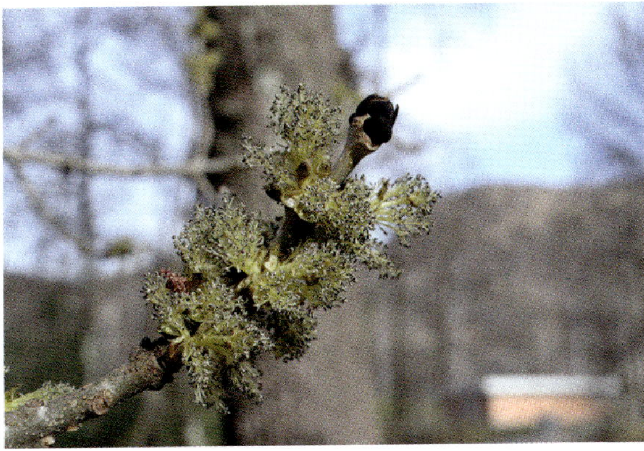

▸ **Abb. 6.102** In ihrer Farbe zeigen die schwarzen Winterknospen (hier mit Blütenbüschel) eine Analogie zum schwarzgalligen Prinzip der Humoralmedizin.

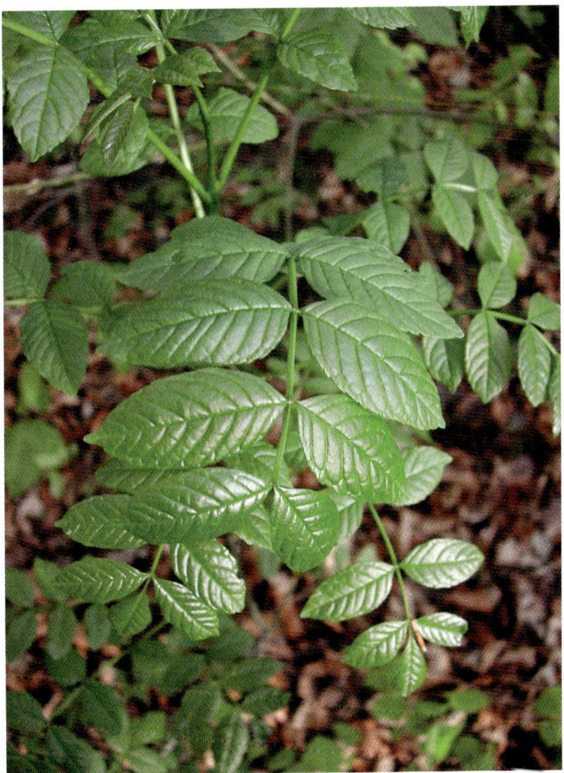

▸ **Abb. 6.103** Das saftig grüne Eschenblatt ist unpaarig gefiedert, (d. h., es besitzt ein einzelnes Endblatt).

können Eschen über 40 Meter hoch und bis zu 300 Jahre alt werden. In ihrer Jugend zeigen sie ein sehr schnelles Wachstum. Es gibt nicht viele Bäume, die eine derart kräftige Vitalität aufweisen wie junge Eschen, im Alter verlangsamt sich das Wachstum allerdings deutlich. Die erst glatte, grünlich glänzende Rinde wird dann borkig und tief gefurcht. Trotzdem leiden viele, vor allem junge Bäume seit den 1990er-Jahren zunehmend an einer Pilzerkrankung, welche die Blätter welken, ganze Äste kahl werden und Bäume sogar absterben lässt. Die Esche ist trotz ihrer unbändigen Lebenskraft ein empfindliches Geschöpf, das in Stör- und Reizzonen mit offensichtlichen Fluchtbewegungen und anderen Erscheinungen reagiert (▸ Abb. 6.101).

Die Bäume besitzen ein sich in viele Seitenwurzeln verzweigendes, eher oberflächlich verlaufendes Wurzelsystem. Der Hauptstamm bildet ein helles, hoch geschätztes Holz, welches für Möbel oder Böden verwendet wird. Aus paarweise angelegten, tiefschwarzen Knospen (▸ Abb. 6.102) entfalten sich kreuzweise gegenständig angeordnete und 9- bis 15-fachgefiederte Blätter (▸ Abb. 6.103). Die Blattränder sind gesägt. Aus den jüngeren Zweigen entspringen rispenförmige Blütenbüschel. Die Esche trägt männliche und weibliche Blüten meist auf einem Baum, es existieren aber auch zweihäusige, getrenntgeschlechtliche Exemplare. Nach ihrer Bestäubung bilden sich glänzende Flügelfrüchte, die in Büscheln hängen und deren Samen erst im Winter und Frühling ihre Reise antreten.

Die Blätter, Fraxini folium, werden in der Volksheilkunde als antirheumatischer, harntreibender und leicht abführender Tee verwendet. Auch äußerliche Anwendungsformen wie Wickel oder Bäder sind bekannt. Das Laub wurde früher als Futterzusatz für Vieh, in Notzeiten auch für Menschen verwendet und unter dem Dach, in der nach diesem Verwendungszweck benannten Laube, gelagert.

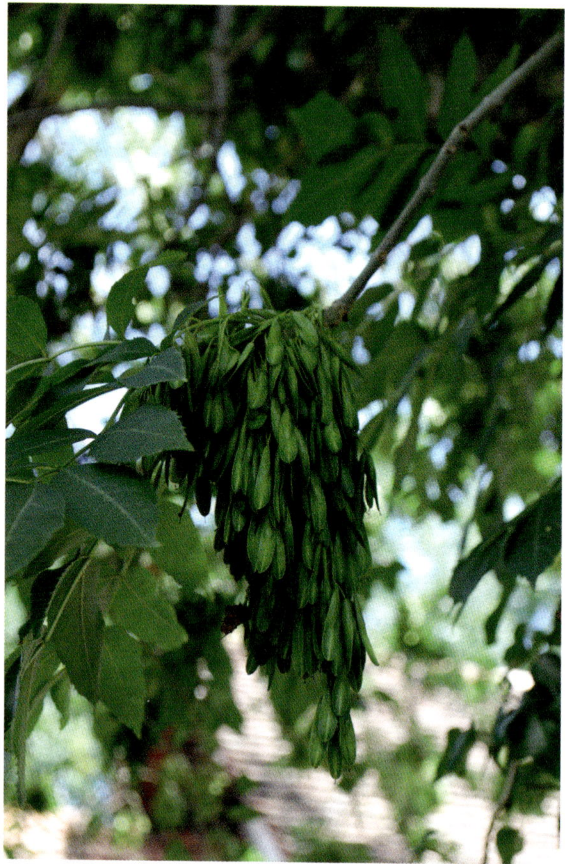

▸ Abb. 6.104 Die in dichten Büscheln hängenden Früchte der Esche sind Schraubenflieger, die ihre Samen bis zu 100 Meter weit tragen können.

Auch die im Frühling geerntete Rinde, Fraxini cortex, von jungen Bäumen ist heilkräftig. Sie wird aufgrund ihrer entzündungshemmenden und schmerzlindernden Wirkung ebenfalls im Rahmen rheumatischer Erkrankungen empfohlen. Die charakteristisch schwarzen Knospen erlauben einen Bezug zum schwarzgalligen, melancholischen Prinzip der Humoralmedizin. Die Esche bringt Bewegung in die festgefahrene, ausscheidungsschwache Situation des Patienten. Dieses aktivierende Prinzip zeigt sich auch in ihren äußerst beweglichen Ästen und der „helikopterartigen" Verbreitung der Flugsamen (▸ Abb. 6.104).

Früh ausschlagende Eschentriebe künden – gemäß einer Bauernregel – einen heißen Sommer an. Der Zeitpunkt des Blattaustriebs wird dabei mit demjenigen der Eiche verglichen: Treibt die Esche früher aus, wird es einen schönen und warmen Sommer geben, treibt sie nach der Eiche aus, wird es ein nasser Sommer werden.

Das erste Menschenpaar Ask und Embla soll der germanische Göttervater Odin aus einer Esche (Mann) und einer Erle oder Ulme (Frau) erschaffen haben. In der germanischen Mythologie kommt der Weltenesche Yggdrasil, dem „größten und besten aller Bäume" [23], eine zentrale Rolle zu. Ihre Wurzeln ragen bis in die Unterwelt, die Äste bis in den Himmel und umgeben die ganze Weltkugel. In ihrer Krone wohnen die Götter und halten dort Rat. In ihrem Wurzelwerk sitzen die drei Nornen, die das Schicksal der Menschen leiten.

Eine Esche weiß ich,
sie heißt Yggdrasil,
die hohe benetzt
mit hellem Nass;
von dort kommt der Tau,
der in die Täler fällt;
immergrün steht sie
am Urdbrunnen.

Völuspa, Island, 13. Jahrhundert [23]

Der Lichtbaum Esche trägt die Zeichen der Sonne: saftig grün leuchtende Blätter und leichtes, helles, sehr elastisches Stammholz. Obwohl die jungen Exemplare noch sehr gut mit schattigen Standorten zurechtkommen, streben sie ans Licht und kommen im Alter kaum mehr ohne eine besonnte Krone aus. Ähnlich der einheimischen Esche wird für die Heilmittelherstellung auch die Rinde der **Weißesche**, ***Fraxinus americana***, verwendet.

Indikationen der Gemeinen Esche Arthritis, Gelenkrheuma, Gicht, Nieren-Blasen-Funktionsschwäche, Ödem, Rheuma, Steinleiden, Stoffwechselschwäche, Verstopfung

Nebenwirkungen und Kontraindikationen Keine

Beispiele für Fertigarzneimittel

- Fraxinus excelsior D 1, Gemmomazerat Spagyros (CH)
- Fraxinus excelsior Urtinktur, Ceres (CH/D)
- Phytodolor Tropfen, Bayer Vital (D)

Beispiele für Fertigarzneimittel mit *Fraxinus americana*

- Pflügerplex Fraxinus 339 H Tabletten, Pflüger (D)
- Sepia Similiaplex Tabletten, Pascoe (D)

6.39 Eukalyptus, Blauer – *Eucalyptus globulus* Labill.

Diese heute auf vielen Kontinenten anzutreffende Baumart stammt ursprünglich aus Australien. Zur Entwässerung von Feuchtgebieten wurden Eukalyptusbäume seit dem 18. Jahrhundert auch im Süden Europas zur Eindämmung der Malariakrankheit (Fieberbaum) kultiviert (▸ Abb. 6.105).

Die schnellwachsenden Bäume behindern störende Konkurrenz gleich auf mehreren Wegen. Einerseits scheiden verschiedene Eukalyptusarten dafür eigens gebildete Geruchsstoffe aus, andererseits verstehen sie es, als

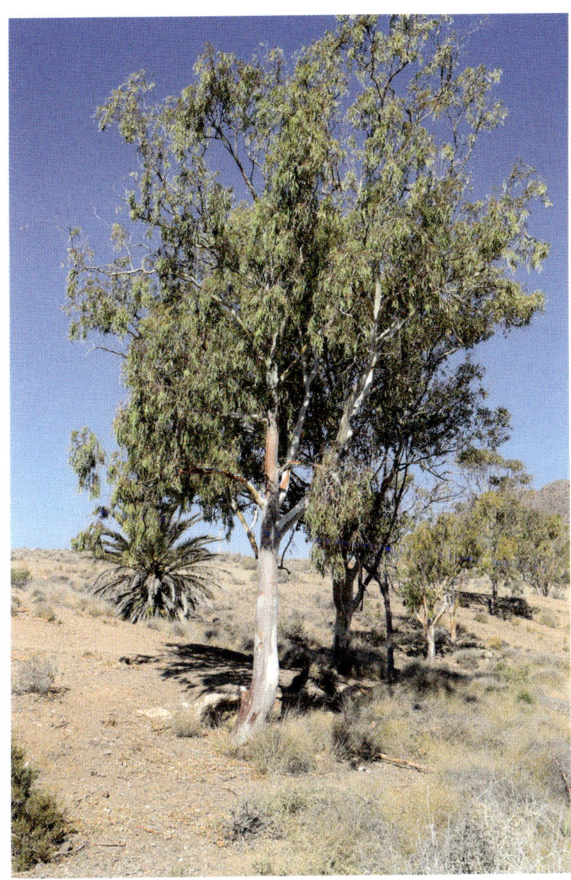

▶ **Abb. 6.105** Eukalyptusbäume sind in warmen, südlichen Ländern eine weit verbreitete Baumart.

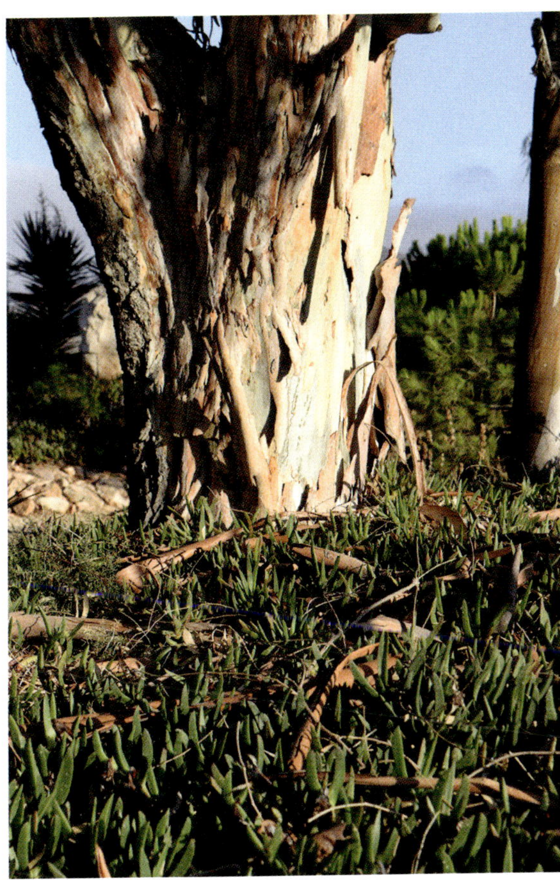

▶ **Abb. 6.106** Die abschilfernde Rinde verschafft dem Baum einen Standortvorteil, da er damit Waldbrände fördern kann.

„Brandstifter" Vorteile aus gelegentlichen Waldbränden zu ziehen: Durch ihren hohen Gehalt an leicht entzündlichen ätherischen Ölen können sie bei sehr hohen Sommertemperaturen spontan in Flammen aufgehen. Diese springen von Baum zu Baum, erlöschen am Eukalyptus selbst jedoch relativ schnell wieder. Die Brandgefahr wird zudem durch eine weitere Eigenart direkt gesteigert: Die Rinde der Stämme löst sich in länglichen, vielfarbigen Streifen und fällt mit verdorrten Blättern und Ästen zu Boden, wo sich eine dicke, leicht zu entfachende Schicht bildet (▶ Abb. 6.106). Durch das schnelle Abfackeln der ätherischen Öle nehmen die Eukalyptusbäume kaum Schaden, bereits nach einigen Wochen treiben sie wieder Blätter aus den Stümpfen, während andere Baumarten, speziell Nadelbäume, absterben, verkümmern oder längere Regenerationszeiten benötigen. Die große Hitze der Waldbrände bringt außerdem die Samenschalen der Eukalyptusfrüchte zum Platzen und ermöglicht jungen Exemplaren auf der frei gewordenen Fläche auszutreiben.

Die Baumart ist eine der höchsten weltweit und kann 80 bis 100 Meter hoch werden. Ein junger Baum wächst dabei pro Jahr bis zu 6 Meter. Seine Blätter sind verschiedenförmig und beidseitig mit Wachs überzogen. Die jungen Blätter sind gegenständig, oval und auf der Oberseite beinahe grau-bläulich, auf der Unterseite hingegen weiß (▶ Abb. 6.107). Bei älteren Exemplaren zeigen sie sich wechselständig angeordnet, lanzettlich, sichelförmig gebogen und in einer langen Spitze auslaufend. Indem sie an einem Stiel senkrecht nach unten hängen, ermöglichen sie eine optimale Sonnenbestrahlung der Blätter.

Die Blütenknospen sind in einem hölzernen „Gefäß" verborgen, was im Namen zum Ausdruck kommt (griechisch eu-kalyptos = gut verhüllt). Beim Erblühen wird der Deckel abgeworfen und die unzähligen, gelb-weißen Blütenbüschel kommen zum Vorschein. Aus dem Blütengefäß bildet sich später eine harte Fruchtkapsel mit dunklen Samen (▶ Abb. 6.108).

Neben ***Eucalyptus globulus*** werden unzählige weitere Arten zur Gewinnung ätherischer Öle verwendet, z. B. ***Eucalyptus citriodora, Eucalyptus radiata, Eucalyptus staigeriana***. Diese Arten unterscheiden sich jedoch in der Zusammensetzung der ätherischen Öle und weisen teilweise ein etwas unterschiedliches Wirkungsspektrum auf.

Die älteren Blätter, Eucalypti folium, besitzen eine stark keimhemmende und keimtötende, karminative, verdauungsfördernde und leicht schmerzlindernde Wirkung. In den Atemwegen löst das etwas scharf schmeckende Heilmittel hartnäckigen Schleim, wirkt auswurffördernd, lindert Krämpfe und kann zur Fiebersenkung eingesetzt

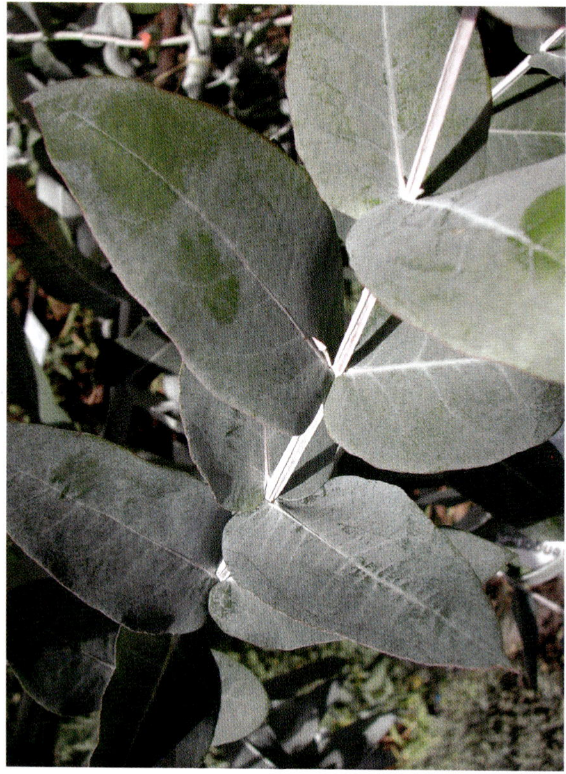

▸ **Abb. 6.107** Jungblätter zeigen sich eher eiförmig, ältere sichelartig.

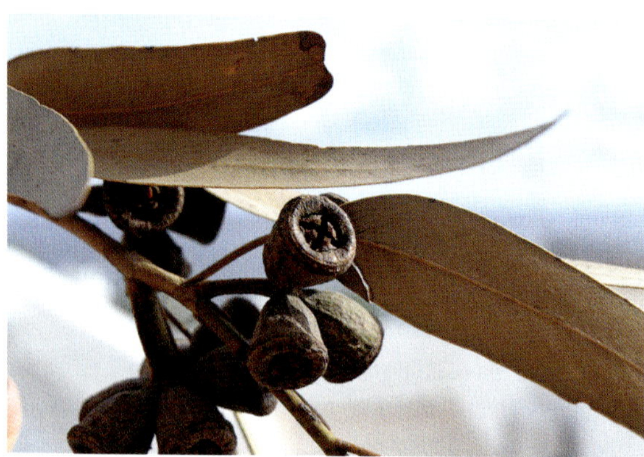

▸ **Abb. 6.108** Die Früchte von Eukalyptusbäumen sind holzige Kapselfrüchte.

werden. Die australische Volksheilkunde kennt außerdem die Anwendung als Chininersatz bei Malariaerkrankungen. Durch seine kräftige Wärmequalität vermindert die Pflanze im humoralen Sinn übermäßige Feuchtigkeit und Schleim, ganz ähnlich wie sie im makrokosmischen Bereich Sümpfe und Feuchtgebiete trockenzulegen vermag. Äußerliche Anwendungen, vor allem von entsprechend zubereiteten ätherischen Ölen, regen die Durchblutung und die Aktivität der Flimmerhärchen in den Atemwegen an, wirken durch eine Beeinflussung der Kälterezeptoren außerdem leicht kühlend und entzündungshemmend. Die Einnahme von Eukalyptusblättern als Tee oder Tinktur ist in Mitteleuropa nicht üblich, meist wird durch Wasserdampfdestillation gewonnenes Eukalyptusöl zur Inhalation, Öleinreibung oder als Bestandteil von Externa, wie Salben oder Badezusätzen, eingesetzt.

Indikationen Blasenentzündung, Erkältung, Grippe, Harnwegsentzündung, Husten, Nasennebenhöhlenentzündung, Verdauungsstörungen, Verschleimung

Äußerlich: Angina, Atemwegserkrankung, Bronchitis, Herpes simplex, Kopfschmerz, Muskelschmerz, Nervenschmerz, Erkrankungen des rheumatischen Formenkreises, Schnupfen

Nebenwirkungen (entfallen bei Anwendung in spagyrischer oder potenzierter Form) **Innerlich:** Keine bei Tee und Tinkturen. Die Einnahme des ätherischen Öls kann allergische Reaktionen, Schleimhautentzündungen, Übelkeit, Erbrechen, Durchfall, Kreislaufkollaps, Leberschädigung und Beeinträchtigung der Nervenfunktion wie Benommenheit oder Schwindel verursachen. Außerdem können eingenommene Eukalyptuspräparate die Wirkung anderer Arzneimittel beeinträchtigen, da diese dann in der Leber rascher abgebaut werden.

Äußerlich: Keine bei äußerlichen Anwendungen in therapeutischen Dosen. Bei Kleinkindern und Asthmatikern keine Anwendung im Bereich des Gesichts (Augen, Nase und Mund), da sonst Krämpfe der Atemwege ausgelöst werden könnten.

Kontraindikationen (entfallen bei Anwendung in spagyrischer oder potenzierter Form) Keine Einnahme bei Lebererkrankungen, Entzündungen der Gallenwege, Asthma, Schwangerschaft und Stillzeit. Keine äußerliche Anwendung auf offene Wunden.

Beispiele für Fertigarzneimittel

- Exeu Weichkapseln, Hexal (D)
- GeloMyrtol forte Kapsel, Pohl Boskamp (CH/D)
- Nasenbalsam, Wala (CH/D)
- Po-Ho-Öl, Bioforce (CH)
- Repha-Os Mundspray, Repha (D)

6.40 Faulbaum – *Frangula alnus* Mill.

Der 2 bis 5 Meter hohe Strauch ist als Grundwasseranzeiger häufig an feuchten Standorten, in Sumpfgebieten, an den Ufern von Bächen, Auen und an Waldrändern anzutreffen (▸ **Abb. 6.109**). Heimisch ist dieser dornenlose Vertreter der Kreuzdorngewächse in ganz Europa, Nordafrika und Asien.

Auffällig sind seine oberseitig glänzend grünen Blätter mit ihrer kräftigen Blattnervatur (▸ **Abb. 6.110**). Die Äste weisen auf der glatten, rötlichbraunen Rinde deutlich er-

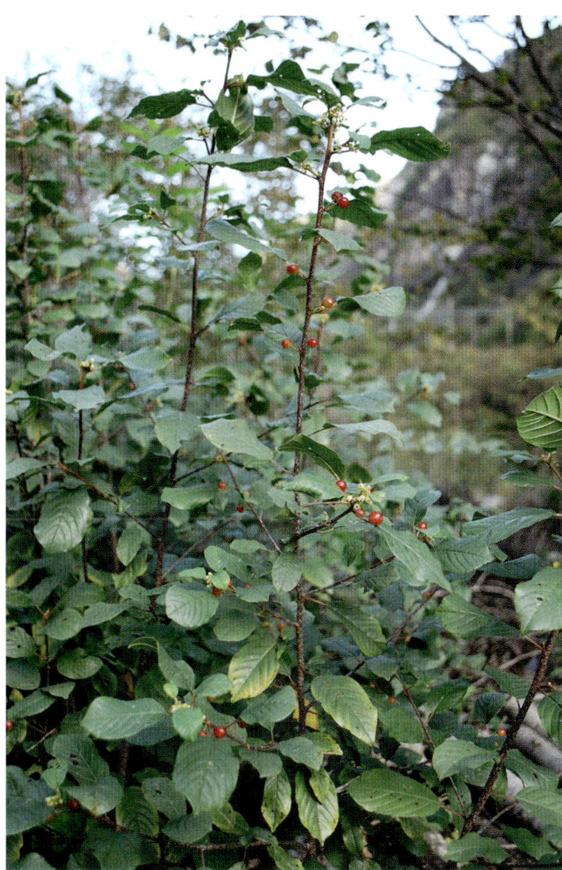

▶ **Abb. 6.109** Der Faulbaum ist ein häufig vorkommender Strauch mit charakteristischer Fruchtfärbung.

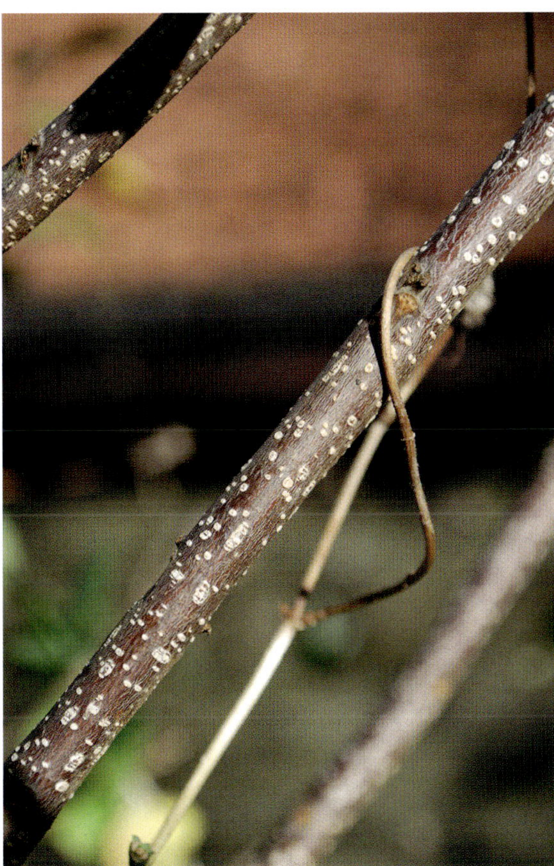

▶ **Abb. 6.111** Die mit weißen Fleckchen übersäte Rinde ist ein gut sichtbares Erkennungsmerkmal des Faulbaums.

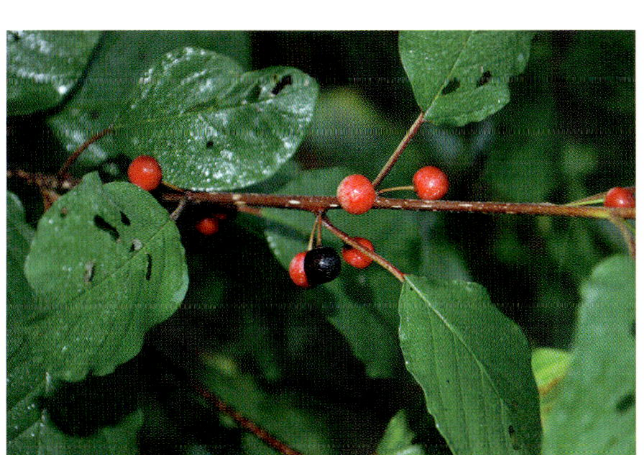

▶ **Abb. 6.110** Typisch sind die stark geäderten, auf der Oberseite wie lackiert aussehenden Blätter.

kennbare weiße Punkte auf. Unscheinbar sind hingegen die grünweißen Blüten, die den Blattachseln entspringen und in Trugdolden angeordnet sind. Aus ihnen bilden sich später erbsengroße Beerenfrüchte, die sich erst grün, dann rot und schließlich schwarz verfärben. Da die Früchte teilweise unterschiedlich schnell reifen, sind oft alle Farben gleichzeitig vertreten. Eine Bauernregel besagt, dass eine frühe und deshalb fast gleichzeitige Reife eine frühe Aussaat des Getreides ankündige.

Die im Frühling geerntete Rinde, Frangulae cortex (▶ **Abb. 6.111**), wirkt kräftig brechreizend und abführend (Brechdorn, Scheißbeere, Purgierholz) und gallenbildungsfördernd. Die Brechreiz erzeugenden Stoffe werden jedoch vor der Verwendung der Rinde durch eine einjährige Lagerung oder künstliche Alterung mittels Erhitzung abgebaut. Die weiß getüpfelte Rinde kann mit den lymphatischen Geweben des Darms und so mit der entgiftenden, stoffwechselentlastenden Wirkung der Faulbaumrinde in Beziehung gebracht werden. Aus Sicht der Humoralmedizin leitet ihre Anwendung übermäßige Gelb- und Schwarzgalle sowie deren Schärfen über den Darm ab.

Meist wird Faulbaumrinde als Bestandteil von Tee- und Tinkturmischungen oder Fertigarzneimitteln eingesetzt. Ca. 8 Stunden nach der Einnahme wird durch die Reizung der Dickdarmschleimhaut vermehrt Wasser ins Darmlumen ausgeschieden und gleichzeitig dessen Rückresorption gehemmt. Um die Schleimhautreizung und damit verbundene potenzielle Krämpfe etwas abzumildern, werden den Rezepturen gerne verdauungsberuhigende Mittel, wie Fenchel oder Kamille, beigemischt. Teilweise wird heute auch die Cascararinde von ***Rhamnus purshianus***, dem **Amerikanischen Faulbaum**, verwendet, da ihre laxierende Wirkung stärker ist.

Faulbaum wird die Pflanze wegen des unangenehmen, fauligen Geruchs (Stinkbeere) seiner Rinde genannt. Aus demselben Grund und der etwas groben Wirkungsweise wegen heißt sie auch Hundsbeere. Unter den stark abführenden Heilpflanzen wie Aloe, Sennes etc. gehört Faulbaum jedoch zu den milder wirksamen, besser verträglichen und weniger Gewöhnung erzeugenden Mitteln.

Indikationen Darmträgheit, Stuhlerweichung bei Hämorrhoiden und Analfissuren, Verstopfung

Nebenwirkungen (entfallen bei Anwendung in spagyrischer oder potenzierter Form)

- Die frische Droge wirkt brechreizend.
- Bei Überdosierung sind Reizungen der Verdauungsschleimhäute sowie der Nieren möglich. Anwendungen können selten Magen-Darm-Krämpfe verursachen und wirken abortiv.
- Keine Langzeiteinnahme von Fertigpräparaten oder hochdosierten Bestandteilen (> 25 %) in Rezepturmischungen, da sonst ein Elektrolytverlust sowie die Bildung eines Laxantiendarms mit Verstopfung resultieren kann.

Kontraindikationen (entfallen bei Anwendung in spagyrischer oder potenzierter Form) Colitis ulcerosa, Darmentzündungen, Darmverschluss, Gallenabflussstörungen, Kaliummangel, Kinder unter 12 Jahren, Morbus Crohn, Schwangerschaft, Stillzeit

Beispiele für Fertigarzneimittel

- Akne-Kapseln, Wala (CH/D)
- Defaeton spag. Peka N Dilution, Pekana (D)
- Linomed Granulat, Bioforce (CH)
- Padma Lax Tabletten, Padma (CH)
- Tropaeolum comp. Kapseln, Wala (CH/D)

6.41 Feige, Echte – *Ficus carica* L.

Die Fruchtfeige wurde als Wildform bereits vor mehr als 5 000 Jahren im Nahen Osten angebaut und ist damit eine der ältesten Kulturpflanzen (▶ Abb. 6.112). Heutzutage wird sie im ganzen Mittelmeergebiet, in der Türkei, Südamerika, Südafrika, Australien und Kalifornien kultiviert. Die Pflanze verträgt Staunässe schlecht und benötigt alkalische Bodenbeschaffenheit. Unter optimalen Bedingungen wird sie bis 10 Meter hoch und kann ein Alter von 100 Jahren erreichen. Die Stämme der Feige besitzen grau-glatte Rinden und sondern bei Verletzung einen weißen, hautverätzenden Milchsaft aus.

Ihre handförmigen, dunkelgrünen Blätter sind von zäher Konsistenz und ebenfalls milchsafthaltig, auf der Unterseite sind sie hell und mit Flaum bedeckt. Die Kulturformen bilden nur winzige, weibliche Blüten, welche sich im Inneren der grünen flaschenartigen Blütenstände befinden. Für die Bestäubung sind sie auf Wildformen angewiesen, die rein männliche und weibliche Blüten tragen. Zu diesem Zweck werden oft Äste der Wildformen in die Feigenkulturen gehängt, um so unter Mithilfe einer Gallwespenart die Bestäubung zu gewährleisten und bis zu dreimal jährlich birnenförmige Scheinfrüchte hervorzubringen. Die außen grün bis violett gefärbten Feigen besitzen im Inneren rotes, weiches Fruchtfleisch und viele kleine Kerne, die botanisch gesehen die eigentlichen Steinfrüchte sind. Der Geschmack ist je nach Sonnenexposition sehr süß. Ein ausgewachsener Baum kann jährlich bis zu 100 Kilogramm Früchte hervorbringen (▶ Abb. 6.113).

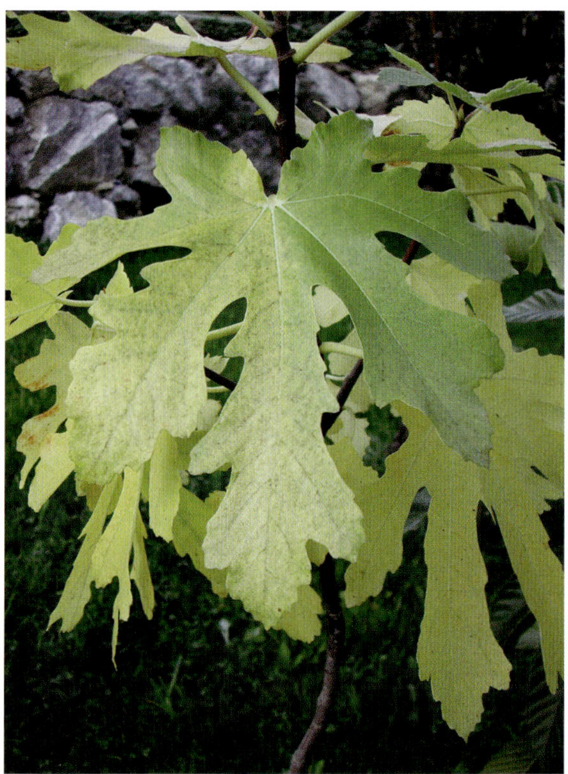

▶ **Abb. 6.112** Das Feigenblatt hat eine beachtliche kulturelle Bedeutung und ist sogar Teil der christlichen Schöpfungsgeschichte.

Die süßlich schmeckenden Feigenfrüchte wirken verdauungsanregend, abführend und schleimhautbefeuchtend, sie enthalten außerdem viele Mineralstoffe und Spurenelemente. Meistens werden sie in der Sonne oder durch Trocknung gedörrt. Neben dem Verzehr als Frisch- oder Dörrobst werden gedörrte Feigen auch über Nacht in Wasser (2–5 getrocknete Feigen auf 2,5 dl Wasser) eingeweicht. Das Feigenwasser kann am nächsten Morgen getrunken und die eingelegten Früchte leicht gekaut und verzehrt werden. Zur Einnahme eignen sich auch Fertigprodukte wie Feigensirup. Neben rein pflanzlichen Arzneimittelformen ist die Feige auch als Gemmomazerat erhältlich, welches ein erweitertes Wirkungsspektrum be-

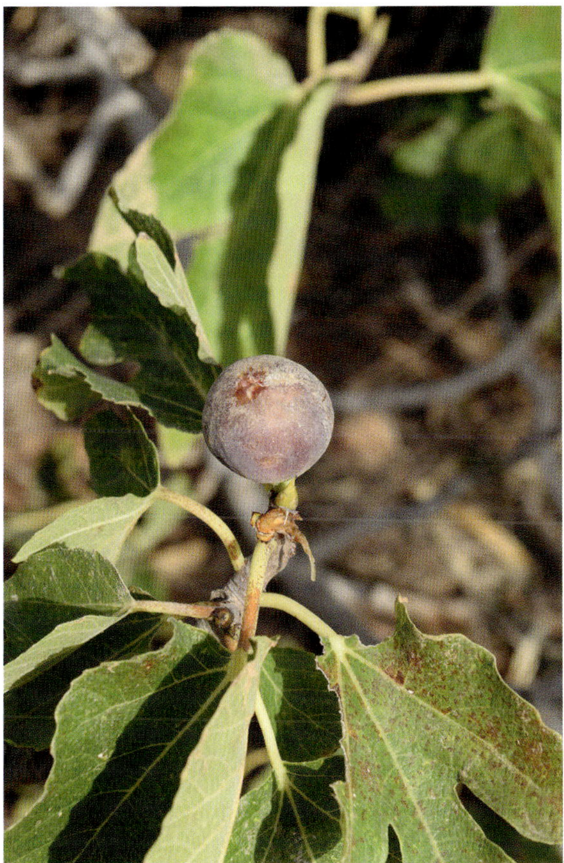

▸ **Abb. 6.113** Bis zu drei Fruchtgenerationen bringt ein Feigenbaum pro Jahr hervor.

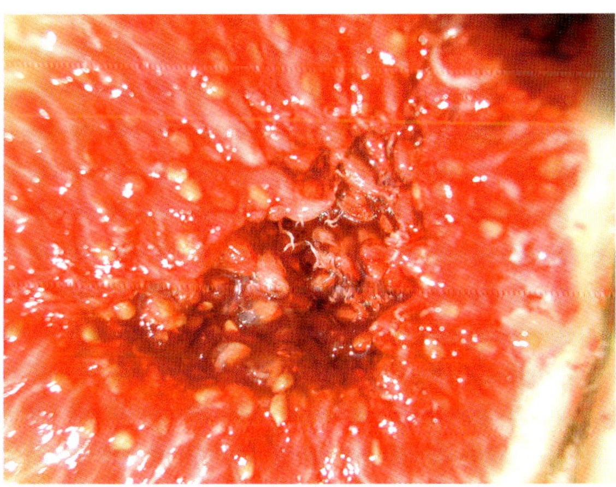

▸ **Abb. 6.114** Das rote Fruchtfleisch der reifen Feige wird in der Signaturenlehre in Bezug zum weiblichen Genitale und der Fruchtbarkeit gesetzt.

sitzt und regulierend sowie beruhigend auf das Nervensystem und die Verdauungsfunktion wirkt.

In vielen antiken Kulturen galt die Feige als Sexualsymbol, wobei die Frucht entweder mit den männlichen Hoden oder der Vulva gleichgesetzt wurde. Als frucht- und samenreiches Obst wird der Feige eine fruchtbarkeitssteigernde Wirkung nachgesagt, so soll sie u. a. die Beweglichkeit der Spermien fördern (▸ **Abb. 6.114**). In Österreich bedeutet, „mit Feigen hausieren zu gehen“, sich zu prostituieren, in Italien wird der Daumen zwischen Mittel- und Zeigfinger gelegt, um jemandem mit dieser (obszönen) Geste „die Feige zu zeigen“.

Gemäß der biblischen Überlieferung in der christlichen Kultur bedeckten Adam und Eva ihre Scham mit Feigenblättern, nachdem sie vom Baum der Erkenntnis gegessen hatten, wodurch sie sich ihrer körperlichen Blöße erst bewusstgeworden waren. An einem Feigenbaum soll sich außerdem, so die christliche Legende, Judas der Verräter erhängt haben.

Indikationen Darmträgheit, Hämorrhoiden, Schleimhautentzündung im Rachen oder Verdauungstrakt, Verstopfung

Nebenwirkungen und Kontraindikationen (entfallen bei Anwendung in spagyrischer oder potenzierter Form) Der Milchsaft kann fotosensibilisierend auf der Haut wirken.

Beispiele für Fertigarzneimittel

- Feigen mit Senna Filmtabletten, Zeller (CH)
- Ficus carica Gemmomazerat, Spagyros (CH)
- Neda Früchtewürfel, Med Pharma Service (D)
- Schoenenberger Manna-Feigen-Sirup, Schoenenberger (CH/D)
- Verstopfung Dragées, Valverde (CH)

6.42 Feigenkaktus – *Opuntia ficus-indica* Mill.

In gewissen Gegenden bilden Feigenkakteen, auch Opuntien genannt, undurchdringliche Hecken, z. B. auf den kanarischen Inseln. Dorthin brachten die Kolonialisten die ursprünglich aus Mexiko stammende Kakteenart, auf der die begehrten Cochenillenschildläuse gezüchtet wurden. Aus ihnen wurde der Farbstoff Karminrot hergestellt. Heute finden sich die dornigen Pflanzen in Amerika und im Mittelmeerraum, einzelne Vertreter haben es auf ihrer Reise gegen Norden bis in die südliche Schweiz geschafft. Im dornigen Wesen dieser Art zeigt sich ein kräftiger Marsaspekt. Die Sprossen sind in flache, fleischige Scheiben gegliedert und besitzen umgewandelte Blätter in Form dorniger Haare oder spitzer Stacheln. Die ursprünglich aus sehr trockenen Gebieten stammenden Pflanzen haben sich durch diese drastische Reduktion der Blattfläche und die Fähigkeit, viel Wasser im Spross zu speichern, an ihren Lebensraum angepasst (▸ **Abb. 6.115**).

Bis zu 12 Zentimeter große Blüten in gelber oder oranger Farbe und rote, stachelbesetzte Früchte schmücken die Pflanzen in der Sommerzeit. Die feigenförmigen

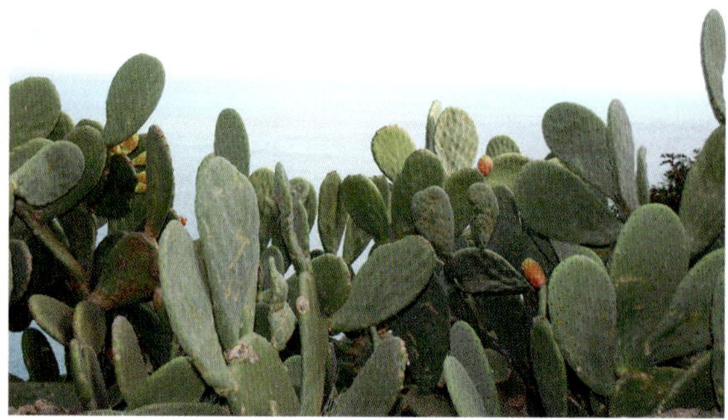

▶ **Abb. 6.115** Feigenkakteen bilden charakteristische dünne, scheibenförmige Triebabschnitte.

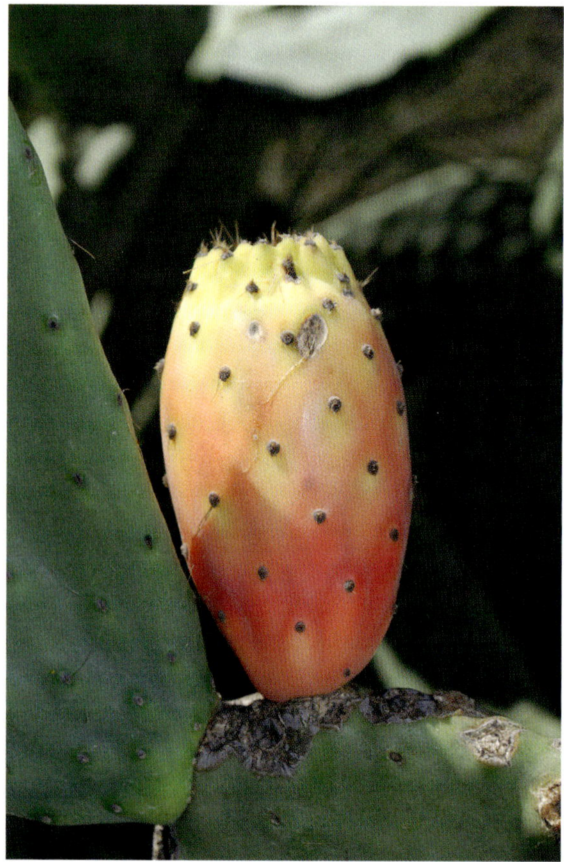

▶ **Abb. 6.116** Der Genuss der Kaktusfeige ist eine Freude, wenn bei der Ernte und Zubereitung auf die feinen Stacheln geachtet wird.

Früchte (Rossfeige), die im Inneren korallenfarben sind, schmecken süßsauer und sind reich an Mineralstoffen und Spurenelementen (▶ **Abb. 6.116**).

Die Blüten werden wegen ihrer Wirkung auf die Blase in der Volksheilkunde als Teezubereitung oder Pulver geschätzt. Sie tonisieren die Blasenmuskulatur und senken damit den übermäßigen Harndrang. Die an eine Prostatadrüse erinnernde Form der Frucht erlaubt außerdem den Bezug zu Beschwerden, die durch deren Vergrößerung verursacht werden, z. B. ständiger Harndrang, Nachtröpfeln oder Restharnbildung in den Nieren (▶ **Abb. 6.117**).

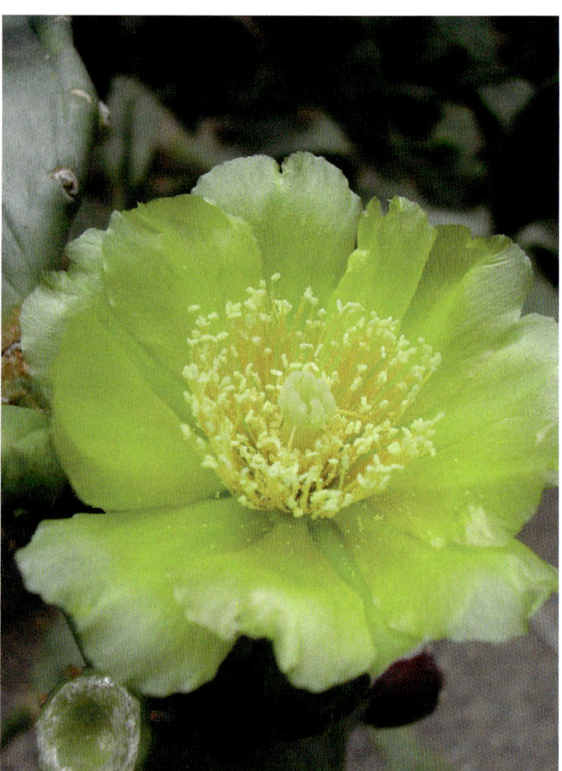

▶ **Abb. 6.117** Zubereitungen aus Feigenkaktusblüten werden volksheilkundlich bei Blasen- und Prostatabeschwerden empfohlen.

Die jungen, flachen Sprosse können außerdem als Gemüse gegessen und ihr Saft getrunken werden, dieser soll erhöhte Blutzucker- und Cholesterinwerte senken. Wo die Pflanze natürlich vorkommt, wird der Saft auch äußerlich gegen trockene Haut verwendet oder die aufgeschnittenen Blätter direkt als Auflage bei rheumatischen Schmerzen benutzt. Die essbaren Samen ergeben ein gelbes Feigenkaktusöl mit holzigem Geruch. Das Öl zieht schnell ein, wirkt entzündungshemmend und besitzt einem hohen Gehalt an essenziellen Fettsäuren, weshalb es auch zur äußerlichen Anwendung in Kosmetika verwendet wird. Für die Gewinnung eines Liters des kostbaren Gutes werden jedoch ca. 450 Kilogramm Früchte benötigt.

Indikationen Bettnässen, übermäßiger Harndrang, Harninkontinenz, Nieren-Blasen-Leiden, Prostatavergrößerung, Reizblase

Nebenwirkungen und Kontraindikationen Keine

Beispiele für Fertigarzneimittel mit verschiedenen Teilen des Feigenkaktus

- Feigenkaktus Kapseln, Bios (D)
- Lipoform Tabletten, Phytopharma (CH/D)

- Liposinol Tabletten (aus Feigenkaktusfasern), Biomed (CH)
- Opuntia Feigenkaktus-Extrakt, Biotikon (D)
- Opuntia Feigenkaktus GPH Kapseln (Blüten und Früchte), Gall Pharma (Oe)

6.43 Fieberklee – *Menyanthes trifoliata* L.

Die an sumpfigfeuchten Standorten und seichten Ufern von Gewässern wachsende Pflanze besiedelt die ihr genehmen Teile der Nordhalbkugel (▶ **Abb. 6.118**). Aus einem meterlangen, kriechenden Wurzelstock entspringen an verdickten Knoten unter der Wasseroberfläche rotbraune Stängel mit dreiteilig kleeförmigen Blättern. Im Frühjahr blühen weiß bis rosafarbene, orchideenartige Trichterblüten, die mit haarigen Fransen überzogen sind.

Die Dreizahl der Blattanteile zeigt signatorisch den Bezug zur Leber und deren Funktionen und das im Schlamm verlaufende, knotig verdickte Rhizom ist die Entsprechung zum Darm mit samt seinem lymphatischen Gewebe.

Die kahlen, wachsüberzogenen Blätter, Menyanthidis folium oder Trifolii fibrini folium, schmecken sehr bitter (Bitterklee) und werden heilkundlich wegen ihrer stoffwechsel- und verdauungsfördernden, magentonisierenden (Magenklee) und sekretionsanregende Wirkung (Gallkraut) geschätzt. Außerdem besitzen sie entzündungshemmende und fiebersenkende Eigenschaften, auf die auch ihr Name hinweist. Ihr bevorzugtes Gedeihen auf feuchten, potenziell Wechselfieber erzeugenden Standorten bestätigt den Leitsatz von Paracelsus: Ubi malum, ibi remedium – wo die Krankheit, da das Heilmittel. Die volkstümliche Bezeichnung „Lungenklee" deutet auf einen zusätzlichen Indikationsbereich bei Atemwegserkrankungen hin.

Fieberklee kann in Form von Tee oder Tinktur angewendet werden, wobei dies heutzutage kaum noch gebräuchlich ist. In der zarten, weißen Blüte (▶ **Abb. 6.119**) dieser Kleeart zeigt sich Venus, im feuchten Standort das Mondprinzip und in der Wirkung auf das Leber-Galle-System Jupiter.

Indikationen Appetitlosigkeit, Blähung, Dyspepsie, Erschöpfungszustand, Fieber, Grippe, Kopfschmerz, Leberfunktionsschwäche, Verdauungsstörung

Nebenwirkungen (entfallen bei Anwendung in spagyrischer oder potenzierter Form) Bei Überdosierung kann die Verdauungsschleimhaut gereizt oder Brechreiz erzeugt werden.

Kontraindikationen (entfallen bei Anwendung in spagyrischer oder potenzierter Form) Gallenwegsverschluss, Magen-Darm-Geschwür

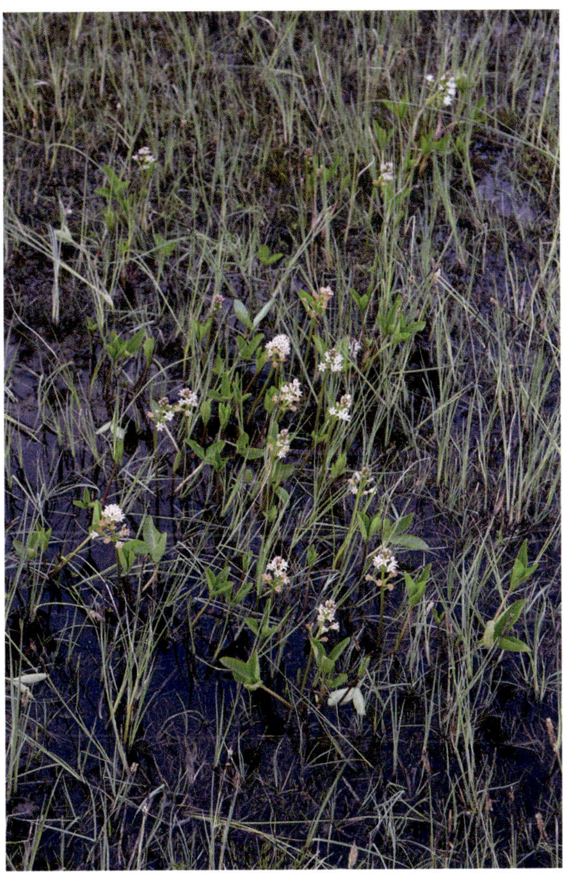

▶ **Abb. 6.118** Typischer Standort eines Fieberklees in Sumpfgebieten.

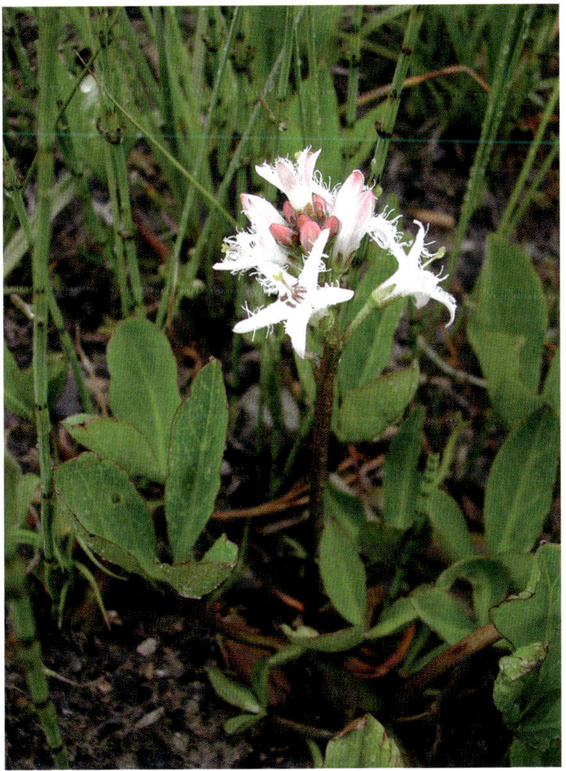

▶ **Abb. 6.119** Die weiß-rosa Blüten sind mit langen Fransenhaaren überzogen.

Fertigprodukte sind nur wenige bekannt

- Adol spag. Peka N Tropfen, Pekana (D)
- Bitter AS H Tropfen, Bindergass-Apotheke Nürnberg (D)
- Bitterklee Kapseln, Diamant Natuur B.V. (D)

Als Ersatzprodukte eignen sich Produkte, die andere Bittermittel wie Löwenzahn oder Tausendgüldenkraut enthalten.

6.44 Fingerhut, Purpurner – *Digitalis purpurea* L.

Die kalkmeidende, zweijährige Pflanze wächst in West- und Mitteleuropa teilweise in großen Beständen auf Waldlichtungen, Kahlschlagflächen, an Steinhängen und wird in Gärten als Zierpflanze kultiviert (▸ Abb. 6.120). Der Fingerhut gedeiht gerne in Störungszonen und gilt als Strahlensucher.

Aus der grundständigen, einjährigen Rosette (▸ Abb. 6.121) hebt sich im folgenden Jahr ein bis zu 170 Zentimeter hoher, filzig behaarter Blütenstängel empor. Daran entspringen eilanzettförmige Blätter, welche runzelig gestaltet und auf der Unterseite ebenfalls behaart sind. An der Stängelspitze wachsen in endständiger Traube charakteristische aufgeblasene Blütenglocken in Purpur, die dem namensgebenden Fingerhut ähnlich sehen (▸ Abb. 6.122). Das Innere der Kelche ist mit weiß-roten Tupfen übersät. Als Frucht wird eine Kapsel mit zwei Kammern in Herzform gebildet, die zahlreiche winzige Samen enthält (▸ Abb. 6.123).

Aus dem Blatt, Digitalis purpureae folium, wurde für lange Zeit eines der wichtigsten Herzmedikamente produziert. Heutzutage werden dafür jedoch hauptsächlich weitere Fingerhutarten, wie die im Osten Europas vorkommende ***Digitalis lanata***, der **Wollige Fingerhut,** herangezogen. Dieser hat den Vorteil, dass er leichter kultivierbar ist, einen konstanteren Wirkstoffgehalt aufweist und außerdem im Körper weniger zur Kumulation der Wirkstoffe neigt. Für medizinische Präparate werden heutzutage vermehrt synthetische Wirkstoffe verwendet. Der englische Arzt William Withering entdeckte die Wirkung der bis dahin volksheilkundlich als wassertreibendes Heilmittel verwendeten Heilpflanze gegen Ende des 18. Jahrhunderts. Beim Studium einer Teerezeptur gegen Wassersucht entdeckte er den Purpurnen Fingerhut und dessen wirksames therapeutisches Potenzial. Die aus Digitalisarten gewonnenen Reinstoffpräparate stärken den Muskel des Herzens und die gesamte Herz-Kreislauf-Funktion. Außerdem regulieren sie die Frequenz und Reizleitung des Herzens. Da die ganze Pflanze giftig und ihre Anwendung eine sehr schmale therapeutische Breite besitzt, wird sie für naturheilkundliche Belange nur in potenzierter oder spagyrischer Form eingesetzt.

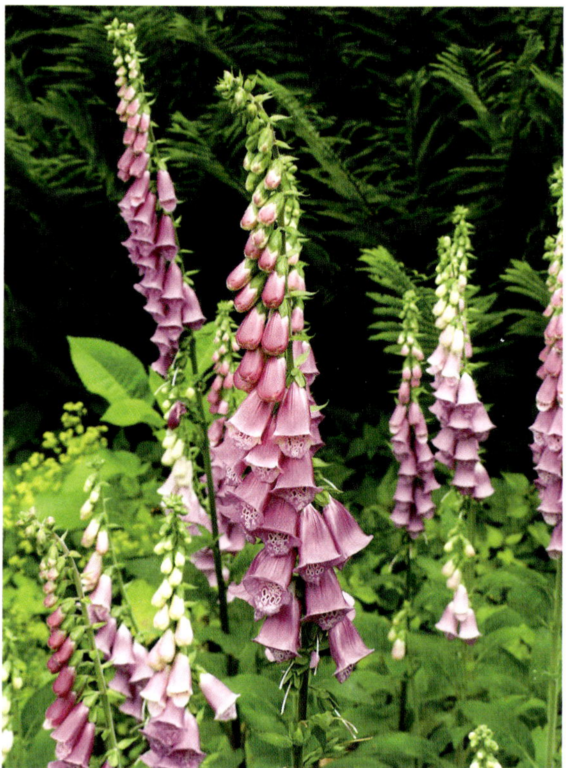

▸ **Abb. 6.120** In bestimmten Gegenden Europas tritt der Purpurne Fingerhut ohne große Standortansprüche in größeren Gruppen auf.

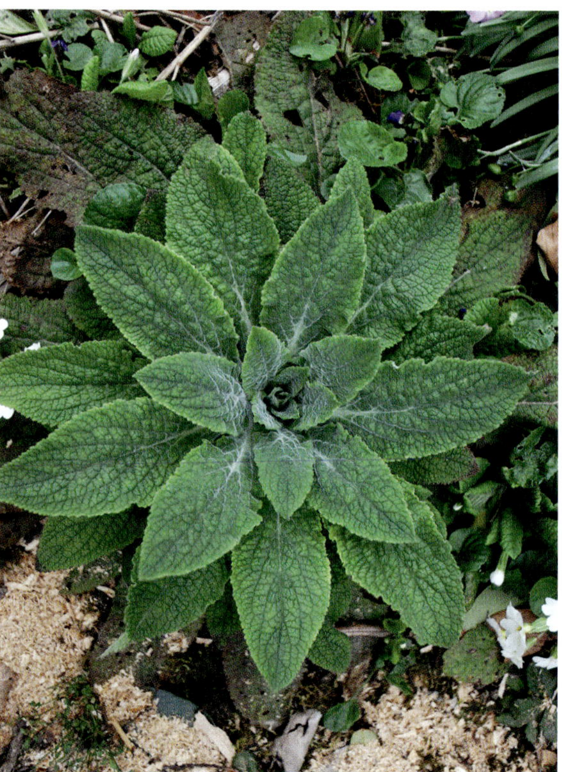

▸ **Abb. 6.121** Im ersten Jahr entwickelt der Fingerhut eine grundständige Blattrosette. Wegen einer gewissen Ähnlichkeit werden die Blätter manchmal mit denen des Beinwells verwechselt.

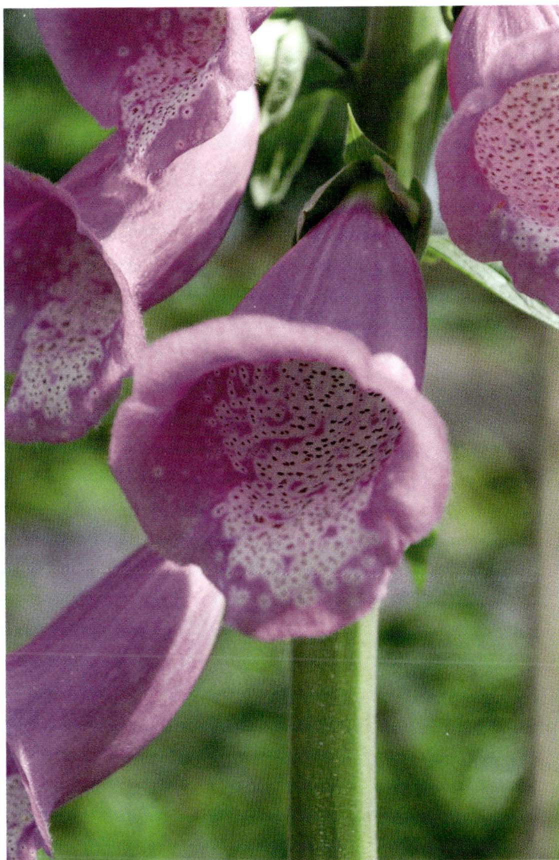

▶ **Abb. 6.122** Die namensgebende Blütenkrone zeigt typische Farbflecken auf ihrer Unterlippe.

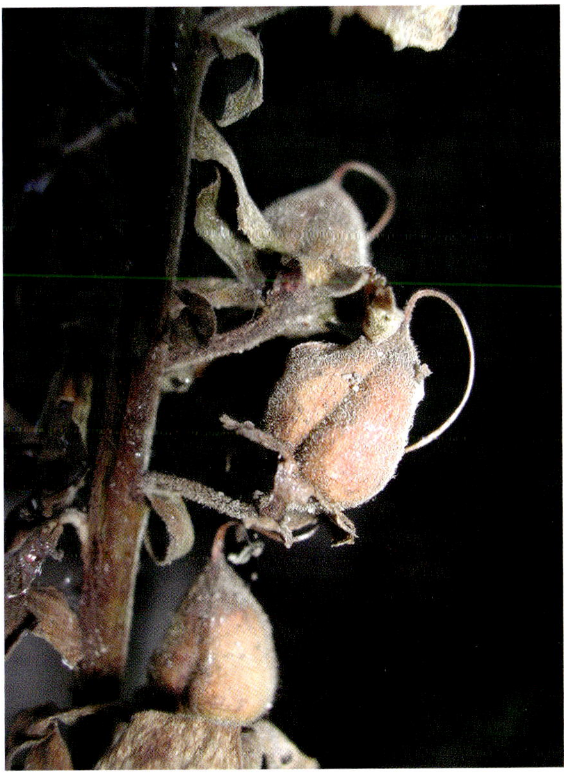

▶ **Abb. 6.123** Die herzförmige Fruchtkapsel kann in Analogie zur Anwendung des Fingerhuts bei Herzinsuffizienz betrachtet werden.

Indikationen Herzinsuffizienz, Tachykardie. Zusätzlich gemäß homöopathischem Arzneimittelbild u. a. bei Angina pectoris, Herz-Kreislauf-Schwäche

Nebenwirkungen (entfallen bei Anwendung in spagyrischer oder potenzierter Form) Erbrechen, Durchfall, Bradykardie, Sehstörungen, bei Überdosierungen letale Folgen

Kontraindikationen (entfallen bei Anwendung in spagyrischer oder potenzierter Form) Hypokaliämie, Hyperkalziämie, Kammertachykardie u. a.

Fertigarzneimittel

- Asclepias Oligoplex Dilution, Madaus (D)
- Derivatio Tabletten, Pflüger (D)
- Dr. Reckeweg R3 Corvosan, Laboratoire Jaques Reboh et fils (CH/D)
- Kalmia F Komplex Nr. 45 Dilution, Nestmann (D)
- Scilla-N-Komplex-Hanosan, Dilution, Hanosan (D)

6.45 Frauenmantel, Gelbgrüner – *Alchemilla xanthochlora* Rothm.

Die bekannteste Frauenpflanze wächst auf der Nordhalbkugel mit Vorliebe auf etwas feuchten Böden an Wegrändern, Ufern von Bächen und Böschung (▶ **Abb. 6.124**). Sie ist ein Strahlensucher und gedeiht besonders gut in Störzonen und Wasseradern. Die unter dem sogenannten Aggregat (Sammelart) ***Alchemilla vulgaris*** zusammengefassten, nahen verwandten Kleinarten des Frauenmantels sind sehr vielseitig in ihren Erscheinungsformen, tendieren untereinander zur Bastardisierung und sind deshalb sehr schwierig zu bestimmen.

Der Gelbgrüne Frauenmantel wächst mit sanft behaarten, hellgrünen Stängeln bis zu 30 Zentimeter hoch. Seine Blätter sind anfänglich stark gefaltet und besitzen nach ihrer Entfaltung eine charakteristisch mantelförmige, fast kreisrunde Form aus 5–11 Lappen. Die Blattränder sind rosengewächstypisch edel gezähnt, an ihnen befinden sich winzige drüsenartige Spalten, welche bei Bedarf Wassertropfen ausscheiden. Dieses sogenannte Guttationswasser rollt in den Boden des Blatttrichters und sammelt sich dort zu einem größeren Tropfen. Dieser wurde früher als Himmelstau betrachtet und gewann das Interesse der Alchemisten. Eingesammelt wurde er zur Herstellung von Elixieren und Wunderwässerchen verwendet. Die der Pflanze von den Alchemisten entgegengebrachte Hochachtung verleitete Linné zur Wahl des lateinischen Gattungsnamens *Alchemilla*. In Wirklichkeit versucht der Frauenmantel, der häufig auf feuchten Standorten gedeiht, mit diesem Vorgang seinen Wasserhaushalt zu regulieren, da dies über Transpiration oft nur

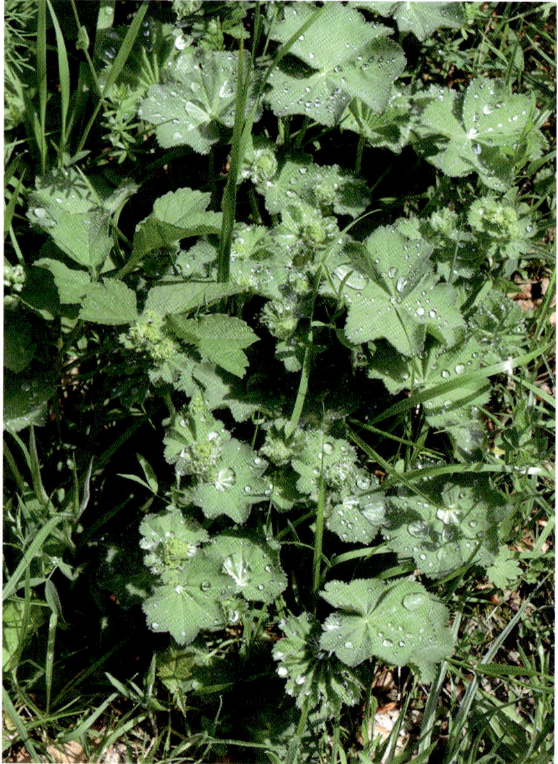

▸ **Abb. 6.124** Frauenmantelpflanzen lieben leicht feuchte Wiesen.

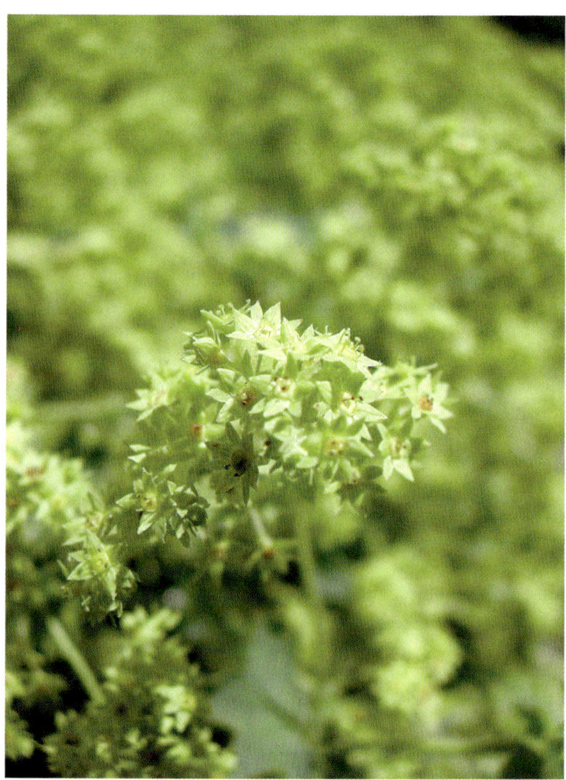

▸ **Abb. 6.126** Die Zugehörigkeit zur Familie der Rosengewächse lässt sich aus den kleinen Blütenkelchen schwerlich ableiten.

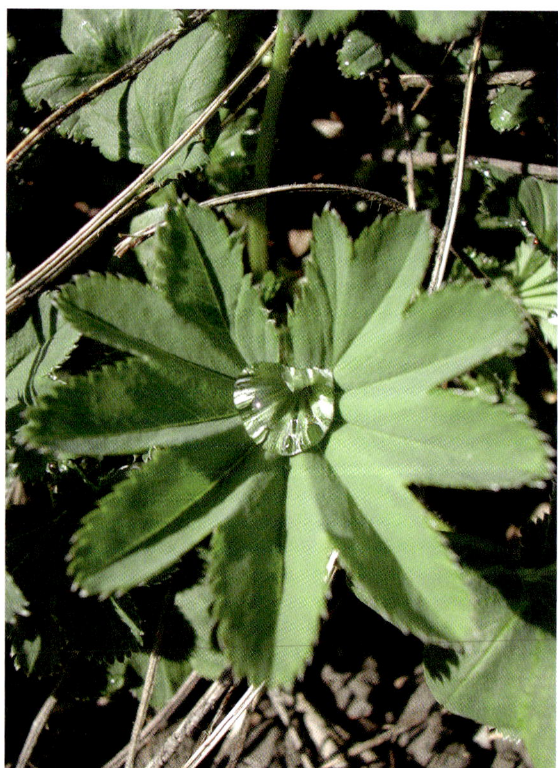

▸ **Abb. 6.125** Bei der Bildung der Guttationstropfen wird Wasser infolge des Wurzeldrucks durch spezielle Spaltöffnungen am Blattrand gepresst und sammelt sich im Blatttrichter des Frauenmantels.

ungenügend erfolgt. Die Guttationstropfen werden vor allem nachts durch die am Blattrand befindlichen Drüsen „ausgeschwitzt“ und enthalten folglich kein Himmelswasser (▸ **Abb. 6.125**). Trotz dieser profanen Erklärung wirkt die Pflanze durch diese Eigenheit zauberhaft.

Die unscheinbar grüngelben Blüten stehen in doldigen Rispen und besitzen einen sanften, honigartigen Duft (▸ **Abb. 6.126**). Die Frucht- und Samenbildung läuft häufig jungfräulich, d. h. ohne Befruchtung, ab. Die kriechende Wurzel tendiert im Alter zur teilweisen Verholzung.

Frauenmantelkraut, Alchemillae herba, wird aufgrund seiner stopfenden, vor allem aber wegen seines vielseitigen Wirkungspotenzials in der Frauenheilkunde hochgeschätzt. Er hat eine regulierende Wirkung auf die Menstruationsblutung und den weiblichen Hormonhaushalt, wirkt entzündungshemmend, leicht krampflösend und tonisierend auf die Genitalorgane. In der Volksheilkunde wird die Heilpflanze nicht nur für Frauen verwendet, in milden Dosierungen gilt diese Empfehlung auch für Männer. Die gewebestärkende Wirkung zeigt sich signatorisch beim Zerrupfen eines Blattes, das sehr zähfaserig und mit kräftigen Nerven versehen ist.

Leider wird dieser vielseitig verwendbaren, traditionellen Heilpflanze von der deutschen Kommission E nur eine Indikation bei unspezifischen Durchfallerkrankungen zugestanden, da keine anderen materiellen Wirkprinzipien nachweisbar seien. Die Namensgebung (Frauenkraut, Frauenhilf u. a.), seine charakteristische Blattform, die das aufnehmende Prinzip, den weiblichen Schoß, abbildet, die jungfräuliche Fortpflanzung und vor allem die jahrhundertelangen Erfahrungen in der heilkundlichen Anwendung widersprechen dieser Auffassung. Auch die volkstümlichen Namen der Heilpflanze, wie Friggas Blume (Gattin Odins, Patronin der Mutterschaft), Marienmänteli oder Muttergotteskraut beziehen sich auf das beschriebene Wirkungsspektrum.

Am einfachsten wird der leicht herb-sauer schmeckende Frauenmantel als Tee- oder Tinktur eingenommen; äußerliche Anwendungen, wie Spülungen, Sitzbäder, Kompressen oder Zäpfchen, bei denen eher die zusammenziehende und entzündungshemmende Wirkung eher zum Tragen kommt, sind ebenfalls geläufig.

Rezept für Frauenmantel-Zucker

In Culpepers „Herbal" findet sich eine Anweisung für die Herstellung von Kräuterpulverzucker. Culpeper bezeichnet dieses Verfahren als „Conserves", also eine Form der Konservierung, durch die sich die Heilkräfte vieler Frischpflanzen direkt und effizient in eine haltbare Arzneimittelform überführen lassen.

Die Zubereitung ist äußerst einfach: Frische Heilpflanzen werden kleingeschnitten und im Verhältnis 1:3 mit Zucker gemischt und in einem Mörser sehr lange verrieben. Als Zucker kann weißer oder brauner Zucker, Milchzucker (nicht geeignet bei Laktoseintoleranz) oder Fruchtzucker verwendet werden. Dabei entsteht eine einheitliche Masse, die ausgebreitet und geschützt an einem warmen Ort oder im Ofen bei schonender Hitze getrocknet wird. Die getrocknete Masse wird erneut so lange im Mörser verrieben, bis ein feinkörniges Pulver entsteht. Bei Menstruations-, Wechseljahresbeschwerden und anderen Frauenbeschwerden können zur Unterstützung täglich 3 TL des Pulvers kurmäßig eingenommen werden.

Der Bezug zum Element Wasser und zum Mond zeigt sich im ausgeschiedenen Guttationstropfen und manifestiert sich zudem in den vielen volkstümlichen Namen, die auf diese Aspekte hinweisen, wie Wasserträger, Wasserkelchblume, Taubecher und Sintau (althd. sin = immer) (▶ Abb. 6.127).

Die Fähigkeit, seinen pflanzlichen Flüssigkeitshaushalt auf diese Weise selbst zu regulieren, erlaubt es, den Bezug zum Wasserhaushalt des Menschen, insbesondere dem von Frauen, herzustellen. Frauenmantelzubereitungen können Wasserstauungen, Schwellungen in den Beinen oder Brüsten sowie Schweißausbrüche in den Wechseljahren lindern.

Indikationen Ausfluss, Bindegewebsschwäche im Genitalbereich, Brustspannen, Durchfall, Dysmenorrhoe, Endometriose, Entzündung im Genitalbereich, Fruchtbarkeitsstörungen, Hormonhaushaltstörung bei Frauen, Menstruationskrämpfe, Prämenstruelles Syndrom, Scheidenentzündung, unterstützend bei Schwangerschaft und Geburt, Wechseljahresbeschwerden

Äußerlich: Herpes labialis und genitalis, Mund- und Rachenschleimhautentzündung, Scheidenentzündung, Wunde

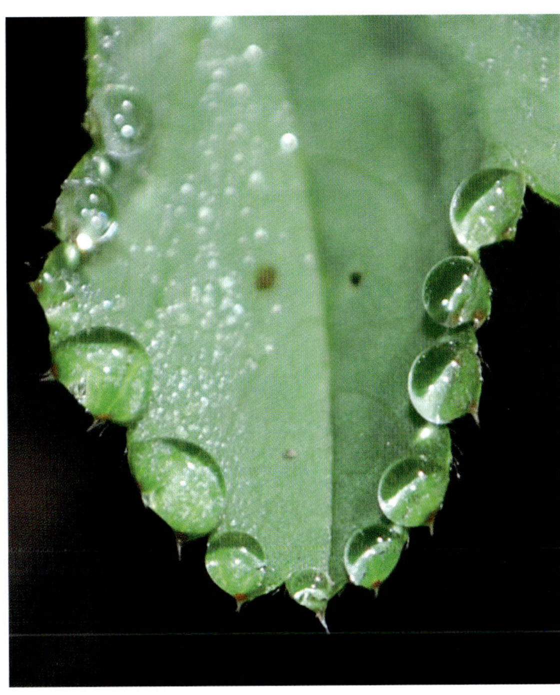

▶ **Abb. 6.127** Frauenmantel zeigt auf deutliche Weise seinen Bezug zum Element Wasser.

Nebenwirkungen und Kontraindikationen Keine

Beispiele für Fertigarzneimittel

- Alchemilla comp. Tropfenmischung, Ceres (CH/D)
- Alchemilla Urtinktur, Ceres (CH/D)
- Araniforce T Tabletten, Weber & Weber (D)
- Fima 89 Alchemilla Komplex N Dilution, Fima pharm. Laboratorium (D)
- Sidroga Frauenmantelkraut-Tee, Sidroga (CH/D)
- Solunat Nr. 10 spagyrische Tropfen, Soluna (D)

6.46 Galgant, Echter – *Alpinia officinarum* Hance

Die Galgantwurzel stammt ursprünglich aus dem Süden Chinas, wird heute aber in vielen asiatischen Ländern und in Australien als Gewürzpflanze angebaut und ähnlich wie Ingwer für die Zubereitung von Mahlzeiten verwendet. Mit Ingwer und Gelbwurz ist der mehrjährige Echte Galant nahe verwandt. Seine Wurzel bildet ebenfalls waagrecht kriechende Rhizome, mit scharfem, leicht bitterem und würzigem Geschmack. Aus diesen wächst

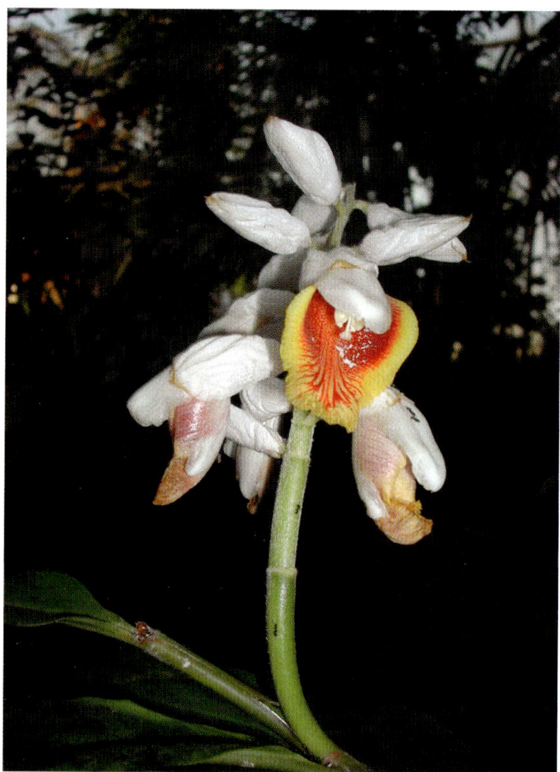

▸ **Abb. 6.128** Die Galgantblüte zeigt ein beinah orchideenhaftes Aussehen.

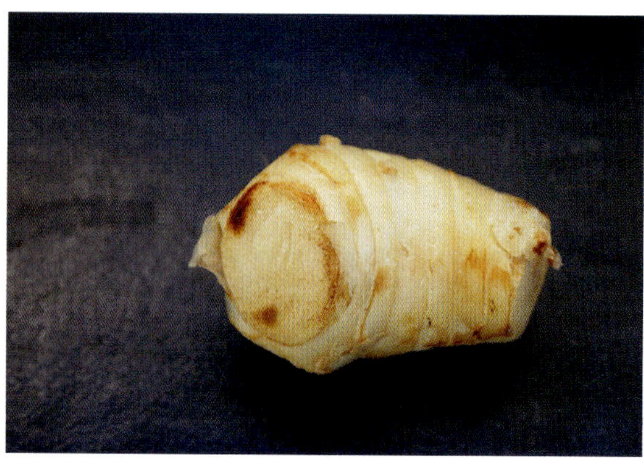

▸ **Abb. 6.129** Der Geschmack von Galgant ist dem des Ingwers ähnlich, jedoch etwas milder.

eine Vielzahl von Stängeln, die bis zu 30 Zentimeter lang werden und an denen sich lanzettförmige Blätter entfalten. Eine endständig stehende, weiße Blüte mit rötlichen Streifen bildet unter optimalen Wachstumsbedingungen den Höhepunkt (▸ **Abb. 6.128**).

Galangae rhizoma besitzt als Amara acria (scharfschmeckendes Bittermittel) verdauungsfördernde, krampflösende, entzündungshemmende und keimhemmende Qualitäten im Verdauungstrakt. Galgant erwärmt und tonisiert den Magen und die Leber und stärkt reflektorisch die Herz-Kreislauf-Funktion. In seiner Schärfe und seiner erwärmenden Wirkung auf den Organismus zeigt sich der Bezug zum Marsprinzip.

Der fingerdicke, kriechende Wurzelstock erinnert vom Aussehen her wie Ingwer an den Magen oder Darm und erlaubt signatorisch eine Verbindung zu diesen Organen und ihren Funktionen (▸ **Abb. 6.129**). In der Hildegard-Medizin besitzt Galgant eine ganz besondere Stellung: „Und wer Herzweh hat, und wer im Herz schwach ist, der esse bald genügend Galgant, und es wird ihm bessergehen" [36]. Nach dem Arzt Gottfried Hertzka (1913–1997), einem wichtigen Vertreter der Hildegard-Medizin, reguliert die Heilpflanze den Blutdruck, verbessert die Koronardurchblutung, verhindert ein übermäßiges Zusammenklumpen der Blutplättchen und kann somit als „pflanzliches Nitroglycerin" betrachtet werden. Außerdem wird ihm eine fiebersenkende Wirkung, z. B. bei Grippe (Fieberwurzel), nachgesagt.

Der Galgant wird in Form von Tee, Tinktur, in Honig, Wein oder als Pulver verwendet.

Indikationen Anämie, Appetitlosigkeit, Durchblutungsstörung, Dyspepsie, Erkältung, Fieber, Grippe, Herz-Kreislauf-Schwäche, verminderte Leber-Galle-Funktion, Magenschmerzen, Roemheld-Syndrom, Schwächezustand, Verdauungsstörung

Nebenwirkungen (entfallen bei Anwendung in spagyrischer oder potenzierter Form) In großen Mengen oder bei sehr empfindlichen Menschen können Reizungen der Verdauungsschleimhaut entstehen.

Kontraindikationen (entfallen bei Anwendung in spagyrischer oder potenzierter Form) Gallenwegsverschluss, Magenschleimhautentzündung, Schwangerschaft

Beispiele für Fertigarzneimittel

- Arteria-vita-Kapseln, Permamed (CH)
- Fenchel-Galgant Kautabletten, Jura (D)
- Klosterfrau Melissengeist, Melisana (CH)
- Padma 28 Kapseln, Padma (CH)
- Solunat Nr. 2 spagyrische Tropfen, Soluna (D)

6.47

Gänseblümchen – *Bellis perennis* L.

Die meisten Menschen kennen dieses unscheinbare, unauffällige und doch allgegenwärtige Pflänzchen (▸ **Abb. 6.130**). Doch nur noch wenige wissen, wie vielfältig seine heilkundliche Anwendung sein kann. Dieser mehrjährige, krautige Vertreter der Korbblütlerfamilie stellt keine besonderen Ansprüche an den Boden, sondern gedeiht nahezu überall, mit Vorliebe jedoch auf feuchten Wiesen, an Wald- und Wegrändern. Aus einer grundständigen Rosette mit spatelförmigen Blättern treibt das Gänseblümchen einen blattlosen, bis zu 15

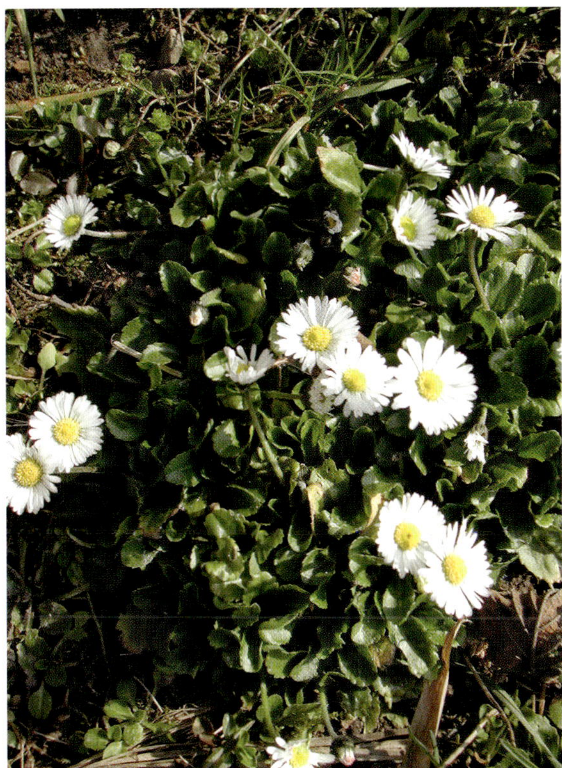

▶ **Abb. 6.130** Das Gänseblümchen ist vielerorts zu finden und eine der bekanntesten Blütenpflanzen.

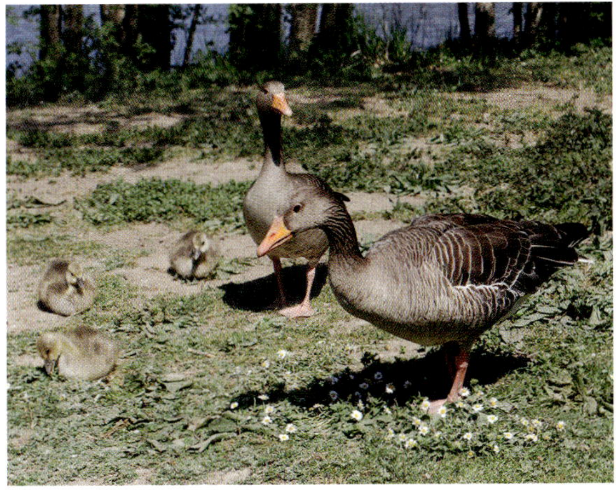

▶ **Abb. 6.131** Gänseblümchen auf Wiesen, Wegen und Weiden zeigen eine erstaunliche Trittfestigkeit.

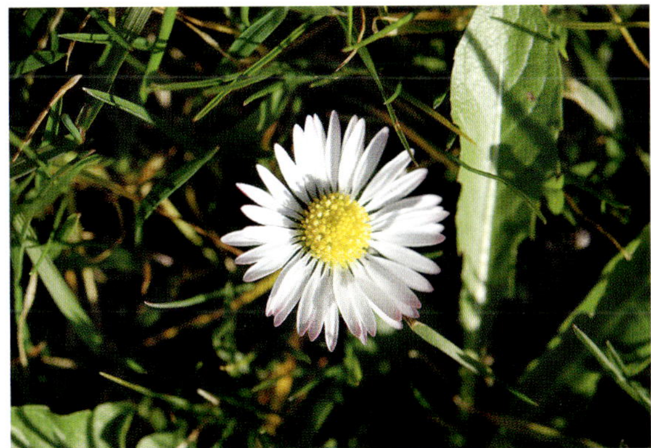

▶ **Abb. 6.132** Leicht rötlich überlaufene Gänseblümchenblüte.

Zentimeter hohen Stängel, auf dem sich eine einzelne Blüte entfaltet. Seine Blütenscheibe ist gelb, während die zungenförmigen Blütenstrahlen weiß-rosa gefärbt sind. Die Blüte dreht sich nach dem Sonnenstand, öffnet und schließt sich mit der Sonne, bleibt bei Regen ganz geschlossen und kann aus diesem Grund als Wetterorakel betrachtet werden. Über viele Monate vermag das Gänseblümchen in Blüte zu stehen, selbst unter einer dünnen Schneeschicht blüht es weiter. Das rhythmische Öffnen und Schließen der Blüte wird in der Signaturenlehre mit dem Monatsrhythmus der Gebärmutter assoziiert. Als „Arnika der Gebärmutter" wird es vor allem in potenzierter Form gerne nach Geburten verabreicht, um Verletzungen zu heilen und die Rückbildung der Gebärmutter zu unterstützen.

Sowohl die Blüte, Bellidis flos, als auch das Kraut, Bellidis herba, sind heilkräftig und besitzen auswurffördernde, appetit- und stoffwechselanregende, antidyskratische, entzündungshemmende, sanft den Lymphfluss anregende und den Hautstoffwechsel regulierende Eigenschaften. Äußerlich angewendet entfalten sich seine wundheilende (Wundkraut) und seine keimhemmende Wirkung. Der Geschmack ist leicht herb-sauer. Die wundheilungsfördernde Eigenschaft kann signatorisch auch mit dem exponierten Standort an und auf Wegen assoziiert werden, wo das Gänseblümchen häufig Trittschäden erleidet und sich trotzdem immer wieder erholt (▶ **Abb. 6.131**). Im homöopathischen Arzneimittelbild von Bellis findet sich dazu das passende Leitsymptom: Gefühl der Wund- und Zerschlagenheit im ganzen Körper. Wie sich das widerstandsfähige Gänseblümchen wieder aufrichtet, sobald es niedergetreten wird, so wird durch Bellis perennis in potenzierter Form der Schmerz des Patienten gelindert.

In der Pflanze kommt ein enger Sonnenbezug zum Ausdruck, daneben aber z. B. in der Rosafärbung der Blütenknospe auch Aspekte des Venusprinzips (▶ **Abb. 6.132**).

Meist wird das Gänseblümchen als Tee, Tinktur oder äußerlich in Form von Waschungen oder Auflagen eingesetzt. Besonders bewährt haben sich bei dieser durch ihr unscheinbares und einfaches Wesen kindlich wirkenden Pflanze Anwendung in der Haut- und Wundheilkunde bei Kindern. Ihre entzündungshemmende Wirkung kommt dabei vor allem bei Ersatzausscheidungen, die sich in Form von Ekzemen auf der Haut zeigen, zum Tragen. Pfarrer Künzle (1857–1945) empfahl, jedem Kindertee eine Prise Gänseblümchen beizufügen, denn das werde „Kindern, die trotz gesunder Kost nicht gedeihen wollen, wieder auf die Beine helfen" [54]. In der Sympathiemedizin wurde früher bei Rheuma ein Kranz aus Gänseblümchen (Gichtkranz) unter das Kopfkissen oder auf die schmerzende Stelle gelegt. In der Wildkräuterküche kann mit den Blüten eine schmackhafte Suppe gekocht oder ein mit Butter bestrichenes Zvieribrot (Schweizerdeutsch: Zvieri = Zwischenmahlzeit am Nachmittag) belegt werden.

Rezept für Gänseblümchensuppe

Etwas Butter in Mehl kurz anschwitzen lassen, mit gelöster Gemüsebouillon auffüllen, pro Person 1 EL Gänseblümchen, etwas Girsch und andere Kräuter fein hacken, in die Suppe geben und 2–3 Mal aufkochen lassen. Falls erwünscht, mit etwas Rahm, Salz, Muskat etc. abschmecken.

Die Pflanze wird volkstümlich auch Margerite oder kleine Margrete genannt. Die Namensgeberin, die heilige Margarete (eine der drei Nothelferinnen), ist eine christianisierte Vegetationsgottheit und transformiert dabei zur Patronin der Gebärenden, die auch bei Unfruchtbarkeit angerufen wird.

Indikationen Akne, Durchfall, Ekzem, unterstützend zur Gebärmutterrückbildung, Gicht, Hautausschlag, Husten, Milchschorf, Neurodermitis, Rheuma, Stoffwechselschwäche

Äußerlich: Akne, Augenentzündung, Ekzem, Furunkel, Hautausschlag, Herpes labialis, Juckreiz, Nesselfieber, Prellung, stumpfe Verletzungen, Wunden

Nebenwirkungen und Kontraindikationen (entfallen bei Anwendung in spagyrischer oder potenzierter Form) Korbblütlerallergie

Beispiele für Fertigarzneimittel

- Akne-Wasser Externa, Wala (CH/D)
- Bellis perennis Urtinktur, Ceres (CH/D)
- Traumeel Salbe, Heel (D)
- Bellis Komplex Nr. 164 Dilution, Nestmann (D)
- Symphytum comp. N Dilution, Weleda (CH/D)

6.48 Gelbwurz, Indische (Curcuma) – *Curcuma longa* L.

Die auch Kurkuma genannte Pflanze ist eine unerlässliche Zutat für Currymischungen und damit eines der wichtigsten Gewürze Asiens. Die ursprünglich aus Südasien stammende, ausdauernde Heil- und Gewürzpflanze wird heute auch in vielen weiteren Ländern der Tropen kultiviert. Der charakteristisch gelb gefärbte Wurzelstock ist knollig und besitzt gewisse Ähnlichkeit mit anderen Ingwergewächsen. Curcuma wird deshalb auch gelber Ingwer genannt. Die ganze Ingwerfamilie zeichnet sich durch einen starken Gehalt an bitterscharfen Inhaltsstoffen und ihre Leberwirksamkeit aus.

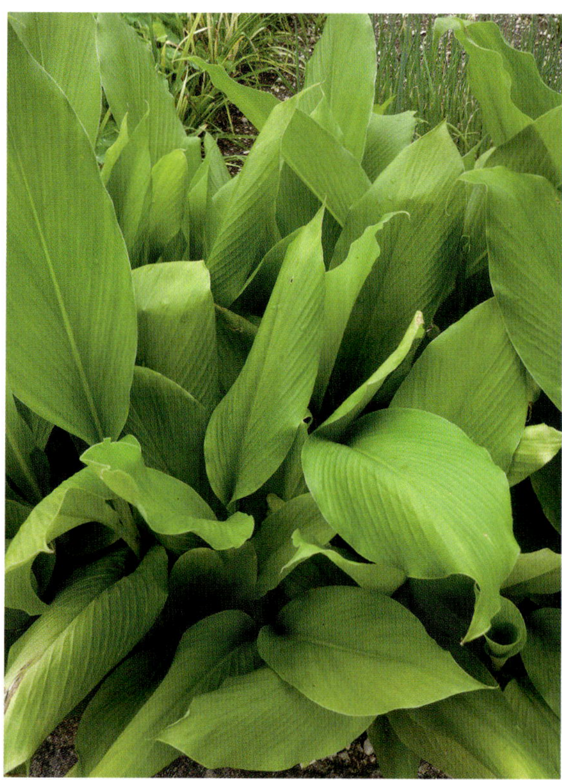

▸ **Abb. 6.133** Gelbwurzblätter können über einen Meter lang werden.

Die grundständigen Blätter der Gelbwurz werden bis zu 120 Zentimeter hoch (▸ **Abb. 6.133**), sind beinahe parallelnervig und von eiförmiglänglicher Gestalt. Die bodennah erscheinende Blüte ist von weißgelber bis oranger Farbe (▸ **Abb. 6.134**).

Die Rhizome, Curcumae rhizoma, verschiedener Gelbwurzarten werden als Heilmittel verwendet. Neben ***Curcuma longa*** werden vermehrt auch die Rhizome von ***Curcuma xanthorrhiza***, der **Indonesischen** oder **Javanischen Gelbwurz**, und weitere Arten gehandelt. Durch ihre würzige Wärme und den leicht bitterscharfen Geschmack wirkt die Pflanze verdauungsanregend, blähungswidrig, entzündungshemmend und regt die Leber-Galle-Funktion an. Bei Patienten, denen die Gallenblase entfernt wurde, kann Curcuma die Fettverträglichkeit der Nahrung verbessern. Außerdem besitzt sie keimhemmende Eigenschaften gegen Bakterien, Viren und Pilze, lindert Brechreiz und regt die Menstruationsblutung an. Moderne Untersuchungen zeigen einen antioxidativen, leberzellregenerierenden und nervenschützenden Effekt nach Einnahme. Sogar eine tumorhemmende Wirkung bei Kolonkarzinom wird diskutiert und untersucht.

In der gelben Farbe zeigen sich Aspekte der Sonne und Jupiters, letzterer zeigt sich vor allem auch in der lebergallewirksamen Eigenschaft der Gelbwurz (▸ **Abb. 6.135**).

In Europa wird Kurkuma meist als Gewürz, therapeutisch in Form von Pulver oder Fertigarzneimitteln als Kur eingesetzt. Die ayurvedische Heilkunde kennt zusätzlich

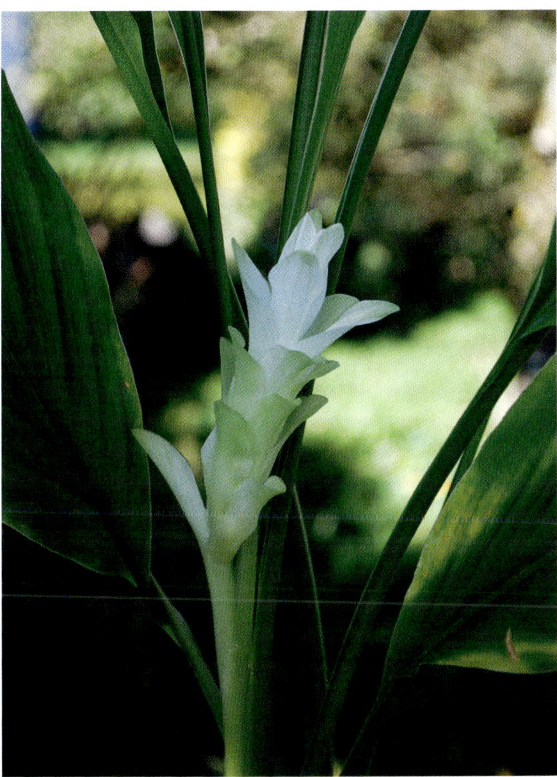

▶ **Abb. 6.134** Die weiß-gelbliche Blüte ist von zylindrischer Form.

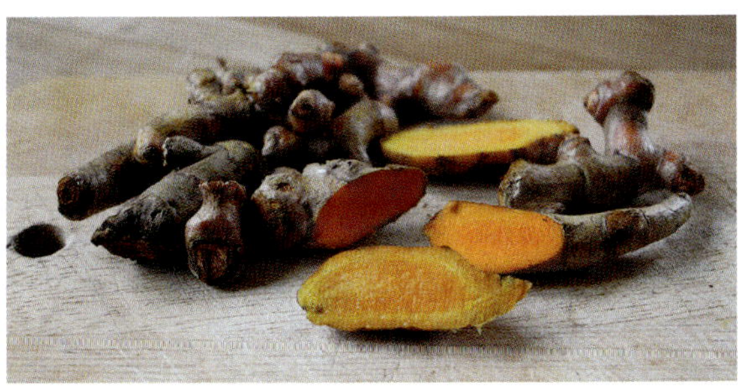

▶ **Abb. 6.135** Das Rhizom der Gelbwurz ist dem des Ingwers ähnlich, jedoch von kräftigerem Gelb.

äußerliche Anwendungen als Paste, Vaginalspülung oder Mundwasser.

Indikationen Appetitlosigkeit, Asthma, Blähungen, erhöhter Cholesterinspiegel, Durchfall, Dyspepsie, Erbrechen, Fettstoffwechselstörung, Leberentzündung (adjuvant), verminderte Leber-Galle-Funktion, verminderte Pankreasfunktion, Reizdarm, Reizmagen, Schwächezustand, Übelkeit, Verdauungsstörung

Nebenwirkungen (entfallen bei Anwendung in spagyrischer oder potenzierter Form)

- Harmlose Gelbfärbung der Zähne bei Pulvereinnahme oder der Haut bei äußerlicher Anwendung.
- Kann bei Dauergebrauch oder hohen Dosierungen Reizungen der Magenschleimhaut verursachen.
- Eine Wechselwirkung mit Blutgerinnungshemmer wird diskutiert.
- Vorsichtige Dosierung in der Schwangerschaft ist zu empfehlen.

Kontraindikationen (entfallen bei Anwendung in spagyrischer oder potenzierter Form) Gallenwegsverschluss, Hyperazidität, Magen-Darm-Geschwür

Beispiele für Fertigarzneimittel

- Arkocaps Curcuma Kapseln, Arkopharma (CH/D/F)
- Bilisan Duo Filmtabletten, Repha (D)
- Choleodoron Tropfen, Weleda (CH/D)
- Curcu-Truw-Kapseln, Truw (D)
- Kurkuma Kapseln, Sanat (CH/F)

6.49 Ginkgo – *Ginkgo biloba* L.

In Japan wird der Ginkgo als heiliger Tempelbaum (Götterbaum) kultiviert und verehrt. Als einziger Überlebender seiner Art gehört er einer längst vergangenen Epoche der Pflanzenentwicklung vor 150 bis 250 Millionen Jahren an. Entwicklungsgeschichtlich ist er sogar älter als die Nadelbäume. Entsprechend äußerst robust und widerstandsfähig gegen allerlei Umweltbelastungen, soll er ein Alter von mehreren Tausend Jahren erreichen können. Heutzutage wird der bis zu 40 Meter hoch wachsende Baum deshalb gerne in Städten entlang von Straßen angebaut. Kaum einen Kilometer von dem Ort entfernt, an dem 1945 eine Atombombe auf Hiroshima abgeworfen wurde, stand ein Ginkgobaum, der bereits ein Jahr danach wieder ausgeschlagen hat. Alte Exemplare bilden an ihren Astunterseiten manchmal große Aussackungen, die eine gewisse Ähnlichkeit mit weiblichen Brüsten aufweisen. In Japan werden derartige Bäume von Frauen mit Kinderwunsch aufgesucht, um dort für reichen Nachwuchs zu bitten.

Die zweilappigen Fächerblätter sind erst hellgrün, verfärben sich aber im Herbst goldgelb. Sie besitzen strahlenförmig verlaufende Blattadern und erinnern an das Bild eines Frontalschnitts durch ein menschliches Gehirn (▶ **Abb. 6.136**). Sogar die Hirnwindungen und -gräben scheinen ersichtlich (▶ **Abb. 6.137**).

Ginkgobäume sind zweihäusig, d. h., es existieren Exemplare mit rein männlichen und solche mit rein weiblichen Blüten. Die Blühfähigkeit wird erst im Alter von 20 bis 40 Jahren erreicht, dann bilden männliche Bäume lockere Blütenkätzchen (▶ **Abb. 6.138**), während die weiblichen Blüten sehr unauffällig ausfallen, nach der Bestäubung aber aprikosenartige Früchte bilden (▶ **Abb. 6.139**).

Die in einem komplizierten Prozess ablaufende Befruchtung wird erst Monate später, teilweise erst in den am Boden liegenden Früchten abgeschlossen. Die zu diesem Zeitpunkt goldgelben Früchte entwickeln dabei ei-

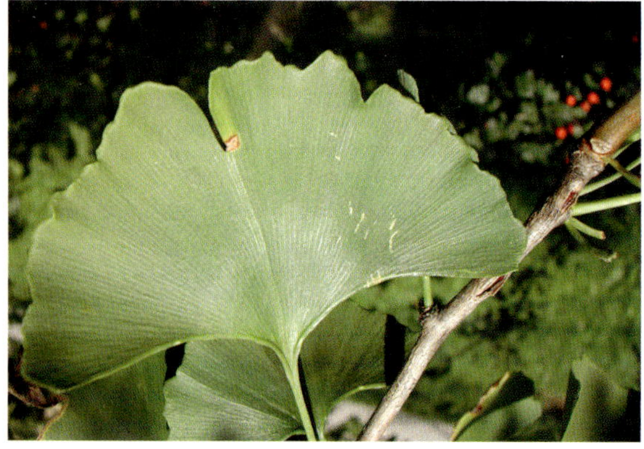

▸ **Abb. 6.136** Das Ginkgoblatt zeigt die Signatur der menschlichen zwei Gehirnhälften.

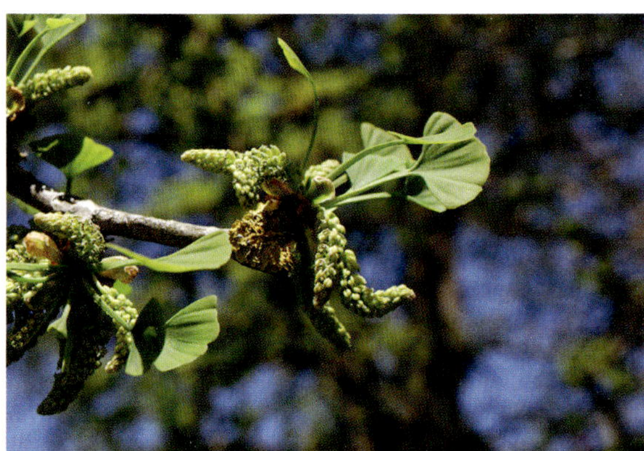

▸ **Abb. 6.138** Die männliche Ginkgoblüte.

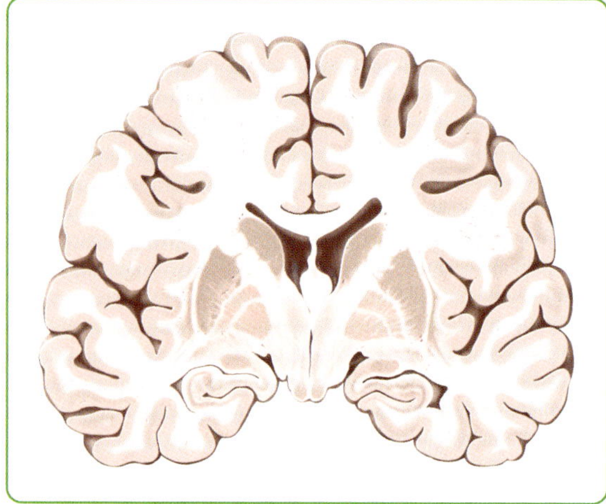

▸ **Abb. 6.137** Das Gehirn im Frontalschnitt mit charakteristischen Hirnwindungen (Gyri) und Hirngräben (Sulci). (Schünke M, Schulte E, Schumacher U. Prometheus LernAtlas der Anatomie. Kopf, Hals, Neuroanatomie. Illustrationen von Voll M und Wesker K. 4. Aufl. Stuttgart: Thieme; 2014)

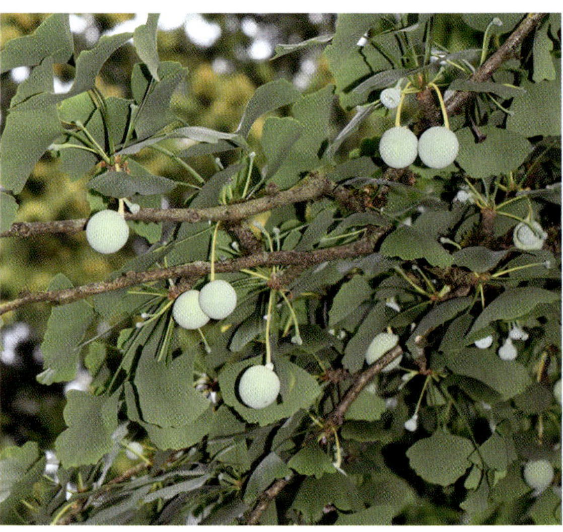

▸ **Abb. 6.139** Der weibliche Ginkgobaum mit Früchten.

nen üblen Geruch nach Fußschweiß und Erbrochenem (ähnlich dem von Buttersäure). Dies führt in bewohnten Gebieten manchmal dazu, dass weibliche Baumexemplare gefällt werden. Heutzutage werden oftmals nur männliche Exemplare als Parkbäume gepflanzt, da das Geschlecht junger Bäume einfacher bestimmt werden kann.

In Asien wird der fleischige Mantel der Frucht als Heilmittel verwendet, ihr gerösteter Kern gilt als kulinarische Spezialität. Die im Herbst geernteten Blätter, Ginkgo bilobae folium, besitzen durchblutungsfördernde Eigenschaften, die Fließgeschwindigkeit wird optimiert, die Gefäßelastizität erhöht und die Blutflüssigkeit fließfähiger. Diese Wirkung kommt der Hirndurchblutung, aber auch der peripheren Durchblutung zugute. Bis zum Einsetzen des erwünschten Effekts vergehen allerdings einige Wochen. Die wirksamen Inhaltsstoffe sind Flavonoide, also gelbe Wirkstoffe, die in der goldigen Herbstfärbung deutlich sichtbar werden.

Die Arzneipflanze wird häufig als leicht herb schmeckender Tee, am besten aber als Tinktur oder Fertigarzneimittel eingenommen. Letztere zeigen eine bessere Löslichkeit der Wirkstoffe.

Indikationen Prophylaktisch gegen Alzheimer, Arteriosklerose, bei Demenz, Durchblutungsstörung, Erschöpfungszustand, chronisch kalten Extremitäten, Gedächtnisschwäche, Gleichgewichtsstörung, Hörsturz, Konzentrationsstörung, Kopfschmerz, Leistungsabfall, Makuladegeneration, Nervosität, Parästhesien, Schwindel, Tinnitus

Nebenwirkungen (entfallen bei Anwendung in spagyrischer oder potenzierter Form) Selten Kopfschmerzen bei Überdosierung, Wechselwirkungen mit blutverdünnenden Arzneimittel werden diskutiert.

Kontraindikationen (entfallen bei Anwendung in spagyrischer oder potenzierter Form)

- Bluthochdruck
- Es wird empfohlen, Fertigpräparate vor Operationen abzusetzen.
- Die Verwendung in der Schwangerschaft wird kontrovers diskutiert.

Beispiele für Fertigarzneimittel

- Ginkgobakehl Urtinktur, Sanum (D)
- Ginkgo Urtinktur, Ceres (CH/D)
- Cefavora memo Kapseln, Cefak (D)
- Geriaforce Ginkgo Tropfen, Bioforce (CH)
- Tebonin forte Filmtabletten, Schwabe (CH/D)

6.50 Ginseng, Koreanischer – *Panax ginseng* C.A. Meyer

Die vermutlich begehrteste Heilpflanze Asiens ist heute eine gefährdete Art und wird deshalb vielerorts kultiviert. Das hochgeachtete und teuer gehandelte Heilmittel wird seit Jahrtausenden verwendet und steht in Asien für gute Gesundheit und Wohlergehen. Ursprünglich war Ginseng eine Waldpflanze (► **Abb. 6.140**), heute wächst er mit Vorliebe an humusreichen, schattigen Standorten und meidet kalkreiche Böden. Einzelne Exemplare können bei optimalen Bedingungen bis zu hundert Jahre alt werden.

Die runden Stängel der mehrjährigen Staude erreichen eine Höhe von bis zu einem Meter, sind kahl und treiben 3 bis 6 ahornähnliche Blätter aus. Diese bestehen meist aus 5 lanzettförmigen Einzelblättchen mit gesägtem Blattrand. Eine unauffällige, weiß-grüne Blüte in doldiger Anordnung bildet nach der Befruchtung glänzend rote Steinfrüchte. Am faszinierendsten ist die karottenartige Wurzel der Pflanze, deren Aussehen durch ihre Verzweigung in Seitenwurzeln mitunter eine menschenähnliche Gestalt, sogar in männlicher oder weiblicher Form, annehmen kann. Der chinesische Name Ginseng bedeutet übersetzt Menschenwurzel/Menschenleib und bringt diese gestaltbezogene Eigenart zum Ausdruck (► **Abb. 6.141**). Ähnlich der in Südeuropa vorkommenden Alraunenwurzel wurden auch um diese anthropomorphe Wurzel vielfältige Rituale und Kulthandlungen geschaffen. So war Ginseng in China allein dem Kaiser vorbehalten: Wer eine Wurzel fand, musste sie diesem überreichen.

Die spindelförmige Wurzeldroge kann erst nach Jahren geerntet werden und wird nachher entweder gebleicht (weißer Ginseng) oder mit Hilfe von heißem Dampf konserviert, wobei sie eine rote Farbe annimmt (roter Ginseng). Die weiße Ginsengwurzel kann bereits nach 3 bis 4 Jahren geerntet werden, die rote erst nach 6 Jahren.

Auch ***Panax quinquefolius***, der **Amerikanische Ginseng**, eine ebenfalls gefährdete Art, wird heute in großen

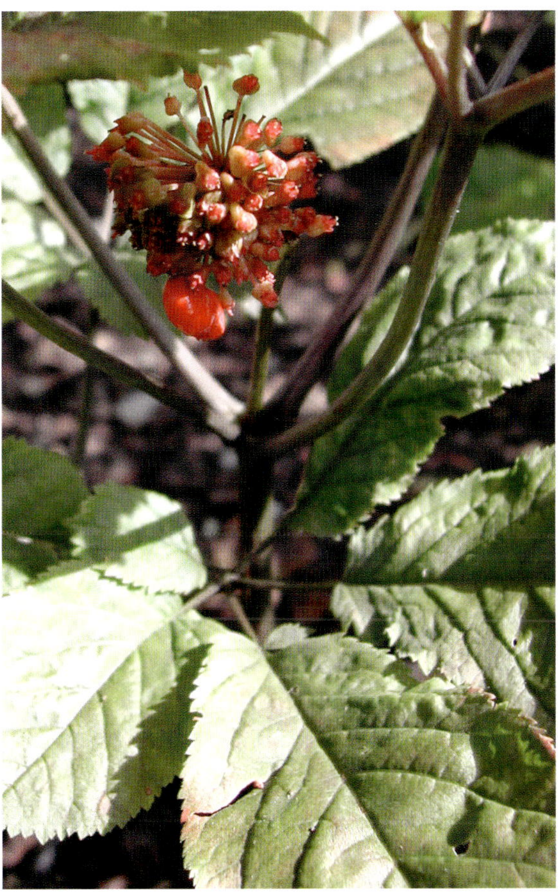

► **Abb. 6.140** Die Ginsengpflanze ist ursprünglich ein schattenliebender Waldbewohner.

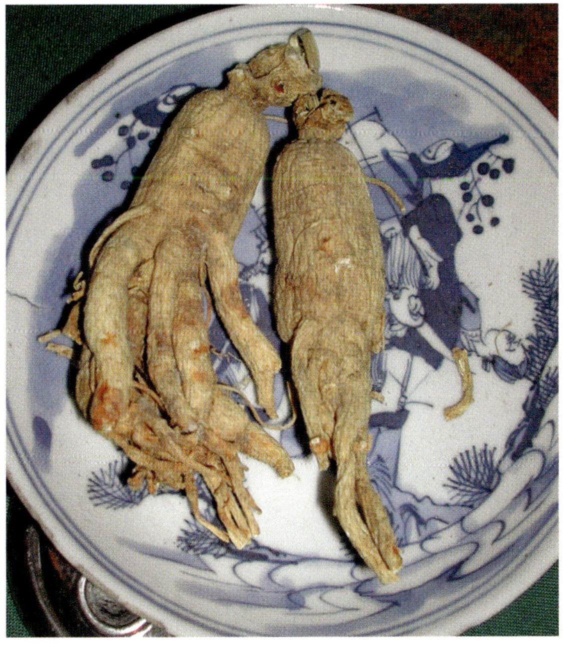

► **Abb. 6.141** Die menschenähnliche Wurzelform und ihre heilkundliche Bedeutung hat aus Ginseng eine der begehrtesten Pflanzen der Welt gemacht.

Plantagen kultiviert. Sein Wirkstoffgehalt soll deutlich geringer ausfallen als beim Original. Außerdem wird **Chinesischer Ginseng**, ***Panax notoginseng***, und **Japanischer Ginseng**, ***Panax pseudoginseng* ssp. japonicus**, medizinisch verwendet. Die Panaxwurzel, Ginseng radix, ist ein wahres Allheilmittel (griechisch von pan-akos = all-Heilmittel): Sie wirkt stärkend (Kraftwurzel), steigert die Anpassungsfähigkeit und Durchblutung, versorgt die Gewebe mit mehr Sauerstoff, reguliert die Nerven- und Hormonfunktion und wird auch als Aphrodisiakum gelobt. Außerdem wirkt sie antioxidativ und wird gegen mannigfaltige Altersbeschwerden empfohlen. Ginseng wird meist als Fertigarzneimittel oder Tinktur eingesetzt, da die Teeanwendung zu wenig Wirksamkeit besitzt.

Indikationen Altersbeschwerden, Appetitlosigkeit, Erschöpfung, Gedächtnisschwäche, Konzentrationsschwäche, Kopfschmerz, Leistungsschwäche, Müdigkeit, Rekonvaleszenz, Schwäche, Schwindel, Unfruchtbarkeit, Zittern

Nebenwirkungen (entfallen bei Anwendung in spagyrischer oder potenzierter Form)

- Nur bei Überdosierung oder Langzeitanwendung als sogenanntes Ginsengmissbrauchsyndrom bekannt: Durchfall, Schlaflosigkeit, Hypertonie.
- Interaktionen mit Blutverdünner, MAO-Hemmer.

Kontraindikationen (entfallen bei Anwendung in spagyrischer oder potenzierter Form) Kleinkinder, Schwangerschaft (in hohen Dosen), Hypertonie

Beispiele für Fertigarzneimittel

- Doppelherz-Ginseng Aktiv-Lösung, Queisser Pharma (D)
- Fortevital Kapseln, Tentan (CH)
- Ginseng rot Kapseln, Sanat (CH/F)
- Ginseng Il Hwa Hartkapseln, Allcura (D)
- Neuro Ginsan N flüssig, Hanosan (D)

6.51

Goldrute, Gewöhnliche – *Solidago virgaurea* L.

Relativ unscheinbar gedeiht die Echte Goldrute an Waldrändern, Böschungen, in Lichtungen und Kahlschlägen trockener Wälder der ganzen Nordhemisphäre (▸ **Abb. 6.142**). Die Pflanze ist ein Strahlensucher, der auch an schwierigen Standorten gut gedeiht.

Aus den bodennahen Blättern der mehrjährigen Staude erhebt sich ein gerillter, bis zu 70 Zentimeter hoher Stängel, der sich erst im letzten Drittel verzweigt. Die wechselständigen Blätter sind eiförmig-elliptisch, werden im oberen Bereich immer lanzettförmiger und besitzen einen mehr oder weniger regelmäßig gezähnten Rand.

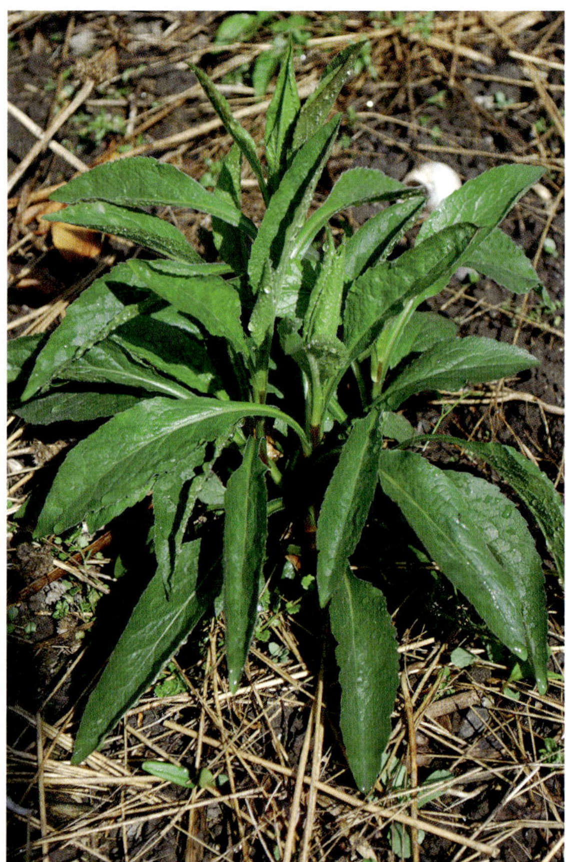

▸ **Abb. 6.142** Die Echte Goldrute ist außerhalb der Blütezeit relativ unscheinbar.

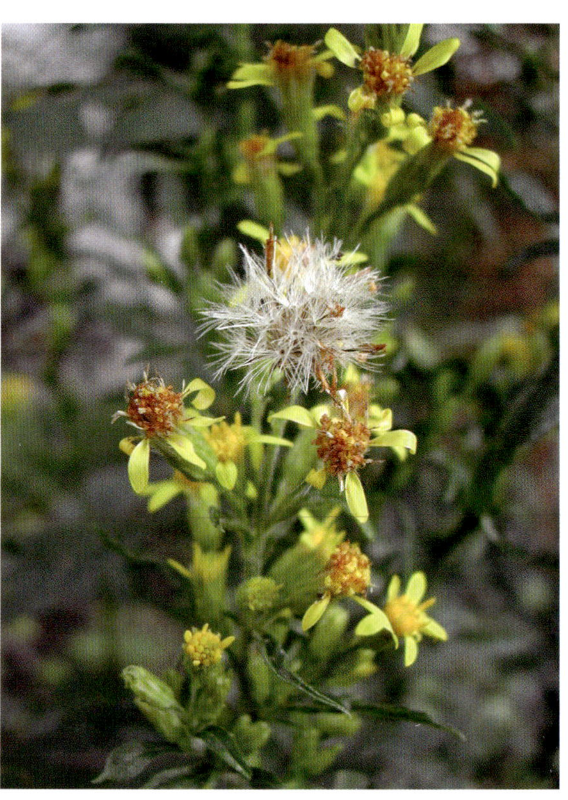

▸ **Abb. 6.143** Die Blüte zeigt die charakteristischen Merkmale der Korbblütler.

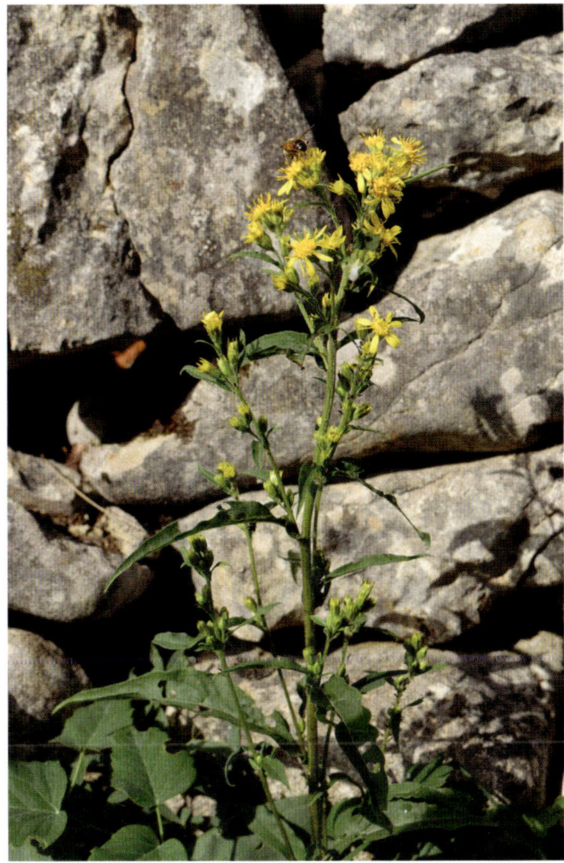

▶ **Abb. 6.144** Die einheimische Echte Goldrute ist eine ehemalige Wundheilpflanze (Heidnisches Wundkraut).

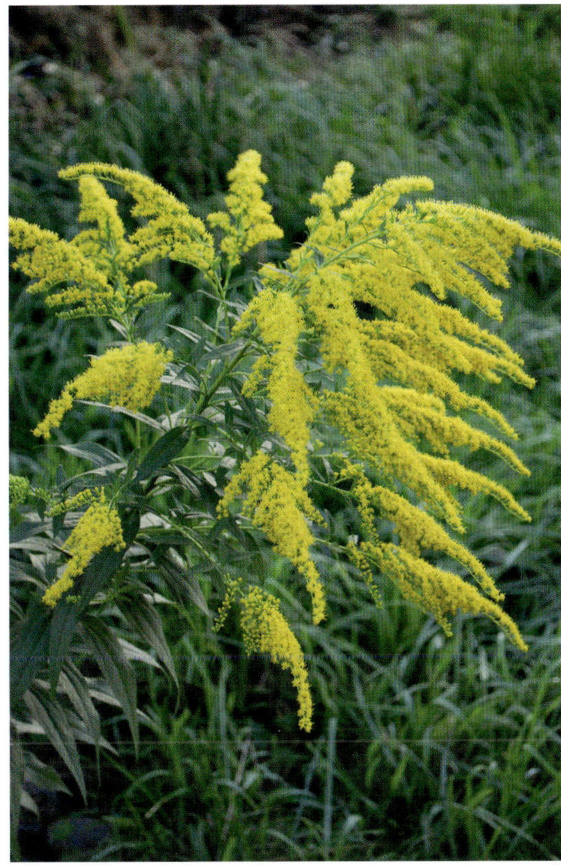

▶ **Abb. 6.145** *Solidago gigantea* ist erstaunlicherweise kleiner als ihre kanadische Schwester, *Solidago canadensis*.

Wenn überhaupt vorhanden, dann ist ihre Behaarung sehr spärlich. Die goldgelben Blüten sehen als Einzelblüten mager und unvollkommen aus. Obwohl sich der lateinische Name (von lateinisch solidare = zusammenfügen) von der ehemaligen Verwendung als Wundheilkraut herleitet, bekommt er diesbezüglich ebenfalls eine gewisse Bedeutung: Erst in der Fülle des gesamten Blütenstandes bekommt die Goldrute ihre wahre sonnenhafte Ausstrahlung (▶ **Abb. 6.143**). Auch etliche volkstümliche Namen wie Heidnisch Wundkraut, Edelwundkraut, Heftkraut oder Goldwundkraut beziehen sich auf diese heute vergessene äußerliche Anwendung bei Verletzungen (▶ **Abb. 6.144**). Tabernaemontanus (um 1522–1590) nennt sie in seinem „Neuw Kreuterbuch" das Gülden Wundkraut: „Dieses heilet alle Wunden und alte faule Schäden (Anmerkung: Verletzungen)" [105].

Weitere Arten, die sowohl als Neophyten wie auch Arzneipflanzen eine Bedeutung besitzen, sind die **Hohe Goldrute, *Solidago gigantea***, und die **Kanadische Goldrute, *Solidago canadensis***. Beide Arten stammen ursprünglich aus Nordamerika, sehen sich gegenseitig relativ ähnlich – unterscheiden sich aber in Größe, Blatt- und Blütengestaltung sehr deutlich von der einheimischen Art (▶ **Abb. 6.145**). Während die Hohe Goldrute bis zu 150 Zentimeter hoch wird und kahle Stängel und Blattunterseiten besitzt, wird die kanadische Vertreterin bis zu 200 Zentimeter hoch mit behaarten Stängeln und Blattunterseiten. Die Blüte beider Arten steht in vielblütigen Rispen, die länger und buschiger sind als die der einheimischen Goldrute. Mit etwas Fantasie lässt sich in ihrer Blütengestaltung das Bild eines Urinstrahls erkennen. In höheren Lagen übergibt ***Solidago virgaurea*** das Zepter an eine alpenbewohnende Unterart, ***Solidago virgaurea* ssp. minuta**, auch ***Solidago alpestris*** genannt. Diese kalkmeidende Vertreterin wird an gewissen Standorten nicht mehr als 5 Zentimeter hoch.

Das Kraut der einheimischen Art, **Solidaginis virgaureae herba**, wird wegen seiner entzündungshemmenden, harntreibenden, schwach schmerzstillenden und entkrampfenden Wirkung auf Nieren und Harnwege geschätzt. Die Echte Goldrute gilt als das „Nierenpflegemittel", welches diese Organe nicht nur zu Mehrleistung anregt, sondern auch zu regenerieren hilft. Die Nieren vollbringen täglich eine riesige Arbeitsleistung, die sich nicht nur auf die Ausscheidung harnpflichtiger Substanzen beschränkt, sondern auch die Bildung blutdruckregulierender und blutbildender Hormone u.v.m. beinhaltet. Insofern ist die Anwendung nierenunterstützender Arzneimittel bei einem breiten Spektrum von Krankheiten, von Nieren-Blasen-Leiden über Bluthochdruck bis Anämie, sowie aufgrund der harntreibenden Wirkung auch bei Hautkrankheiten und Rheuma sinnvoll. Die leicht süßlich schmeckende Pflanze wird häufig als Tee, Tinktur oder Fertigarznei eingesetzt.

In ihrer Nierenwirkung sind die zwei im 19. Jahrhundert eingewanderten Arten kräftiger bezüglich der harntreibenden Eigenschaft, schwächer jedoch, was die entzündungshemmende, schwach schmerzlindernde und vor allem nierenregenerierende Wirkung anbelangt. Die sehr vitalen und bekämpfungsresistenten Pflanzenarten aus Übersee sind vor allem entlang von Transportwegen wie Bahngleisen, Autobahnen (da ihre Samen an Transportfahrzeugen anhaften und sich durch den Fahrtwind lösen) und auf Schuttflächen in großen, dichten Beständen anzutreffen. Für ihre Vermehrung sorgen beide Korbblütler mit weitreisenden Flugsamen, hauptsächlich aber vegetativ mittels Rhizomen. Bezüglich ihrer Verbreitungswege sind sie eine Begleiterscheinung der zunehmenden Mobilität und Globalisierung. Nach Paracelsus lassen sich in jeder Region diejenigen Heilmittel finden, die dort benötigt werden: Wozu können uns entsprechend diese zugewanderten Nierenpflanzen dienlich sein? Die Nieren eliminieren aus naturheilkundlicher Sicht nicht nur harnpflichtige Substanzen, sondern sind auch an der Verarbeitung und Ausscheidung von allem, was „an die Nieren geht", also auch geistigen und emotionalen Reizen, beteiligt. Übermäßige Reizbeflutung kann diese essentiellen Organe überlasten, zusätzlich schwächend wirken sich auch tiefe Emotionen, wie existenzielle Ängste oder langfristiger Stress, aus. Goldrutenanwendungen können die Nieren bei ihren vielfältigen Aufgaben unterstützen.

Indikationen Unterstützend bei Anämie, Blasenentzündung, Dysurie, Gicht, Harnwegsentzündung, Hautausschlag, adjuvant bei Hypertonie, Nieren-Blasen-Leiden, Nierenfunktionsschwäche, Ödeme, prophylaktisch gegen Osteoporose (Aktivierung von Calcitriol in den Nieren), Erkrankungen des rheumatischen Formenkreises, prophylaktisch gegen Steinbildung, Stoffwechselschwäche, Wassersucht

Nebenwirkungen (entfallen bei Anwendung in spagyrischer oder potenzierter Form) Keine

Kontraindikationen (entfallen bei Anwendung in spagyrischer oder potenzierter Form) Korbblütlerallergie, keine Durchspülungstherapie (mit 1–1,5 l Tee auf nüchternen Magen innerhalb kurzer Zeit getrunken!) bei Ödemen infolge von Herz- oder Niereninsuffizienz durchführen.

Beispiele für Fertigarzneimittel

- Aqualibra Filmtabletten, Medice (D)
- Cystimed Filmtabletten, Hänseler (CH)
- Nephrosolid Tropfen, Bioforce (CH)
- Solidago comp. Tropfen, Ceres (CH/D)
- Solidagoren Liquid Tropfen, Klein (D)

6.52 Granatapfel – *Punica granatum* L.

Die Äpfel der Aphrodite werden seit Jahrtausenden wegen ihrer angeblich potenz- und libidosteigernden Wirkung hochgelobt. Das ursprünglich aus Zentralasien stammende, heute im ganzen Mittelmeerraum, in Asien, Afrika, Südamerika und Australien angebaute Myrtengewächs ist anspruchslos und kommt notfalls auch mit etwas härteren Klimabedingungen zurecht (▶ Abb. 6.146).

Der Granatapfel ist eine der ältesten Kulturpflanzen und nimmt in der Mythologie und Religion verschiedener Völker eine hochgeachtete Stellung ein. Das kommt u. a. im griechischen Mythos der Persephone zum Ausdruck: Hades, der Gott der Unterwelt, entführte die Tochter der Fruchtbarkeitsgöttin Demeter in sein Reich. Die kummererfüllte Mutter stieg auf die Erde herab, um ihrer Tochter näher zu sein und gleichzeitig die Menschen im Ackerbau zu unterrichten. Zeus entschied als oberster Gott, dass der Übeltäter Persephone zu ihrer Mutter zurückkehren lassen müsse, wenn diese noch keine Mahlzeit mit Hades eingenommen habe. Hermes, der Götterbote, überbrachte die Nachricht, dass die Entführte jedoch bereits zwei Kerne eines angebotenen Granatapfels verspeist habe. Um die immer lauter klagende Mutter zu besänftigen, wandelte Zeus sein Urteil ab – Persephone sollte in Zu-

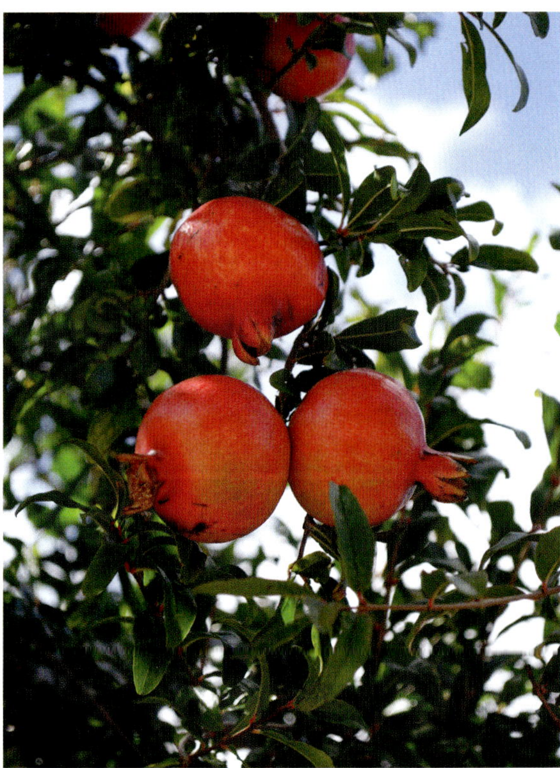

▶ **Abb. 6.146** Der Granatapfelbaum mit seinen charakteristischen Kugelfrüchten.

kunft die eine Hälfte des Jahres in der Unterwelt und die andere bei ihrer Mutter auf Erden leben.

Die bis zu 5 Meter hohen sommergrünen Sträucher oder kleinen Bäume können ein Alter von mehreren hundert Jahren erreichen. An einem rotbraunen Stamm mit reich verzweigten, an den Enden oft in einem Dorn endenden Ästen, wachsen oval-lanzettförmige Blätter, die auf der Oberseite glänzen, und orangefarbene, glockenartige Blüten (▸ Abb. 6.147), aus denen sich am Sommerende die leuchtend roten Scheinfrüchte bilden. Diese bleiben wegen ihrer derben, ledrigen Schale bis zu 6 Monaten haltbar und enthalten bis zu 400 Samen, weshalb der Granatapfel traditionell als Fruchtbarkeitssymbol gilt. In verschiedenen Kulturen (z. B. Zypern, Marokko) werden die Äpfel bei Hochzeiten auf den Boden geworfen, anhand der herausgefallenen Samen schätzte man den zukünftigen Kindersegen ab. Die aufquellende rote Frucht und das gleichermaßen stark färbende Fruchtfleisch werden mit der weiblichen Fruchtbarkeit und der Menstruation der Frau in Verbindung gebracht. Der lateinische Artenname *Punica granatum* (lateinisch granum = Korn, Samen) bringt den Reichtum an Samen ebenfalls zum Ausdruck.

Die süßsauer schmeckende Frucht, Punicae granati fructus, regt den Stoffwechsel an, wirkt antioxidativ und beugt Arteriosklerose vor. Sie enthält in den Samen außerdem Östrogenvorstufen, welche den weiblichen Hormonhaushalt regulieren, die Libido anregen und den Aufbau der Gebärmutterschleimhaut unterstützen. Aufgeschnitten zeigt sie im Querschnitt große Ähnlichkeit mit dem eines Ovars mit Follikel. Die Samen, die herb schmecken, entfalten ebenfalls eine zellschützende, antioxidative Wirkung. Die Pressung der Granatapfelsamen ergibt ein hellgelbes Öl, das bei äußerlicher Anwendung beanspruchte Haut regeneriert. Die Fruchtschale, Granati pericarpium, wird in der mediterranen Volksheilkunde bei Durchfall eingesetzt.

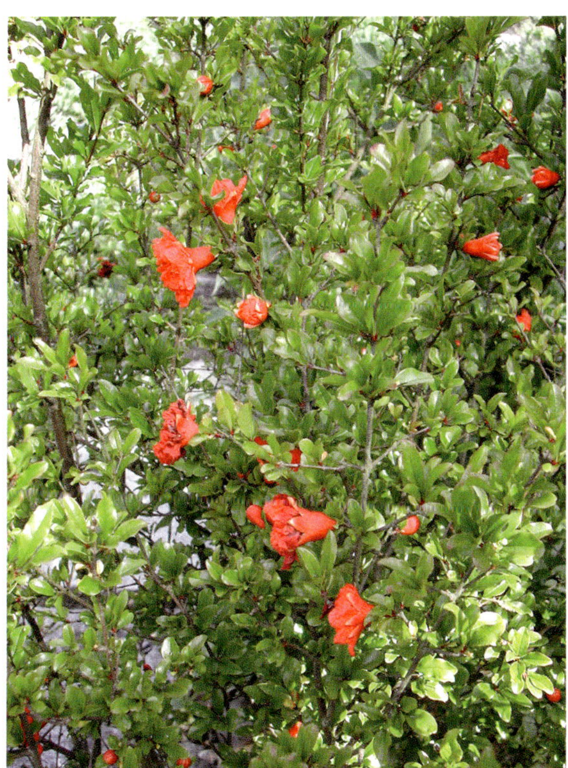

▸ **Abb. 6.147** Der blühende Granatapfelbaum mit orangeroten Blütenglocken.

Die Rinde der jungen Zweige oder die Wurzeln wurden früher als wurmwidriges Heilmittel genutzt, was heute allerdings wegen der – je nach Dosierung – toxischen Wirkung nicht mehr empfehlenswert ist.

Interessanterweise werden die therapeutischen Qualitäten des Granatapfels nicht nur von Frauen, sondern auch von Männern geschätzt. Dies vor allem, seit bekannt geworden ist, dass Fruchtsäfte und -extrakte das unkontrollierte Wachstum von Prostatazellen verlangsamen und damit Beschwerden bei Prostatavergrößerung lindern können. Vielleicht erklärt sich durch diese Tatsache das neckische Aussehen der Blütenknospe des Granatapfelbaums: Ihr Anblick gleicht einer Miniatur des männlichen Genitales.

Indikationen der Granatapfelfrucht und des Samens Erhöhter Cholesterinwert, Eierstockerkrankung, Fruchtbarkeitsstörung, Hitzewallung, Metabolisches Syndrom, Östrogenmangel, Prostatahypertrophie, Scheidentrockenheit, Wechseljahresbeschwerden

Nebenwirkungen und Kontraindikationen Keine

Beispiele für Fertigarzneimittel

- Delima feminin Vaginalzäpfchen, Pekana (D)
- Granatapfelsamenöl, Farfalla (CH)
- Granatapfel-Muttersaft, Schoenenberger (D)
- Granatapfel Saft Bio, Biotta (CH)
- Padma Digestin Kapseln, Padma (CH)

6.53 Guaraná – *Paullinia cupana* Kunth.

Die Heimat dieser kletternden Strauchliane ist der Regenwald der Amazonasregion Brasiliens. Ein Jesuitenpater beschrieb im 17. Jahrhundert als Erster, wie die Pflanzensamen von Einheimischen als Stärkungs- und Schmerzmittel verwendet wurden. Alexander von Humboldt berichtete 100 Jahre später detailliert über die daraus hergestellte Guaranápaste. Heute ist die Pflanze als Bestandteil von Energydrinks vielen Menschen als Muntermacher bekannt.

Die immergrüne Tropenpflanze wächst an ihren Rankhilfen bis zu 15 Meter hoch und besitzt lange, lanzettförmige Blätter, die fünfzählig gefiedert sind. Die kerzenähnliche Blütenrispe weist unscheinbare, hellgrüne Einzelblüten auf. Die in Trauben wachsenden roten Kapselfrüchte springen bei der Reife auf und legen einen Kern frei, der einem sich öffnenden Auge ähnelt (▸ Abb. 6.148). Nicht ohne Grund bedeutet Guaraná in der Sprache der Amazonasindianer „geheimes Auge".

Inzwischen ist es gelungen, die Pflanze als niedrigen und ausladenden Strauch zu kultivieren. Die geernteten Samen, Guaranae semen, werden getrocknet, geröstet, gemahlen und zu einer bitter schmeckenden Paste verarbeitet. Die daraus hergestellten Getränke (Energydrinks) und Produkte wirken stimulierend, energiespendend, leistungssteigernd und teilweise schmerzlindernd bei Kopfschmerzen. Weitere Eigenschaften von Guaraná sind die stopfenden, ein Sättigungsgefühl vermittelnden und verdauungsfördernden Wirkungen. Entgegen dem Koffein aus Kaffeebohnen werden die anregenden Stoffe der Guaranásamen nur langsam freigesetzt und besitzen deshalb in höherer Dosierung nicht dessen Nebenwirkungen wie Herzrasen oder Sodbrennen.

Das bitter schmeckende Mittel wird heute vor allem in Form von Tabletten, Getränken oder Kapseln angewendet.

Indikationen Durchfall, Energielosigkeit, Erschöpfung, Gedächtnisschwäche, Kopfschmerz, Migräne, Müdigkeit, Schwäche, Rekonvaleszenz, Spannungskopfschmerz, Spannungszustand, Stress, Verspannung

Nebenwirkungen (entfallen bei Anwendung in spagyrischer oder potenzierter Form)

- Es kann zu Herzklopfen und Nervosität kommen.
- In hohen Dosen können Guarana-Produkte die Wirkung verschiedener Medikamente beeinflussen.

Kontraindikationen (entfallen bei Anwendung in spagyrischer oder potenzierter Form) Epilepsie, Herzrhythmusstörungen, Herz-Kreislauf-Erkrankungen, Hypertonie, Hyperthyreose, Kinder unter 12 Jahren, Magen-Darm-Geschwür, Schwangerschaft, Stillzeit

Beispiele für Fertigarzneimittel

- Bio Guarana Pulver, nu3 (CH)
- Ganavit Pharmaton, Ginsana (CH)
- Guarana Kapseln, Sanat (CH/F)
- Guarana Natuur Kapseln, Diamant Natuur (D)
- Guarana-Tabletten, Kräuterhaus Sanct Bernhard (D)

6.54 Gundelrebe – *Glechoma hederacea* L.

Im Garten ums Haus, entlang von Mauern, Zäunen und Hecken, auf feuchten Wiesen und brachliegenden Flächen, irgendwo lässt sich immer eine Gundelrebe finden (▸ Abb. 6.149). Die häufig auftretende Pflanze gedeiht auch im Halbschatten oder „verkriecht" sich ab und zu unter Steinen oder Brettern.

Ihr niedrig liegender, vierkantiger Stängel tastet sich kriechend den Boden entlang und richtet sich höchstens zur Blütenbildung auf. Die fein behaarten Sprossausläufer können über 100 Zentimeter lang werden, an anderer Stelle erneut verwurzeln und austreiben. Ihnen entsprießen ebenfalls behaarte, wintergrüne Blätter mit herbaromatischem Duft und Geschmack. Ihre Form ist nierenähnlich, der Blattrand gekerbt. Sonnenexponierte Blätter, Blütenkelche und Kronblätter sind von blau-violetter Farbe, letztere mit dunkelroten Flecken. In der Blütengestaltung, mit einer Ober- und Unterlippe, zeigt sich die Zugehörigkeit zur Familie der Lippenblütler (▸ Abb. 6.150), ebenso im vierkantigen Stängel, der kreuzgegenständigen Blattanordnung, der Blütenscheinquirle (etagenartige Anordnung der Einzelblüten rund um den Stängel) und dem Gehalt an ätherischen Ölen (▸ Abb. 6.151).

Das Kraut, Glechomae oder Hederae terrestris herba, besitzt harntreibende, verdauungs- und stoffwechselanregende, den Lymphfluss fördernde, schleimlösende und keimhemmende Eigenschaften. Die ausscheidungsfördernde Wirkung auf die Nierenfunktion steht in Ana-

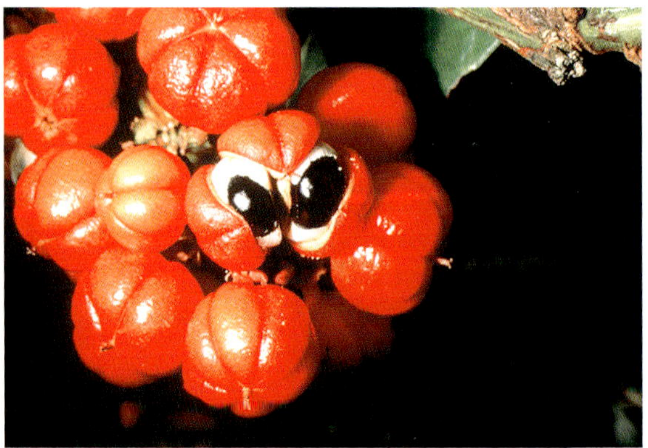

▸ **Abb. 6.148** Die aufspringende Guaranáfrucht erinnert an ein sich öffnendes Auge. Eine schöne Analogie zu ihrer aufputschenden Wirkung. (Vonarburg B. Homöotanik. 4. Aufl. Stuttgart: Karl F. Haug; 2009)

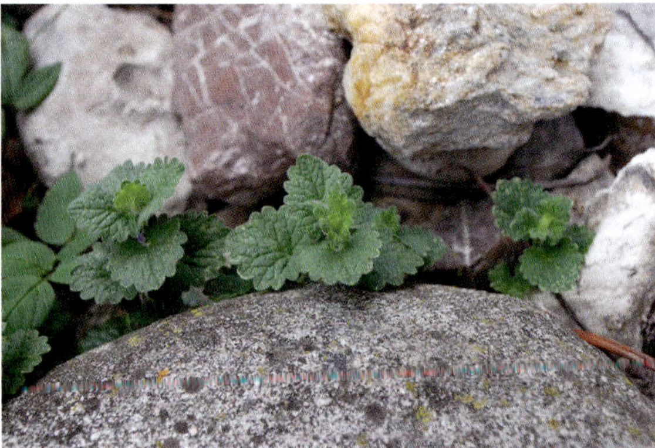

▸ **Abb. 6.149** Die Gundelrebe, auch Gundermann genannt, lässt sich auf vielen Wiesen, in Gärten und Parks finden.

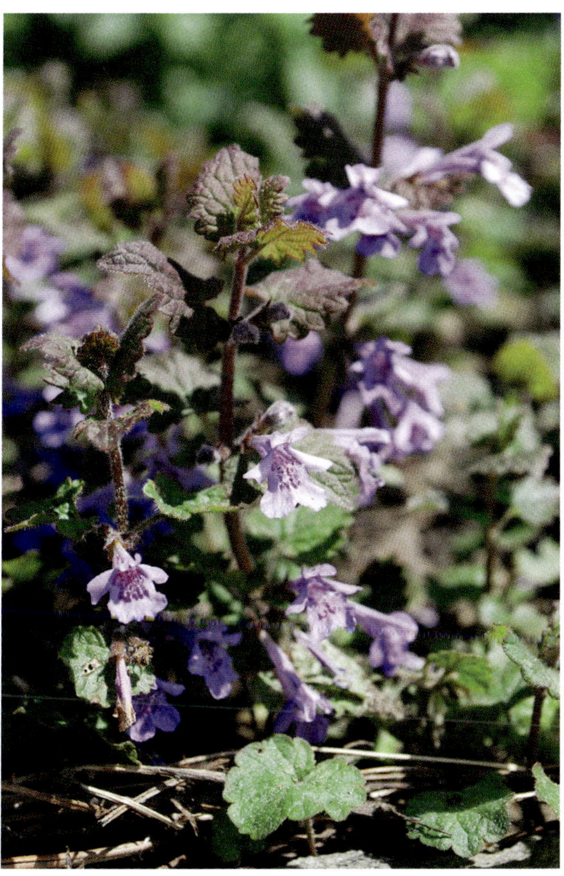

► **Abb. 6.150** Die Blüte der Gundelrebe zeigt die typischen Merkmale der Lippenblütler.

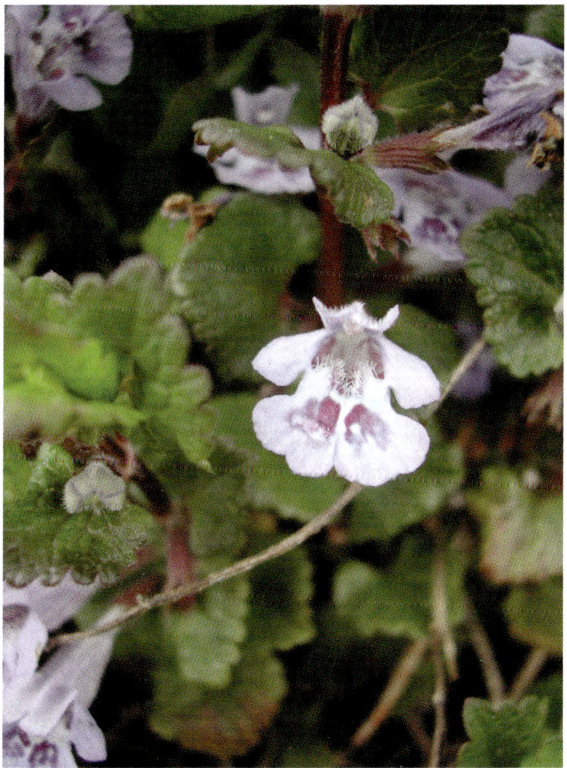

► **Abb. 6.151** Der zweilippige Blütenkelch lockt mit Hilfe eines Nektartropfens allerlei Insekten, hauptsächlich aber Hummeln an.

logie zum nierenförmigen Blatt. Äußerlich angewendet zeigen sich zusätzlich wundheilende, eiterziehende, keim- und entzündungshemmende Wirkungen. Die germanische Silbe „gund" bedeutet so viel wie Eiter, Beule oder Gift – der volkstümliche Name Gundermann kann also frei mit „Bezwinger des Eiters" übersetzt werden. Die Gundelrebe war im Mittelalter ein wichtiges Entgiftungsmittel, das vor allem bei Patienten eingesetzt wurden, die beruflich durch Schwermetalle belastet waren, wie Gerber, Maler oder Bergarbeiter. In der humoralmedizinischen Heilpflanzenkunde ist die Gundelrebe ein bedeutsames Mittel für die Erwärmung und Unterstützung der Milzfunktion sowie bei skrofulösen Krankheitsbildern.

Die üblichen Anwendungsformen sind Tee, Tinktur, Presssaft. In der Wildkräuterküche sind die herb schmeckenden Blätter Bestandteil der traditionellen Gründonnerstagsuppe neben Brennnesseln, Giersch, Wegericharten u. a. Die Pflanze kann äußerlich auch in Form von Umschlägen, Bädern oder Inhalationen eingesetzt werden. Pfarrer Künzle empfahl zusätzlich bei nervös bedingten Kopfschmerzen, den Tee durch die Nase zu schnupfen.

Gundelreben zeigen in ihrem Wachstum entlang von Mauern und Wegen und in ihrer heilsamen Wirkung auf die Austauschprozesse der Verdauung und Atmung einen Bezug zum Merkurprinzip. Die sanfte Blütenfärbung der Pflanze und ihr harntreibender Effekt auf die Nieren stellen einen Aspekt des Venusprinzips dar.

Da die Gundelrebe früher als Bierwürze verwendet wurde, stehen verschiedene volkstümliche Namen damit in Verbindung, z. B. Gartenhopfen, Erdhopfen oder St. Lorenzkraut. Dieser wird als Schutzpatron der Bierbrauer und Köche, aber auch bei Hautleiden angerufen.

Rezept für Gundelrebenkugeln

Ca. 2 Handvoll junge Gundelrebenblätter hacken und mit 400 g zerbröseltem Fetakäse, 2 EL Frischkäse, ein wenig Öl gut mischen, kleine Kugeln formen und diese in gezupften Gundermann-, Schlüsselblumen und Rotkleeblütenblättern wenden. Kühl stellen und später mit Pellkartoffeln o. Ä. servieren.

Rezept für Gundelreben-After-Eight-Generika

Junge Gundelrebenblätter am Stiel durch eine geschmolzene Schokoladenglasur (kann auch selbstgemacht sein) ziehen, sodass beide Seiten schön überzogen sind, auf ein Backpapier auslegen und in den Gefrierschrank stellen. Die Süßigkeiten können, falls erwünscht, vor dem Servieren noch sanft mit Puderzucker bestäubt werden.

Indikationen Atemwegserkrankung, Blasenentzündung, Bronchitis, Durchfall, Halsentzündung, Harnwegsentzündung, Hautkrankheit, Husten, Lymphknotenschwellung, Lymphstau, Magenschleimhautentzündung, Milzleiden,

Reizblase, Schwäche, Stoffwechselschwäche, Verdauungsstörung

Äußerlich: Abszess, Akne, Ausfluss, Eiterung, Furunkel, Gicht, Hautkrankheit, Schnupfen, stumpfe Verletzungen, Wunden, Zahnfleischbluten

Nebenwirkungen und Kontraindikationen Keine

Beispiel für Fertigarzneimittel

- Betula pendula comp. spagyrischer Spray, Spagyros (CH)
- Dienaplex F Tropfen, B. Diener Naturheilmittel (D)
- Glechoma hederacea Urtinktur, Ceres (CH/D)
- Opsonat spag. Dilution, Pekana (D)
- Toxex Dilution, Pekana (D)

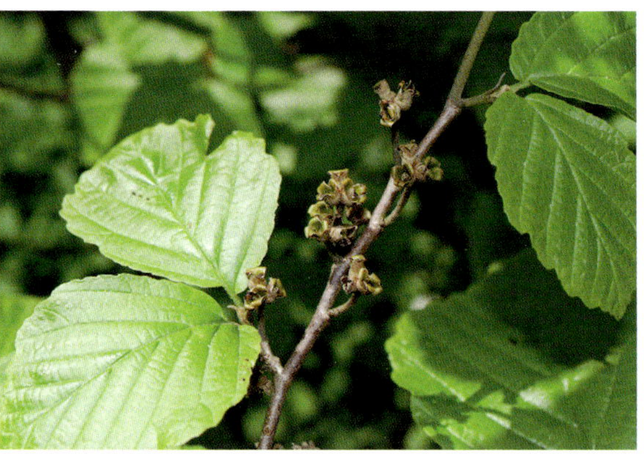

▶ **Abb. 6.152** Hamamelis kann außerhalb der Blütezeit leicht mit dem Haselstrauch verwechselt werden.

6.55 Hamamelisstrauch (Virginische Zaubernuss) – *Hamamelis virginiana* L.

Dieser meist als Zierstrauch angetroffene kleine Baum mit brauner Rinde stammt ursprünglich aus Nordamerika und Kanada und wurde erst im 18. Jahrhundert nach Europa eingeführt. In seiner Heimat liebt er die Laubwälder an der Atlantikküste, wo er auch mit schattigeren Standorten und in Dickichten zurechtkommt. Das locker verzweigte Gesträuch wird bis zu 5 Meter hoch und besitzt wechselständig angeordnete, hellgrüne, dem Hasel ähnliche Blätter (▶ **Abb. 6.152**), welche am Rand gekerbt sind. Auf der Oberseite fühlen sich diese eher ledrig an, auf der Unterseite sind sie mit feinen Samthaaren versehen. Zwischen Spätherbst und Winter, wenn die Blätter schon verwelkt sind, entspringen den Blattachseln gelbe, in Büscheln stehende, fadenartig Blüten mit einem dezenten Geruch (▶ **Abb. 6.153**). Bei tieferen Temperaturen rollen sich die einzelnen Blütenblätter rückwärts zurück. Daraufhin vergeht ein halbes Jahr bis zum Abschluss der Befruchtung. Es bilden sich eiförmige, hölzerne Kapseln, welche dunkle Samen enthalten. Da die direkte Verknüpfung zwischen der Blüte und der Fruchtbildung somit im Jahresverlauf nicht offensichtlich ist, wundern sich die Betrachter über die unverhofften Früchte, was der Pflanze für ihr antizyklisches Verhalten Namen wie Zaubernussstrauch, Hexenhasel oder Wunderstrauch eingebracht hat. Nach Wilhelm Pelikan (1893–1981), dem anthroposophischen Pflanzenkenner, sammelt der Hamamelisstrauch während des Sommers im Inneren, was andere Pflanzen nach außen verströmen. Wenn diese dann ihrerseits im Winter ruhen, wendet er sich blühend an die Außenwelt.

Seine Blätter und Rinde, Hamamelidis folium/cortex, besitzen eine stopfende und die Menstruationsblutung leicht abschwächende Wirkung. Außerdem tonisieren sie die venösen Gefäße und verbessern auf diese Weise den venösen Rückfluss zum Herzen (▶ **Abb. 6.154**). Bei äußerlichen Anwendungen zeigen sich blutstillende, wundheilende, gewebestraffende, entzündungswidrige, keimhemmende und juckreizlindernde Wirkungen.

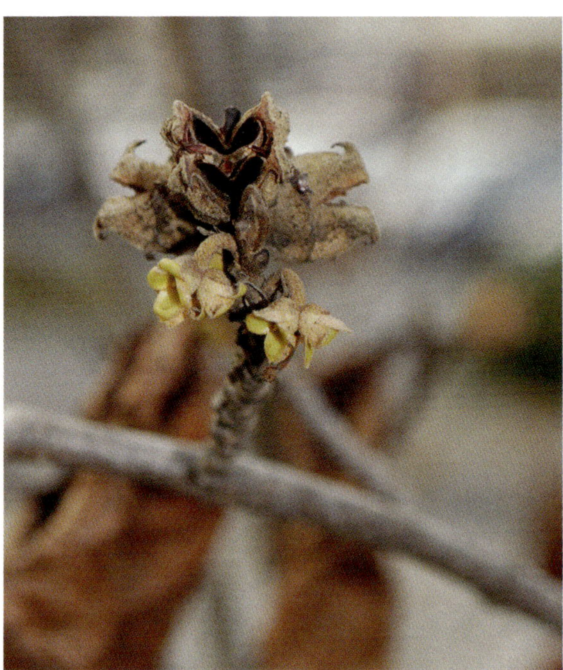

▶ **Abb. 6.153** Die Blüte der Virginischen Hamamelis ist im Vergleich zu den Zierformen sehr bescheiden und unauffällig.

Hamamelis kann als Tee angewendet werden, viel häufiger wird sie aber als Tinktur, Extrakt, Destillat oder Fertigprodukte, z. B. Hämorrhoidalzäpfchen oder Salben, verwendet. Hamameliswasser, ein Destillat, ist ein billiges und effektives Mittel für äußerliche Anwendungen bei Akne, Rosaceae oder bei fettiger Haut. Die überraschend rote Farbe der Hamamelistinktur aus der Rinde erlaubt den Bezug zu Indikationen wie Blutung, übermäßiger Menstruationsblutung und Entzündung.

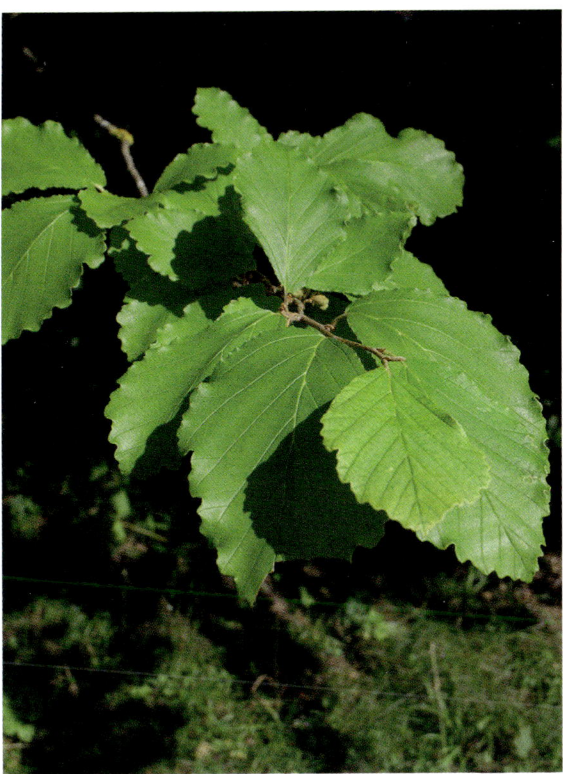

▶ **Abb. 6.154** Das Hamamelisblatt entfaltet seine Wirkung schwerpunktmäßig auf Haut, Darm und Gefäßsystem.

Indikationen Akne, Blutung, Ekzem, Hämorrhoiden, Hautausschlag, Hautentzündung, Krampfaderleiden, zu starke Menstruationsblutung, Schleimhautentzündung

Äußerlich: Akne, Analfissur, Blutung, Ekzem, Hämorrhoiden, Hautausschlag, Hautentzündung, Hautpilz, Herpes labialis, Juckreiz, Milchschorf, Mundschleimhautentzündung, Rosacea, Schürfung, Verbrennung, Windeldermatitis

Nebenwirkungen (entfallen bei Anwendung in spagyrischer oder potenzierter Form) In hohen Dosen kann es bei der Einnahme selten zu Reizungen der Magenschleimhaut kommen.

Kontraindikationen Keine

Beispiele für Fertigarzneimittel

- Hämorrhoidal-Suppositorien, Weleda (CH/D)
- Hametum Salbe, Schwabe (CH/D)
- Quercus Salbe, Wala (CH/D)
- Rephastasan Venen- und Sport-Massagecreme, Repha (D)
- Venadoron Gel, Weleda (CH/D)

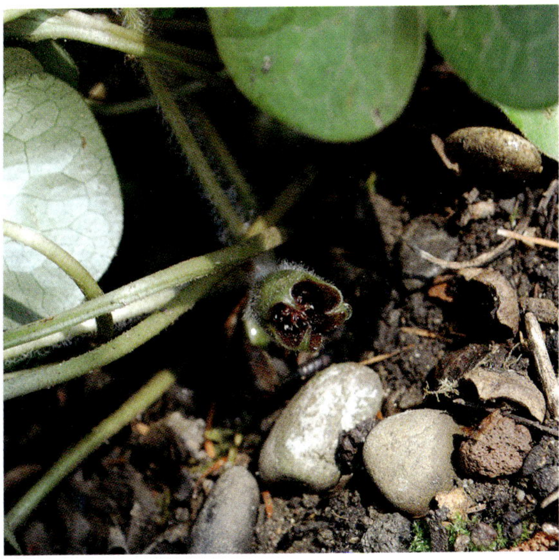

▶ **Abb. 6.155** Die Haselwurzblüten sind kaum sichtbar und von unscheinbarer Farbe.

6.56 Haselwurz, Gewöhnliche – *Asarum europaeum* L.

Selten bekommt man diese eigenartige, in vielen Gebieten Eurasiens heimische und doch beinahe vergessene Heilpflanze zu Gesicht. Die wintergrüne Staude wächst mit Vorliebe teppichartig verästelt auf kalkhaltigen Böden lichter Buchenwälder und unter Haselstauden. Alle oberirdischen Organe sind kräftig behaart und verströmen einen beißend stechenden Geruch.

Die Haselwurz besitzt dunkelgrüne, nierenförmige Blätter, die auf der Unterseite teilweise rötlich einfärbt sind und beim Zerdrücken scharf nach Pfeffer riechen. Auch ihr Geschmack ist brennend scharf (Pfefferwurz) und zeigt damit deutliche Marsqualitäten. Die eigenartigen, am Boden liegenden und unter den Blättern versteckten Blüten sind von braun-dunkelroter Farbe (▶ Abb. 6.155) und werden durch Ameisen bestäubt. Ihre krugförmige Gestalt gleicht einem weit aufgerissenen Rachen, der zu erbrechen scheint. Bezüglich der Blattform schrieb Oswald Croll: „Die Blätter von Haselwurz haben eine Vergleichung mit den Ohren" [19]. In der Tat wird die Haselwurz in spagyrischer Form heute u. a. bei Tubenkatarrh und Mittelohrenentzündung verabreicht (▶ Abb. 6.156).

Der Wurzelstock, Asari rhizoma, wurde früher arzneilich wegen seiner auswurffördernden und krampflösenden Wirkung auf die Atemwege, wegen der harntreibenden, brechreizerzeugenden und entzündungshemmenden Wirkung geschätzt. Der Haselwurz wird auch eine antabusartige Wirkung (erzeugt Brechreiz nach Alkoholgenuss) nachgesagt. Die Droge war bis Mitte des 20. Jahrhunderts als Bestandteil von Schnupftabakmischungen oder als Purgier- und Brechmittel (Brechwurz) in Verwendung, äußerlich wurde das Haselwurzöl zur kräftigen Durchblutungssteigerung (u. a. auch im Genitalbereich oder als Abtreibungsmittel) eingesetzt. Heute wird die Pflanze fast ausschließlich in potenzierter Form eingesetzt. Zugehörige Leitsymptome des homöopathischen Arzneimittelbildes sind: Erkältung gefolgt von Amenorrhoe und Leichtigkeit aller Glieder (als schwebe man in der Luft). Das Mittel wird vor allem bei äußerst großen Erregungszuständen und stark erhöhter Empfindlichkeit gegen bestimmte Geräusche verabreicht.

Indikationen Vor allem gemäß dem homöopathischen Arzneimittelbild: u. a. bei Alkoholmissbrauch, Asthma, Bronchitis, nervöser Durchfall, schwache oder ausbleibende Menstruationsblutung, Nahrungsmittelunverträglichkeit, Schwangerschaftsübelkeit, Überempfindlichkeit, Übelkeit, Verschleimung

Nebenwirkungen (entfallen bei Anwendung in spagyrischer oder potenzierter Form)

- Die ganze Pflanze ist giftig, brechreizend und abortiv.
- Starke Schleimhautreizungen auf der Zunge, in Mund und Magen, Durchfall und Nierenschädigung können hervorgerufen werden.

Kontraindikationen (entfallen bei Anwendung in spagyrischer oder potenzierter Form) Schwangerschaft

Beispiele für Fertigarzneimittel

- Petroleum F Komplex 301 Dilution, Nestmann (D)
- Verbascum F Komplex 129 Dilution, Nestmann (D)

6.57 Herbstzeitlose – *Colchicum autumnale* L.

Wenn Ende August die ersten Herbstzeitlosen erblühen, ist der Herbst nicht mehr weit. Dann findet man die scheinbar blattlosen Pflanzen (▶ Abb. 6.157) auf feuchten Wiesen und an Waldrändern in Mitteleuropa in großen Beständen an halbschattigen oder auch sonnigen Standorten. Diese können Anzeiger für Grundwasservorkommen sein.

Die violettlila Blütenröhre wird Monate später befruchtet und erst im Frühjahr erscheinen schließlich saftiggrüne, stiellose Blätter (▶ Abb. 6.158). Diese haben eine gewisse Ähnlichkeit mit denen des Bärlauchs, riechen jedoch anders. Allerdings ist es schwierig, nach Geruch zu unterscheiden, wenn die Hände bereits mit Bärlauch in Berührung gekommen sind. Dann sind folgende drei botanische Merkmale hilfreich zur Unterscheidung:

- Jedes voll entwickelte Bärlauchblatt besitzt einen eigenen Blattstiel, während die Blätter der Herbstzeitlosen scheinbar stiellos direkt dem Boden entspringen.

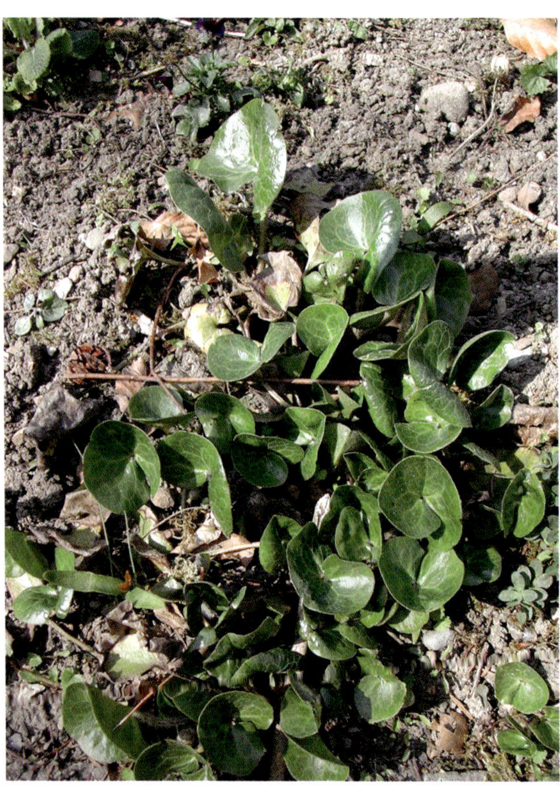

▶ **Abb. 6.156** Die Signaturenlehre setzt die Haselwurzblätter mit den menschlichen Ohren in Analogie.

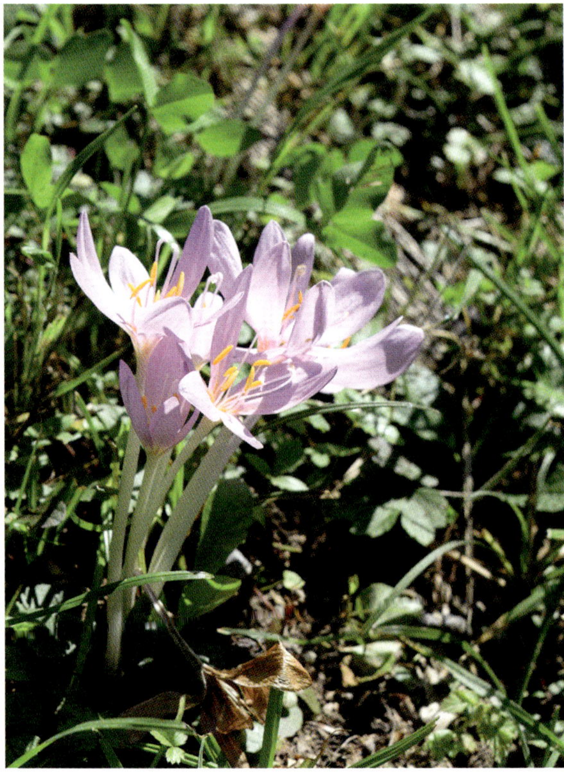

▶ **Abb. 6.157** Die Blüte der Herbstzeitlose erblüht im Spätsommer ohne Begleitung von Blättern.

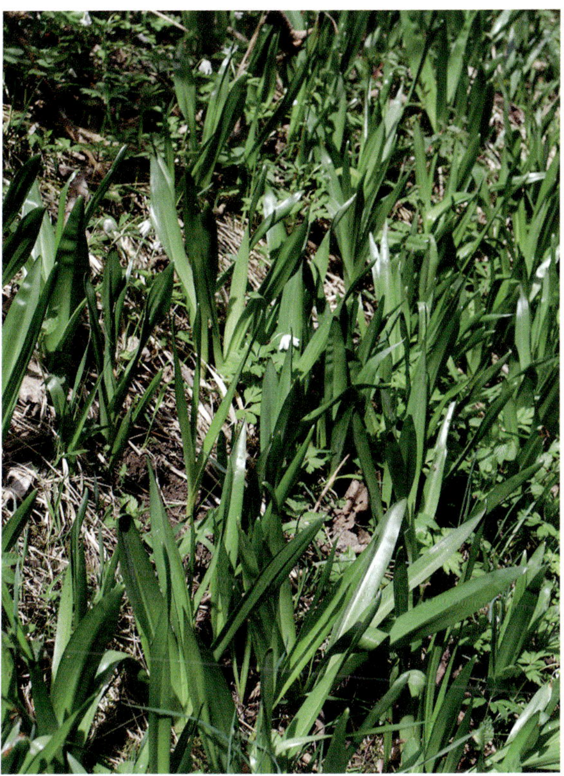

▸ **Abb. 6.158** Die Blätter der Herbstzeitlose zeigen sich erst im Frühling.

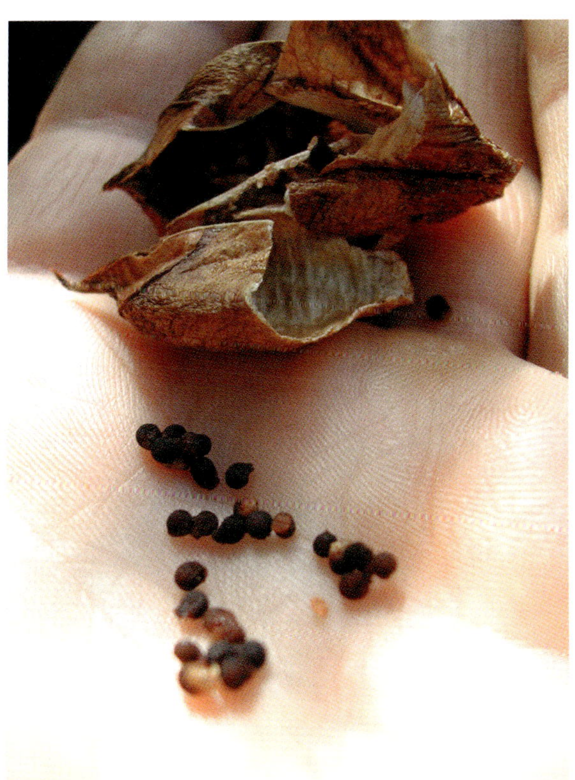

▸ **Abb. 6.159** Die Samen der Herbstzeitlose enthalten den Wirkstoff Colchicin, der arzneilich genutzt wird.

- Bärlauchblätter besitzen auf der Rückseite eine kräftige Mittelrippe, Herbstzeitlosenblätter keine.
- Die Konsistenz des Bärlauchblattes ist viel zarter, Herbstzeitlosenblätter fühlen sich ledrig an.

Inmitten der Blätter entwickelt sich eine dreifächerige Kapselfrucht mit vielen Samen. Aus diesen, Colchici semen (▸ **Abb. 6.159**), oder der Knolle, Colchici tuber, wird ein Stoff gewonnen, der bei Gicht die Entzündungsreaktion hemmt und deshalb vereinzelt heute noch schulmedizinisch verwendet wird. Die ganze Pflanze ist hochgiftig (Teufelsbrot) und kann bei Einnahme sogar zum Tod führen. Als Mitosegift wird damit auch in der Krebsforschung experimentiert. Knapp unter der Bodenlinie besitzt die Herbstzeitlose eine längliche Zwiebel. Ihre Form erinnert an eine geschwollene Zehe und stellt damit den Signaturenbezug zur Anwendung bei Gichtanfällen dar. Die Pflanze kann nach Bruno Vonarburg, Schweizer Kräuterfachmann und Autor, außerdem als Winterorakel gedeutet werden: Je nachdem, in welche Tiefe sie im Herbst wandert, kann ein milder (knapp unter der Bodenlinie bis zu 10 Zentimeter tief) oder ein kalter Winter erwartet werden. Im Frühjahr bilden sich daraus neue Tochterknollen für die nächste Vegetationsphase.

In der antizyklischen Blüten- und Blattbildung, in der violetten Blütenfarbe und ihrer Giftigkeit zeigen sich bei der Herbstzeitlose Aspekte des Saturnprinzips.

Indikationen Gicht. Gemäß dem homöopathischen Arzneimittelbild: u. a. Erbrechen, Gelenkschmerz, Rheuma, Übelkeit

Nebenwirkungen (entfallen bei Anwendung in spagyrischer oder potenzierter Form) Giftig: Erbrechen, Krämpfe, Herzrhythmusstörungen, Atemlähmung, Tod

Kontraindikationen (entfallen bei Anwendung in spagyrischer oder potenzierter Form) Herz-Kreislauferkrankungen, Schwangerschaft

Beispiele für Fertigarzneimittel

- Chelidonium/Colchicum/Spongia Salbe (CH), Thyreodoron-Salbe (D), Weleda
- Colchicum D 8 Dilution, Ceres (CH/D)
- Diarrheel SN Tabletten, Heel (D)
- Dulcamara Komplex Nr. 143 Dilution, Nestmann (D)
- Lymphdiaral DS Salbe, Pascoe (D)

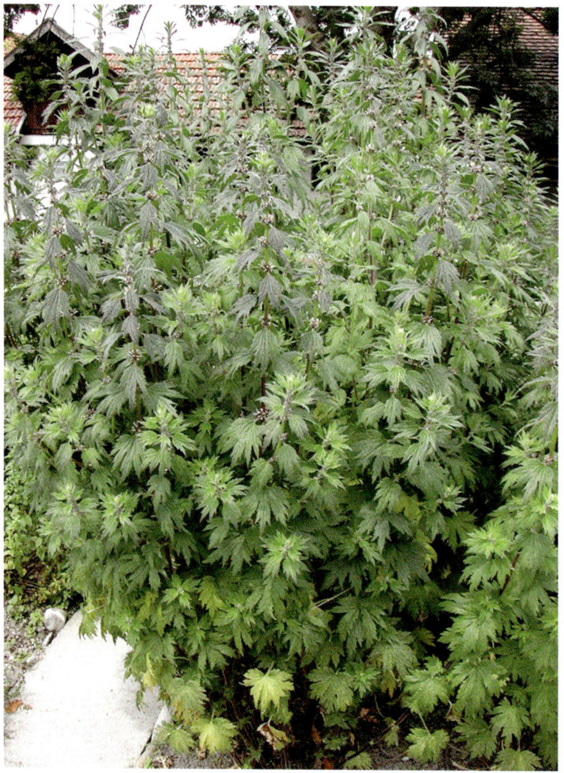

► **Abb. 6.160** Herzgespann ist in Mitteleuropa eine eher seltene Wildpflanze, in Nordamerika ein unerwünschter Neophyt.

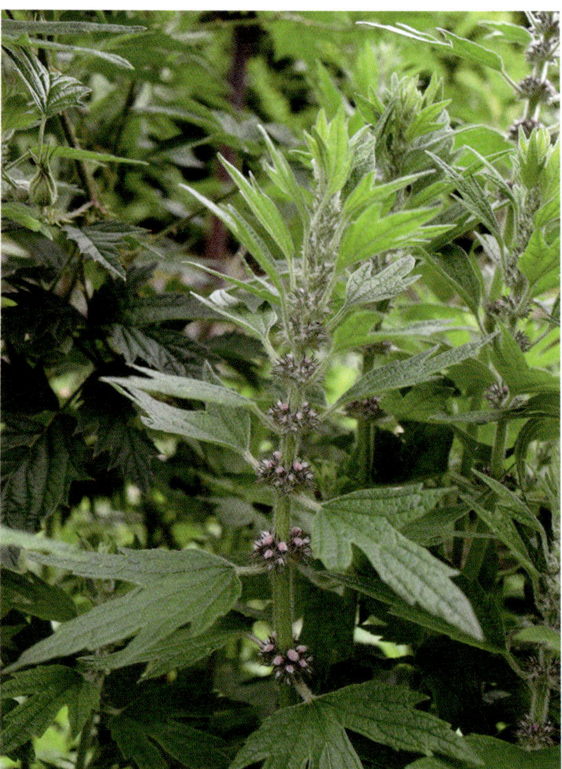

► **Abb. 6.161** Die Blüte, der vierkantige Stängel und die Blütenanordnung in Scheinquirlen um den Stängel verdeutlichen die Zugehörigkeit zur Familie der Lippenblütler.

6.58 Herzgespann, Echtes – *Leonurus cardiaca* L.

Sowohl in seinem lateinischen als auch im deutschen Namen trägt das Herzgespann sein Zielorgan. „Gespann" bedeutet im Althochdeutschen „Zusammengeschnürtes", hier also das zusammengeschnürte, eingeengte Herz. Die mehrjährige, krautige Pflanze stammt ursprünglich aus Asien und Osteuropa, sie wurde am Ende des Mittelalters nach Europa eingeführt (► **Abb. 6.160**). Die relativ seltene Ruderalpflanze liebt Schutthalden und brachliegende Felder, wächst aber auch entlang von Hecken oder auf Trockenwiesen.

Die bis zu 170 Zentimeter hoch werdenden, behaarten Stängel sind, für Lippenblütler typisch (► **Abb. 6.161**), vierkantig und innen hohl. An ihnen wachsen ebenfalls behaarte Blätter mit gesägtem Blattrand, welche im unteren Teil als Grundblätter fünfzipflig und herzförmig sind und nach oben hin dreiteilig werden. In den Blattachseln entspringen lilafarbene Lippenblüten in Scheinquirlen – im Herbst werden ihre Blattkronen hart und stachelig. Das Kraut, Leonuri cardiacae herba, entfaltet eine herzwirksame Eigenschaft (Herzheil, Herzgold, Herzkrampfkraut). Die Herzfunktion wird beruhigt, der Blutdruck reguliert (► **Abb. 6.162**) – auch eine schilddrüsenberuhigende Wirkung ist bekannt. Wegen seines bitteren Geschmacks kann es auch als verdauungsförderndes Heilmittel und Spezifikum beim Roemheld-Syndrom eingesetzt werden.

Die starke Strukturierung in der Anordnung der Blätter und ihrer Aderung zeigt eine Analogie zur rhythmusregulierenden Wirkung auf die Schilddrüse.

Gleichermaßen wie das einheimische Herzgespann wird auch das **Sibirische Herzgespann**, ***Leonurus sibiricus***, als das Herz und die Schilddrüse beruhigendes Heilmittel verwendet.

Die Anwendung erfolgt oft als Tee, Tinktur oder in Form von Fertigarzneimitteln.

Indikationen des echten Herzgespanns Anginapektöser Zustand, Dysmenorrhoe, nervöse Herz-Kreislauf-Beschwerden, Herzklopfen, Herz-Kreislauf-Schwäche, Herzrasen, Herzrhythmusstörung, Hypertonie, Hypotonie, Roemheld-Syndrom, Schilddrüsenüberfunktion, Tachykardie, Verdauungsbeschwerden, Wechseljahresbeschwerden mit Herzrasen

Nebenwirkungen (entfallen bei Anwendung in spagyrischer oder potenzierter Form) Bei Überdosierung kann es zu Erbrechen, Übelkeit und Bauchschmerzen kommen.

Kontraindikationen (entfallen bei Anwendung in spagyrischer oder potenzierter Form) Wegen einer ver-

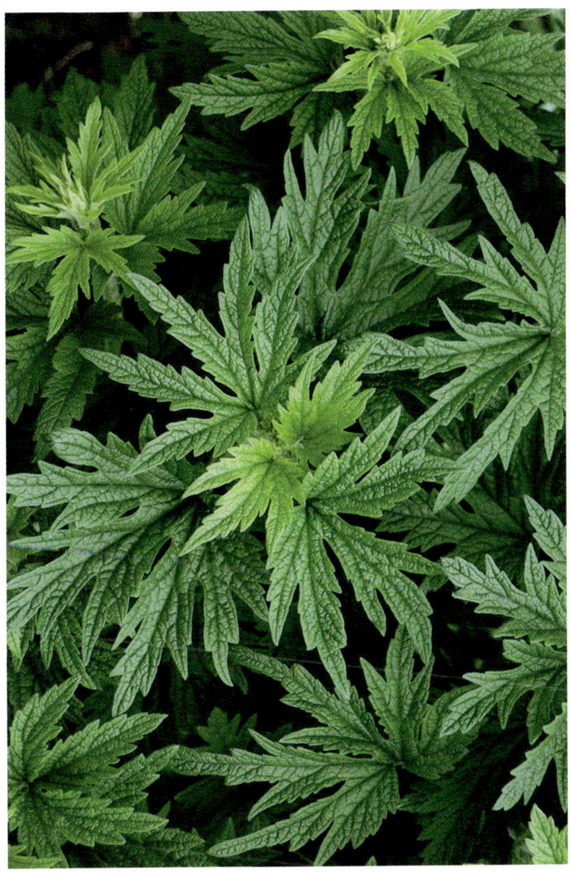

▸ **Abb. 6.162** Das Herzgespannkraut wirkt blutdruckregulierend, sowohl bei Hypertonie als auch bei Hypotonie.

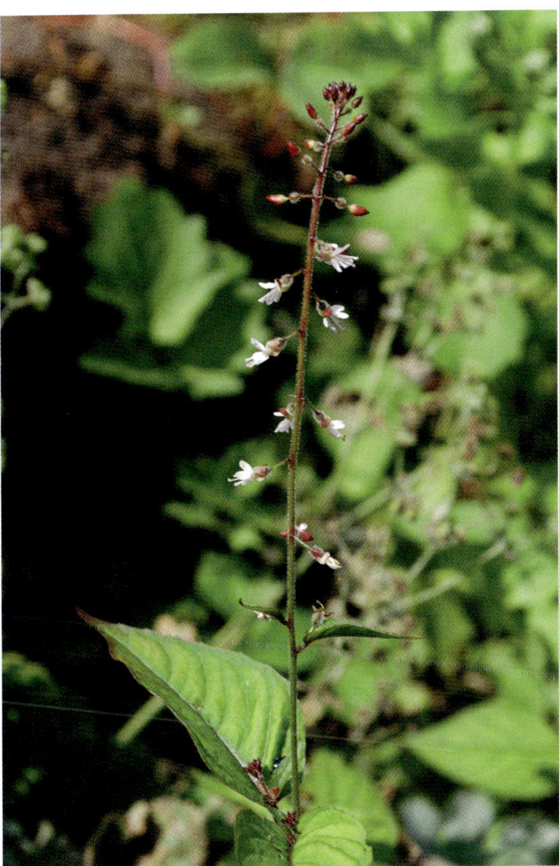

▸ **Abb. 6.163** Das Hexenkraut ist eine häufige Pflanze der Wälder und gedeiht selbst im Schatten gut.

muteten uteruskontrahierenden Wirkung wird bei Schwangeren zur Vorsicht geraten.

Beispiele für Fertigarzneimittel

- Allvita Knoblauch comp. Dragees, Tentan (CH)
- Crataegus Hevert Herzkomplex Dilution, Hevert (D)
- Hypersativ Dilution, Kattwiga (D)
- Oxacant sedativ liquid Tropfen, Klein (D)
- Sidroga Herz-Kreislauftee, Sidroga (CH)

6.59

Hexenkraut, Großes – *Circea lutetiana* L.

In feuchten Wäldern und an den Ufern von Auen begegnet man diesem unscheinbaren, mehrjährigen Kraut (▸ **Abb. 6.163**). Die mit der Nachtkerze verwandte Pflanze liebt belastete, stickstoffreiche Standorte, zeigt mögliche Störzonen an und wächst in Mitteleuropa bis Vorderasien, ebenso in Nordamerika. Ihr Stängel erreicht eine Höhe von maximal 60 Zentimetern und ist sanft behaart. Die mattgrünen Blätter sind gegenständig angeordnet und eiförmig. Die Blüten aus zwei Kronblättern stehen in Trauben und sind von zartem Weiß bis Rosa (▸ **Abb. 6.164**). Sie ent-

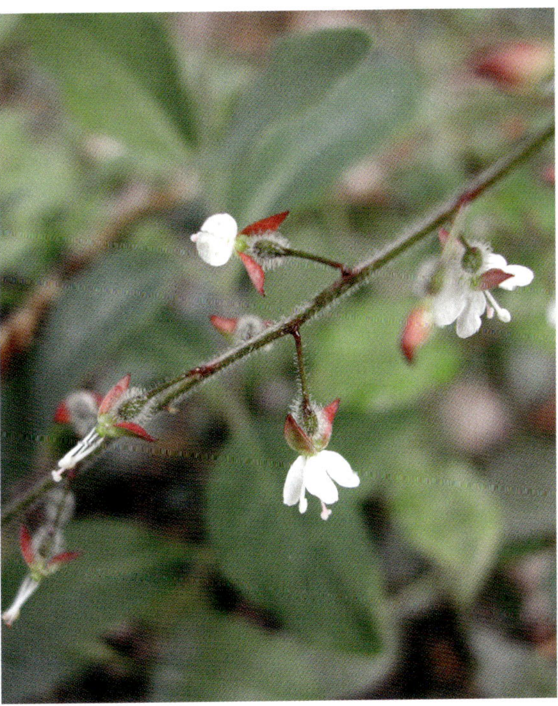

▸ **Abb. 6.164** Die weißen Blüten werden von Schwebfliegen bestäubt.

wickeln sich zu klettenartigen Früchten, die durch vorbeiziehende Tiere verbreitet werden.

Die heilkundliche Bedeutung verschwindet im Dunkel der vergangenen Jahrhunderte. Eine Verwendung als harntreibendes, haut- und wundheilendes Mittel ist noch in älteren Quellen zu finden. Der Volksname Rochuskraut, nach dem Patron der Pestkranken, lässt einen Einsatz bei epidemischen Infektionserkrankungen vermuten. Die Pflanze wurde traditionell jedoch vor allem als liebesmagisches Zaubermittel von Frauen verwendet. Das Kraut wurde in die Kleidung eingenäht, Nahrung oder Getränken heimlich zugefügt, um die sexuelle Lust zu verstärken und einen Mann an sich zu binden. Diese Verwendung lässt sich aus dem lateinischen Gattungsnamen Circea bereits erahnen: Im griechischen Mythos von Odysseus verwandelt die Hexe Circe die Männer aus dessen Schiffsmannschaft in Schweine. Sinnbildlich gesprochen, vermag sie durch ihre Zauberei das Schwein im „bezirzten" Mann hervorzurufen.

Im schattigfeuchten Standort, der weißen Blüte und der magischen Verwendung für Liebes- und Fruchtbarkeitszauber kommen Mond- und Venussignaturen zum Ausdruck.

Die verwandte **Nachtkerze**, ***Oenothera biennis***, besitzt ein völlig anderes Wirkprofil. Sie wird bei Frauenbeschwerden, Rheuma und Hauterkrankungen in Form von ölhaltigen Kapseln eingenommen und äußerlich als Öl oder Salbe aufgetragen.

Indikationen Höchstens äußerlich bei kleinen Wunden

Nebenwirkungen Vorsicht beim Verzehr als Wildkraut bei Nierensteinleiden, da die Pflanze Oxalsäure enthält.

Kontraindikationen Keine

Fertigarzneimittel Keine

6.60 Hirschzungenfarn – *Asplenium scolopendrium* L.

Dieses ausdauernde Farngewächs gedeiht an halbschattigen bis schattigen Standorten in Laubwäldern, auf Felsschutt und an feuchten Mauern. Das Verbreitungsgebiet umfasst Europa, Ostasien und Nordamerika. Im Unterschied zu den meisten anderen europäischen Farnen besitzt die Hirschzunge ganzrandige und ungeteilte Blattwedel (▸ **Abb. 6.165**). Der Name nimmt die zungenartige Blattform bereits vorweg. Die buschig angeordneten, lanzettförmigen Blätter können bis zu 50 Zentimeter lang werden, laufen am vorderen Ende in eine Spitze aus und sind wintergrün. Auf der Unterseite zeigen sich braune, linealisch, streifenförmige Sporenbehälter, aus welchen im Sommer Sporen als Fortpflanzungseinheit entlassen werden (▸ **Abb. 6.166**).

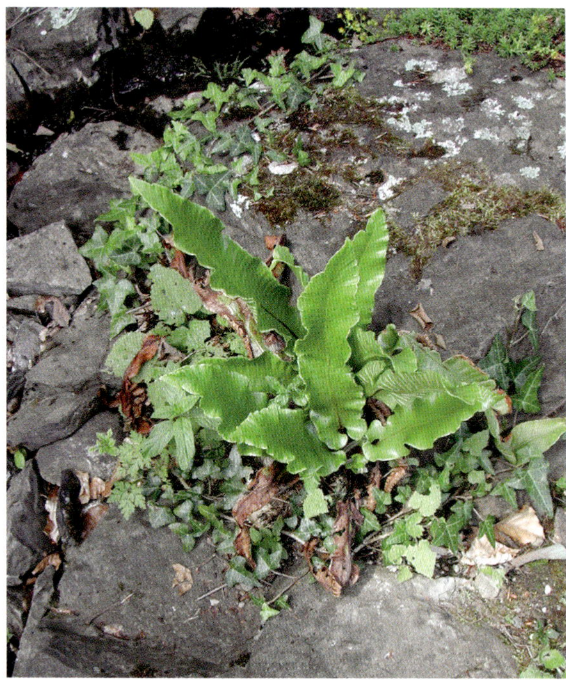

▸ **Abb. 6.165** Hirschzungenfarn unterscheidet sich in seiner Blattgestaltung deutlich von anderen Farnarten.

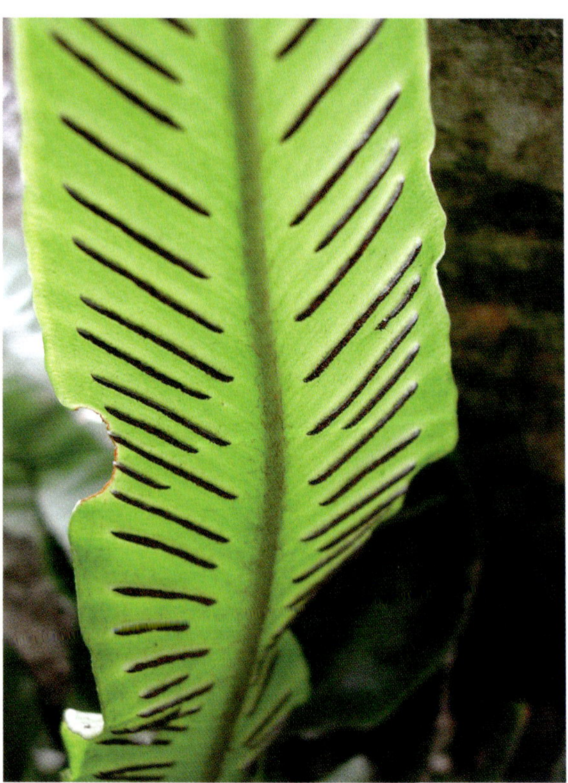

▸ **Abb. 6.166** Auf der Blattunterseite befinden sich die Sporenbehälter, die das Sporenpulver enthalten.

Hirschzungenfarnkraut, Scolopendrii herba, entfaltet schleimlösende, hustenlindernde, harn- und schweißtreibende Eigenschaften. Die humoralmedizinische Verwendung stützt sich auf eine leber- und milzanregende Wirkung. Bei Abdominalstauungen aufgrund eines Wärmedefizits wird durch Hirschzungenfarn vor allem das Pfortadersystem entstaut. Zusätzlich wird übermäßige Schwarzgalle eliminiert, was die Heilpflanze zu einem der wichtigsten Milzfunktionsmittel macht (▶ **Abb. 6.167**). In der Signaturenlehre wird häufig von der Milzsignatur der Blätter gesprochen, was anatomisch schwer nachvollziehbar ist. Die Form der Blätter gleicht eher der einer Bauchspeicheldrüse. Diese wird in älteren Schriften nie erwähnt. Es besteht jedoch ein funktioneller Konsensus zwischen der Trias Magen, Milz und Pankreas.

Hildegard von Bingen (1098–1179) empfiehlt die Pflanze als Hirschzungenfarn-Wein, Hirschzungen-Elixier oder als Pulver: „Die Hirschzunge ist warm und hilft der Leber und der Lungen und den schmerzenden Eingeweiden. (…) Und dörre sachte wiederum Hirschzunge in der heißen Sonne oder auf einem warmen Ziegelstein und pulverisiere sie so und lecke dieses Pulver nüchtern und nach dem Essen oft aus deiner Hand, und es nimmt den Schmerz im Kopf und in der Brust und dämpft andere Schmerzen, die in diesem Körper sind“ [37].

Die gängige Anwendung erfolgt in Form von Tee, Tinktur, Urtinktur, Medizinalwein, Pulver, Fertigarzneimitteln sowie in spagyrischer oder potenzierter Form.

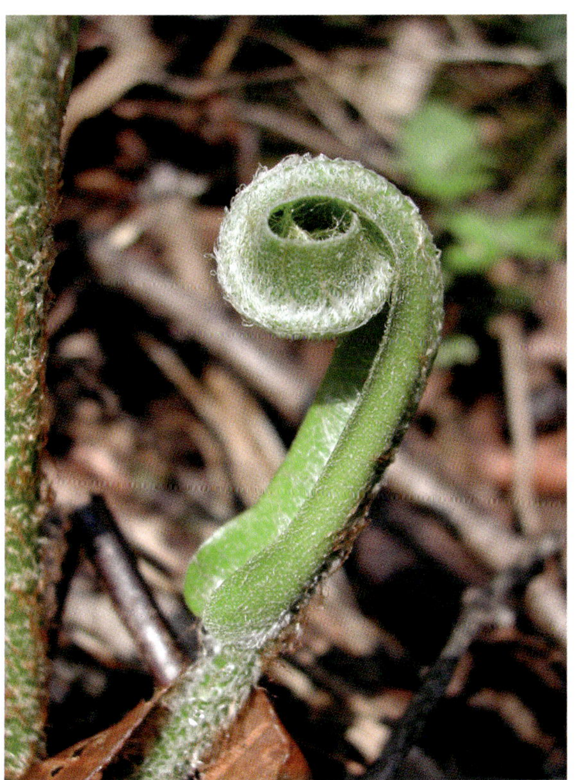

▶ **Abb. 6.167** Sich entrollende Hirschzungenfarnwedel im Frühjahr zeigen eine Analogie zur entstauenden Wirkung auf die Milz und das Pfortadersystem.

Indikationen Asthma, Drüsenschwellung, Husten, Kopfschmerz, Leberfunktionsschwäche, Lungenfunktionsschwäche, verminderte Milzfunktion, Seitenstechen

Nebenwirkungen und Kontraindikationen Keine

Beispiele für Fertigarzneimittel

- Aquilinum comp. Globuli, Wala (CH/D)
- Digestodoron Tropfen (CH), Digestoron Dilution (D), Weleda
- Grindelia F Komplex Nr. 260 Dilution, Nestmann (D)
- Hirschzungen Kräuterwein Elixier, Aurica (D)
- Hirschzungenkraut Bio geschnitten, sNatureck (AT)

6.61 Hirtentäschel, Gewöhnliches – *Capsella bursa-pastoris* (L.) Medik.

Der ein- bis zweijährige Kreuzblütler wächst entlang von Kieswegen und Ackerrändern, auf Schutthalden bis in Höhen von knapp 3 000 Metern, als Strahlensucher gerne auch auf Reizzonen. Je nach Standort kann der gerippte Stängel eine Höhe von 5 bis 60 Zentimetern erreichen. Er entspringt einer grundständigen Blattrosette mit fiederteiligen, gezähnten Blättern, am Stängel wachsende Blätter sind hingegen eher pfeilförmig (▶ **Abb. 6.168**). Die kleinen, weißen Blütentrauben bringen die namensgebenden Früchte hervor (▶ **Abb. 6.169** und ▶ **Abb. 6.170**). Diese dreieckigen kleinen Schoten besitzen die Form traditioneller Taschen, in denen Hirten Lecksalz zum Anlocken ihres Viehs mit sich trugen.

Ihre verkehrt herzförmige Silhouette stellt den Bezug zur früheren Verwendung bei Herz-Kreislauf-Schwäche (Herzkraut) her, u. a. beim Altersherz (▶ **Abb. 6.171**). In der Tat wirkt die Pflanze regulierend auf den Gefäßtonus und herzstärkend. Ein weiterer Name, „Medikus“, zeigt die hohe Wertschätzung, die der Pflanze in früheren Zeiten entgegengebracht wurde.

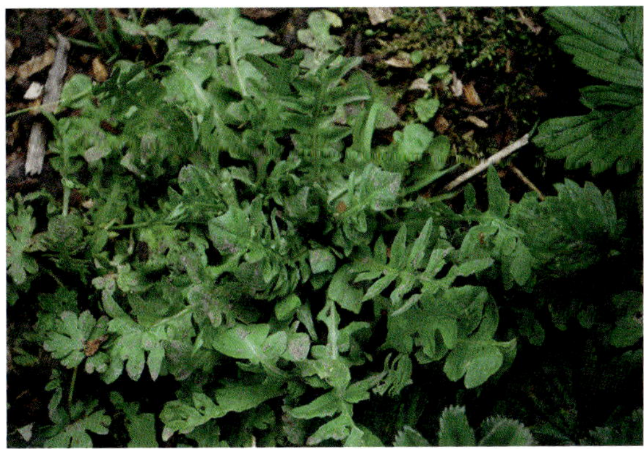

▶ **Abb. 6.168** Die jungen, löwenzahnähnlichen Blätter sind eine schmackhafte Zugabe zu Wildkräutersalaten, da sie leicht scharf schmeckende Senföle enthalten.

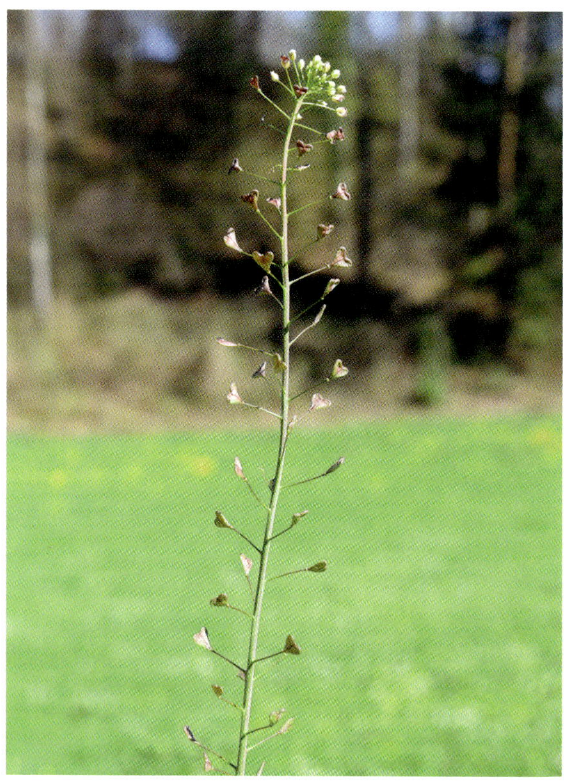

▶ **Abb. 6.169** Das Hirtentäschel bringt bis zu drei Generationen jährlich hervor.

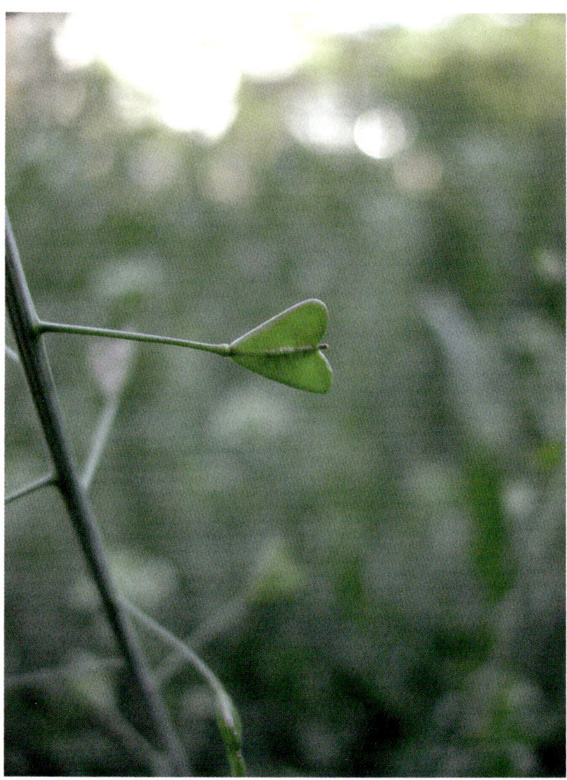

▶ **Abb. 6.171** Die Früchte stehen in Analogie zur früheren Anwendung beim Altersherz.

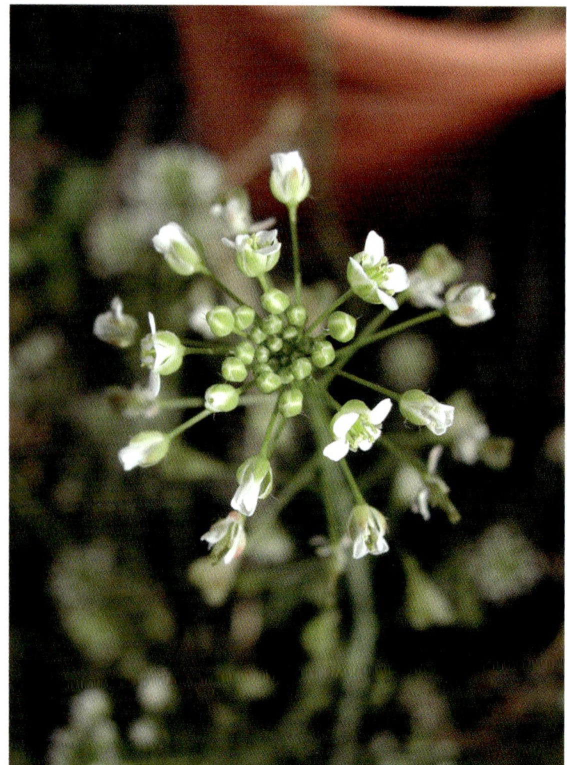

▶ **Abb. 6.170** Die vierblättrige Blüte des Hirtentäschels verdeutlicht die Zugehörigkeit zur Familie der Kreuzblütler.

Die Tatsache, dass eine Hirtentäschelpflanze bis zu 60 000 Samen und zusätzlich mehrere Generationen in einem Vegetationsjahr hervorbringen kann, zeigt ihre ungeheure Vitalität. Dies wird signatorisch als Fruchtbarkeitsanalogie gewertet und die Pflanze aus diesem Grund volksheilkundlich zur Fruchtbarkeitsförderung und Anregung der Spermienbildung empfohlen. Heilkundlich wird das Hirtentäschelkraut, Bursae pastoris herba, wegen seiner blutstillenden (Blutkraut) und die Menstruationsblutung hemmenden Eigenschaft angewendet. Diese Wirkung kommt am besten bei Zubereitungen aus der frischen (nicht zuvor getrockneten) Pflanze, also bei frisch zubereitetem Tee, Urtinkturen oder entsprechend hergestellten Fertigarzneimitteln, zum Tragen. Humoralmedizinisch zeigt das Hirtentäschel eine hemmende Wirkung auf das überschießende, überhitzte Sanguisprinzip.

Indikationen Blutung, Hämorrhoidalblutung, Herz-Kreislauf-Schwäche, starke Menstruationsblutung, Myomblutung

Äußerlich: Blutung kleinere, Nasenbluten, kleine Wunden

Nebenwirkungen (entfallen bei Anwendung in spagyrischer oder potenzierter Form) Einzelne Autoren raten zur Vorsicht in der Schwangerschaft, da eine die Gebärmutter kontrahierende Wirkung diskutiert wird.

Diese soll gemäß Untersuchungen jedoch nur bei Anwendung unter Umgehung des Magen-Darm-Trakts erfolgen.

Kontraindikationen keine

Beispiele für Fertigarzneimittel

- Bursa pastoris Urtinktur, Ceres (CH/D)
- Infitramex Tropfen Dilution, Infirmarius (D)
- Menodoron Tropfen, Weleda (CH/D)
- Millefolium N Oligoplex Dilution, Madaus (D)
- Styptysat Plus Dragees, Bürger (D)

6.62 Holunder, Schwarzer – *Sambucus nigra* L.

Der Holunderstrauch wächst oft rund um das Haus, in Gärten und Mauerritzen (▶ Abb. 6.172) und schenkt uns Leckereien wie z. B. Holunderküchlein. Das bis zu 10 Meter hohe, selten sogar baumartige Holzgewächs mit charakteristisch biegsamen Ruten ist auch ein Strahlensucher, der mit Störzonen, Grundwasser, Wasseradern und anderen belasteten Standorten gut zurechtkommt. Holunder bevorzugt feucht-schattige, stickstoffreiche Stellen in Hecken, an Wald- und Wegrändern und ist bei der Wahl seines Standortes nicht wählerisch.

Holunder ist in ganz Europa verbreitet und einer der häufigsten Straucharten. Was das fränkische Volksblatt Ende des 19. Jahrhunderts unter dem Titel „Getreue Nachbarn“ zu folgenden Zeilen inspirierte [80]:

Nachbars Kinder und Nachbars Holunder,
bannest du nie auf die Dauer;
Schließest du ihnen die Türe, o Wunder!
Klettern sie über die Mauer

Holundersträucher stehen im Ruf, benachbarte Bäume und Pflanzen zu vertreiben, indem sie ihnen die Nahrung streitig machen und vor allem ihr Wachstum mit Duftausscheidungen unterdrücken. Holunderzweige sind anfänglich unverholzt, enthalten ein weißes Mark und bringen längliche, unpaarig gefiederte Blätter hervor. Die 5 bis 7 elliptischen Teilblätter zeigen einen gesägten Blattrand und verströmen beim Verreiben einen unangenehmen Geruch. Im Gegensatz zu ihnen duften die gelb-weißen Blüten, welche Schirmdolden bilden, angenehm süßlich (▶ Abb. 6.173). Der Volksmund weiß zu berichten, dass eine reiche Holunderblüte einen strengen Winter ankündigt.

Aus den Blüten entwickeln sich nach der Bestäubung dunkelviolette Beerenfrüchte, welche, roh genossen, Übelkeit und Erbrechen hervorbringen können (▶ Abb. 6.174). Die Beeren werden einerseits als Kompott oder für Marmeladen geschätzt. Andererseits können sie als Saft oder Sirup wegen ihrer entzündungshemmenden,

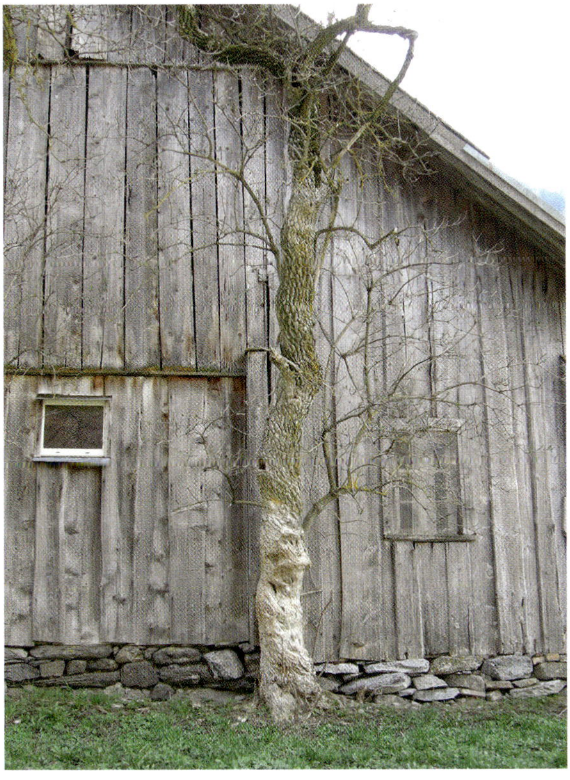

▶ **Abb. 6.172** Holundersträucher wachsen gerne an Haus- oder Stallmauern.

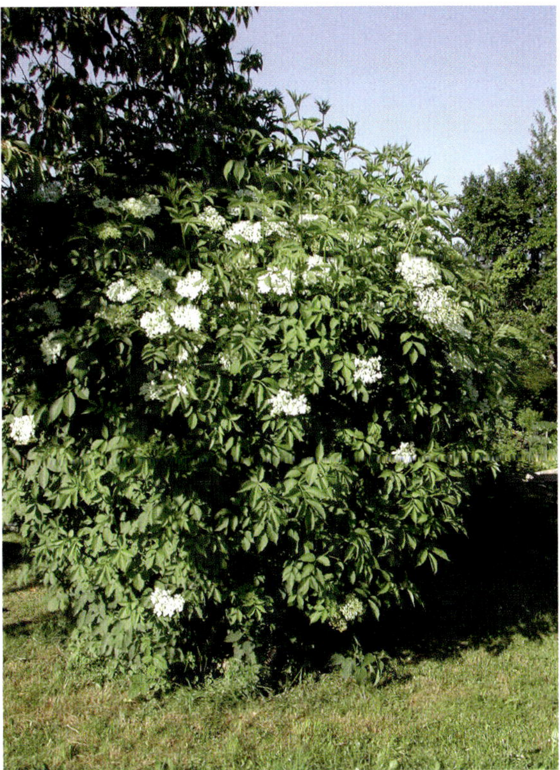

▶ **Abb. 6.173** Der Holunderstrauch ist ambivalent: schwarz und weiß, süßlich duftend und muffig stinkend zugleich.

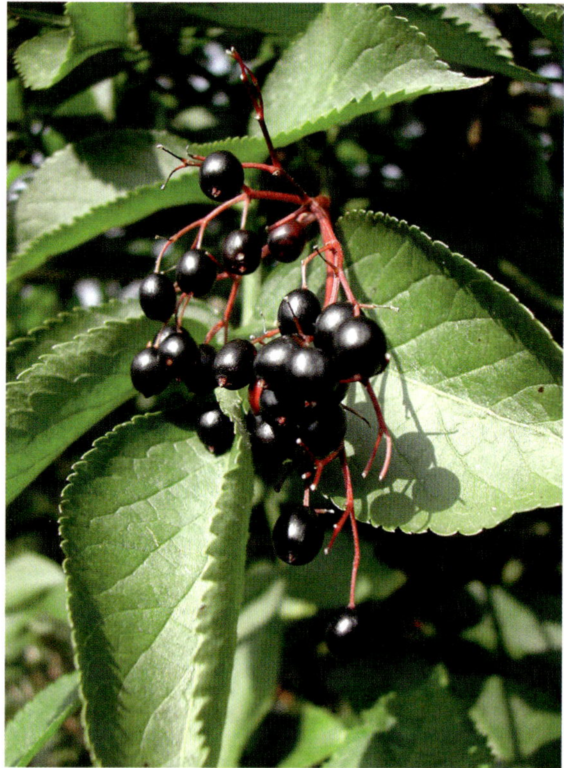

▶ **Abb. 6.174** Holunderbeeren enthalten Vitamin C und werden erst durch Kochen genießbar.

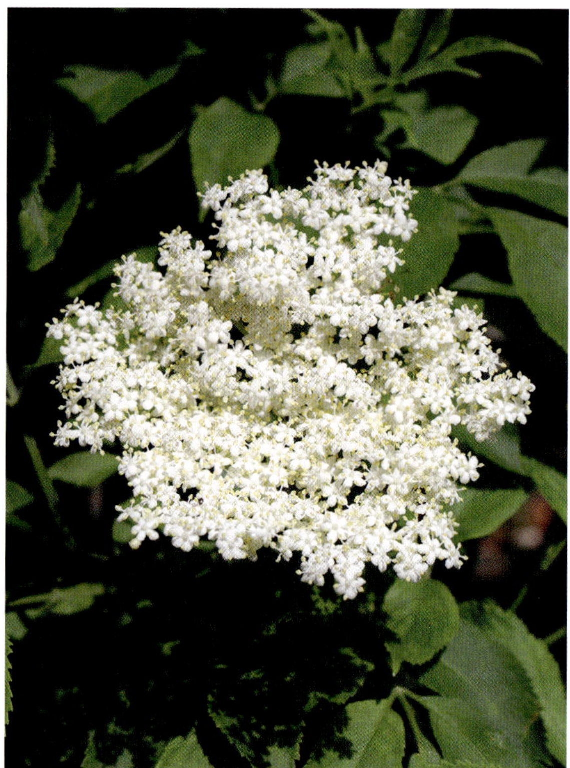

▶ **Abb. 6.175** Die weißen Holunderblüten ergeben einen schmackhaften, schweiß- und harntreibenden Heiltee.

abwehrstärkenden, schmerzlindernden und stoffwechselanregenden Wirkung auch heilkundlich eingesetzt werden.

In einigen Gegenden der Schweiz werden Holundersträucher wegen ihrer reichen Fruchtpracht als Chindlibäume (Kinderbäume) bezeichnet. Entsprechend wird von ehemaligen Bräuchen berichtet, bei denen der fruchttragende Strauch geschüttelt wurde, um die Fortpflanzung anzuregen: So viele Beeren heruntergeschüttelt werden konnten, so viele Nachkommen waren zu erwarten. Überhaupt ranken sich um den Holunderstrauch viele Geschichten. Er gilt als Baum der germanischen Fruchtbarkeitsgöttin Holda/Holla, die gleichzeitig als Unterweltsgöttin die Seelen der Verstorbenen in die Unterwelt holt. Dort warten diese auf ihre Rückkehr auf die Erde. Nach der Geburt eines Kindes war es früher in einzelnen Orten Brauch, das erste Badewasser eines Neugeborenen beim Holunderstrauch am Haus auszuschütten, sowie die ersten abgeschnittenen Haare oder Nägel (z. B. im Zürcher Oberland, Schweiz) dort zu vergraben. Aspekte der Holda und ihres Wirkens sind uns im Märchen von Frau Holle erhalten geblieben. Aus sympathiemedizinischen Motiven wurden auch Krankheitsprodukte unter dem Holunderstrauch vergraben oder Beschwerden in den Baum gebannt: Dabei wurde ein Loch in den Stamm gebohrt, Eiter oder andere Körperprodukte hineingestopft und das Loch gut verschlossen. Ebenso wurde bei Fieber das Leiden auf den Baum, der früher auch Flieder genannt wurde, übertragen, indem ein Faden um ihn gebunden und dabei folgende Zeilen gesprochen wurden: „Guten Tag, Flieder, ich bring dir mein Fieber. Ich binde es an. Nun gehe ich in Gottes Namen davon" [109].

Die süßlich riechenden und leicht schleimig schmeckenden Blüten werden als Tee, Tinktur, spagyrische Essenz oder Sirup geschätzt. Sie entfalten eine schweiß- und harntreibende, abwehrsteigernde und stoffwechselanregende Wirkung (▶ **Abb. 6.175**). Eine entzündungshemmende, antiallergische und schleimlösende Eigenschaft zeigt sich vor allem in den Atemwegen. Die schwefelgelbe Farbe ihres Pulvers weist auf die Analogie zu hitzigen Krankheitszuständen wie Fieber oder Allergien hin und lässt sich ihrem erwärmenden, auflösenden Wirkungsvermögen zuordnen.

Blätter, Rinde und junges Holz wurden früher ihrer kräftig abführenden und wassertreibenden Wirkung wegen zum Entwässern verwendet. Paracelsus empfahl, die ersten Jungschöße im Mai zu ernten, zu trocknen und als Pulver zu verwenden, diese würden abführen, ohne brechreizend zu wirken. Den Signaturenbezug zur Anwendung gegen Wassersucht und Ödeme stellt Oswald Croll (1560–1609) folgendermaßen her: Das poröse Mark im jungen Stecken verursache beim Drücken mit den Fingern sichtbare Dellen, die sogar eine kurze Zeit bestehen blieben. Sie sähen denjenigen ähnlich, die bei Druck auf Ödeme entstünden. Die hohlen Stängel weisen zusätzlich eine Analogie zu den Atemwegen auf, der unangenehme Geruch von

Rinde, Blatt und Holz zur ableitenden Wirkung über die vermehrte Schweißausscheidung über die Haut. In seiner Giftigkeit, dem schweren Geruch der Blätter und der dunklen Beerenfarbe zeigt sich das Gestirn Saturn. In seiner Wirkung auf die Regulation der Körpersäfte und in den Mythen den fruchtbarkeitsfördernden Mythen und Ritualen zeigen sich aber auch Mondaspekte.

Neben dem Schwarzen Holunder wird eine weitere Holunderart heilkundlich verwendet. Die Früchte des **Roten Holunders, *Sambucus racemosus***, können als wohlschmeckender Sirup, Kompott bei Husten und Erkältung eingesetzt werden. Allerdings müssen die Kerne der Früchte während der Zubereitung abgeseiht werden, da sie giftig sind und auch nach dem Kochen noch Verdauungsbeschwerden verursachen können (▸ **Abb. 6.176**).

Rezept für Holunderküchlein

Einen relativ dünnflüssigen Teig aus zwei Eiern, 100 g Mehl, einer Prise Backpulver, 250 ml Milch, 2 EL kohlensäurehaltigem Wasser, ½ EL Zucker, 1 Päckchen Vanillezucker (10 g) und 1 Prise Salz herstellen und diesen 20 Minuten ruhen lassen. Die Blütendolden des Schwarzen Holunders an ihren Stielen durch den Teig ziehen und in einer Pfanne mit etwas heißem Öl ausbacken. Frisch und mit etwas Zucker und Zimt bestreut schmecken die Küchlein am besten, sie können auch mit Früchtekompott oder einer Vanillecreme serviert werden.

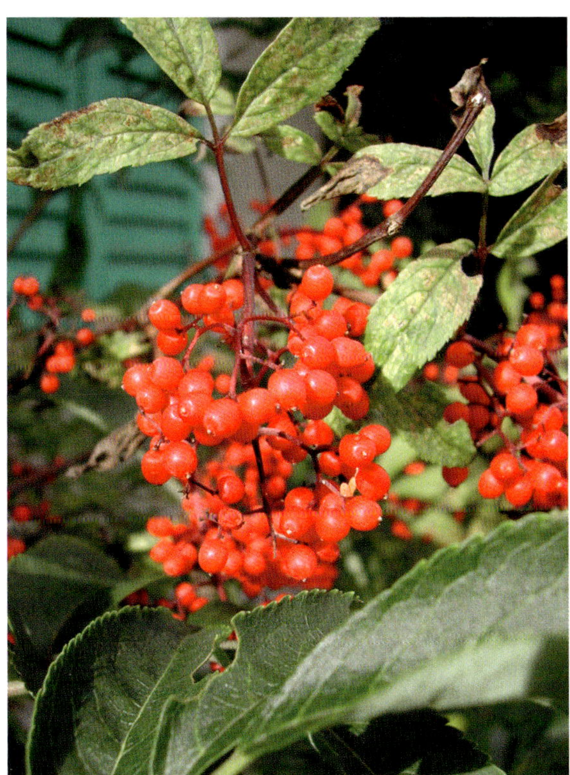

▸ **Abb. 6.176** Im Unterschied zum Schwarzen Holunder blüht *Sambucus racemosus* früher und bildet rote Früchte. Die Blüte wird heilkundlich nicht genutzt.

Indikationen des Schwarzen Holunders **Früchte:** Abwehrschwäche, Allergie, Erkältung, Husten, Neuralgien, Rekonvaleszenz, Erkrankungen des rheumatischen Formenkreises, Stoffwechselschwäche

Blüten: Abwehrschwäche, Allergie, Angina, Asthma, Erkältung, Fieber, Grippe, Heiserkeit, Heuschnupfen, Husten, Nasennebenhöhlenentzündung, Ödem, Erkrankungen des rheumatischen Formenkreises, Schnupfen, Stoffwechselschwäche

Nebenwirkungen Alle Teile außer der Blüte wirken stark abführend, brechreizend: die getrockneten oder gekochten Früchte verlieren diese Nebenwirkung.

Kontraindikationen Keine

Beispiele für Fertigarzneimittel

- Holle Holundersirup, Morga (CH)
- Huluna Hustenpastillen, Nestmann (D)
- Otovowen Dilution, Weber & Weber (D)
- Sidroga Erkältungstee N, Sidroga (CH/D)
- Sinupret forte Dragees, Biomed (CH/D)

6.63 Hopfen, Echter – *Humulus lupulus* L.

Spätestens seit dem 8. Jahrhundert ist diese ursprünglich aus dem Osten stammende Nutzpflanze auch in Mitteleuropa bekannt und wird auch kultiviert. Verwildert wächst sie in Gebüschen, an Rändern von Wäldern und auf Auen. Im Anbau wird die rankende Pflanze an langen Stangen und Drähten als Kletterhilfen hochgezogen, da sie bis zu 7 Meter lang werden kann (▸ **Abb. 6.177**).

Die einjährigen Stängel winden sich immer im Uhrzeigersinn und besitzen raue Klimmhaken (▸ **Abb. 6.178**), mit deren Hilfe sie bis zu 30 Zentimeter pro Tag emporwachsen können (einige sich windende Pflanzen, z. B. die Stangenbohne, sind linksdrehend, andere können in beide Richtungen wachsen). Die Blätter des Hopfens sind handförmig in 3 bis 5 Lappen unterteilt, rau behaart und am Rande gezähnt. Die Blüten sind zweihäusig, in Kulturen werden nur die zapfenbildenden weiblichen Pflanzen ver-

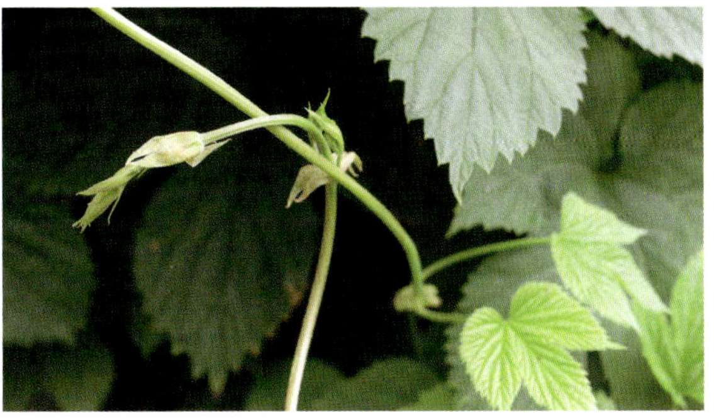

▸ **Abb. 6.177** Hopfen ist eine rechtswindende Kletterpflanze.

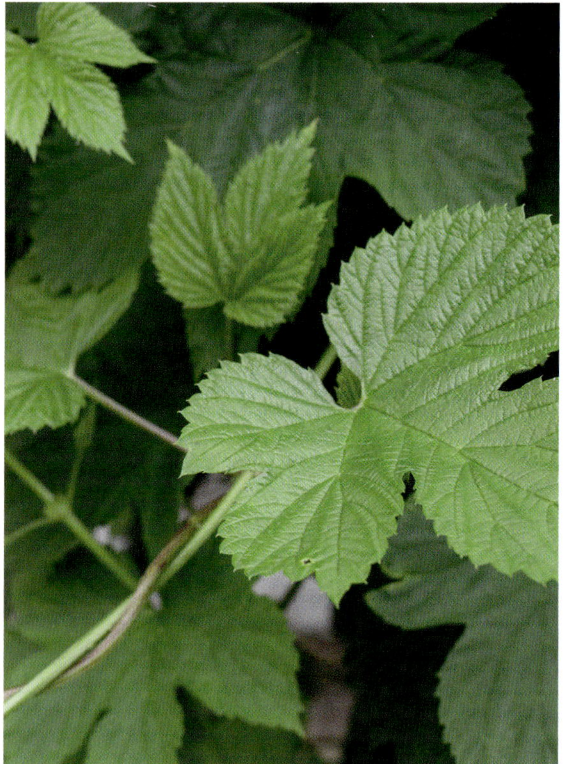

▶ **Abb. 6.178** Stängel und Stiele der Hopfenblätter sind mit steifen Klimmhäckchen besetzt, so können sie sich an Kletterhilfen festhaken.

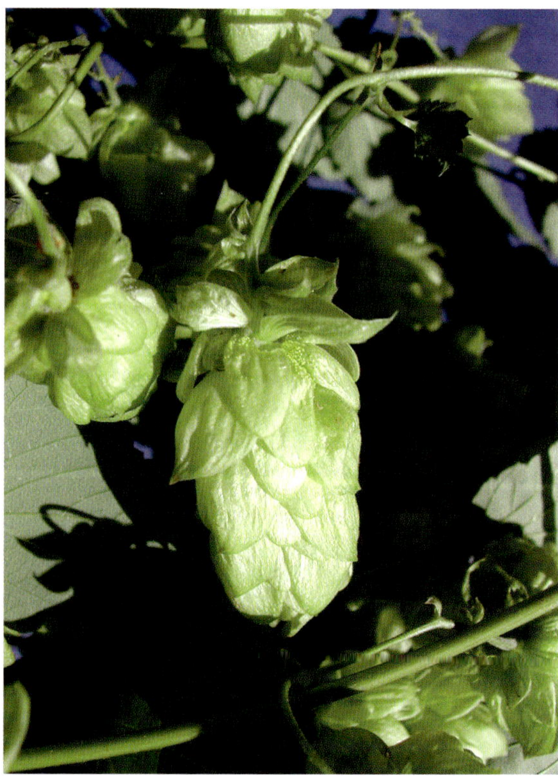

▶ **Abb. 6.179** Die hellgrünen zapfenartigen Blütenstände der weiblichen Hopfenpflanze sind in hängenden Scheinähren geordnet. Im Inneren befindet sich ein klebriges, gelbes Pulver von harzigem Geruch und würzig-bitterem Geschmack, das als Hopfdrüsen bezeichnet wird.

wendet. Diese bilden dichte Scheinähren, welche mit Drüsen besetzt sind (▶ **Abb. 6.179**). Die männliche Blüte hingegen ist lockerer und eher rispenartig gestaltet. In der Blüte und Harzbildung zeigt sich die Verwandtschaft des Hopfens mit der Hanfpflanze, beide gehören der Familie der Hanfgewächse an.

Die Hopfenzapfen, Lupuli strobuli, wirken beruhigend, krampflösend und schlaffördernd (Schlafkraut). Die aufwärtssteigenden Ranken der Kletterpflanze lassen sich in Analogie setzen mit Leichtigkeit, Gelassenheit und Fröhlichkeit – die Heilwirkung, die Hopfen vermittelt. Ihre Spitzen vollführen mehrmals täglich kreisende Suchbewegungen und lassen sich durch sanfte Berührung der Sinneshärchen sogar zu einer Schlingbewegung verführen. Innerhalb kurzer Zeit krümmen sich die Rankenspitzen – diese hohe Erregbarkeit kann als Entsprechung zur nervenberuhigenden Wirkung der Heilpflanze gedeutet werden. Da die Blüten östrogenartige Stoffe enthalten, können sie in entsprechender Dosierung auch zur Regulation des weiblichen Hormonhaushalts herangezogen werden. Auf Männer wirken sie hingegen anaphrodisisch (lusthemmend). Nicht zuletzt aus diesem Grund wurden im Mittelalter Klöster zu Zentren der Bierproduktion, was den Mönchen die Bürde des Zölibats etwas erleichterte. Die Verwendung von Hopfen als Bierwürze wurde mit dem bayrischen Reinheitsgebot 1516 vorgeschrieben und ersetzte die frühere Zugabe von teilweise psychoaktiven Substanzen wie Bilsenkraut. Die kurz vor der Reife geernteten Zapfen werden noch heute in der Bierbrauerei verwendet, da ihre Harze einerseits die Entwicklung von Milchsäurebakterien verhindern, andererseits aber auch das charakteristische Aroma verleihen. Der bitter-aromatische Geschmack der Droge weist außerdem auf eine verdauungsfördernde Eigenschaft hin.

Meist wird Hopfen als Tee, Tinktur oder in Form von Fertigarzneimitteln verschrieben.

Indikationen Appetitlosigkeit, Bettnässen, depressive Verstimmung, vegetative Dystonie, Erregungszustand, Hyperkinetisches Syndrom, Nervenschwäche, Östrogenmangel, Reizblase, Schlafstörungen, sexuelle Neurose bei Männern, Stress, Unruhe, Wechseljahresbeschwerden

Nebenwirkungen (entfallen bei Anwendung in spagyrischer oder potenzierter Form) Hopfenpflückerinnen-Dermatitis bei Erntehelferinnen

Kontraindikationen (entfallen bei Anwendung in spagyrischer oder potenzierter Form) Hormonabhängige Tumore bei Frauen

Beispiele für Fertigarzneimittel

- Dormeasan Tropfen, Bioforce (CH)
- Luvased Nacht Dragée, Hexal (D)
- Redormin 500 Filmtabletten, Zeller (CH)
- Sidroga Kinder Beruhigungstee, Sidroga (CH/D)
- Tannenzäpfle Liquid, Rothaus Bräu (D)

6.64
Immergrün, Kleines – *Vinca minor* L.

Dieser eigentliche Halbstrauch, begegnet uns heute vor allem als fantasielos platzierter Bodenbedecker auf Verkehrsinseln oder an ähnlich exponierten Standorten. Teilweise lässt er sich aber auch als Überbleibsel ehemaliger Bepflanzungen in alten Gemäuern von Burgen finden. Das Kleine Immergrün ist jedoch eine Wildpflanze, die sich in Gebüschen an den Rändern von Buchenwäldern zeigt und ihre Heimat ursprünglich in Südeuropa hatte. Dort finden wir auch ihre Schwester, das **Große Immergrün**, deren Pflanzenteile alle stattlicher gestaltet sind. Beide Arten bevorzugen kalkhaltige Böden und sind in Süd-, Mittel- und Osteuropa beheimatet (▸ **Abb. 6.180**).

Die Stängel des **Kleinen Immergrüns** erreichen eine Höhe von bis zu 30 Zentimetern ab Boden, können jedoch kriechend mehr als 80 Zentimeter Länge erreichen und sich so großflächig ausbreiten. An ihnen wachsen immergrüne, lanzettförmige und ledrig glänzende Blätter, die der Pflanze ihren Namen geben (Dauergrün). In deren oberen Achseln entspringen hellblaue Trichterblüten mit fünf Blütenblättern (▸ **Abb. 6.181**), welche immer gegen den Uhrzeigersinn angeordnet sind. In der Gesamtblüte ist ein Fünfstern sichtbar – ein magisches, mittelalterliches Symbol, das Dämonen abwehren soll. Die Dämonen von heute sind im übertragenen Sinne u. a. Infektionskrankheiten und psychische Erkrankungen. Verschiedene mit diesem Blütenzeichen versehene Heilpflanzen sind heute noch als antiinfektiöse, keimhemmende Pflanzen bekannt, z. B. die Schwalbenwurz, *Vincetoxicum officinale*. Ihr lateinischer Name bedeutet „Ich besiege das Gift“, weshalb sie früher als potenzielles Gegengift gegen alle Anfeindungen galt. Die Wurzel dieses Hundgiftgewächses bildet am Boden kriechend meterlange Ausläufer. Heute wird Vincetoxicum vor allem in spagyrischer oder potenzierter Form eingenommen.

Das Immergrünkraut, Vincae minoris herba, wurde bis in die 1980er-Jahre aufgrund seiner blutdrucksenkenden, gefäßentkrampfenden und durchblutungsfördernden Eigenschaften geschätzt. Meist wurde es zu diesem Zweck als Tee oder Tinktur eingesetzt. Erst vor ca. 40 Jahren wurde dessen Verwendung allmählich durch den harmloseren und wirksameren Ginkgo abgelöst. Heute wird Immergrün meist nur noch in spagyrischer oder potenzierter Form empfohlen und entfaltet derart blutstillende, durchblutungsfördernde und entzündungswidrige Eigenschaften. Vinca minor wird in der Signaturenlehre als ein Spezifikum gegen Altersbeschwerden wie Schwindel oder Schwäche angesehen, da die Pflanze über Jahre immer vital und grün bleibt und nicht zu altern scheint. Insofern überrascht es nicht, dass die Pflanze auch als Grabschmuck (Totenblätter, Totenveilchen) dient. Die Pflanze zeigt in diesen Aspekten, ihrer immergrünen Art und der blau-violetten Blütenfarbe ihren Bezug zum Saturnprinzip.

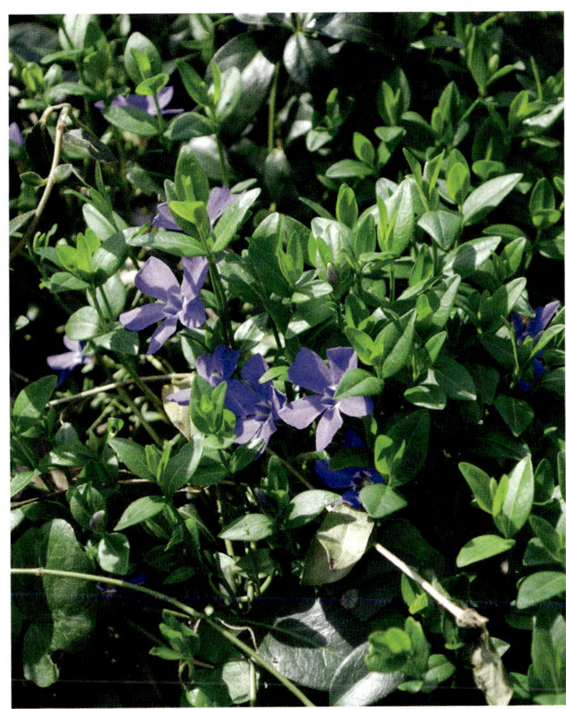

▸ **Abb. 6.180** Der kleine, kriechende Halbstrauch wurde vermutlich durch die Römer in Europa verbreitet.

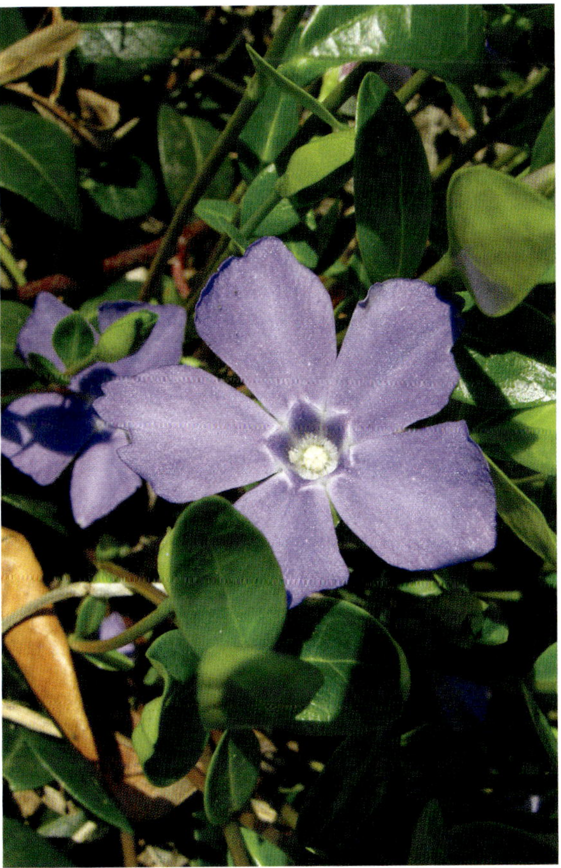

▸ **Abb. 6.181** Im Blütenmuster des Kleinen Immergrüns zeigt sich ein Fünfstern.

Eine exotische Verwandte, das **Madagaskar-Immergrün**, ***Catharanthus roseus*** (Syn: *Vinca rosea*), wird als Ausgangssubstanz für hochwirksame Zytostatika verwendet. Die rosarot blühende Pflanze liefert die Alkaloide Vinblastin und Vincristin, die bei Leukämie oder Lymphomen schulmedizinisch als Chemotherapeutika eingesetzt werden.

Indikationen des kleinen Immergrüns Altersbeschwerden, Arteriosklerose, Bluthochdruck, Netzhautablösung am Auge, Durchblutungsstörungen, Schwerhörigkeit, Schwindel, Tinnitus, Kopfschmerz.

In spagyrischer oder potenzierter Form weitet sich das Indikationsspektrum auch auf folgende Krankheitsbilder aus: Erschöpfung, Hauterkrankung, Ekzem, Juckreiz, Milchschorf, weibliche Genitalerkrankungen wie Myomblutung oder Ausfluss u. a.

Äußerlich: Hautekzem, Juckreiz, Flechte

Nebenwirkungen (entfallen bei Anwendung in spagyrischer oder potenzierter Form) Verdauungsbeschwerden, Erbrechen, Herzklopfen, Schwindel, Blutbildveränderungen

Kontraindikationen (entfallen bei Anwendung in spagyrischer oder potenzierter Form) Schwangerschaft, Hypertonie, Hirntumore

Beispiele für Fertigarzneimittel

- Balsamum copaivae/Vinca minor comp., Regena (CH/D)
- ISO-Augentropfen C, ISO Arzneimittel (D)
- Vinca minor comp. Salbe, Pekana (D)
- Vinca minor Komplex 162 Dilution, Nestmann (D)
- Vinca minor D 2 Tabletten, DHU (D)

6.65 Ingwer – *Zingiber officinale* Rosc.

Die heute weltweit bekannte Nahrungs- und Heilpflanze stammt ursprünglich aus Südostasien, wird aber seit vielen Jahrhunderten auf verschiedenen Kontinenten angebaut, heutzutage hauptsächlich in Indien, China, Westafrika und Jamaika. Die mehrjährige Staude liebt sandige Böden und leichten Schatten. Am horizontal kriechenden, fleischigen und sich geweihartig teilenden Wurzelstock entspringen schilfartige, lanzettförmige Blätter (▸ **Abb. 6.182**). Ebenso eine gelbe Blüte, die auf ihrer Unterlippe charakteristische rote Tupfen aufweist. Eine Frucht- oder Samenbildung ist im mitteleuropäischen Klima nicht möglich.

Das scharfe, zitronenartig und leicht bitter schmeckende Ingwerrhizom, Zingiberis rhizoma, wird nach der Ernte gesäubert, getrocknet oder für die frische Verwendung zur Konservierung teilweise in Kalkmilch eingelegt (▸ **Abb. 6.183**). Es wird aufgrund seiner appetitanregen-

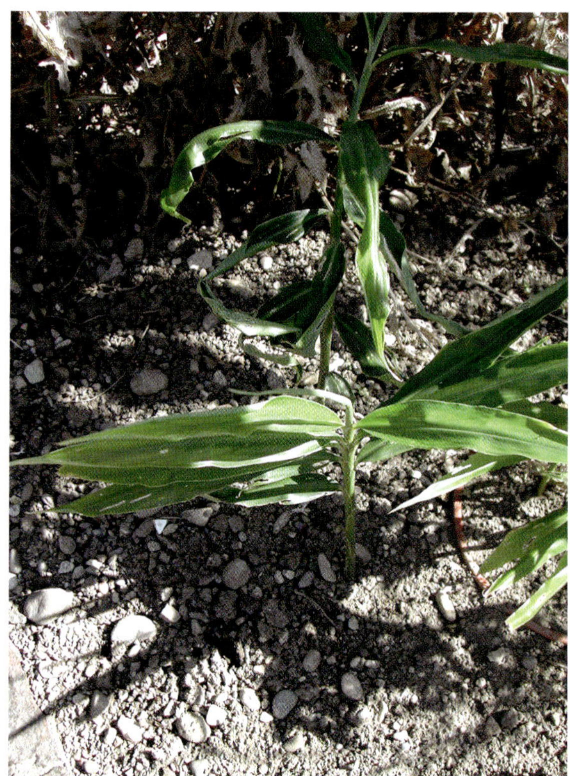

▸ **Abb. 6.182** Ingwerpflanzen bilden schilfförmig aussehende Stängel und Blätter.

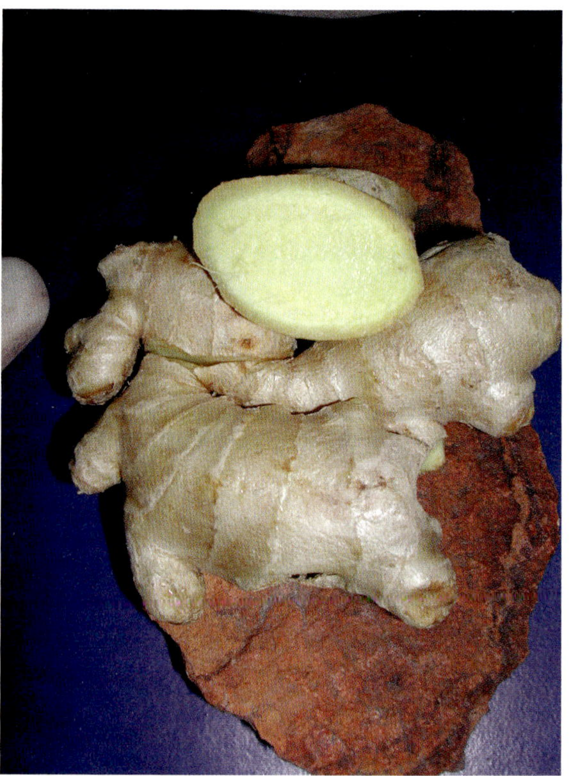

▸ **Abb. 6.183** Ingwer ist eine der bekanntesten Gewürzpflanzen und besitzt außerdem ein breites Spektrum von Heilwirkungen.

den, die Leber-Galle-Funktion stärkenden, erwärmenden, durchblutungsfördernden und das Herz-Kreislauf-System anregenden Wirkung sehr geschätzt. Außerdem besitzt es eine desinfizierende, schleimlösende und brechreizlindernde Wirkung.

Die gelbe Farbe des Rhizoms (Ingwer wird auch als Gelbwurz bezeichnet) und der bittere Geschmack stellen den Bezug zur Leber-Galle-Funktion her. Das Aussehen der Wurzel erinnert an den Magen oder das Darmrohr, sogar eine Art Entsprechung zur Ringmuskulatur ist ersichtlich.

Ingwer kann als Tee, Tinktur, Pulver oder in Form von Fertigarzneimitteln angewendet werden.

Rezept für Ingwerhonig

Gekaufte Ingwerstücke drohen bei der Lagerung schnell auszutrocknen oder im Kühlschrank zu vergammeln. Daher ist es sinnvoll, durch eine einfache Methode das wertvolle Gewürz haltbar und ständig verfügbar zu machen, z. B. durch die Herstellung von Ingwerhonig.
Frischen Ingwer waschen, ungeschält mit einer Käseraffel reiben und den entstehenden Saft ablaufen lassen. Er kann anderweitig, z. B. für ein Getränk, verwendet werden. Die festen Ingwerfasern unter einen relativ flüssigen Honig ziehen. Die Ingwermenge kann bis zu einem Viertel der Honigmenge ausmachen. Falls der Honig zu fest ist, wird er im Wasserbad vorsichtig verflüssigt. Den Ingwerhonig gut durchmischen und verschlossen aufbewahren. Löffelweise als Teezusatz, auf Brot, zu Reis oder anderen Gerichten einnehmen.
Ingwerhonig wirkt erwärmend, schleimlösend bei Erkältung, Frösteln, Husten, ständig kalten Extremitäten und lindert Verdauungsschwäche oder Übelkeit.

Im scharfen Geschmack des Ingwerrhizoms zeigen sich die Qualitäten von Mars, in der hellgelben Farbe und der Leber-Galle-Wirkung jene von Jupiter. Aus humoralmedizinischer Sicht ist Ingwer eine der wenigen Heilpflanzen mit sowohl warmer als auch feuchter Elementarqualität. In diesem Sinne ist es ein ideales Mittel, um die Kochungen und damit die Sanguisproduktion zu optimieren. Damit wird eine ausreichende Energiebildung und Regeneration unterstützt. Außerdem werden durch Anwendungen mit Ingwer die Säfte bewegt und übermäßig vorhandene Feuchtigkeit erwärmt und zerteilt.

Indikationen Appetitlosigkeit, Asthma, Blähung, Bronchitis, Durchblutungsstörung, Dyspepsie, Erbrechen, Erkältung, Fruchtbarkeitsstörung, Grippe, Husten, Kältegefühl, Reisekrankheit, Schwangerschaftserbrechen, Schwindel, Verdauungsschwäche, Übelkeit

Nebenwirkungen (entfallen bei Anwendung in spagyrischer oder potenzierter Form)

- Eine abortive Wirkung wird in Europa kontrovers diskutiert, in Asien ist die Anwendung während der Schwangerschaft üblich. Frauen, die an Ingwergenuss gewöhnt sind, müssen während einer stabilen Schwangerschaft nicht darauf verzichten.
- Interaktionen mit Blutverdünnungsmitteln sind Gegenstand von Untersuchungen.

Kontraindikationen (entfallen bei Anwendung in spagyrischer oder potenzierter Form) Evtl. Schwangerschaft (siehe oben), Gallenwegsverschluss, Nierenentzündung

Beispiele für Fertigarzneimittel

- Bitter-Elixier, Wala (CH/D)
- Ingwer Kapseln, Sanat (CH/F)
- Isla Ingwer Pastillen, Engelhard Arzneimittel (D)
- Vitaherb Ingwer-Kräuter Tabletten (CH)
- Zintona Kapseln, Chrisana (CH)

6.66 Isländisches Moos – *Cetraria islandica* L.

Die Verwirrung scheint groß: Doch Isländisches Moos ist weder ein Moos noch ein ausschließlich in Island vorkommendes Gewächs. In Wahrheit ist es eine bodenbewohnende Flechte, die im ganzen Alpenraum Mitteleuropas, in Nordeuropa und sogar in der Arktis vorkommt (► **Abb. 6.184**). Sie bevorzugt vor allem hochgelegene Standorte in den Bergen, Moorlandschaften und helle Kiefernwälder. Isländisches Moos ist wie alle Flechten durch die Symbiose zwischen Algen und Pilzen (Kap. 6.13) hervorgegangen.

Isländisches Moos lässt sich bis auf 2500 Metern Höhe auf sauren Böden von Wäldern und Wiesen finden. Der Thallus genannte Flechtenkörper liegt dabei auf Steinen, Baumstrünken oder einfach auf dem Boden und wird bis zu 10 Zentimeter hoch. Auf der Oberseite ist die Flechte je nach Sonnenexposition grünbraun bis dunkelbraun, auf der Unterseite hell und mit weißen Flecken übersät

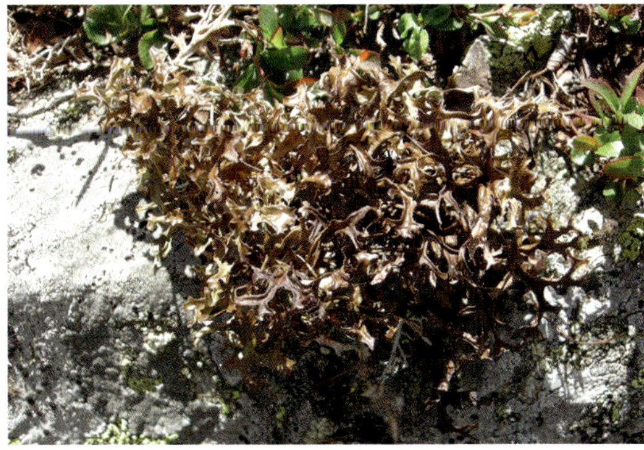

► **Abb. 6.184** Diese Strauchflechtenart wächst polsterförmig, zusammen mit anderen Flechtenarten kann sie in nördlichen Breiten flächendeckende Bestände bilden.

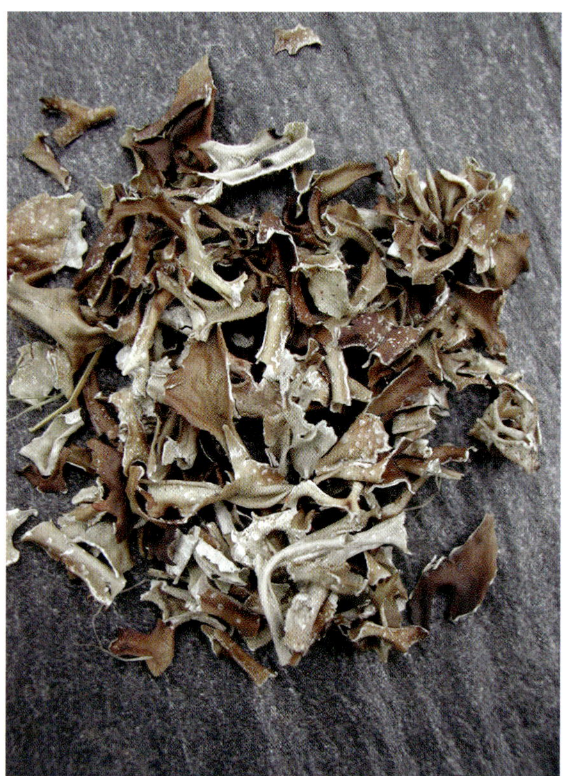

▶ **Abb. 6.185** Charakteristisch für Isländisches Moos sind die weißgrünen Flecken auf der Flechtenunterseite.

(▶ **Abb. 6.185**). Auffallend ist die geweihartige Teilungsform des Isländischen Mooses. Wegen seiner Gestalt und Färbung wird es in Analogie zu den Lungenalveolen (Lungenmoos, Blutlungenmoos) gesetzt. Wenn die Luft trocken ist, zeigt es sich spröde und brüchig, bei feuchtem Wetter jedoch weich und elastisch. Es besitzt einen für Flechten charakteristischen Geruch nach Tang und Meer und außerdem einen kräftig bitteren und leicht salzigen Geschmack.

Diese Flechte, *Cetrariae lichen*, wird wegen ihrer verdauungsfördernden, hustenlösenden, stärkenden und abwehrfördernden Wirkung geschätzt. Die enthaltenen Flechtensäuren wirken außerdem phytobiotisch. Wie viele andere bittere Heilmittel wird auch Isländisches Moos bei fieberhaften Erkrankungen (Fiebermoos) eingesetzt.

Tee, Tinkturen sind die üblichen galenischen Formen. Der Geschmack der bekannten Pastillen und Bonbons aus Isländischem Moos rührt größtenteils von der Zugabe einer beachtlichen Menge Zucker her und zeigt keine Ähnlichkeit mit dem der Flechte.

Indikationen Abwehrschwäche, Anämie, Appetitlosigkeit, Asthma, Atemwegserkrankung, Erschöpfung, Heiserkeit, Husten, Keuchhusten, Lungenkrankheiten, Magenschleimhautentzündung, Mund- und Rachenschleimhautentzündung, Reisekrankheit, Reizhusten, Rekonvaleszenz, Schwäche, Schwangerschaftsübelkeit, Verdauungsstörung

Nebenwirkungen und Kontraindikationen Keine

Beispiele für Fertigarzneimittel

- Aspecton Hustentropfen, Krewel Meuselbach (D)
- Cefabronchin Tropfen, Cefak (D)
- Lichenes comp. (CH), Flechtenhonig (D) Sirup, Weleda
- Kernosan Meerrettich-Elixier, E. Kern (CH)
- Sidroga Brust- und Hustentee, Sidroga (CH/D)

6.67

Johanniskraut, Echtes – *Hypericum perforatum* L.

Diese Heilpflanze ist heute eine der am besten arzneilich geprüften Pflanzen, außerdem liegen jahrhundertelange naturheilkundliche Anwendungserfahrungen vor. Der Signaturenlehre eröffnet Johanniskraut einen reichen Fundus von Analogien, die teilweise schon Paracelsus beschrieben hat. Das mehrjährige Hartheugewächs gedeiht in ganz Europa, Asien und auch Nordwestafrika auf trockenen Wiesen, entlang von Wegrändern, Straßen und Bahngeleisen, ebenso auf Schuttflächen als Pionierpflanze. Es bevorzugt kalkhaltige Standorte mit viel Sonne und tritt dann in größeren Gruppen auf (▶ **Abb. 6.186**). Sehr saure Böden meidet das Johanniskraut. Standorte mit erhöhter Reizintensität sind dagegen kein Problem für den Strahlensucher oder werden von diesem sogar geschätzt.

Sein sehr harter Stängel (Hartheu) besitzt zwei charakteristische Längskanten und ist im oberen Bereich buschig verzweigt. Die aus ihm entspringenden Blätter stehen gegenständig und besitzen eine längliche, ovale Form. Diese sind mit transparenten und am Blattrand mit schwarzen Sekretbehältern versehen und erscheinen dadurch wie perforiert (▶ **Abb. 6.187**). Aus Sicht der früheren Signaturenlehre musste „das Tausendlöcherkraut", das mit derart „durchstochenen" Blättern zurechtkam, auch entsprechend heilsam gegen Stich- und Schussverletzungen sein. Laut einer Sage durchlöcherte der Teufel selbst mit seinem Dreizack die Pflanze, da er über ihre große Heilkraft zutiefst erzürnt war. Um die vermeintlichen Löcher zu erkennen, muss der Betrachter das Blatt mit angehobenem Kopf gegen das Licht halten. Diese aufgerichtete Haltung vermittelt bereits eine Vorahnung der antidepressiven, die Stimmung aufhellenden Wirkung der Pflanze.

Die goldgelben Blüten stehen in Trugdolden und besitzen am Rand ebenfalls feine schwarze Öldrüsen. Auffallend ist die große Anzahl von Staubblättern, die den Eindruck von Sonnenstrahlen erwecken können. Die Kronblätter sind im Uhrzeigersinn wie die Teile eines Windrädchens übereinandergelegt und erzeugen so einen dynamischen Eindruck. In manchen Jahren blüht die Pflanze bereits am Tag ihres Namenspatrons (24. Juni), des heiligen Johannes. Die gelbe Farbe zeigt einen Bezug

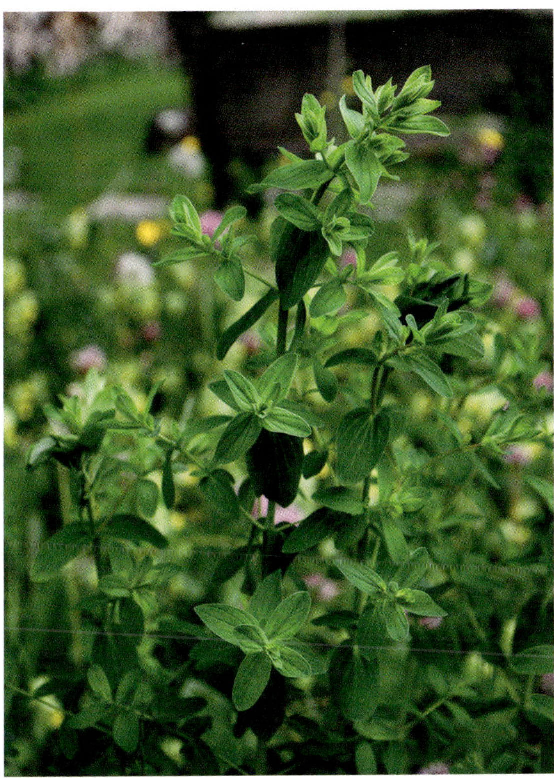

▸ **Abb. 6.186** Das Echte Johanniskraut zeigt sich gerne in Gruppen an sonnigen bis halbschattigen Standorten.

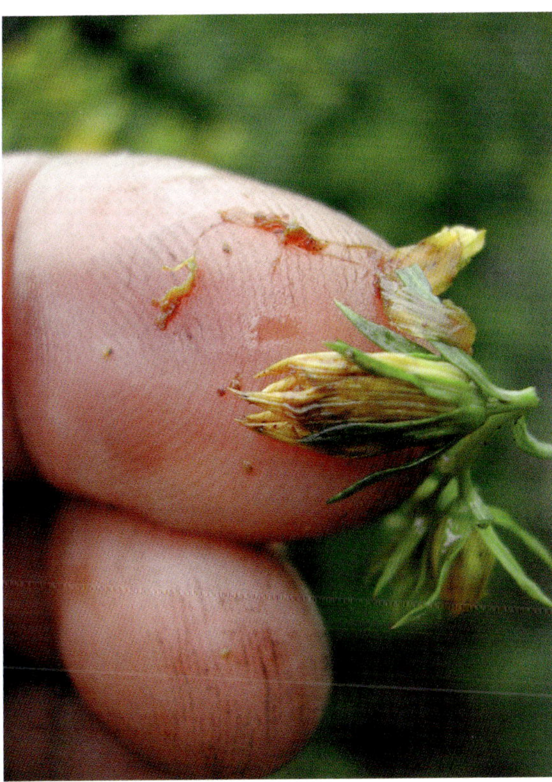

▸ **Abb. 6.188** Wenn die Blütenknospen zwischen den Fingern zerrieben werden, tritt der rote Farbstoff Hypericin aus.

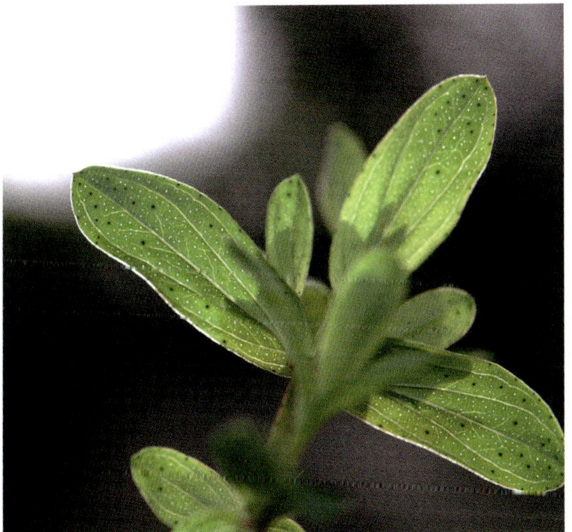

▸ **Abb. 6.187** Die Blätter erscheinen aufgrund der durchscheinenden Öldrüsen wie perforiert.

zur Leber-Galle-Wirkung und zum Sonnenprinzip, der rote Saft (▸ **Abb. 6.188**) eine Analogie zur Anwendung bei Blutung, Entzündung oder Verbrennung. Aus diesem Grund wird der Pflanzensaft auch Johannisblut, Herrgottsblut oder Elfenblut genannt. Die befruchtete Blüte bildet eine Kapselfrucht mit unzähligen, sehr feinen Samen. Wie bei allen Lichtkeimern können diese nur auf der Bodenoberfläche liegend auskeimen, was einen weiteren Bezug zur lichthaften Wirkung der Pflanze aufzeigt.

Das Kraut, Hyperici herba, wird heute wegen seiner beruhigenden, angstlösenden und stimmungsaufhellenden Wirkung sehr geschätzt. Auch in seinem schwach bitterherben Geschmack zeigt sich die durchwärmende und aufhellende Qualität. Bei Paracelsus lesen wir, dass „Perforata all Phantasmata im Menschen austreibt", dies sei „eine Krankheit ohne ‚Corpus' und Substanz, sondern allein im Geist der Contemplation (Anmerkung: hier Gedankenschau, Betrachtung) wird ein anderer Geist geboren von welchem der Mensch regiert wird" [75]. Nur in dieser Arzneipflanze sei die „Kraft und Stärke gegen die Melancholie", die den Menschen in große Verzweiflung bringen könne [75]. So erkannte Paracelsus schon damals die heute nachweisbare Wirksamkeit gegen depressive Verstimmungen (▸ **Abb. 6.189**).

Außerdem entfaltet *Hypericum* eine entzündungshemmende, leicht stopfende, schmerzstillende und schleimhautregenerierende Wirkung. Als Anwendungsformen sind Tee, Tinktur, Ölauszug oder Fertigarzneimittel üblich. Für die volle Entfaltung ihrer Wirkung gegen depressive Verstimmungen benötigt die Pflanze allerdings mehrere Wochen. Im Gegenzug dazu sind bei therapeutischer Dosis keine Nebenwirkungen wie bei Psychopharmaka bekannt. Äußerlich wird das Öl in Form von Einreibungen, Ölwickeln oder Bleibeklistier als schmerzstillendes, entzündungshemmendes, juckreizlinderndes, antibakte-

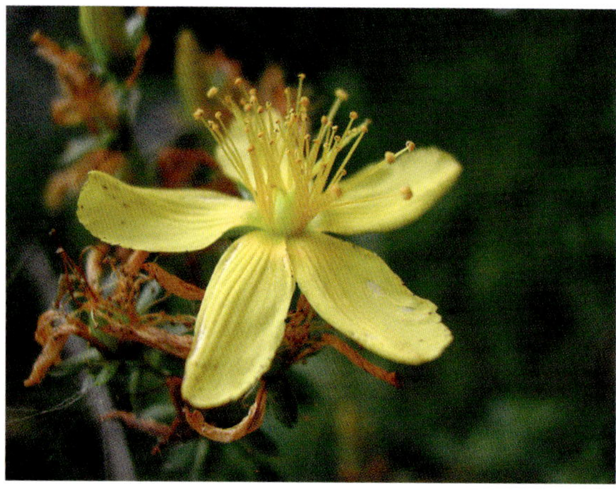

▶ **Abb. 6.189** Die „irdische Sonne“ (Paracelsus) stärkt das Wärmeprinzip des Menschen und unterstützt ihn dabei, seine Mitte zu finden.

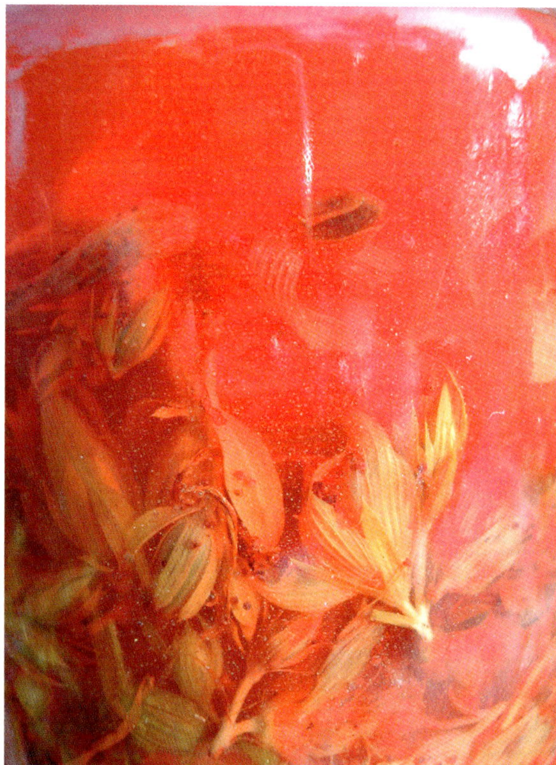

▶ **Abb. 6.190** Viele Namen, Analogien und Bräuche gehen auf den charakteristischen Farbstoff des Johanniskrauts (hier im Ölauszug) zurück.

rielles und wundheilendes Heilmittel eingesetzt. In potenzierter Form wird *Hypericum perforatum* gerne als „Arnika der Nerven“, als Heilmittel bei Nervenverletzungen eingesetzt.

Beim Verwelken erhalten alle Teile durch die Einwirkung eines Pilzes eine rostbraune Farbe wie von getrocknetem Blut, was aus Sicht der Signaturenlehre den Bezug zur Verwendung der Pflanze bei Wunden und Blutungen zeigt. Die starke Blattaderung und die kräftigen Stängelfasern werden in Entsprechung zur Wirkung auf die Nerven, Sehnen und Bänder sowie zu ihrer Eigenschaft, das Bindegewebe zu stärken, gesetzt.

Der Namenspatron Johannes wird in der Bibel als „Künder des Lichts“, also als derjenige, der den Messias ankündigt, bezeichnet. Insofern tritt er fast zum Zeitpunkt der Sommersonnenwende (die Sonnenwende wird meist am 21. Juni, Johanni am 24. Juni gefeiert) als christianisierter Sonnengott an die Stelle heidnischer Vorgänger, wie z. B. des germanischen Baldurs. Das Sonnenjahr hat dann seinen Höhepunkt erreicht, mit jedem weiteren Tag wird die Wärme schwächer werden. Wie der Lichtbringer Johannes in der biblischen Überlieferung hingerichtet wird, so wird auch Baldur im germanischen Mythos tödlich verletzt. Bei den Mittsommerbräuchen wird mancherorts, vor allem in nördlichen Ländern, noch immer am Feuer gefeiert und gesungen. Früher trugen die Feiernden bei ihrem Tanz ums Feuer teilweise Gürtel oder Kränze aus Johanniskraut (Sonnenwendkraut) und anderen „Johanneskräutern“. Überhaupt verbinden sich mit dem Johanniskraut sehr viele Bräuche und Rituale, welche dieses wohlbekannte Heilkraut zu einer der bedeutendsten Kultpflanzen macht (▶ **Abb. 6.190**). Volkstümliche Namen wie Mannschraft oder Liebfraubettstroh weisen auch auf seine Verwendung zur Stärkung der Libido hin. Die sogenannten Bettstrohkräuter wurden in die Matratzensäcke gestopft, insbesondere Frauenbettstrohkräuter zur Anregung der Fruchtbarkeit oder zur Erleichterung der Geburt.

Am Beispiel des Johanniskrauts lässt sich jedoch auch aufzeigen, wie die Signaturenlehre gegen Ende des Mittelalters immer mehr erweitert und beinahe zwanghaft auf alle Lebensbereiche ausgedehnt wurde: So wurde im in der damaligen Zeit die kreuzgegenständige Blattstellung des Johanniskrauts mit der Entstehung der Pflanze unter dem Kreuz Christi und die fünf Kronblätter mit dessen fünf Wundmalen in Beziehung gesetzt. Und es hieß: Aus dem ersten Blutstropfen, der nach der Enthauptung des heiligen Johannes auf die Erde fiel, sei das Johanniskraut entsprossen. Infolge dieser Entwicklung entfernte sich die Signaturenlehre – der reinen Systematik wegen – jedoch immer mehr von ihrer wirklichen Bedeutung und der praktischen Anwendbarkeit.

Indikationen Angstzustand, Bettnässen, Darmschleimhautentzündung, depressive Verstimmungen, Durchfall, Dyspepsie, Erschöpfung, Fibromyalgie, Gicht, Kopfschmerz, Magenschleimhautentzündung, Nervosität, Neuralgie, Reizblase, Reizmagen, Schlafstörung, Stimmungsschwankung, Stress, Wechseljahresbeschwerden, Wetterfühligkeit

Äußerlich: Bluterguss, Dekubitus, Fibromyalgie, Geschwür, Gürtelrose, Hämorrhoiden, Hautkrankheit, Hexenschuss, Keloid, Krampf, Lähmungserscheinung, Muskelschmerz, Nervenschmerz, Ohrenschmerz, rheumatische Schmerzen, Schmerz generell, Verletzung, Verbrennung, Wunde

Nebenwirkungen (entfallen bei Anwendung in spagyrischer oder potenzierter Form)

- In hohen Dosen potenziell fotosensibilisierend. Diese Nebenwirkung kommt sehr selten und fast ausschließlich bei sehr hellhäutigen Menschen nach der Einnahme hoch angereicherter Fertigarzneimittel vor. Tee- und Ölanwendungen sind problemlos.
- Durch eine erhöhte Entgiftungsleistung im Darm und der Leber sind bei Einnahme hochdosierter Fertigarzneimittel potenzielle Interaktionen mit Blutverdünnungsmitteln, AIDS-Medikamenten, Immunsuppressiva und Psychopharmaka möglich. Bei so viel Lichtkraft erstaunt das Auftreten von Wechselwirkungen mit gewissen synthetischen Arzneimitteln nicht! So überlebenswichtig die oben genannten Arzneimittelgruppen für einzelne Patienten sind, haben sie teilweise (z. B. Psychopharmaka, Immunsuppressiva) doch auch einen gewissen die Lebenskraft dämpfenden Aspekt.
- Die oft beschriebene Wechselwirkung mit der Pille wird kontrovers diskutiert und ist aus heutiger Sicht insofern zu relativieren, als in groß angelegten Studien mit Johanniskraut keinerlei Veränderungen des weiblichen Hormonhaushaltes registriert werden konnten.

Kontraindikationen (entfallen bei Anwendung in spagyrischer oder potenzierter Form)

- Die Einnahme von hochdosierten Fertigarzneimitteln bei der Einnahme bestimmter Arzneimittel, wie Blutverdünnern, retroviralen HIV-Medikamenten, Psychopharmaka u. a.
- Sicherheitshalber ist Vorsicht geboten bei sehr hellhäutigen Menschen.

Beispiele für Fertigarzneimittel

- Arkocaps Johanniskraut Kapseln, Arkopharma (CH/D/F)
- A. Vogel Johannisöl, Bioforce (CH)
- Hyperforat VitaHom Tropfen, Klein (D)
- Neurapas balance Filmtabletten, Pascoe (D)
- Rebalance 250 Filmtabletten, Zeller (CH)

6.68 Judenkirsche (Lampionblume) – *Physalis alkekengi* L.

Die auch Blasenkirsche genannte Pflanze ist heute fast ausschließlich als dekorative Zierpflanze bekannt. Verwandte Arten wie ***Physalis peruviana*** sind als exotische Früchte im Handel erhältlich. Selten wächst dieses Nachtschattengewächs auch wild in Gebüschen und Schutthalden Süd- und Mitteleuropas. Seine ursprüngliche Heimat liegt vermutlich in Asien. Der mittelalterliche Name Judenkirsche ist etwas unglücklich gewählt: Die Frucht gleicht nicht einer jüdischen Kopfbedeckung, sondern der damaliger muslimischer Edelleute aus dem Nahen Osten und Nordafrika.

Es bevorzugt kalkreiche Böden, wo es mit seinen kriechenden Wurzelausläufern eine vitale Verbreitung an den Tag legt. Der Stängel dieser mehrjährigen Staude kann bis zu 80 Zentimeter hoch werden und ist leicht behaart. Daraus entsprießen paarweise eiförmige Blätter und für Nachtschattengewächse charakteristische, nickende Blütenglocken (Typ Kartoffelblüte) von grün-weißer Farbe an kurzen Stielen (▸ **Abb. 6.191**).

Diese verwandeln sich nach der Bestäubung in aufgeblasene, leuchtend orangefarbene Fruchtstände, die an Laternen (Schweizerisch: Lampiönli) oder in ihrer Form an die Harnblase erinnern (▸ **Abb. 6.192**). Darin enthalten sind orangefarbene, kirschengroße Früchte, die erst süßlich, dann bitter-sauer schmecken.

Es erstaunt kaum, dass wegen dieser Formentsprechung die Frucht ohne Kelchhülle früher als harntreibender, entzündungshemmender, fiebersenkender Tee oder in Form von Tinkturen verwendet wurde. Da bezüglich ihrer Giftigkeit heute keine einheitliche Meinung besteht, wird die Frucht nicht mehr als pflanzliches Heilmittel eingesetzt. Einige Autoren beschreiben, dass der Genuss von bis zu 15 Beerenfrüchten im Rahmen der Wildkräuterküche unbedenklich sei. Allerdings schmecken sie im Vergleich zur Kap-Stachelbeere weniger gut. Daher wird

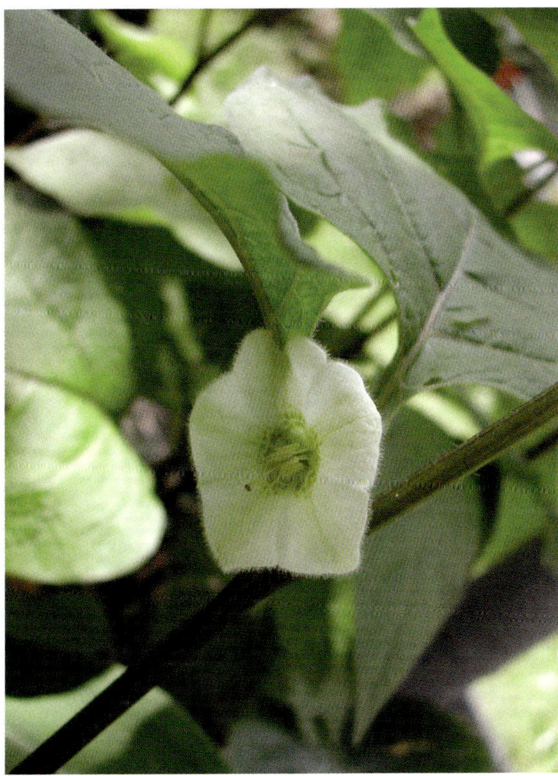

▸ **Abb. 6.191** Die glockenförmige Blüte der Lampionblume zeigt die typischen Zeichen der Nachtschattengewächse.

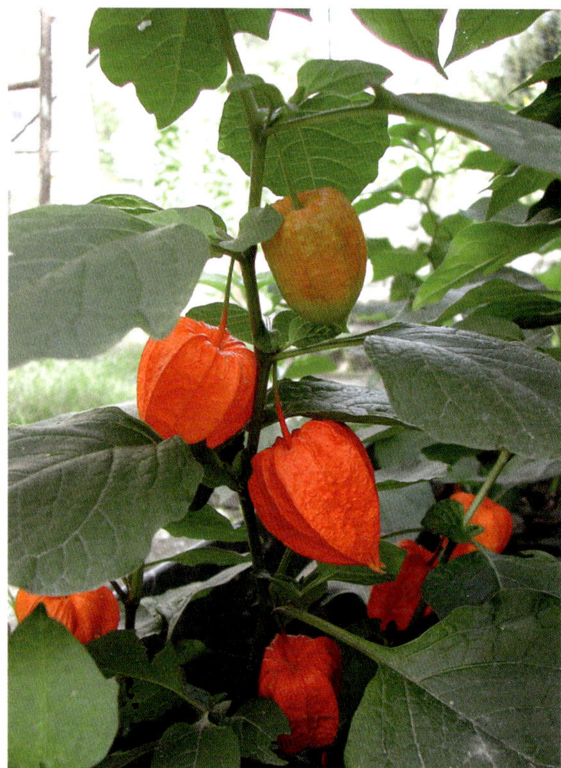

▸ **Abb. 6.192** Die Frucht der Lampionblume ähnelt einer Laterne und gibt ihr damit ihren Namen.

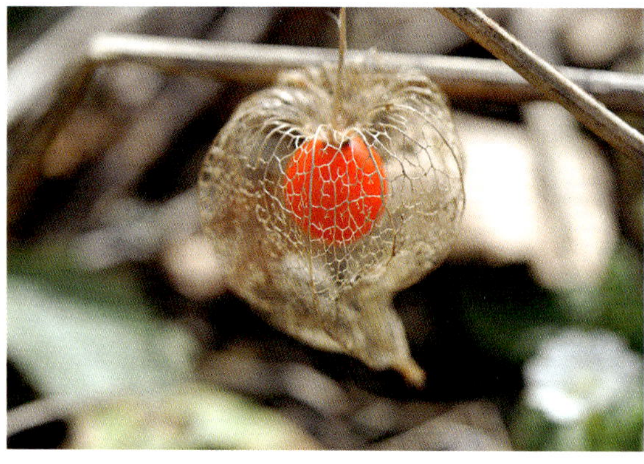

▸ **Abb. 6.193** Der aufgeblasene Fruchtmantel dient als Analogie zur Blase.

die Frucht häufiger nur zur Dekoration auf Desserts oder als Bestandteil von Kränzen oder Fensterschmuck verwendet. In spagyrischer oder potenzierter Form wird Physalis jedoch heute noch bei Harnwegsleiden mit übelriechendem Urinabgang oder bei Schwäche der betroffenen Blasen- und Harnwegsmuskulatur eingesetzt (▸ **Abb. 6.193**).

Die Hildegard-Medizin empfiehlt die Judenkirsche als Zusatz für einen Umschlag bei weiblichen Urogenitalentzündungen, ebenso bei Ohrensausen und Sehstörungen. Tabernaemontanus (um 1522–1590) beschreibt in seinem „Neuw vollkommentlich Kreuterbuch" detailliert die Zubereitungen von Saft, Wein, Sirup, Tabletten und Destillat aus der von ihm als „Schlutten" bezeichneten Heilpflanze. Bezüglich ihrer Verwendung ergänzt er: „Drei oder vier Kirschen abends vor dem Schlaf gegessen, sollen gut sein zu der Podagra (Anmerkung: hier Gicht) und treiben viel böse Feuchtigkeit aus dem Menschen durch den Harn" [105].

Indikationen Gicht, Harnwegsinfekt, Inkontinenz, Miktionsstörung, Nieren-Blasen-Leiden, Reizblase, Steinbildung im Harntrakt u. a.

Nebenwirkungen und Kontraindikationen (entfallen bei Anwendung in spagyrischer oder potenzierter Form) Die grünen Pflanzenteile sind leicht giftig, über die Giftigkeit der Beere wird kontrovers diskutiert.

Beispiele für Fertigarzneimittel

- Solidago Similiaplex Dilution, Pascoe (D)

6.69 Kalmus – *Acorus calamus* L.

Wer diese mehrjährige, schilfartig wachsende Heilpflanze in Wildbeständen bei uns finden möchte, bräuchte neben viel Glück auch einiges an Wasserfestigkeit. Am liebsten gedeiht dieser Vertreter der Ingwergewächse nämlich in flachen Ufergebieten von Seen und Flüssen, in Gräben, Sümpfen und Teichen (▸ **Abb. 6.194**). Die ursprünglich aus dem östlichen Asien stammende Pflanze hat sich inzwischen in Mittel- und Osteuropa, in Nordamerika und Sibirien verbreitet und lässt sich an einem feuchten Standort auch kultivieren.

Der Wurzelstock mit seinem aromatischen Geruch wächst im Schlamm und bildet langgezogene, schwertförmige Blätter, die bis zu 100 Zentimeter Länge erreichen können und am Rande leicht gewellt sind. An einem drei- bis vierkantigen Blütenstängel entspringt ein Kolben mit kleinen, gelbgrünen Einzelblüten. Die Pflanze kann in unserem Klima keine Früchte und Samen bilden und vermehrt sich daher ausschließlich über bis zu 150 Zentimeter lange Wurzelausläufer. Der Wurzelstock, Calami rhizoma, entfaltet eine appetitanregende (Magenwurz, Magenbrandwurz) sowie krampflösende, tonisierende, entzündungs- und blähungshemmende Wirkung im Verdauungstrakt. Zusätzlich werden der Lymphfluss und die Durchblutung angeregt. Kalmus mindert die Verschleimung der Atemwege (Brustwurz) und erleichtert das Abhusten. Äußerlich vermag er zusätzlich eine erwärmende, tonisierende und anregende Wirkung anzustoßen.

Gerne wird Kalmus als Bestandteil von Tee- oder Tinkturmischungen, aber auch als Pulver, Fertigarzneimittel und äußerlich als Einreibung, Bad oder Mundwasser verwendet. Der anfänglich süße Geschmack enthält eine bit-

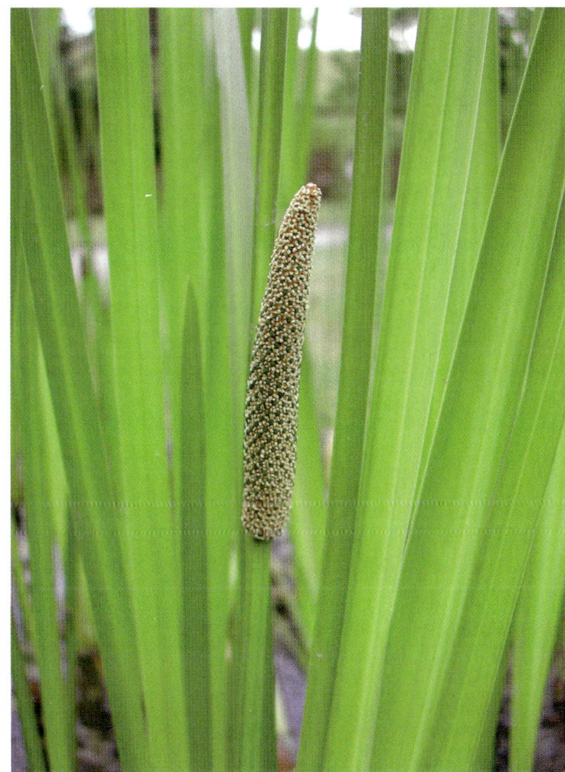

► **Abb. 6.194** Als Sumpfpflanze wächst Kalmus in Uferzonen von Gewässern.

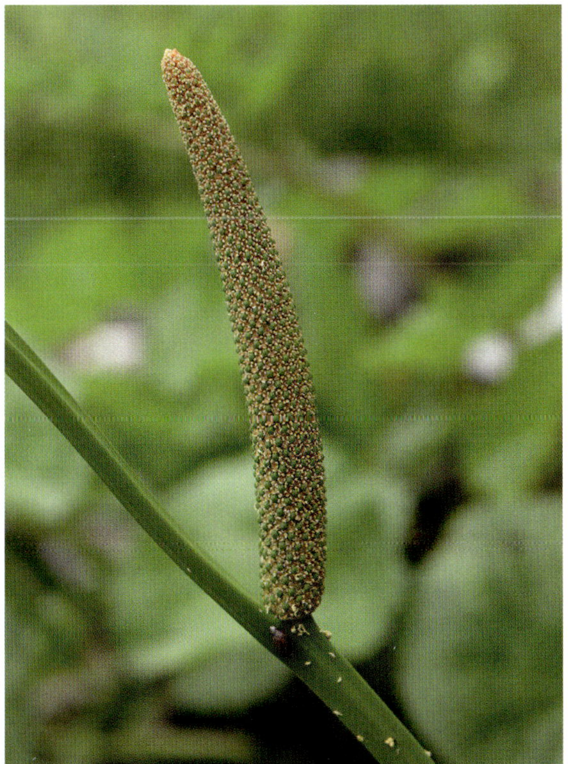

► **Abb. 6.195** Der aufrechte Blütenkolben galt früher als Signatur für eine potenzsteigernde Wirkung. Kalmus ist ein bewährtes Stärkungsmittel, aber kein bloßes Potenzmittel.

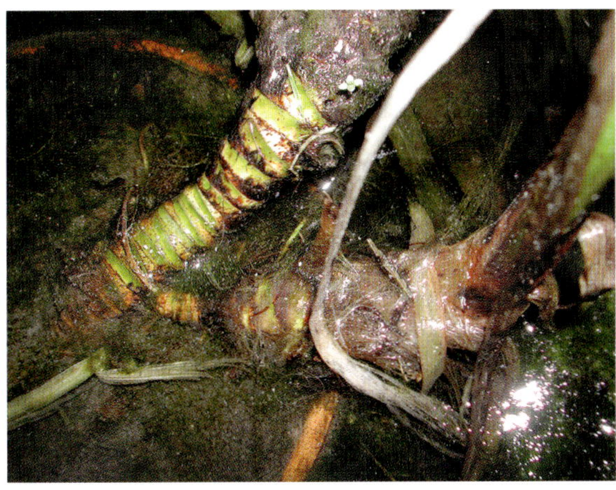

► **Abb. 6.196** Der Wurzelstock von Kalmus zeigt eine gewisse Ähnlichkeit mit dem menschlichen Darm.

tere Schärfe. Kalmus ist ein altbewährtes Theriakkraut, das als Tonikum und Stärkungsmittel seit Jahrhunderten verwendet wird. Der Volksmund drückt es so aus: „Mit Kalmus und Kümmel gedeiht der dümmste Lümmel", wobei mit „dumm" nicht die fehlende Intelligenz, sondern eine Gedeihschwäche gemeint ist (► **Abb. 6.195**). Aus humoralmedizinischer Sicht fördern Kalmusanwendungen mit ihrer warmen und feuchten Elementarqualität die Kochungen und damit die Bereitstellung von Energie und Substanz, spezifisch bei Zuständen infolge von Wärmemangel. Außerdem werden die Säfte bewegt und übermäßig vorhandene Feuchtigkeit erwärmt und zerteilt.

Bereits bei den zwei Alchemisten Oswald Croll (1560–1609) und Johannes Rhumelius (1597–1661) finden wir den Hinweis, die Kalmusrhizome sähen wie Gedärme aus (► **Abb. 6.196**). Mit etwas Vorstellungskraft ist sogar eine Ringmuskulatur erkennbar.

Rezept für Himmelsbrot

10 g getrocknetes, geschnittenes Kalmusrhizom mit 20 g getrockneten und gewürfelten Pomeranzenschalen in ein leeres, verschließbares Glas einfüllen. Da die Pflanzenteile noch aufquellen, sollte das Glas nicht zu klein sein. Das Glas bis zum Rand mit Cointreau (Likör aus Orangenschale) auffüllen und gut verschließen. Vor Gebrauch eine Woche ziehen lassen, der Auszug muss nicht abgeseiht werden.

Vor dem Essen 1TL der aufgequollenen Stückchen einnehmen und gut kauen. Bei Bedarf kann die gleiche Menge auch nach einem schweren Essen eingenommen werden. Die Cointreauwürfel können in dieser Dosierung auch über längere Zeit eingenommen werden.

Dieses wohlschmeckende Heilmittel erwärmt die Verdauungsfunktion, fördert den Appetit, löst Krämpfe und Blähungen.

Indikationen Appetitlosigkeit, Atemwegserkrankungen, Blähungen, Dyspepsie, Energielosigkeit, Erschöpfung,

Fettverdauungsstörung, Husten, Hypotonie, verminderte Leber-Galle-Funktion, Lymphstauung, Magenbrennen, Magen-Darm-Krampf, Magenschleimhautentzündung, Nervenschwäche, Rekonvaleszenz, Schwäche, Verdauungsstörung

Nebenwirkungen (entfallen bei Anwendung in spagyrischer oder potenzierter Form) Kalmus kann in höherer Dosierung sehr selten Erbrechen verursachen. Wegen vermuteter kanzerogener Eigenschaft gewisser Kalmusarten soll nur Arzneiqualität verwendet werden.

Kontraindikationen (entfallen bei Anwendung in spagyrischer oder potenzierter Form) Gallenwegsverschluss, Vorsicht in der Schwangerschaft.

Beispiele für Fertigarzneimittel

- Bolus alba comp. Pulver, Wala (CH/D)
- Calamus Komplex Nr. 181 Dilution, Nestmann (D)
- Gentiana/Zingiber comp. Sirup, Wala (CH/D)
- Kernosan Meerrettich-Elixier, Kern (CH)
- Sidroga Magen-Darm Verdauungstee, Sidroga (CH/D)

6.70 Kamille, Echte – *Matricaria recutita* L.

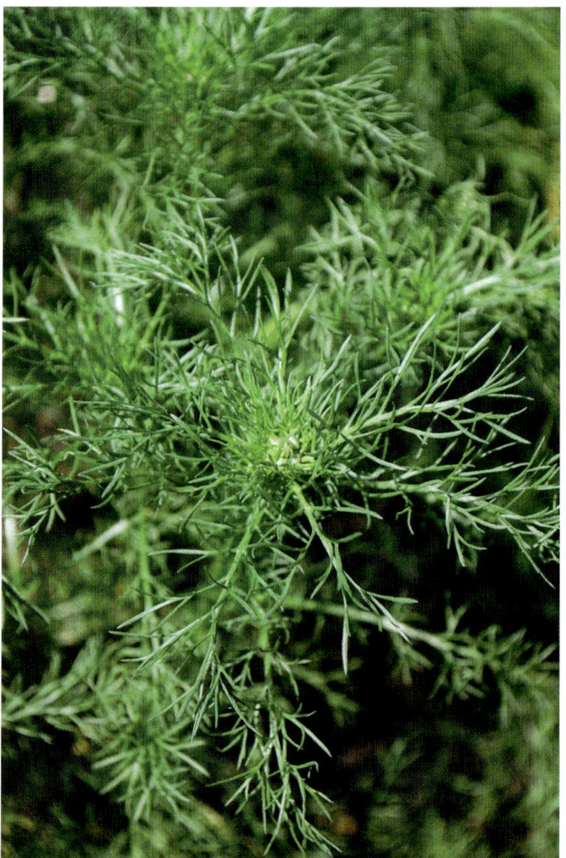

▸ **Abb. 6.197** Die feinen Kamillenblättchen sind zwei- bis dreifach gefiedert.

Bereits in ihrem lateinischen Gattungsnamen (lat. mater = Mutter) kommt der enge Bezug zur Frauenheilkunde zum Ausdruck. Dieses (Gebär-)Mutterkraut ist eine wichtige Heilpflanze gegen diesbezügliche Beschwerden. Als Wildpflanze ist die echte Kamille selten geworden. Oft muss mit weniger edlen nahen Verwandten wie der strahlenlosen Kamille vorliebgenommen werden. Falls überhaupt, lässt sich die echte Art an Rändern von Wegen, auf mageren Feldern oder sandigen Pionierflächen finden. Dies sind nicht selten Standorte, an denen auf die zarten Pflanzen getreten wird, was als erste Analogie zu ihrer Verwendung als Wundheilpflanze gedeutet werden kann. Ihr heutiges Verbreitungsgebiet umfasst neben ganz Europa auch Nordafrika, Nordamerika, Asien und Australien. Die Echte Kamille ist vermutlich eine der bekanntesten Heilpflanzen. Im Gartenbau wird der Lichtkeimer gerne in die Nähe von durch Schädlinge oder Pilze geschwächten Pflanzen ausgesät.

Der einjährige Korbblütler wird bis zu 50 Zentimeter hoch und besitzt an einem runden, kahlen Stängel filigrane, fadenartige Fiederblättchen (▸ **Abb. 6.197**).

Die gelbe Blüte mit einem einfachen Kranz weißer Strahlenblüten duftet charakteristisch. Der Blütenboden der echten Kamille ist im Gegensatz zu anderen Arten hohl (▸ **Abb. 6.198**). Dieses Merkmal verdeutlicht den spezifischen Bezug der Kamillenblüte zu den Hohlorganen Magen, Darm und Gebärmutter (▸ **Abb. 6.199**).

Überraschend dünn ist die Wurzelspindel, die die Kamille im Boden verankert, ein Aspekt, der ebenso wie die fein gefiederten Blättchen oder die tiefblaue Farbe des ätherischen Öls, eine Entsprechung zu einem zarten, überempfindlichen menschlichen Nervenkostüm aufzeigt, auf das die Kamille eine beruhigende, stabilisierende Wirkung hat. Die Blüte, Matricariae flos, besitzt eine krampflösende, verdauungsfördernde, blähungswidrige und entzündungshemmende Wirkung. Daneben sind ihr auch geschwürheilende, schmerzlindernde und keimhemmende Qualitäten eigen. Die beruhigende und entspannende Eigenschaft kommt speziell bei der Anwendung in potenzierter Form zum Tragen. Vor allem bei unruhigen Kindern, die unter Krämpfen oder Zahnungsschmerzen leiden, führt das Mittel eine Linderung und oft ein „erlösendes" Einschlafen herbei. Äußerliche Anwendungen entfalten eine wundheilende, entzündungs- und keimhemmende Wirkung.

Gerne wird die Kamille als Tee, Tinktur, Fertigarzneimittel, häufig auch in spagyrischer oder potenzierter Form eingenommen. Äußerliche Anwendungsformen sind u. a. Bäder, Inhalation, Wickel, Salben und Spülungen.

Die große Achtung vor dieser Heilpflanze und ihre besondere Beziehung zu Frauenkrankheiten kommt auch darin zum Ausdruck, dass die Kamille Maria (Marienkraut) und anderen, früheren Muttergottheiten geweiht

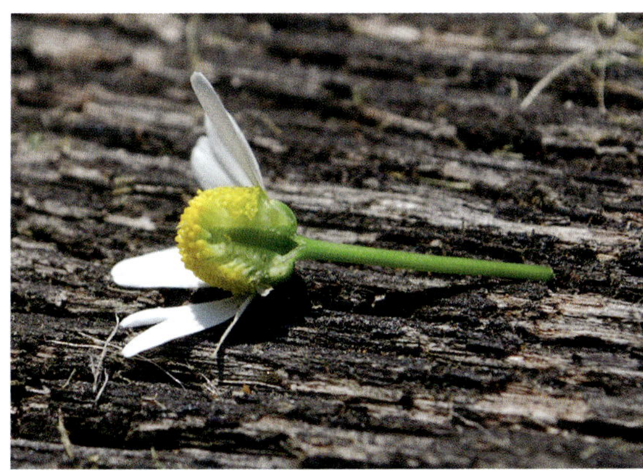

▶ **Abb. 6.198** Ein Blütenquerschnitt zeigt das charakteristisch hohle Blütenköpfchen der Echten Kamille.

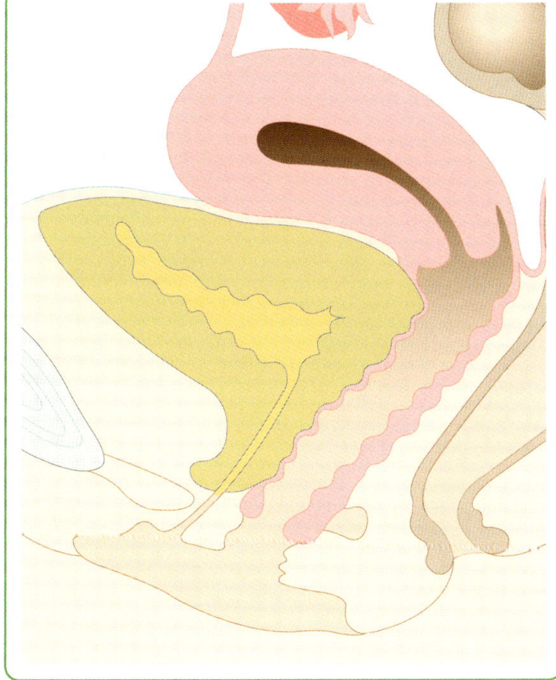

▶ **Abb. 6.199** Die Formanalogie führt zur Anwendung bei Beschwerden der Gebärmutter. (Schmidt G, Görg Ch, Hrsg. Kursbuch Ultraschall. 6. Aufl. Stuttgart: Thieme; 2015)

war. Die Kamille ist sicherlich eine der am meisten verwendeten Heilpflanzen (▶ **Abb. 6.200**). Ihr Wirkungsspektrum ist derart weit, dass sie beinahe bei allen Beschwerden zur Anwendung gelangen könnte. Auf diesen „Kamillenreflex" bezieht sich Karl Heinrich Waggerl mit einem Gedicht [114].

Neben der Echten Kamille können weitere Kamillenarten heilkundlich verwendet werden:

- **Römische Kamille**, ***Anthemis nobile***, mit relativ ähnlicher Wirkung wie die echte Kamille
- **Färberkamille, *Anthemis tinctoria***
- **Strahlenlose Kamille, *Matricaria discoidea***, für äußerliche Anwendung

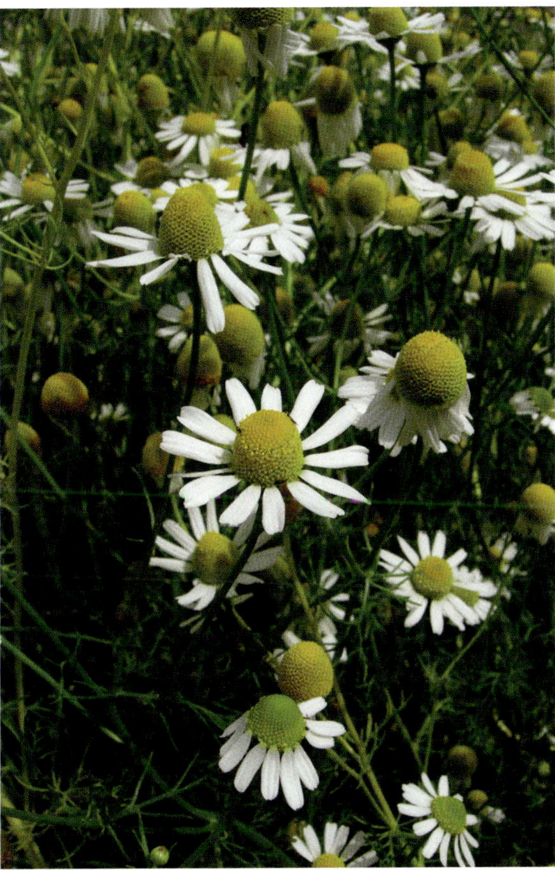

▶ **Abb. 6.200** Wer, wie Karl Heinrich Waggerl, die Kamille nicht mehr riechen mag, sollte der Pflanze eine zweite Chance geben: dies in einer Dosierung von 2–3 Blütenköpfchen pro Tasse und einer kurzen Auszugszeit von nicht mehr als 5 Minuten.

Indikationen der Echten Kamille Blähung, Blasenentzündung, Bronchitis, Colitis ulcerosa, Darmschleimhautentzündung, Durchfall, Dysmenorrhoe, Dyspepsie, Fieber, Kolik, Magen-Darm-Geschwür, Magen-Darm-Krampf, Magenschleimhautentzündung, Menstruationsbeschwerden, Menstruationskrampf, Nervosität, Prämenstruelles Syndrom, Reizdarm, Reizmagen, Schleimhautentzündung, Schwangerschaftsbeschwerden, Zahnungsbeschwerden

Äußerlich: Abszess, Akne, Augenentzündung, Ausfluss, Bindehautentzündung, Dekubitus, Ekzem, Fistel, Furunkel, Genitalentzündung, Hautentzündung, Hämorrhoiden, Nasennebenhöhlenentzündung, Scheidenpilz, Schnupfen, Ulcus cruris, Verbrennung, Windeldermatitis, Wunde, Zahnfleischentzündung, Zahnungsbeschwerden

Nebenwirkungen (entfallen bei Anwendung in spagyrischer oder potenzierter Form)

- Als Korbblütler besitzt die Kamille ein gewisses Allergiepotenzial, das vermutlich vor allem auf Verunreinigungen mit anderen Arten zurückzuführen ist.
- Für die äußerliche Anwendung am Auge werden heute alternativ, weniger austrocknende Pflanzen wie Augentrost oder Fenchel bevorzugt.

Kontraindikationen (entfallen bei Anwendung in spagyrischer oder potenzierter Form) Korbblütlerallergie

Beispiele für Fertigarzneimittel

- Chamomilla comp. Suppositorien (CH), Fieber- und Zahnungszäpfchen (D) Weleda
- Kamillosan Liquid, Meda (CH/D)
- Markalakt Pulver, Pascoe (D)
- Myrrhinil-Intest Dragees, Repha (D)
- Ullus Magenkapseln N, Polypharm (D)

6.71

Kapuzinerkresse, Große – *Tropaeolum majus* L.

Bereits im 17. Jahrhundert wurde die Kapuzinerkresse als Zierpflanze nach Europa eingeführt. Bis zur Entdeckung ihrer Heilwirkungen vergingen allerdings noch viele Jahrzehnte. Die einjährige, kriechende Pflanze bildet fleischige Stängel und kann mit Hilfe sich windendender Stiele an Kletterhilfen hochwachsen. Ihre Blätter sind auf eigenartige, sonst bei Seerosen übliche Art, in der Mitte der Blattunterseite bestielt. Die wachsüberzogene Blattoberseite ist von blaugrüner Farbe und scheidet Guttationstropfen aus wie der Frauenmantel (▶ Abb. 6.201).

Eine Unterlippe aus zwei und eine Oberlippe aus drei Blütenblättern bilden den Blütenkelch (▶ Abb. 6.202) und münden an der Hinterseite der Blüte in einen Sporn. Nach der Blüte bildet sich eine aus drei runden Teilfrüchten bestehende Frucht. Der vorher aufrechte Blütenstiel verdreht sich nun wie ein Zapfenzieher gegen die Erdoberfläche und versucht, die eigenen Samen ins Erdreich zu befördern. Seit einigen Jahren bleiben diese (wegen der Erwärmung des Klimas) während der Winterzeit keimfähig und müssen nicht mehr jedes Jahr von neuem ausgesät werden.

Tropaeoli majus herba, das Kraut, wird vor allem als Bestandteil von Tinkturmischungen oder als Fertigarzneimittel eingesetzt. Dabei entfaltet es kräftig erwärmende, immunmodulierende, schleimlösende und phytobiotische Eigenschaften. Diese keimhemmende Wirkung gegen Bakterien, Viren und Pilze ist sehr ausgeprägt. Entgegen der Wirkung schulmedizinischer Antibiotika wird bei einer Therapie mit Kapuzinerkresse nach heutiger Erkenntnis die Darmflora nicht geschädigt. Die einfachste Einnahmeart erfolgt im Rahmen der Wildkräuterküche. Alle oberirdischen Teile, Blätter, Blüten, Knospen und Früchte, schmecken scharf und können verzehrt werden (▶ Abb. 6.203). Da die Pflanze über viele Monate im Garten oder in Balkonkisten wächst und darum auch Je-länger-je-lieber genannt wird, bietet sie eine gesunde Bereicherung von Salaten und anderen Nahrungsmitteln: Täglich sollten 4 bis 5 junge Blätter möglichst roh dem Salat zugefügt werden. Die Blütenknospen und die frischen

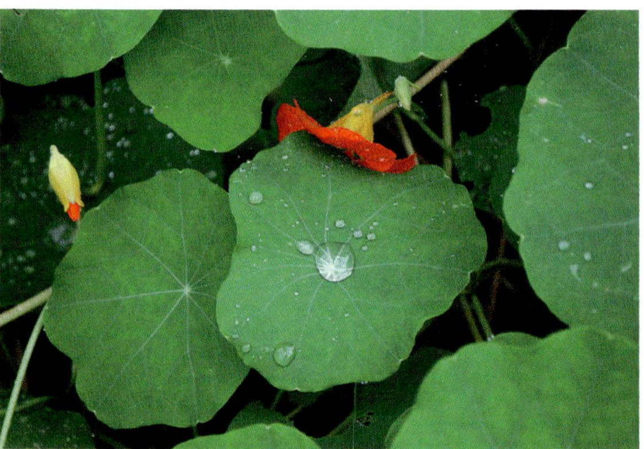

▶ **Abb. 6.201** Die schildartig geformten Blätter der Kapuzinerkresse besitzen eine Oberfläche, von der neben Wassertropfen auch Schmutzpartikel abgestoßen werden (sogenannter Lotuseffekt).

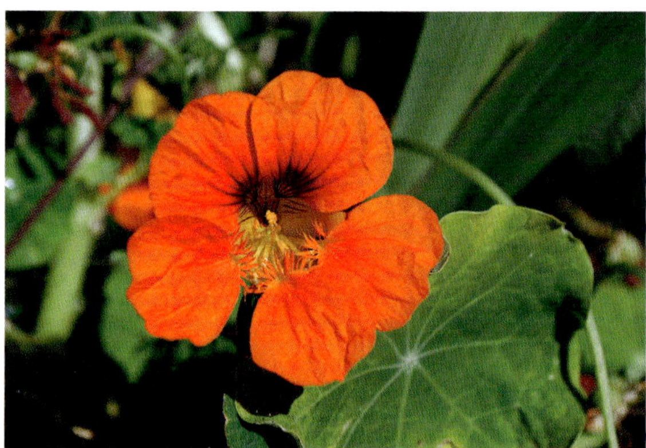

▶ **Abb. 6.202** Die feuerhaften Blütenkelche sind von gelber, oranger oder roter Farbe.

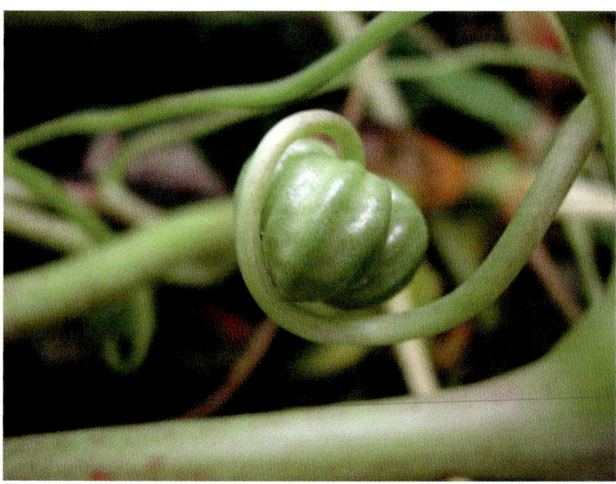

▶ **Abb. 6.203** Die essbaren Früchte der Kapuzinerkresse sind die am schärfsten schmeckenden Teile der Pflanze.

Früchte können auch in Weinessig eingelegt werden. Äußerliche Anwendungsformen sind Pinselungen, Einreibungen oder Spülungen.

Der Bezug zum Marsprinzip und damit die abwehrstärkende Signatur zeigt sich im scharfen Geschmack und in

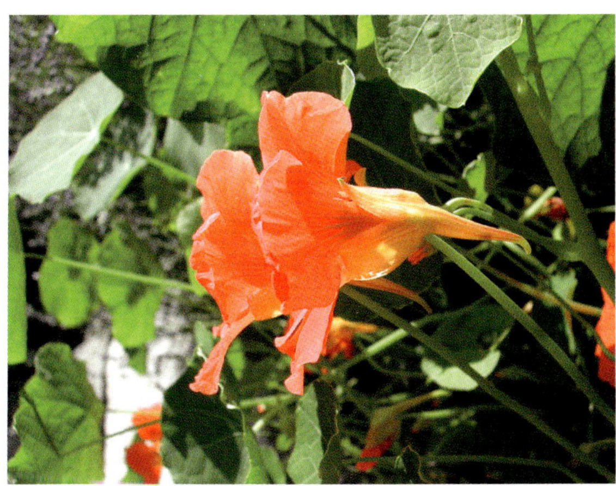

▶ **Abb. 6.204** Der Blütensporn steht in Analogie zur abwehrsteigernden Wirkung der Kapuzinerkresse.

der roten Blütenfarbe, aber vor allem im kriegerischen Aussehen der Kapuzinerkresse. Linné benannte sie nach einem römischen Trophäenbaum (lat. tropaeum), an dem bei der Rückkehr der Armeen die erbeuteten Waffen und Helme aufgehängt wurden. Die martialischen Attribute der Heilpflanze zeigen sich auch in den schildförmigen Blättern und der Blütenform, die an die frühere Sturmhaube von Soldaten erinnert (▶ **Abb. 6.204**). Die Blattform ähnelt zudem dem Milzorgan, das von der erwärmenden Qualität der Kapuzinerkresse profitiert.

Die seerosenartigen Blattstiele sowie die Bildung von Guttationswasser weisen einen Bezug zum Wasserelement und damit zu Beschwerden, die durch zu viel Feuchtigkeit entstehen, auf. In der Tat eignen sich die Anwendungen besonders gegen Beschwerden, die kälte- und feuchtigkeitsinduziert sind, z. B. bei Erkältung, Blasenentzündung oder Pilzerkrankung. Diese Analogie wird verstärkt durch die wasserabweisende Eigenschaft der Blattoberfläche.

Indikationen Angina, Atemwegserkrankung, Blasenentzündung, Bronchitis, Candidabefall, Durchblutungsstörung, Grippe, Harnwegsentzündung, Infektionskrankheit, adjuvant bei subakuter Lungenentzündung, Nasennebenhöhlenentzündung, Verdauungsschwäche

Äußerlich: Scheidenentzündung, Hautpilz

Nebenwirkungen (entfallen bei Anwendung in spagyrischer oder potenzierter Form)

- Bei hohen Dosierungen können Haut- oder Schleimhautreizungen verursacht werden. Eine Einnahme nach dem Essen verringert die Möglichkeit derartiger Reizerscheinungen.
- Während der therapeutischen Einnahme von Kapuzinerkresse sollte gleichzeitig kein Alkohol konsumiert werden, da diesbezüglich die Toleranz verringert wird.

Kontraindikationen (entfallen bei Anwendung in spagyrischer oder potenzierter Form) Kleinkinder, Magen-Darm-Geschwür, Nierenentzündung

Beispiele für Fertigarzneimittel

- Akne-Kapseln, Wala (CH/D)
- Angocin Anti-Infekt N Filmtabletten, Repha (D)
- Cynobal Kapseln, Dreluso (D)
- DS Echinacea Concept Tabletten, DS-Pharmagit (D)
- Tropaeolum Urtinktur, Ceres (CH/D)

6.72 Karde, Wilde – *Dipsacus fullonum* L. (Syn. *Dipsacus sylvestris* Huds.)

Dieses zweijährige distelartige Kraut breitet sich in Europa, Afrika, Asien meist auf Brachflächen und Schuttplätzen, teilweise in größeren Beständen aus. Es bevorzugt kalkreiche Böden und ist eine lehmanzeigende Pflanze.

Der aus der grundständigen Rosette (▶ **Abb. 6.205**) emporwachsende, aufrechte Spross kann bis zu 2 Meter hoch werden und ist mit spitzen Stacheln besetzt. An ihm entspringen lanzettförmige, kerbig gesägte und kreuzgegenständig angeordnete Stängelblätter, welche am Grund paarweise zu einem Trichter zusammenwachsen, wo sich nach Niederschlägen Wasser sammelt (Venusbad) (▶ **Abb. 6.206**). Dieses wurde früher zur Gesichts- und Augenpflege oder allgemein als Schönheitsmittel verwendet.

Die röhrenförmigen, lila bis violetten Blüten wachsen an einem zylindrischen Blütenstand. Dabei beginnen die Blüten in dessen Mitte ringförmig zu erblühen (▶ **Abb. 6.207** und ▶ **Abb. 6.208**). Je ein Blütenring bewegt sich darauf allmählich zeitgleich zur Basis und zur Spitze der Blütenwalze.

Die Blütenzylinder wurden früher zum Kardieren (Schweizerisch „Karden") von roher Wolle verwendet, weswegen die Pflanze auch Weberkarde oder Weberdistel genannt wird.

Die nach der ersten Vegetationsphase geerntete Kardenwurzel, Dipsaci radix, besitzt verdauungsfördernde, Leber und Galle anregende, harn- und schweißtreibende sowie entzündungshemmende Eigenschaften. Die Wurzel (▶ **Abb. 6.209**) zeigt sich dadurch als stoffwechsel- und ausscheidungsanregendes Mittel, das ganz in der Tradition eines volksheilkundlichen Blutreinigungsmittels steht. Disteln besitzen durch ihre Stacheln auch einen Signaturenbezug zu stechenden Leberbeschwerden oder Schmerzen, z. B. im Rahmen einer rheumatischen Erkrankung. Im stacheligen Wesen der Karde kommt ihre Marsqualität zum Ausdruck.

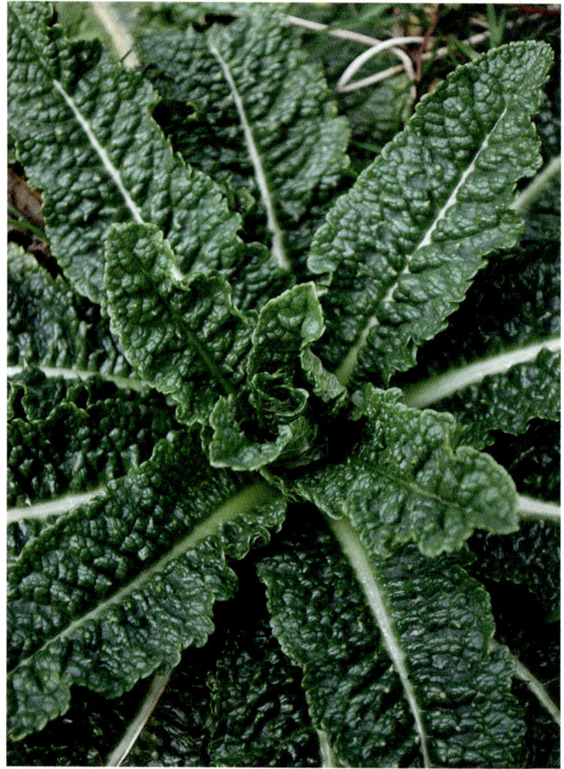

▶ **Abb. 6.205** Im ersten Jahr bildet die Karde eine große Blattrosette, um die Kraft für den hohen Blütentrieb im zweiten Jahr zu sammeln.

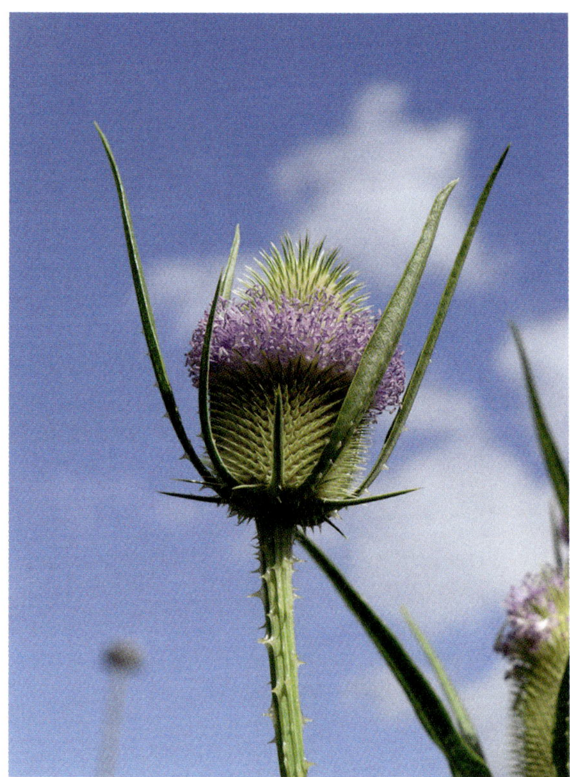

▶ **Abb. 6.207** Wolf-Dieter Storl deutet die Blühbewegung der Karde als mögliche Analogie zum Auftreten der Wanderröte.

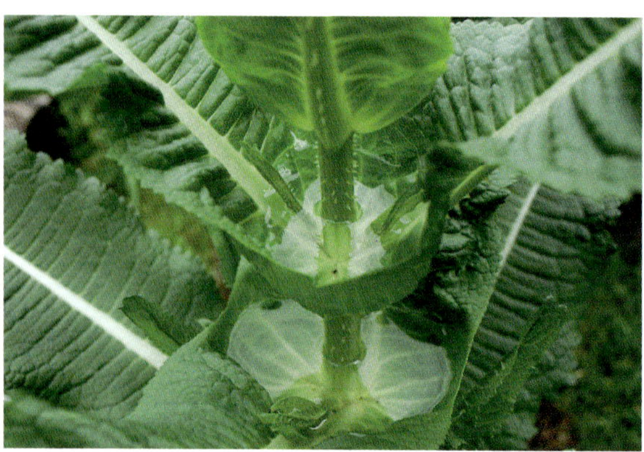

▶ **Abb. 6.206** Der pflanzliche „Wassergraben" soll das Hochwandern von Insekten und Ameisen verhindern.

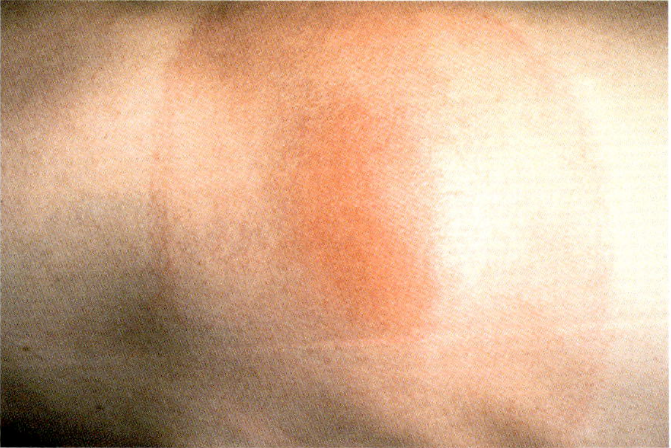

▶ **Abb. 6.208** Erythema migrans, die Wanderröte, ist ein im Rahmen einer Borreliose-Infektion ringförmig auftretender Hautausschlag. (Schoenenberger R, Haefeli W, Schifferli J. Internistische Notfälle. 8. Aufl. Stuttgart: Thieme; 2008)

Indikationen Akne, Ekzem, adjuvant bei Borreliose, Gicht, Hauterkrankung, verminderte Leber-Galle-Funktion, Rheuma

Nebenwirkungen und Kontraindikationen Keine

Beispiele für Fertigarzneimittel

- Ceres Dipsacus fullonum Urtinktur, Ceres (CH/D)
- Kardendistel Kapseln, Diamant Natuur (D)
- Karde Kapseln, Sanat (CH/F)

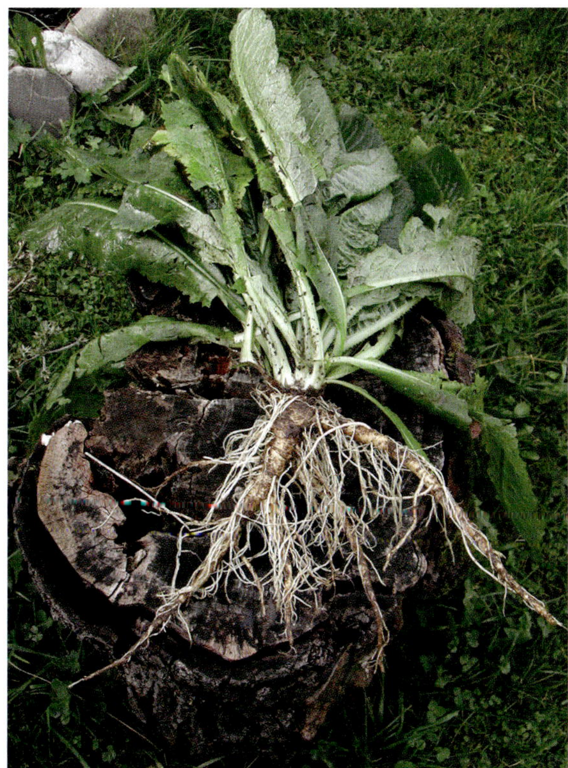

▶ **Abb. 6.209** Die Kardenwurzel kann als Tee, Tinktur oder Fertigarzneimittel angewendet und außerdem als Gemüse oder Kaffeeersatz zubereitet werden.

6.73 Keimzumpe – *Bryophyllum pinnatum* (Syn: *Kalanchoe pinnata* Pers.)

Diese in der Schweiz auch „Chindlibaum" (Kinderbaum) genannte Pflanze besitzt eine große Fortpflanzungskraft (Brutpflanze), die dafür sorgt, dass sich an jeder Kerbe ihrer Blätter eine große Anzahl von Jungpflanzen bilden. Diese vegetativen Vermehrungseinheiten, Brutknospen genannt (▶ **Abb. 6.210**), bestehen aus einem Blattpaar und besitzen bereits Wurzelanlagen, mit welchen sie nach dem Abnabeln von der Mutterpflanze sofort im Erdreich einwurzeln können. In der Heilkunde wird diese Eigenheit u. a. als Signaturenbezug zur Anwendung bei Beschwerden während der Schwangerschaft und Geburt gewertet.

Die sukkulente Pflanze wächst aufrecht und kann mit ihrem kantigen Stängel eine Höhe von bis zu 2 Metern erreichen. Die glatten Blätter sind ebenfalls fleischigsukkulent und gegenständig angeordnet. Im unteren Bereich der Gesamtpflanze zeigen sie sich eher eiförmig, im oberen eher länglich und mit gesägtem Blattrand. Wie der Frauenmantel kann auch die Keimzumpe überflüssiges Wasser durch die Bildung von Guttationstropfen am Blattrand „ausschwitzen". Der Blütenstand zeigt sich als Rispe mit einzelnen, hängenden Blütenglöckchen, welche orange, rosa oder violett gefärbt sind. Ursprünglich aus Madagaskar stammend, ist die Keimzumpe heute in vielen afrikanischen und asiatischen Ländern verbreitet, ebenso in Australien und auf Hawaii (▶ **Abb. 6.211**).

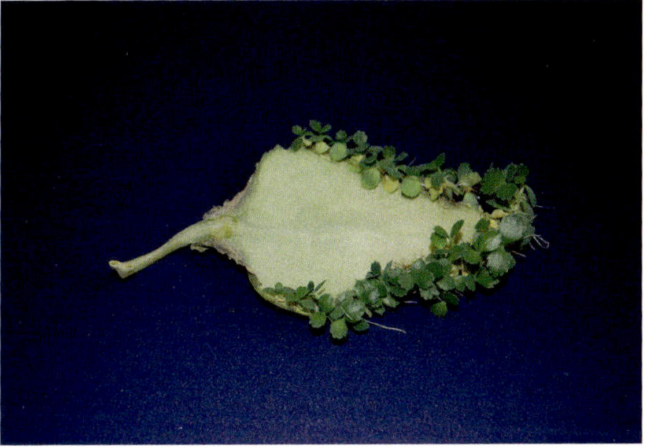

▶ **Abb. 6.210** Mit Hilfe der Brutknospen am Blattrand kann sich die Keimzumpe vegetativ vermehren.

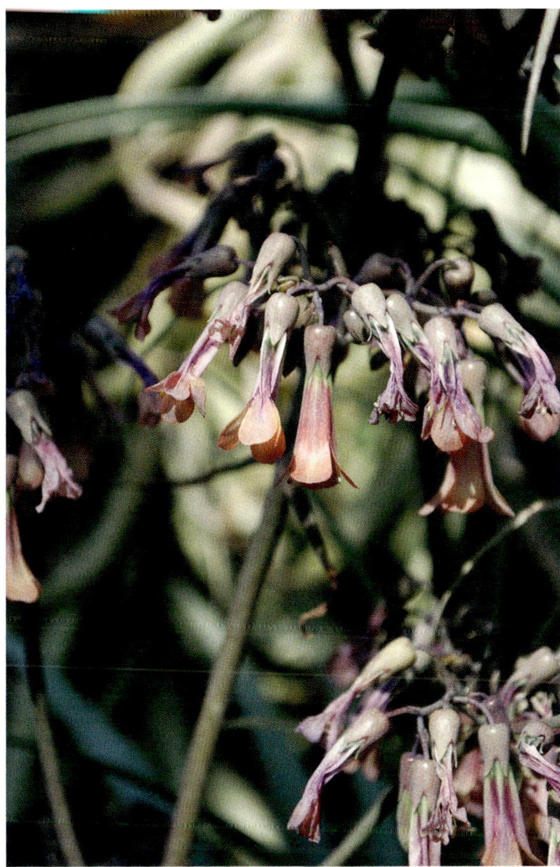

▶ **Abb. 6.211** Diese sonnenliebende Sukkulentenart ist äußerst kälteempfindlich und kann bereits bei Temperaturen um 5 Grad Celsius Schaden nehmen.

Johann Wolfgang von Goethe (1749–1832) war äußerst fasziniert von dieser Pflanze und befasste sich im Rahmen seiner Studien zur „Urpflanze", aus der sich alles

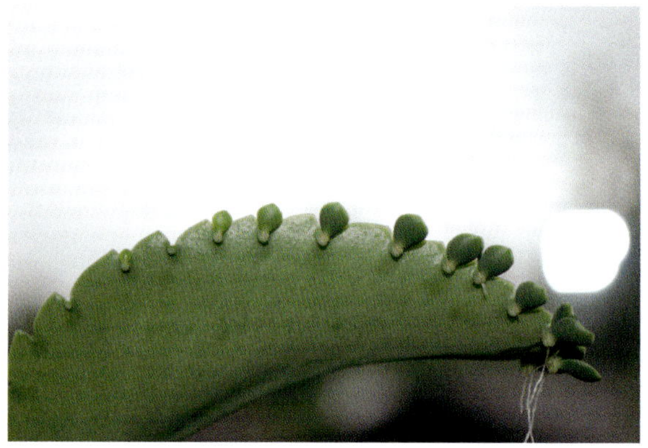

▸ **Abb. 6.212** Die kleinen Brutknospen besitzen bereits Wurzelanlagen für ein schnelles Einwurzeln im Boden.

pflanzliche Leben ableiten lasse, ausführlich mit ihr. Bezüglich ihrer vitalen Fortpflanzungskraft (▸ **Abb. 6.212**) bezeichnete er sie als die Pflanze, „die den Triumph der Metamorphose im Offenbaren feiert“ [116]. Ihm und seinen Studien zu Ehren wird Bryophyllum manchmal heute noch auch Goethepflanze genannt.

Die Blätter werden in der traditionellen Medizin der Herkunftsländer bei verschiedensten Beschwerden, z. B. bei Bluthochdruck, Gelbsucht oder Schmerzzuständen, eingesetzt. Bei äußerlicher Anwendung besitzt die Pflanze erfrischende, wundheilende und entzündungshemmende Eigenschaften. In der anthroposophischen Heilmittelzubereitung wird aus den Blättern meist ein wässriger oder alkoholischer Extrakt hergestellt. Dieser entfaltet bei entsprechender Anwendung schmerzlindernde, die Wehen rhythmisierende, die Gebärmutter entkrampfende, blutdruckregulierende, vor allem aber beruhigende und angstlösende Wirkung. Aus diesem Grund wird Bryophyllum als „pflanzliches Valium“ bei verschiedensten Unruhezuständen eingesetzt. Sie wird dabei als Pulver, Tablette, Dilution oder Injektion verabreicht.

Ihre Fähigkeit, Wasser aus speziellen Drüsen am Blattrand auszuscheiden, ihre Zugehörigkeit zur sukkulenten Familie der Dickblattgewächse und ihre Wirkung auf Fruchtbarkeitsaspekte zeigt ihre Verbindung zum Mondprinzip. In der anthroposophischen Arzneimittelzubereitung wird das mondhafte Wesen der Pflanze durch ein spezifisches Verfahren zusätzlich gesteigert. Bei den sogenannten vegetabilisierten Metallen wird angestrebt, das Pflanzenreich und Mineralreich miteinander zu verschmelzen. Vereinfacht ausgedrückt: Bei *Bryophyllum* wird der Mondaspekt verstärkt, indem die Pflanze mit einem „Urdünger“ aus potenziertem Silber gedüngt und zu einer speziellen Arzneimittelform (Bryophyllum Argento cultum) verarbeitet wird. Ein weiteres Heilmittel wird durch die gleichartige „Düngung“ von Bryophyllum mit einer potenzierten Form des Merkurmetalls Quecksilber hergestellt und als Bryophyllum Mercurio cultum eingesetzt.

Indikationen In der anthroposophischen Medizin u. a. bei Fehlgeburtsneigung, Nervosität, Prämenstruellem Syndrom, Schlafstörung, Traumata seelischer Art (z. B. infolge Kaiserschnitt), Unfruchtbarkeit, Unruhezustand, Wechseljahresbeschwerden, wilden Wehen

Nebenwirkungen und Kontraindikationen (entfallen bei Anwendung in spagyrischer oder potenzierter Form)

Beispiele für Fertigarzneimittel

- Bryophyllum Argento cultum D 2 Dilution, Weleda (CH/D)
- Bryophyllum 50 % Kautabletten, Weleda (CH/D)
- Bryophyllum 50 % / Conchae 50 % aa Pulver, Weleda (CH/D)
- Cimicifuga comp. Dilution, Weleda (CH/D)
- Ignatia comp. Globuli, Wala, (CH/D)

6.74

Klette, Große – *Arctium lappa* L.

„Sei nicht so klettig“ oder „Klebe nicht an mir, wie eine Klette“ sind Redensarten, die auf die Fähigkeiten dieser Heilpflanze zurückgehen. Denn ihre Blütenköpfe besitzen hakenförmig zurückgebogene Hüllblätter, die im Fell vorbeiziehender Tiere oder an Menschen hängenbleiben und so verbreitet werden (▸ **Abb. 6.213**).

Die in Europa und Teilen von Asien heimische Pflanze lässt sich an Rändern von Wegen oder Siedlungen, auf Brachflächen und Schuttplätzen finden. Der zweijährige Korbblütler bildet im ersten Jahr eine grundständige Blattrosette mit langen, auf der Unterseite graufilzig behaarten Blättern (▸ **Abb. 6.214**). Die jungen Blätter dienten früher fermentiert und getrocknet als Tabakersatz. Der zottigen Haarbüschel wegen wird die Klette im Volksmund auch Wolfskraut oder Wolfsmann, schweizerisch auch Haarballe genannt. Der Gattungsnamen „arctos“ bedeutet im Griechischen Bär.

Ihre mächtige, spindelförmige Pfahlwurzel kann armdick und bedeutend mehr als einen Meter lang sein. In Japan werden die leicht bitter schmeckenden Wurzeln von verschiedener Klettenarten als Nahrungsmittel verspeist. Aus den gerösteten Wurzeln kann auch ein Kaffeeersatz hergestellt werden. Aus der Wurzel sprießt im nächsten Frühjahr ein bis zu 2 Meter hoher, reich verzweigter Blütenstängel, der leicht rötlich gefärbt ist (▸ **Abb. 6.215**). An seinen oberen Enden wachsen kugelige, kleine Blütenköpfe mit rosafarbenen Einzelblüten. Nach dem Verblühen bildet sich aus ihnen ein Haarkranz (Pappus) mit fetthaltigen Samen.

Die üppige Blüte erstellt den Signaturenbezug zur Anwendung bei Haarausfall und Glatzenbildung. Mit der Anwendung wird einerseits der Wunsch nach einem ebenso kräftigen Haarwuchs, wie ihn die Blüte besitzt,

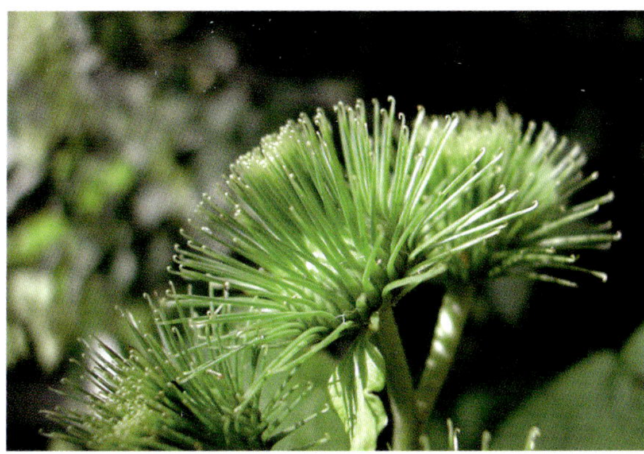

▶ **Abb. 6.213** Die Klettenblüte diente als Vorbild für die Entwicklung des Klettverschlusses.

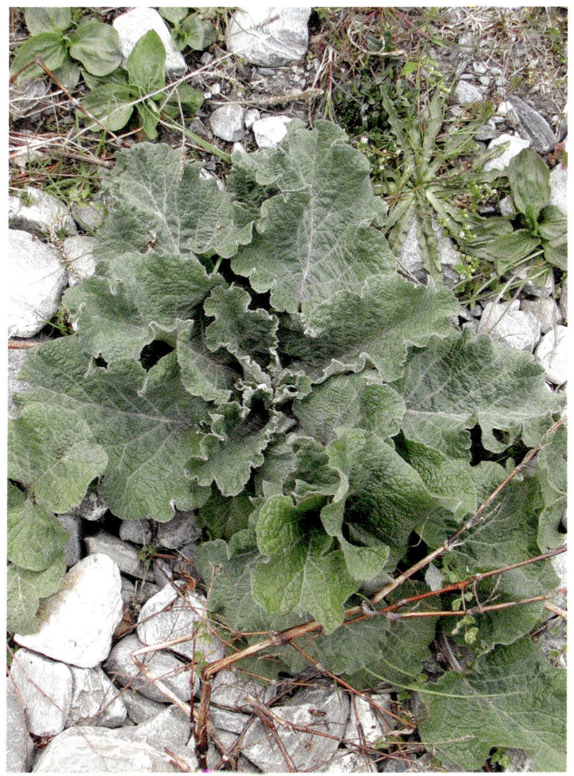

▶ **Abb. 6.214** Die Klette bildet eine graufilzige Blattrosette mit bis zu einem Meter Durchmesser.

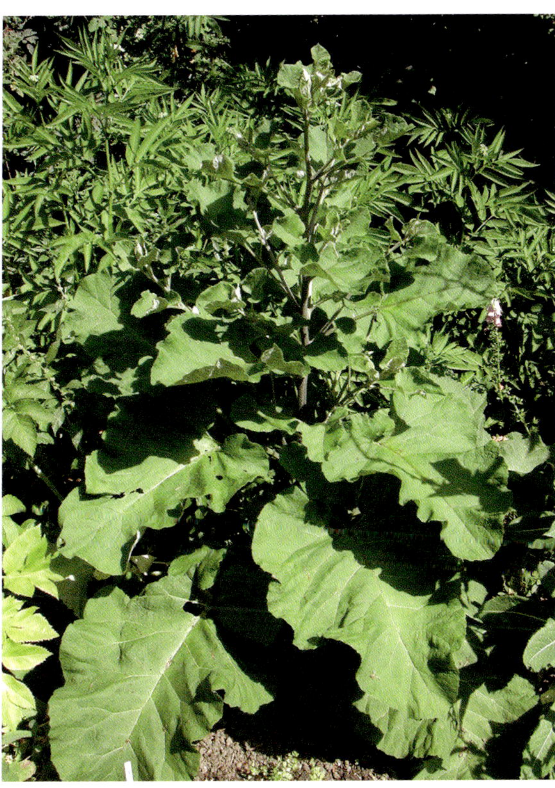

▶ **Abb. 6.215** Der mannshohe Blütenstängel treibt weitere Blätter und bildet an seiner Spitze einen Blütenstand mit kugeligen Blütenkörbchen.

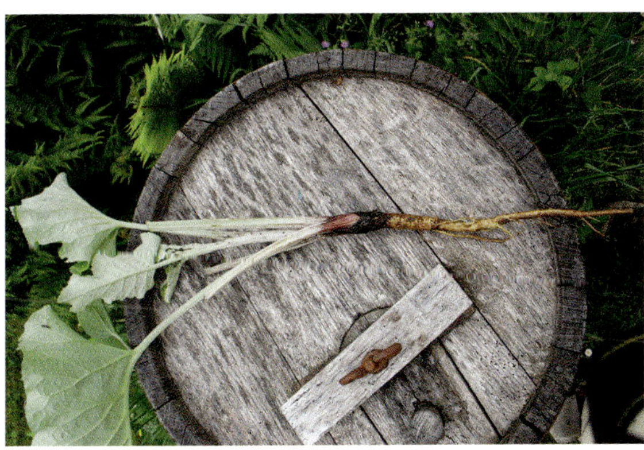

▶ **Abb. 6.216** Die junge Pfahlwurzel der Klette kann neben der Verwendung als Heilmittel auch in der Wildkräuterküche zubereitet werden.

verbunden. Andererseits wird damit die Hoffnung bestärkt, die Haare möchten ebenso kräftig wie die Klette am Kopf haften bleiben. Klettenhaaröl ist eine der wenigen noch bekannten Anwendungsformen der Klette. Dabei spielt die Wirkstoffzusammensetzung der Pflanze vermutlich eine untergeordnete Rolle, wesentlich wirksamer ist das Einmassieren des Öls, wodurch die Durchblutung der Kopfhaut angeregt wird.

Im späten Mittelalter wurde die Klettenwurzel als sarsaparillenähnliches Heilmittel auch gegen die Syphilis gepriesen. Die junge Wurzel, Bardanae radix, besitzt aus heutiger Sicht verdauungs-, stoffwechselfördernde, den Lymphfluss anregende, harn- und schweißtreibende, antimikrobielle und die Leber und Galle anregende Wirkung (▶ **Abb. 6.216**).

Die Anwendung erfolgt als Teeauszug, Tinktur oder Fertigarzneimittel. In der Volksheilkunde werden die Blätter zusätzlich äußerlich als Umschlag verwendet.

Die Haftfrüchte besitzen gemäß der Signaturenlehre auch einen Bezug zur Verwendung der Klette als Antidyskratikum, also als stoffwechsel- und ausscheidungsförderndes Heilmittel, das Altes und „Anhaftendes" binden und zur Ausscheidung bringen soll.

Indikationen Akne, Bindegewebsschwäche, Ekzem, Gelenkschmerz, Gicht, Hautausschlag, verminderte Leber-Galle-Funktion, Nieren-Blasen-Leiden, verminderte Pankreasfunktion, Rheuma

Äußerlich: Akne, Ekzem, Haarausfall, Herpes labialis, Schuppen, Schuppenflechte

Nebenwirkungen Keine

Kontraindikationen Korbblütlerallergie

Beispiele für Fertigarzneimittel

- Adrisin Tabletten, Heel (D)
- Arnica / Lappa comp. Öl, Wala (CH/D)
- Betula / Lappa comp. Öl, Wala (CH/D)
- Inula F Komplex Nr. 165 Dilution, Nestmann (D)

6.75 Klettenlabkraut – *Galium aparine* L.

Ähnliche Transportmittel, wie sie die Klette für die Verbreitung ihrer Früchte verwendet, kennt auch diese Labkrautart. Ihre Früchte und Samen besitzen zurückgekrümmte Borstenhaare, die an Tieren und Menschen haften bleiben und dadurch über weite Strecken transportiert werden (▶ Abb. 6.217). Das einjährige Klettenlabkraut wächst gerne an den Rändern von Wiesen und Wäldern, wo es sich an höheren Pflanzen anhaften und klimmend aufsteigen kann. Ebenso lässt es sich auf Schuttplätzen und entlang von Hecken finden.

Sein vierkantiger Stängel besitzt kleine Häkchen, um sich an Kletterhilfen wie Zäunen oder anderen Pflanzen festzuheften. Die borstigen Blätter stehen etagenartig quirlständig, d. h., sie sind rund um den Stängel angeordnet. In den Blattwinkeln entspringen im Hochsommer kleine weiße Blüten, die in Trugdolden stehen (▶ Abb. 6.218). Aus ihnen entwickeln sich später die kugeligen Klettenfrüchtchen.

Die Heilkunde schätzt das Klettenlabkraut, Galii aparinis herba, als leicht salzig schmeckenden Tee oder als Tinktur wegen seiner bindegewebestärkenden, entzündungshemmenden, harntreibenden, den Lymphfluss anregenden und schweißtreibenden Eigenschaften. Es wird speziell bei chronischen Entzündungen der Haut oder der Harnwege und bei Lymphstauungen angewendet. Der signatorische Bezug zum Lymphsystem wird durch die langen Stängel des Krauts mit ihren verdickten Knoten hergestellt. In ihrer geringen Kraft, sich aufzurichten, in der Lymphwirkung und mit ihrem Gehalt an milcheiweißspaltenden Enzymen zeigen sich die Kräfte des Mondprinzips. Äußerlich wird das wundheilende und juckreizlindernde Kraut in Form von Waschungen, Umschlägen und Salben bei Hautausschlägen angewendet.

Der volkstümliche Name „unserer Frauen Bettstroh" deutet auf eine fruchtbarkeitsfördernde Wirkung hin.

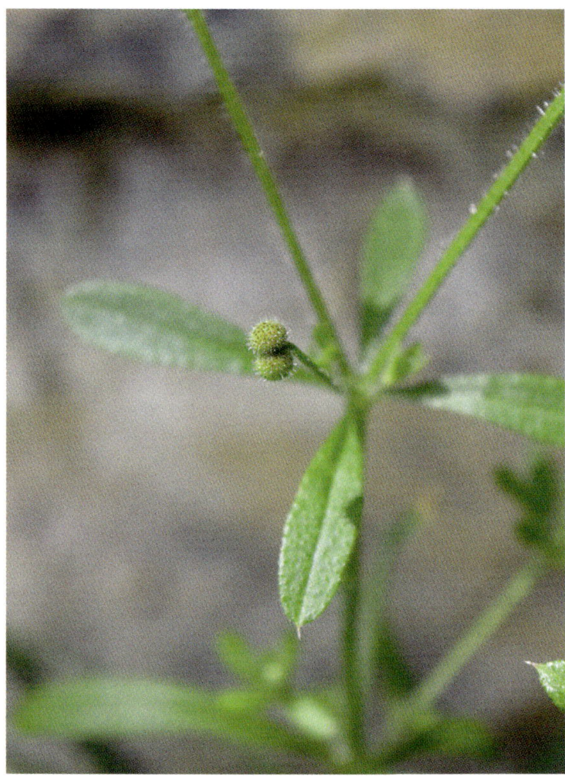

▶ **Abb. 6.217** Die Früchte des Klettenlabkrauts sind mit Haken besetzt, die an Tier und Mensch anhaften können.

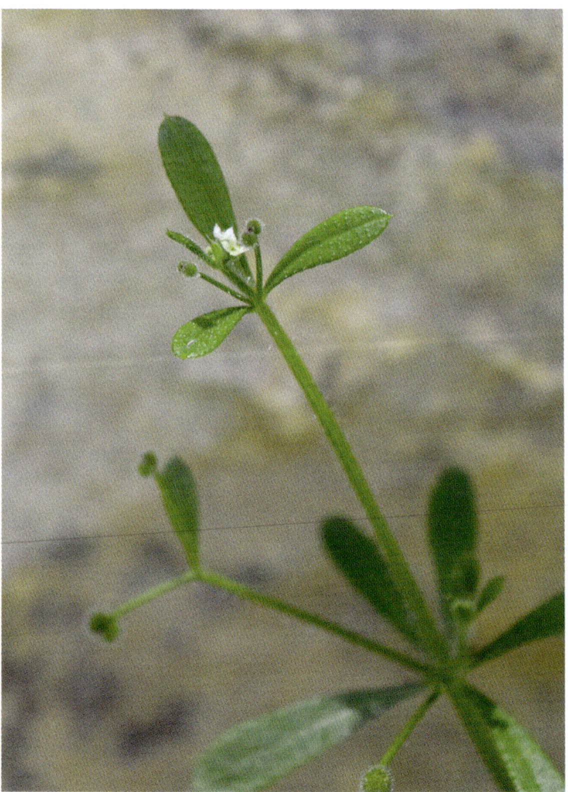

▶ **Abb. 6.218** Die weiße Blüte kann als mögliche Farbanalogie zur Anwendung des Klettenlabkrauts bei Lymphstauung betrachtet werden.

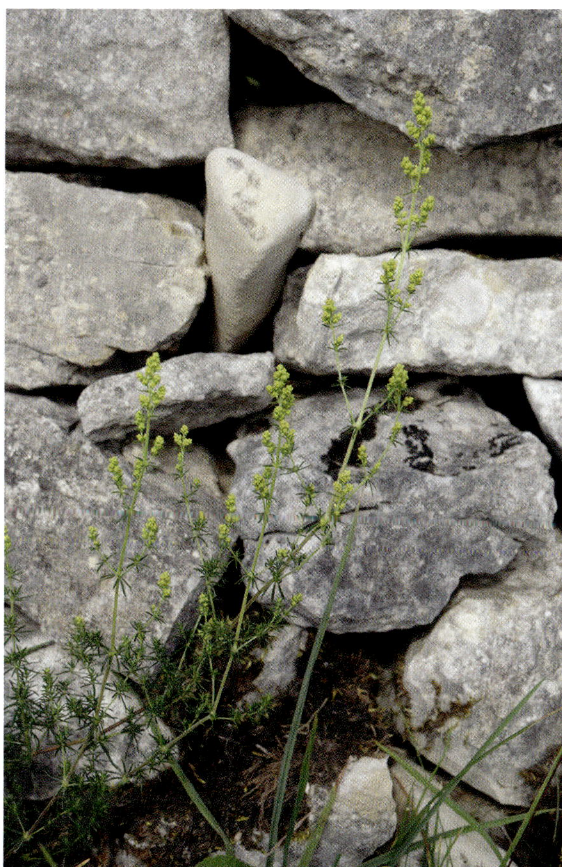

▶ **Abb. 6.219** Auch das Echte Labkraut, *Galium verum*, wird heilkundlich angewendet, u. a. bei Ekzemen und Hautausschlägen.

Bettstrohkräuter wurden in Matratzensäcke gefüllt, um dort ihre Wirkung zu entfalten. Die lymphflussanregende und antidyskratische Eigenschaft der Pflanze könnte eine solche Wirkung plausibel machen. Überliefert sind auch magische Rituale mit Klettenlabkraut, um die Liebe zu fördern. So solle z. B. eine verliebte Frau an Johanni um Mitternacht dreimal um ihr Wohnhaus herumgehen und währenddessen aus dem Kraut einen Kranz winden. Dabei wird folgender Spruch aufgesagt [109]:

Klebekraut, ich winde dich,
Schätzchen, ich empfinde dich
Wenn du willst der Meine sein,
komm vor meinen Augenschein.

Verschiedene Labkräuter, vor allem das **Echte Labkraut, *Galium verum***, wurden früher wegen ihren Eiweiß spaltenden Enzymen zur Herstellung von Käse verwendet (▶ Abb. 6.219). Diese gelbblühende Art wird heute noch heilkundlich bei verschiedenen Beschwerden wie z. B. Eiweißverdauungsstörung oder wie Klettenlabkraut bei Hautkrankheiten eingesetzt.

Indikationen Harnwegsinfekt, Hautkrankheit, Lymphatismus, Lymphknotenschwellung, Nieren-Blasen-Leiden, Nierenstein (prophylaktisch), Schuppenflechte

Äußerlich: Ekzem, Flechte, Hautkrankheit, Schuppenflechte

Nebenwirkungen und Kontraindikationen Keine

Beispiele für Fertigarzneimittel mit Klettenlabkraut, *Galium aparine*

- Agnus castus Komplex Nr. 22 Dilution, Nestmann (D)
- Cedron Komplex Nr. 163 Dilution, Nestmann (D)
- Galium aparine comp. Injektion, Heel (D)
- Ubichinon comp. Tabletten, Heel (D)

6.76 Knabenkrautarten – *Dactylorhiza* spp.

Verschiedene Knabenkrautarten besitzen charakteristische Wurzeln (▶ Abb. 6.220). Auf die hodenähnliche Form der Wurzelknollen (griech. orchis = Hoden) ist der Familienname Orchideen zurückzuführen. Die Knollen wurden als Tuber salep (Wurzelknolle des Knabenkrauts) seit der Antike wegen ihrer schleimigen Konsistenz als schleimhautregenerierendes und reizlinderndes Heilmittel verwendet. Durch die rege Wildernte wurden die ohnehin schon bedrohten Bestände noch bis in die Anfänge des letzten Jahrhunderts weiter dezimiert. Außerdem unterliegt die Fortpflanzung der Orchideen einem komplizierten Ablauf, in den Pilze, deren Zellfäden in die Wurzeln hineinwachsen, symbiotisch involviert sind. Da Orchideen mittlerweile unter Naturschutz stehen, werden sie kaum mehr als Heilmittel eingesetzt. Einzig Salep, ein aus dem Wurzelpulver des Kleinen Knabenkrauts hergestelltes Pulver, wird heute noch in der Türkei und anderen Ländern als stärkendes Getränk serviert.

Viele Vertreter, wie das Gefleckte Knabenkraut, *Dactylorhiza maculata* (▶ Abb. 6.221), sind in Europa, Nordafrika und Teilen von Asien beheimatet. Sie bevorzugen feuchte Wiesen, Sumpflandschaften, können aber auch in lichten Wäldern wachsen. Als Strahlensucher kommen sie zudem mit Reiz- und Störzonen gut zurecht.

Jedes Jahr bringen die Pflanzen eine neue Knolle hervor, aus der ein bis zu 60 Zentimeter hoher Stängel wächst, der im oberen Bereich rötlich gefärbt sein kann; die ältere Knolle verdorrt und stirbt allmählich ab. Die lanzettförmigen Blätter entspringen einer lockeren Rosette im unteren Stängelbereich und sind ganzrandig. Bei einigen Arten, wie dem Gefleckten Knabenkraut, weisen sie rötliche Tupfen auf. An einem traubenförmigen Blütenstand stehen Blüten, die aus 6 Hüllblättern bestehen, von deren eines als Lippe gestaltet ist. Die meisten Knabenkräuter sind von rosa, lila oder selten weißer oder

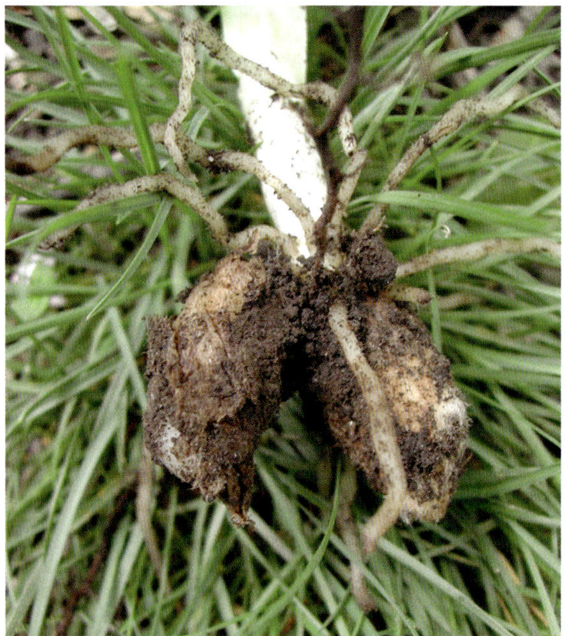

▸ **Abb. 6.220** Knabenkrautarten besitzen zwei typisch geformte Wurzelknollen.

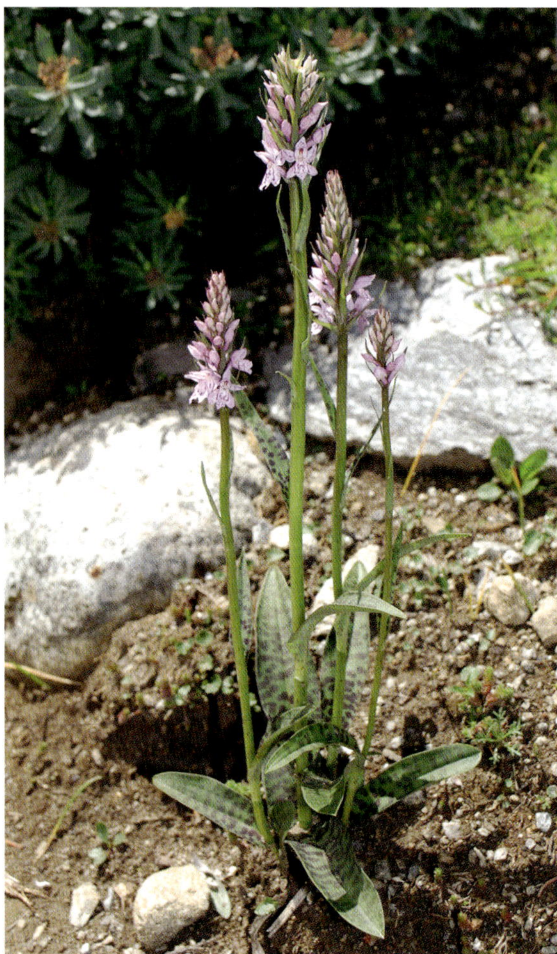

▸ **Abb. 6.221** Knabenkrautarten, hier das Gefleckte Knabenkraut, bevorzugen feuchte und saure Standorte.

gelber Farbe. Keine andere Pflanzenfamilie kennt eine derart kreative Blütengestaltung wie die Orchideen: Neben lippenartigen Formen zeigen sich auch trompeten-, trichter- und sogar schuhförmige wie beim Frauenschuh. Einige Vertreter, z.B Bienen- oder Hummelragwurz, ahmen in ihrer Blütenform die Weibchen ihrer potenziellen Bestäuber und sogar deren Sexuallockstoffe nach, um diese zu täuschen.

Die Orchideen waren in vorchristlicher Zeit den weiblichen Fruchtbarkeits- und Muttergottheiten geweiht (Friggagras, Freyagras) und wurden im Mittelalter entsprechend in Marienpflanzen (Marienhand) umgewandelt. Weitere volkstümliche Namen, wie Geilwurz, Stendeln oder Satyrion, befassen sich mit dem männlichen Aspekt der Sexualität. Satyrne, auf die sich der Name Satyrion bezieht, sind lüsterne, menschlich-tierische Mischwesen der griechischen Mythologie, die oft mit erigiertem Penis abgebildet wurden. Im Mittelalter waren die Knabenkräuter vor allem wegen ihrer angeblich potenzsteigernden und aphrodisierenden Wirkung hoch angesehen. Von den zwei hodenähnlichen Wurzelknollen ist die ältere leicht zusammengeschrumpft, die jüngere weiß und glatt. Erstere soll die Liebeslust hemmen, die jüngere Knolle soll sie hingegen fördern. Oswald Croll schreibt dazu, die „Knabenwurz" und alle Arten der Stendelwurz würden wegen der Ähnlichkeit mit dem männlichen Zeugungsorgan zum Beischlaf reizen.

Die Verwendung der Knabenkräuter als Liebes- oder Potenzmittel von der Antike bis ins 20. Jahrhundert ist ein gutes Beispiel dafür, dass der alleinige Bezug der Signaturenlehre zur Arzneimittelfindung nicht ausreichen und sogar in die Irre führen kann.

Indikationen Heute kaum mehr verwendet

Nebenwirkungen und Kontraindikationen Keine

Beispiele für Fertigarzneimittel

- Cerebellum comp. Injektion, Wala (CH/D)
- Cerebellum comp. Globuli, Wala (CH/D)

6.77 Königskerze, Großblütige – *Verbascum densiflorum* Bertol.

Die bis zu 200 Zentimeter hohe, goldleuchtend blühende Königskerze ist der Sommerschmuck aller Wildgärten. Sie gedeiht auf sandig-trockenen, steinigen, kalkhaltigen Böden in Europa, Nordafrika und Westasien mit Vorliebe entlang von Straßen, Bahndämmen, auf Brachflächen, Schutthalden und an Wegrändern.

Die zweijährige Pflanze entwickelt im ersten Jahr eine grundständige Rosette von bis zu einem Meter Durchmesser (▸ **Abb. 6.222**). Eine kräftige Pfahlwurzel sammelt

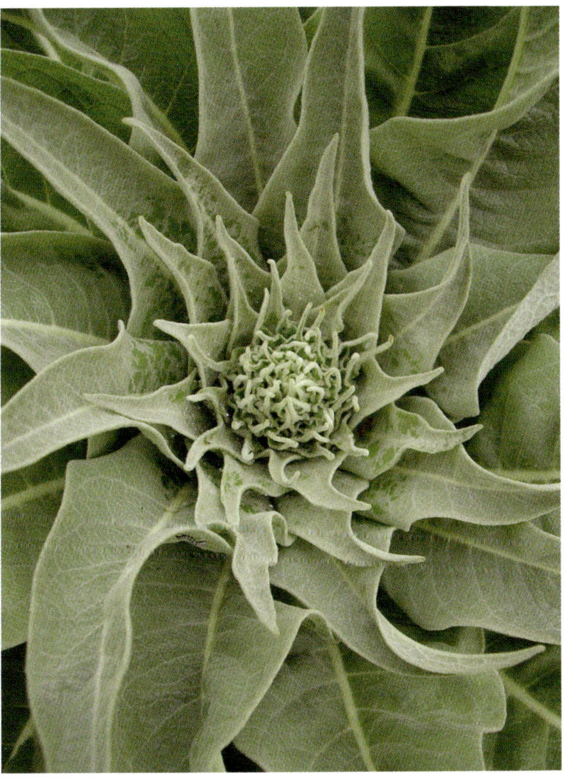

▶ **Abb. 6.222** Die Blätter der grundständigen, filzig-blättrigen Rosette wurden im Mittelalter in Streifen geschnitten und als Dochte für Öllampen verwendet.

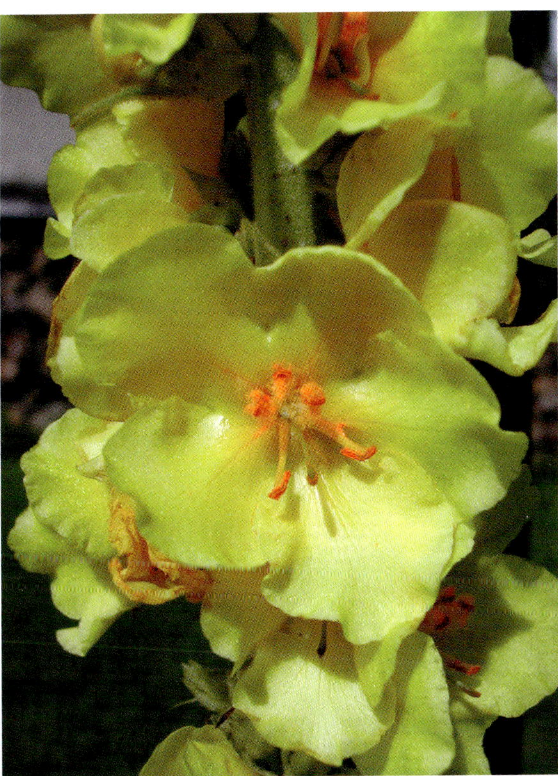

▶ **Abb. 6.224** Die Königskerzenblüte riecht süßlich und zieht viele Bienen an.

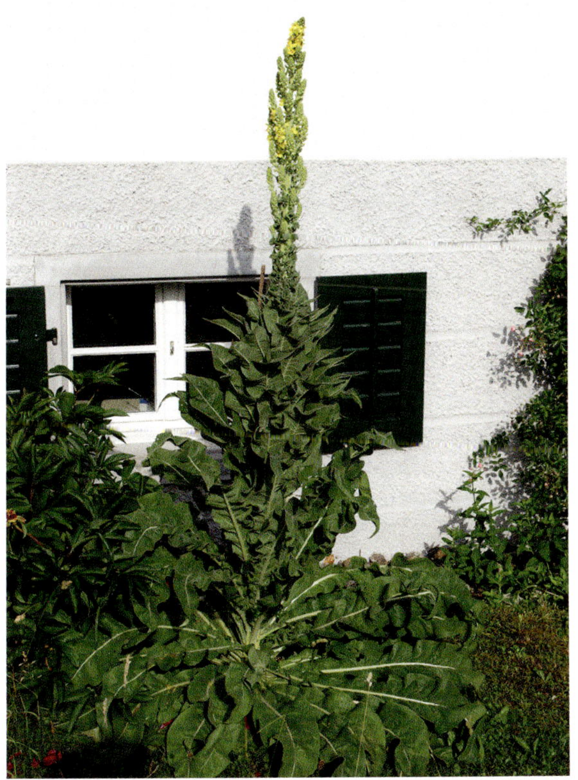

▶ **Abb. 6.223** Königskerzenarten bilden bis 2 Meter hohe Blütenstängel mit einem endständigen, walzenartigen Blütenstand.

Kraft für die spätere Entwicklung des mächtigen Blütensprosses. Dieser wollig behaarte Stängel drängt im Folgejahr mit großer Vitalität himmelwärts (▶ **Abb. 6.223**). An ihm entspringen lange, mit filzigem Flaum überzogene Blätter, welche am Stängel bis zum nächsten Blattansatz herablaufen.

Zitronengelbe Blüten am kerzenartigen Blütenstand schmücken die Königskerze für Wochen und verbreiten einen dezent honigartigen Geruch (▶ **Abb. 6.224**). Von ihren 5 Staubblättern sind die drei kürzeren wollig bepelzt. Die Früchte bestehen aus zweiteiligen Kapseln, welche zahlreiche Samen enthalten.

Die ganze Pflanze ist mit einem weichen Haarflaum überzogen, was sich im lateinischen Namen Verbascum (vom lat. barba-Bart) und im volkstümlichen Namen „Wollblume“ niedergeschlagen hat. Die Gemeine Königskerze, *Verbascum phlomoides*, treibt es diesbezüglich auf die Spitze und zeigt einen sehr dichten, wolligen Haarpelz. Blätter und Stängel wurden deswegen für die Herstellung von Dochten oder in Wachs oder Pech getaucht für Fackeln verwendet. Eine filzige Behaarung zeigt sich bei vielen „Hustenpflanzen“ und stellt den Signaturenbezug zum Flimmerhaarepithel der Atemwege her.

Neben der **Gemeinen Königskerze**, ***Verbascum phlomoides***, wird auch ***Verbascum thapsus***, die **Kleinblütige Königskerze**, ebenso wie *Verbascum densiflorum* in der Heilkunde vewendet. Die schleimigsüß schmeckenden Blüten der Großblütigen Königskerze, Verbasci flos, besit-

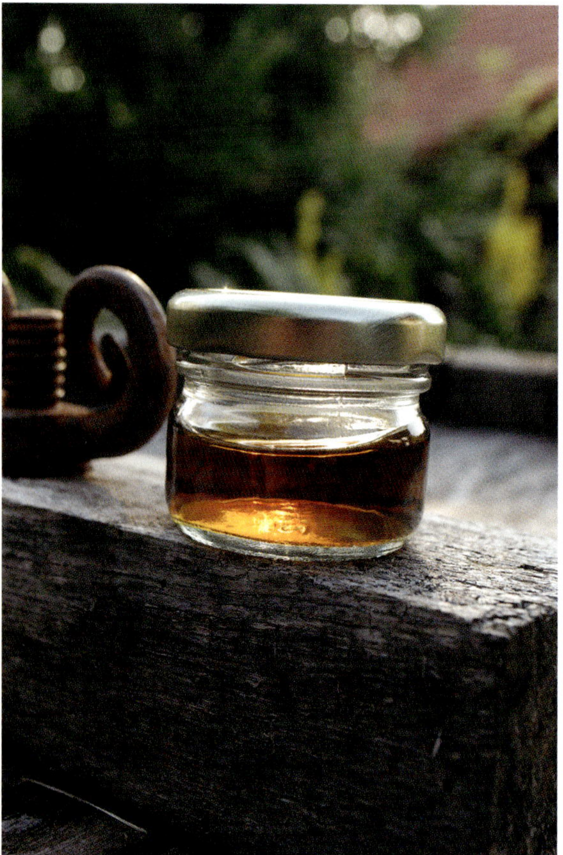

▸ **Abb. 6.225** Die Gewinnung von Goldöl aus den Blüten der Königskerze ist eine alte, bei Hieronymus Brunschwig (um 1450–1512) beschriebene Zubereitungsform.

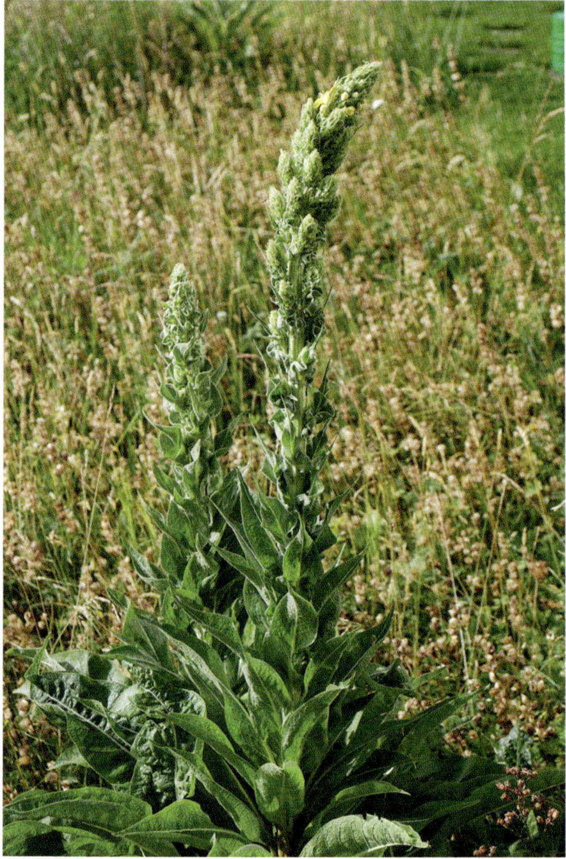

▸ **Abb. 6.226** Die Königskerze als Wetterorakel.

zen eine reizlindernde, schleimhautregenerierende, entzündungshemmende und auswurffördernde Wirkung auf die Atemwege. Meist werden die Blüten als Tee oder Tinktur verwendet, aber auch Gurgelwasser, Ölzubereitungen und Blattauflagen sind in der Volksheilkunde beschrieben (▸ **Abb. 6.225**). Die Blüten müssen nach der Ernte schnell getrocknet werden, damit sie nicht schimmeln. Bei der Teezubereitung sollen die Blüten wegen ihrer feinen Härchen mit einem engmaschigen Sieb gut abgeseiht werden, um ein Kratzen im Hals zu vermeiden.

Herstellung von Goldöl

Ein kleines Glas mit frischen Blüten füllen, das Glas verschließen und in die Sonne stellen. Nach 3 bis 4 Tagen haben die Blüten eine goldfarbene, schleimige Flüssigkeit ausgeschwitzt. Dieses sogenannte Goldöl kann bei Ohrenschmerzen oder einem Ekzem in den Gehörgang gerieben werden. Bei Bedarf kann zur Konservierung etwas Alkohol oder Wodka im Verhältnis 1:50 dazu gegeben werden.

Die Königskerze ist der Jungfrau Maria (Marienkerze) geweiht und wird an verschiedenen Orten im Alpenraum als zentraler Bestandteil den Kräutersträußen beigefügt, die an Mariä Himmelfahrt (15. August) in die Kirche getragen und dort gesegnet werden. Die gebundenen Büschel müssen eine bestimmte magische Anzahl von Kräutern – meist 9, 12, 33, 77 oder 99 Stück – enthalten. Neben der Königskerze sind dies je nach Region Alant, Baldrian, Beifuß, Johanniskraut, Kamille, Pfefferminze, Rainfarn, Schafgarbe, Wasserdost, Wermut u. a. Die Marienverehrung wurde von der Kirche im 14. Jahrhundert eingeführt, um die der christlichen Kirche gegenüber skeptische und mit alten heidnischen Glaubensinhalten behaftete Landbevölkerung für sich zu gewinnen. Die der Mutter Gottes zugehörigen Bräuche sind oft ursprünglich archaische Fruchtbarkeitsrituale.

In bestimmten Gegenden wird der Blütenstand der Königskerze als Wetteranzeiger genutzt: Biegt sich seine Spitze nach Osten, ist gutes Wetter in Sicht, biegt sich die Spitze nach Westen, folgt Regen (▸ **Abb. 6.226**). Bildet die Königskerze einen kurzen Blütenstängel, an dem die Blüten tief stehen, wird es frühen Schnee geben, stehen die Blüten hoch oben am Stängel, wird dieser erst spät im Winter, dann aber ausgiebig eintreffen.

Als Pionierpflanze zeigt Verbascum eine deutliche Merkursignatur, die durch seinen Bezug zur Atemfunktion verstärkt wird.

Indikationen Asthma, Atemwegserkrankungen, Bronchitis, Erkältung, Halsschmerz, Husten, Heiserkeit, Verschleimung

Nebenwirkungen und Kontraindikationen Keine

Beispiele für Fertigarzneimittel

- Bronchial- und Hustentee, Kräuterpfarrer Künzle (CH)
- Dioscorea Similiaplex Mischung, Pascoe (D)
- Pulmo Hevert Bronchialcomplex Tabletten, Hevert (D)
- Tussilago F Komplex Nr. 100 Dilution, Nestmann (D)
- Verbascum comp. Dilution, Weleda (CH/D)

6.78 Kornblume – *Centaurea cyanus* L.

Dieser Korbblütler stammt ursprünglich vermutlich aus dem Mittleren Osten. Er gedeiht heute aber fast weltweit mit Vorliebe auf besonnten, sandigen und kalkarmen Boden an den Rändern von Getreideäckern, Wegen und auf Brachland. Da die Kornblume von Bauern nicht gerne gesehen wurde, wie viele andere sogenannten Getreideunkräuter auch, wurde sie im Zuge der Optimierung der Aussaat oder durch Herbizide deutlich vermindert (▸ **Abb. 6.227**). Heute ist jedoch bekannt, dass diese sogenannten Beikräuter, wertfrei auch als Spontanvegetation bezeichnet, eine wichtige Bedeutung für die Bodenqualität besitzen und in angepasster Menge den Getreideertrag sogar steigern können.

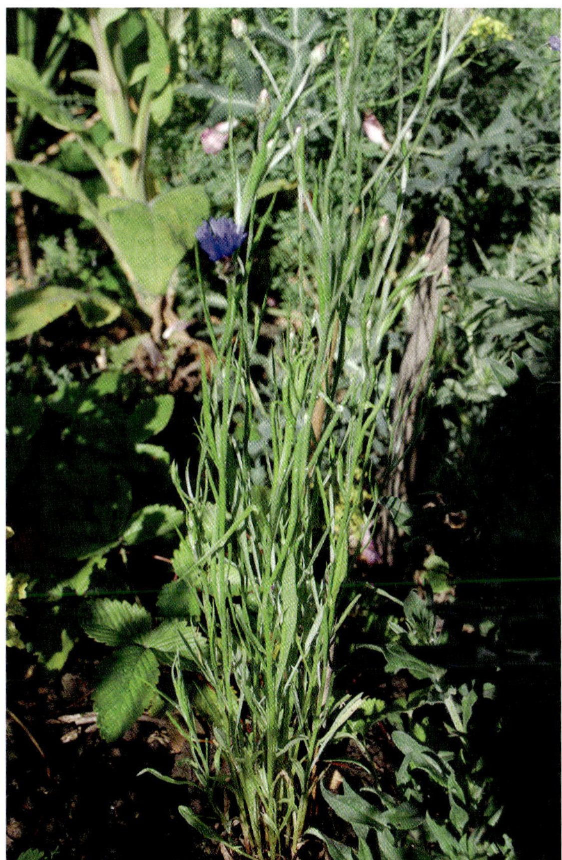

▸ **Abb. 6.227** Wilde Kornblumen sind eher eine Seltenheit geworden.

Das ein- bis zweijährige Kraut bildet bis zu 70 Zentimeter hohe schlanke Stängel mit spitzen, lanzettförmigen Blättern. Im unteren Stängelabschnitt können diese auch fiederteilig und auf der Unterseite behaart sein. Die kräftig blauen Blüten werden von ausgefransten Hüllblättern umgeben (▸ **Abb. 6.228** und ▸ **Abb. 6.229**) und bilden nach der Bestäubung behaarte Schließfrüchte, wie es bei dieser Familie häufig der Fall ist. Diese können ihre Lage mittels kriechender Bewegungen auf dem Erdboden verändern. Je nach Luftfeuchtigkeit breiten sich ihre am Ende befindlichen Borsten aus oder ziehen sich zusammen.

Ihre Blüten, Cyani flos, werden wegen ihrer verdauungsfördernden, harntreibenden, leicht abführenden und entzündungshemmenden Eigenschaften sowie zur Dekoration in Tees geschätzt. Blaue Blüten wurden früher mit den menschlichen Augen assoziiert und aus diesem Grund bei Beschwerden derselben eingesetzt. In der Volksheilkunde lässt sich entsprechend noch die Empfehlung von Augenbädern mit Kornblumenblüten finden. Tabernaemontanus (um 1522–1590) meinte dazu: „Der ausgedrückte Saft dient gegen das hitzige Augenweh und heftige Entzündungen derselben“ [105]. Ein überlieferter Brauch zu Johanni beschreibt, wie junge Frauen ums Feuer gehen, durch einen Kranz von Kornblumen schauen und dabei sagen: „Johannisfeuer, guck, guck, stärk mir

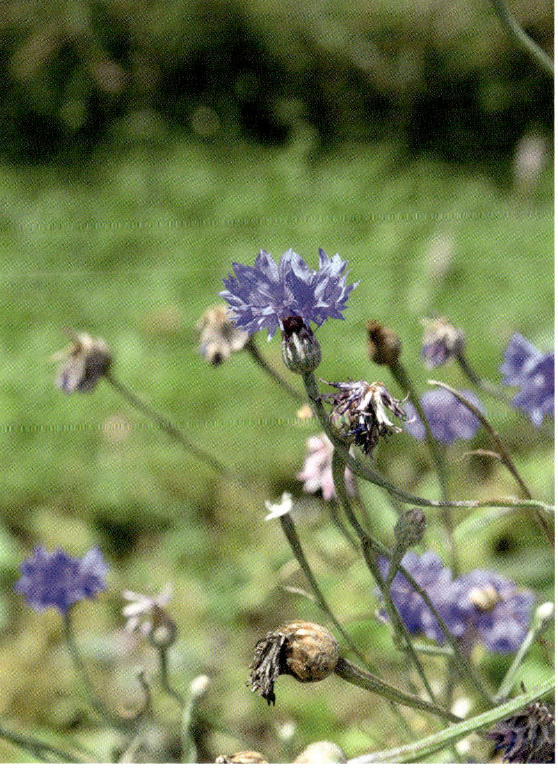

▸ **Abb. 6.228** Die Kornblumenkörbchen sind von behaarten Hüllblättern umgeben.

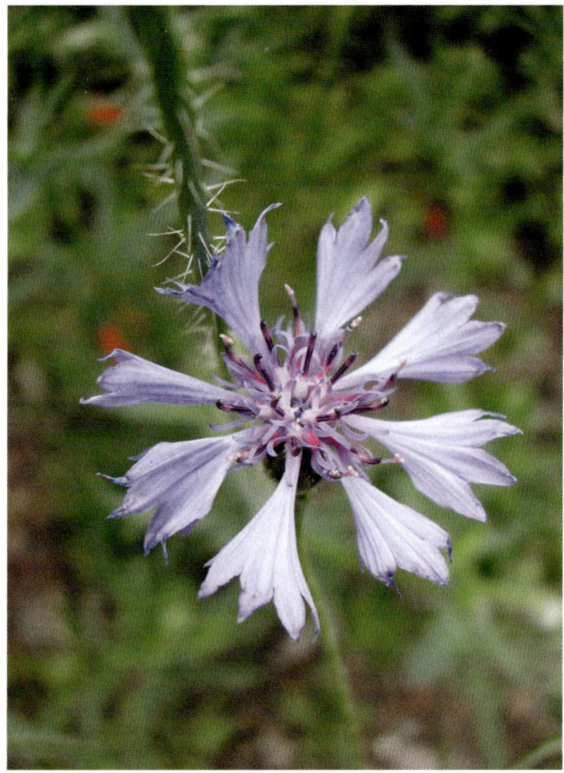

▸ **Abb. 6.229** Die blaue Blüte ist eine wahre Augenweide.

meine Augenlider, dass ich dich aufs Jahr seh wieder" [109]. Aus heutiger Sicht ist bei Beschwerden an den Augen jedoch die Anwendung von Augentrost vorzuziehen.

Indikationen Appetitlosigkeit, verminderte Leber-Galle-Funktion, Verdauungsschwäche, Verstopfung

Äußerlich: Augenschwäche, Bindehautentzündung, Lidrandentzündung

Nebenwirkungen und Kontraindikationen Korbblütlerallergie

Beispiele für Fertigarzneimittel

- Gelfert's Nierenputzer P Tee, Daniel Groz Söhne (D)

6.79 Kuhschelle, Gewöhnliche – *Pulsatilla vulgaris* Mill.

Dieses mehrjährige Hahnenfußgewächs (auch Küchenschelle genannt) ist in Mittel- und Osteuropa sowie Sibirien heimisch und wächst als Frühlingsbote auf mageren, sonnenbeschienen Trockenwiesen und Felsböschungen (▸ **Abb. 6.230**), ebenso an lichten Waldrändern. Aus den grundständigen, silberfarbenen, fiederteiligen Blättern erhebt sich ein bis zu 40 Zentimeter hoher, kräftig behaarter Stängel mit einer violetten, hängenden Blütenglocke, die ebenfalls seidig behaart ist. Dieser samtige Haarpelz dient der Pflanze als Schutz vor übermäßiger Verdunstung. Im feinen Flaum aller Pflanzenteile und der zarten Blütenfarbe zeichnet sich ein Aspekt des Venusprinzips ab. Erst kurz vor dem Öffnen erhebt sich das Blütenköpfchen und entfaltet seine meist rosa- bis violetten Kronblätter Die glockenartige Form der Blüte hat zum deutschen Namen „Kuhschelle", sowie der nicht ganz korrekten Verkleinerungsform „Küchenschelle" geführt.

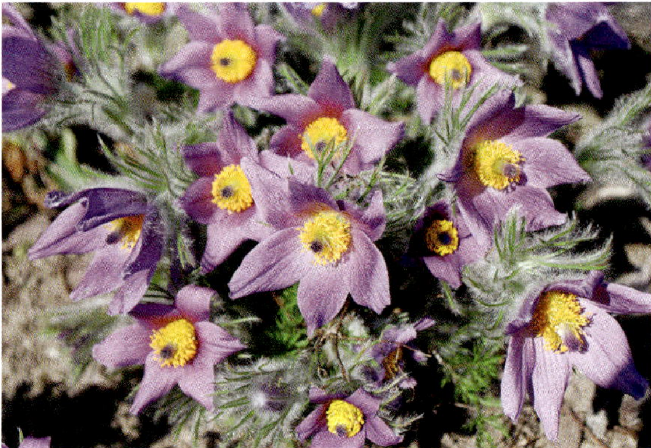

▸ **Abb. 6.230** Im Frühjahr blühen die Kuhschellen mit Vorliebe an geschützten Sonnenhängen.

Wie ein Malerpinsel zeigt sich später das kugelige Fruchtköpfchen. Bei hoher Luftfeuchtigkeit ziehen sich seine Haare windend zusammen, bei trockenerem Wetter strecken sie sich wieder (▸ **Abb. 6.231**). Die kleinen Früchte besitzen ebenfalls einen von der Luftfeuchtigkeit abhängigen Mechanismus zur Fortbewegung, mit dem sie sich von der Mutterpflanze bis zu 20 Zentimeter weit wegschieben können.

Die Wurzel und das Kraut enthalten haut- und schleimhautreizende Stoffe, welche früher gegen Krämpfe im weiblichen Genitalbereich, bei Migräne und Depression verwendet wurden. Bekannt ist auch eine krampflösende, die Menstruationsblutung anregende, gestagenartige Wirkung auf die Gebärmutter (Mutterblume) und die Eierstöcke. Da die Pflanze in allen Teilen giftig ist, musste sie vor dem Gebrauch zuerst getrocknet werden, damit sich die reizenden Stoffe zersetzen. Das aggressive Wirkungspotenzial und die charakteristische Behaarung der Pflanze offenbaren sich auch in ihren volkstümlichen Namen wie Wolfspfote, Bärblume oder Teufelsbart. In den enthaltenen Reizstoffen zeigt sich eine charakteristische Qualität der Hahnenfußgewächse sowie der Bezug zum Marsprinzip. Nicht selten zeigen sich die zwei gegensätzlichen Prinzipien von Mars und Venus in ein und derselben Pflanze, denn in der Mythologie sind diese zwei ein sich ergänzendes Liebespaar.

Da die Kuhschelle heute geschützt ist, wird sie heilpflanzlich kaum mehr verwendet. In spagyrischer oder potenzierter Form ist Pulsatilla, genau genommen die **Wiesenküchenschelle, *Pulsatilla pratensis*,** ein häufig

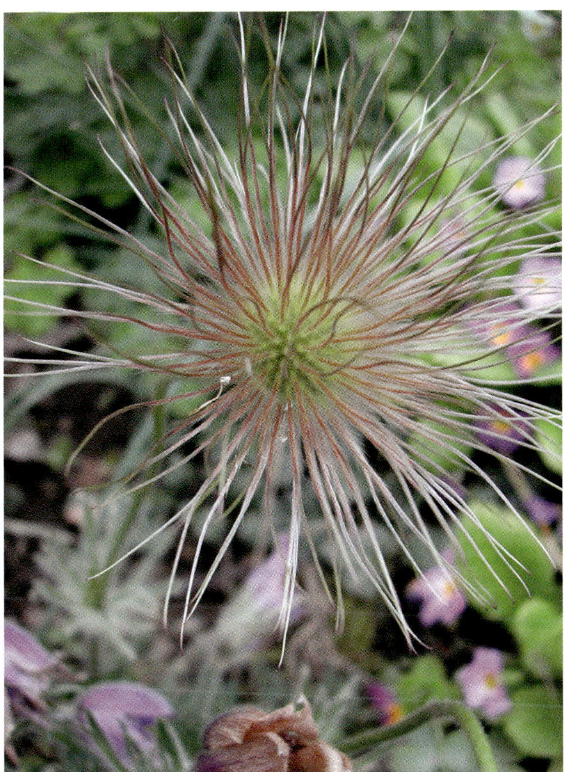

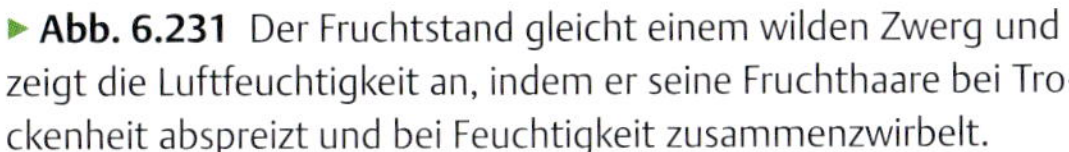

▶ **Abb. 6.231** Der Fruchtstand gleicht einem wilden Zwerg und zeigt die Luftfeuchtigkeit an, indem er seine Fruchthaare bei Trockenheit abspreizt und bei Feuchtigkeit zusammenzwirbelt.

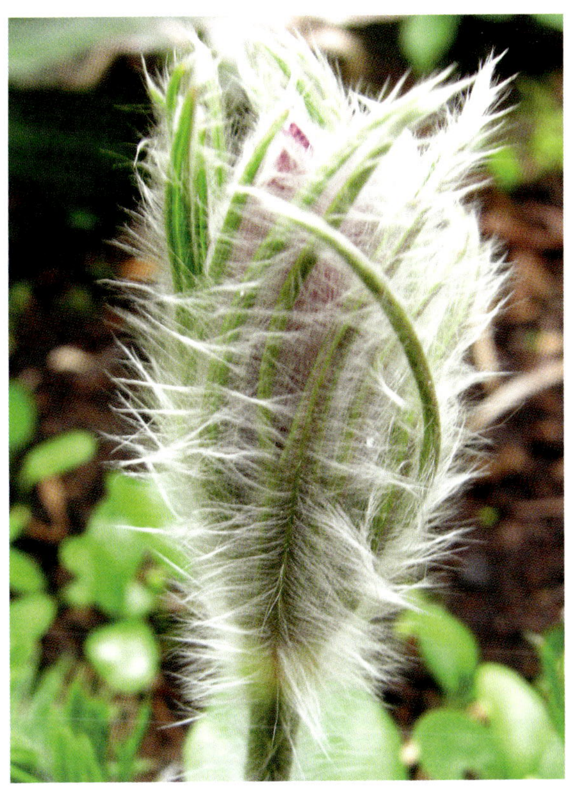

▶ **Abb. 6.232** Wärme-, schutz- und trostbedürftig – so zeigt sich die Pulsatilla.

eingesetztes Heilmittel. Dabei zeigen sich entzündungshemmende, schleimlösende, hormonregulierende, entstauende, den Lymphfluss anregende und die Nerven stabilisierende Eigenschaften. Im homöopathischen Arzneimittelbild treten folgende Signaturenbezüge in den Vordergrund: Die feinbehaarten Blätter, mit denen sich die Pflanze vor Kälte schützt, weisen auf die fröstelnde, kälteempfindliche Konstitution eines Patienten hin. Ebenso steht der samtige Pelz in Analogie zu dem Bedürfnis, getröstet oder gestreichelt zu werden, sowie zu einem sensiblen Nervenkostüm (▶ Abb. 6.232). Hängende Blütenköpfchen werden in der Signaturenlehre mit der Anwendung bei depressiver Verstimmung in Bezug gesetzt. Die Kuhschelle wächst gerne an sehr sonnigen, aber vor allem auch windgeschützten Standorten, was einen Bezug dazu herstellt, dass die Pflanze einen „starken Beschützer" bzw. ein schützendes Umfeld, wie Hecken oder geschützte Sonnenhänge, sucht.

Indikationen Meist gemäß homöopathischem Arzneimittelbild: u. a. bei Akne, Bindehautentzündung, Blasenentzündung, Brustentzündung, depressiver Verstimmung, Fehlgeburtsneigung, Gebärmutterbeschwerden, Krampfadern, Krampf, Menstruationsbeschwerden, Mittelohrenentzündung, Nierenentzündung, Prämenstruelles Syndrom, Prostatabeschwerden, Rheuma, Schwangerschaftsbeschwerden, Unfruchtbarkeit, Wechseljahresbeschwerden

Nebenwirkungen und Kontraindikationen (entfallen bei Anwendung in spagyrischer oder potenzierter Form) Die Pflanze ist haut- und schleimhautreizend. Keine Anwendung in Schwangerschaft und Stillzeit, während der Schwangerschaft ist auch mit Tiefpotenzen Vorsicht geboten.

Beispiele für Fertigarzneimittel

- Cimicifuga F Komplex Nr. 47 Dilution, Nestmann (D)
- Euphorbium comp. Nasentropfen SN, Heel (D)
- Hustensirup, Weleda (CH/D)
- Pulsatilla Similiaplex Dilution, Pascoe (D)
- Viburcol Zäpfchen, Heel (CH/D)

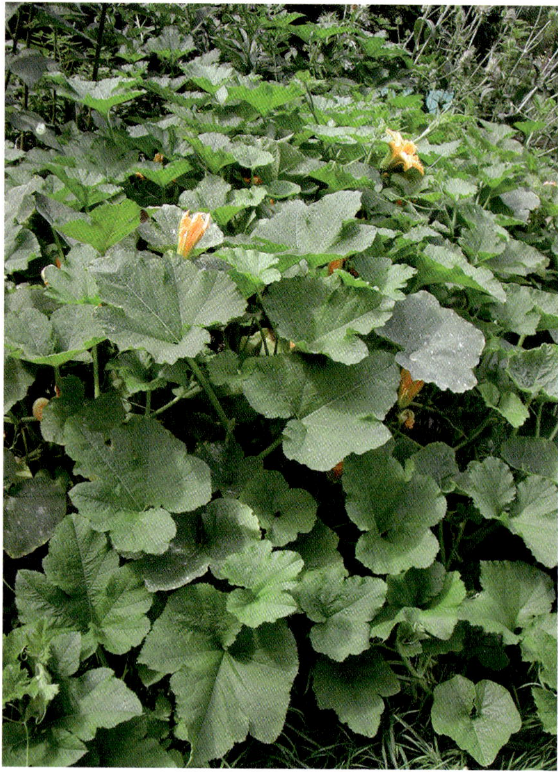

▶ **Abb. 6.233** Niederliegende Kürbispflanze.

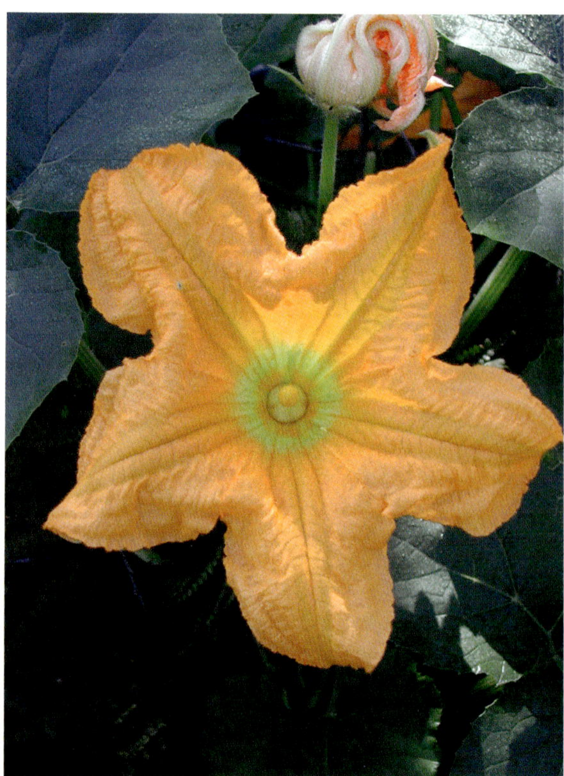

▶ **Abb. 6.234** Die goldgelben Kürbisblüten sind entweder männlich oder weiblich.

6.80

Kürbis (Gartenkürbis) – *Cucurbita pepo* L.

Dieses Gemüse ist in Europa erst im 16. Jahrhundert bekannt geworden. In seiner ursprünglichen Heimat Südamerika ist es jedoch eine der ältesten Kulturpflanzen überhaupt. Heute wird der Speisekürbis weltweit in einer großen Varietät von mehr als 850 Arten und Unterarten angebaut. Am liebsten wächst die einjährige Pflanze auf nährstoffreichen Böden oder auf dem Kompost (▶ **Abb. 6.233**). Dann bildet er bis zu 10 Meter lange, kriechende Stängel und kann sich mit Hilfe von Ranken auch an Kletterhilfen hochziehen. Außen kantig und leicht stachelig behaart, sind die Sprossen in ihrem Inneren hohl.

Die wechselständigen Blätter sind fünflappig, von sehr großer Oberfläche und am Rand gesägt. Aus den Blattachseln entspringen kräftig gelbe, getrenntgeschlechtliche Blütentrichter (▶ **Abb. 6.234**). Die weiblichen Blüten, welche einzeln stehen, bilden nach der Bestäubung sehr große Beerenfrüchte von unterschiedlichen Formen und Farben. Neben den klassischen orangefarbenen oder gelben Kürbissen gibt es auch solche von grüner, brauner oder weißer Farbe. Einzelne Sorten gleichen in ihrer Form der menschlichen Harnblase oder Prostatadrüse, was einen Bezug zu ihrer Wirkung auf diese Organe im Körper ermöglicht. Andere Arten sind von flaschenartiger oder gurkenähnlicher Form. Letztere werden aus naheliegenden Gründen mit den männlichen Genitalien in Verbindung gebracht.

Die größten Früchte können mehrere hundert Kilo auf die Waage bringen (▶ **Abb. 6.235**). In ihrem Inneren besitzen sie ein wässriges, schleimigfaseriges Fruchtfleisch und flache, eiförmige Samen. Diese sind mit einer häufig weißen Schale umgeben und enthalten einen ölreichen Kern. Das Fruchtfleisch der Speisekürbisse, gebackene Blüten, geröstete Kerne oder das aus ihnen hergestellte Kürbiskernöl sind gesunde und schmackhafte Nahrungsmittel.

Heilkundlich interessant sind die Kürbiskerne, Cucurbitae peponis semen, deren Wirkungsvermögen sich vor allem auf die Harnwege und Prostata erstrecken. Sie entfalten entzündungshemmende, abschwellende, harntreibende, die Blasenmuskulatur und Prostata tonisierende Eigenschaften. Das vergrößerte Wachstum der Prostatadrüse wird durch eine regulierende Wirkung auf die wachstumsfördernden Faktoren verlangsamt und vor allem die dadurch entstandenen Beschwerden beim Wasserlassen gelindert. Zudem wirken Kürbissamen wurmhemmend (▶ **Abb. 6.236**). Sie enthalten neben hochwertigen Fettsäuren Zink und können roh (1–2 EL pro Tag), als Zusatz zu Salaten, oder in Form von Fertigarzneimitteln eingenommen werden. Das Öl, welches aus speziellen Unterarten wie dem Steirischen Ölkürbis hergestellt wird, weist blutfettregulierende und antiarteriosklero-

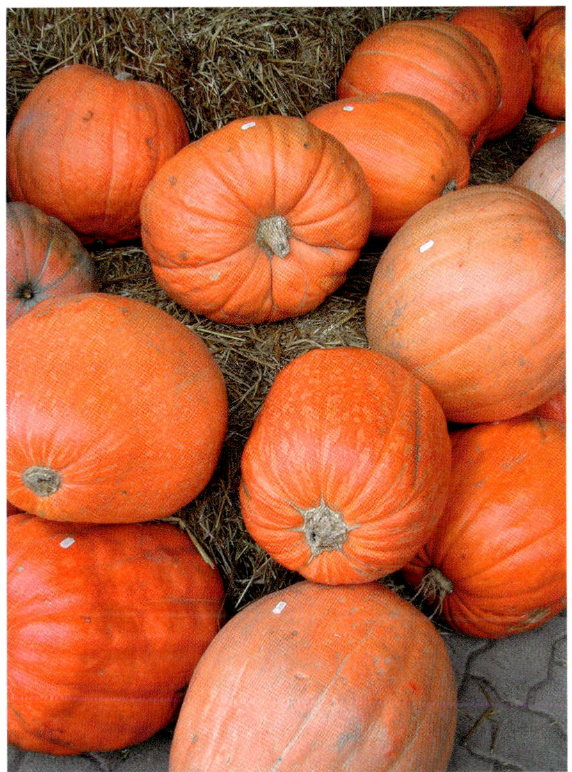

▶ **Abb. 6.235** Kürbisse sind botanisch gesehen die weltweit größten Beeren, die 1000-Kilo-Marke wurde 2016 überschritten.

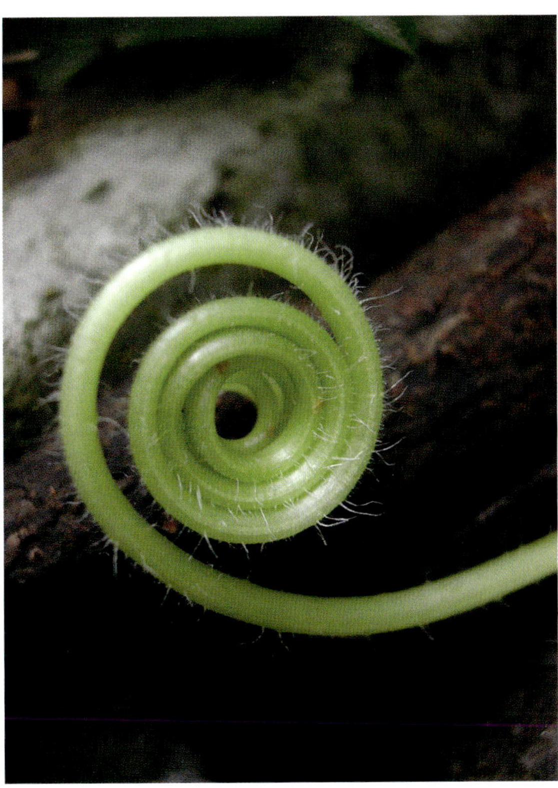

▶ **Abb. 6.236** Die Kürbisranke zeigt eine Analogie zur Anwendung der Kerne als wurmhemmendes Heilmittel.

sche Eigenschaften auf. In der schweren, niederliegenden Kürbispflanze mit ihren wasserhaltigen Stängeln und in den spiralförmigen Ranken spiegelt sich das Mondprinzip, in der riesigen Frucht und den ölhaltigen Kernen das Jupiterprinzip wider.

Indikationen Arteriosklerose, Bettnässen, Blasenleiden, erhöhter Cholesterinspiegel, Harninkontinenz, Miktionsstörung, Mineralstoffmangel, Prostatavergrößerung, Reizblase, verminderte Spermienqualität, Wurmbefall

Nebenwirkungen und Kontraindikationen Keine

Beispiele für Fertigarzneimittel

- Abtei Sabal-Kürbis Kapseln, Omega Pharma (D)
- Granufink Blase Kapseln, Omega Pharma (D)
- Granufink Prosta forte Kapseln, Omega Pharma (D)
- Preiselbeer Kürbiskern Tabletten, Sananutrin (CH)
- Prostamed Tab Kautabletten, Klein (D)

6.81 Lebensbaum, Abendländischer – *Thuja occidentalis* L.

Ursprünglich im 16. Jahrhundert aus Nordamerika eingeführt, wird der Lebensbaum heute in ganz Europa als Zierpflanze kultiviert, da er keine besonderen Ansprüche stellt und an schattigeren Standorten gut gedeiht. Als Einzelpflanze kann er zu einem stattlichen Baum mit mehr als 20 Metern Höhe heranwachsen. Meist werden Thujapflanzen jedoch ihres dichten Wachstums wegen zu Hecken zurechtgeschnitten. Bei genauerer Betrachtung fällt jedoch auf, dass sich unter und im näheren Umkreis des Lebensbaumes kaum andere Pflanzen ansiedeln können: Der absichtlich ausgeschiedene Stoff Thujon hindert diese am Gedeihen (▶ Abb. 6.237). Dieser etwas lebensfeindliche Aspekt wird verstärkt durch die häufige Gewohnheit, Thuja auf Friedhöfen (Totenbaum) oder als Sicht- und Lärmschutz oder Grenzhecke anzupflanzen. Im homöopathischen Arzneimittelbild findet sich entsprechend der Wunsch des Patienten, allein zu sein und weder berührt noch angesprochen zu werden.

Die immergrüne Baumart (▶ Abb. 6.238) mit meist waagrechter, kräftiger Verästelung besitzt eine rotbraune Rinde, die oft in längliche Streifen aufreißt. Die schuppenförmigen, flachgedrückten Blätter sind auf der Oberseite von dunkelgrüner, auf der Unterseite von blassgrü-

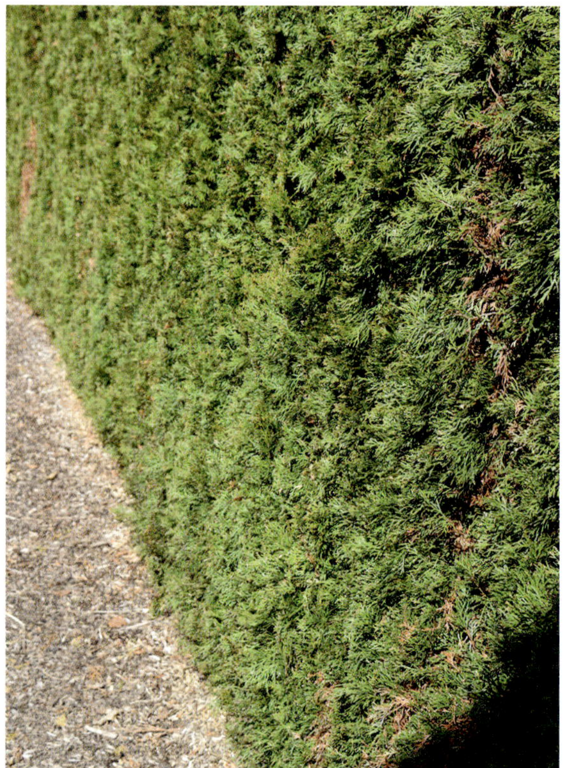

▶ **Abb. 6.237** Thujahecken sind kein Ausbund an Biodiversität.

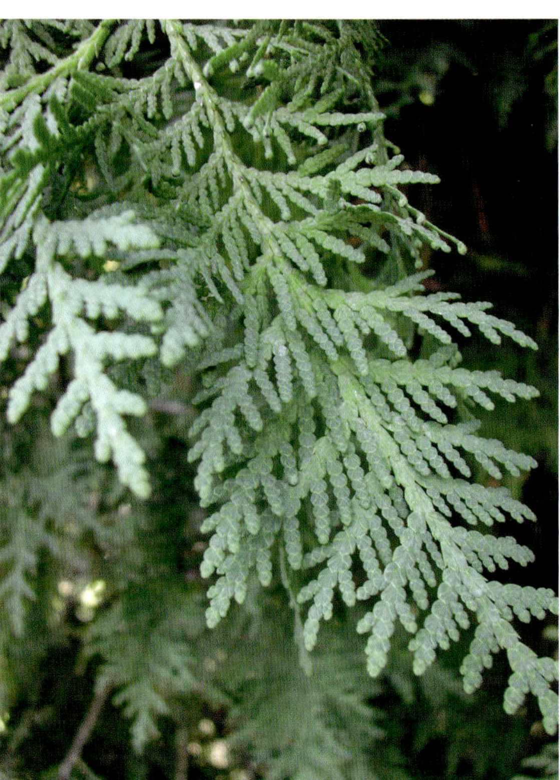

▶ **Abb. 6.238** Der abendländische Lebensbaum besitzt waagrechte, der morgenländische Lebensbaum senkrechte Blattzweigflächen.

ner Farbe. Einzelblättchen besitzen gerade einmal eine Länge von 2 bis 4 Millimetern und sind kreuzweise gegenständig angeordnet. Auf der Blattunterseite tragen sie eine charakteristische Harzdrüse.

Aus den getrenntgeschlechtlichen Blüten bilden sich warzenartige, braune Zapfen (▶ Abb. 6.239), welche als Signaturenbezug zur Anwendung bei Warzen sowie in potenzierter Form bei Zysten und Schleimhautwucherungen betrachtet werden können.

Die Thujazweigspitzen, Thujae summitates, werden im Frühling geerntet. Da sie giftig sind, können sie Aborte, Krämpfe, Nieren- und Leberschädigung und weitere schwere Störungen, teilweise, mit letalem Ausgang, verursachen. Thuja war eines der früher in Europa gängigen Abtreibungsmittel, bei deren Anwendung oft nicht nur das Ungeborene, sondern auch die Mutter Schaden nahm. In exakter therapeutischer Dosierung als Tinktur eingenommen, wirkt die Pflanze jedoch immunstimulierend, keimhemmend, und entzündungshemmend. Äußerlich wird sie teilweise noch als Pinselung oder Pflaster angewendet. Bei der in den meisten Fällen empfohlenen Anwendung in spagyrischer oder potenzierter Form steht ihre heilsame Wirkung auf Haut, Schleimhaut, Lymph- und Nervensystem im Zentrum. In ihrer abgrenzenden Verwendung im Gartenbau, ihrer dunklen Grünfärbung, ihrer Giftigkeit und ihrem herb-strengen Geruch kommt der Saturnbezug zum Ausdruck.

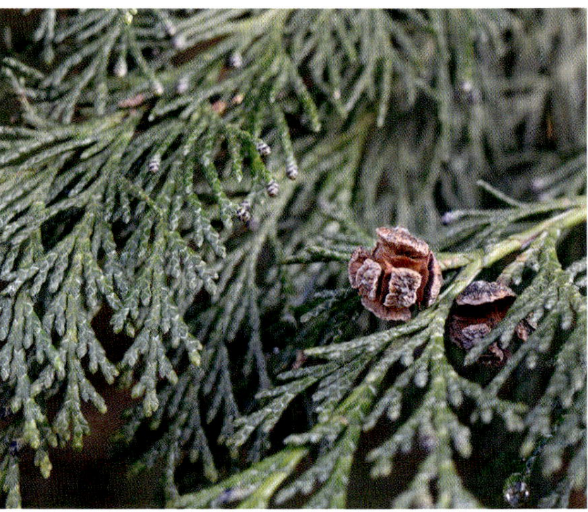

▶ **Abb. 6.239** Die warzenförmigen Zapfen zeigen eine Analogie zur warzenhemmenden Wirkung.

Indikationen Teilweise nach homöopathischem Arzneimittelbild: u. a. Abwehrschwäche, Angina, Asthma, Bronchitis, Endometriose, Ganglion, Gürtelrose, Hautkrankheit, Herpes, Impffolge, Infektion, Mandelschwellung, Neuralgie, Polyp, Rheuma, Warze

Äußerlich: Fieberbläschen, Herpes, Kondylome, Neuralgie, Warze

Nebenwirkungen (entfallen bei Anwendung in spagyrischer oder potenzierter Form) Die ganze Pflanze ist giftig.

Kontraindikationen (entfallen bei Anwendung in spagyrischer oder potenzierter Form) Epilepsie, Schwangerschaft, Stillzeit, Nierenentzündung

Beispiele für Fertigarzneimittel

- Echinacea Komplex Hanosan flüssig, Hanosan (D)
- Esberitop Tabletten, Zeller (CH)
- Majorana/Thuja comp. Vaginalgel, Wala (CH/D)
- Scrophularia Similiaplex Dilution, Pascoe (D)
- Thuja F Komplex Nr. 62 Dilution, Nestmann (D)

6.82

Leberblümchen – *Hepatica nobilis* Schreb.

Als eine der ersten Blütenpflanzen erscheint etwa zeitgleich mit dem ebenfalls vorwitzigen Huflattich das himmelblau blühende Leberblümchen. An schattigen Standorten im Schutz von Buchen und Eichen gedeiht das mehrjährige Pflänzchen am liebsten auf kalkigen oder lehmigen Böden. Das Verbreitungsgebiet erstreckt sich über weite Teile der Nordhalbkugel (▸ **Abb. 6.240**).

Seine Blätter sind efeuartig dreilappig und tief eingeschnitten. Auf der Oberseite sind sie von grüner, die älteren Unterseiten von purpur-brauner Farbe. Früher wurden dreiteilige Pflanzenteile der Leber zugeordnet, da diese ebenfalls als dreiteilig erachtet wurde. Dieser Bezug wird auch im deutschen und lateinischen Namen sowie in weiteren volkstümlichen Bezeichnungen, wie Leberchrut, Güldenleberkraut, Edles Leberkraut oder Sternleberkraut, deutlich. Die braunrote Farbe der Blattunterseite (▸ **Abb. 6.241**), die einer Tierleber in der Metzgerei ähnelt, unterstützt diese Analogie. Bereits im Mittelalter wurde Hepatica als Lebermittel bezeichnet, der wissenschaftliche, wirkstoffbegründete Nachweis dieses Wirkungsspektrums folgte erst vor ca. 50 Jahren. Dem Blatt dient die leberbraune Verfärbung als Frostschutz während der kalten Wintermonate.

Die Blüte, welche vor dem Blatt erscheint, entfaltet sich an den Enden behaarter Stiele in Büscheln. Ihre kräftig blaue, selten weiße oder rosa Farbe (▸ **Abb. 6.242**) mit den weißen Staubblättern lässt am Waldboden oder an Böschungen das Bild eines Sternenhimmels erblühen. Bei Regen und abends schließen die Blütenköpfchen sich wieder.

Das Kraut, Hepaticae nobilis herba, wurde früher als ein Heilmittel, das Leber und Galle anregt, in Form von Tee oder Tinktur eingesetzt. Äußerlich waren Auflagen bei rheumatischen Beschwerden bekannt. Da das Kraut, wie für Hahnenfußgewächse typisch, haut- und schleim-

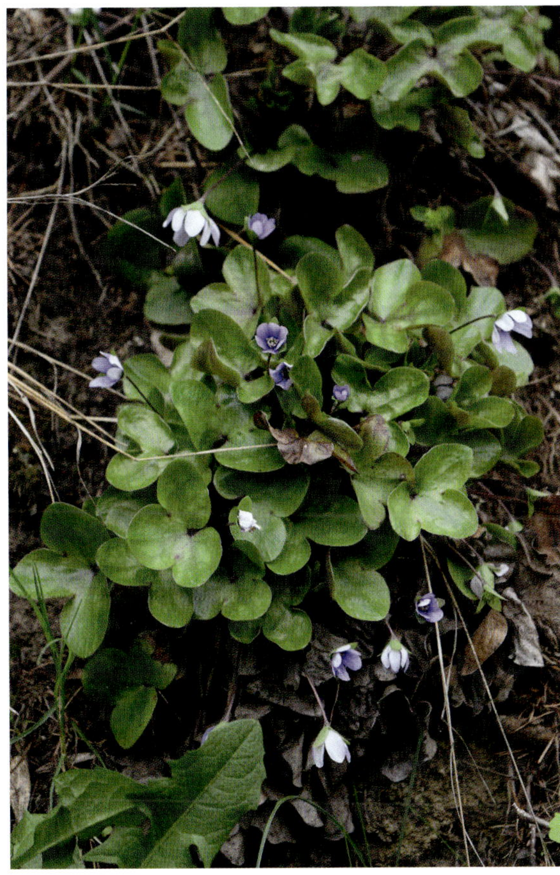

▸ **Abb. 6.240** Leberblümchen sind frühblühende Pflanzen und können in größeren Beständen auftreten.

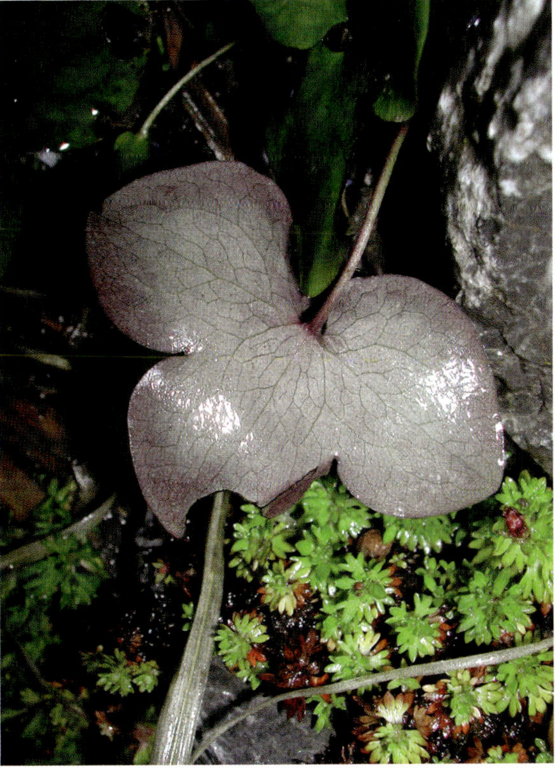

▸ **Abb. 6.241** Die Blattunterseite eines älteren Blattes des Leberblümchens.

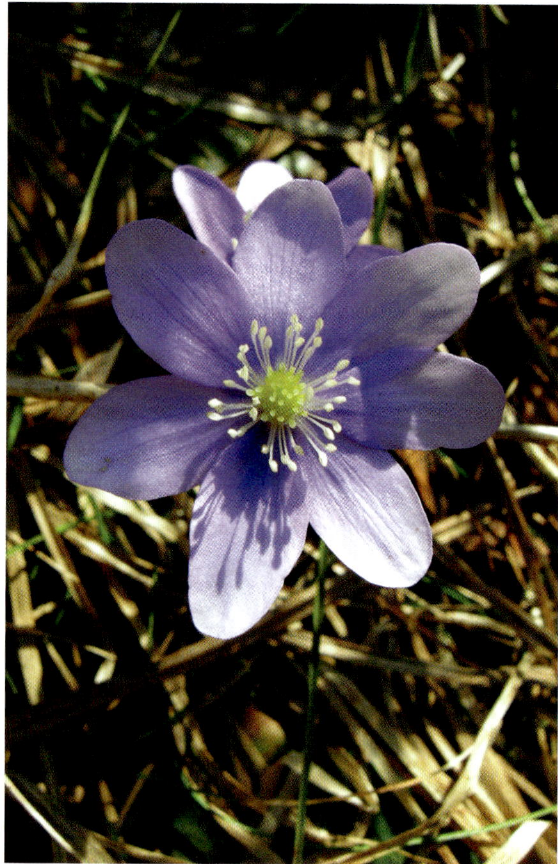

▶ **Abb. 6.242** Die Blüten sind meist blauviolett, können aber auch weiß ausfallen.

hautreizend ist, musste es für die Einnahme erst getrocknet werden, um Schleimhautentzündungen zu vermeiden. Dieser Effekt erklärt auch die Leitsymptome im homöopathischen Arzneimittelbild: „Kratzendes und rauhes (sic) Gefühl. (…) Gefühl in der Epiglottis, als ob Nahrungsreste zurückgeblieben wären" [11]. Wegen der potenziellen Nebenwirkungen und da das Leberblümchen heute unter Naturschutz steht, wird die Anwendung als pflanzliches Heilmittel nicht mehr empfohlen und beschränkt sich heute auf spagyrische oder potenzierte Arzneien.

Indikationen Bronchitis, Halsschmerz, verminderte Leber-Galle-Funktion, Milzschwellung, Rachenschleimhautentzündung

Nebenwirkungen und Kontraindikationen (entfallen bei Anwendung in spagyrischer oder potenzierter Form) Die Pflanze ist haut- und schleimhautreizend.

Beispiele für Fertigarzneimittel

- Acidum nitricum S Phcp Globuli, Phönix Laboratorium (D)
- Regenaplex Nr. 79 Dilution, Regenaplex (CH/D)
- Solunat Nr. 8 spagyrische Tropfen, Soluna (D)

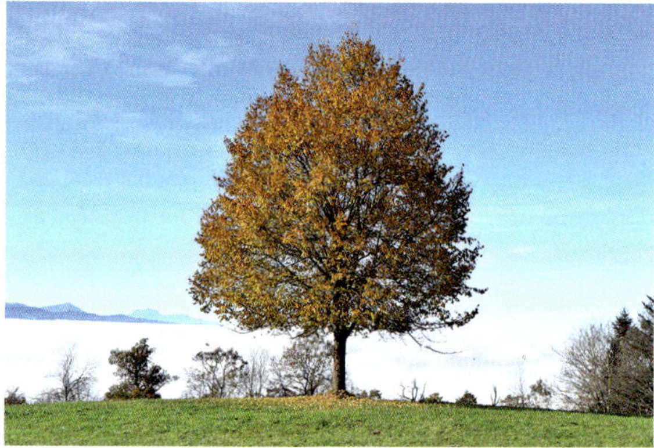

▶ **Abb. 6.243** Linden bilden häufig eine herzförmige Silhouette.

6.83 Linde (Sommerlinde) – *Tilia platyphyllos* Scop.

Seit dem Ende der letzten Eiszeit ist die Linde von Europa bis nach Westasien heimisch und wächst wild gerne an Waldrändern, an lichten Stellen in Mischwäldern oder wird in Parkanlagen und entlang von Alleen gepflanzt. Mancherorts wird bei der Geburt eines Stammhalters eine Linde gesetzt. Viele Dörfer besaßen früher in ihrem Zentrum eine Linde, unter der man sich traf und Feste feierte. Überreste sogenannter Tanzlinden, deren Äste waagrecht gezogen und mit Bretterböden gedeckt wurden, sind Zeuge dieses beinahe vergessenen Brauchtums.

Die Linde kann eine Höhe von bis zu 40 Metern, einen Stammumfang von bis zu 12 Metern und ein Alter von 500 bis 1000 Jahren erreichen. Am liebsten behagen ihr relativ trockene und kalkhaltige Böden. In Störzonen und auf Wasseradern gedeiht die Linde schlecht, sie ist ein Strahlenflüchter. Meist bilden Linden eher kurze und kräftige Hauptstämme und Kronen mit (um 180 Grad gedrehter) herzförmiger Silhouette (▶ **Abb. 6.243**). Die Rinde junger Bäume ist braun und glatt, im Alter wird diese immer dunkler und gefurchter. Das Holz ist weich, weshalb es gerne für Schnitzerarbeiten genutzt wird. Ihre auf der Oberseite dunkelgrünen Blätter sind langestielt und ebenfalls herzförmig.

Sieh dies Lindenblatt! Du wirst es
Wie ein Herz gestaltet finden.
Darum sitzen die Verliebten
Auch am liebsten unter Linden.

Heinrich Heine [25]

Der süßlich duftende und schmeckende Blütenstand setzt sich aus einem schiffchenförmigen Hochblatt und einer Trugdolde aus gelblichen Einzelblüten zusammen. Die Blüte enthält in den gelben Teilen eine beachtliche Menge an Flavonoiden, ätherische Öle und zusätzlich 10 % Schleimstoffe. Früher wurde die Linde einer eigenen

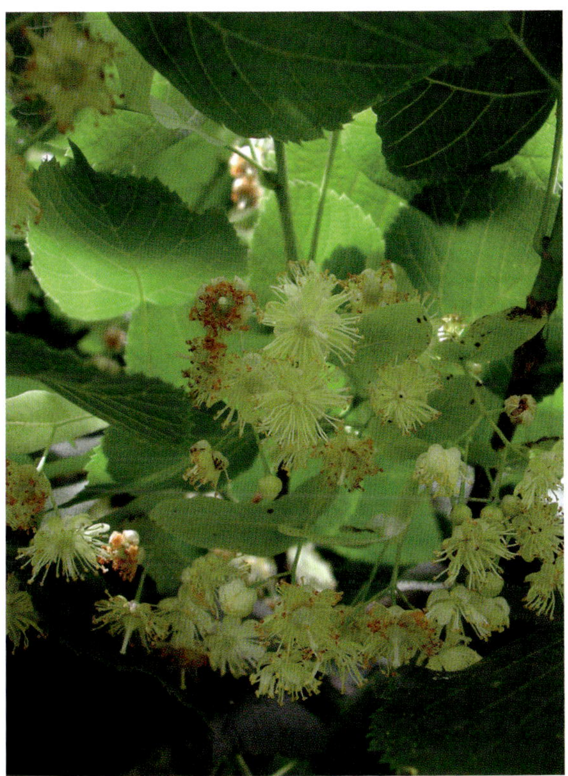

▶ **Abb. 6.244** Die Lindenblüten mit ihrem flavonoidhaltigen Hochblatt (Schiffchen) wird gerne als Tee zubereitet.

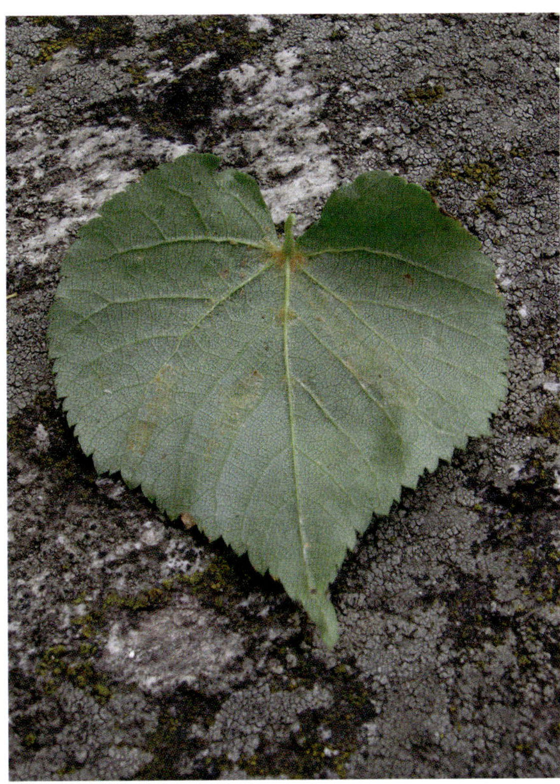

▶ **Abb. 6.245** Die rostbraunen Haarbüschel in den Achseln der Blattnerven sind das Haupterkennungsmerkmal der Winterlinde.

Familie zugeordnet, heute den Malvengewächsen. Der hohe Schleimgehalt in den Blüten macht die Neuzuordnung ansatzweise nachvollziehbar. Nach der Bestäubung entwickeln sich kugelige, einsamige Nüsschen, die fein behaart sind.

Die Blüten inklusive der Schiffchen, Tiliae flos (▶ **Abb. 6.244**), besitzen hustenlindernde, auswurffördernde, harn- und schweißtreibende, abwehrsteigernde und leicht beruhigende und schlaffördernde Wirkungen. Pfarrer Künzle empfahl Tee zur Entgiftung: „Lindenblütentee fördert den Schweiß- und Urinabgang und führt damit ungemein viel schädliche Stoffe aus dem Körper hinaus. Durch das Reinigen der Luftwege, das Öffnen der Hautporen und Entlasten der Wasserkanäle beruhigt er die Nerven, bringt guten Schlaf, was eines der Haupterfordernisse rascher Kräftewiederherstellung ist“ [54]. Zudem entfalten Lindenblüten eine das Herz-Kreislauf-System stärkende Eigenschaft, die sich signatorisch in der herzförmigen Blattgestaltung und Baumsilhouette zeigt. Meist werden die Blüten als Tee, Tinktur oder Sirup eingenommen. Der aus der Rinde hergestellte Tee wurde früher zur Anregung der Ausscheidung und äußerlich als wundheilende Auflage eingesetzt.

Neben der Sommerlinde, *Tilia platyphyllos*, wird auch ***Tilia cordata***, die **Winterlinde,** gleichermaßen verwendet. Diese unterscheidet sich nur wenig von ihrer Schwester: Ihre Blüten zeigen sich in Büscheln von 4 bis 10 Blüten (Sommerlinde 3 bis 5), sie hat kleinere Blätter und auf der Blattunterseite in den Achseln der Blattnerven rotbraune Haarbüschel (die Sommerlinde gelblichweiße) (▶ **Abb. 6.245**). Die Winterlinde blüht einige Wochen später und ist auch in nördlichen Gegenden Europas zu finden. Die Sommerlinde bevorzugt eher südlichere Standorte.

Neben der heilkundlichen Anwendung bietet die Linde noch weiter Verwendungsmöglichkeiten. Im Frühling sind die ganz jungen Blätter für ein paar Tage ein toller Salatzusatz. Die Linde ist neben Eiche, Hasel und Holunder eine der am tiefsten kulturell und mythologisch verankerten Bäume Mitteleuropas. Sie war traditionell einer Muttergottheit und später der Jungfrau Maria geweiht. Außerdem ist der Baum Gegenstand vieler Mythen und Sagen: In der Legende von Siegfried wird der Held Siegfried unverwundbar durch ein Bad in Drachenblut. Allerdings bedeckt dabei ein Lindenblatt eine Stelle zwischen seinen Schulterblättern, wodurch er ebenda verletzlich bleibt und durch einen Speerstoß auf diese Körperstelle stirbt. Die Linde hat sogar in unserem Wortschatz Spuren hinterlassen:

- Das Wort „subtil“ stammt vom lat. „sub-tilia“, was „unter der Linde“ bedeutet und für „fein“ und „differenziert“ steht.
- Basteln: Lindenbast, die innere Rindenschicht, wurde früher zum Herstellen von Puppen und Spielfiguren verwendet.

Indikationen Abwehrschwäche, Atemwegserkrankung, Bronchitis, Erkältung, Fieber, Grippe, Husten, Infektion, Nervosität, Ödem, Reizhusten, verminderte Schweißbildung

Nebenwirkungen und Kontraindikationen Keine bekannt, eine Daueranwendung bei Herz-Kreislauf-Schwäche wird nicht empfohlen.

Beispiele für Fertigarzneimittel

- Erkältungstee Bombastus Filterbeutel, Bombastus-Werke (D)
- Huluna Hustenpastillen, Nestmann (D)
- Künzle Erkältungstee, Kräuterpfarrer Künzle (CH)
- Malva comp. Oleum, Wala (CH/D)
- Sidroga Erkältungstee, Sidroga (CH/D)

6.84 Löwenzahn, Gewöhnlicher – *Taraxacum officinale* L.

Dieser kosmopolitische Weltenbummler gedeiht fast auf der ganzen Erdkugel auf Wiesen, Feldern, Schuttplätzen und an den Rändern von Wegen. Aufgrund ihrer geringen Bedürfnisse kommt die Ruderalpflanze sowohl mit sonnigen als auch mit schattigen Standorten zurecht. Wo sie in großen Beständen vorkommt, zeigt sie saure, nähr- und stickstoffreiche Böden und Überdüngung an (► **Abb. 6.246**). Die Art unterteilt sich in viele Unter- und Kleinarten, welche schwierig zu unterscheiden sind.

Mit einer tiefen, bis zu 2 Meter langen, mehrköpfigen Pfahlwurzel holt die mehrjährige Heilpflanze und wahre Bodenheilerin Mineralstoffe und Spurenelemente aus tiefen Schichten, neutralisiert Übersäuerung und lockert verdichte Böden auf (► **Abb. 6.247**). Die grundständige Blattrosette besitzt lanzett- bzw. eiförmige Blätter mit charakteristischer Zähnung am Blattrand. Je sonnenexponierter der Standort, desto tiefer eingeschnitten und gezähnt sind die Blätter. Damit gibt die Blattgestaltung eine Signatur des Besonnungsgrades wider.

An einem runden, hohlen Stängel, der bis zu 30 Zentimeter lang sein kann und weißlichen Milchsaft führt, bildet sich eine endständige Scheinblüte mit vielen einzelnen Zungenblüten auf einem kugelförmigen Fruchtboden (Pfaffenröhrchen). Die charakteristisch gelbe Farbe der leicht süßlich duftenden Blütenblätter erstellt den Bezug zur Leber-Galle-Wirksamkeit des Löwenzahns. Nach dem Verblühen bildet sich eine vielstrahlige Pusteblume mit braunen Flugsamen.

In der Heilpflanzenkunde werden sowohl die Wurzel, Taraxaci radix, als auch die Blätter, Taraxaci folium, verwendet (► **Abb. 6.248**), neuerdings auch die ganze Pflanze, Taraxaci radix cum herba. Alle Anteile besitzen stoffwechsel- und ausscheidungsfördernde Eigenschaften. Die

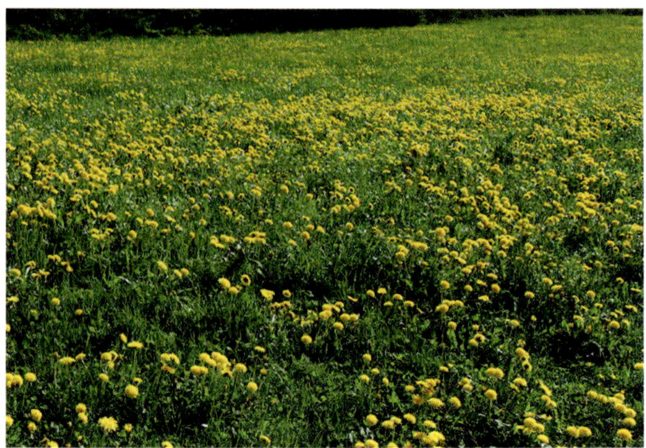

► **Abb. 6.246** Fettwiesen voller Löwenzahn zeugen von Überdüngung und Übersäuerung des Bodens.

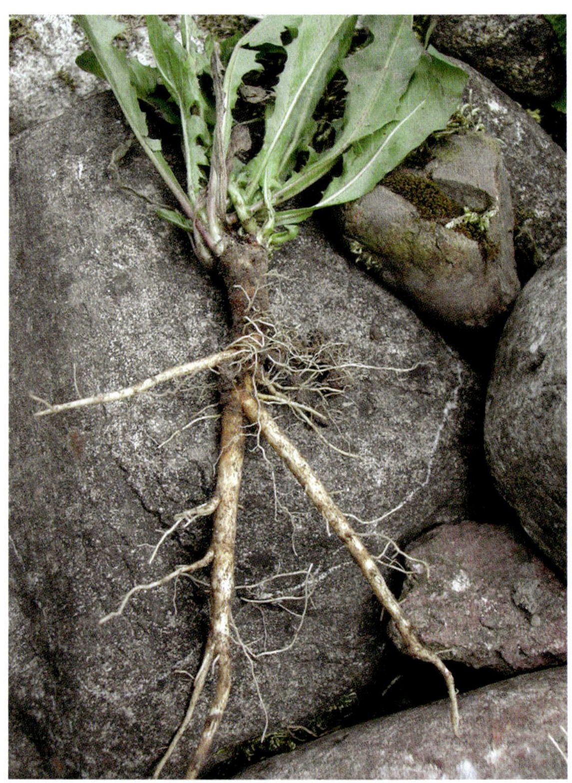

► **Abb. 6.247** Die lange Pfahlwurzel bricht verdichtete Böden auf.

Harnbildung (Bettpisser, Brunzer), die Verdauung und die Leber-Galle-Funktion werden angeregt. Die harntreibende Qualität ist im Blatt etwas stärker vorhanden als in der Wurzel. Auch die Darmperistaltik und die Funktion der Bauchspeicheldrüse werden unterstützt.

Alle Anteile schmecken im Frühling kräftig bitter, im Herbst entwickelt die Wurzel durch die zunehmend eingelagerte Stärke eher einen süßlichen Geschmack. In der Bildung der Blüten und in deren Farbe zeigt sich ein starker Bezug zu Sonne und vor allem zu Jupiter; dieser kommt auch in der deutlichen Leberwirkung zum Tragen. Im hohlen Stängel zeigt sich signatorisch die ausschei-

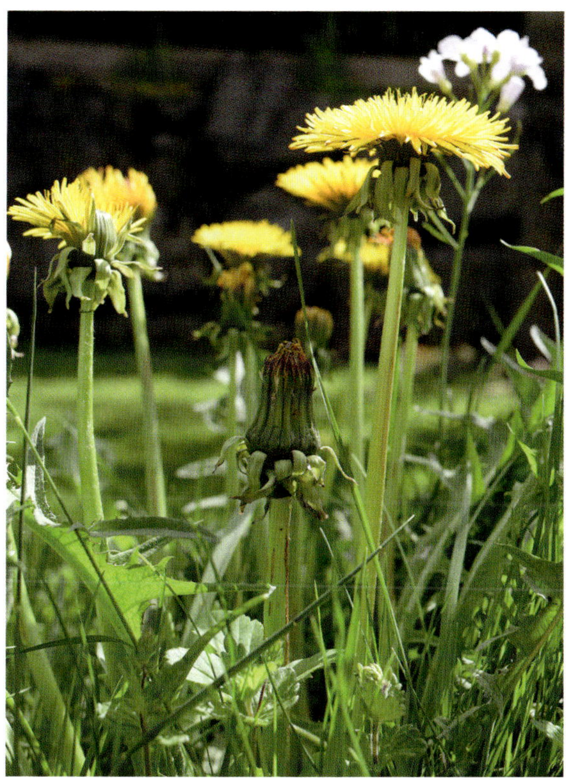

► Abb. 6.248 Junge Blätter, Blüten, Wurzeln und noch geschlossene Knospen lassen sich in der Wildkräuterküche vielseitig verwenden.

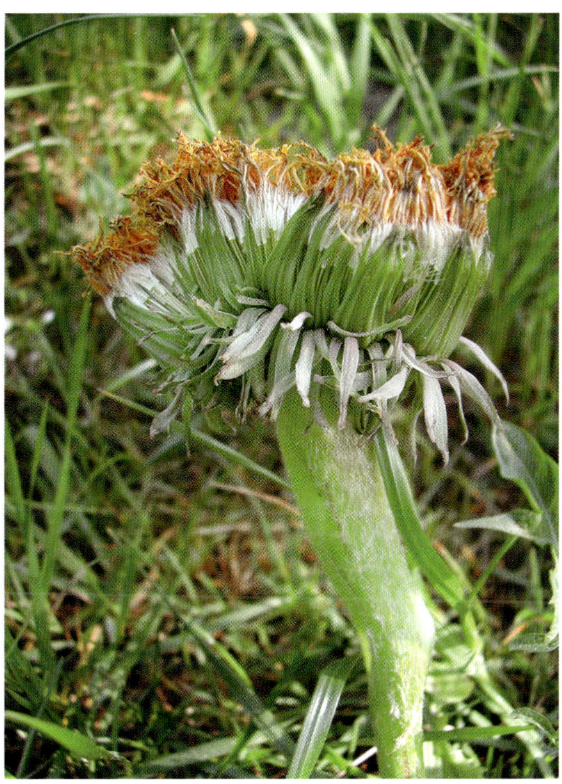

► Abb. 6.249 Die durch pathogene Reize ausgelöste Verbänderung (Fehlbildung) des Löwenzahns zeigt eine Entsprechung zu seiner Anwendung bei Krankheiten, die durch unseren Lebensstil mitverursacht oder gefördert werden.

dungsfördernde Wirkung. Die dynamische Entfaltung der Blattrosette im Frühling, das Aufrollen der Blattstängel im Wasser und das Durchbrechen von Asphalt oder Mauern spiegeln das kräftig aktivierende Potenzial der Pflanze wider. Altlasten werden aufgelöst, bewegt und zur Ausscheidung gebracht. Das Gedeihen an belasteten und unwirtlichen Standorten zeigt die stark entgiftende Qualität auf. Dies macht Löwenzahn zu einem beinahe bei allen Beschwerden und Krankheitsbildern einsetzbaren Heilmittel.

Die Häufigkeit des Löwenzahns auf europäischen Wiesen hat sich in der zweiten Hälfte des letzten Jahrhunderts (vor allem in den 1960er- und 70er-Jahren) durch den zunehmenden Wohlstand und den damit einhergehenden vermehrten Fleischkonsum gesteigert. Je mehr Mist und Jauche auf die Felder gebracht wurde, desto ärmer wurde deren Biodiversität. Viele Fettwiesen weisen heute nur noch wenige Pflanzenarten auf: Ampfer, Hahnenfuß, einzelne Gräserarten und eben Löwenzahn. Interessanterweise stieg mit der zunehmenden Wohlstandskost mit einem zu hohen Anteil tierischer Nahrungsmitteln, zu viel Zucker und minderwertigen Fettsäuren auch die Häufigkeit von Zivilisationskrankheiten wie Diabetes mellitus II oder Hypercholesterinämie. Der stoffwechsel- und ausscheidungsanregende Löwenzahn ist ein wichtiges Unterstützungsmittel bei ernährungs- und zivilisationsbedingten Beschwerden – so schließt sich der Kreis (► Abb. 6.249).

Als Anwendungsformen beliebt sind Tee, Tinkturen oder Fertigarzneimittel. Bekannt ist aber ebenso die Verwendung in der Wildkräuterküche, als Blütenhonig, Presssaft oder Smoothie.

Rezept für Löwenzahnhonig

200 g frische Blüten (nur die gezupften gelben Zungenblüten ohne Blütenboden) mit 1 l Wasser und einigen Zitronenschnitzen ansetzen, unter gelegentlichem Rühren 1 Std. leicht kochen lassen, abseihen, ohne die Zitronenschnitze auszudrücken. Die erhaltene Flüssigkeit nochmals auf 1 l ergänzen, mit ca. 600 g Rohrzucker einkochen, bis sie beginnt, Fäden zu ziehen, dann heiß in Gläser abfüllen. Anstelle des Einkochens kann auch mit pflanzlichem Geliermittel wie Pektin eingedickt werden.

Humoralmedizinisch betrachtet zeigt Löwenzahn eine starke Verbindung zur Gelbgalle. Einerseits fördert er die Kochungen, andererseits aber auch die Elimination übermäßiger Gelbgalle oder deren Verunreinigungen über die Anregung der Gallenflüssigkeit und der Harnausscheidung. Als milzwirksame Pflanze vermag Löwenzahn zusätzlich schwarzgallige Pathologien zu entschärfen. Sein breites Wirkungsvermögen macht diese Heilpflanze zu einem weiteren Universalheilmittel bei mannigfachen Krankheitssymptomen.

Indikationen Akne, Appetitlosigkeit, Arteriosklerose, Arthrose, Cellulitis, Ekzem, Gicht, Hautausschlag, verminderte Leber-Galle-Funktion, Nieren-Blasen-Leiden, verminderte Pankreasfunktion, Rheuma, prophylaktisch gegen Steinbildung, Stoffwechselschwäche, Verdauungsstörung, Verstopfung

Nebenwirkungen (entfallen bei Anwendung in spagyrischer oder potenzierter Form) Selten Auslöser von Kontaktallergien

Kontraindikationen (entfallen bei Anwendung in spagyrischer oder potenzierter Form)

- Darmverschluss, Gallenwegsverschluss, Hyperazidität des Magens, Korbblütlerallergie, Magen-Darm-Geschwür
- Vorsicht bei Gallensteinleiden
- Keine Durchspülungstherapien (mit 1–1,5 l Tee auf nüchternen Magen innerhalb kurzer Zeit getrunken!) bei Ödemen infolge einer Herz- oder Niereninsuffizienz

Beispiele für Fertigarzneimittel

- Amara-Tropfen, Weleda (CH/D)
- Boldocynara Tropfen, Bioforce (CH)
- Imupret N Dragees, Bionorica (CH/D)
- Schoenenberger Löwenzahnsaft, Schoenenberger (CH/D)
- Taraxacum Urtinktur, Ceres (CH/D)

6.85

Lungenflechte, Echte – *Lobaria pulmonaria* (L.) Hoffm.

Diese Flechte der kühlen, nördlichen Gefilde, der Alpen und des Balkans wächst gerne in feuchten Bergwäldern, bevorzugt auf Ahorn-, Eichen- oder Buchenbäumen (▶ **Abb. 6.250**). Ihr Bestand gilt als gefährdet, da ihr genehme alte Bäume oft zu früh der Holzwirtschaft zum Opfer fallen. Wie alle Flechten gilt auch die Lungenflechte als Indikator für gute Luftqualität.

Der handtellergroße Flechtenkörper ist auf der Oberfläche von einem Netz kleiner Einbuchtungen überzogen. Er besitzt eine gewisse Ähnlichkeit mit dem Lungengewebe mitsamt Alveolenbläschen und nimmt damit den Lungenbezug signatorisch vorweg (▶ **Abb. 6.251**). Die Lappen sind geteilt und auf der Unterseite filzig behaart. Die Oberseite ist von grüner oder rotbrauner Farbe, die Unterseite hellbraun.

Die Lungenflechte wirkt hustenlindernd, keimhemmend und immunregulierend.

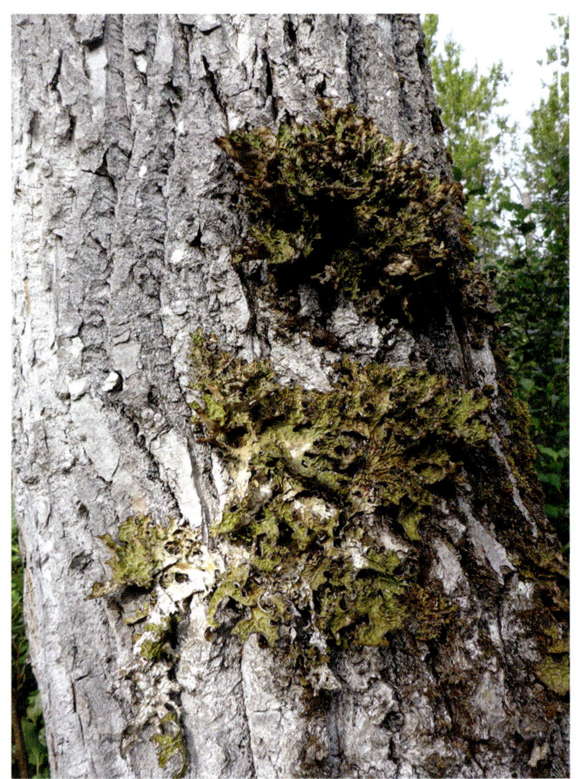

▶ **Abb. 6.250** Lungenflechte an einem Eichenstamm.

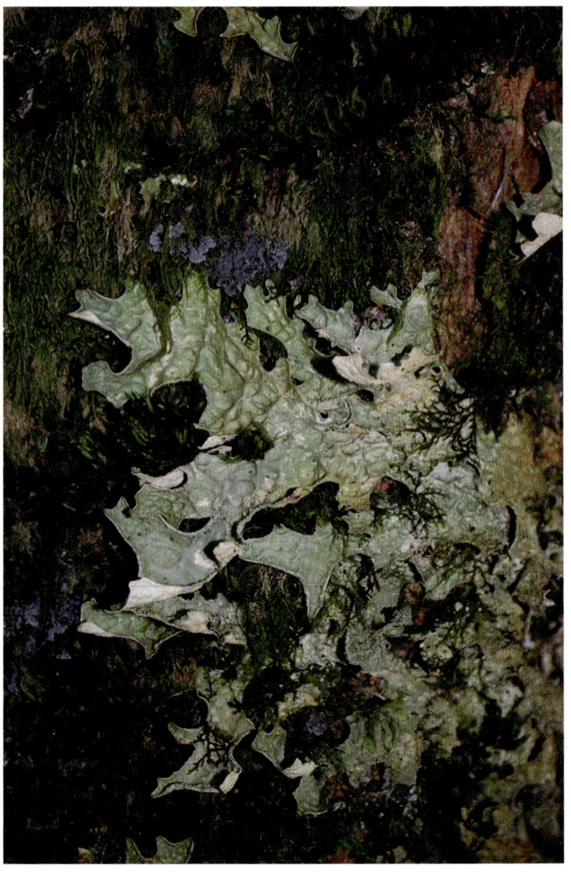

▶ **Abb. 6.251** Die Struktur der Lungenflechte zeigt eine Analogie zum Lungengewebe.

Indikationen Atemwegserkrankungen, Bronchitis, Erkältung, Grippe, Husten, Nasennebenhöhlenentzündung, Schnupfen

Nebenwirkungen und Kontraindikationen Keine

Beispiele für Fertigarzneimittel

- Bronchialis-Heel Tabletten, Heel (D)
- Hustenchügeli für Kinder Globuli, Omida (CH)
- Lichenes comp. (CH), Flechtenhonig (D) Sirup, Weleda
- Stodal Sirup, Boiron (CH)

6.86 Lungenkraut, Geflecktes – *Pulmonaria officinalis* L.

Eine der schönsten Sammlungen von Signaturen findet sich beim Lungenkraut, das in schattigfeuchten Waldstücken, an Ufern und auf Wiesen bevorzugt auf kalkreichen Böden wächst (▸ Abb. 6.252). Die ausdauernde Pflanze bildet aus einer dünnen Wurzel am Boden liegende Grundblätter und im oberen Bereich des Stängels längliche, in eine Spitze auslaufende, rauhaarige Blätter.

Ganz charakteristisch für das gefleckte Lungenkraut sind die weißfleckigen Blattoberseiten, die an Lungenalveolen erinnern (▸ Abb. 6.253).

Der bis zu 30 Zentimeter hohe, kräftig behaarte Stängel verzweigt sich in der Blütenregion und bildet an seinem Ende den Blütenstand. Die Einzelblüte ist erst rot gefärbt, später wechselt sie ihre Farbe zu Blau. Der Farbwechsel hat mit den säurebasenlabilen Anthocyanen zu tun. Im sauren Milieu zeigt die Blüte sich in roter, nach der Bestäubung im alkalischen Milieu in blauer Farbe. Damit versucht die Pflanze die Arbeit der zur Zeit der Blüte im März noch raren Bestäuber zu erleichtern. Der Farbwechsel erinnert an den des Blutes bei der Arterialisierung im Lungenkreislauf (▸ Abb. 6.254).

Das Lungenkraut zeigt mit seiner für Borretschgewächse typisch rauen Behaarung den Gehalt an Kieselsäure und den Bezug zum Flimmerhaarepithel an. Beim Kauen der Blätter wird auch der Schleimstoffgehalt mit seinem leicht süßlichen Geschmack bemerkbar. Pulmonariae herba, dass im Frühling geerntete Kraut, besitzt schleimhautregenerierende und auswurffördernde Wirkung.

Das Lungenkraut war bis ca. 1940 eine der wichtigsten Lungenpflanzen und wurde u. a. als Adjuvans bei Lungentuberkulose empfohlen. Es verlangsamt bei der Anwendung den Zerfall des Lungengewebes, unterstützt den Auswurf des zähen Schleims und wirkt gleichzeitig entzündungshemmend und schleimhautregenerierend.

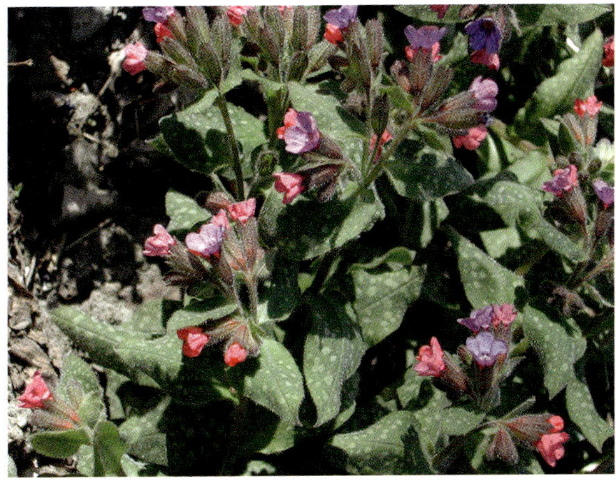

▸ **Abb. 6.252** Das Lungenkraut liebt halbschattige oder sogar schattige Standorte.

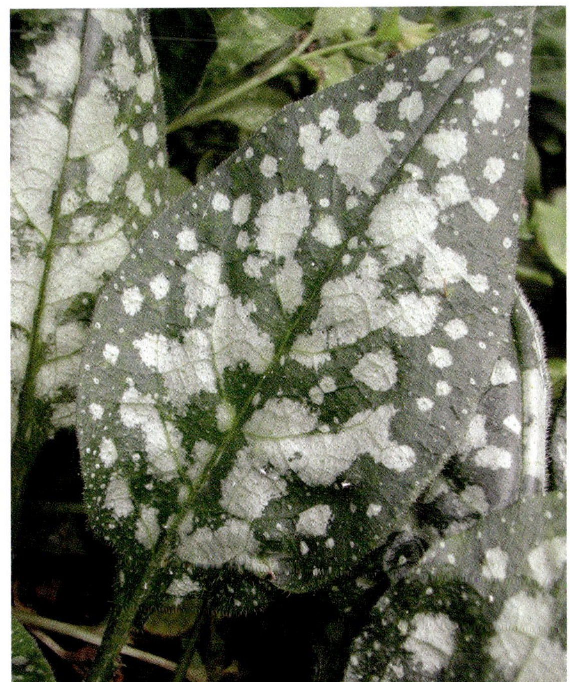

▸ **Abb. 6.253** Lungenkrautblätter zeigen eine lungenflügelähnliche Blattform, welche die Analogie zur Anwendung als Lungenheilmittel bei Atemwegserkrankungen aufweist.

Lungenwein Rezeptur

1–2 Handvoll frische, feingeschnittene Blätter und Blüten des Lungenkrautes werden in 1 L Malaga oder einem anderen Süßwein angesetzt und nach 7 Tagen sanft abgepresst.

Bei Husten, Erkältung oder „Schwäche auf der Lunge" kann täglich 1–2 Likörgläschen voll Lungenwein eingenommen werden.

Der Weinauszug ist knapp ein Jahr haltbar, wenn der Alkoholgehalt ca. 20 % beträgt. Für eine längere Haltbarkeit muss noch etwas Wodka (1:50) hinzugefügt werden.

Praxis

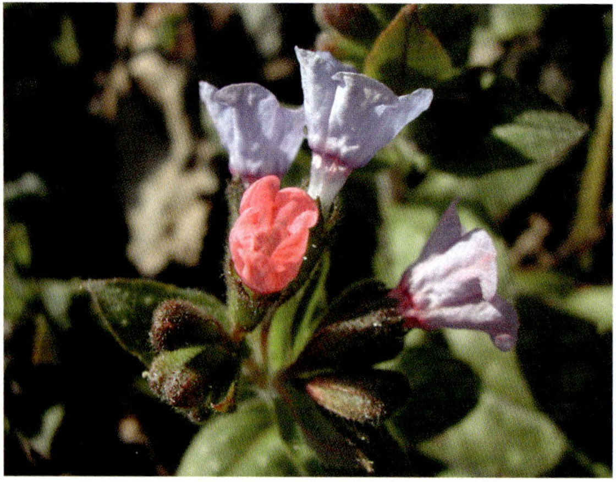

▶ **Abb. 6.254** Die Blüten des Lungenkrauts wechseln nach der Bestäubung die Blütenfarbe von Rot zu Blau.

Indikationen Atemwegserkrankung, Bindegewebsschwäche, Bronchitis, Erkältung, Grippe, Heiserkeit, Husten, Verschleimung

Nebenwirkungen und Kontraindikationen Keine

Beispiele für Fertigarzneimittel

- Apulo spag. Peka Saft, Pekana (D)
- Drosera F Komplex Nr. 105 Dilution, Nestmann (D)
- Hildegard von Bingen Lungenkrautwein, DiVeRa (D)
- Pulmonaria Urtinktur, DHU (D)
- Solunat Nr. 15 spagyrische Tropfen, Soluna (D)

6.87 Maiglöckchen – *Convallaria majalis* L.

Diese Heilpflanze war bis vor ca. 60 Jahren ein bedeutendes Herzmittel in Süddeutschland und der Schweiz, heute ist das Maiglöckchen meist nur noch als Ziersträußchen bekannt. Es wächst in Mittel- und Osteuropa, Nordasien und mittlerweile auch in Nordamerika in lichten Laubwäldern mit Eichen und Buchen oder am Waldrand. Es bevorzugt leicht schattige und feuchte Standorte mit lehmigen, sauren oder kalkhaltigen Böden und gedeiht auch auf Störzonen gut.

Ein helles Rhizom durchzieht kriechend den Boden und bildet im Frühjahr 2 bis 3 grundständige, längliche und herzförmige Blätter, die anfänglich eng zusammengerollt sind. In der Form und Entfaltung der Blätter zeigt sich die Herz- und Gefäßsignatur der altbewährten Heilpflanze (▶ Abb. 6.255).

Die Blätter werden gelegentlich mit denen des Bärlauchs verwechselt, woraus tödliche Vergiftungen resultieren können. Im Unterschied zum Bärlauch entrollen sich die dunkelgrünen Blätter des Maiglöckchens (▶ Abb. 6.256), als ob sie einen gemeinsamen Blattstiel

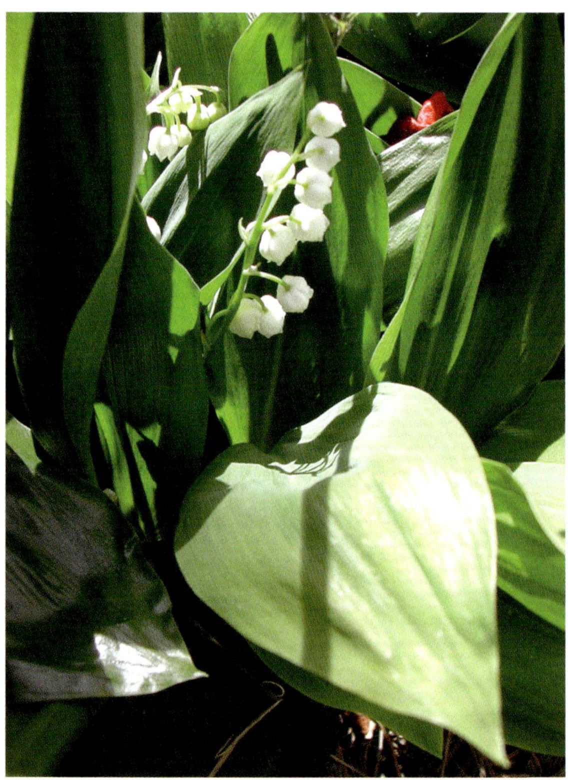

▶ **Abb. 6.255** Das Maiglöckchenblatt zeigt in seiner Form eine Herzsignatur.

(Scheinstängel) hätten, außerdem besitzen sie eine deutlich schwächere Mittelrippe als Bärlauch. Die Konsistenz der Maiglöckchenblätter ist wegen einer wächsernen Schicht auf der Oberseite derber als diejenige von Bärlauch. Eine Verwechslung kann bei genauer Betrachtung leicht ausgeschlossen werden. Man sollte den Unterschied allerdings nicht allein am Geruch prüfen: Wer einmal Bärlauchblätter in den Händen gehalten hat, riecht deren Duft an allem, was er anfasst.

Aus der Mitte der Blätter des Maiglöckchens sprießt ein blattloser Blütenstängel, an dem weiße Glöckchen mit einem angenehm süßlichen Duft hängen. Aus diesen entwickeln sich später rote, ebenfalls herzförmige Beerenfrüchte mit hellbraunen Samen (▶ Abb. 6.257).

Das Kraut, Convallariae herba, wurde bis in die 1980er-Jahre als Tee oder Tinktur in der Behandlung von Herz-Kreislauf-Schwäche eingesetzt. Die Wirkung auf das Herz ist eine herzmuskelanregende, außerdem sind entwässernde, venentonisierende, venendruckregulierende, durchblutungsfördernde Eigenschaften vorhanden, ohne das Risiko einer Kumulation, wie es beim Purpurnen Fingerhut der Fall ist. Mittlerweile gibt es nur noch vereinzelte naturheilkundliche Präparate, Maiglöckchen wird zumeist in spagyrischer oder potenzierter Form angewendet.

Indikationen Altersherz, Arteriosklerose, Bradykardie, Cor pulmonale, nervöse Herzbeschwerden, leichte Herz-

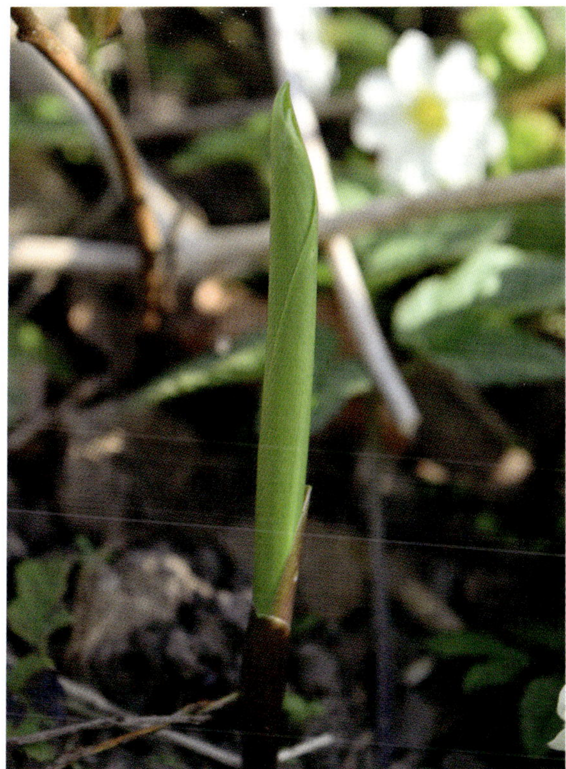

▶ **Abb. 6.256** Die Blattgeste beim Entrollen kann als Analogie zur Gefäßwirkung des Maiglöckchens betrachtet werden.

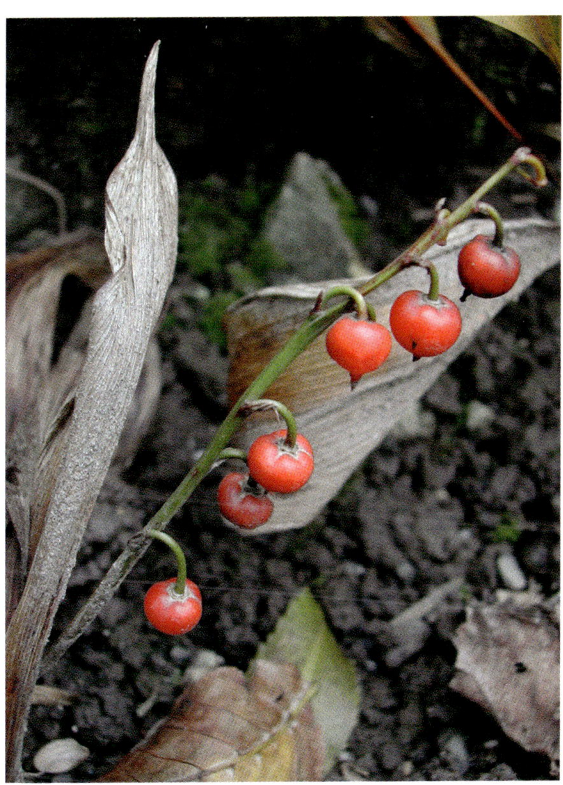

▶ **Abb. 6.257** Die herzförmige Signatur wird sowohl im Blatt als auch in der Frucht ersichtlich.

insuffizienz, Herzklopfen, Herzrhythmusstörung, Hypotonie, Ödem, Schwindel

Nebenwirkungen und Interaktionen (entfallen bei Anwendung in spagyrischer oder potenzierter Form) Die ganze Pflanze ist giftig und kann Übelkeit, Krämpfe, Hypertonie, Atemlähmung oder Herzstillstand verursachen. Interaktionen sind bekannt mit Calcium, Abführmittel, Glukokortikoiden.

Kontraindikationen (entfallen bei Anwendung in spagyrischer oder potenzierter Form) Digitalismedikation, Kaliummangelzustände

Fertigprodukte Beispiele

- Angioton H Dilution, DHU (D)
- Convallaria D 4, D 6 Dilution, Ceres (CH/D)
- Convallaria H Nr. 40 Dilution, Nestmann (D)
- Convallysan M Dilution, Hanosan (D)
- Coro-Calm Dilution, Pekana (D)
- Kalmia S Oligoplex Dilution, Madaus (D)

6.88 Mariendistel – *Silybum marianum* Gaertn.

Diese schmucke Distelart wächst heute in Südeuropa, Nordafrika, Südrussland, Australien und Amerika auf Schuttplätzen, Brachflächen, Kies- und Geröllhalden. Wenn möglich bevorzugt sie sonnenbeschienene, eher trockene Standorte. Der ein- bis zweijährige stattliche Korbblütler erreicht eine Höhe bis zu 180 Zentimetern und bildet erst eine grundständige Rosette mit großen, dornig gezähnten und mit weißen Flecken überzogenen Blättern (▶ **Abb. 6.258** und ▶ **Abb. 6.259**). Die griechische Mythologie überliefert dazu folgende Erklärung: Der außerehelich gezeugte Sohn von Zeus, Herakles, besaß unglaubliche Kräfte. Als Zeus ihn an der Brust seiner schlafenden Gattin saugen ließ, erwachte diese und stieß Herakles von sich. Da das Kleinkind so stark sog, verspritzte ein Teil der Muttermilch bis ins Weltall, wo sie heute noch als Milchstraße sichtbar ist. Der andere Teil ergoss sich über die Erde und hielt sich dort als weiße Flecken auf der Mariendistel und weiteren Pflanzen.

Der Blütenstand der Pflanze zeigt sich als mit stacheligen Kelchblättern versehene Kugel aus purpur-violetten Röhrenblüten. Daraus entwickelt sich später ein weißhaariger Pappus mit Samen, die den Kernen der Sonnenblume ähnlichsehen. Diese Fruchtbildung und das Vor-

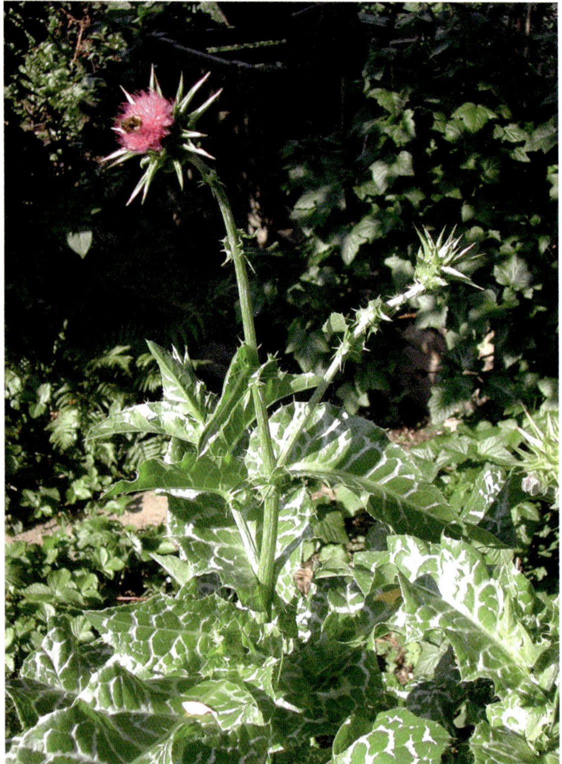

▶ **Abb. 6.258** Die bis mannshohe Distel ist in allen Teilen mit wehrhaften Stacheln besetzt.

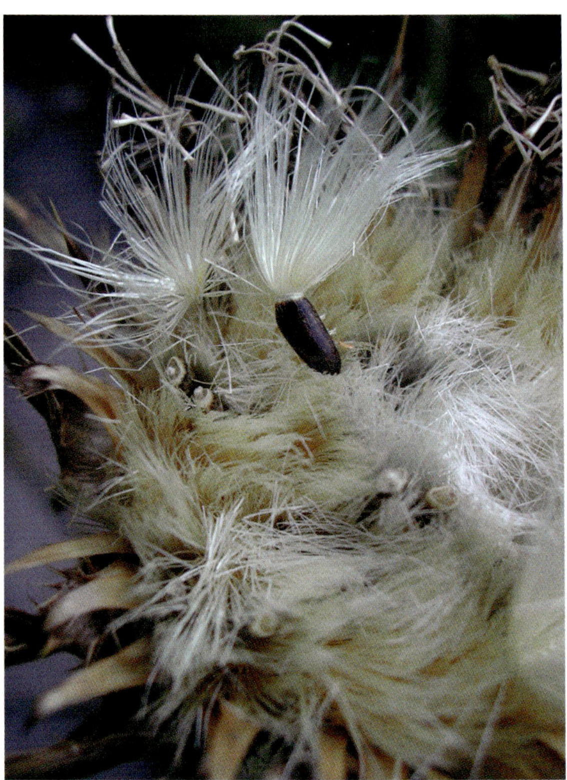

▶ **Abb. 6.260** Die Früchte der Mariendistel sind die besonders heilkräftigen Teile der Pflanze.

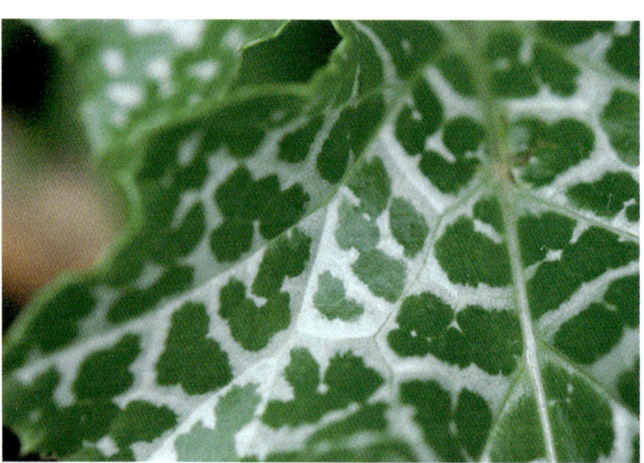

▶ **Abb. 6.259** Die weiß gefleckten Blätter sind charakteristisch für die Mariendistel.

handensein von Flugsamen sind ein typisches Charakteristikum der Korbblütler, denen die Mariendistel zugeordnet wird.

Das gewellte Blatt, vor allem aber die Frucht, Silybi fructus (▶ **Abb. 6.260**), entfaltet verdauungsfördernde (Magendistel), die Leber und Galle anregende, entzündungshemmende und antioxidative Eigenschaften. Das wirkliche Potenzial der Mariendistel liegt jedoch in ihrer die Leberzellen regenerierenden, die Leber und das Pfortadersystem erwärmenden sowie durchblutungsfördernden und somit entstauenden Wirkung (Leberkraut, Gallendistel). Sie wird darum als das Leberparenchymmittel bezeichnet. Wie viele andere Lebermittel wird sie auch bei Fieber (Fieberdistel) eingesetzt, da die Elimination der Immunkomplexe und Toxine verbessert wird.

Wie alle Disteln wird auch Silybum in der Signaturenlehre mit stechenden Schmerzen, z. B. im Rahmen rheumatischer Erkrankungen, verknüpft. Die weißen Blattflecken erklären den Bezug zur lymphflussanregenden Wirkung, wobei diese im Vergleich mit anderen Pflanzen relativ schwach ausfällt. Auch wenn in ihrem Namen ein Bezug zu einer weiblichen Gottheit anklingt, kommen in dieser Distelart trotzdem vor allem Signaturzeichen des Marsprinzips (▶ **Abb. 6.261**) zum Ausdruck, zusätzlich in den ölhaltigen Samen und der Leberwirkung auch ein Aspekt Jupiters.

Naturheilkundlich wird die Mariendistel meist in Form von Tinkturen oder Fertigarzneimitteln eingesetzt. Bei Teezubereitungen erfolgt eine zu geringe Wirkstofflösung.

Indikationen Appetitlosigkeit, Dyspepsie, adjuvant bei Gelbsucht, chronische Lebererkrankung, verminderte Leber-Galle-Funktion, Leberstauung, beginnende Leberzirrhose, Pfortaderstauung, leberbedingte Migräne, Seitenstechen, Verstopfung

Nebenwirkungen (entfallen bei Anwendung in spagyrischer oder potenzierter Form) Selten leicht abführend

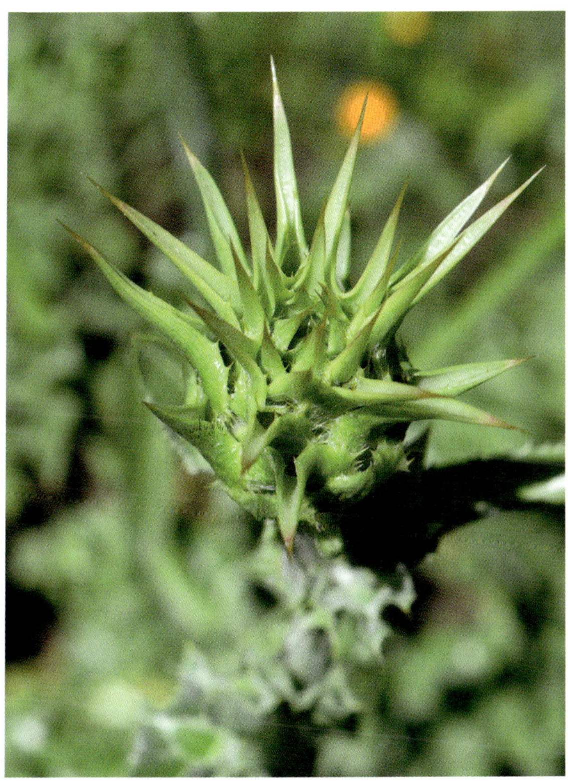

▸ **Abb. 6.261** Die Zeichen des Marsprinzips bekommt jeder Gärtner bei der Mariendistel schnell zu spüren.

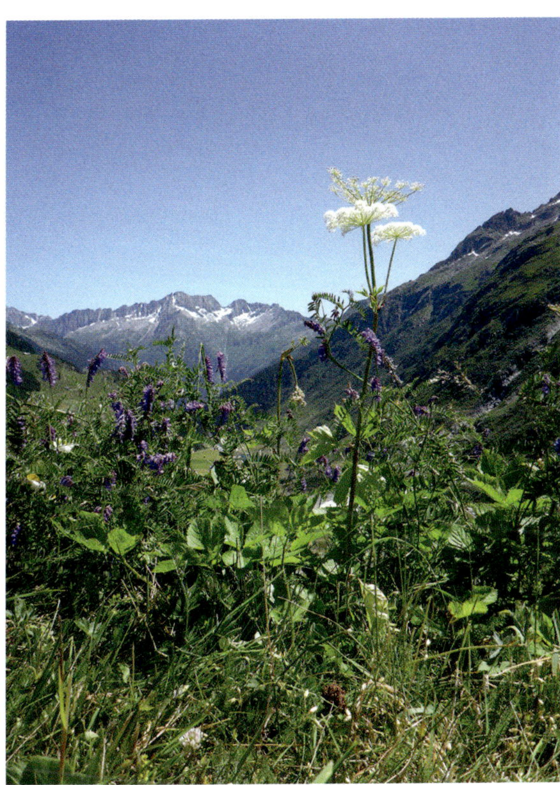

▸ **Abb. 6.262** Die Meisterwurz ist die Herrin der Bergwiesen.

Kontraindikationen (entfallen bei Anwendung in spagyrischer oder potenzierter Form) Korbblütlerallergie, fortgeschrittene Leberzirrhose

Beispiele für Fertigarzneimittel

- Arkocaps Mariendistel Kapseln, Arkopharma (CH/D/F)
- Leber-Galle-Tropfen Strath, Bio-Strath (CH)
- Legalon Kapseln, Meda Pharma (D)
- Silicur Kapseln, Kade (D)
- Taraxacum F Komplex Nr. 27 Dilution, Nestmann (D)

6.89

Meisterwurz – *Peucedanum ostruthium* L.

Früher wurde sie Imperatoria, die Kaiserin aller Bergwiesen, genannt, da sie sich bei deren Anblick deutlich von den übrigen Wiesenpflanzen abhebt (▸ **Abb. 6.262**). Im ganzen Alpenbogen bis in die Pyrenäen, Nordeuropa, Russland wächst sie mit Vorliebe auf steinigen, kalkhaltigen Alpweiden, in Geröllhalden, entlang von Bächen oder Wäldern bis auf 2700 Metern. Die mehrjährige, ausdauernde Meisterwurz ist ein Strahlensucher, der auch an lebensfeindlichen Standorten gut gedeiht.

Aus einem dicken, mehrfach verzweigten Wurzelstock treibt die Pflanze zähe, auf der Oberseite glänzend grüne und auf der Unterseite matte Blätter. Diese sind dreizählig, besitzen einen doppelt gesägten Blattrand und sind signatorisch ein Hinweis auf die Leberwirkung.

Sowohl die Blätter wie auch der Wurzelstock haben einen charakteristisch feurigscharfen Geschmack und einen würzigen Geruch, der dem der Sellerieknolle ähnlich ist (▸ **Abb. 6.263**).

Am bis zu einem Meter hohen, innen hohlen Blütenstängel zeigt sich endständig eine flache Dolde aus bis zu 50 kleinen weißen Einzelblüten (▸ **Abb. 6.264**).

Die Wurzel, Imperatoriae rhizoma, hat kräftig desinfizierende, verdauungsfördernde, krampflösende und entzündungshemmende Qualitäten. Zusätzlich regt sie die Entgiftung über Harn- und Schweißausscheidung und den Lymphfluss an. Auf die Atemwege wirkt sie schleimlösend (Brustwurz), bei Erkrankungen entfaltet sie zusätzlich abwehrstärkendes Potenzial. Sie vermittelt insgesamt einen kräftigen, stärkenden Wärmereiz (Schwindwurz), der die Körperfunktionen anregt und Kälte vertreibt. Die wärmende Qualität stärkt auch die Lebenskraft, die Entscheidungsfähigkeit und das Selbstbewusstsein. Im humoralmedizinischen Sinne besitzt die Meisterwurz ein großes Wärme- und Trockenheitsvermögen. In der Anwendung stärkt sie die Kochungen und vermindert übermäßige, gestaute oder zähe Feuchtigkeit. Ihr deutscher Name, aber auch volkstümliche Namen, wie Wohlstandswurzel oder göttliches Heilmittel, verdeutlichen die besondere Stellung, die die Meisterwurz unter den Heilmitteln innehat. Die Meisterwurz wird von

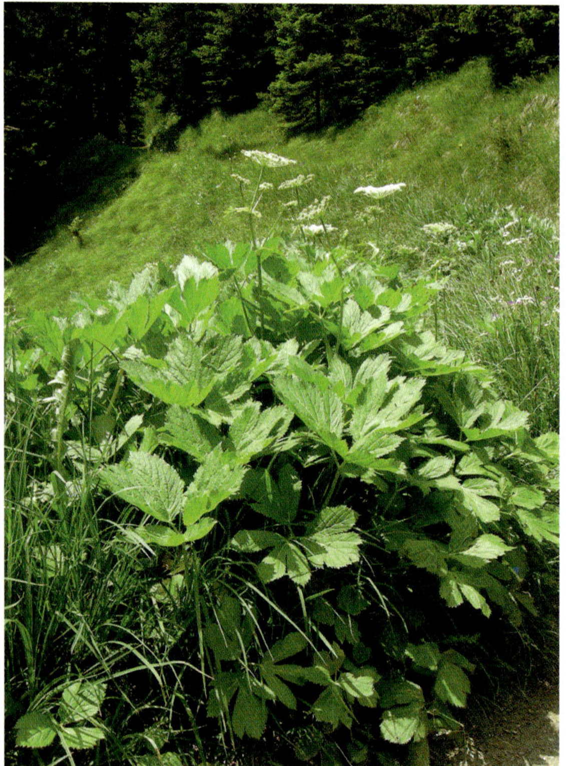

▸ **Abb. 6.263** Die Blätter der Meisterwurz lassen sich durch ihre Form und ihren würzigscharfen Geruch leicht erkennen.

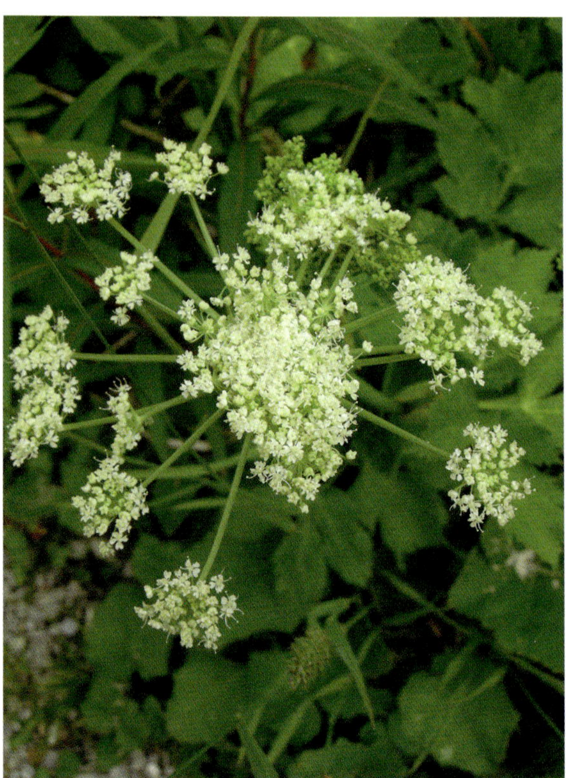

▸ **Abb. 6.264** Die Blüte verdeutlicht die Zugehörigkeit zur heilpflanzenreichen Familie der Doldenblütler.

Paracelsus als eines seiner Lieblingsmittel und vom Frankfurter Stadtarzt Adam Lonitzer (1528–1586) als „der fürnehmsten Kräuter eins/so in vielen Gebrechen dienlich" gerühmt [59]. In seiner Schärfe und der abwehrstärkenden Eigenschaft kommt Mars zum Ausdruck, die vitalisierende Kraft und das stattliche Aussehen deuten zudem auf Aspekte des Sonnenprinzips hin.

Innerlich wird Meisterwurz als Tee, Tinktur oder Fertigarzneimittel eingesetzt, eine Verwendung in der Wildkräuterküche ist ebenfalls möglich. Äußerlich sind Umschläge, z. B. bei Schwellung der Lymphknoten, Inhalationen oder Salben anwendbar.

Indikationen Abwehrschwäche, Angina, Appetitlosigkeit, Asthma, Atemwegserkrankung, Blähung, Dyspepsie, Erkältung, Frühjahresmüdigkeit, Grippe, Heiserkeit, Husten, Infekt, verminderte Leber-Galle-Funktion, Lymphknotenschwellung, Magen-Darm-Krampf, Magenschwäche, Nasennebenhöhlenentzündung, Rekonvaleszenz, Potenzschwäche, Verdauungsschwäche, Vergiftung, Verschleimung

Nebenwirkungen (entfallen bei Anwendung in spagyrischer oder potenzierter Form) Wie viele Vertreter der Doldenblütler besitzt die Meisterwurz ein gewisses Allergiepotenzial und kann selten Wiesendermatitis oder eine Fotosensibilisierung auslösen.

Kontraindikationen (entfallen bei Anwendung in spagyrischer oder potenzierter Form) Schwangerschaft, Stillzeit

Beispiele für Fertigarzneimittel

- Amara Tropfen, Weleda (CH/D)
- Imperatoria Urtinktur, Ceres (CH/D)
- Kernosan Meerrettich-Elixier, E. Kern (CH)
- Regenaplex Nr. 1 a Dilution, Regenaplex (CH/D)
- Solunat Nr. 2 spagyrische Tropfen, Soluna (D)

6.90 Melisse (Zitronenmelisse) – *Melissa officinalis* L.

Der erfrischende Duft nach südlichen Zitronenhainen der lieblich frisch schmeckenden Melissenblätter vermittelt beinahe einen Hauch von Urlaubsgefühl. Die ursprünglich im östlichen Mittelmeerraum heimische Pflanze wird heute deswegen in ganz Europa, Nordamerika und Vorderasien kultiviert und seit mehreren tausend Jahren auch medizinisch genutzt.

Das mehrjährige, krautige Gewächs liebt sonnigen, sandigen und durchlässigen Boden. Dann wächst sie bis zu einen Meter hoch und kann ein Alter von mehreren Jahrzehnten erreichen. Ihre meist sanft behaarten Stängel

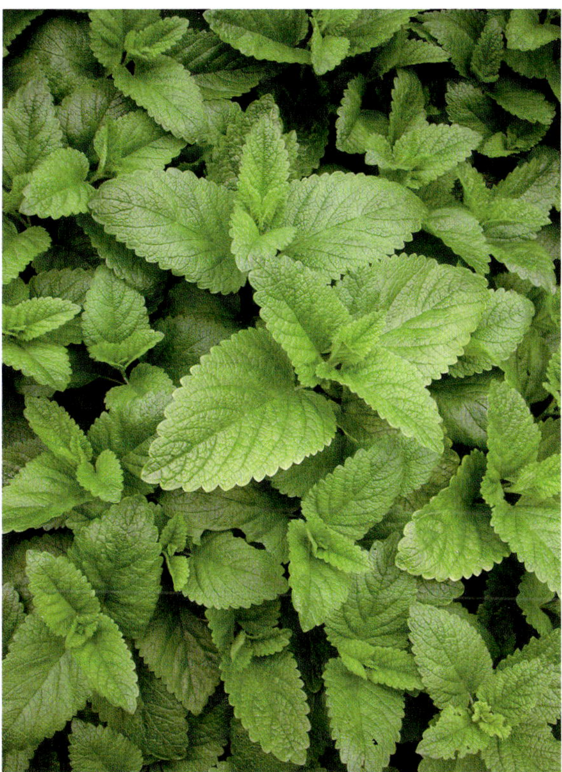

▶ **Abb. 6.265** Melissenblätter besitzen einen erfrischenden Geruch, der am besten bei der Zubereitung der frischen Blätter zum Tragen kommt.

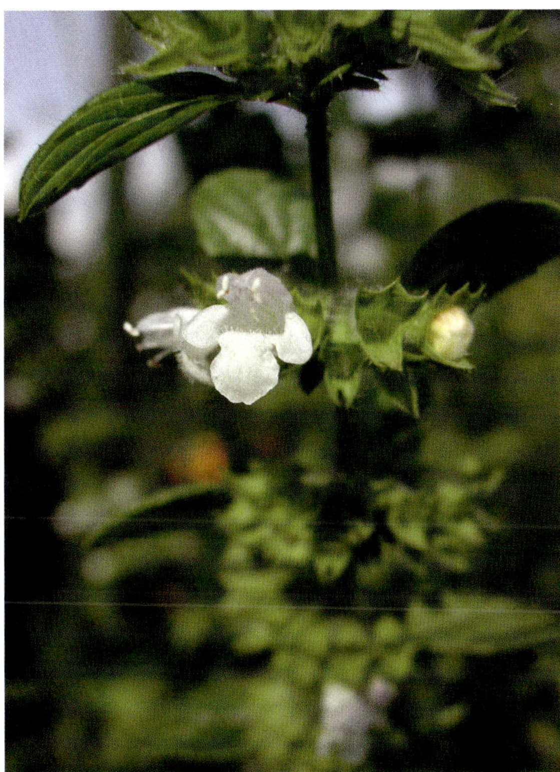

▶ **Abb. 6.266** Die Gestaltung der Blüte, ihre Anordnung am Stängel und der vierkantige Stängelquerschnitt sind charakteristisch für die Familie der Lippenblütler.

sind vierkantig und mehrfach verzweigt. Daran entspringen länglichherzförmige Blätter mit gesägtem Blattrand, welche auf der Unterseite feine, ätherische Öle absondernde Drüsenhaare tragen (▶ **Abb. 6.265**). Mit Hilfe ihres charakteristischen, fruchtigen Zitronendufts schützt sich die Pflanze vor Fressfeinden. Die Blätter sind in der für Lippenblütler typischen Strukturierung kreuzgegenständig angeordnet (▶ **Abb. 6.266**). In den höher gelegenen Blattachseln wachsen weißgelbe Lippenblüten, etagenartig um den Stängel (Scheinquirlen) angeordnet. Da sie nektarreich sind, wird die Melisse gerne von Insekten (griechisch Melitta/Melissa = Biene) besucht.

Die Blattdroge, Melissae folium, wird vor der Blüte geerntet und schmeckt am besten frisch als Tee oder Sirup zubereitet. Sie wirkt auf die Verdauung beruhigend, blähungs- und krampfwidrig, ebenso schwach gallenbildend. Auf das Nerven- und das Herz-Kreislauf-System (Herzkraut, Herztrost) hat sie einen beruhigenden und stimmungsaufhellenden Effekt. Bei Hildegard von Bingen steht dazu: „Ein Mensch, der sie isst, lacht gern, weil ihre Wärme das Herz berührt und daher das Herz erfreut wird" [37]. Ihre Stärke liegt daher in der Beruhigung nervös bedingter, funktioneller Verdauungsprobleme und Herz-Kreislauf-Beschwerden. Ihr Duft erweckt Leichtigkeit und Fröhlichkeit, erfrischt, vertreibt Trauer und lindert melancholische Zustände. In dieser harmonisierenden Eigenschaft zeigt sich der Bezug zur Venus, der auch im sanften Wesen der Pflanze, ihren feinen Blüten und ihrem lieblichen Duft zum Tragen kommt. In diesem Sinne wird Melisse auch in der Frauenheilkunde (Frauenwohl, Ivenkraut) bei Krämpfen, Schmerzen und nervös bedingten Störungen verordnet. Zusätzlich besitzt sie keimhemmende, vor allem antivirale Qualitäten, welche sich z. B. äußerlich in der Behandlung von Herpes labialis bewährt hat.

Rezept für Melissenwein

50 g frische Melissenblätter werden in 1 l trockenem Weißwein für 24 Stunden ausgezogen. Danach wird abgeseiht und der gekühlte Melissenwein gläschenweise genossen. Der Wein muss innerhalb relativ kurzer Zeit aufgebraucht werden. Falls eine längere Konservierung erwünscht ist, kann diese durch die Zugabe von 50–100 ml Wodka erreicht werden.

Indikationen Blähung, Brechreiz, Depression, Dyspepsie, Herpes labialis und genitalis, Herpes zoster, nervöse Herzbeschwerden, Herzklopfen, Herzrasen, Hypertonie, Kopfschmerz, Krampf, Magen-Darm-Krampf, Menstruationsbeschwerden, Migräne, Nervosität, Reizdarm, Reizmagen, Schilddrüsenüberfunktion, Schlafstörung, Schwangerschaftsübelkeit, Sodbrennen, Stress, Unruhezustand, nervöse Verdauungsbeschwerden, Wechseljahresbeschwerden, Wetterfühligkeit

Äußerlich: Herpes labialis und genitalis, Herpes zoster

Nebenwirkungen und Kontraindikationen Keine

Beispiele für Fertigarzneimittel

- Gastrovegetalin Kapseln, Verla (D)
- Lomaherpan Creme, InfectoPharm Arzneimittel (D)
- Majorana/Melissa Vaginaltabletten, Weleda (CH/D)
- Relaxane Filmtabletten, Zeller (CH)
- Sidroga Melissenblätter Tee, Sidroga (CH/D)

6.91

Mistel, Weißbeerige – *Viscum album* L.

Hexenbesen, Drudenfuß, Albkraut und Donarbeere – während die volkstümlichen Namen den magischen Kräften und den damit verbundenen Ängsten der Menschen vor dieser uralten Kultpflanze Ausdruck verleihen, zollt die ebenfalls traditionelle Bewertung „Heil aller Schäden" ihrer Heilkraft ehrfürchtige Wertschätzung. Der ausschließlich auf bestimmten Bäumen vorkommende Halbschmarotzer regte schon im Altertum die Fantasie seiner Betrachter an: So glaubten die Schamanen der Antike z. B., die Mistel sei aus dem Sperma des kosmischen Stiers entstanden, der die Muttergöttin befruchtet habe, und sie habe deshalb ihren Platz in den Wipfeln der Bäume (▶ Abb. 6.267).

Weltweit gibt es viele verschiedene Mistelarten, Viscum album gedeiht in Europa und Nordasien auf spezifischen Wirtsbäumen, denen sie Wasser und Mineralsalze entzieht. Die in Mitteleuropa vorkommenden Unterarten sind Tannenmistel, Kiefermistel und Laubbaummistel. Die aus der Geschichte um Asterix und Obelix bekannte Eichenmistel, aus der ein Zaubertrank gebraut wird, der den Bewohnern des von den Römern bedrohten Dorfes übermenschliche Kräfte verleiht, weshalb sie sich immer wieder erfolgreich gegen die Besatzer zur Wehr setzen können, bildet einen Spezialfall. Sie gehört einer gesonderten Familie, den Riemenblumengewächsen, an. Auf den geläufigen Eichenarten Mitteleuropas gedeiht die Eichenmistel nicht oder sehr selten, dafür benötigt sie spezifische Arten, die vor allem in Süd- und Südosteuropa zu finden sind.

Genehme Pflanzen, sogenannte mistelholde Bäume, auf denen *Viscum album* wächst, sind Apfel, Birke, Esche, Kiefer, Linde, Pappel, Robinie, Tanne, Vogelbeere und Weide. Mistelunhold, also nie oder äußerst selten mit Misteln bestückte Bäume, sind Birne, Buche, Buchs, Eibe, Ginkgo und Zwetschge. Die Mistel liebt Störzonen, Wasseradern und strahlungsbelastete Standorte, z. B. unter Hochspannungsleitungen. Nicht selten lässt sich auch ein linienartiger Mistelbewuchs entlang solcher Reizlinien beobachten (▶ Abb. 6.268).

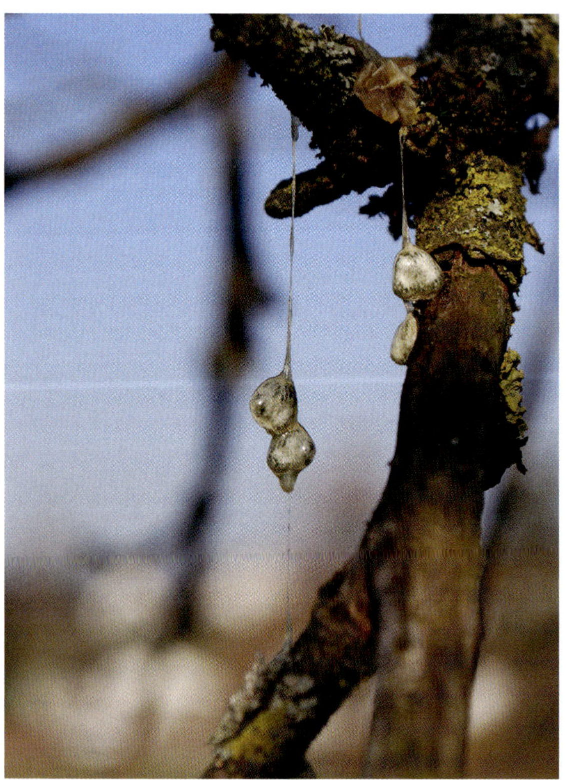

▶ **Abb. 6.267** Die von den Ästen an langen Schleimfäden herunterhängenden Samen der Mistelbeeren inspirierten die Menschen zu vielen Fragen und Erklärungsversuchen.

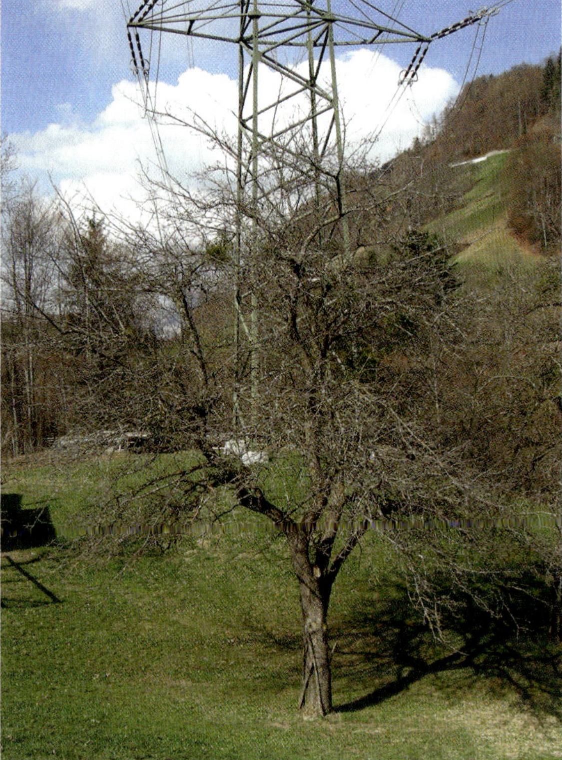

▶ **Abb. 6.268** Die Mistel ist für äußere Reize sehr empfänglich.

Die Mistel ist ein sehr langsam wachsender Halbstrauch, der kugelige Büsche mit einem Durchmesser von bis zu einem Meter bildet (▶ Abb. 6.269 und ▶ Abb. 6.270). Jede Astgabelung der Stängel entspricht dabei einem Jahreszuwachs, dabei kann ein Alter von über 100 Jahren erreicht werden. Durch seine spezielle Verzweigungsart ergibt sich ein Wachstum, welches nicht wie sonst bei Pflanzen üblich himmel- und erdwärts gerichtet ist, sondern in alle Himmelsrichtungen gleichzeitig stattfindet.

Auf den Stängeln wachsen grüngelbe, ganzrandige Blätter in vielen Formen, die jedoch alle eine typische Spiralbewegung vollführen. Die immergrünen Blätter besitzen eine ledrige Oberfläche und werden alle 2 bis 3 Jahre, ohne dass sie verwelken, erneuert. Da ihre beiden Seiten gleichartig gebaut sind, finden sich die für den Gasaustausch nötigen Öffnungen der Schließzellen nicht wie üblich nur auf der Unterseite, sondern auch auf der Oberseite.

Der Halbparasit ist zweihäusig, d. h., es existieren rein weibliche und rein männliche Exemplare. Eine zweigeschlechtliche Variante ergibt sich höchsten durch Eigenschmarotzertum, wenn sich eine Mistel auf einer anderen entwickelt. Die männliche Blüte gleicht einem kleinen Trichter, die weibliche eher einer kleinen Kugel, die in einer vierteiligen, gelbgrünen Blütenhülle sitzt. Die Blütezeit von Februar bis März zeigt antizyklisches Verhalten. Die Fruchtbildung benötigt eine Zeitspanne von ca. 9 Monaten und führt zur Bildung von weißen, schleimigen Beerenfrüchten. Botanisch gesehen sind sie keine Früchte, da im Fruchtknoten anstelle von Samenanlagen sogenannte grüne Embryosäcke gebildet werden. Die Samen in ihrem Inneren besitzen teilweise eine Herzform. Die reifen Beeren werden von Vögeln wie der Misteldrossel verzehrt, wobei der klebrige Samen entweder bei der Mahlzeit an einem Ast verbleibt oder später durch den Kot weiterverbreitet wird. Einzelne Samen hängen auch an langen Schleimfäden von den Bäumen und werden durch den Wind an andere Äste getragen (▶ Abb. 6.271).

Eine echte Wurzel besitzt der Mistelkeimling nicht, die Samen bilden einen sogenannten Senker, der den Anschluss an den Säftestrom des Wirtes sucht. Diese Scheinwurzeln sind chlorophyllhaltig und daher grün. Die Mistel besitzt einen höheren Saftdruck als ihr Wirt, was als Analogie zu ihrer Verwendung bei Bluthochdruck gelten kann. In ihrer Gestalt, ihrem ganzen Wesen und Gedeihen spiegelt die Mistel ihre besondere Stellung außerhalb der natürlichen Gesetzmäßigkeiten wider. Diese Eigentümlichkeit hat Rudolf Steiner dazu bewogen, die Mistel mit der Eigengesetzlichkeit des Tumorgeschehens im menschlichen Körper in Beziehung zu setzen. Die langsame Entwicklung der Pflanze erstellt auch den Bezug zu langwierigen, schleichenden Krankheitsprozessen.

Das verwendete Kraut, Visci albi herba, von leicht bitterherbem Geschmack zeigt ein immunmodulierendes, blutdruckregulierendes, kreislaufstabilisierendes, krampf-

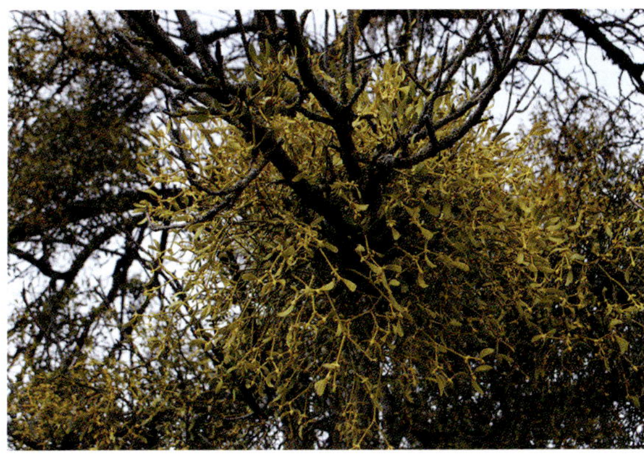

▶ **Abb. 6.269** Durch die jährliche Gabelung entsteht in ca. 15 Jahren eine kugelige Wuchsform.

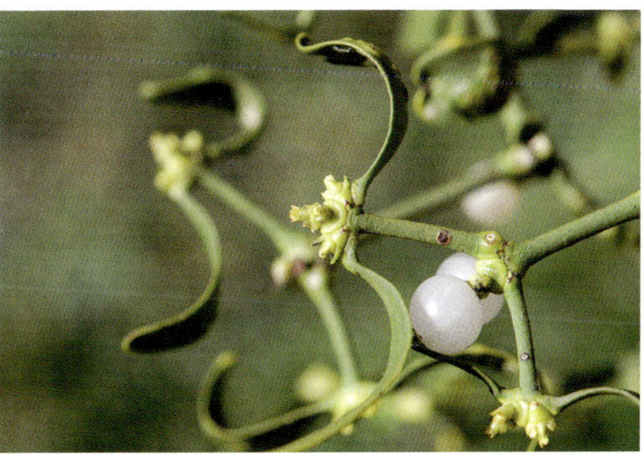

▶ **Abb. 6.270** Die etwas dunklere Tannenmistel ist eine häufig anzutreffende Unterart.

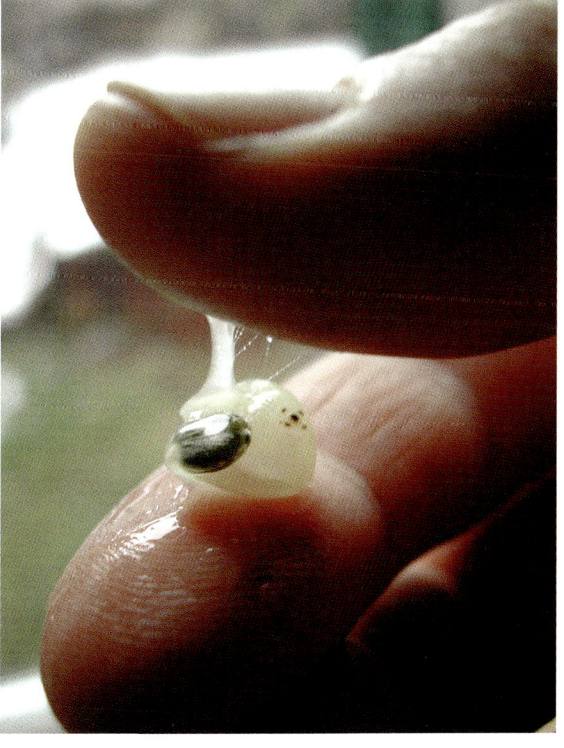

▶ **Abb. 6.271** Von der schleimigen Konsistenz der Mistelfrucht wurde auch der lateinische Name „Viscum“ abgeleitet.

lösendes und leicht blutungsminderndes Wirkungsvermögen bei Einnahme in Form von Tee, Tinktur, Pulver, Presssaft oder Fertigarzneimitteln. Die Teezubereitung erfolgt am besten als Kaltauszug. Als Injektion nach den spezifischen Angaben des jeweiligen Herstellers verabreicht, entfalten sich immunmodulierende, in Bezug zu Tumorzellen zelltoxische, apoptoseinduzierende (programmierter Zelltod aktivierende) und wachstumshemmende Eigenschaften. Diese Anwendungsform erzeugt das Bild einer eigentlichen, lokalen oder systemischen Entzündungsförderung, die den Organismus aktiviert und so eine optimierte Auseinandersetzung mit dem Krankheitsgeschehen ermöglicht.

Bezüglich ihrer Gestirnsignaturen zeichnet sich ein differenziertes Bild: In der immergrünen Qualität zeigen sich sonnenhafte, in den eigenartigen Gestaltungs- und Wachstumskräften saturnhafte Eigenschaften. In der Beere, deren Schleim an Spermienflüssigkeit oder Zervixschleim erinnert, zeigt sich ein Bezug zum mondhaften und damit auch zur fruchtbarkeitsfördernden Anwendung. Einzelne Bräuche, die mit dieser eigentümlichen Pflanze in Verbindung stehen, wie z. B. der Kuss unter einem Mistelzweig, der Glück in der Liebe bringen soll, oder das Tragen von magischen Amuletten aus Misteln, die für Gesundheit oder Fruchtbarkeit sorgen sollen, haben heute noch ihre Gültigkeit.

Indikationen **Injektion:** Krebs, Polyarthritis, Erkrankungen des rheumatischen Formenkreises

Einnahme: Abwehrschwäche, Altersbeschwerden, Arteriosklerose, Herz-Kreislauf-Störung, Hypertonie, verstärkte Menstruationsblutung, Schwindel

Nebenwirkungen (entfallen bei Anwendung in spagyrischer oder potenzierter Form) Die ganze Pflanze ist leicht giftig. Bei Einnahme in therapeutischen Dosen keine Nebenwirkungen, bei parenteraler Anwendung können allergische Reaktionen oder Kopfschmerzen ausgelöst werden.

Kontraindikationen (entfallen bei Anwendung in spagyrischer oder potenzierter Form) **Injektion:** gewisse Arten von Hirntumoren, starke Menstruationsblutung, Migräne, Schwangerschaft, hochentzündliche akute Erkrankungen, Tuberkulose, Hyperthyreose

Beispiele für Fertigarzneimittel

- Aequalin Tropfen, Herbamed (CH)
- Antihyp-Tabletten, Schuck (D)
- Cefavora Tropfen, Cefak (D)
- Iscador Injektionslösung, Weleda (CH/D)
- Viscum comp. Tropfen, Ceres (CH/D)

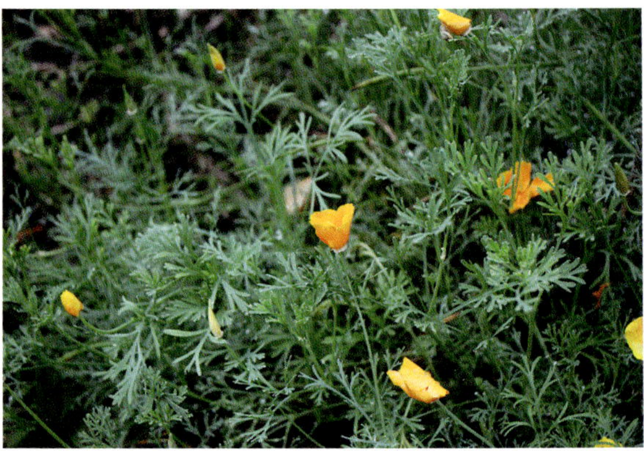

▶ **Abb. 6.272** In den letzten Jahren ist der Goldmohn vermehrt dazu übergegangen, die Winterzeit zu überdauern und mehrjährig aufzutreten.

6.92 Mohn, Kalifornischer – *Eschscholzia californica* Cham.

Diese auch Goldmohn genannte Vertreterin der Mohngewächse gedeiht an sonnigen, trockenen, sandigen oder steinigen Standorten, teilweise in größeren Beständen. Ursprünglich in Amerika zwischen Kalifornien und Neumexiko beheimatet, wurde die ein- bis mehrjährige Pflanze als Ziergewächs nach Europa eingeführt (▶ **Abb. 6.272**). Seit Beginn des letzten Jahrhunderts ist der kalifornische Mohn, der auch Poppy genannt wird, die Staatsblume Kaliforniens und wird mit einem eigenen Feiertag am 6. April geehrt.

Aus einer langen Pfahlwurzel sprießen graugrüne, runde, im unteren Bereich leicht verholzende Stängel bis in eine Höhe von 60 Zentimetern. Die Blätter sind zart gefiedert und ebenfalls von kühlem Graugrün, was für viele Mohngewächse typisch ist. Goldenorange Blüten mit vier Kronblättern öffnen sich bei Sonnenschein. Vor dem Erblühen stecken sie in einer der Schlafmütze (weshalb die Pflanze in der Schweiz Schlafmützchen genannt wird) ähnlichen Hülle, die aus zwei Kelchblättern besteht und einen Bezug zu der Wirksamkeit der Pflanze auf Unruhezuständen erlaubt (▶ **Abb. 6.273**). Nach ihrer für Mohngewächse ebenfalls typisch kurzen Blütezeit (▶ **Abb. 6.274**) bilden sich längliche Fruchtschoten, die nach dem Aufplatzen unzählige braune Samen wegschleudern.

Das Kraut des Goldmohns, Eschscholziae herba, ist ein mildes pflanzliches Beruhigungsmittel, welches krampf- und angstlösende, schlaffördernde, leicht schmerzstillende und vegetativ ausgleichende Eigenschaften besitzt. Es wird meist in Form von Tee, Tinktur oder Fertigarzneimitteln eingenommen und ist auch ein geeignetes, da mildes Mittel für die Kinderheilkunde. Die in einzelnen Quellen beschriebene Rauschwirkung oder Giftigkeit ist bei therapeutischen Dosierungen nicht vorhanden.

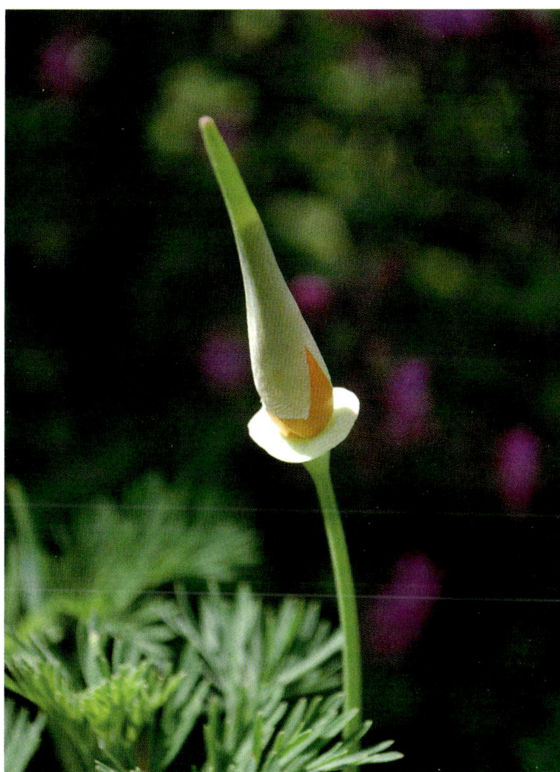

▶ **Abb. 6.273** Die Blütenhülle hat zum volkstümlichen Namen Schlafmützchen geführt und zeigt die Analogie zur Anwendung bei Nervosität und Schlafstörungen.

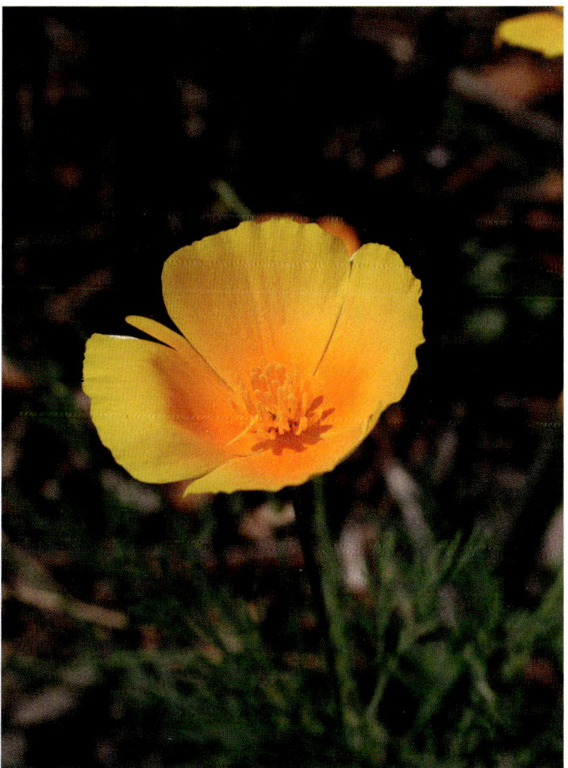

▶ **Abb. 6.274** Die kurzlebige Blütenpracht des Kalifornischen Mohns ist für alle Mohngewächse typisch und kann ebenfalls als Analogie zur Anwendung bei Nervosität und Stress betrachtet werden.

Indikationen Bettnässen, depressive Verstimmungen, Kopfschmerz, Krampf, Nervosität, Reizbarkeit, überhöhte Reizempfindlichkeit, Schlafstörung, Spannungskopfschmerz, Spannungszustand, Verspannung, Wetterfühligkeit

Nebenwirkungen und Kontraindikationen Keine

Beispiele für Fertigarzneimittel

- Arkocaps Escholtzia Kapseln, Arkopharma (CH/D/F)
- Dormi-Gastreu S R14 Dilution, Dr. Reckeweg & Co. (CH/D)
- Retroplex Sed Nr. 150 Dilution, Hofmann & Sommer (D)
- schlaffördernde Tropfen forte, Chrüterhüsli (CH)

6.93 Osterluzei, Gewöhnliche – *Aristolochia clematis* L.

Einst war die Osterluzei ein bekanntes Heilmittel bei Frauenleiden, wie z. B. Störungen des Wochenbettflusses (Lochien). Der griechische Gattungsname bedeutet frei übersetzt „das Beste für die Geburt und die Wöchnerin". Nachdem in Rattenversuchen mit der Pflanze eine erhöhte Tumorbildung auftrat, durfte die Pflanze ab 1981 nicht mehr heilkundlich verwendet werden. Die krautige Aristolochia ist ursprünglich im Mittelmeerraum heimisch und lässt sich heute auch in Mitteleuropa an sonnigen Standorten wie Rebbergen, Schuttplätzen und an den Rändern von Ackerflächen oder Hecken finden.

Aus einem kriechenden, verzweigten Rhizom entsprießen bis zu 100 Zentimeter hohe Stängel, die würzig nach Petersilie duften. Die Blätter sind herzförmig und bilden in ihren höher gelegenen Achseln hellgelbe Blütenröhren mit einer kurzen Unterlippe und langer Oberlippe. Die eigenartige Blütenform dient der Pflanze als raffinierte Kesselfalle (▶ **Abb. 6.275**), in der sie Insekten zum Zweck der Bestäubung festhält. Die Bildung der birnenähnlichen Fruchtkapsel gelingt nur in südlicheren Gefilden. In ihrer an eine Gebärmutter erinnernde Form lässt sich die Analogie zur Anwendung der Osterluzei in der Frauenheilkunde erkennen (▶ **Abb. 6.276**).

Das früher verwendete Kraut, Aristolochiae herba, besitzt menstruations- und geburtsfördernde Eigenschaften. Äußerlich wurde die Heilpflanze zur Behandlung von Wunden oder Geschwüren eingesetzt. Heute ist sie nur noch in spagyrischer und potenzierter Form zugelassen. Allerdings eröffnen sich auch bei diesen Anwendungsformen ein breiteres Spektrum von Indikationen, z. B. Beschwerden der Nieren und ableitenden Harnwege.

Indikationen Hauptsächlich gemäß homöopathischem Arzneimittelbild: u. a. Bettnässen, Blasenentzündung, Fruchtbarkeitsstörung, Begleitung der Gebärmutterrück-

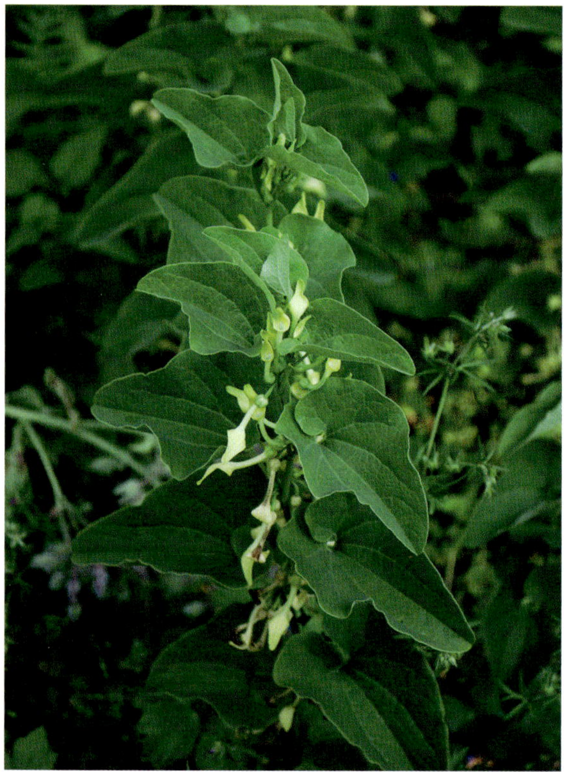

▸ **Abb. 6.275** Die krautige Osterluzei bildet dem Aronstab ähnliche, wenn auch viel kleinere Kesselfallen, um auf diese Weise ihre Bestäubung zu gewährleisten.

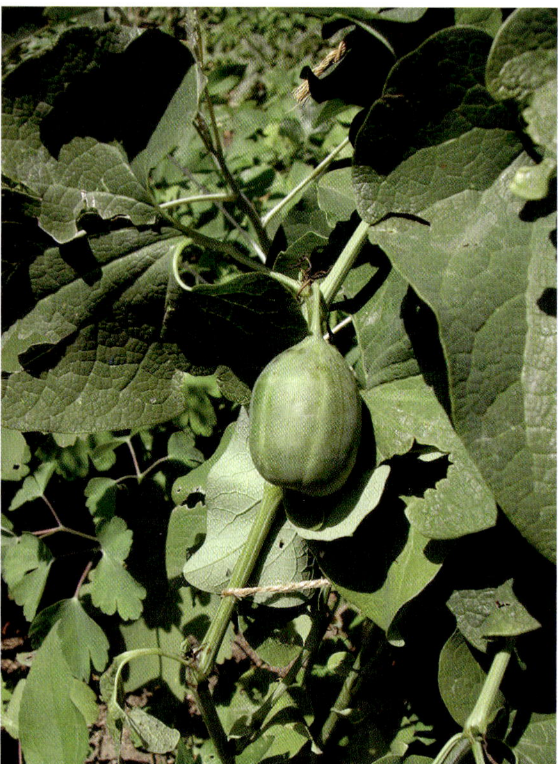

▸ **Abb. 6.276** Die Frucht der Aristolochia zeigt die Signatur einer menschlichen Gebärmutter.

bildung, Geburtshilfe, Menstruationsbeschwerden, Reizblase, Schwangerschaftsbeschwerden, Wechseljahresbeschwerden, Wehenschwäche, stockender Wochenbettfluss

Nebenwirkungen und Kontraindikationen (entfallen bei Anwendung in spagyrischer oder potenzierter Form) Abortiv, kann Krämpfe und Erbrechen verursachen, in hohen Dosen wird eine kanzerogene Wirkung postuliert.

Beispiele für Fertigarzneimittel

- Aristolochia clematis D 11 DHU Tabletten, DHU-Arzneimittel (D)
- Bolymex Spag. Pekana Dilution, Pekana (D)
- Regenaplex Nr. 91 Dilution, Regenaplex (CH/D)

6.94 Passionsblume – *Passiflora incarnata* L.

Diese eigenartig kletternde Liane wurde zu Beginn des 17. Jahrhunderts als Zierpflanze aus den Regenwäldern Amerikas und Asiens nach Europa gebracht. Die bis zu 10 Meter langen Stängel des mehrjährigen Kletterstrauchs verholzen und besitzen spiralige Ranken. Die fünffach gefingerten Blätter sind auf der Unterseite fein behaart und am Rande gesägt. Der wunderbarste Pflanzenteil ist jedoch die strahlenförmige Blüte, die manchmal nur einen Tag lang erblüht (▸ **Abb. 6.277**). Aus den Blattachseln wachsend und rötlich, teilweise auch violett oder weiß gefärbt, ist die Blüte wie ein Feuerwerk mehrstufig aufgebaut und zeigt in ihrer Mitte drei gespreizte Griffel. Als die Spanier Südamerika eroberten, erinnerten diese Blüten die sie begleitenden Jesuiten an die Dornenkrone, die Nägel und die Zange, mit denen Jesus bei seiner Kreuzigung gefoltert wurde, also an die Passion bzw. das Leiden Christi. Die kunstvolle Blütenkonstruktion kann in ihrem Aufbau und Aussehen auch an einen Anker in einer unruhigen See mit Wellen denken lassen und zeigt auf diese Weise eine Analogie zu der nervenstabilisierenden Wirkung der Passionsblume (▸ **Abb. 6.278**).

Die eiförmige Passionsfrucht ist bei mehreren Arten genießbar und sehr schmackhaft (▸ **Abb. 6.279**).

Das Kraut, Passiflorae herba, ist ein hervorragendes pflanzliches Beruhigungsmittel mit angstlösender, schlaffördernder, krampflösender und vegetativ ausgleichender, leicht blutdrucksenkender Wirkung. Es ist geeignet für sehr sensible, überempfindliche Menschen, die auf Reize wie Wetterveränderungen, Mondphasen oder Elektrosmog übermäßige Reaktionen zeigen. Wie die Pflanze sich mit Hilfe ihrer Ranken Halt verschafft, so kann das Heilmittel Stabilität und eine gewisse Ruhe vermitteln (▸ **Abb. 6.280**).

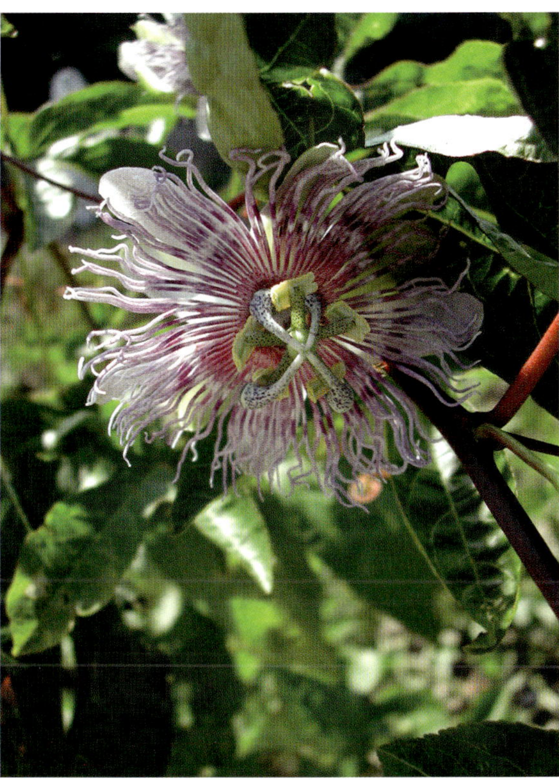

▶ **Abb. 6.277** Die Blüte der Passionsblume öffnet sich teilweise nachts und welkt bereits am nächsten Tag, was als Analogie zu ihrer Anwendung bei Schlafstörungen gedeutet werden kann.

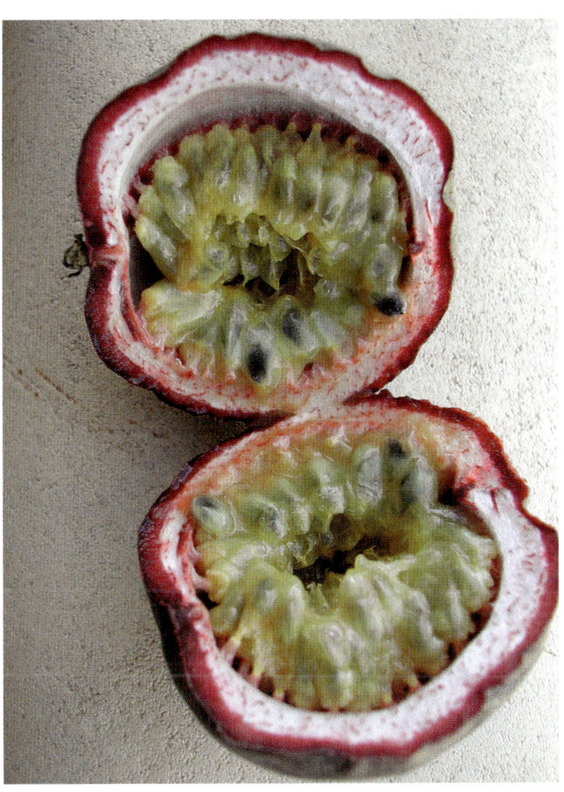

▶ **Abb. 6.279** Die essbare Frucht stammt üblicherweise nicht von *Passiflora incarnata*, sondern von anderen Arten wie *Passiflora edulis* ab.

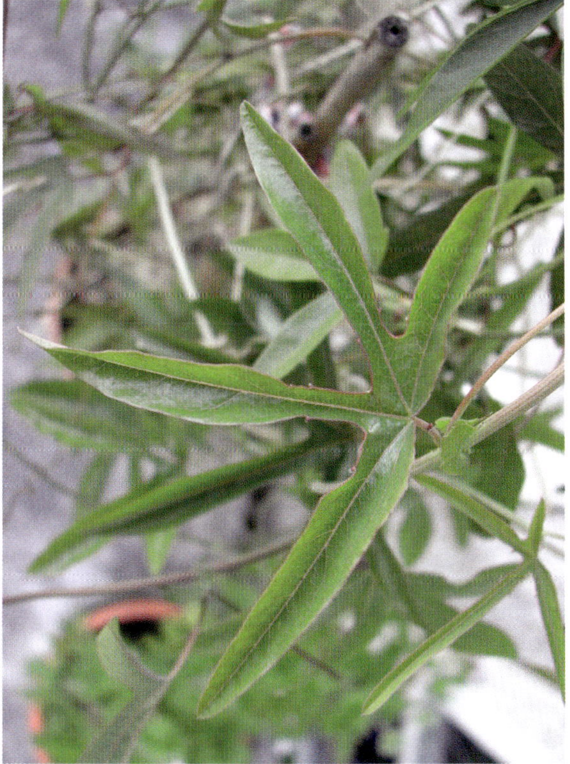

▶ **Abb. 6.278** Der gefingerte Blattaufbau zeigt eine Analogie zur zentrierten Wirkung des Passionsblumenkrautes auf das Nervensystem.

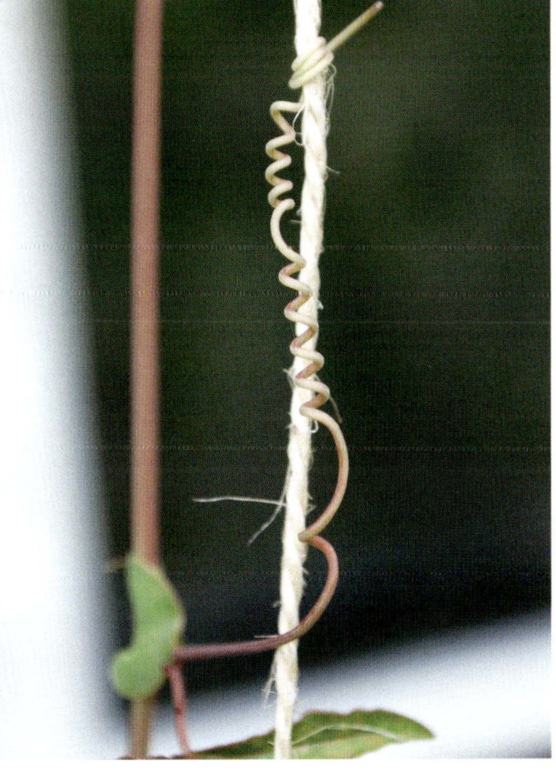

▶ **Abb. 6.280** Der verholzende Kletterstrauch vermag sich mit korkenzieherartigen Ranken zu stabilisieren.

Das Passionsblumenkraut wird als leicht herb schmeckender Tee, Tinktur oder in Form von Fertigarzneimitteln eingesetzt und wurde in Europa im letzten Jahrhundert vor allem durch den deutschen Mediziner und Heilmittelhersteller Gerhard Madaus bekannt.

Indikationen Angst, depressive Verstimmungen, vegetative Dystonie, Einschlafstörung, Herzklopfen, Hyperaktivität, Hypertonie, Krampf, Mondfühligkeit, Nervenschwäche, Reizbarkeit, Reizdarm, Reizmagen, Schlafstörung, Spannungskopfschmerz, Stress, Unruhezustand, nervöse Verdauungsbeschwerden, Wetterfühligkeit

Nebenwirkungen und Kontraindikationen Keine

Beispiele für Fertigarzneimittel

- Entspannungs-Tropfen, Bioforce (CH)
- Neurapas balance Filmtabletten, Pascoe (D)
- Passin Tabletten, Merz (D)
- Relaxane Filmtabletten, Zeller (CH)
- Sidroga Beruhigungstee, Sidroga (CH/D)

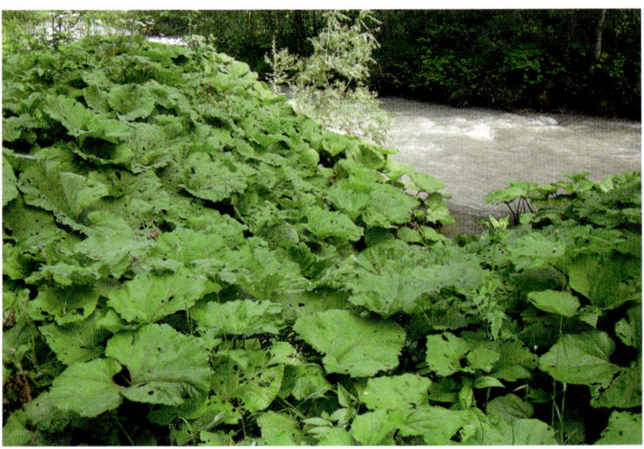

▸ **Abb. 6.281** Aufgabe der Pestwurz ist es, Schwemmland oder ähnlich unruhige Böden zu stabilisieren.

6.95 Pestwurz, Gewöhnliche – *Petasites hybridus* Gaertn.

Mit ihren riesigen, schirmartigen Blättern, welche bis zu 70 Zentimeter Durchmesser besitzen können, bildet die Pestwurz in schattigfeuchten Gräben, an Ufern von Bächen und Flüssen sowie in nassen Wäldern mit nährstoffreichen Böden große Bestände. Die ausdauernde Pflanze gedeiht in ganz Europa und Westasien und zeigt Grundwasser und mögliche Strahlungszonen an. Als Pionierpflanze besiedelt sie gerne Schutthalden und Schwemmland und befestigt mit ihren knolligen Wurzelstöcken und meterlangen Ausläufern diese instabilen Standorte (▸ **Abb. 6.281**).

Aus den Wurzeln wachsen im Frühling zeitgleich mit der Schneeschmelze an einem kolben- und traubenartigen Blütenstand als Erstes blass rosarote Einzelblüten, die an einer Pflanze entweder männlich oder weiblich sind (▸ **Abb. 6.282**). Erst einige Wochen später entfalten sich die großflächigen Blätter, die nieren- oder herzförmig und auf der Unterseite graufilzig behaart sind.

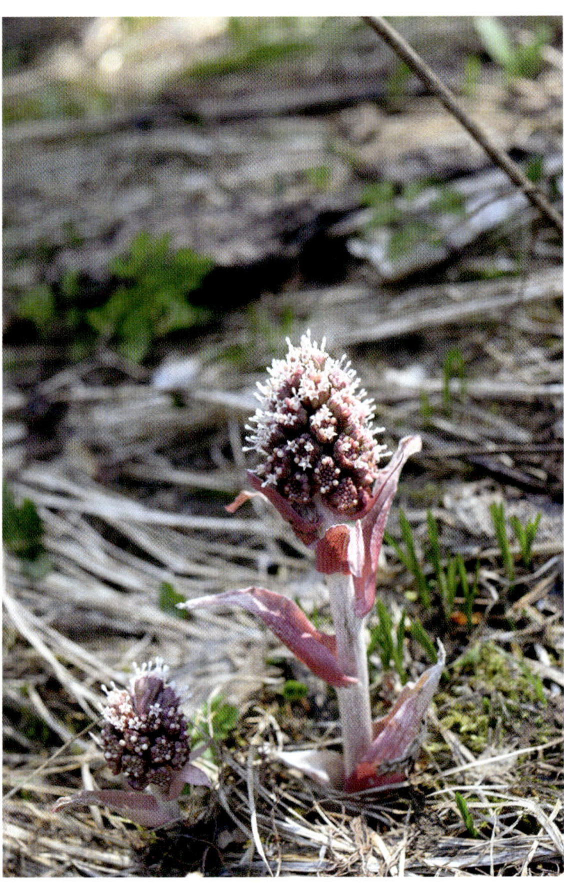

▸ **Abb. 6.282** Bei der gewöhnlichen Pestwurz ist die männliche Blüte beinahe doppelt so groß wie die weibliche.

Der Wurzelstock, Petasidis rhizoma (▸ **Abb. 6.283**), besitzt spasmolytische Eigenschaften bei Krämpfen der arteriellen Gefäße, des Verdauungstrakts, der Gebärmutter, Atemwege, Gallen- und Harnwege. Außerdem entfaltet er entzündungshemmende, schmerzlindernde, auswurffördernde, beruhigende und antiallergische Wirkung (vor allem das Blatt, Petasitidis folium). Wegen des Gehaltes an Pyrrolizidinen, einem Stoff, der, in großen Mengen eingenommen, verdächtigt wird, krebserregend und lebertoxisch zu sein, wird die Einnahme als Tee nicht mehr empfohlen. Besser eignen sich Tinkturen und Fertigarzneimittel, die heute alle pyrrolizidinarm, -frei oder -gereinigt sind.

Die Pestwurz wurde früher als sogenanntes Pestilenzkraut bei allen epidemisch auftretenden Infektionskrankheiten, die damals unter den Namen „Pest" fielen, eingesetzt. Die Ausbreitung der Heilpflanze in großer Zahl, wie dies z. B. auch bei Bärlauch der Fall ist, bildet die Entsprechung zu infektiösen Krankheiten, die zu gewissen Zeiten

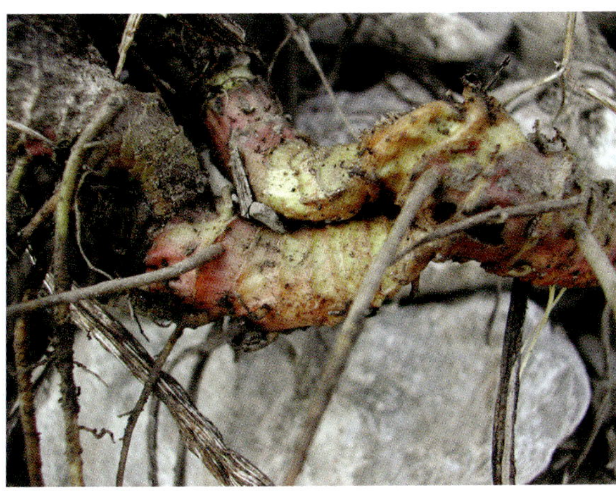

▸ **Abb. 6.283** Der Wurzelstock ist gelblichbraun und zeigt knotige Verdickungen.

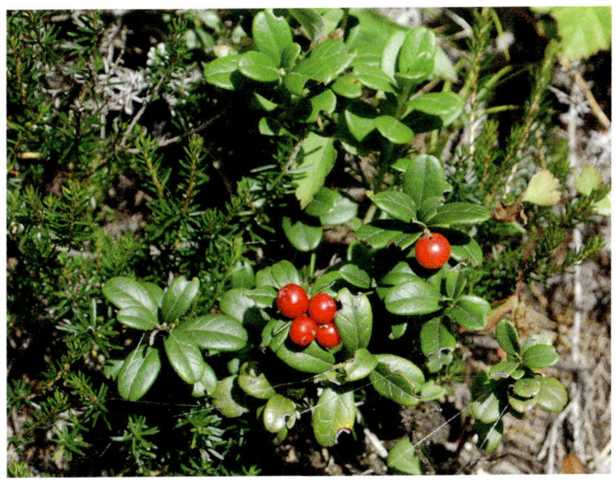

▸ **Abb. 6.284** Die immergrünen Preiselbeeren bilden kompakte Zwergsträucher.

schnell und epidemisch um sich greifen. Der volkstümliche Name Neunkraftblatt nimmt Bezug auf die neun Adern des Blattes, jede einzelne Ader soll gegen eine bestimmte Krankheit wirksam sein.

Indikationen Allergie, Asthma, Bronchitis, Gallensteinkolik, Harnwegskrampf, Heuschnupfen, Husten, Keuchhusten, Kopfschmerz, Krampf, Krampfhusten, Magen-Darm-Krampf, Menstruationskrampf, Migräne, Nierenkolik, Rückenschmerz, Unterleibskrampf

Nebenwirkungen (entfallen bei Anwendung in spagyrischer oder potenzierter Form) Aufgrund der Pyrrolizine besteht ein kanzerogenes Risiko.

Kontraindikationen (entfallen bei Anwendung in spagyrischer oder potenzierter Form) Gallenwegsverschluss, Schwangerschaft, Stillzeit, fortgeschrittene Lebererkrankungen

Beispiele für Fertigarzneimittel

- Pestwurz Petadolex Kapseln, Linpharma (D)
- Petasites D 6 Dilution, Ceres (CH/D)
- Valeriana comp. Tropfen, Ceres (CH/D)
- Zeller Entspannung Filmtabletten, Zeller (CH)
- Zeller Heuschnupfen Filmtabletten, Zeller (CH)

6.96 Preiselbeere – *Vaccinium vitis-idaea* L.

In Sumpfgegenden, Heidelandschaften und im Unterholz von Kiefernwälder fühlt sich dieser Vertreter der Ericaceae zuhause. Die Preiselbeere gedeiht in Mittel- und Nordeuropa, Sibirien und Nordamerika in teilweise flächendeckenden Beständen auf kalkarmen und humusreichen Böden als mehrjähriger Zwergstrauch bis in Höhen von

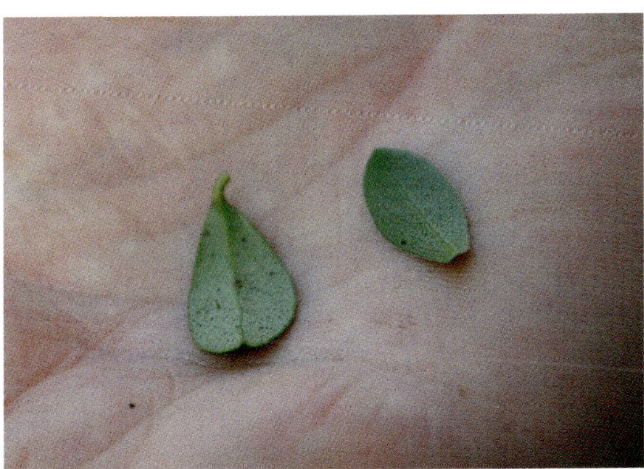

▸ **Abb. 6.285** Die Preiselbeere (links) weist auf der Blattunterseite schwarzbraune Punkte, die Bärentraube (rechts) netzartige Strukturen auf.

3 000 Metern (▸ **Abb. 6.284**). Die Pflanze ist wie üblich bei Heidekrautgewächsen ein Säureanzeiger. An nährstoffarmen Standorten lebt sie in Symbiose mit Mykorrhizapilzen, die von ihr mit Kohlenhydraten versorgt werden und von denen sie im Gegenzug Stickstoff bezieht.

Die kriechenden holzigen Stängel erreichen eine Länge von bis zu 30 Zentimetern und bilden kurz gestielte, immergrüne Blätter. Diese sind von ovaler Gestalt, ledriger Konsistenz und besitzen auf der Unterseite braune Punkte, die sie deutlich von den ähnlich aussehenden Blättern der Bärentraube unterscheiden (▸ **Abb. 6.285**).

Ihre weißrosa, glockenförmigen Blüten hängen in Trauben angeordnet (▸ **Abb. 6.286**). Aus ihnen bilden sich später rote Beerenfrüchte mit süßsaurem Geschmack. Ihre Form und Farbe bilden die Entsprechung zur Anwendung bei Entzündungen der Blase und der ableitenden Harnwege.

Ihre Blätter, Vitis idaeae folium, wirken entzündungshemmend, keimhemmend und leicht harntreibend auf die ableitenden Harnwege und werden als Tee oder Fertigpräparate verwendet. Der Tee wird am besten über

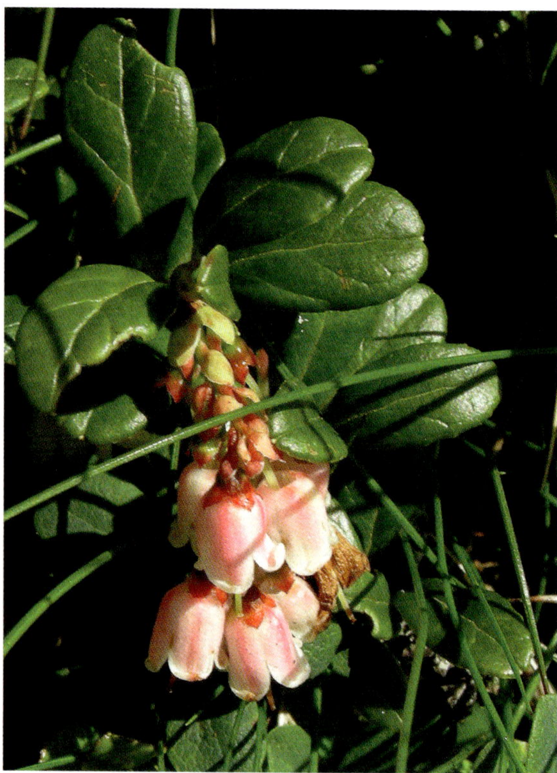

▶ **Abb. 6.286** Preiselbeerblüten zeigen sich anfänglich tiefrot, werden bei der Blüte jedoch immer heller und letztlich weißrosa.

Nacht kalt angesetzt, am Morgen abgeseiht und dann leicht erwärmt in einer Thermoskanne aufbewahrt. Über den Tag verteilt, kann er tassenweise getrunken werden. Als Einzelmittel soll er nicht mehr als eine Woche lang getrunken werden.

Die Früchte, Vitis idaeae fructus, besitzen ein ähnliches Wirkungsspektrum und verhindern das Anheften von Bakterien an die Wände der Harnwege, was eine Keimhemmung bewirkt. Sie werden meist als Presssaft oder Fertigarznei (Preiselbeerprodukte werden dabei leicht mit Produkten aus Cranberry, Vaccinium macrocarpon, verwechselt) verordnet. Bei Harnwegsentzündung kann Preiselbeersaft als Kur über mehrere Wochen in Dosen von 3 Mal täglich 50 bis 100 ml mit Wasser verdünnt getrunken werden. Da Säfte oft im Kühlschrank aufbewahrt werden, ist es in diesem Fall wichtig, den Preiselbeersaft mit etwas aufgewärmtem Wasser zu verdünnen oder die Trinkmenge stehen zu lassen, bis sie zumindest Raumtemperatur erreicht hat, denn Nieren und Harnwege reagieren empfindlich auf Kältereize.

Indikationen Blasenentzündung, Gicht, Harnwegsentzündung, Mundschleimhautentzündung

Nebenwirkungen (entfallen bei Anwendung in spagyrischer oder potenzierter Form) Rote Früchte können bei entsprechender Disposition selten Nesselfieber auslösen.

Kontraindikationen (entfallen bei Anwendung in spagyrischer oder potenzierter Form) **Blätter:** Schwangerschaft, Stillzeit, Kleinkinder

Beeren: Nierensteinleiden, Allergie (rote Früchte)

Beispiele für Fertigarzneimittel

- Bio Preiselbeere Saft, Biotta (CH)
- Preiselbeer Kapseln, Alpinamed (CH)
- Preiselbeere Muttersaft Bio, Rabenhorst (D)
- Preiselbeer Plus Tabletten, Phytopharma (CH)
- Preiselvit plus Tabletten, Sananutrin (CH)

6.97 Ringelblume – *Calendula officinalis* L.

Dieses ursprünglich im Orient beheimatete Kraut wurde im Laufe der Kreuzzüge des 11. Jahrhunderts nach Europa eingeführt. Mittlerweile gedeiht es in ganz Mitteleuropa (▶ Abb. 6.287), im Mittelmeerraum und in Westasien, als Wildpflanze oft als kleinere **Ackerringelblume**, ***Calendula arvensis***. Die meist einjährige Ringelblume liebt sonnige, trockene Standorte und wird in Gärten angebaut, von wo sie ab und zu verwildert. Da die Pflanze über viele Monate meist bis zum ersten Schneefall blüht, wurde sie nach den „Calendae", dieser Begriff bezeichnet den ersten Tag des Monats im römischen Kalender, benannt.

Ihre Stängel sind bis zu 60 Zentimeter hoch und verholzen teilweise in den bodennahen Bereichen. Die Blätter sind behaart und spatelförmig. Blätter, Stängel und Kelchblätter der Blüte sind mit leicht klebrigen Öldrüsen überzogen, die einen eigenartigen, etwas muffigen Geruch verströmen. Ihre leuchtend orangegelben Blütenkörbchen besitzen zungenförmige Randblüten, welche ihnen ein sonnenartiges (Sonnenbraut, Sonnenwirbel, Sonnenwendblume) Aussehen verleihen. In den kräftig orangen Zungenblüten überwiegen vor allem Carotine, die ätherischen Öle befinden sich eher im Bereich der Kelchblätter.

Die Blüten öffnen sich nur bei schönem Wetter etwa um 8 Uhr morgens und folgen dann dem Sonnenlauf. Bei drohendem Regenwetter bleiben sie geschlossen und eignen sich daher als Wettervorhersage (▶ Abb. 6.288). In dieser Eigenart und dem Blütenbild spiegelt sich der Bezug zum Sonnenprinzip wider (▶ Abb. 6.289). Die leicht bitter schmeckende Blüte, Calendulae flos, besitzt entzündungshemmende, antimikrobielle, Leber-Galle-Funktion fördernde (Gelbsuchtrose), schleimhautregenerierende und schwach lymphflussanregende Eigenschaften. Neben Fertigarzneimitteln wird die Pflanze gerne als Tee oder Tinktur eingesetzt. Äußerliche Anwendungen wirken wundheilend, abschwellend, desinfizierend, warzenhemmend (Warzenblume) und können in Form von Waschungen, Salben, Auflagen oder einfach durch Auftupfen

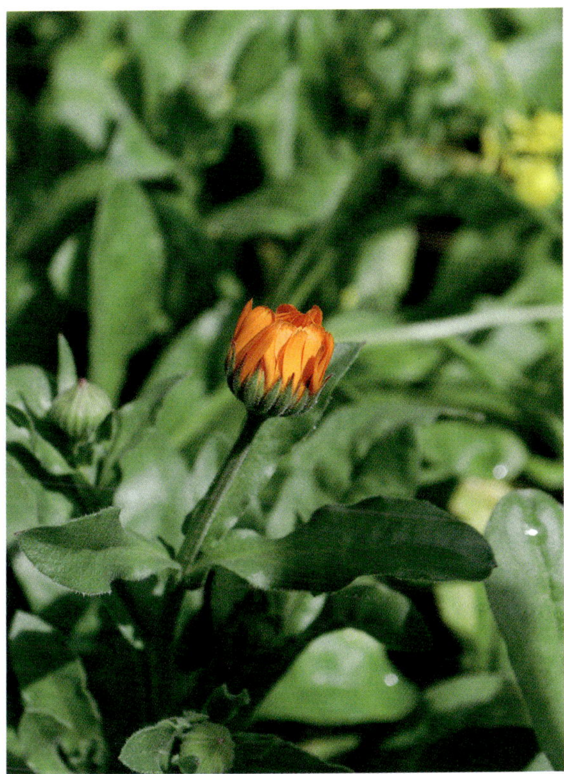

▶ **Abb. 6.287** Die vitale Ringelblume kann auch größere Bestände bilden.

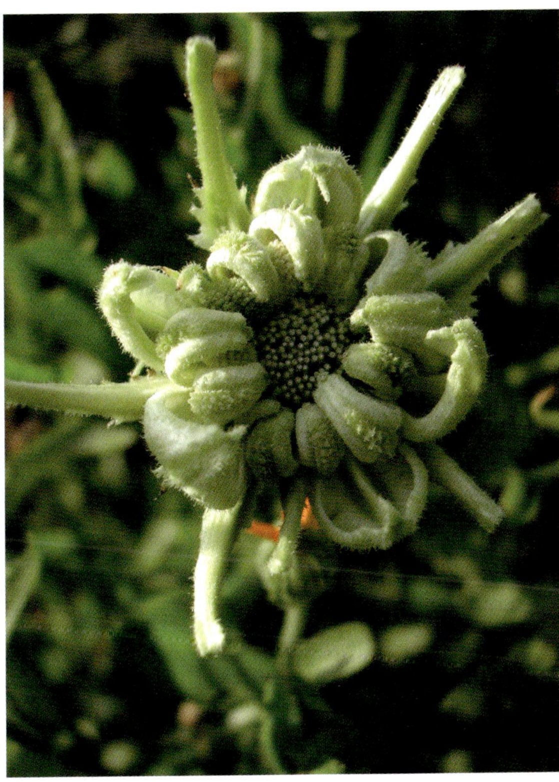

▶ **Abb. 6.289** Ringelblumen bringen drei verschiedene Samenformen hervor: schiffchen-, seepferdchen- und kreisartige.

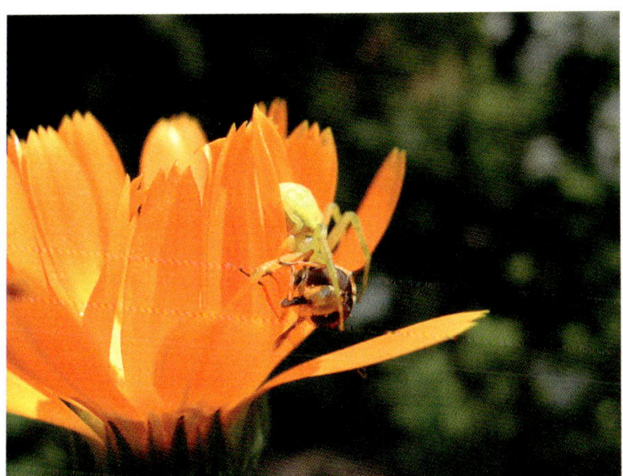

▶ **Abb. 6.288** Ringelblumenblüte mit gut getarntem Bewohner.

des Safts durchgeführt werden. Die Ringelblume zeigt einen, der Aloe ähnlichen Wundheilungsmechanismus, der beim Abtrennen des Stängels innerhalb einiger Stunden einen weißlichen Wundverschluss erzeugt. Diese Fähigkeit kann als Analogie zur wundheilenden Eigenschaft gedeutet werden.

Bei der Ringelblume lässt sich ein spannendes Phänomen beobachten: Bei der als Proliferation bezeichneten eigenwilligen Blütenentwicklung durchwächst eine Blüte eine zweite, indem sich anstelle eines Kronblattes ein neues Sprosssystem bildet (▶ **Abb. 6.290**). Die Tendenz zur Entwicklung durchwachsener Blüten erlaubt einen

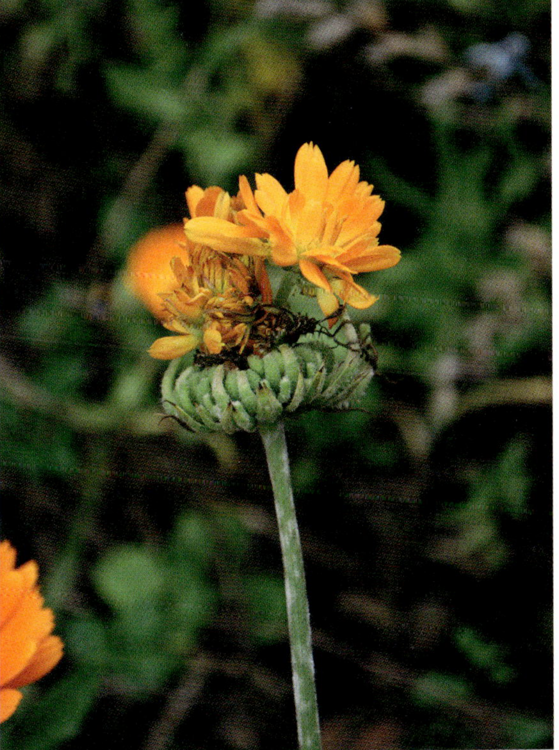

▶ **Abb. 6.290** Die durchwachsene Ringelblumenblüte zeigt eine Entsprechung zu überschießender Gewebebildung.

Bezug zu übermäßigem Wachstum, zu Warzen- und Geschwulstbildung, gegen die Ringelblumen therapeutisch eingesetzt werden. Eine vermutete antitumorale Wirkung von Calendula ist seit längerem Gegenstand von Forschungsprojekten.

Rezept für Ringelblumen-Wundheilsalbe

Ringelblumensalbe ist eine ideale, relativ fettige Heilsalbe für kleinere Verletzungen und Wunden. Sie hilft außerdem gegen rissige, trockene Haut, kleine Entzündungen, Ekzeme und Hautpilze.
Im warmen Wasserbad 4 g getrocknete Ringelblumenblüten in 120 g Mandelöl 2–3 Stunden ausziehen. Nach dem Abseihen das Öl nochmals im Wasserbad aufwärmen, 10 g Bienenwachsperlen und 10 g Lanolin unter den Auszug rühren und vom Herd nehmen. Die Salbe wird anschließend kaltgerührt. Wenn sie handwarm ist, kann (falls erwünscht) 10–15 Tr. Lavendelöl und 10 Tr. Ceres Geranium robertianum Urtinktur hinzugeben werden. Gut rühren und dann in Salbendosen abfüllen. Mit Papier zudecken und erst nach dem vollständigen Erkalten der Salbe mit einem Deckel verschließen. Entsprechend gelagert ist die Salbe bis zu einem Jahr haltbar.

Indikationen Darmschleimhautentzündung, verminderte Leber-Galle-Funktion, Lymphknotenschwellung, Lymphstau, Magen-Darm-Geschwür, Magenschleimhautentzündung, Mandelschwellung, Mund- und Rachenschleimhautentzündung, Stoffwechselschwäche

Äußerlich: Akne, Analekzem, Angina, Augenentzündung, Bestrahlungsschaden, wunde Brustwarzen, Cellulitis, Dekubitus, Eiterung, Ekzem, Fistel, Flechte, Fußpilz, Geschwür, Hämorrhoiden, trockene Haut, Hautausschlag, Hautentzündung, Hautpilz, Herpes, aufgesprungene Lippen, Scheidenentzündung, Schuppenflechte, prophylaktisch gegen Schwangerschaftsstreifen, Sonnenbrand, Ulcus cruris, trockene Vaginalschleimhaut, Verbrennung, Warze, Windeldermatitis, Wunde, Zahnfleischentzündung

Nebenwirkungen und Kontraindikationen Korbblütlerallergie

Beispiele für Fertigarzneimittel

- Alpinamed Wallwurz-Gel, Alpinamed (CH)
- Calendula N Oligoplex Dilution, Madaus (D)
- Calendula Essenz, Wala (CH/D)
- Lymphdiaral sensitiv Salbe N, Pascoe (D)
- Majorana Vaginalgel, Wala (CH/D)

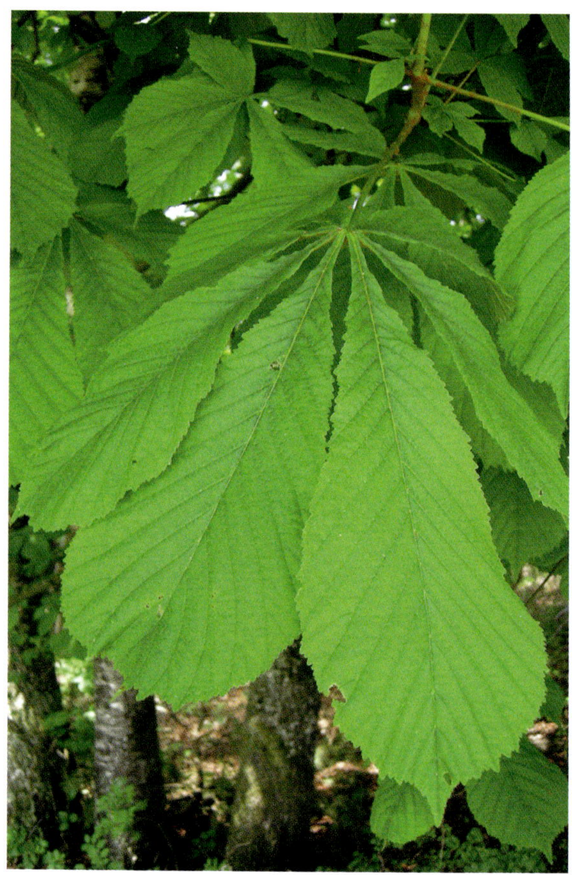

▶ **Abb. 6.291** Aus einzelnen Fiederblättern zusammengesetztes, gefingertes Rosskastanienblatt.

6.98 Rosskastanie, Gewöhnliche – *Aesculus hippocastanum* L.

Die sommergrüne Rosskastanie gedeiht heute in ganz Mittel- und Osteuropa, Westasien und Nordamerika. Neben wilder Verbreitung wird sie auch gerne in Parkanlagen oder Alleen gepflanzt. Der Baum kann eine Höhe von bis zu 30 Metern erreichen und mehrere hundert Jahre alt werden. Seine Rinde ist anfänglich glatt und graubraun, mit zunehmendem Alter wird sie dunkler, rissig und schuppig. Die sehr großen Blätter sind fünf- bis siebenteilig gefingert und anfänglich leicht behaart (▶ **Abb. 6.291**). Im Frühjahr, wenn sich diese frisch aus den klebrig anzufühlenden Knospen entfalten (▶ **Abb. 6.292**), hängen sie träge nach unten, richten sich aber innerhalb von ein paar Tagen waagrecht auf. Diese Pflanzengeste erlaubt die Entsprechung zur tonisierenden Wirkung der Heilpflanze auf die venösen Gefäße.

Bald danach entwickelt sich die pyramidenartige Rispe mit unzähligen, weißen Blüten (▶ **Abb. 6.293**). Da diese einen spermaähnlichen Geruch verströmen, wurden sie früher zu einem potenzstärkenden Einreibemittel für

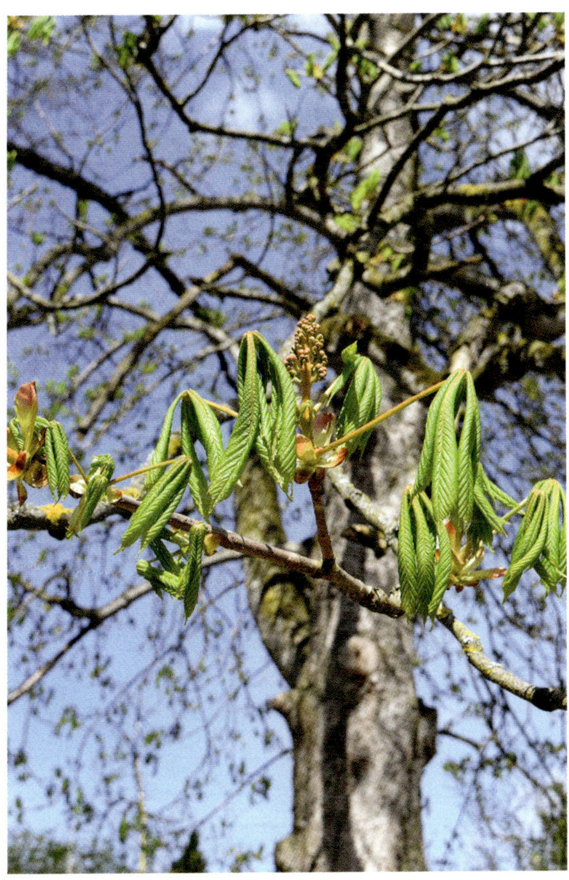

▶ **Abb. 6.292** Rosskastanienblätter und ihre Blütenknospen direkt nach der Öffnung der Knospen im Frühling.

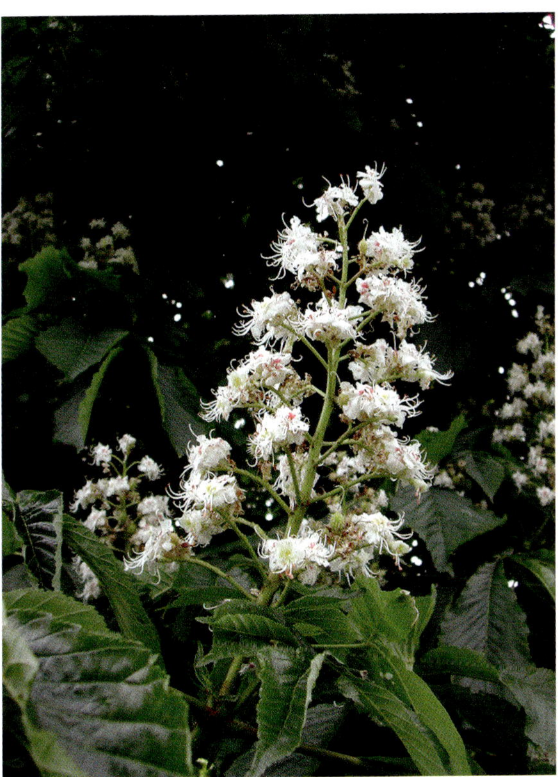

▶ **Abb. 6.293** Die Einzelblüte besitzt einen gelben Farbtupfer, der sich nach dem Bestäuben rot färbt und auf diese Weise den bestäubenden Insekten anzeigt, dass ihre Aufgabe bereits erfüllt wurde.

Männer zubereitet. Da sich diese Signatur in der Praxis nicht bestätigte, wurde sie wieder fallengelassen.

Die charakteristischen Früchte sind von einer grünen, stacheligen Hülle umgeben, welche den glänzend braunen Samen enthalten (▶ **Abb. 6.294**). Die geschälten Samen bilden, wenn sie zerkleinert in heißes Wasser gebracht und geschüttelt werden, schaumige Blasen und zeigen damit ihren Gehalt an Saponinen an. Der für kurze Zeit haltbare Schaum kann zusammen mit ein paar Tropfen ätherischen Lavendelöls zum Waschen oder als Seifenersatz verwendet werden. Die Samen, Hippocastani semen, besitzen durchblutungsfördernde venentonisierende, gefäßabdichtende und den venösen Rückfluss zum Herzen steigernde Eigenschaften. Außerdem wirken sie entstauend, entzündungshemmend und abschwellend. Teezubereitungen sind heute nicht mehr üblich, dafür wird die Heilpflanze als Tinktur, in Form von Fertigarzneimitteln oder als Salbe eingesetzt.

Bekannt ist älteren Menschen noch die Gewohnheit, eine Rosskastanie in der Hosentasche zu tragen, verbunden mit dem signatorisch motivierten Wunsch, die eigenen Gelenkkapseln möchten wieder ebenso glänzend und rund wie die Frucht und ihre Schmerzen dadurch weniger werden. Neben der Blüte wurden auch Blätter, Holz und Rinde in der Volksheilkunde verwendet.

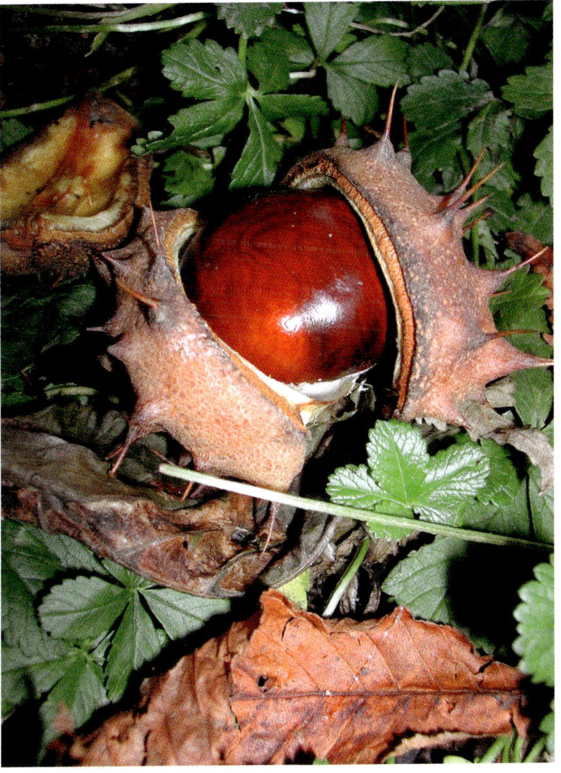

▶ **Abb. 6.294** Die ungenießbare Stachelfrucht enthält in einer Fruchthülle den glänzend braunen Samen mit einem charakteristischen weißen Fleck.

Die Blätter, Hippocastani folium, werden volksheilkundlich bei Rheuma, Gelenk- und Muskelschmerzen und Hämorrhoiden hauptsächlich äußerlich als schmerzlindernde Auflage oder Einreibung empfohlen. Die Blüte, Hippocastani flos, wirkt durchblutungsfördernd und venenstärkend. Auch sie wird bei rheumatischen Beschwerden und bei Krampfaderleiden eingesetzt.

Im Früchtereichtum und dem stattlichen Wachstum des Baumes zeigen sich Aspekte von Jupiter. Diesem zugeordnet sind auch Beschwerden, die bei konstitutioneller Disposition auf der Basis von Ernährungsfehlern, wie sie z. B. infolge übermäßiger Purinzufuhr mit der Nahrung, nachfolgender Erhöhung des Harnsäurespiegels im Blut und Ablagerungen von Harnsäurekristallen in Gelenken und Geweben als Gichterkrankung auftreten können. Rosskastanie ist eines der pflanzlichen Heilmittel, welche bei derartigen Beschwerden unterstützend eingesetzt wird.

Indikationen des Rosskastaniensamens, *Hippocastani semen* Bandscheibenvorfall, schmerzende Beine, Beinkrampf, Beinschwellung, Bluterguss, Gicht, Hämorrhoiden, Karpaltunnelsyndrom, Krampfaderleiden, Ödem, Erkrankungen des rheumatischen Formenkreises, stauungsbedingte Schmerzen, venöse Stauung, prophylaktisch gegen Thromboseneigung, Venenentzündung, venöse Insuffizienz

Äußerlich: schmerzende Beine, Bluterguss, Hämorrhoiden, Juckreiz, Krampfadern, stumpfe Verletzung, Verstauchung, Wadenkrampf

Nebenwirkungen (entfallen bei Anwendung in spagyrischer oder potenzierter Form)

- Bei Tee oder Tinkturen können u. U. Magenschleimhautreizungen entstehen. Eine bessere Verträglichkeit kann durch eine Einnahme nach dem Essen erzielt werden.
- Selten Übelkeit oder Juckreiz.

Kontraindikationen (entfallen bei Anwendung in spagyrischer oder potenzierter Form) Nicht in offene Wunden bringen

Beispiele für Fertigarzneimittel

- Abtei Rosskastanie Venen-Dragees, Omega Pharma (D)
- Aesculaforce forte Venen-Tabletten, Bioforce (CH)
- Hämorrhoidal-Suppositorien, Weleda (CH/D)
- Phytopharma Venen Dragées, Phytopharma (CH)
- Reparil-Gel N, Meda Pharma (CH/D)

6.99

Safran – *Crocus sativus* L.

Durch heimkehrende Söldner wurden ab dem 14. Jahrhundert die wertvollen Safranknollen aus dem nordafrikanischen und asiatischen Raum nach Europa gebracht (▸ **Abb. 6.295**). Die Wurzelknolle treibt erst im Herbst Blätter und verbleibt den Rest des Vegetationszyklus im Boden. Die Safranpflanze gedeiht an sandigen oder steinigen, trockenen Standorten und bildet bis zu 20 Zentimeter hohe Stängel (▸ **Abb. 6.296**). Die grasähnlichen Blätter erscheinen im Frühjahr, ziehen sich im Sommer wieder ins Erdreich zurück und überlassen im Spätherbst

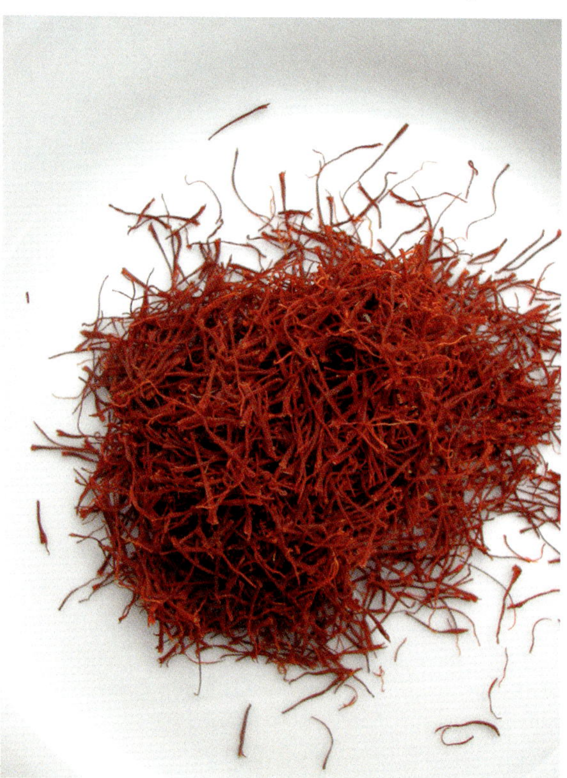

▸ **Abb. 6.295** Für 1 Kilogramm Safranfäden werden ca. 100 000–250 000 Griffel samt Narben benötigt. Kein Wunder, dass Safran eines der teuersten Gewürze ist.

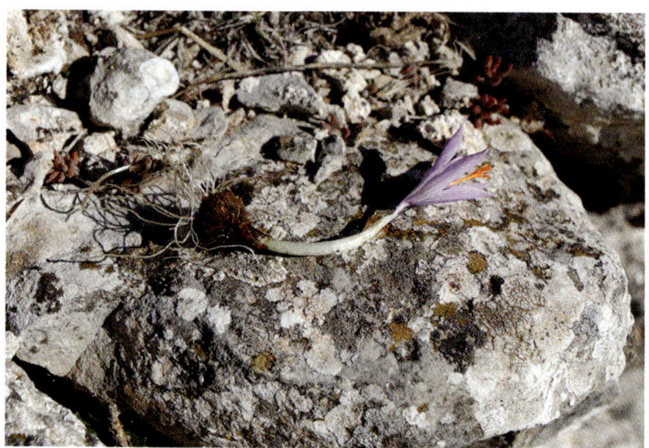

▸ **Abb. 6.296** Verwilderter Safran mit Wurzelknolle.

der Blüte ihren Platz. Diese entfaltet blauviolette Blütenblätter mit drei langen, rotbraunen Griffeln, welche einen charakteristischen Geruch und bitteren Geschmack besitzen.

Die Blütenblätter werden sofort nach dem Öffnen der Blüten möglichst morgens geerntet. Ihre sogenannten Narbenschenkel, Croci stigma, stärken die Herzfunktion, fördern die Verdauung, wirken krampflösend, tonisieren die Gebärmutter und fördern die Menstruationsblutung. Gleichermaßen wird die Nervenfunktion tonisiert und gestärkt. In der kräftig gelbroten Farbe kommt die Sonnenqualität der Heilpflanze zum Ausdruck, entsprechend wurde Safran früher häufig in Mischungen als Herzkomponente eingefügt.

Paracelsus pries Safran als „die höchste Freude des Herzens für Alte, Kranke, Melancholische und Schwermütige" [86]. Aufgrund von Farbanalogien wird Safran einerseits mit Gelbsucht und Leber-Gallen-Leiden, andererseits mit Blutungen in Bezug gesetzt. Die Homöopathie verwendet Crocus entsprechend u. a. in der Frauenheilkunde bei Blutungen mit langen dunklen, fadenartigen Blutungen. In verschiedenen Kulturen gilt die uralte Kulturpflanze als Aphrodisiakum, das u. a. auch eingerieben oder als Badezusatz verwendet wurde. So soll sich Zeus vor seinen Liebesabenteuern mit Safran parfümiert und gestärkt haben. Heute wird „das rote Gold" (▶ **Abb. 6.297**) meist als Gewürz verwendet und nicht mehr als Heilmittel verkauft. Es ist aber immer noch Bestandteil des traditionellen Schwedenbitters (auch Schwedenkräuter genannt), eines stoffwechsel- und ausscheidungsanregenden Naturheilmittels.

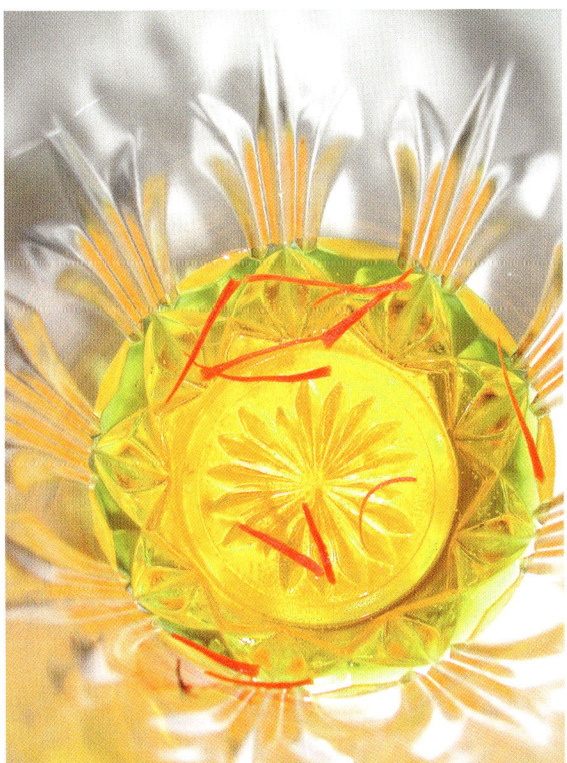

▶ **Abb. 6.297** Die schnelle und kräftig orange Färbung von Wasser, in welches einige Safranfäden eingelegt wurden, ist ein Qualitätsmerkmal für die Echtheit.

Indikationen Dysmenorrhoe, Herz-Kreislauf-Schwäche, Nervosität, Unruhezustand

Nebenwirkungen (entfallen bei Anwendung in spagyrischer oder potenzierter Form) Safran ist in hohen Dosen giftig. Bei Überdosierung können Erbrechen, Schwindel oder Durchfälle resultieren, ab 10 g abortive Wirkung, Kollaps, Lähmung bis tödliche Vergiftungen.

Kontraindikationen (entfallen bei Anwendung in spagyrischer oder potenzierter Form) Schwangerschaft

Beispiele für Fertigarzneimittel

- Nemafam Dilution, Nestmann (D)
- Safran und Salbei Kapseln, DS-Pharmagit (D)
- Safran + Rhodiola-Extrakt Dr. Wolz Kapseln, Dr. Wolz (D)
- Safran Extrakt Kapseln, effective nature (CH)
- Safranfäden bio, Sonnentor (CH/D/AT)

6.100 Salbei, Echter – *Salvia officinalis* L.

Diese aus dem Mittelmeerraum bei uns eingeführte Heilpflanze ist allseits als Küchengewürz bekannt. Sie hat einen festen Platz im Gemüse- oder Kräutergarten und gedeiht gerne an sonnigen, trockenen, kalkreichen Standorten (▶ **Abb. 6.298**).

In milden Lagen kann sie den Winter gut überdauern. Der holzbildende Halbstrauch bildet vierkantige, bis zu einen Meter hohe Stängel, die sich im oberen Bereich stark verzweigen. Die Salbeistängel sind von grauer Farbe und sanft behaart. Aus ihnen entspringen längliche, auf der Unterseite ebenfalls graufilzig behaarte Blätter mit würzigem Geschmack (▶ **Abb. 6.299**). Die Behaarung der Stängel und Blätter stellen den Bezug zur Anwendung bei Atemwegserkrankungen her, da diese Ähnlichkeit mit dem Flimmerhaarepithel der betroffenen Schleimhäute aufzeigt. Der deutsche Alchemist Johannes Rhumelius (1597–1661) fügte hinzu: „Salvia, hat die Signatur der Zungen (…) und bringt die verlorne Sprach wieder" [90].

Salbei bildet hellviolette Blüten, welche in Quirlen am Stängel stehen und die charakteristischen Zeichen eines Lippenblütlers tragen (▶ **Abb. 6.300**).

Salviae folium, die Blattdroge, entfaltet schweißhemmende und desinfizierende Qualitäten. Auf den Verdauungstrakt wirkt sie tonisierend, verdauungs- und appetitanregend, blähungswidrig und krampflösend. In ihrem herben, bitteren Geschmack kommt der Gehalt an beachtlichen Mengen von Bitter- und Gerbstoffen zum Ausdruck. Meist werden Salbeiblätter als Tee, Tinktur, Fer-

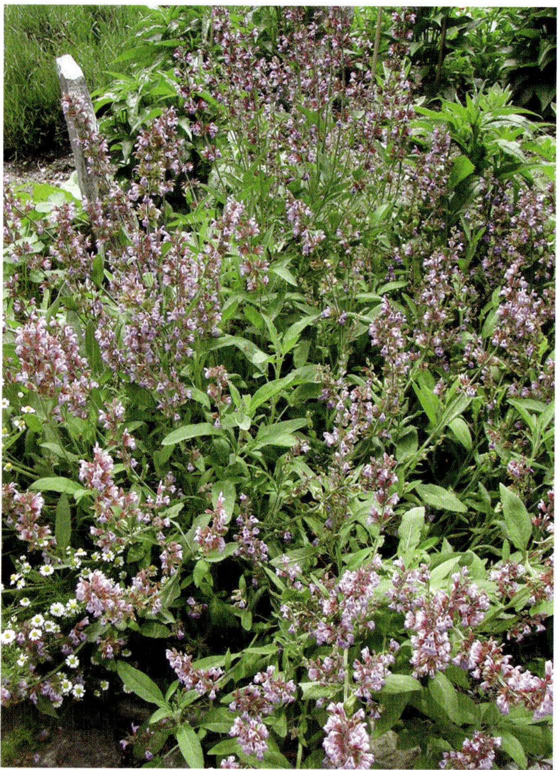

▸ **Abb. 6.298** Echter Salbei verwildert in Mitteleuropa kaum und ist daher vor allem eine traditionelle Gartenpflanze.

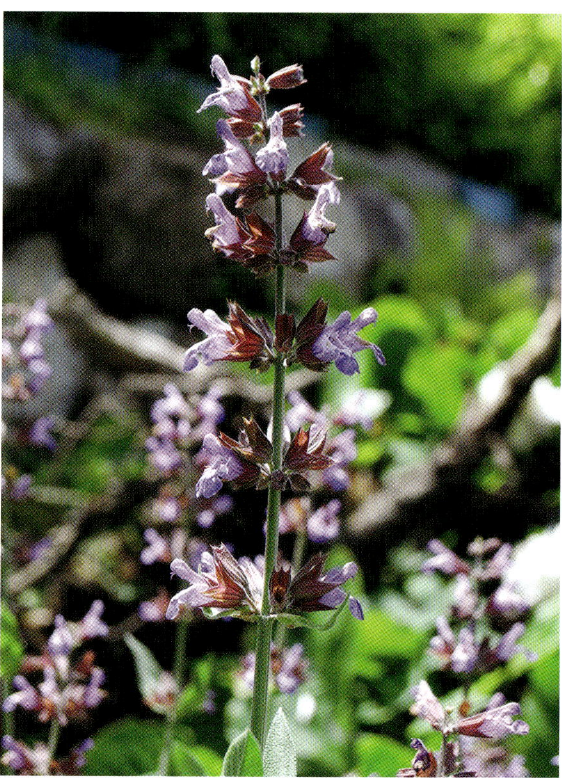

▸ **Abb. 6.300** Die nektarreiche Blüte wird rege von Insekten, vor allem von Bienen, besucht.

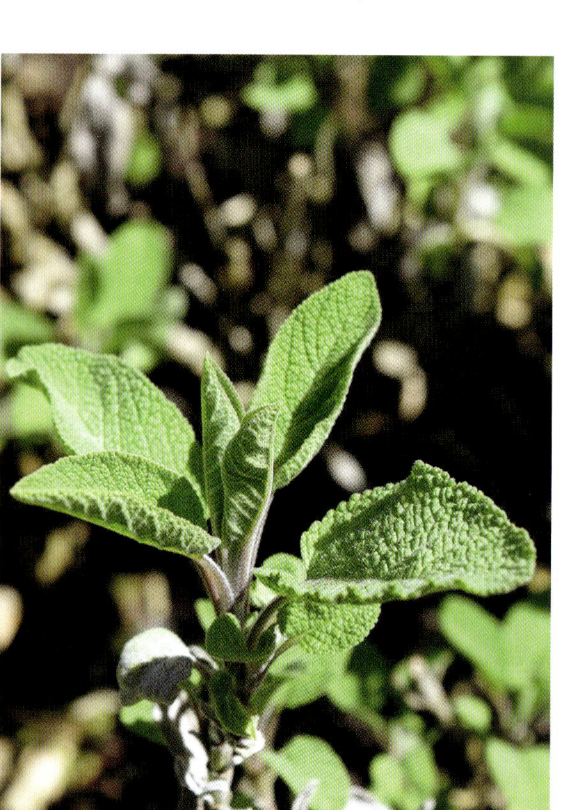

▸ **Abb. 6.299** Die pelzige Behaarung schützte die Pflanze ursprünglich vor Hitze und übermäßiger Verdunstung, in nördlichen Lagen auch vor Kälte.

tigarzneimittel und als Gurgelmittel eingesetzt. Die manchmal empfohlene Schweißhemmung durch die gerbstoffreichen Waschungen oder Auflagen mit Salbei (infolge einer Zusammenziehung der Schweißporen) sind aus naturheilkundlicher Sicht nicht sinnvoll, da sie Ausscheidungen über die Haut vermindern. Die schweißmindernde Wirkung bei der Einnahme von Salbei bei Wechseljahresbeschwerden kommt jedoch nicht durch denselben Wirkungsmechanismus zustande, sondern durch eine systemische Wirkung der ätherischen Salbeiöle auf das Wärmezentrum des Körpers. Diese Art der Anwendung kann bei heftigen Hitzewallungen und Schweißausbrüchen kurz- oder mittelfristig sinnvoll sein. Das Blatt wurde früher außerdem zum Einreiben des Zahnfleisches und zum Reinigen der Zähne (Zahnsalbei) verwendet. Sein lateinischer Name (lat. salvere = gesund sein, heilen) sowie seine volkstümlichen Namen, wie z. B. Heilblatt, bringen die große Verehrung von Salbei als Heilkraut zum Ausdruck. Die medizinische Schule von Salerno lobte ihn im 14. Jahrhundert: „Warum soll ein Mensch sterben, dem Salbei im Garten wächst“ [5].

Es existieren Hunderte von Salbeiarten, die teilweise ebenfalls medizinisch verwendet werden. Vor allem jedoch der **Dreilappige Salbei**, ***Salvia triloba***, der eine dichtere, filzigere Behaarung der Blätter als *Salvia offininalis* besitzt, speziell auf ihrer Oberseite. Am Grund der Blattspreite sind zwei zusätzliche Lappen ersichtlich, was sich im Namen niederschlägt. Die Duftnote dieser Salbei-

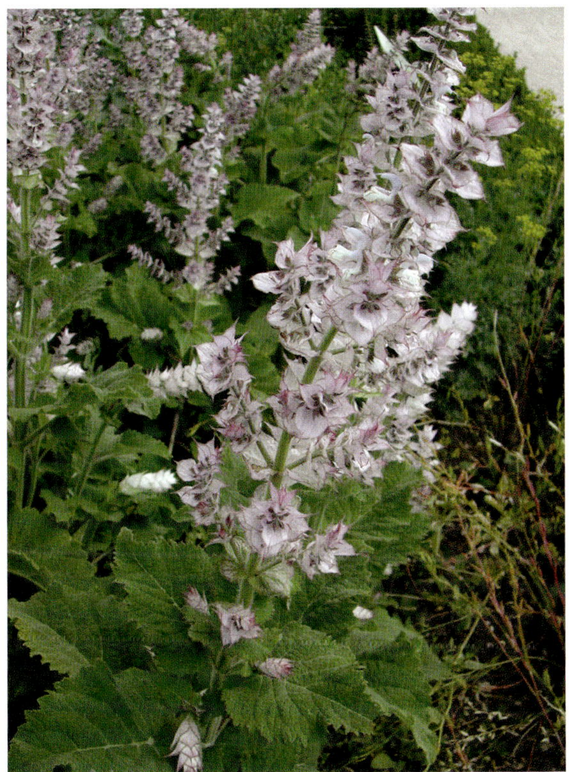

▸ **Abb. 6.301** Die rosa- oder lilafarbenen Blüten des Muskatellersalbeis sowie seine Stängel verströmen einen starken, ambivalenten Geruch, wenn man daran reibt.

art ist weniger streng als die des echten Salbeis, aromatischer und heller. Bezüglich des Wirkungsspektrums zeigen sich aber keine großen Unterschiede zwischen den beiden Arten.

Muskatellersalbei, *Salvia sclarea*, wächst vom Mittelmeerraum bis nach Asien wild, ebenso in der Südschweiz, wo er auf sonnigen, trockenen Böden gedeiht. Diese zweijährige Salbeiart wird bis zu 120 Zentimeter hoch und besitzt den für Lippenblütler typisch vierkantigen Stängel. Im ersten Vegetationsjahr bildet er eine grundständige Rosette mit runzligen, fein behaarten Blättern. Im zweiten Jahr erhebt sich ein großer, kräftig riechender Blütenstängel mit vielen Einzelblüten (▸ **Abb. 6.301**). Das Muskatellerkraut (die blühende Sprossspitze) zeigt krampflösende, schmerzstillende und menstruationsregulierende Eigenschaften. Der Duftstoff, ein ätherisches Öl, besitzt stimmungsaufhellende und östrogenartige Qualitäten. Wird es äußerlich angewendet, kann dadurch in der Geburtsheilkunde eine krampflösende, gebärmutterstimulierende Wirkung erzielt werden. Wie der Name bereits vermuten lässt, wurde die Pflanze früher oft für die Aromatisierung von Wein eingesetzt. Da durch diesen Zusatz auch die Rauschwirkung des Getränks verstärkt wurde, sind solche Verfahren heute verboten.

Der halluzinogen wirksame **Wahrsagesalbei, *Salvia divinorum***, auch Aztekensalbei genannt, stammt aus Mexiko und wird in der dortigen Volksmedizin u. a. bei Kopfschmerz und Rheuma angewendet. Hauptsächlich spielt er jedoch in verschiedenen Ritualen unter dem Namen Pastora eine Rolle. Unter vielen anderen beschäftigte sich auch der Schweizer Chemiker Albert Hofmann (1906–2008), der sich mit psychoaktiven Pflanzen beschäftigte, mit dieser Salbeiart.

Indikationen von Echtem Salbei Abstillen, Angina, Appetitlosigkeit, Atemwegserkrankung, Blähung, Candida albicans, Dyspepsie, Erkältung, Grippe, Halsentzündung, produktiver Husten, Infektion, verzögerte Menstruationsblutung, Schweißausbruch im Rahmen der Wechseljahre, Verdauungsbeschwerden, Wechseljahresbeschwerden

Äußerlich: Angina, Aphthe, Fußpilz, Halsentzündung, Heiserkeit, Husten, Mund- und Rachenschleimhautentzündung, Prothesendruckstelle, Wunde, Zahnfleischbluten, Zahnfleischentzündung

Nebenwirkungen (entfallen bei Anwendung in spagyrischer oder potenzierter Form)

- Keine bei der Einnahme von Tee.
- In hohen Dosen und bei Anwendung von Fertigarzneimitteln, alkoholischen Auszügen sowie des reinen ätherischen Öls abortive, eventuell Epilepsie auslösende Wirkung. Hemmt die Milchbildung bei Stillenden.

Kontraindikationen (entfallen bei Anwendung in spagyrischer oder potenzierter Form) In hohen Dosen und bei Anwendung von Fertigarzneimitteln oder alkoholischen Auszügen sowie des reinen ätherischen Öls in der Schwangerschaft und Stillzeit.

Beispiele für Fertigarzneimittel

- Amara Tropfen, Weleda (CH/D)
- Echinamed Halsschmerz Spray, Bioforce (CH)
- Salbei Halspastillen Dragées, Wala (CH/D)
- Salus Salbei Kräutertropfen, Salus Pharma (D)
- Vogel Menosan Salvia Tabletten, Bioforce (CH)

6.101 Salomonssiegel, Echtes – *Polygonatum officinale* All. (Syn: *Polygonatum odoratum* [Mill.] Druce)

In Gebüschen, lichten Laubwäldern und deren Rändern gedeiht diese eigentümliche, mehrjährige Pflanze, die lange, unter der Erdoberfläche kriechende Wurzelrhizome bildet. Diese entwickeln jedes Jahr einen neuen gebogenen Stängel, der zwei Reihen von ellipsenförmigen Blättern trägt (▸ **Abb. 6.302**). Sie sind wechselständig angeordnet und umfassen an ihrem Ansatz den Stängel teilweise. Aus ihren Achseln entspringen weißgrünliche Blütenglöckchen, an dünnen Stielen hängend, welche einen

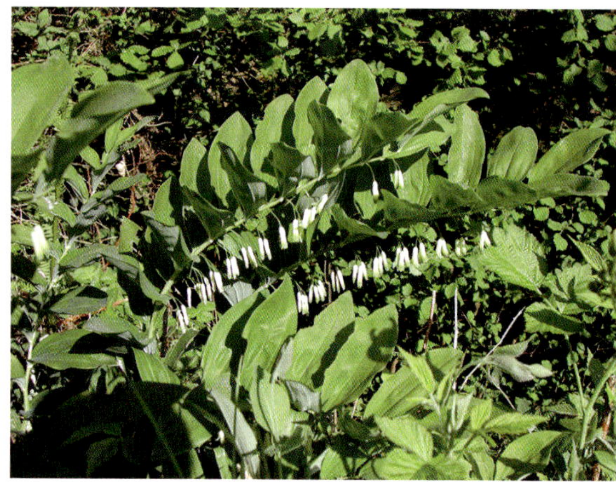

▶ **Abb. 6.302** Ein gebogener Stängel mit hängenden Blüten ist das Markenzeichen des Salomonssiegels.

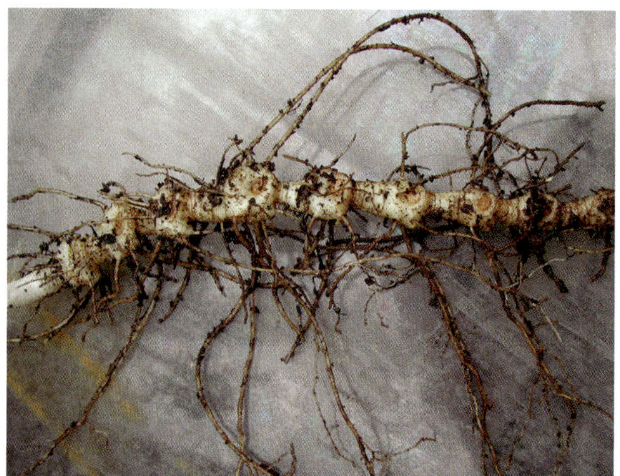

▶ **Abb. 6.303** Die siegelartigen Narben der abgestorbenen Vorjahrestriebe gelten als Analogie zum menschlichen Lymphsystem.

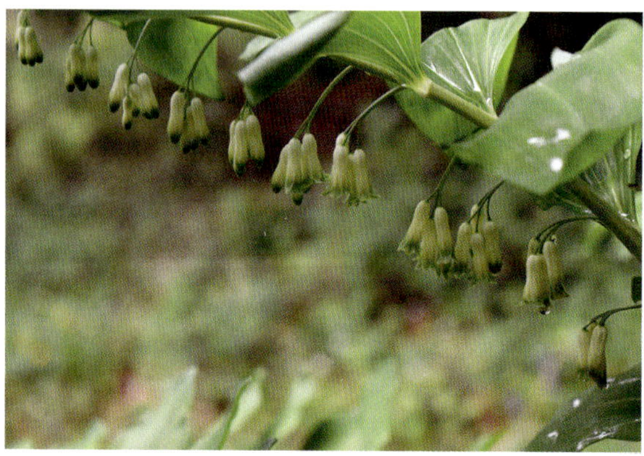

▶ **Abb. 6.304** Die grün-weißlichen, duftenden Glöckchenblüten wachsen in den Blattachseln des Salomonssiegels (hier: Vielblütiges Salomonssiegel).

süßlichen Duft verströmen. Die sich daraus entwickelnden Früchte sind dunkelblaue Beeren mit 7 bis 9 Samen.

Jeder im Herbst absterbende Jahrestrieb hinterlässt am Rhizom eine einem Siegelabdruck ähnliche Narbe, was den zweiten Namensteil erklärt (▶ **Abb. 6.303**). Das Bild, dieser horizontal verlaufenden, gewundenen Wurzel (Schlangenkraut, Natternblume) zeigt die Entsprechung zu den menschlichen Lymphbahnen mit ihren Lymphknoten. Aufgrund dieser Analogie wurden früher die dicken, weißen Wurzeln, Sigilli Salomonis radix, in Form von Tee, Tinktur oder Pulvereinnahme, äußerlich als Kompressen oder Bäder und auf andere Art zur Anregung des Lymphflusses eingesetzt. Das ebenfalls praktizierte Auftragen gegen Sommersprossen und andere Hautflecken ist aus naturheilkundlicher Sicht nicht sinnvoll. Die erhofften Heilwirkungen haben sich nicht bestätigt, weshalb das Salomonsiegel heute nur noch selten in Form von Salben oder Cremes angewendet wird.

In seinem verträumten Wesen, den weißen Blüten und dem früheren Bezug zum Lymphsystem zeigen sich Analogien zum Mondprinzip (▶ **Abb. 6.304**).

Indikationen Früher bei Ausfluss, Husten, Rheuma, Gicht, heute nur noch äußerlich zur Narbenbehandlung und bei stumpfen Verletzungen wie Zerrung oder Prellung

Nebenwirkungen und Kontraindikationen (entfallen bei Anwendung in spagyrischer oder potenzierter Form) Die ganze Pflanze ist bei der Einnahme giftig und erzeugt Durchfall und Erbrechen.

Beispiele für Fertigarzneimittel

- Narben Gel, Wala (CH/D)
- Polygonatum officinale 5 % Weleda Salbe, Weleda (CH/D)

6.102

Schafgarbe, Gemeine – *Achillea millefolium* L.

In ganz Europa, Nordasien und Nordamerika gedeiht die Schafgarbe. Am besten gefallen der mehrjährigen, krautigen Pflanze sonnige Trockenwiesen, Wald- und Wegränder, wo sie teilweise in größeren Gruppen (▶ **Abb. 6.305**) oder als Pionierpflanze wächst. Da die Schafgarbe stickstoffreiche Böden liebt, ist sie diesbezüglich eine Zeigerpflanze. Aus der anfänglich grundständigen Blattrosette entspringt ein kräftiger, sanft behaarter Stängel, der längs gerillt ist. Die Blätter sind mehrfach fiederspaltig, schmal und länglich (▶ **Abb. 6.306**). Die weißen, selten auch rosa überlaufenen Blütenköpfchen zeigen sich als Scheindolden. Zur Sommerzeit besitzen sie einen zarten, angenehmen Duft. Im Iran wurden Überreste von Schafgarbe in 60 000 Jahre alten Gräbern gefunden, was die Pflanze zu einer der ältesten, mit Funden belegten Heilpflanze macht.

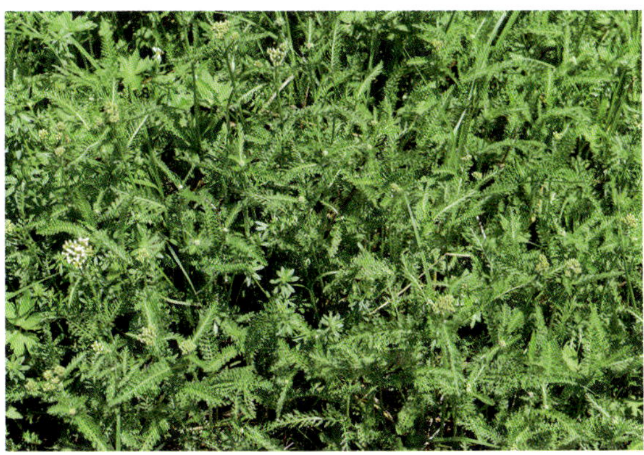

▶ **Abb. 6.305** Schafen gleich steht diese gutmütige, sanfte Pflanze gerne in „Herden" (größeren Gruppen) beisammen.

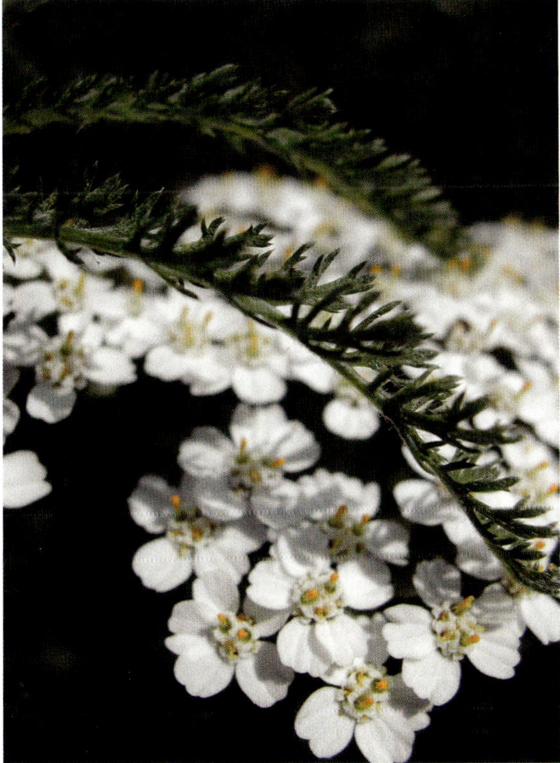

▶ **Abb. 6.306** Die feingefiederten Blätter der Schafgarbe führten zum Artennamen millefolium (Tausendblättchen).

Millefolii herba, dass würzig, bitter-salzig schmeckende Schafgarbenkraut, besitzt entzündungswidrige, krampflösende, verdauungsfördernde (Bauchwehkraut) und sanft die Leber- und Gallenfunktion anregende Eigenschaften. Auf die Venen wirkt es entstauend, tonisierend und verbessert den venösen Rückfluss zum Herzen. Auf den Uterus wirkt es krampflösend und menstruationsblutungsregulierend (Frauenkraut, Frauendank). Diese wird bei zu kräftiger Blutung vermindert, bei zu schwacher oder ausbleibender Blutung verstärkt. Das regulierende Wirkungsvermögen lässt sich mit der tonusharmonisierenden Eigenschaft der Schafgarbe erklären, welche auf ihrer sanften Wärmequalität beruht. Aus humoralmedizinischer Sicht ist sie ein Universalmittel, das alle drei Kochungsschritte unterstützt sowie wärmend und tonisierend auf viele Körperfunktion wirkt. Im Zentrum dieser Wirkung stehen hauptsächlich die Verdauung, die Blutzirkulation und die Gebärmutter. Übermäßige Gelbgalle oder ihre Schärfen werden über die Leber und falls nötig über die Monatsblutung eliminiert. Pfarrer Künzle empfahl, getreu dem Südtiroler Sprichwort „Schafgarb im Leib tut gut jedem Weib" [111], das Frauenheilmittel ganz besonders: „Und wirklich sollte jede Frau sich einen Vorrat an Schafgarbe anlegen; denn die Heilkräfte der Schafgarbe stärken die Eingeweide, die inneren Schleimhäute und die Mutterschaftsorgane, sie beheben Krämpfe, zu starken Blutfluss, Weißfluss und regulieren die Periode, vorausgesetzt, dass der Stuhlgang in Ordnung ist. In Frauenleiden ist deshalb eine längere Kur mit Schafgarbentee angezeigt; die tägliche Dosis betrage zweimal eine halbe Tasse" [54].

Bei äußerlicher Anwendung kommen entzündungshemmende, wundheilendende (Schnittkraut, Blutstillkraut, Soldatenkraut), keimhemmende und mild blutstillende Wirkungen zum Tragen. Viele Vertreter der Korbblütler sind wie die Schafgarbe Wundheilpflanzen, z. B. Kamille, Gänseblümchen und Ringelblume. Schafgarbenkraut wird häufig als Tee, Tinktur, Presssaft, Fertigarznei oder als Salbe, Umschlag, Sitzbad empfohlen. Der Name Achillea entstammt der mythologischen Überlieferung: Der heilkundige Zentaur Chiron habe den griechischen Helden Achilles die Heilkraft der Schafgarbe gelehrt. Dieser habe die Pflanze als Wundheilmittel eingesetzt, um seine Wunden und die seiner Mitstreiter zu heilen. „Garwe" heißt im Althochdeutschen Gesundmacher – ein Name, der die große Wertschätzung für die Heilkraft dieser Wiesenpflanze zum Ausdruck bringt.

Rezept für Schafgarbenbutter

Die jungen, feingeschnittenen Blätter und etwas Kräutersalz werden mit Hilfe einer Gabel unter eine weiche Butter gemischt. Diese in eine Form pressen und in den Kühlschrank stellen. Danach auf ein Stück frisches Brot oder Knäckebrot streichen und als wohlschmeckendes, würziges Zvieri (schweizerisch für Zwischenmahlzeit am Nachmittag) zu sich nehmen. Bei Bedarf noch mit einem Spritzer Zitronensaft abschmecken und mit 1–2 Blüten verzieren. Die Butter wird am besten am selben Tag verbraucht.

Ihrer fiederteiligen Blattgestaltung wegen auch „Augenbraue der Venus" genannt, zeigt diese Heilpflanze auch in ihrer Anwendung in der Frauenheilkunde einen deutlichen Venusbezug. Die Fiederblätter (▶ **Abb. 6.307**) werden in der Signaturenlehre auch mit dem segmentalen Aufbau des Rückens in Beziehung gebracht und Schafgarbenöl entsprechend bei Schmerzen des Rückgrats äußerlich eingerieben.

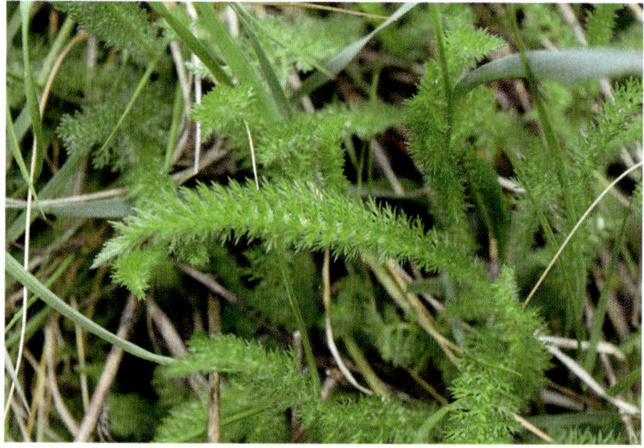

▸ **Abb. 6.307** Das zwei- bis vierfach fiederteilige Schafgarbenblatt kann in der Wildkräuterküche auf vielfache Weise verwendet und zubereitet werden.

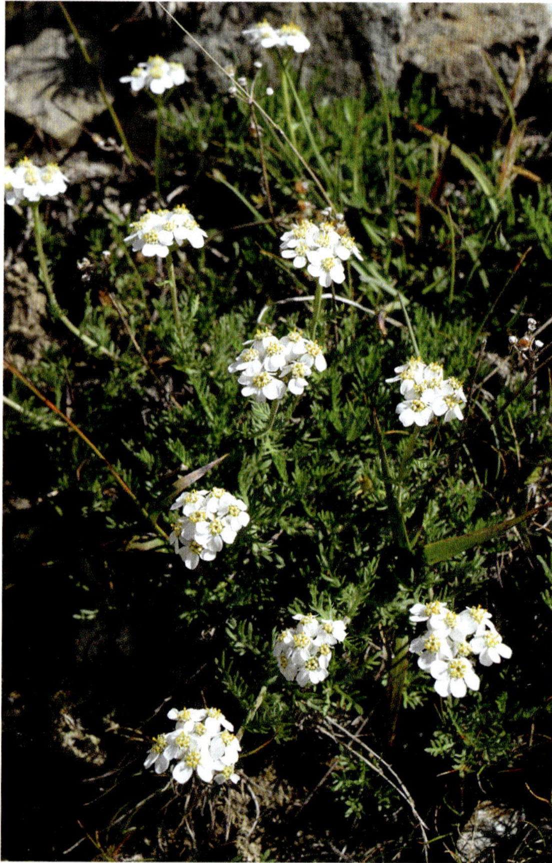

▸ **Abb. 6.308** Das intensiv riechende Ivakraut wächst gerne im Schutz von Felswänden oder Steinblöcken.

Ähnlich wie die gewöhnliche Schafgarbe wirkt auch die moschusartig duftende **Moschus-Schafgarbe**, ***Achillea moschata***, die bis in 3 000 Metern Höhe an steinigen Standorten wächst (▸ **Abb. 6.308**). Dort bildet das nur 10 bis 15 Zentimeter hohe Kraut auf kalkarmen Böden teilweise größere Bestände. Aus dem auch Iva genannten Kraut wird neben Tee auch ein schmackhafter Likör oder Schnaps hergestellt. Dieser wird in Graubünden (Schweiz) bei Verdauungsbeschwerden, Krämpfen und höhenbedingten Beschwerden eingenommen.

Indikationen der Gemeinen Schafgarbe Appetitlosigkeit, Aufstoßen, Blähungen, Blasenentzündung, Blutung, Darmschleimhautentzündung, Durchfall, Dysmenorrhoe, Dyspepsie, Endometriose, Fettverdauungsstörung, Krampf, Krampfadern, Kreislaufschwäche, verminderte Leber-Galle-Funktion, Magenschleimhautentzündung, Magengeschwür, Magenschmerz, unregelmäßige, verzögerte oder starke Menstruationsblutung, Menstruationskrampf, Prämenstruelles Syndrom, Reizblase, Schwindel, Unfruchtbarkeit, Unterleibskrampf, Venenerkrankung, Verdauungsstörung, Wechseljahresbeschwerden

Äußerlich: Abszesse, Akne, Ausfluss, Blutung, wunde Brustwarzen, Hämorrhoiden, Hautentzündung, Infekt, Krampfaderleiden, Narben, Rheuma, Scheidenentzündung, Schuppenflechte, Wunde, Zahnfleischentzündung

Nebenwirkungen Keine

Kontraindikationen (entfallen bei Anwendung in spagyrischer oder potenzierter Form)
- Vorsicht bei Allergikern und Schwangeren
- Korbblütlerallergie

Beispiele für Fertigarzneimittel
- Achillea comp. Dilution, Weleda (CH/D)
- Liv 52 Tabletten, Himalaya (CH)
- Menodoron Tropfen, Weleda (CH/D)
- Millefolium N Oligoplex Dilution, Madaus (D)
- Traumeel Tabletten S, Heel (CH/D)

6.103 Scharbockskraut – *Ranunculus ficaria* L.

Zum Schrecken vieler Hobbygärtner zeigt sich der Scharbock als eine der ersten Blütenpflanzen bereits im März in großer Zahl. In der Wildnis gedeiht die krautige Pflanze gerne flächendeckend unter Hecken oder in Wäldern. Richtig wohl fühlt sie sich auf feuchten Böden in Mittel- und Nordeuropa. Aus den knollenförmigen Speicherwurzeln, die Signaturenkundige an einen Hämorrhoidalknoten (▸ **Abb. 6.309**) oder an Feigwarzen (Feigwurz) erinnern, wachsen nierenförmige, glänzende Blätter mit gesägten Rändern. In ihren Achseln werden sich später weiße Brutknöllchen bilden, mit deren Hilfe sich der Scharbock vegetativ verbreitet.

Die leuchtend gelben Blüten (▸ **Abb. 6.310**) öffnen sich nur bei sonnigem Wetter, und das auch nicht vor 9 Uhr morgens. Schon bald nach ihrem Verblühen nimmt der ganze Spuk ein schnelles Ende und die zahlreichen

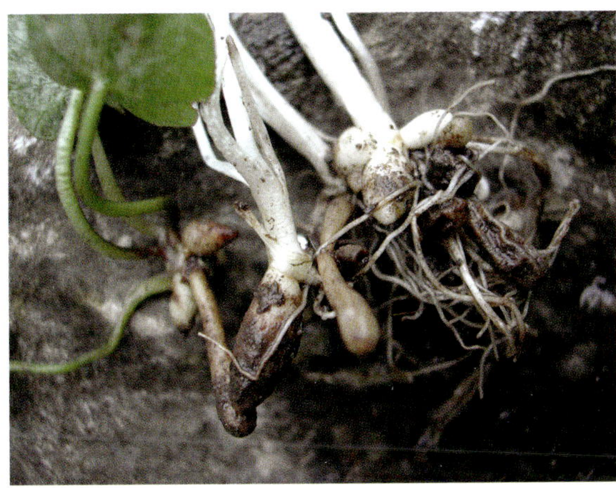

▶ **Abb. 6.309** Die Signatur der Wurzelknollen hat zur Anwendung in Form von Hämorrhoidalsalben geführt.

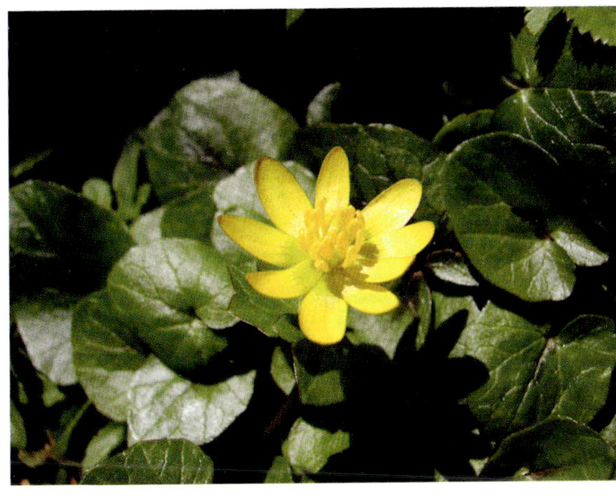

▶ **Abb. 6.310** Die gelbe Blüte trägt die Merkmale der Hahnenfußgewächse.

Pflänzchen verschwinden wieder für ein Jahr von der Bildfläche.

Bei äußerlicher Anwendung als Salbe oder Sitzbad wirkt die Pflanze schmerzlindernd, entzündungshemmend, abschwellend und zusammenziehend. Die Anwendung bei Hämorrhoidalleiden hat zu ihren volkstümlichen Namen Hämorrhoidenkraut geführt. Sie enthält Vitamin C und wurde daher früher in entsprechender Dosis gegen die Mangelkrankheit Skorbut, damals Scharbock genannt, eingenommen. Wegen ihrer stoffwechselanregenden, entzündungshemmenden und schmerzlindernden Wirkung gilt sie auch als Gichtkraut. Die haut- und schleimhautreizenden Wirkstoffe der frischen Pflanze in der Blütezeit sind ein Zeichen des Marsprinzips und charakteristisch für die Hahnenfußgewächse, denen das Scharbockskraut zugeordnet wird. Es erzeugt auf der Haut Blasen, weshalb sich Bettler im Mittelalter mit dem Saft der Pflanze eingerieben haben sollen, um mehr Mitleid zu erregen.

In der Wildkräuterküche wird das würzigscharf schmeckende Blatt vor der Blüte, die Wurzeln und Brutknöllchen danach verwendet. Allerdings können sich abhängig von Standort und Bodenqualität auch außerhalb der Blütezeit schleimhautreizende Stoffe in der Pflanze anreichern. Für empfindliche Menschen ist also Vorsicht geboten.

Neben Scharbock werden weitere Hahnenfußarten in Form potenzierter Arzneien verwendet. So z. B. der **Knollige Hahnenfuß, *Ranunculus bulbosus***, ein bis zu 40 Zentimeter hoher Vertreter mit ebenfalls gelber Blüte. Er enthält ähnliche Reizstoffe wie das Schafsbockkraut und wurde deshalb früher als blasenziehendes Ableitungsmittel auf der Haut angewendet. In seinem homöopathischen Arzneimittelbild finden sich brennende, juckende Symptome, die vor allem linkseitig vorkommen und sich bei Kälte, Berührung oder Bewegung verschlechtern. Neuralgien, Herpes, Hautausschläge und rheumatische Beschwerden gelten als mögliche Anwendungsgebiete.

Indikationen des Scharbockkrauts Frühjahresmüdigkeit, Vitamin-C-Mangel

Äußerlich: Feigwarzen, Hämorrhoiden

Nebenwirkungen und Kontraindikationen (entfallen bei Anwendung in spagyrischer oder potenzierter Form)

- Blüten und Blätter sind während der Blütezeit giftig.
- Die schleimhautreizenden Stoffe frischer Pflanzenteile können Erbrechen, Darmkrämpfe erzeugen.

Fertigprodukte mit Scharbockskraut sind keine bekannt.

Beispiele für Fertigarzneimittel mit *Ranunculus bulbosa*

- Bellis Komplex Nr. 164 Dilution, Nestmann (D)
- Ruta Komplex Nr. 141 Dilution, Nestmann (D)

6.104 Schöllkraut – *Chelidonium majus* L.

Schöllkraut lässt sich auch in bewohnten Gegenden beinahe überall innerhalb eines Radius von 100 Metern finden. Die in Asien, Europa und Nordamerika wachsende Ruderalpflanze gedeiht häufig entlang von Mauern, Hecken, auf Schutthalden oder Pionierflächen. Da Ameisen die Samen in Wegritzen und Mauerzwischenräume tragen, scheint die Pflanze eine steinbrechende Eigenschaft zu besitzen, welche früher zur Anwendung bei Gallensteinen geführt hat. Diese Wirkung ist aus heutiger Sicht eher als präventiv wirksam zu betrachten. In der Volksheilkunde ist dieser Vertreter der Mohngewächse als „Warzenkraut" bekannt, wegen des charakteristisch gelben Milchsaftes (▶ **Abb. 6.311**), der auf Warzen aufgetra-

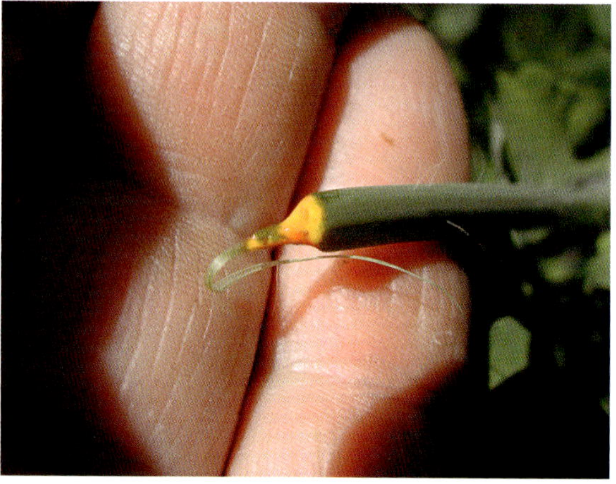

▶ **Abb. 6.311** Der gelbe Milchsaft gilt als Entsprechung zur gallenbildungs- und gallenflussanregenden Wirkung des Schöllkrautes.

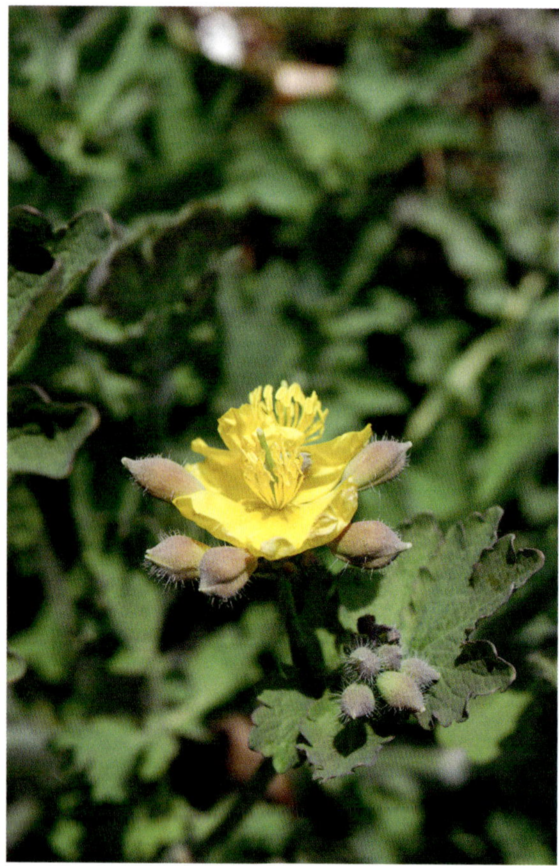

▶ **Abb. 6.312** In der stielwarzenähnlichen Knospenbildung zeigt sich eine Analogie zur äußerlichen Anwendung des Schöllkrautsaftes gegen Warzen.

gen wird (▶ **Abb. 6.312**). Dieser Saft wird beim Brechen der feinen Stängel abgesondert.

Wegen der gelborangen, gallensaftähnlichen Farbe des Saftes wurde die mehrjährige Staude mit der Leber-Galle-Funktion und im humoralmedizinischen Sinne mit dem cholerischen Prinzip in Beziehung gesetzt. Bei ihrer

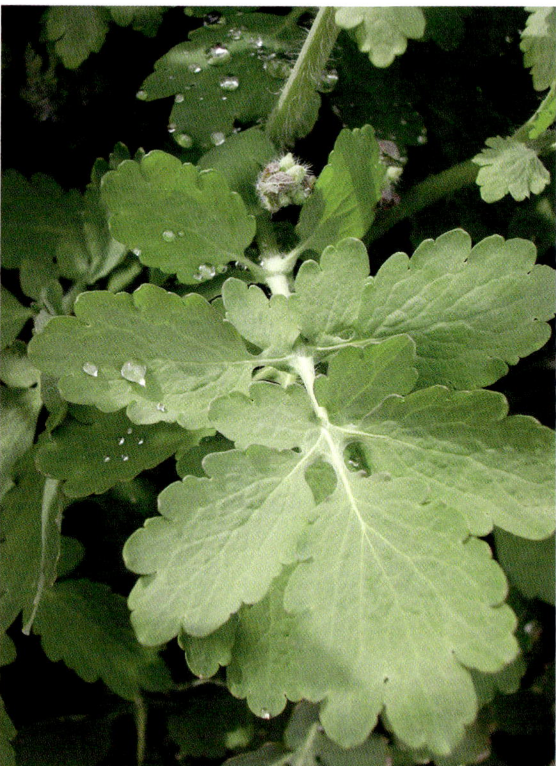

▶ **Abb. 6.313** In der dreilappige Form der Blätter zeigt sich der Leberbezug. Paracelsus meinte: „Warum ist Chelidonia eine Arznei bei Gelbsucht? Wegen seiner Anatomie." [2]

Anwendung wurden das Pfortadersystem, die Leber und die Bauchspeicheldrüse tonisiert, entstaut und übermäßige Gelbgalle abgeleitet. Bei cholerainduzierten Pathologien wie Leber-Gallen-Koliken resultiert dadurch eine Kühlung der überhitzten, hyperkinetischen Symptomatik. Der Einsatz bei Schwäche der Gallenbildung, Gallenstauung und Gallenkolik hat sich über Jahrhunderte bewährt, obwohl erst vor knapp 200 Jahren die zugrundeliegenden pharmakologischen Wirkmechanismen aufgedeckt wurden.

Die milchtragenden, fein behaarten Stängel entspringen einer grundständigen Blattrosette, werden bis zu einen Meter hoch und sind reich verzweigt. Die Einzelblätter sind gefiedert und besitzen eine leicht graubläuliche Verfärbung des Grüns, welche für Mohngewächse typisch ist. Der Rand der dreiteiligen Blätter ist buchtig gekerbt (▶ **Abb. 6.313**).

Schöllkraut bildet goldgelbe Blüten in Dolden, welche sich später zu länglichen, schotenähnlichen Fruchtkapseln entwickeln, die aufspringen und zahlreiche dunkle Samen verstreuen. Das leicht bitter schmeckende Kraut, Chelidonii herba, entfaltet im Bereich der Bronchien und Leber-Gallen-Wege eine leicht schmerzstillende und krampflösende Wirkung. Die Leber- und Gallenfunktion wird gesteigert, der Gallenfluss gefördert, ebenso die Bauchspeicheldrüse und deren Funktionen. Eine krebszellhemmende Wirkung ist seit Jahrzehnten Gegenstand von verschiedenen Untersuchungen. In der gelben Blütenfarbe und der Leberwirkung zeigen sich deutliche Aspekte des Jupiterprinzips.

Bis vor einigen Jahrzehnten wurde Schöllkraut als Bestandteil von Tee- oder Tinkturenmischungen relativ häufig empfohlen. Wegen der möglichen Nebenwirkungen wird es seit einigen Jahren vermehrt in Form spagyrischer oder potenzierter Arzneimittel angewendet. Die äußerliche Anwendung zeigt eine zellteilungshemmende, antivirale und dadurch warzenhemmende Wirkung. Eine ausschließlich äußerliche Behandlung von Warzen ist aus naturheilkundlicher Sicht nicht in jedem Fall sinnvoll und sollte zumindest mit immunsystemstärkenden Therapieschritten kombiniert werden.

Indikationen Erhöhter Cholesterinspiegel, Dyspepsie, Gallenkolik, Gallenstein, Gicht, harnsaure Diathese, Krampfhusten, verminderte Leber-Galle-Funktion, Leberschwellung, Magen-Darm-Krampf, Milzschwellung, verminderte Pankreasfunktion, Reizhusten, Rheuma

Äußerlich: Warzen

Nebenwirkungen (entfallen bei Anwendung in spagyrischer oder potenzierter Form)

- Die Einnahme von Überdosen können Übelkeit, Erbrechen, Leberentzündung, Koliken, Atemlähmung, Kollaps verursachen.
- Bei der äußerlichen Anwendung treten selten Hautreizungen und allergische Reaktionen (Teufelsmilchkraut) auf.

Kontraindikationen (entfallen bei Anwendung in spagyrischer oder potenzierter Form) Schwangerschaft, Stillzeit, Kinder, Hepatitis, Gallenwegsverschluss, Magen-Darm-Geschwür

Beispiele für Fertigarzneimittel

- Chelidonium Kapseln, Wala (CH/D)
- Chelidonium comp. Dilution, Weleda (CH/D)
- Iberogast Tropfen, Bayer (CH/D)
- Metaheptachol Dilution, Metapharmaka (CH)
- Taraxacum comp. Tropfen, Ceres (CH/D)

6.105 Siegwurz – *Allium victorialis* L.

Diese auch Allermannsharnisch oder Panzerwurzel genannte Pflanze gehörte früher zur ehemals großen Familie der Liliengewächse, heute wird sie den Amaryllidaceae zugeordnet. Sie gedeiht in Europa, Nordamerika, Asien in gebirgigen Gegenden auf kalkarmen Böden in bis zu 2600 Metern Höhe (▸ **Abb. 6.314**). Aus einer Zwiebel bildet das ausdauernde Gewächs einen bis zu 60 Zentimeter hohen, runden Blütenstängel mit einer weißgelben, scheindoldigen Blüte. Zwei oder drei längliche, elliptische Blätter entspringen an kurzen Stielen.

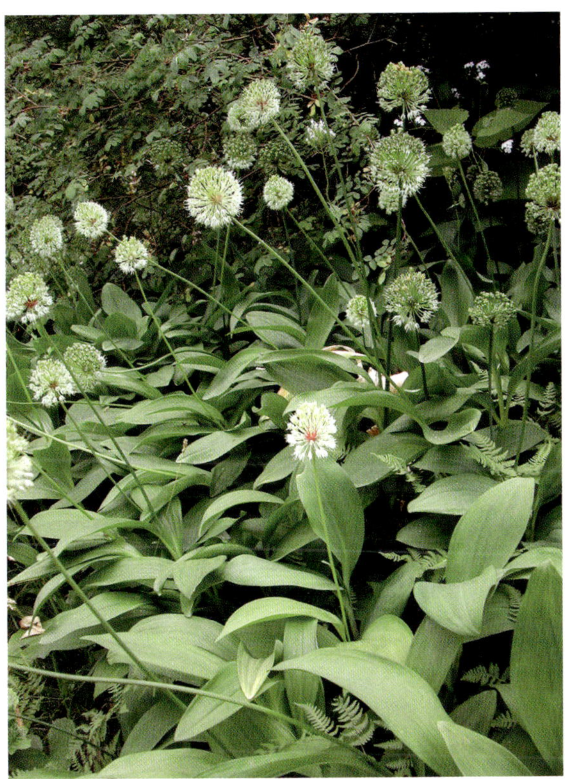

▸ **Abb. 6.314** Die zwiebelartige Siegwurz liebt hochgelegene Lagen.

Die Wurzel, Victorialis longus bulbus, besitzt harntreibende, stoffwechselanregende Eigenschaften und wurde früher zur Blutreinigung empfohlen. Die eigentliche „Wunderwirkung“ der Siegwurz kann jedoch nur aus Sicht der Signaturenlehre nachvollzogen werden. Die Zwiebel wird von mehreren netzartigen Häuten wie ein Panzer umgeben. Diese Eigenheit bewog Paracelsus zur folgenden Aussage: „Siegwurz hat ein Geflecht um sich wie ein Panzer; das ist auch ein magisches Zeichen und Bedeutung, dass sie behütet vor Waffen wie ein Panzer“ [108]. Viele Krieger trugen früher ein Wurzelamulett aus der Siegwurz bei sich, um besser gegen Stich-, Schlag- und Schussverletzungen gewappnet zu sein und unverwundbar zu bleiben (▸ **Abb. 6.315**). Solchen Glücksbringern wurde nachgesagt, die Kraft von 9 Männern (Neunmannskraft, Heldenwurz) zu besitzen. Zudem bot die Wurzel Schutz vor Dämonen, Hexen und anderen Übeltätern, sie wurde dazu in Kleidern getragen oder in Haus und Stall aufgehängt. Wurzelhäute wurden äußerlich wie Gaze auf Wunden aufgelegt und sollen blutstillend und wundheilend gewirkt haben. Aus der Wurzel wurden auch gefälschte Alraunenmännlein und -weiblein geschnitzt, um diese gegen teures Geld zu verkaufen. Die Siegwurz wird heute nicht mehr als Heilmittel verwendet, entsprechend existieren auch keine Fertigarzneimittel auf dem Markt.

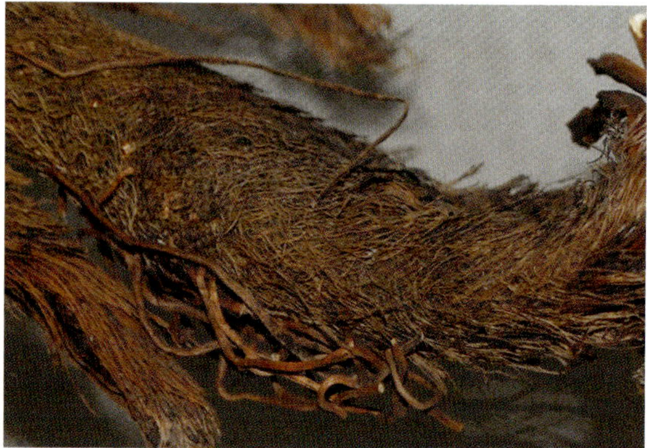

▶ **Abb. 6.315** Die flechtenförmige Zwiebelhaut der Siegwurz galt als mystisches Schutzamulett.

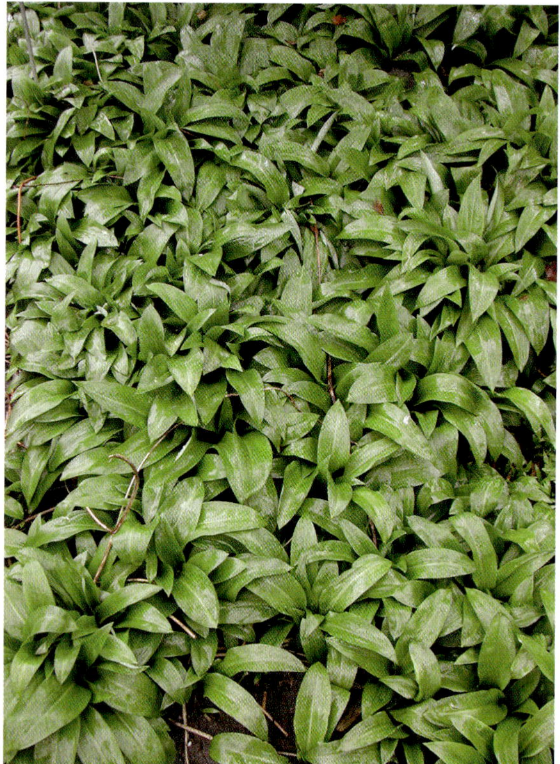

▶ **Abb. 6.316** Die Bärenkräfte des Bärlauchs zeigen sich im flächendeckenden Auftreten, im kräftigen, alles durchdringenden Geruch und Geschmack und in seiner großen Heilkraft.

Etwas von der allmächtigen Zauberkraft der Siegwurz ist auch auf den **Bärlauch, *Allium ursinum***, eine verwandte Pflanze, übergegangen. Obwohl physisch kleingewachsen, werden ihm bereits im Namen „Bärenkräfte" verliehen (▶ **Abb. 6.316**). Seine beinahe epidemische Ausbreitung an ihm genehmen Standorten ist beeindruckend und erlaubt einen Bezug zu ebenso breitflächig auftretenden Infektionskrankheiten. Der Bär wird hier als ungebändigter „Frühlings- und Fruchtbarkeitsgeist" gezeichnet, der mit seinen Kräften die erstarrte und erkaltete Natur aufbricht und neu „gebärt".

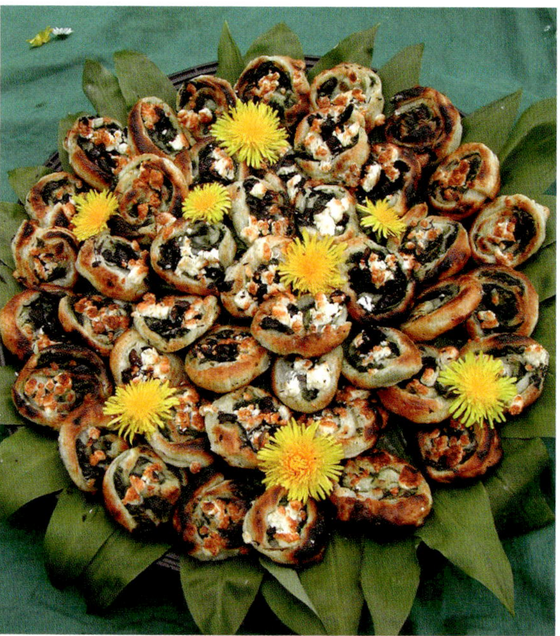

▶ **Abb. 6.317** Bärlauchroulade im Wald am Feuer gebacken – ältere Bärlauchblätter dienen dabei als Backfolie.

Mit spezifischen Duftstoffen aus den welkenden Blättern werden Konkurrenzpflanzen gehemmt oder ganz vertrieben. Die saftigen, grünen Blätter besitzen eine mächtige Wirkung auf die menschlichen Verdauungsorgane, die Herz-Kreislauf-Funktion und das Immunsystem. Zu den Eigenschaften des „Waldknoblauchs" gehören verdauungsfördernde, desinfizierende, blutdrucksenkende und antiarteriosklerotische Fähigkeiten. In seinem Auftreten, seinem scharfen, beißenden Geschmack und Geruch und seiner geradlinigen Wirkweise zeigen sich kräftige Marssignaturen. Eine bessere Lobrede für den Bärlauch als die von Pfarrer Künzle wird kaum aufzufinden sein: „Ewig kränkelnde Leute, Leute mit Flechten und Ausschlägen, die Skrofulösen und Bleichsüchtigen sollten den Bärlauch verehren wie Gold. (…) Die jungen Leute würden dabei trühen (Anmerkung: hier gedeihen) wie ein Rosenspalier und aufgehen wie die Tannzapfen an der Sonne." [54]

In der Wildkräuterküche ist der Bärlauch ein wahrer Tausendsassa: Alle Pflanzenteile sind vielseitig verwendbar (▶ **Abb. 6.317**). Die Blätter eignen sich als feingeschnittene Zugabe zu Salaten oder Gemüsegerichten. Blütenknospen und Zwiebeln (Bärenzähne) können ebenso verwendet oder in Essigwasser eingelegt werden. Die scharf schmeckenden Samen sind als Pfefferersatz einsetzbar.

Rezept für Bärlauchroulade

Fetakäse zerbröseln, einen EL Olivenöl und fein geschnittene Bärlauch- und Brennnesselblätter darunterziehen. Die Masse auf einem ausgewallten, viereckigen Blätterteig verteilen und den Teig satt der Länge nach zu einer Roulade aufrollen. Diese für 30 Minuten in den Tiefkühler stellen, damit sie danach gut in fingerdicke Scheiben geschnitten werden kann. Im Backofen werden diese auf einem mit Backfolie ausgelegtem Blech gebacken, bis sie beidseitig leicht braun werden. Nicht zulange im Ofen belassen, da die Häppchen sonst zu trocken werden.

Indikationen von Bärlauch Appetitlosigkeit, Arteriosklerose, Atemwegserkrankung, Bronchitis, Candidabefall, entgleiste Darmflora, Durchblutungsstörung, Eisenmangel, Eiweissverdauungsstörung, Frühjahresmüdigkeit, Husten, Hypertonie, Lymphstau, Schwermetallbelastung, Stoffwechselschwäche, prophylaktisch bei Thromboseneigung, Verdauungsstörung, Wurmbefall

Nebenwirkungen (entfallen bei Anwendung in spagyrischer oder potenzierter Form) Kann bei empfindlichen Menschen oder in hohen Dosen Magendarmschleimhautreizungen verursachen. Olfaktorische Interaktionen sind leider nicht zu unterschätzen!

Kontraindikationen (entfallen bei Anwendung in spagyrischer oder potenzierter Form) Schwangerschaft, Stillzeit

Beispiele für Fertigarzneimittel mit Bärlauch

- Allvita Knoblauch comp. Dragées, Tentan (CH)
- Bärlauch-Kapseln, Kräuterhaus Sanct Bernhard (D)
- Nutrexin Vital-Kapseln, Nutrexin (CH)
- Schoenenberger Bärlauchsaft bio, Schoenenberger (D)

6.106 Silberweide – *Salix alba* L.

Bereits Hippokrates erwähnte die schmerz- und fiebersenkende Wirkung der Weidengewächse. Die Vertreter dieser vielseitigen Pflanzenfamilie zeigen ein ganz unterschiedliches Aussehen, vom 30 Meter hohen Baum bis zum wenige Zentimeter niedrigen Kriechstrauch im Hochgebirge ist alles vertreten. Die Vertreter neigen zur Bildung von Mischformen, welche auch für Fachleute nicht einfach zu bestimmen sind. Die bekannteste Weidenart ist die Silberweide, *Salix alba* L., die bevorzugt auf feuchten, sumpfigen und sogar staunassen Böden gedeiht. Sie ist in Europa, Nordasien und Nordamerika verbreitet. Ihre Standorte sind Bachufer, Auenwälder und Feuchtwiesen, wo sie auch als Anzeiger für mögliche Störzonen und Wasseradern gilt. Als Schutz gegen Nässe und Fressfeinde bilden Weiden bestimmte Stoffe wie Salicin, aus dem Ende des 19. Jahrhunderts das weltweit bekannte Medikament Aspirin entwickelt wurde. *Salix alba* bildet Sträucher oder Bäume bis zu 30 Metern Höhe und wird selten mehr als 100 Jahre alt. Ältere Bäume sind oft dickborkig und rissig. An den jungen Ästen mit noch glatter, grüngelber Rinde bilden sich schmale, lanzettförmige Blätter, die fein behaart und auf der Unterseite silberfarbig sind (▸ **Abb. 6.318**).

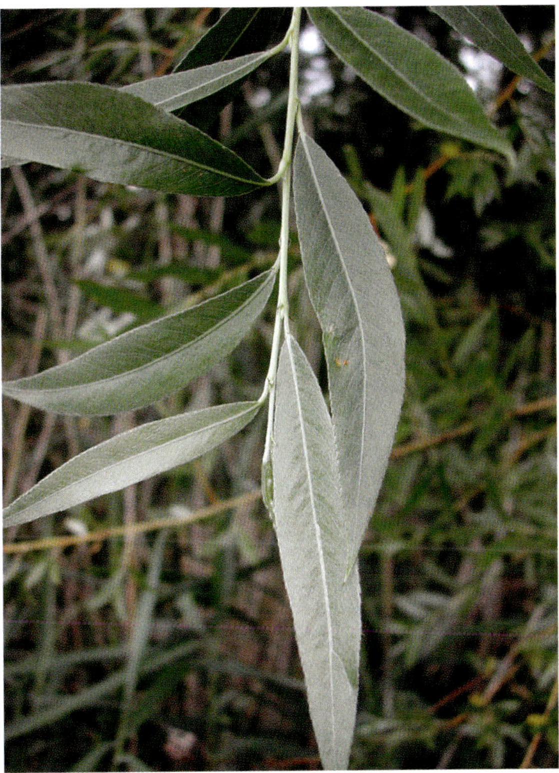

▸ **Abb. 6.318** Die Silberweide bildet schmale, silbrigglänzende Blätter.

Als Erstes erscheinen zum Winterende die Blüten, welche bei den Weidenarten zweihäusig sind. D.h., es gibt rein männliche Silberweiden mit größeren Blüten (Kätzchenblüten) (▸ **Abb. 6.319**) und rein weibliche Exemplare mit schlankeren, graugrünen Blütenwalzen. Als Früchte bilden die Weiden Kapseln mit watteartigen Samen, die vom Wind weggetragen werden.

Die Rinde der zwei- bis dreijährigen Zweige, Salicis cortex, schmeckt bitterherb und zeigt fiebersenkende (Fieberweide, Fieberrinde), entzündungshemmende, schmerzstillende und schweißtreibende Eigenschaften. Die biegsamen Zweige (▸ **Abb. 6.320**) entsprechen zudem dem suggestiven Wunsch, eine Anwendung lasse den Patienten wieder ebenso beweglich und flexibel wie die Pflanze werden. Im Gegensatz zu dem ursprünglich aus der Weide entwickelten Aspirin verursachen die Wirkstoffe der Rinde keine Entzündungen und Geschwüre der Magen- oder Darmschleimhaut, da es sich bei ihnen erst um eine Vorstufe der Salicylsäure handelt. Allerdings dauert der Wirkungseintritt aus diesem Grund länger (1,5–2 Std.), die

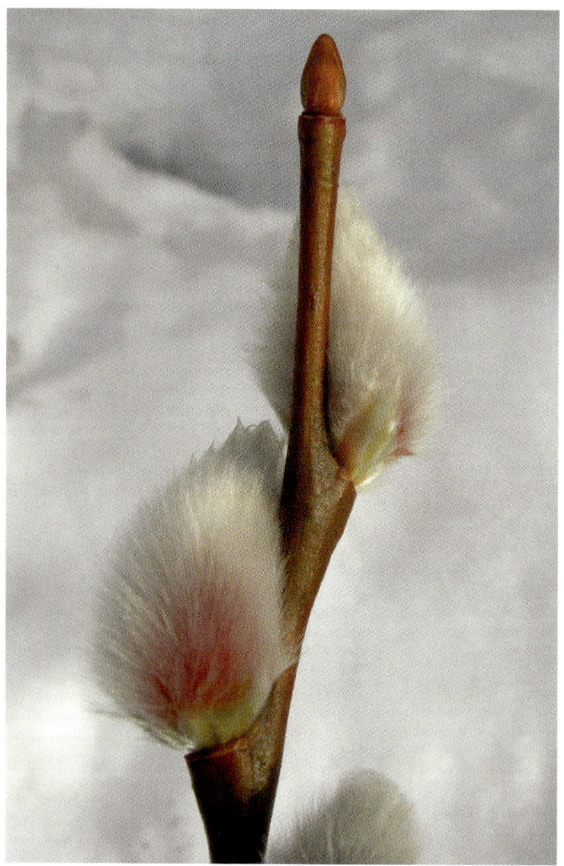

▶ Abb. 6.319 Verschiedene Weidenarten bilden sogenannte Kätzchenblüten. Diese Frühlingssymbole schützen die Frühblüher vor Kälteeinbrüchen.

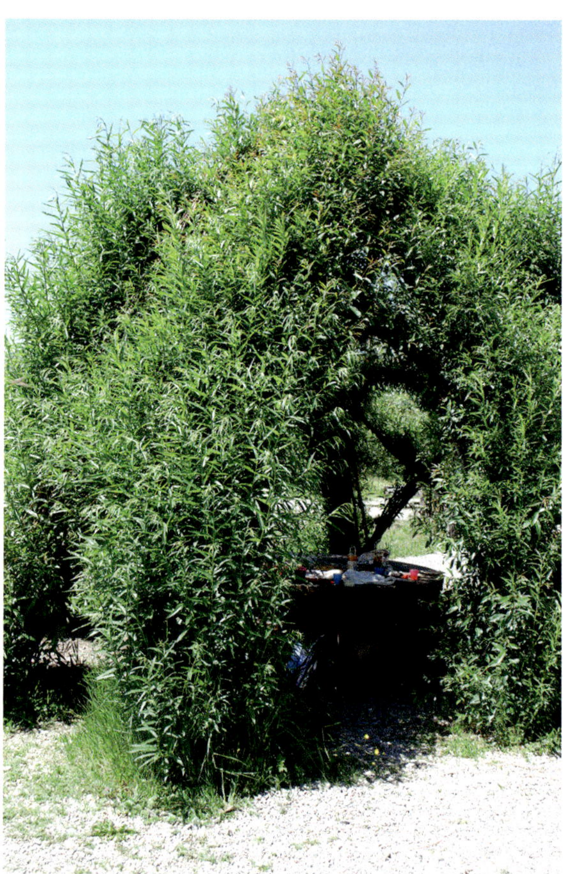

▶ Abb. 6.320 Weidenhütte – die Erstellung von Hausmauern mit Hilfe von geflochtenen Gittern aus den sehr biegsamen Weidenästen hat zum Wort „Wand" (von „winden") geführt.

Wirkung ist schwächer, hält dafür aber länger (8–12 Std.) an. Meist wird Weidenrinde nicht als Tee, sondern als Bestandteil von Tinkturen oder Fertigarzneien empfohlen.

Das Gedeihen an feuchten Standorten ist in der Signaturenlehre eine Entsprechung zur Anwendung der Weidenrinde bei Beschwerden, die an genau solchen Orten entstehen oder gefördert werden, wie z. B. Rheuma (▶ Abb. 6.321). Eine ähnliche Signatur treffen wir auch bei der Pappel oder beim Mädesüß an, welches außerdem mit seinen roten Stängeln eine weitere Analogie zur Anwendung bei Entzündungen und Fieber aufzeigt. Der Standort an Gewässern und in Feuchtgebieten zeigt einen Aspekt des Mondprinzips, ebenso die kühlende, fiebersenkende Wirkung. Humoralmedizinisch betrachtet weist die Weide vor allem kühlende Qualität auf. Sie reguliert übermäßige Hitze von Sanguis und Gelbgalle.

Folgende Arten werden therapeutisch ähnlich wie die Silberweide verwendet:

- **Reifweide, *Salix daphnoides***: bis 15 Meter hoher Baum, die zweijährigen Zweige und die Blattunterseiten sind bläulich gefärbt.
- **Bruchweide, *Salix fragilis***: Die Zweige lassen sich an ihrer Basis leicht abbrechen, längliche Blätter mit fein gesägten Rändern.

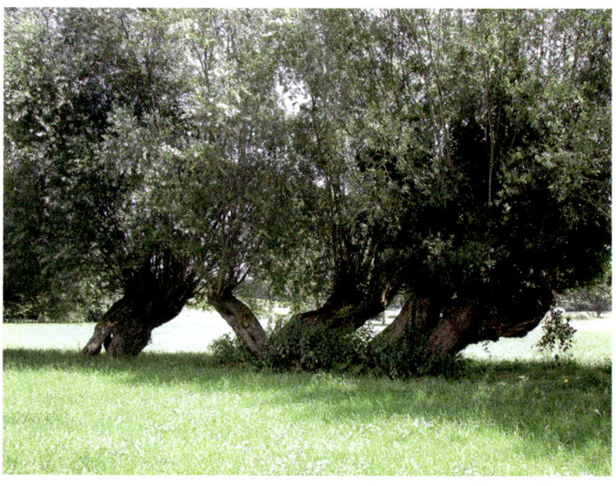

▶ Abb. 6.321 Das Bild uralter Weiden kann an ebenso alte, an Arthrose leidende Menschen erinnern.

- **Salweide, *Salix caprea***: ein Strauch oder kleiner Baum von bis zu 10 Metern Höhe mit rötlichen Jungtrieben und auf der Unterseite filzig behaarten Blättern.
- **Purpurweide, *Salix purpurea*:** ein Strauch von zu 6 Metern Höhe, junge Zweige und anfänglich auch die männlichen Kätzchen sind purpurfarben.

- **Pappel** (Knospe), **Zitterpappel** (Rinde und Blätter) und **Esche** (Rinde, Blätter) besitzen ähnliche Inhaltsstoffe und Wirkweisen.

Um die Weide ranken sich viele Sagen und Mythen. Ihre Gestalt und ihr Lebensraum haben ihr einen etwas mystischen Nimbus verliehen und sie mit Hexen, Gespenstern und Toten in Verbindung gebracht. In der Sympathiemedizin wurden früher bei Beschwerden Knoten in junge Weidenzweige geflochten und folgender Spruch dazu aufgesagt: „Weide! Ich winde, Fieber! Ich binde meine 77 Fieber ein!" [39]. Wenn die Schmerzen anschließend aufhörten, wurde der Knoten im Zweig wieder gelöst.

Indikationen Entzündung, Erkältung, Fibromyalgie, Fieber, Gelenkentzündung, Gliederschmerz, Gicht, Grippe, Infektion, Kopfschmerz, Migräne, Muskelschmerz, Neuralgie, Polyarthritis, Rheuma, Schmerzen

Nebenwirkungen (entfallen bei Anwendung in spagyrischer oder potenzierter Form)
- Es kann selten zu Kopfschmerzen kommen.
- In hohen Dosen Magenschmerzen (der Gerbstoffe wegen) und Schwindel.
- Interaktion mit Gerinnungshemmern wird diskutiert.

Kontraindikationen (entfallen bei Anwendung in spagyrischer oder potenzierter Form) Salicylunverträglichkeit, Schwangerschaft, Stillzeit

Beispiele für Fertigarzneimittel
- Salix alba Urtinktur, DHU (D)
- Silberweide Gemmomazerat, Phytopharma (AT)
- Silberweide Kapseln, Sanat (CH/F)
- Weidenrinde Schmerzdragees, Kräuterhaus Sanct Bernhard (D)
- Teufelskralle und Weidenrinde Kapseln, Fairvital (CH)

6.107 Sonnenhut, Purpurner – *Echinacea purpurea* (L.) Moench

In Deutschland machte Gerhard Madaus diese nordamerikanische Heilpflanze (▶ Abb. 6.322) bekannt, in der Schweiz war dafür der bekannte Naturheilpraktiker und Heilmittelhersteller Alfred Vogel (1902–1996) verantwortlich. In ihrer Heimat wurde die Pflanze vor allem äußerlich bei Verletzungen und Tierbissen empfohlen, eine innerliche Einnahme bei Husten oder Vergiftungen war ebenfalls bekannt. Ursprünglich in der Prärie, auf unbebauten Flächen oder an feuchten Flussufern gedeihend, wird der mehrjährige Korbblütler mittlerweile im großen Stil auch in Europa, bevorzugt auf kalkhaltigem Boden, kultiviert.

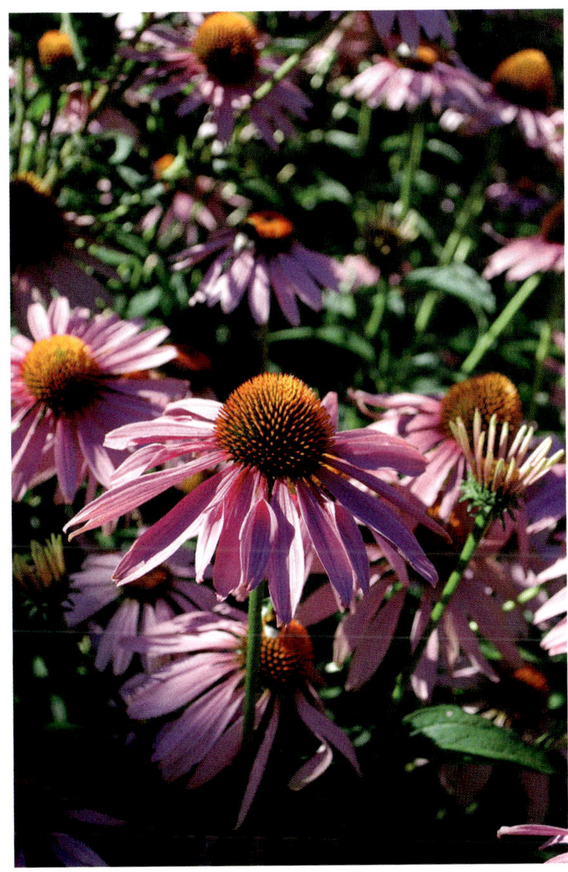

▶ **Abb. 6.322** Dieser Korbblütler entstammt der nordamerikanischen Prärie.

Aus einer tiefen Wurzel bilden sich grundständige Blätter aus deren Mitte sich der bis zu 100 Zentimeter hohe Blütenstängel erhebt. Die Blätter sind lanzettförmig, rauborstig behaart und besitzen einen gesägten Blattrand (▶ Abb. 6.323). Der kegelförmige Blütenkopf besteht aus dem gewölbten Blütenboden mit stacheligen Röhrenblüten, um die sich rosafarbene Zungenblüten gruppieren (▶ Abb. 6.324). Beim Verwelken werden der ganze Blütenkopf und die sich bildenden Samen zunehmend stacheliger (Igelkopf).

Weitere heilkundlich verwendete Sonnenhutarten sind der **Blassfarbene Sonnenhut**, ***Echinacea pallida***, und der **Schmalblättrige Sonnenhut**, ***Echinacea angustifolia***. Ersterer zeigt ganzrandige und raubehaarte Blätter und einen meist unverzweigten, weniger hohen Blütenstängel. Die schmalblättrige Art gedeiht noch kürzer und besitzt relativ kleine Zungenblüten. Vom Purpurnen Sonnenhut wird häufig das leicht bitter schmeckende Kraut, Echinaceae purpureae herba, verwendet. Aber auch die Wurzel, Echinaceae purpureae radix, ist verwendbar. Von *Echinacea pallida* und *Echinacea angustifolia* wird in der Regel die Wurzel geerntet. Auch wenn sich die verschiedenen Pflanzenteile in ihren Wirkstoffen teilweise etwas unterscheiden, sind die Differenzen im Wirkungsver-

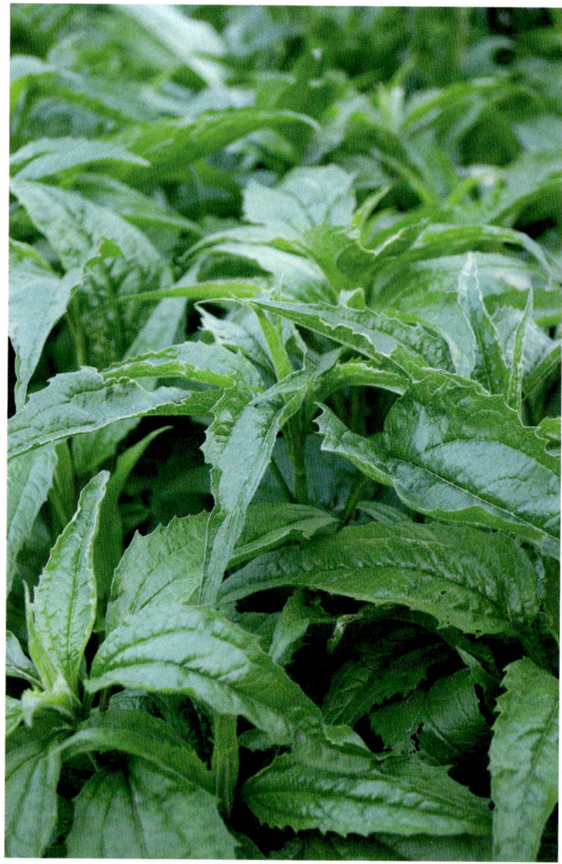

▸ **Abb. 6.323** Blätter des Purpurnen Sonnenhuts.

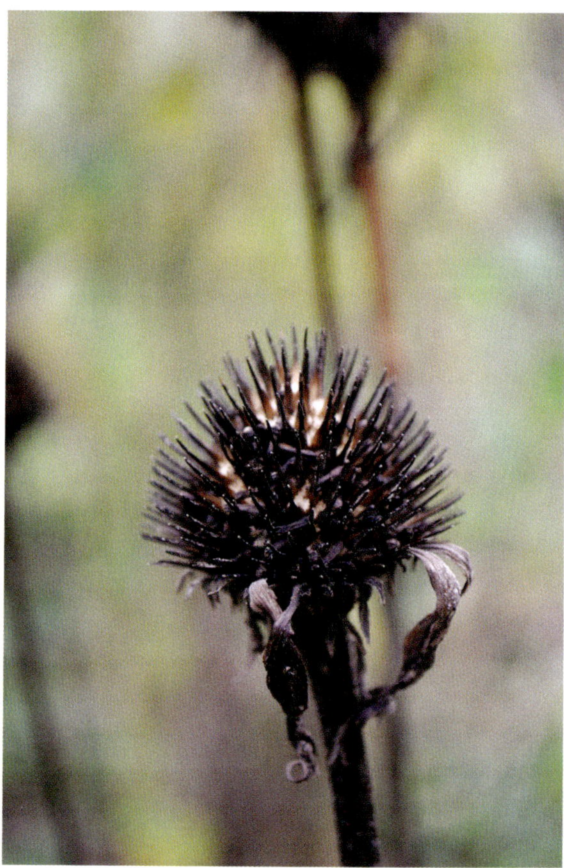

▸ **Abb. 6.325** Der igelköpfige Fruchtstand zeigt sich im Spätsommer und stellt einen Aspekt des Marsprinzips dar.

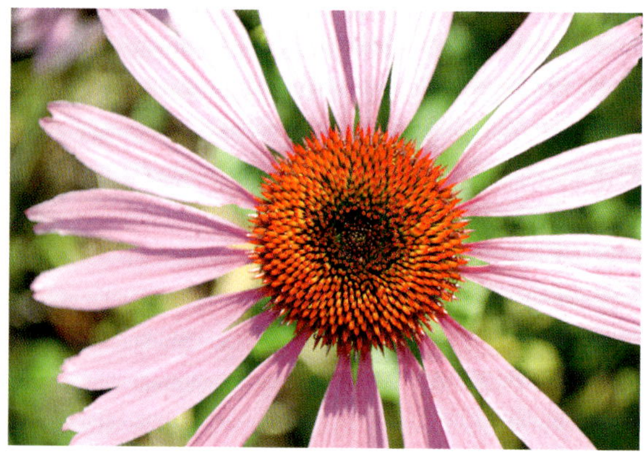

▸ **Abb. 6.324** Die Blüte des Purpurnen Sonnenhuts mit Zungen- und Röhrenblüten zeigt ihre Zugehörigkeit zur Familie der Korbblütler.

mögen nicht allzu groß. Beim Biss in die scharf schmeckende Wurzel oder einen jungen Blütenkopf entsteht auf der Zunge und den Mundschleimhäuten ein charakteristisch pelziges Taubheitsgefühl, das als Qualitätsmerkmal gilt.

Echinacea purpurea besitzt antiinfektiöse, immunmodulierende und lymphflussfördernde Eigenschaften. Meist wird die mittlerweile sehr bekannte Heilpflanze als Tinktur, Presssaft oder Fertigarzneimittel eingesetzt. Eine Einnahme als Tee ist möglich, jedoch etwas weniger wirksam. Hochdosierte Langzeitkuren mit Sonnenhut, wie sie früher propagiert wurden, sind kontraproduktiv: Die durch Echinacea erzeugte Reizwirkung auf das Abwehrsystem kann langfristig zur Überforderung führen. Heute wird im Akutfall eine hohe Initialdosis (bei handelsüblichen Tinkturen je nach Präparat 3–5 × tägl. 30–50 Tr.) über 3 Tage und eine darauffolgende Pause von 3 Tagen empfohlen. Für eine Behandlung als Kur wird die Normaldosis (bei handelsüblichen Tinkturen je nach Präparat 3 × tägl. 20–30 Tr.) über mehrere Wochen eingenommen. Äußerlich zeigt sich nach der Anwendung als Salbe, Umschlag oder Spülung eine wundheilende und entzündungshemmende Wirkung. Die scharfe Geschmacksqualität, die rote Blütenfarbe, der widerborstige Fruchtstand sowie die mobilisierende Reizwirkung auf das Immunsystem sind deutliche Marssignaturen (▸ **Abb. 6.325**). In der stärkenden, wundheilenden und schützenden Qualität sowie in der sonnenhaften Blütenbildung des Korbblütlers zeigt sich außerdem ein etwas schwächerer Sonnenbezug.

Indikationen Abszess, Abwehrschwäche, Angina, Atemwegsinfekt, Blasenentzündung, Bronchitis, Drüsenschwellung, Eileiterentzündung, Erkältung, Fieber, Gebärmutterentzündung, Grippe (auch prophylaktisch), Harnwegsinfekt, Herpes, Infektion, Mandelentzündung, Nasennebenhöhlenentzündung, Reizblase

Äußerlich: Akne, Eiterung, Furunkel, Hauterkrankung, Herpes, Ulcus cruris, Umlauf, Verbrennung, Wunden

Nebenwirkungen (entfallen bei Anwendung in spagyrischer oder potenzierter Form)

- Allergische Reaktionen sind bekannt und können v. a. bei Injektionen hervorgerufen werden.
- Interaktionen mit Cortison und Immunsuppressiva sind in Diskussion.

Kontraindikationen (entfallen bei Anwendung in spagyrischer oder potenzierter Form) Allergie (v. a. Korbblütler-Allergie), Schwangerschaft (v. a. parenteral), Systemerkrankungen wie Leukämie, Multiple Sklerose, Tuberkulose oder AIDS

Beispiele für Fertigarzneimittel

- Echinacea purpurea Urtinktur, Ceres (CH/D)
- Echinaforce forte Resistenztabletten, Bioforce (CH)
- Echtrosept Tabletten, Weber & Weber (D)
- Esberitox Tabletten, Schaper & Brümmer (D)
- Resistan mono Tropfen, Interpharm (D)

6.108

Stechapfel, Gemeiner – *Datura stramonium* L.

Man darf sich von der lieblichen Blüte und dem verführerischen Duft dieses Nachtschattengewächses (▶ Abb. 6.326) nicht täuschen lassen: Die ganze Pflanze ist giftig und in ihrer stofflichen Wirkung grob. Nicht umsonst wird sie volkstümlich auch Tollkraut, Tobkraut oder im Spanischen Yerba del diablo (Teufelskraut) genannt. Sie stammt, wie die meisten Vertreter ihrer Familie, ursprünglich aus Mittel- und Südamerika. Heute ist der Stechapfel über die ganze Erde verbreitet und gedeiht gerne an stickstoffreichen, sonnigen Standorten wie Brachflächen, Schutthalden oder auch in Gärten. Wie bei vielen Giftpflanzen liegen auch beim Stechapfel Heil und Unheil nahe beieinander. Die Blätter wurden bis vor ca. 50 Jahren als schmerzlinderndes und krampflösendes Heilmittel, v. a. bei Asthmaanfällen (Asthmakraut) verwendet. Bis zu diesem Zeitpunkt waren zu diesem Zweck Stechapfelzigaretten in Apotheken zu kaufen. Als diese jedoch immer häufiger gekauft wurden, um sich damit zu berauschen, beschloss man, die Arzneizigaretten aus dem Verkehr zu ziehen.

Die einjährige Pflanze besitzt einen stark verästelten Stängel, der über einen Meter hoch werden kann. Daran entspringen eiförmige Blätter verschiedener Größe mit gezähnten Blatträndern und schmalen Spitzen. Beim Reiben verströmen die Blätter einen Geruch, der an nasses Hundefell erinnert und auch an anderen Nachtschattengewächsen zu bemerken ist. In den Blattachseln entspringen aufrechtstehende, schneeweiße Trichterblüten, welche sich erst abends öffnen und dann von Nachtfaltern bestäubt werden (▶ Abb. 6.327). Aus diesen zarten Gebilden entstehen die stacheligen Fruchtkapseln, die unzählige schwarze, linsenförmige Samen enthalten (▶ Abb. 6.328).

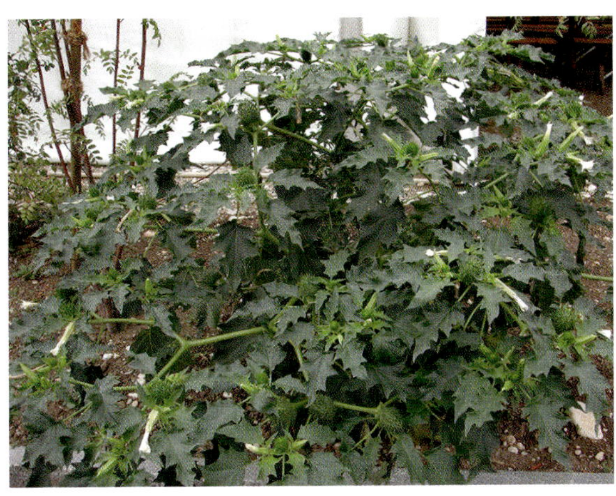

▶ **Abb. 6.326** Der Stechapfel ist ein Nachtschattengewächs mit charakteristischen Früchten.

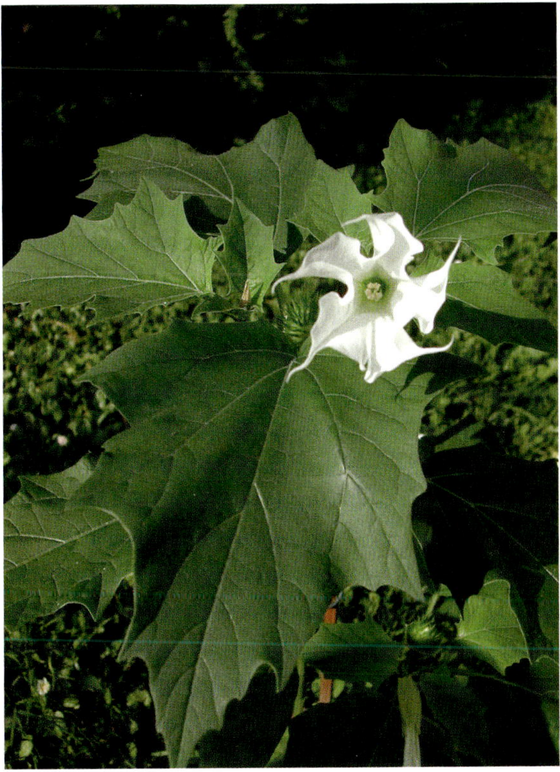

▶ **Abb. 6.327** Die weiße, wohlriechende Blüte öffnet sich in den Abendstunden.

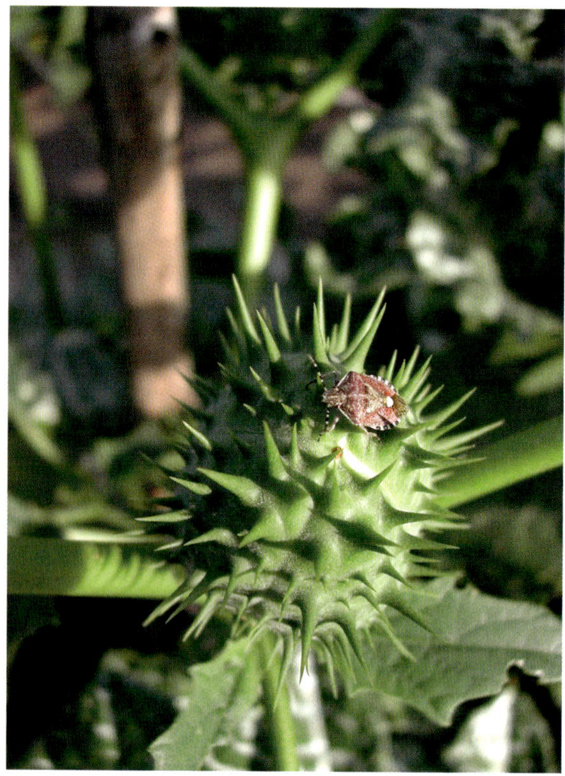

▸ **Abb. 6.328** Der anthroposophische Heilmittelforscher Wilhelm Pelikan (1893–1981) bezeichnet die Form der Frucht als „morgensternartig".

Normalerweise deutet die Ausbildung von Stacheln signaturenbezogen die Genießbarkeit von Pflanzenteilen an, da sich die betreffenden Pflanzen durch diese Eigenart vor Fressfeinden zu schützen versuchen. Der giftige Stechapfel macht diesbezüglich eine gefährliche Ausnahme, denn seine Blätter sind zwar für einige Tiere wie z. B. Kaninchen essbar. Die Tiere zu verspeisen ist aber gefährlich, denn das Fleisch soll für einige Stunden noch beim Menschen zu Vergiftungserscheinungen führen können. Alle Teile, hauptsächlich jedoch die Blätter, Stramonii folium, enthalten ähnliche Wirkstoffe wie die der Tollkirsche, die pupillenerweiternd, schmerz- und krampflindernd wirken. In hohen Dosen entfalten sie betäubende und halluzinogene Eigenschaften. Die Heilpflanze wurde früher neben Asthma auch bei Alterszittern, Krampfhusten, Gallenkoliken, Kopfschmerz, Epilepsie und Rheuma eingesetzt. Stechapfelzubereitungen wurden auch zur Herstellung von K.-o.-Tropfen (Schlafkraut) missbraucht. Freiherr von Bibra beschrieb diese Unsitte um 1855: „In Goa geben sie (Anmerkung: die Samen) die Diebe ihren ausersehenen Opfern heimlich in Speis oder Trank und berauben dann dieselben mit Bequemlichkeit. Ähnlich machen es die Lustdirnen, welche ihre Freunde und Besucher mit dem gestoßenen Samen betäuben und dann ihre Tasche leeren" [7].

Die Anwendung in pflanzlicher Art in Form von Tee, Tinkturen oder Zigaretten ist heute aufgrund der Toxizität der Pflanze nicht mehr üblich, von Eigenversuchen ist in jedem Fall abzuraten. In spagyrischer oder potenzierter Form steht mit Stramonium jedoch ein bewährtes Heilmittel zur Verfügung. Das homöopathische Arzneibild zeigt bei Patienten Symptome wie:

- geraten beim geringsten Anlass in Raserei, Gewalttätigkeit
- ziehen sich selbst an den Haaren oder beißen sich
- Erstickungsgefühl
- fehlende Schmerzempfindung
- Wahnidee, die Glieder seien vom Körper abgetrennt usw.

Indikationen Asthma, Hustenkrampf, Magen-Darm-Krämpfe. spagyrisch und potenziert mit breiterem Anwendungsspektrum meist gemäß homöopathischem Arzneimittelbild: u. a. bei Asthma, Bettnässen, Erregungszustand, Fieberkrampf, Halluzination, Hyperkinetisches Syndrom, Keuchhusten, Migräne, Nervenentzündung, Schlafstörung, Stottern, Zittern, Zucken

Nebenwirkungen (entfallen bei Anwendung in spagyrischer oder potenzierter Form) Alle Teile sind giftig, bei Überdosierung wird Übelkeit, Juckreiz, Trockenheit der Schleimhäute, Kopfschmerz, Herzrasen und stark erhöhter und vor allem bis in den Kopf wahrnehmbarer Pulsschlag, Hitzestau mit Rötung erzeugt. Stechapfel kann in hohen Dosierungen Halluzinationen, Hysterie und Psychosen verursachen Letztlich führt die Giftwirkung zum Tod durch Versagen des Atmungs- und Herz-Kreislauf-Systems.

Kontraindikationen (entfallen bei Anwendung in spagyrischer oder potenzierter Form) Glaukom, Tachykardie u. a.

Beispiele für Fertigarzneimittel

- Mygale comp. Dilution, Weleda (CH/D)
- Omida Hypalin Chügeli für Kinder, Omida (CH)
- Quietude Sirup, Boiron (CH)
- Upelva Dilution, Pekana (D)
- Yerba Santa Similiaplex Dilution, Pascoe (D)

6.109 Steinsame, Echter – *Lithospermum officinale* L.

Der zweite lateinische Namensteil bezeugt, dass der Steinsame früher eine bekannte Heilpflanze gewesen sein muss. Leider ist das Wissen darüber in Vergessenheit geraten. Diese unscheinbare, krautige Pflanze gedeiht auf sandigen, lockeren, kalkreichen Böden an Flussufern, in Auenwäldern und entlang von Wegen und Hecken. Sie ist in Europa, Asien und Nordamerika verbreitet. Aus einem

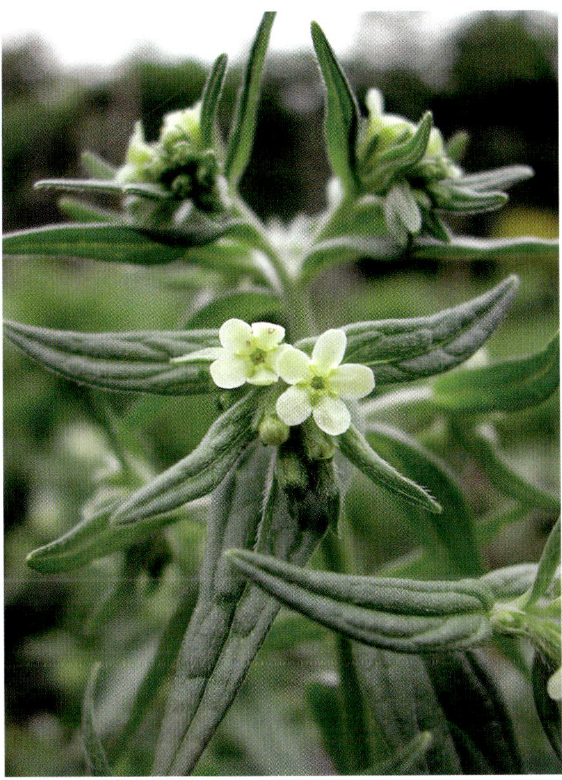

▶ **Abb. 6.329** Der Steinsame trägt die Merkmale der Raublattgewächse.

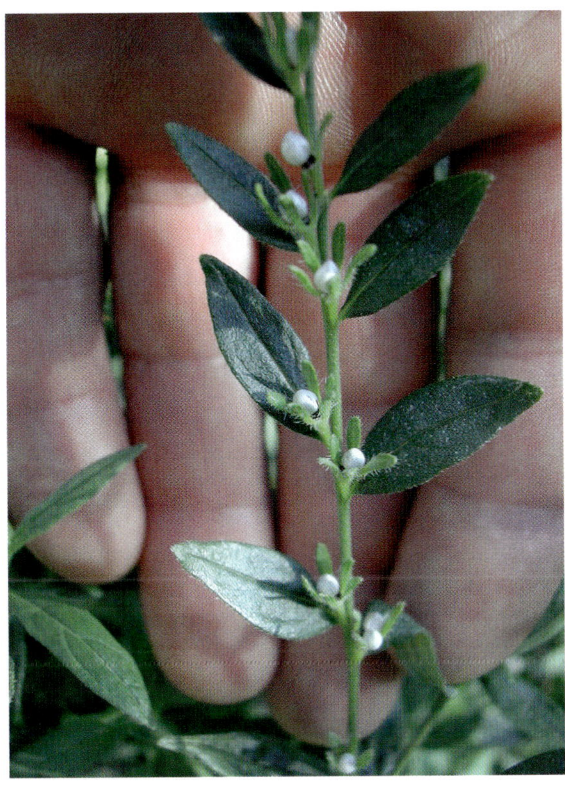

▶ **Abb. 6.330** Die steinharten, wie aus Porzellan hergestellten Samen geben der Pflanze ihren Namen.

verzweigten Wurzelstock entsprießt ein bis zu 80 Zentimeter hoher Stängel mit rauer Oberfläche. Auch die länglichen Blätter sind rauborstig. Diese Eigenheit deutet den Gehalt an Kieselsäure an und ist außerdem ein typisches Charakteristikum von Vertretern der Raublattgewächse, denen der Steinsame zugehörig ist (▶ **Abb. 6.329**). Die grünlichweißen, röhrenförmigen Blüten bilden nach ihrer Bestäubung perlartige, steinharte und glänzende Samen aus.

Das Kraut, Lithospermi herba, besitzt eine antigonadotrope Wirkung (hemmend auf die Freisetzung gewisser Geschlechtshormone) und vermag die Funktion des Hypophysen-Vorderlappens zu beeinflussen, was sich in einer Hemmung des Eisprungs und einer Senkung des Prolaktinspiegels niederschlagen kann. Nordamerikanische Völker sollen dieses Heilmittel zur Verhütung von Schwangerschaften verwendet haben. Allerdings sind diesbezüglich sowohl Erfahrung als auch Detailwissen verloren gegangen. Im Mittelalter wurde noch vom deutschen Arzt und Botaniker J. T. Tabernaemontanus (um 1522–1590) über eine abortive Wirkung berichtet: „(…), dass der Same in Wein getrunken, sehr wohl bekomme den Weibern, die in Kindsnöten liegen. Denselbigen verhindere er die Geburt und treibe auch die Nachgeburt ab" [105]. Die Zugehörigkeit zu weiblichen Gottheiten, wie sie in den volkstümlichen Namen Marientränen und Muttergottesperlen zum Ausdruck kommen, kann ebenfalls mit der ehemaligen Verwendung in der Frauenheilkunde in Beziehung gebracht werden. In der Signaturenlehre wurde der Same des Steinsamens wegen seiner eigentümlichen Härte allerdings bei Blasengrieß und Steinleiden eingesetzt (▶ **Abb. 6.330**). Da sich die erwähnten Anwendungen jedoch nicht bewährt haben und ein unkontrollierter Eingriff in das menschliche Hormonsystem nicht zu empfehlen ist, wird die Pflanze heute mit Ausnahme der potenzierten Arznei nicht mehr verwendet.

Indikationen Frühere Anwendung bei Nieren- und Harnwegssteinen, Harngrieß, Menstruationsbeschwerden, wie z. B. Prämenstruelles Syndrom, zur Anregung der Wehentätigkeit, Rheuma. Wird als pflanzliches Heilmittel heute nicht mehr verwendet.

Nebenwirkungen und Kontraindikationen (entfallen bei Anwendung in spagyrischer oder potenzierter Form) Enthält Pyrrolizidine mit vermuteten kanzerogenen Wirkungen, keine Anwendungen des Krauts in der Schwangerschaft.

Fertigprodukte sind keine bekannt

6.110

Storchschnabel, Stinkender – *Geranium robertianum* L.

Diese Heilpflanze riecht etwas streng und ist vor allem an Bahndämmen, auf Schutthalden oder auch in Hinterhöfen zu finden (▸ Abb. 6.331). Daneben wächst der Storchschnabel auch mit Vorliebe an den schattigen Rändern von Hecken oder Wäldern, wobei er saure Böden meidet. Das ein- bis zweijährige Kraut gedeiht in ganz Europa, in Asien, Nordafrika und Nordamerika. Der Beiname „Stinkender" deutet den eher unangenehmen, strengen Geruch an, passt aber auch zu seinen bevorzugten, teilweise verunreinigten Fundorten. Diese Standortwahl sowie die Resistenz gegen die Behandlung mit aggressiven Unkrautvertilgern (wie sie bei Bahngeleisen z. B. mehrmals jährlich üblich ist) zeigt signatorisch seine Vitalität und sein „Entgiftungspotenzial" an.

Aus einer im Verhältnis zur übrigen Pflanze dünnen und feinen Wurzel, die sich nur oberflächlich im Erdreich verzweigt, wächst ein bis zu 50 Zentimeter hoher, roter Stängel. Der Storchschnabel gewinnt seine Stabilität nicht durch diese dünnen Wurzelfäden, sondern indem er sich mit den unteren Blattstielen nach dem Absterben der Blätter auf dem Boden abstützt. Die Signaturenlehre sieht darin einen Bezug zur Anwendung des Krautes bei Beschwerden und Verletzungen der Extremitäten (▸ Abb. 6.332). Verstärkt wird diese Entsprechung durch die gelenkartig gestalteten Knoten der Sprossachse. So schrieb Oswald Croll diesbezüglich: „(…) Storckenschnabel ist wie ein Schienbein formiert" [19].

Aus dem stark verzweigten Spross entspringen rotgrüne Blätter, die doppelt gefiedert und fein behaart sind. Der Blattansatz ist leicht verdickt und bildet an dieser Stelle eine Art Knoten, was signatorisch als Entsprechung zu den Lymphknoten gedeutet werden kann. Die rot-violetten Blüten mit fünf Kronblättern entwickeln sich zu schnabelartigen Früchten, die namensgebend sind (▸ Abb. 6.333). Wenn die Luftfeuchtigkeit sehr niedrig ist, öffnen sich diese und versprengen ihre Samen über einige Distanz.

Geranii robertiani herba, dass herb schmeckende Storchschnabelkraut besitzt den Stoffwechsel anregende, antioxidative, lymphflussfördernde und leicht blutstillende (Rotlaufkraut) Eigenschaften. Meist wird es dafür als

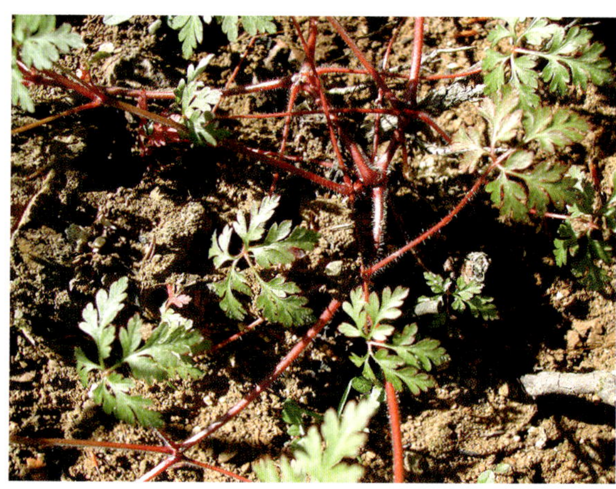

▸ **Abb. 6.332** Der Storchschnabel weist Signaturen zur Anwendung bei Verletzungen der Extremitäten auf.

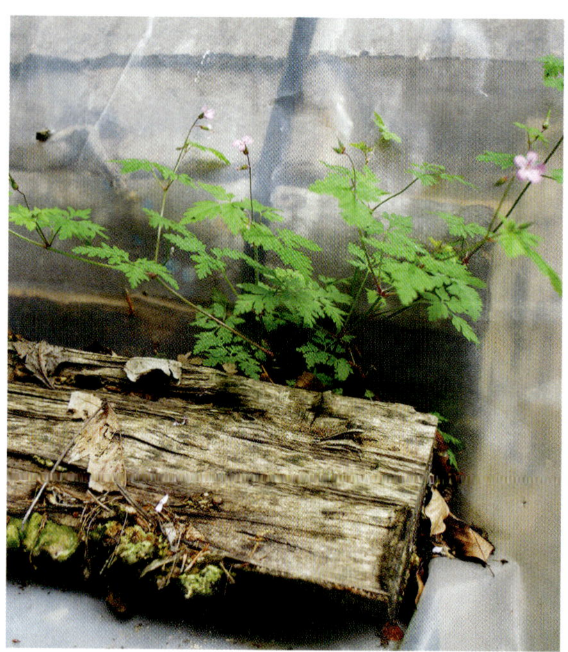

▸ **Abb. 6.331** Die unwirtlichen Standorte, an denen Storchschnabel gedeiht, erlauben eine Analogie zur entgiftenden Wirkung des Krauts.

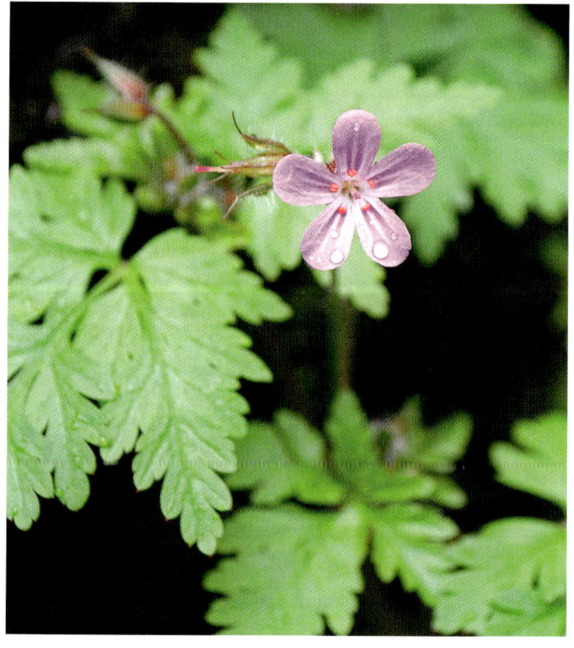

▸ **Abb. 6.333** Die Blüte des Storchschnabels ist fünfzählig (5 Blütenblätter) und besitzt so einen Bezug zum Venusprinzip.

Tinktur verwendet. Äußerlich entfaltet das Kraut als Auflage, Waschung oder Mundwasser wundheilende, juckreizstillende, desinfizierende und leicht blutstillende Wirkungen. Traditionell wird es nicht nur für äußerliche, sondern ebenso für innerliche, seelische Verletzungen empfohlen. Verwendet werden heilkundlich gleichsam der **Blutrote Storchschnabel, *Geranium sanguineum***, der kräftig rote Blütenköpfe besitzt, und der **Gefleckte Storchschnabel, *Geranium maculatum***, mit gefleckten Blättern. Diese Geranienart wächst in Kanada und den USA.

Die rote Farbe der oberirischen Pflanzenteile des Stinkenden Storchenschnabels entspricht in der Signaturenlehre der Anwendung bei mit Blutungen verbundenen Krankheiten wie blutigem Durchfall, Blutharnen, Hämorrhoiden, Verletzungen oder roten Hautausschlägen und Entzündungen. In der Farbgebung zeigt sich Mars der sich im Storchschnabelkraut mit Venus (Blüte) vereinigt. Das Gedeihen an unwirtlichen Standorten kann als ein Hinweis auf die große Vitalkraft sowie für das Entgiftungspotenzial der Pflanze interpretiert werden, was die lymphflussanregende und antioxidative Wirkung bestätigt.

Der volkstümliche Namen Ruprechtskraut geht auf den Erzbischof Ruprecht von Salzburg zurück, der Geschwüre mit Storchschnabelkraut geheilt haben soll. Ein weiterer Name, Katharinenkraut, bezieht sich auf Katharina von Alexandrien, deren Feiertag am 25. November gefeiert wird. Sie ist, neben der heiligen Barbara und der heiligen Margaretha, eine der drei kirchlichen Nothelferinnen. Diese stellen eine weibliche Dreiheit dar, wie wir sie in der antiken Mythologie häufig antreffen, z. B. in Form der drei Nornen, Parzen, Matronen oder Bethen. Die heilige Katharina ist die Schutzpatronin der Mädchen, Jungfrauen und Ehefrauen und wird diesbezüglich um Hilfe angerufen, außerdem bei Migräne (schweizerisch Storchenschnabel = Kopfwehblüemli), Zungenkrankheiten und Sprachstörungen. Der im Deutschen und Griechischen (geranos = Kranich) namensgebende Storch bringt in vielen Geschichten die Kinder in die Haushalte. Aus signatorischer Sicht ist die Pflanze durch die Ähnlichkeit der Frucht mit dem Schnabel des Storches auch mit dessen „Wirken" verbunden (▶ **Abb. 6.334**). Frauen, die sich Kinder wünschen, sollen eine Wurzel der Pflanze (Kindsmacher) mit sich tragen oder Auszüge des Krautes einnehmen. Ein Teil der Fruchtbarkeitsstörungen kann aus humoralmedizinischer Sicht auf kalte Feuchtigkeitsstauungen im Becken und eine ungenügende Entgiftungsfunktion des Körpers zurückgeführt werden, was die Anwendung dieser Lymphpflanze erklären mag. Die fruchtbarkeitsfördernde Wirkung des Storchschnabels ist auch aus der Tierheilkunde bekannt: Dort wird er Kühen gegeben, damit sie trächtig werden.

Indikationen Akne, Blutung, Durchfall, Hämorrhoiden, Harnverhalten, Lymphstau, Magen-Darm-Entzündung, Melancholie, Nieren-Blasen-Leiden, Schock, Trauma (auch emotionales), Unfruchtbarkeit

Äußerlich: Angina, Aphthe, Augenentzündung, Bindehautentzündung, Blutung, wunde Brustwarzen, Ekzem, Flechte, Geschwür, Hämorrhoiden, Hautausschlag, Herpes, Lymphstau, Schuppenflechte, Ulcus cruris, Warze (Warzenkraut), Wunde

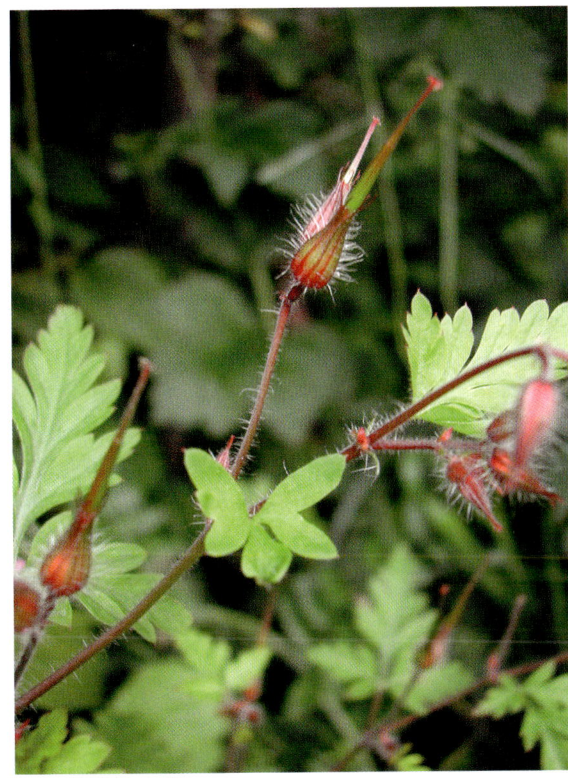

▶ **Abb. 6.334** Die dem Storchenschnabel ähnliche Frucht ist namensgebend und stellt den Signaturenbezug zur fruchtbarkeitsfördernden Wirkung her.

Nebenwirkungen und Kontraindikationen Keine

Beispiele für Fertigarzneimittel

- Geranium N Oligoplex Dilution, Madaus (D)
- Geranium robertianum Urtinktur, Ceres (CH/D)
- Myosotis comp. Tabletten (CH)/Lymphomyosot Tabletten, Heel (D)
- Urtica sambucus comp. Tropfen, Ceres (CH/D)

Beispiele für Fertigarzneimittel mit Geflecktem Storchschnabel, *Geranium maculatum*

- Arsenicum album F Komplex Nr. 241 Dilution, Nestmann (D)
- Aloe F Komplex NR. 242 Dilution, Nestmann (D)

6.111 Taigawurz, Borstige – *Eleutherococcus senticosus* (Rupr. et Maxim.) Maxim.

Seit einigen Jahrzehnten ist diese östliche Heilpflanze auch in Europa bekannt und gilt als verlässliches Stärkungsmittel. Die anspruchslose Pflanze wächst in Sibirien (Sibirischer Ginseng) und in Asien teilweise wild in riesigen Beständen (▸ **Abb. 6.335**). Als sommergrüner Strauch wird sie bis zu 6 Meter hoch, meist zeigt sie sich jedoch kleiner oder vereinzelt sogar kriechend. Die Zweige sind mit feinen Stachelborsten versehen und bringen handförmige, fünfzählige Blätter von saftig grüner Farbe hervor.

Taigawurz ist eine zweihäusige Pflanze; entsprechend bringt sie rein weibliche Exemplare mit gelben und rein männliche mit violetten Blüten in doldiger Formation hervor (▸ **Abb. 6.336**). Die Früchte zeigen sich als schwarze Beeren und besitzen ebenfalls eine große Ähnlichkeit mit denen des einheimischen Efeus. Die Pflanze gedeiht gut in Störzonen und gilt ebenso als Anzeiger für Wasseradern.

Eleutherococci radix, die getrocknet leicht süßlich schmeckende Taigawurzel, wirkt immunmodulierend, nervenstabilisierend und adaptogen, was sich in einer optimierten Anpassungsfähigkeit speziell in Stress- und Belastungssituationen zeigt. Ihre große Fähigkeit zur Anpassung an schwierige Lebenssituationen zeigt die Pflanze durch ihr Gedeihen in klimatisch widrigen Lebensräumen, wie sie teilweise in Sibirien herrschen. Außerdem entfaltet sie antivirale, antioxidative Eigenschaften. Aus humoralmedizinischer Sicht verbessert Taigawurz die Ernährung und Regeneration der Gewebe, indem sie die dritte Kochung stärkt. Zusätzlich bewegt sie durch ihre lymphflussanregende Eigenschaft übermäßige Feuchtigkeit. Eine Anwendung als Tee zeigt eine schwache Wirkung, weshalb Taigawurz meist als Tinktur oder Fertigarzneimittel empfohlen wird.

Stacheln und Dornen finden sich bei vielen Pflanzen, die stärkende Wirkung auf das Immunsystem entfalten (▸ **Abb. 6.337**), z. B. bei Hagebutten, Sanddorn oder im stacheligen Kopf des Sonnenhutes. Sie verdeutlichen den Bezug zum Marsprinzip, welches für eine funktionierende Abwehr und die allgemeine Tatkraft zuständig ist.

Indikationen Abwehrschwäche, Altersschwäche, prophylaktisch gegen Arteriosklerose, Erschöpfung, Fruchtbarkeitsstörung, Infektionsanfälligkeit, Konzentrationsstörung, Krebsprävention, Leistungsabfall, medikamentöse Therapien begleitend (z. B. Chemotherapie), Müdigkeit, Nervenschwäche, Rekonvaleszenz, Schlafstörung, Schwäche, Stress

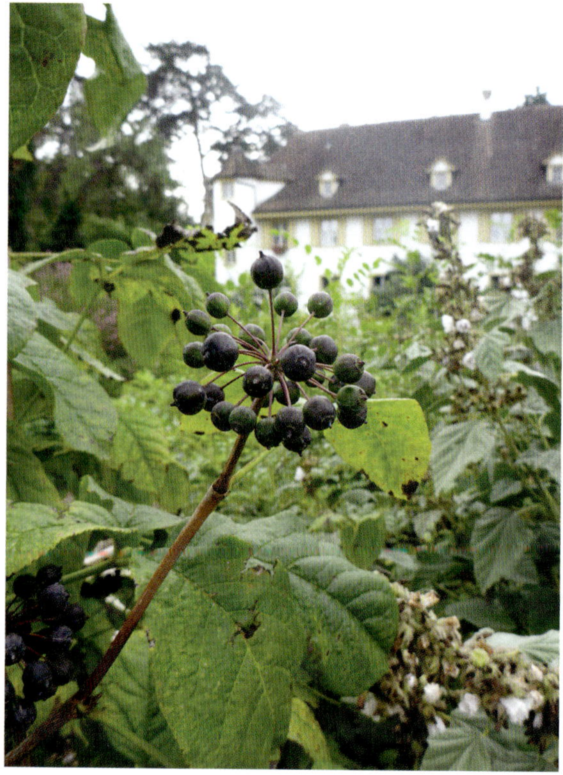

▸ **Abb. 6.335** Die Tagiawurz entstammt den kalten Steppengebieten Sibiriens.

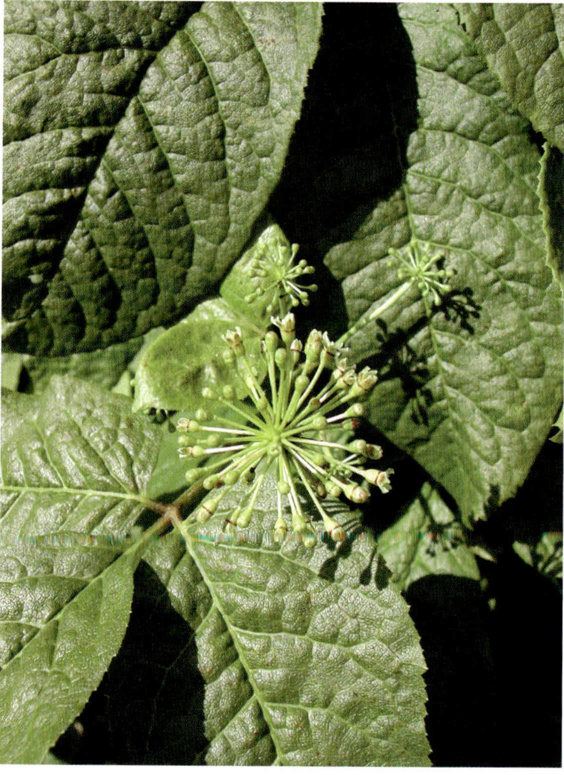

▸ **Abb. 6.336** In der dem Efeu ähnlichen Blüte zeigt sich die Zugehörigkeit zur Familie der Efeugewächse.

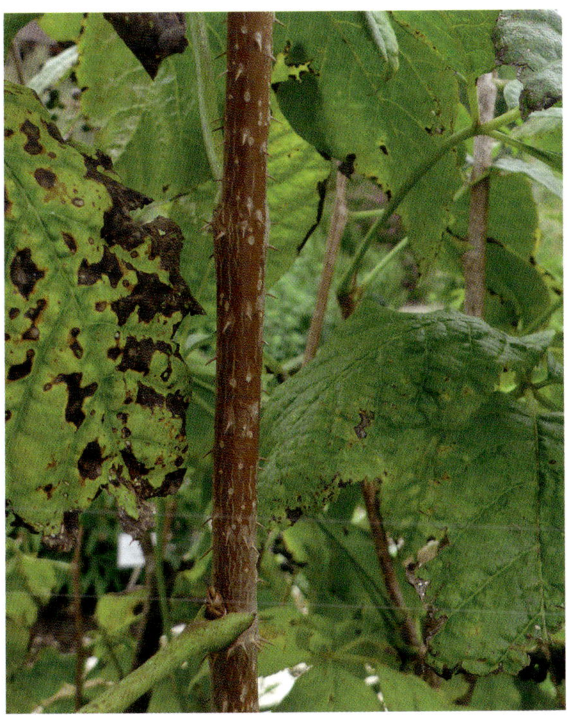

▶ **Abb. 6.337** Die Zweige sind fein bestachelt.

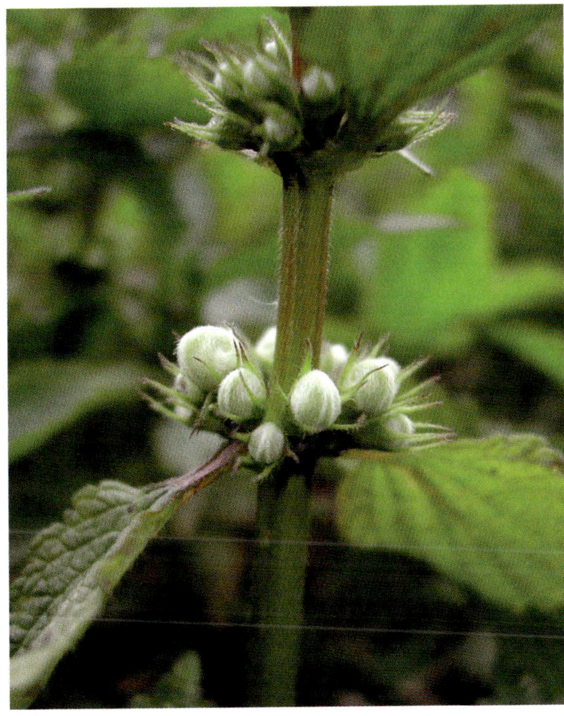

▶ **Abb. 6.338** Vierkantiger Stängel, Blüten gegliedert in Ober- und Unterlippe sowie kreuzgegenständige Blattstellung sind Merkmale der Lippenblütler.

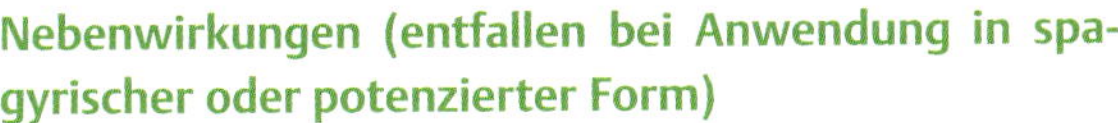

Nebenwirkungen (entfallen bei Anwendung in spagyrischer oder potenzierter Form)

- Vermutet wird eine negative Beeinflussung bei bestehendem Bluthochdruck.
- Interaktionen mit Antidiabetika, Antikoagulanzien werden diskutiert.

Kontraindikationen (entfallen bei Anwendung in spagyrischer oder potenzierter Form) Die Anwendung bei bestehendem Bluthochdruck wird kontrovers diskutiert.

Beispiele für Fertigarzneimittel

- Eleu Curarina Tropfen, Harras Pharma (D)
- Eleutherococcus Kapseln N, Bio-Diät-Berlin (D)
- Taigavita Kapseln, Alpinamed (CH)
- Vigor Eleutherococcus Kapseln, Herbamed (CH)

6.112 Taubnessel, Weiße – *Lamium album* L.

In höheren Lagen gedeiht die Weiße Taubnessel auf Brachflächen, im Gebüsch und unter Hecken. Die mehrjährige Heilpflanze ist in Europa, Amerika und Asien zu finden.

Aus dem verzweigten Wurzelstock, der gerne Ausläufer bildet, entspringen bis zu 50 Zentimeter hohe vierkantige Stängel (▶ **Abb. 6.338**). Die für diese Familie typische Stängelform ist innen hohl und bei der Taubnessel mit feinen Borstenhaaren versehen. Derart gleicht das mehrjährige Kraut der Brennnessel, ohne jedoch deren aggressives Brennen zu verursachen. Diese Eigenart führte dazu, dass in mittelalterlichen Schriften die Brennnessel als Nesselmännchen und die Taubnessel als Nesselweibchen bezeichnet wurde.

In den letzten Jahren ist man vermehrt dazu übergegangen, anstelle von Lamii albi flos, der weißen Taubnesselblüte, auch das ganze Kraut, Lamii albi herba, für die Heilkunde zu verwenden (▶ **Abb. 6.339**). Die Taubnessel wirkt einerseits auf die Atemwege schleimlösend, auswurffördernd, zusätzlich harntreibend (Urinblume, Seichkraut), entzündungshemmend auf den Harntrakt und harmonisierend auf den weiblichen Hormonhaushalt (Frauennessel). Aus humoralmedizinischer Sicht ist sie vor allem angezeigt bei übermäßiger und mit Scharfen belasteter Feuchtigkeit und entsprechenden Ersatzausscheidungen im Urogenitalsystem. In diesem Sinne überschneidet sich ihre Wirkung mit der des Frauenmantels. Allerdings ist dessen hormonell regulierende Qualität stärker. Bei der Anwendung als Bad, Spülung oder Zäpfchen zeigt sich eine die Schleimhaut schützende, wundheilende, und antimikrobielle Wirkung. Die weißen Blüten stehen signatorisch in Beziehung zu den Schleimhäuten und zeigen die Qualität des Mondprinzips. Früher wurde die Weiße Taubnessel gemäß der Farbsignatur bei Weißfluss, d. h. weißem Ausfluss, die gelbe bei bakteriellem, gelbem Fluss und die rot-violette Taubnessel bei blutigem Ausfluss verwendet.

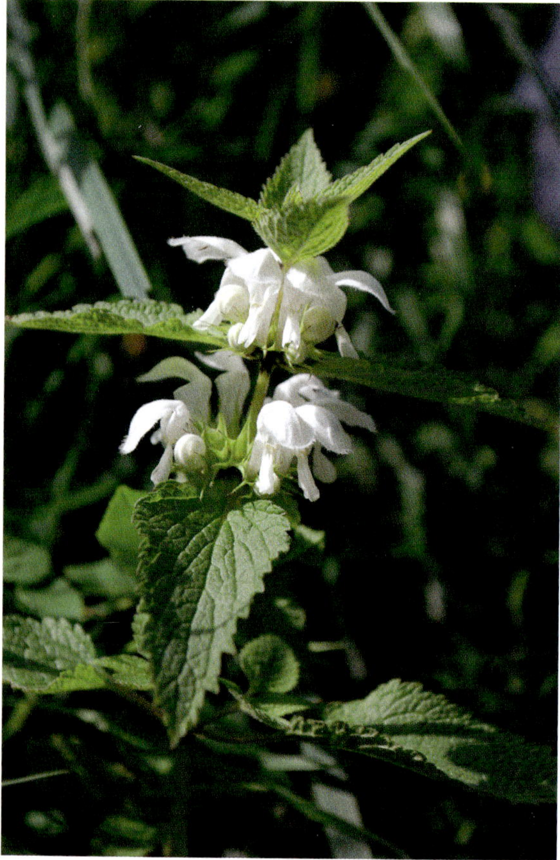

▸ **Abb. 6.339** Die weißen Lippenblüten sind, der mühsamen Erntearbeit wegen, eine relativ teure Arzneidroge.

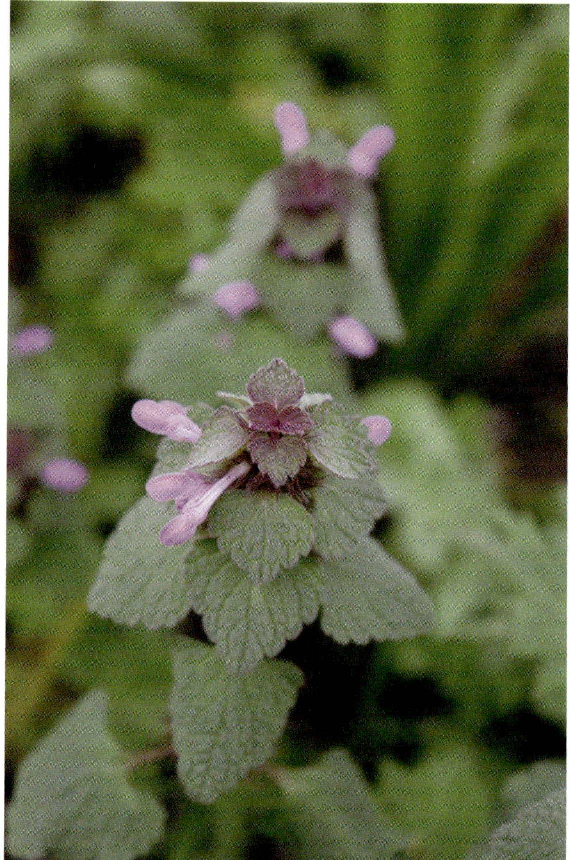

▸ **Abb. 6.340** Die violett blühende Ackertaubnessel wird als ausscheidungsfördernde und entgiftende Heilpflanze in der Volksheilkunde verwendet.

Volksheilkundlich wird ebenfalls verwendet:

- **Ackertaubnessel, *Lamium purpureum***: sogenanntes Ackerunkraut mit violetten Blüten als entgiftende und stärkende Heilpflanze (▸ Abb. 6.340).
- **Goldnessel, *Lamium galeobdolon***: früher wie die weiße Taubnessel, aber entsprechend der Farbsignatur verwendet (▸ Abb. 6.341).

Indikationen der Weißen Taubennessel Atemwegserkrankung, Ausfluss, Blasenentzündung, Dysmenorrhoe, Eierstockentzündung, Eileiterentzündung, Harnverhalten, hormonelles Ungleichgewicht bei Frauen, Menstruationsbeschwerden, Menstruationsschmerz, Reizblase, Wechseljahresbeschwerden

Äußerlich: Ausfluss, Juckreiz, Mundschleimhautentzündung, Scheidenentzündung, Wunde

Nebenwirkungen und Kontraindikationen Keine

Beispiele für Fertigarzneimittel

- Argentum/Quercus comp. Vaginal Globuli (CH/D)
- Fedon spag. Peka N Dilution, Pekana (D)
- Hydrastis F Komplex Nr. 48 Dilution, Nestmann (D)
- Solunat Nr. 10 spagyrische Tropfen, Soluna (D)
- Synergon Komplex 3a Lamium album Dilution, Kattwiga

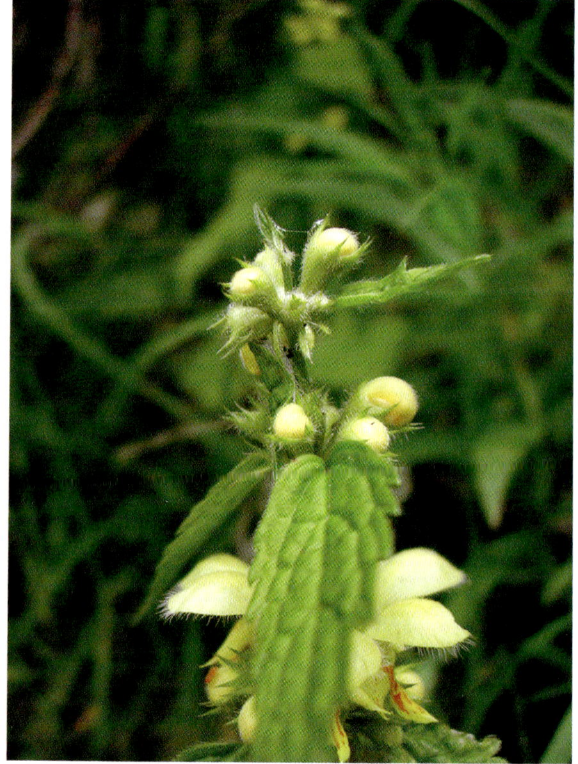

▸ **Abb. 6.341** Die gelb blühende Goldnessel war im Mittelalter als milzstärkende Heilpflanze bekannt.

6.113
Tollkirsche, Schwarze – *Atropa belladonna* L.

Dieses mehrjährige Nachtschattengewächs gedeiht mit Ausnahme des Südens in ganz Europa, im Osten und in Nordafrika. Der Strahlensucher liebt kalkhaltige, sonnige oder halbschattige Standorte an Waldrändern und -lichtungen (▸ **Abb. 6.342**). Aus einer dicken verzweigten Pfahlwurzel entspringt ein bis zu 170 Zentimeter hoher, ausladender Stängel, welcher der Tollkirsche eine beinahe strauchartige Silhouette verleiht. Die ganzrandigen Blätter sind von elliptischer Form und leicht behaart.

Im Sommer erblühen die violett braunen, glockenartigen Blüten, welche sich gerne unter Blättern verstecken. Später entwickeln sich daraus die glänzend schwarzen Beerenfrüchte, die wie Augen aus dem Dickicht blicken (▸ **Abb. 6.343** und ▸ **Abb. 6.344**).

Augenärzte verwenden den Pflanzenwirkstoff Atropin, der in der Tollkirsche enthalten ist, wegen seiner pupillenvergrößernden Wirkung, um den Augenhintergrund medizinisch abklären zu können. Für einige Stunden wird dadurch die Schärfenanpassung des Auges gestört und die Sicht entsprechend erschwert. Um diesen Effekt zu erreichen, tröpfelten sich auch römische Frauen den Beerensaft absichtlich in die Augen, da sie vergrößerte Pupillen für besonders attraktiv hielten (Bella donna).

Als Arznei wird heute das Blatt, Belladonnae folium, verwendet. Dieses vermag den parasympathischen Teil des Nervensystems zu dämpfen, was zu einer krampflösenden Wirkung auf die glatte Muskulatur von Organen führt. Zudem zeigen sich schmerzlindernde, magensekretionshemmende und pupillenerweiternde Eigenschaften. Da die Droge giftig ist, wird sie naturheilkundlich in den meisten Fällen in spagyrischer oder potenzierter Form eingesetzt. Als potenzierte Arznei ist Belladonna ein wichtiges Akutmittel bei plötzlich auftretenden und heftigen Beschwerden, vor allem, wenn Patienten sich als überempfindlich gegenüber Reizen zeigen. Ihr Wirkungsspektrum ist dann eher entzündungshemmend, fiebersenkend, krampflösend, schmerzlindernd und beruhigend (Schlafbeere). Im homöopathischen Arzneimittelbild zeigt sich eine Signatur der Tollkirsche: Der Patient verträgt kein Licht, die Symptome bessern sich in der Dunkelheit. Diese Eigenheit lässt sich mit der Eigenart der Blüten und Beeren, sich unter Blättern zu verstecken, in Analogie bringen.

Traditionell wurde die Pflanze als krampflösendes Heilmittel oder Halluzinogen und im Mittelalter sogar als Bestandteil von sogenannten Hexensalben (auch Flugsalben genannt) verwendet. Für die Ernte bestanden bestimmte Rituale, um die Tollkirschendämonen zu besänftigen oder zu überlisten. Außerdem existieren viele Berichte über missglückte Eigenversuche mit den Beeren, bei denen Menschen nach der Einnahme von Pflanzen-

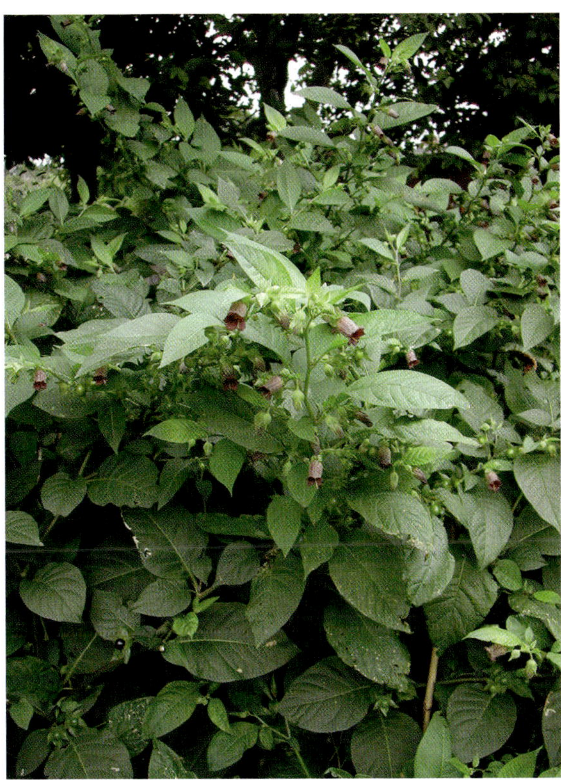

▸ **Abb. 6.342** Die Tollkirschenbüsche lieben Kahlschläge in Wäldern.

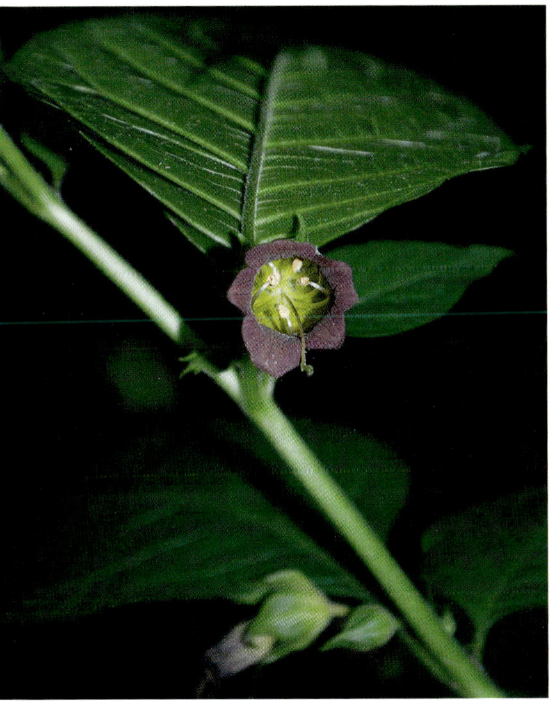

▸ **Abb. 6.343** Die Tollkirschenblüte versteckt sich gerne unter den Blättern, was sich als Analogie in der Lichtscheu im homöopathischen Arzneimittelbild von Belladonna widerspiegelt.

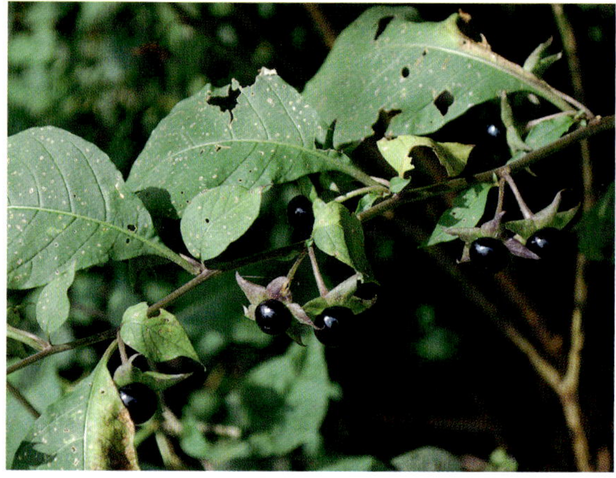

▸ **Abb. 6.344** Die kugeligen Tollkirschenfrüchte besitzen vergrößerte Kelche und sind sehr samenreich.

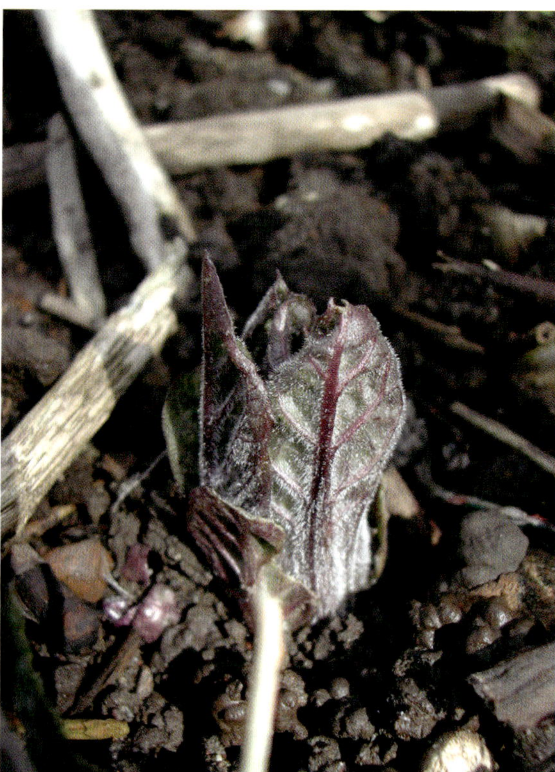

▸ **Abb. 6.345** Die Tollkirschenknospe im Frühling ist wie die Beere und Blüte kräftig violett gefärbt.

teilen der Tollkirsche (Irrbeere, Rasewurz) regelrecht verrückt wurden und nicht mehr in die Realität zurückfanden. Heil- und Giftwirkung liegen bei der Tollkirsche nahe beieinander: Sie ist einerseits ein Arzneimittel, das heute noch in Gebrauch ist, andererseits eine der giftigsten Pflanzen Mitteleuropas. Atropos ist eine der drei griechischen Schicksalsgöttinnen: Sie ist diejenige, die den Lebensfaden abschneidet, während Klotho diesen spinnt und Lachesis ihn bemisst. Viele volkstümliche Namen wie Hexenkraut, Teufelsbeere, aber auch Wolfsauge, Wolfsbeere oder -kirsche bringen die Gefährlichkeit und Unberechenbarkeit der Tollkirsche zum Ausdruck. Diese Eigenheiten, wie auch die violette Farbe des Jungtriebs und der Blüte, sind Aspekte des Saturnprinzips (▸ **Abb. 6.345**).

Indikationen Asthma, Darmkolik, Fieber, Fieberkrampf, Gallenkolik, Kopfschmerz, Krampf, Magen-Darm-Krampf, Neuralgie, spastische Verstopfung. In spagyrischer und potenziert Form erweitert sich das Spektrum meist gemäß dem homöopathischen Arzneimittelbild: u. a. bei Fieber, Grippe, Scharlach, Mittelohrenentzündung, Keuchhusten, Magen-Darm-Krampf, Menstruationskrampf, Migräne, Kopfschmerz.

Nebenwirkungen (entfallen bei Anwendung in spagyrischer oder potenzierter Form) Hautrötung, Trockenheit der Schleimhäute, Pulsbeschleunigung, Sehstörung, Tachykardie, Delirium, Koma, Atem- und Herzstillstand

Kontraindikationen (entfallen bei Anwendung in spagyrischer oder potenzierter Form) Schwangerschaft, Tachykardie, Engwinkelglaukom u. a.

Beispiele für Fertigarzneimittel

- Belladonna Similiaplex Dilution, Pascoe (D)
- Carum carvi Kinderzäpfchen, Wala (CH/D)
- Erkältungstropfen-Heel, Heel (D)
- Respirin Tropfen, Herbamed (CH)
- Schwörotox Tabletten, Schwörer (D)

6.114 Traube (Weinrebe) – *Vitis vinifera* L.

Die Rebe ist eine der ältesten Kulturpflanzen und stammt ursprünglich aus dem Nahen Osten, von wo aus sie ca. im 6. Jahrhundert v. Ch. nach Südeuropa gelangte. Ihre Wurzel kann in eine Tiefe von bis zu 20 Metern reichen, ebenso lange Zweige vermag die vitale Pflanze hervorzubringen. Die Rebstöcke werden auf eher trockenen oder mäßig feuchten Böden heute nahezu weltweit kultiviert. Der mit Hilfe von Sprossranken kletternde Strauch bildet drei- oder fünfteilig gelappte und auf der Unterseite behaarte Blätter, die oft eine Herzform nachbilden (▸ **Abb. 6.346** und ▸ **Abb. 6.347**). Die unscheinbaren Blüten stehen in Rispen und entwickeln sich zu Kugelfrüchten. Die blauen, roten oder gelb-weißen Früchte werden als Obst, Saft oder Wein verzehrt. Sie besitzen einen süßen Geschmack und bilden manchmal auch in den Fruchtständen eine Herzform nach.

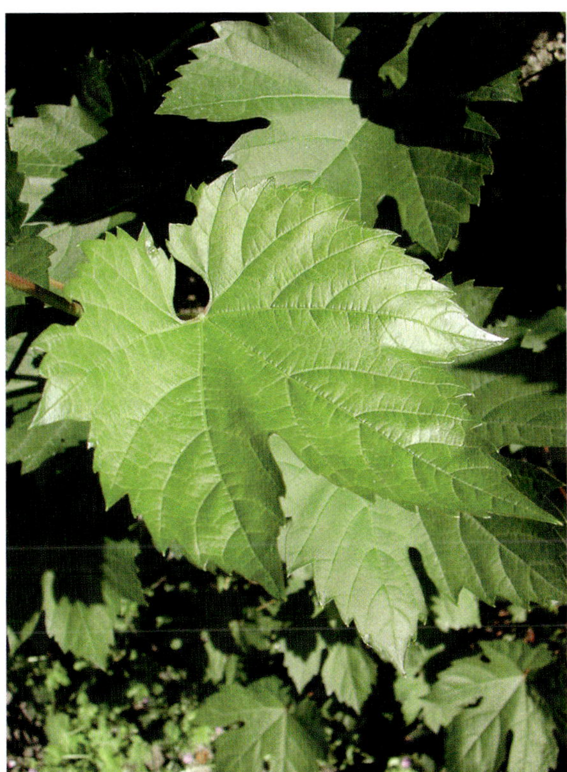

▶ **Abb. 6.346** Gelapptes Rebenblatt im Sommer.

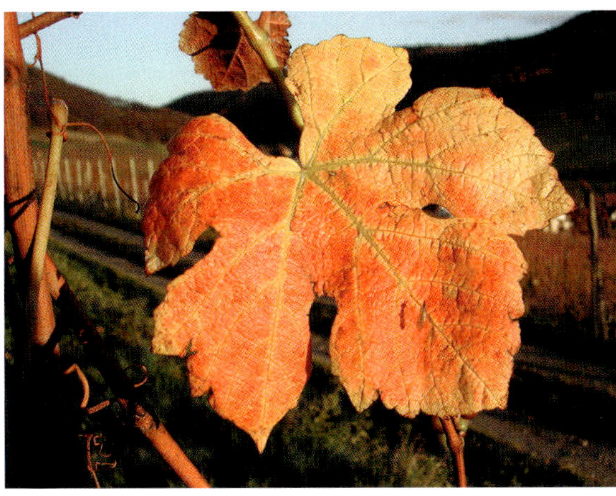

▶ **Abb. 6.347** Im Herbst wird im Rebenblatt kein Chlorophyll mehr gebildet, worauf die im Blatt vorhandenen roten und gelben Farbstoffe sichtbar werden.

Seit Jahrhunderten wird Schwangeren und Frauen im Wochenbett geraten, täglich 1 bis 2 Gläser roten Traubensaft zu trinken, weil dies die Blutbildung stärke. Die rote Farbe der Flüssigkeit erstellt hier den analogen Bezug. In der Tat vermögen Trauben eine stoffwechselanregende, gefäßschützende und antioxidative Wirkung zu entfalten. Andererseits sind die massiven Schäden, die der übermäßige Alkoholgenuss in Form von Wein verursachen kann, bekannt. Auch in diesem Geschenk der Natur liegen Heil und Schaden nahe beieinander. Mittlerweile ist die positive Wirkung maßvollen Weinkonsums auf die Herz-Kreislauf-Funktion nachweisbar (▶ **Abb. 6.348**).

Weitere heilsame Pflanzenteile sind die herb schmeckenden Blätter einer gewissen Rebensorte, der Färber- oder Teinturierrebe, die als rotes Weinlaub gehandelt werden. Vitis viniferae rubrae folium entfaltet gefäßschützende, venenabdichtende, bindegewebsfestigende und blutzirkulationsoptimierende Eigenschaften. Zusätzlich wird das übermäßige Verklumpen der Thrombozyten gehemmt. Die Weinrebenblätter werden seit ca. 40 Jahren meist als Fertigarzneimittel angewendet, in Frankreich werden traditionell auch der Teeaufguss oder Umschläge bei Venenerkrankungen empfohlen.

Das grüngoldene Öl aus den Traubenkernen wird als hochwertiges Nahrungs- und Heilmittel empfohlen. Es ist reich an ungesättigten Fettsäuren und wird gerne als „Anti-Aging-Öl" bezeichnet, da es die Anzahl freier Radikalen und die Blutfett-/Cholesterinwerte zu senken vermag. Äußerlich aufgetragen wirkt es bindegewebestärkend und verlangsamt die Hautalterung. Hildegard von Bingen (1098–1179) beschreibt zusätzlich die Heilwirkung der Rebtropfen und der Rebaschenlauge. Erstere entstehen, wenn die Pflanzensäfte in den im Winter geschnittenen Rebstöcken wieder zu steigen beginnen und dann für einige Tage aus den Zweigstummeln tropfen

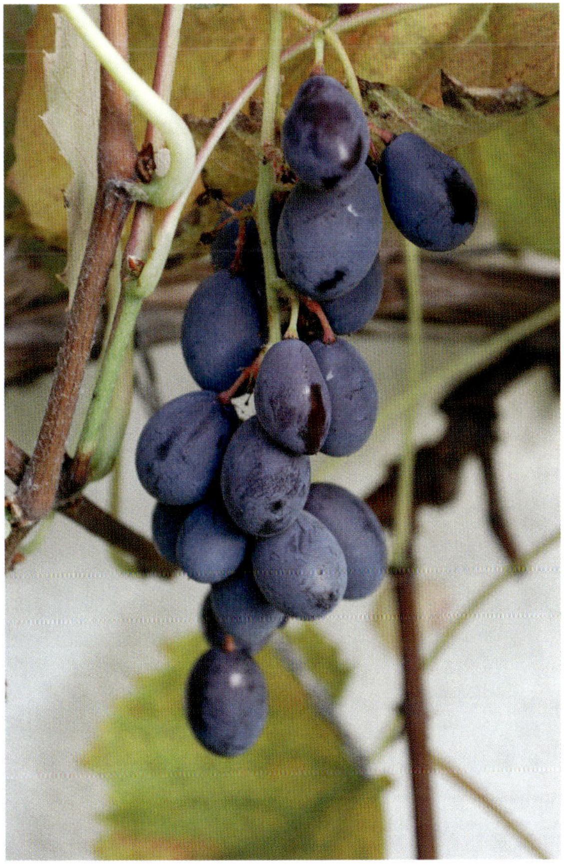

▶ **Abb. 6.348** Die blaue Weintraube und ihre Zubereitungen besitzen mit Maß genossen eine herz- und kreislaufschützende Wirkung.

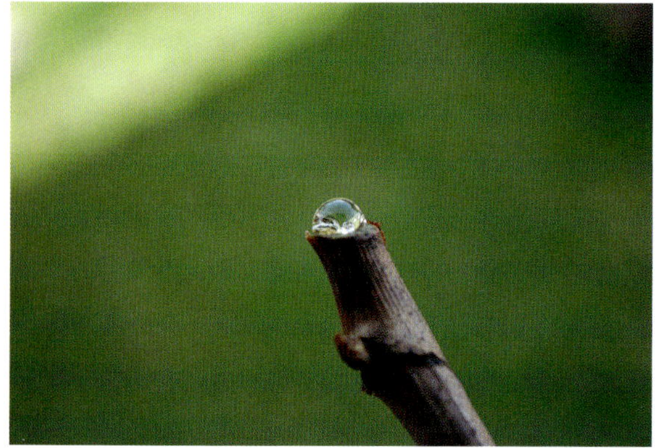

▶ **Abb. 6.349** Aus der geschnittenen Weinrebe „blutet“ im Frühjahr der Rebtropfen, der in der Hildegard-Medizin z. B. bei brennenden Augen angewendet wird.

(▶ Abb. 6.349). Sie werden morgens gesammelt und bei Augenbeschwerden, Hautausschlag oder Ohrenschmerzen äußerlich aufgetragen. Die basische Rebaschenlauge wird in der Hildegard-Medizin zur Mundspülung bei offenen Zahnhälsen, Zahnfleischentzündung und anderen Beschwerden empfohlen.

Indikationen

- **Traube:** Anämie, Hypotonie, Rekonvaleszenz, Wochenbett
- **Weinlaub:** Besenreiser, Gicht, Harnverhalten, Krampfadern, Venenleiden

Nebenwirkungen und Kontraindikationen (entfallen bei Anwendung in spagyrischer oder potenzierter Form)

- **Weinlaub:** selten treten allergieähnliche Symptome wie Hautausschlag oder Juckreiz auf.
- Wegen der Eigenschaft, die Thrombozytenaggregation zu hemmen, wird empfohlen, entsprechende Fertigarzneimittel 3 Tage vor Operationen abzusetzen.

Beispiele für Fertigarzneimittel

- Antistax Forte Venentabletten, Boehringer Ingelheim (CH/D)
- Arkocaps Weinrebe, Arkopharma (CH/D/F)
- Hepatodoron, Weleda (CH/D)

6.115 Traubensilberkerze – *Actaea racemosa* L. (Syn: *Cimicifuga racemosa* [L.] Nutt.)

Aus der nordamerikanischen Volksheilkunde und Homöopathie hat diese Heilpflanze im 19. Jahrhundert den Weg in die Europäische Naturheilkunde gefunden. Die Pflanze (engl. „Squaw-Root“) wurde ursprünglich von den Indianern u. a. zur Geburtsbegleitung eingesetzt. In Kanada und Nordamerika wächst das Hahnenfußgewächs gerne an halbschattigen und feuchten Standorten in Hecken und Waldlichtungen. Mittlerweile wird die Traubensilberkerze auch in Europa kultiviert und dient als Ausgangspflanze für eine Gruppe der am häufigsten verkauften Naturmittel in der Frauenheilkunde.

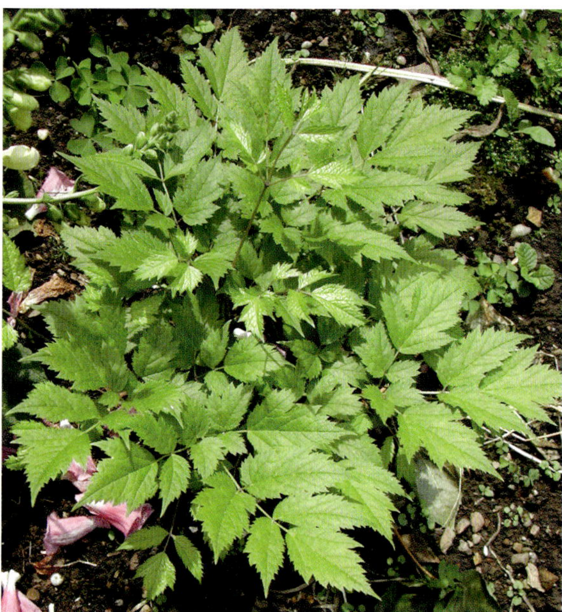

▶ **Abb. 6.350** Die Blätter der Traubensilberkerze riechen eher unangenehm.

Aus einem kräftigen Wurzelstock mit rotbraunen Ausläufern entspringen im Frühjahr grundständige, zwei- bis dreifach gefiederte Blätter, die beim Reiben einen unangenehmen Duft (Wanzenkraut) verströmen (▶ Abb. 6.350), und ein kahler, bis zu 2 Meter hoher Stängel.

An diesem Stängel stehen silbrig weiße Blütensterne in kerzenförmigen Trauben, die für kurze Zeit einen süßlichen Duft verströmen (▶ Abb. 6.351). Aus ihnen bilden sich später sogenannte Balgfrüchte mit unzähligen, braunen Samen.

In den Frühlingtrieben zeigt sich für wenige Tage die Analogie zur Anwendung der Pflanze in der Frauenheilkunde, da die jungen Triebspitzen in dieser kurzen Zeit eine große Ähnlichkeit mit den weiblichen Eileitern besitzen (▶ Abb. 6.352 und ▶ Abb. 6.353).

Das bitterscharf schmeckende Rhizom, Cimicifugae rhizoma, wirkt hormonregulierend auf die Östrogenproduktion bei Frauen. Die Droge selbst ist nicht hormonhaltig, sondern nimmt über den Hypophysen-Vorderlappen Einfluss auf den Östrogenspiegel (sogenannte SERM-Eigenschaft: selektive-Estrogen-Rezeptor-Modulation) und kann Menstruations- und Wechseljahresbeschwerden lindern. Zusätzlich besitzt sie entzündungshemmende, krampflösende und osteoprotektive (knochenaufbaufördernde) Eigenschaften. Eine tumorzellhemmende Wirkung bei Brust- und Prostatakrebs ist Gegenstand von

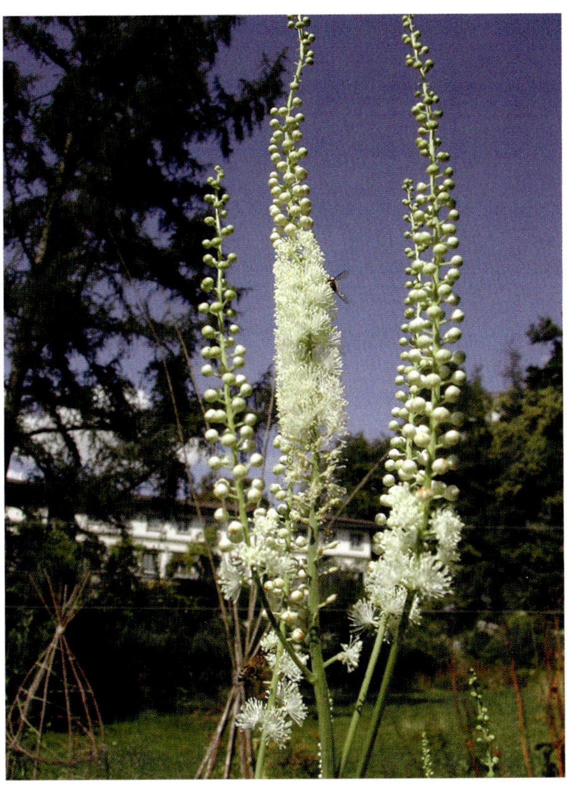

▸ **Abb. 6.351** Die Blütenkerzen der Traubensilberkerze bestehen aus weißlichen, sternenförmigen Einzelblüten.

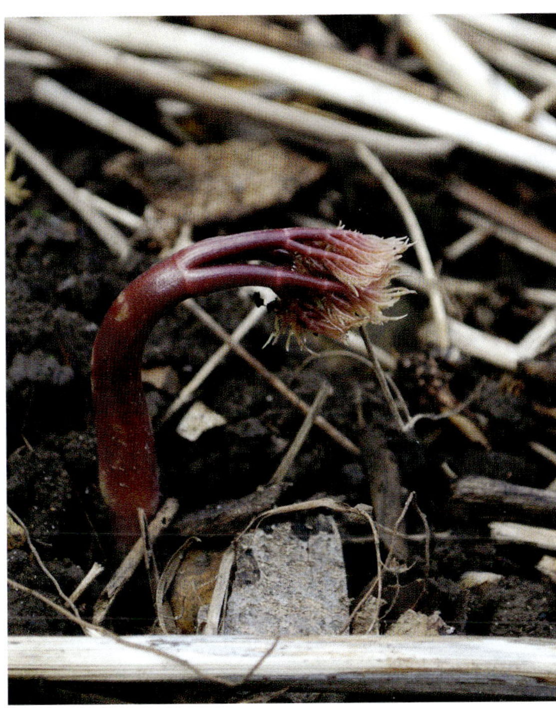

▸ **Abb. 6.352** Die Signatur zur Anwendung der Traubensilberkerze in der Frauenheilkunde ist nur für ein paar Tage sichtbar.

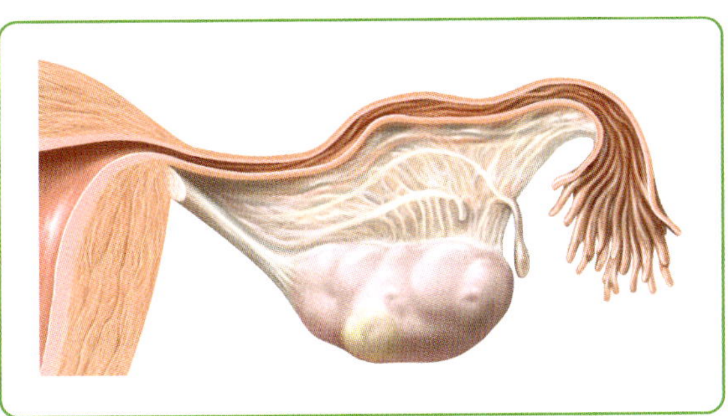

▸ **Abb. 6.353** Der Frühlingstrieb zeigt eine große Ähnlichkeit mit den weiblichen Eileitern. (Schünke M, Schulte E, Schumacher U. Prometheus LernAtlas der Anatomie. Innere Organe. Illustrationen von Voll M und Wesker K. 4. Aufl. Stuttgart: Thieme; 2014)

Untersuchungen. Die Pflanze wird heute vor allem als Tinktur oder Fertigarzneimittel kurmäßig über mehrere Monate mit folgender Pause verwendet.

Indikationen Amenorrhoe, depressive klimakterische Verstimmung, Dysmenorrhoe, Eileiterentzündung, Endometriose, Gebärmutterentzündung, Hitzewallung, Hormonhaushaltstörungen bei Frauen, Menstruationsbeschwerden, prophylaktisch gegen Osteoporose, Prämenstruelles Syndrom, Pruritus vulvae, rheumatische Beschwerden, klimakterisches Schwitzen, klimakterische Stimmungsschwankungen, Wallung, Wechseljahresbeschwerden

Nebenwirkungen (entfallen bei Anwendung in spagyrischer oder potenzierter Form)

- Es kommt selten zu gastrointestinalen Beschwerden wie Übelkeit.
- Bei Überdosierung kann es zu Kopfschmerzen, Schwindel, Zittern kommen.
- Der früher propagierte Vorwurf einer vermeintlich leberschädigenden Wirkung wurde inzwischen entkräftet.

Kontraindikationen (entfallen bei Anwendung in spagyrischer oder potenzierter Form) Obwohl bisher keine anregende Wirkung auf östrogenabhängige Brusttumore nachgewiesen wurde, ist bei Patientinnen mit Brustkrebs (anstelle von pflanzlichen Anwendungen in Form von Tinkturen und Fertigpräparaten) eine Anwendung in potenzierter oder spagyrischer Form als Vorsichtsmaßnahme in Betracht zu ziehen, ebenso bei Schwangerschaft oder bei manifesten, fortgeschrittenen Lebererkrankungen.

Beispiele für Fertigarzneimittel

- Cefakliman N Tropfen, Cefak (D)
- Cimifemin forte Tabletten, Zeller (CH)
- Pascolibrin Tropfen Dilution, Pascoe (D)
- Remifemin mono Tabletten, Schaper & Brümmer (D)
- Sanguicimin Wechseljahrtropfen, Herbamed (CH)

6.116
Walnuss, Echte – *Juglans regia* L.

Der Walnussbaum stammt ursprünglich aus den wärmeren Gefilden Asiens und ist über Italien und Frankreich nach Mitteleuropa gelangt. Seine Herkunft erklärt seine Frostempfindlichkeit, welche bei langandauernden, tiefen Minustemperaturen zu größeren Schäden oder sogar zum Absterben der Walnussbäume führen kann (▸ **Abb. 6.354**). So gilt der Markustag, 25. April, als sogenannter Nussfressertag, da Fröste in dieser Jahreszeit den Nussbäumen gefährlich werden können. Ebenso wenig lieben Nussbäume als Strahlenflüchter Standorte mit erhöhter Reizintensität.

In gewissen Gegenden war es früher Brauch, bei der Geburt eines Stammhalters einen Nussbaum zu pflanzen als weithin sichtbares Zeichen der Zeugungsfähigkeit, denn wer „Nüsse" (umgangssprachlich für die männlichen Geschlechtsdrüsen) hat, ist potent und fähig, einen Stammhalter zu zeugen.

Zur Gewinnung der Nüsse werden die Walnussbäume mittlerweile auch in Amerika, Europa und Asien gezüchtet. Sie lieben sonnige, geschützte und nährstoff- und kalkreiche Böden und können bis zu 200 Jahre alt werden. Ihre Rinde ist borkig zerrissen und von grauer Farbe. Die Bäume entwickeln eine rundliche Krone mit olivgrünen, unpaarig gefiederten Blättern, die beim Reiben einen kräftigen Duft entwickeln. Im Frühjahr bilden sich grüne, hängende, männliche Kätzchenblüten und unscheinbare weibliche Ähren. Später entwickeln sich die zuerst grünen, dann schwarzbraunen Früchte. In ihrem Inneren befindet sich die zweiteilige Steinfrucht in ihrer hölzernen Schale (▸ **Abb. 6.355**). Die Frucht ist durch ein holziges, kleines Kreuz, das sogenannte Septum, in zwei Hälften getrennt. Ein ausgewachsener Baum kann bis zu 150 Kilogramm Nüsse liefern. Nussreiche Jahre gelten im Volksmund als „Knabenjahre" [57], d. h., sie zeigen eine hohe Geburtenrate bei Jungen an: „Viele Nüsse, viele Bengel" [43]. In seinem Früchtereichtum und der hodenähnlichen Form der Früchte besitzt der Walnussbaum in der Signaturenlehre eine Analogie zur männlichen Fruchtbarkeit.

Über den Duftstoff der Blätter und Wurzeln unterdrückt der Baum aktiv Konkurrenzpflanzen und hält zudem Pilze und Bakterien fern. Diese Eigenheit hat den Volksmund zu folgendem Spruch angeregt: „Unter Nussbäumen und Edelleuten kommt kein gutes Kraut auf" [45]. Die Nüsse selbst enthalten wertvolle Fettsäuren und besitzen eine positive Wirkung auf erhöhte Cholesterinwerte und die Hirnleistung. Das aus ihnen hergestellte hellgelbe bis grünliche Öl hat eine kurze Haltbarkeit und sollte nicht erhitzt werden.

Die Ähnlichkeit der Fruchtkerne mit dem Gehirn und seinen zwei Hemisphären (▸ **Abb. 6.356** und ▸ **Abb. 6.357**) wird bereits bei Oswald Croll (1560–1609) beschrieben: „Die welschen Nüsse haben die ganze Signatur oder Zeichen des Hauptes: Ihre äußerste Rinde vergleicht sich

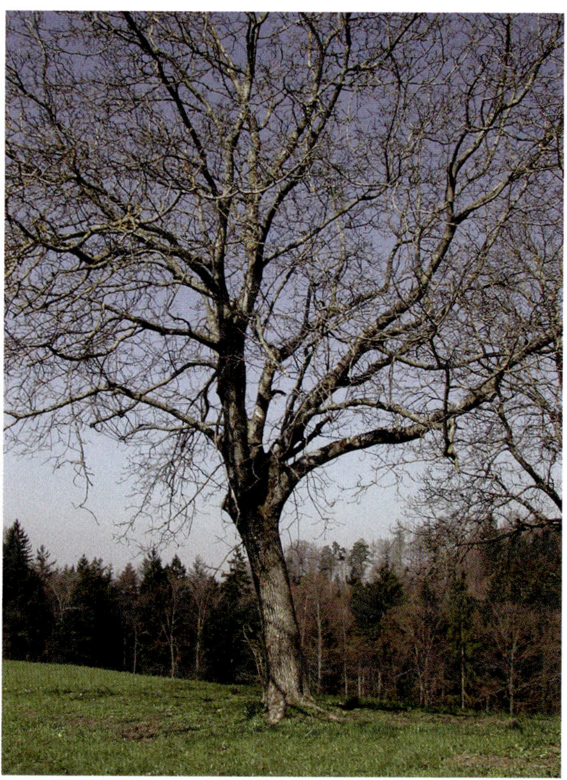

▸ **Abb. 6.354** Der stattliche Walnussbaum kann bis zu 25 Meter hoch werden und ist sehr frostempfindlich.

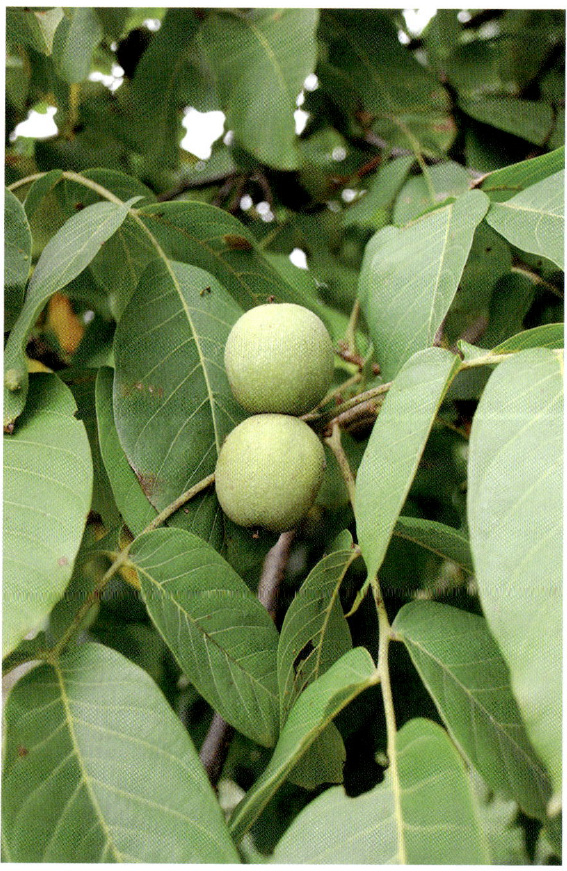

▸ **Abb. 6.355** Aus den grünen Schalen der Walnussfrüchte wird ein schmackhafter Nusslikör hergestellt.

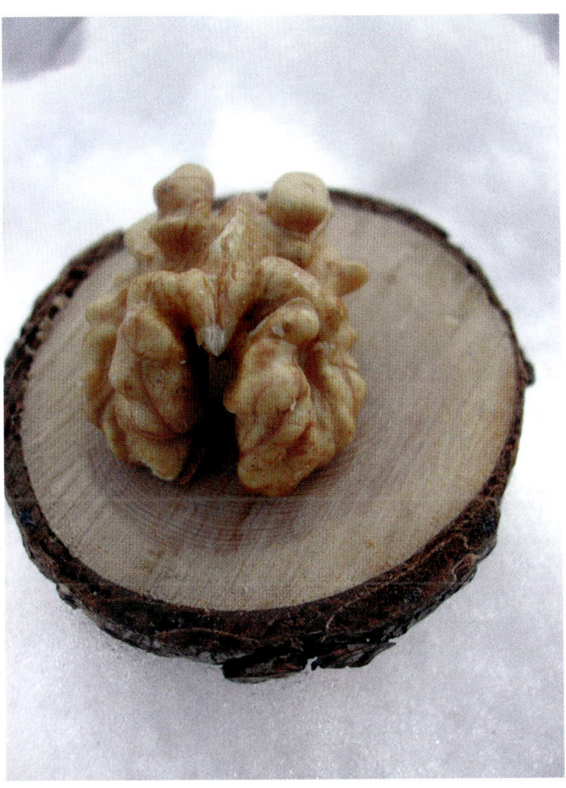

▶ **Abb. 6.356** Die Analogie der Walnusshälfte zum menschlichen Gehirn ist offensichtlich.

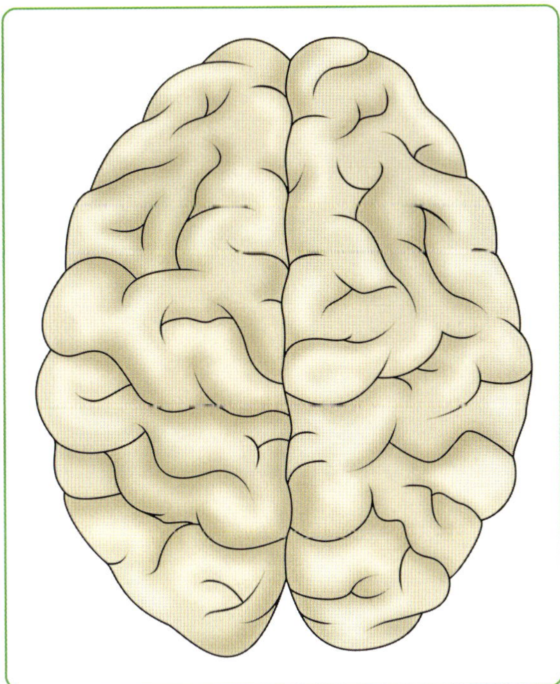

▶ **Abb. 6.357** Die zwei Hemisphären des Gehirns benötigen Fettsäuren und Lecithin, damit sie funktionieren können.

dem Pericraneo oder Häutlein über der Hirnschale (...) die harte Schale vergleicht sich der Hirnschale" [19].

Die bitter schmeckenden, von der Blattspindel befreiten Blätter, Juglandis folium, zeigen zusammenziehende, entzündungshemmende, stoffwechsel- und lymphflussanregende Eigenschaften. Sie werden wegen ihrer hautstoffwechselregulierenden Wirkung gerne bei Hauterkrankungen als Tee, Tinktur, Bad oder Waschung eingesetzt. Humoralmedizinisch empfiehlt sich ihr Einsatz bei übermäßiger Feuchtigkeit, die mit Schärfen verunreinigt ist, also bei skrofulösen Erkrankungen wie Hautausschlägen. Die Anwendung wirkt erwärmend, bewegt die zähe Feuchtigkeit und löst Lymphstauungen. Eine äußerliche, schweißhemmende Anwendung der Walnussblätter, wie sie teilweise propagiert wird mit dem Zweck, die Ausscheidung über die Haut zu reduzieren, ist aus naturheilkundlicher Sicht nicht sinnvoll. Es gilt, dem Körper Kompensationsmöglichkeiten, z. B. über die Nieren, aufzuzeigen. Die Volksheilkunde empfiehlt außerdem eine Teeanwendung des Nusskreuzchens bei Herzbeschwerden, was sich nur signatorisch über die Analogie zum Herzseptum nachvollziehen lässt. Außerdem werden Blätter und Rinde als natürlicher Farbstoff zum Färben von Textilien verwendet.

Der Name Juglans bezieht sich auf den Gott Jupiter, dem große, ausladende Bäume mit reicher, ölhaltiger Fruchternte gewidmet sind. Entsprechend zeigen sich in den Walnussbäumen die Signaturen des Jupiterprinzips.

Zur schönen warmen Sommerzeit
da trage ich ein grünes Kleid.
Doch wenn erst kommt der Herbst daher,
trag' ich das grüne Kleid nicht mehr.
Ich trage dann ein Kleid von Stein,
ein Hammerschlag dringt kaum hinein
und kommt die liebe Weihnachtszeit,
so trag' ich gar ein golden Kleid.
Das zieht mir dann das Kindchen aus
und ißt mich selbst zum Weihnachtsschmaus.

Altes Volksrätsel

Indikationen

- **Nuss:** erhöhter Cholesterinspiegel, Gedächtnisschwäche, Konzentrationsstörung
- **Blatt:** Akne, Darmentzündung, Durchfall, Ekzem, Hämorrhoiden, Hauterkrankung, Herpes, Krampfadern, Lymphdrüsenschwellung, Lymphstau, Magenschleimhautentzündung, Milchschorf, Neurodermitis, Schuppenflechte, Ulcus cruris

Äußerlich: Akne, Analfissur, Angina, Hämorrhoiden, Hauterkrankung, Herpes, Milchschorf, Neurodermitis, Schuppenflechte, Ulcus cruris, Wunde

Nebenwirkungen Der Genuss größerer Mengen frischer Früchte kann Bauchschmerzen verursachen.

Kontraindikationen **Nuss:** Vorsicht bei Histaminüberempfindlichkeit und Nussallergien

Beispiele für Fertigarzneimittel

- Imupret N Dragées, Bionorica (CH/D)
- Myosotis comp. Tabletten (CH), Lymphomyosot Tabletten (D), Heel
- R60 Purhaemine Tropfen Dilution n, Dr. Reckeweg & Co. (CH/D)
- Relivora Komplex Dilution, Sanum-Kehlbeck

6.117 Wasserdost, Gewöhnlicher – *Eupatorium cannabinum* L.

Diesen ausdauernden Korbblütler (▶ **Abb. 6.358**) sieht man bei uns meist in großflächigen Beständen auf Brachflächen, an Flussufern, den Rändern von Auenwäldern und Sümpfen. Der Strahlensucher liebt feuchte Standorte und gedeiht in ganz Europa, Westasien und Nordafrika.

Der stark verzweigte Wurzelstock besitzt einen bitteren Geschmack und riecht unangenehm. Aus ihm entsprießt ein bis zu mannshoher Stängel, der behaart und in Bodennähe oft rötlich gefärbt ist. Die an ihm wachsenden Blätter sind gegenständig und gleichen denen von Hanf, da sie ebenso 3- bis 7-teilig sind. Sie sind länglich und ihre Blattränder gesägt. Ab Juni bilden sich am Stängelende unzählige rosa Blütenköpfchen in Trugdolden (▶ **Abb. 6.359**). Die Früchte zeigen eine für Korbblütler typische weiße Haarkrone mit „Pustesamen".

Eupatorii cannabini herba, dass etwas bitter schmeckende Wasserdostkraut, wirkt tonisierend, fiebersenkend, antiinfektiös, insbesondere auch bei viralen Infekten, immunmodulierend und entzündungshemmend. Es stärkt den Stoffwechsel, die Schweißausscheidung und die Leber-Galle-Funktion (Leberkraut). Als Spezifikum wird es als Unterstützungsmittel beim Pfeiffer'schen Drüsenfieber geschätzt. Bis vor einigen Jahrzehnten wurde die „einheimische Echinacea" dazu meist als Tee oder Tinktur empfohlen. Wegen ihres Gehalts an möglicherweise lebertoxischen Pyrrolizidinalkaloiden wird heute vermehrt die Anwendung in spagyrischer oder potenzierter Form empfohlen. Das Auftreten in großen Beständen und das Gedeihen in Feuchtgebieten, in geopathischen Störzonen und auf Wasseradern wird signatorisch in Bezug zu seiner Anwendung bei epidemisch auftretenden Infektionen und seiner abwehrstärkenden Wirkung gesetzt. Der nahe Bezug zum Wasser und die sanft rosafarbenen Blüten zeigen einen Venusaspekt. Wasserdostkraut wurde früher einerseits als Wetterkraut geräuchert (Wetterbusch), andererseits als traditioneller Bestandteil des Kräuterbüschels zu Mariae Himmelfahrt verwendet (▶ **Abb. 6.360**).

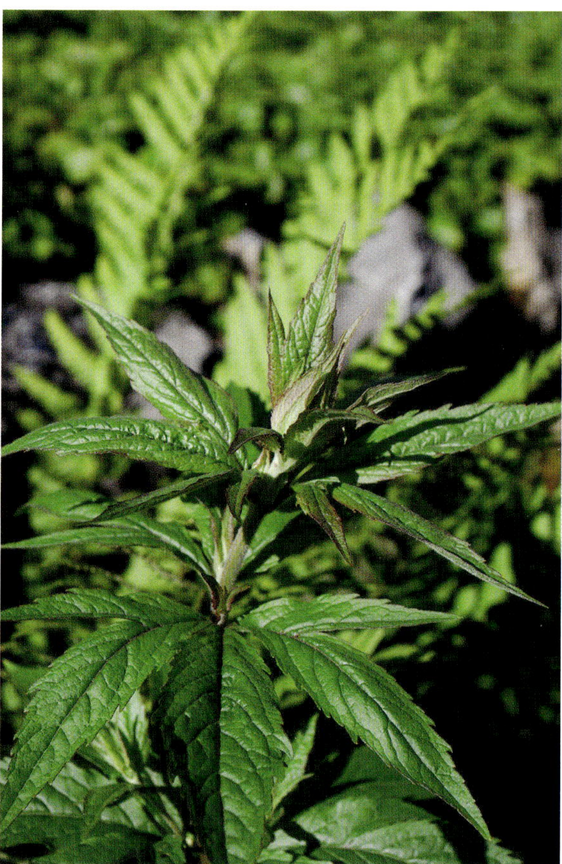

▶ **Abb. 6.358** Der Wasserdost wird auch Wasserhanf oder Kunigundenkraut genannt.

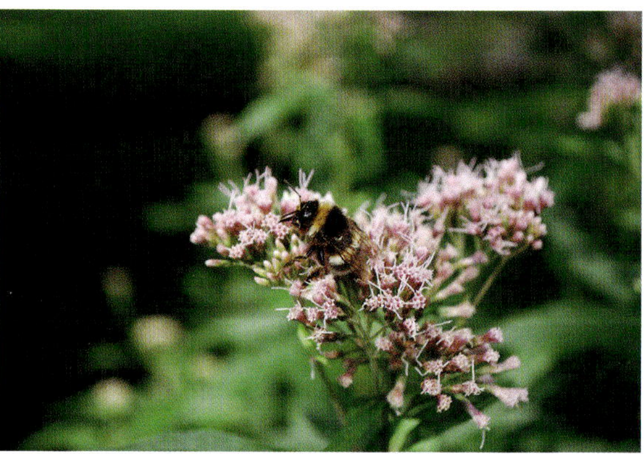

▶ **Abb. 6.359** Die sanft rosafarbenen Korbblüten besitzen einen dezenten Geruch.

Mit dem Wasserdost verwandt ist der etwas kleinere, **Durchwachsene Wasserhanf, *Eupatorium perfoliatum*,** der vor allem in Nordamerika wächst. Seinen Namen verdankt er der Eigenheit, dass seine gegenständigen, runzligen Blätter in Bodennähe am Grund verwachsen sind. Den Indianern Nordamerikas war diese etwas stärker bitter schmeckende Wasserhanfart als infektionshemmendes Mittel bei Muskel-, Glieder- und Kopfschmerzen und dem Gefühl von allgemeiner Zerschlagenheit bei Infektio-

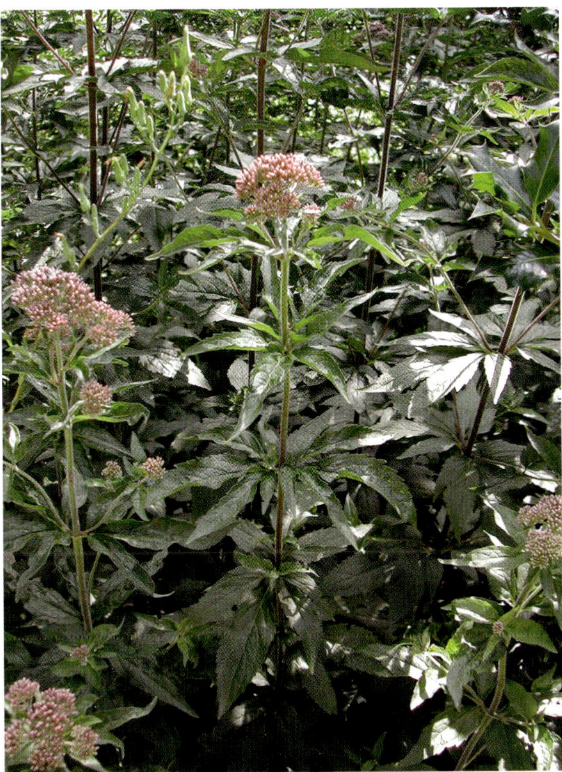

▶ **Abb. 6.360** Wasserhanf ist auf keinen Fall berauschend. Der Name deutet allein auf die Ähnlichkeit der Blätter mit denen des Hanfs hin.

nen bekannt. Der Wurzelstock des ebenfalls in Nordamerika wachsenden **Purpurnen Wasserhanfs, *Eupatorium purpureum***, wird auch heilkundlich verwendet.

Indikationen von Wasserhanf, *Eupatorium cannabinum*
Abwehrschwäche, Blasenentzündung, Entzündung, Erkältung, Fieber, Gliederschmerz, Grippe, virale Infektionen, verminderte Leber-Galle-Funktion, Nasennebenhöhlenentzündung, Nieren-Blasen-Leiden, Reizblase, Rekonvaleszenz, Rheuma, Stoffwechselschwäche, Wachstumsschmerz

Nebenwirkungen (entfallen bei Anwendung in spagyrischer oder potenzierter Form)

- Wegen dem Gehalt an Pyyrolizidinalkaloiden wird die Anwendung in der modernen Phytotherapie kritisch betrachtet.
- In hohen Dosen können Übelkeit und Durchfall verursacht werden.

Kontraindikationen (entfallen bei Anwendung in spagyrischer oder potenzierter Form)

- Korbblütlerallergie, Schwangerschaft, Stillzeit
- fortgeschrittene Systemerkrankungen wie Tuberkulose, Multiple Sklerose u. a.

Beispiele für Fertigarzneimittel mit *Eupatorium cannabinum*

- Fepyr Spag. Dilution, Pekana (D)
- Pekana Komplex Nr. 44 Globuli, Pekana (D)

Beispiele für Fertigarzneimittel mit *Eupatorium purpureum*

- Cysto-Gastreu S R18 Dilution, Dr. Reckeweg & Co. (CH/D)

Beispiele für Fertigarzneimittel mit *Eupatorium perfoliatum*

- Cefagrippin Tabletten, Cefak (D)
- Echtrosept Dilution, Weber & Weber (D)
- Eupatorium Komplex Nr. 83, Nestmann (D)
- Eupatorium Similiaplex Dilution, Pascoe (D)
- Infludo Tropfen Dilution, Weleda (CH/D)

6.118 Wegwarte, Gemeine – *Cichorium intybus* L.

Die Wegwarte ist die Wildform des beliebten Brüsselersalats. Der Korbblütler wächst in Europa, Asien und Nordafrika mit Vorliebe auf Brachflächen, Schutthalden, Böschungen, entlang von Äckern und Wegen (Wegtritt) (▶ **Abb. 6.361**).

Mit seiner tiefen Pfahlwurzel erschließt sich der Bodenheiler Mineralstoffe und Spurenelemente aus tiefgelegenen Bodenschichten. Aus einer grundständigen Blattrosette entspringt ein milchsaftführender Stängel, der behaart und sparrig verästelt ist. Die Blätter sind ähnlich wie beim Löwenzahn tief eingeschnitten und gezähnt (▶ **Abb. 6.362**). Auf der Blattunterseite sind sie behaart.

Die blauen Blüten entspringen in den Blattachseln, öffnen sich vor Sonnenaufgang und wenden sich später nach dem Sonnenlauf (Sonnenbraut, Sonnenwirbel). An heißen Tagen haben sie ihre Kraft bereits um die Mittagszeit erschöpft, die ganze Pflanze sieht dann vertrocknet aus. Bereits am nächsten Morgen zeigt sie sich aber wieder in ungebändigter Vitalität.

Sowohl das Kraut, Cichorii herba, wie auch die Wurzel, Cichorii radix, werden heilkundlich verwendet. Beide schmecken kräftig bitter, was in Analogie zu ihrer Wirkung auf die Verdauungs- und Leber-Galle-Funktion steht. Sie zeigen verdauungs- und stoffwechselanregende, die Leber-Galle-Funktion fördernde und tonisierende Eigenschaften. Wie Löwenzahn bringt auch dieses Heilmittel „liegengebliebene Altlasten" in Bewegung und zur Ausscheidung. Die blauen Blüten (▶ **Abb. 6.363**) sind in der Signaturenlehre ein Bezug zur Augenheilkunde, volksmedizinisch bekannt sind daher noch Blätterauflagen für entzündete Augen. Ebenso steht die Blütenfarbe mit dem traditionellen Einsatz bei Gemütserkrankungen

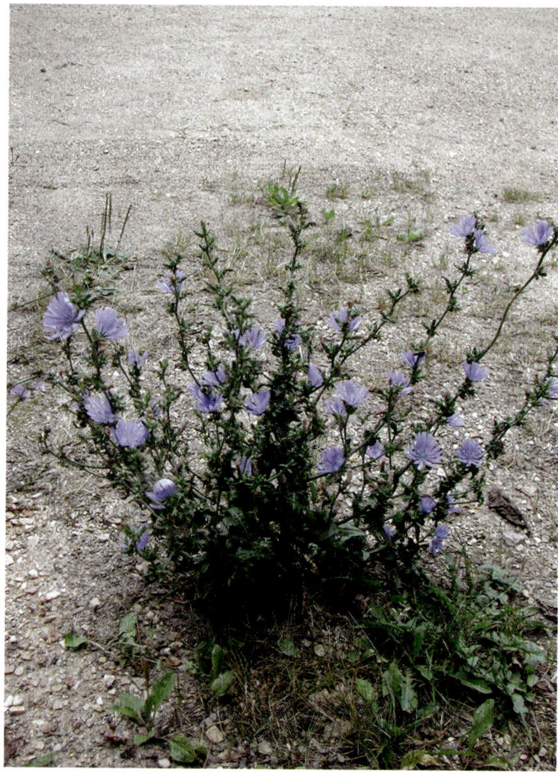

▸ **Abb. 6.361** Die Wegwarte liebt sandige Böden und Brachflächen.

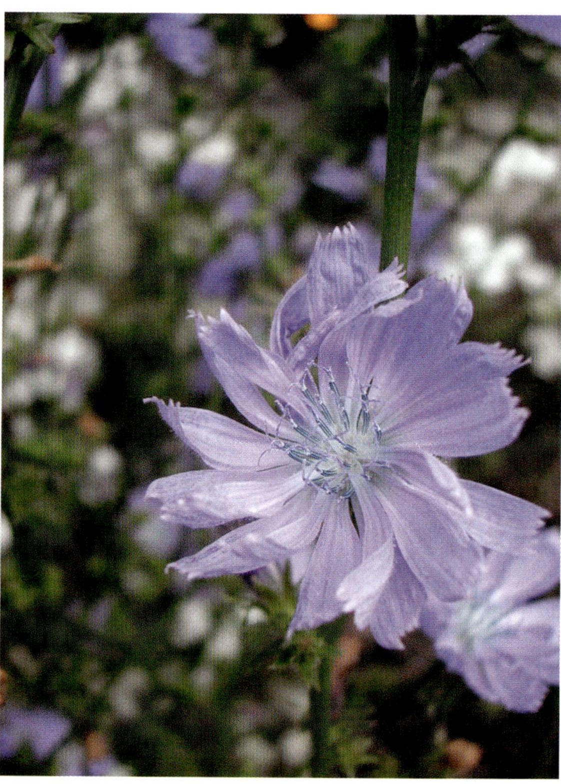

▸ **Abb. 6.363** Die blaue Blüte der Wegwarte ist kurzlebig und verwelkt bereits in den Mittagsstunden.

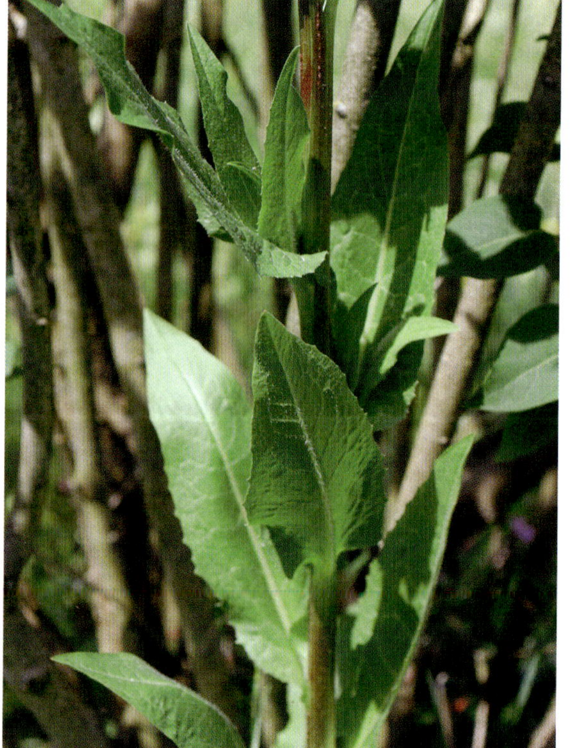

▸ **Abb. 6.362** An den Blättern der Wegwarte zeigt sich die sehr nahe Verwandtschaft mit der Endivie, einer Salatart.

in Zusammenhang. Ähnlich wie bei Borretsch, Eisenkraut, Kornblume und Veilchen entfaltet sie signatorisch eine heilsame Wirkung auf das menschliche Gemüt und lindert z. B. depressive Verstimmungen.

Eine volkstümliche Geschichte [88] erzählt, dass eine junge Frau ihrem Geliebten, der in den Kreuzzug zog, gelobte, auf ihn zu warten. Das tat sie, indem sie am Wegrand mit dem Blick ihrer blauen Augen nach Osten gerichtet nach ihm Ausschau hielt. Die Familie riet ihr nach einiger Zeit, das Warten aufzugeben und sich einen anderen Freund zu suchen. Die Frau antwortete jedoch, sie werde lieber Wurzeln schlagen und weiter auf ihren Liebsten warten, was sie heute noch tut.

Der Standort auf Schutthalden und entlang von Straßen- und Bahndämmen sowie das erschöpfte und ausgezehrt wirkende Aussehen der Pflanze nach wenigen Stunden Blütezeit lassen sich mit ihrer entgiftenden, tonisierenden, stoffwechsel- und ausscheidungsanregenden Wirkung in Analogie setzen.

Meist wird diese Heilpflanze als Teebestandteil, Tinktur oder als Fertigarzneimittel verwendet. Auch in der Wildkräuterküche ist sie, ähnlich wie Löwenzahn, vielseitig verwendbar.

In Zeiten, in denen die Kaffeebohne besonders teuer war, nutzte man die Zichorienwurzel, um das kostbare Kaffeepulver damit zu strecken (Zichorienkaffee). Heute sind entsprechende Produkte für Menschen, die auf Koffein verzichten wollen oder müssen, im Handel erhältlich.

Rezept für Zichorienkaffee
Die im Herbst gegrabene Wurzel der Wegwarte wird zu diesem Zweck gewaschen, zerkleinert, in der Pfanne ohne Zugabe von Butter, Fett oder Öl gut geröstet und schließlich in einer alten Kaffeemühle gemahlen. 1 TL Pulver pro Tasse mit kochendem Wasser aufgießen, etwas ziehen lassen und mit oder ohne Milch und Zucker genießen.

Indikationen Appetitlosigkeit, Blähung, erhöhter Cholesterinspiegel, prophylaktisch gegen Diabetes mellitus II, Dyspepsie, verminderte Leber-Galle-Funktion, Magenschwäche, verminderte Milzfunktion, verminderte Pankreasfunktion, Pfortaderstau, Stoffwechselschwäche, atonische Verstopfung, Verdauungsstörung

Nebenwirkungen (entfallen bei Anwendung in spagyrischer oder potenzierter Form) Selten allergische Reaktionen, meist auf der Haut

Kontraindikationen (entfallen bei Anwendung in spagyrischer oder potenzierter Form) Korbblütlerallergie, Gallenwegsverschluss, Magen-Darm-Geschwür

Beispiele für Fertigarzneimittel
- Amara Tropfen Wala (CH/D)
- Cichorium Stanno cultum Rh D 3 Dilution, Weleda
- Cichorium Urtinktur, Ceres (CH/D)
- Liv 52 Tabletten, Himalaya (CH)
- Solunat Nr. 8 spagyrische Tropfen, Soluna (D)

6.119 Weidenröschen, Kleinblütiges – *Epilobium parviflorum* Schreb.

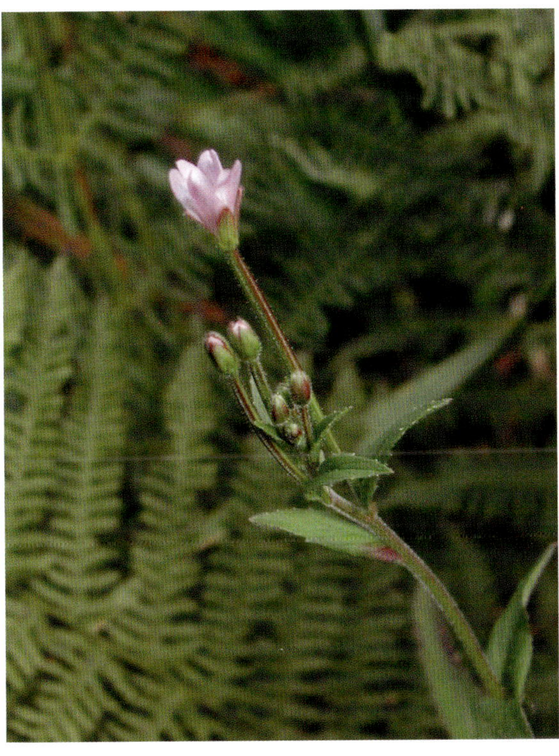

▶ **Abb. 6.364** Das Kleinblütige Weidenröschen tritt in Gärten und auf Pionierflächen als Spontanvegetation auf.

Maria Treben (1907–1991) ist es zu verdanken, dass diese Heilpflanze nicht ganz vergessen wurde. Die österreichische Kräuterkundige rief diese Heilpflanze 1980 durch ihr Buch „Gesundheit aus der Apotheke Gottes" breiten Kreisen der deutschsprachigen Bevölkerung wieder ins Bewusstsein. Infolge selbstverschuldeter Ungenauigkeiten (z. B. bei der Anwendung von Schöllkrautsaft den Verdünnungsgrad nicht anzugeben) und Fehlern in ihren Schriften wurde sie heftig angefeindet und ihre Kenntnisse zu Unrecht angezweifelt. Das Weidenröschen wird bis zu 60 Zentimeter hoch und besitzt einen behaarten, rötlichen Stängel, der sich aus einem weitverzweigten Wurzelstock erhebt. Das Pflänzchen drängt sich manchmal als Gartenunkraut auf, wächst aber auch wild unter Hecken, auf Brachflächen, Schutthalden und an Bachufern (▶ **Abb. 6.364**). Am Stängel wachsen eiförmige Blätter, deren Ränder gezähnt sind. Die kleinen rosa oder lila Blüten stehen in endständigen Trauben.

Das Kraut, Epilobii herba, wirkt auf den Urogenitaltrakt leicht harntreibend, entzündungshemmend, krampflösend, keimhemmend und lindert Beschwerden beim Wasserlassen. Äußerlich zeigt es wund- und blutungsstillende Qualitäten. Das deutlich größere **Schmalblättrige Weidenröschen**, ***Epilobium angustifolium***, dass in großen Beständen an Waldrändern, auf Kahlschlägen, Schuttplätzen und Geröllhalden gedeiht, wird ebenfalls heilkundlich verwendet (▶ **Abb. 6.365**). Die Vertreter dieser Art lieben leichten und sandigen Boden und können eine Höhe von über 150 Zentimetern erreichen.

Die Stängel sind ebenfalls rötlich überlaufen und entfalten ganzrandige, schmale, lanzettförmige (weidenähnliche) Blätter. In einer endständigen Traube sitzen purpurote Blüten. Die schotenartigen Fruchtkapseln öffnen sich in vier Teile und beinhalten watteartig behaarte Samen, die bei der Reife bis zum ersten Regen oder Windstoß ein wundersames Bild zeichnen (▶ **Abb. 6.366**).

Epilobii herba, das Kraut der zwei beschriebenen Arten, zeigt entzündungshemmende, keimwidrige, krampflösende Eigenschaften im Harntrakt. Außerdem besitzt es eine antioxidative (freie Radikale reduzierende) Wirkung und greift bei Männern regulierend in den Abbau des Geschlechtshormons Testosteron ein, woraus eine Hemmung des Gewebewachstums der Prostatadrüse und eine Linderung von urologischen Beschwerden im Zusammenhang mit einer Prostatavergrößerung resultieren.

Meist wird die Pflanze als Tee oder Tinktur empfohlen, sie kann aber auch in der Wildkräuterküche, u. a. im Frühling als Spargelersatz, verwendet werden.

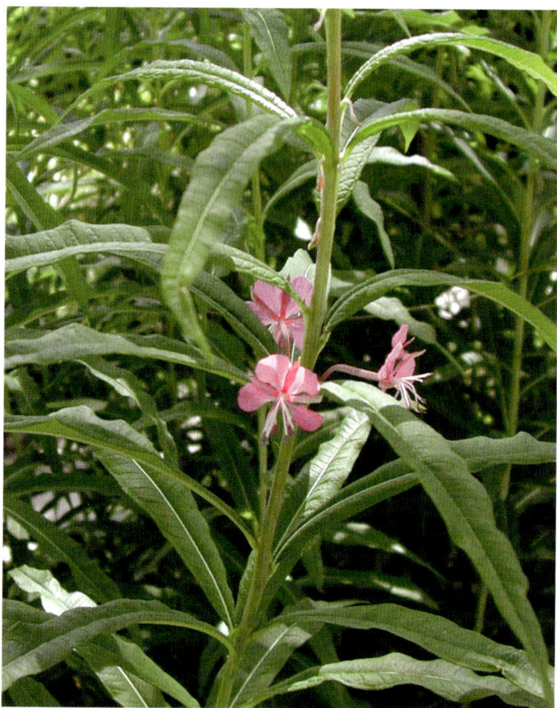

▸ **Abb. 6.365** Das Schmalblättrige Weidenröschen, *Epilobium angustifolium*, ist eine größere Verwandte der kleinblütigen Art und wird heute auch Waldweidenröschen genannt.

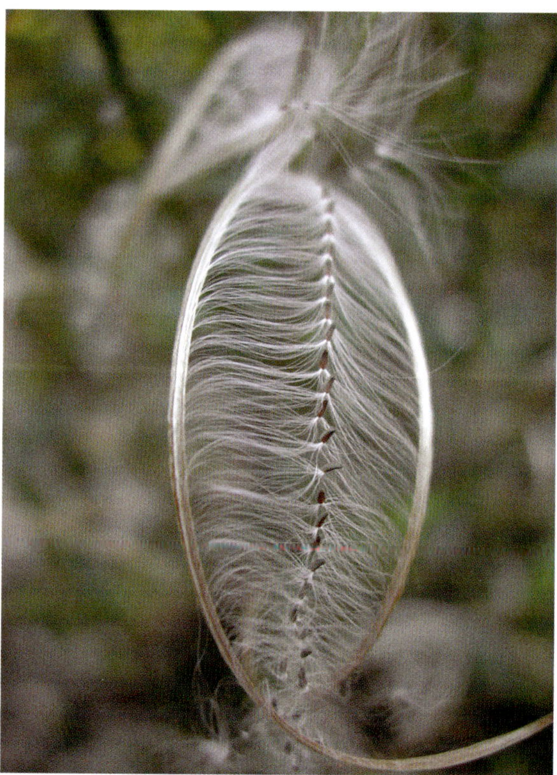

▸ **Abb. 6.366** Die aufplatzende Frucht lässt sich (wie auch die schlauchförmige Blütenknospe) als Analogie zur öffnenden, erweiternden Wirkung des Weidenröschens auf die männliche Harnröhre betrachten.

Indikationen Bettnässen, Blasenentzündung, Harnträufeln, Harnverhalten, Harnwegsinfekt, Inkontinenz, Nieren-Blasen-Leiden, Prostatavergrößerung, Reizblase

Nebenwirkungen und Kontraindikationen Keine

Beispiele für Fertigarzneimittel mit dem Kleinblütigen Weidenröschen, *Epilobium parivflorum*

- Epilobium parviflorum Urtinktur, Ceres (CH/D)
- Weidenröschen (kleinblütiges) Kapseln, Sanat (CH/F)
- Weidenröschen (kleinblütiges) Tee, Sonnentor (AT)

6.120

Wiesenknopf, Großer – *Sanguisorba officinalis* L.

Diesen mehrjährigen Vertreter der Rosengewächse findet man auf feuchten Magerwiesen in der Nähe von Mooren oder Bachufern. Die Gattung Wiesenknopf gedeiht vor allem in Europa, Nordafrika, Westasien und Amerika. Aus einer braunen Wurzel wächst eine grundständige Blattrosette und schließlich ein schlanker, hohler Stängel, der bis knapp einen Meter hoch werden kann. Er trägt eiförmige, gefiederte Blätter, welche auf ihrer Oberseite dunkelgrün, auf der Unterseite blassgrün sind. Ihre Blattränder zeigen die für die Familie typische Zähnung (▸ **Abb. 6.367**). Am Ende des Stängels wächst ein Blütenkolben, der aus Dutzenden von braunroten Einzelblüten besteht. Die Blütenfarbe, die geronnenem Blut ähnlich sieht, steht in Analogie zu der blutstillenden Wirkung der Pflanze, die sich auch in ihrem lateinischen Namen (sanguis = Blut, sorbere = aufsaugen) zeigt (▸ **Abb. 6.368**).

Sanguisorbae herba, dass herb schmeckende Kraut, wird wegen seiner stopfenden, blutstillenden, entzündungs- und keimhemmenden Wirkung geschätzt. Seine volkstümlichen Namen Blutkopf, Blutstillerin, Ruhrkraut, Regelkraut oder Wurmwurzel nehmen Bezug auf die Anwendung gegen Blutungen, Durchfall oder Wurmbefall. Die Pflanze wird üblicherweise als Tee eingenommen. Äußerlich können wundheilende Auflagen, Waschungen oder Mundspülungen durchgeführt werden. Die Wurzel, Sanguisorbae radix, wird ebenso verwendet. Auch der **Kleine Wiesenknopf, *Sanguisorba minor*** kann mit gleicher Wirkung in der Heilkunde genutzt werden. Diese Art wird bis zu 50 Zentimeter hoch und besitzt einen nur leicht rötlich gefärbten Blütenkopf.

Indikationen beider Wiesenknopfarten Blutung, Durchfall, Hämorrhoidalblutung, übermäßige Menstruationsblutung, Schleimhautentzündung

Äußerlich: Angina, Mund- und Rachenschleimhautentzündung, Wunde, Zahnfleischentzündung

Nebenwirkungen und Kontraindikationen Keine

Beispiele für Fertigarzneimittel

- Hamamelis N Oligoplex Dilution, Madaus (D)
- Sanguisorba officinalis Urtinktur, DHU (D)
- Solunat Nr. 17 spagyrische Tropfen, Soluna (D)
- Synergon Komplex 108 Erigeron Dilution, Kattwiga (D)

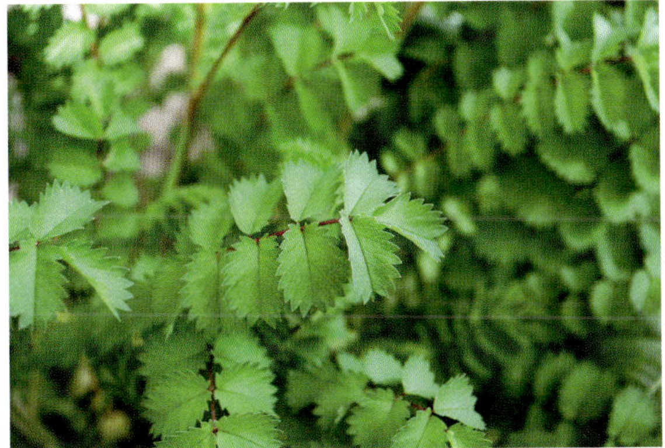

▸ **Abb. 6.367** Die gezähnten Blätter weisen ein Charakteristikum der Rosengewächse auf.

6.121 Wolfstrapp, Gemeiner (Uferwolfstrapp) – *Lycopus europaeus* L.

In feuchten Wiesensenken oder nahe an Gewässern, z. B. Bach- oder Seeufern, gedeiht dieser Lippenblütler in ganz Europa (mit Ausnahme des hohen Nordens) und Asien (▸ **Abb. 6.369**). Der Strahlensucher liebt Standorte mit erhöhter Reizintensität und ist eine Zeigerpflanze für nasse, stickstoffreiche Böden

Aus der langen und unterirdische Ausläufer bildenden Wurzel erhebt sich ein bis zu knapp einen Meter hochwachsender Stängel, an dem kreuzgegenständige, lanzettförmige Blätter entspringen. Sowohl die Blattstellung als auch der vierkantige Stängel sind für die Familie der Lippenblütler typisch (▸ **Abb. 6.370**). Die Blattgestaltung zeigt sich länglich mit deutlich gesägtem Rand. Die Blattnerven sind kräftig hervorgehoben. Als Blüten zeigen sich unscheinbar weiße Lippenblüten, die in Scheinquirlen am Stängel stehen. Nach der Bestäubung bilden sich Nüsschenfrüchte mit schwimmfähigen Samen.

Vor der Blüte geerntetes Kraut, Lycopi herba, vermag durch eine Verminderung der Schilddrüsenaktivität beruhigend auf dieses Organ und den Gesamtorganismus zu wirken. Zusätzlich wird durch eine Regulation des Prolaktinsspiegel auch Brustspannen, z. B. im Rahmen

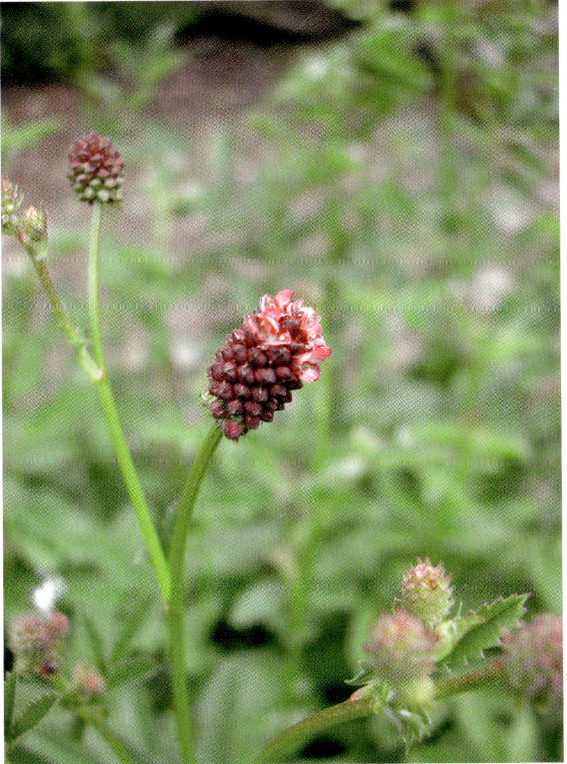

▸ **Abb. 6.368** Die Blütenfarbe des Wiesenknopfs zeigt eine Farbsignatur zur blutstillenden Wirkung.

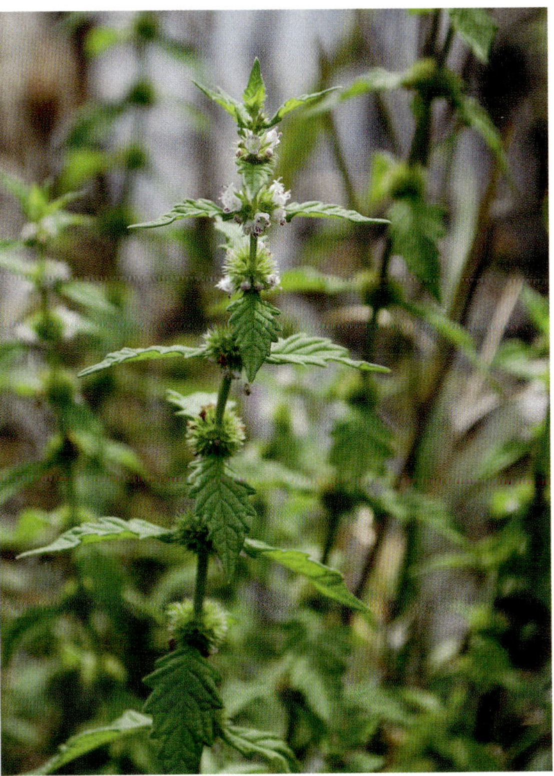

▸ **Abb. 6.369** Der Wolfstrapp liebt feucht-nasse Standorte an den Ufern von Gewässern oder in Sumpflandschaften.

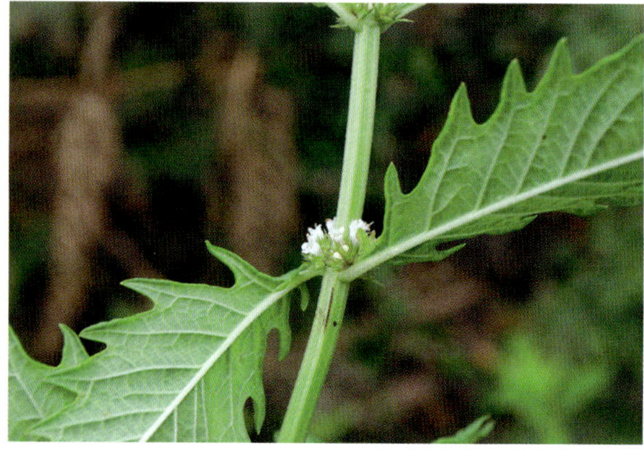

▶ **Abb. 6.370** Wolfstrapp weist alle charakteristischen Merkmale der Lippenblütler auf.

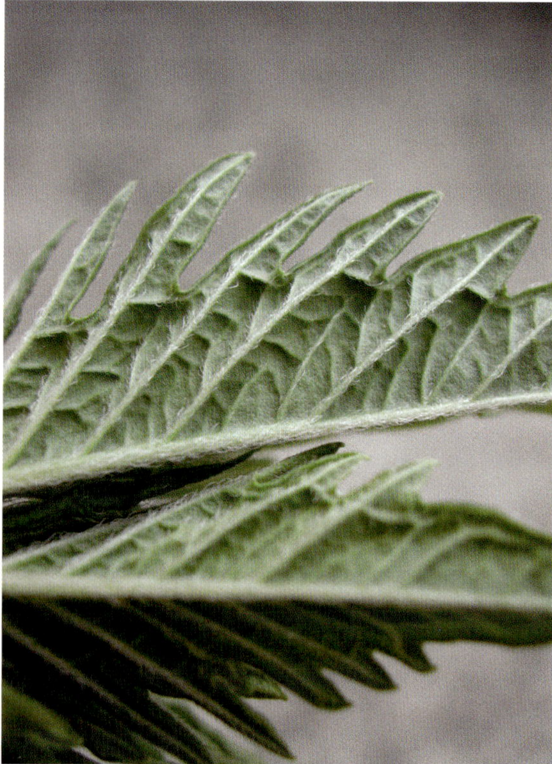

▶ **Abb. 6.371** Die stark strukturierte Blattzahnung und -nervatur entspricht der rhythmisierenden und strukturierenden Wirkung des Wolfstrapps auf die Schilddrüse.

des Prämenstruellen Syndroms, gelindert. Der Geschmack ist bitter und etwas herb. Die klare Blattabfolge, die kräftige Nervatur der Blätter und der regelmäßig gesägte Blattrand zeigen ein überaus starkes, ordnendes Strukturierungsvermögen, ähnlich wie die Schilddrüse auf den Stoffwechsel und Wärmehaushalt des Körpers wirkt (▶ **Abb. 6.371**). Entwicklungsgeschichtlich geht die Schilddrüse aus dem Kiemenbogen der Wasserlebewesen hervor und tritt als kompaktes Organ eigentlich erst bei landbewohnenden Lebewesen auf, sie ist somit eine Art „Verbindung zum Urmeer". Schilddrüsenregulierende Heilpflanzen sind häufig entweder Wasserpflanzen, wie verschiedene Algen, oder haben, wie Wolfstrapp, durch ihren Standort einen engen Bezug zum Wasserelement.

Wolfstrapp wird selten als Tee, als Tinktur oder Fertigarzneimittel, meist in spagyrischer oder potenzierter Form angewendet. Wichtig ist, die Mittelgabe langsam einzuschleichen und vor allem nicht unvermittelt abzubrechen, sondern langsam zu reduzieren.

Die volkstümlichen Namen Wolfshuf und Wolfsfuß verweisen nicht auf die „Aggressivität" der Pflanze, sondern auf die Ähnlichkeit der Zweigenden mit einem Wolfsfuß, wahrscheinlicher ist sogar, die Ähnlichkeit der Blattzähne mit einer Wolfsfalle. In der Standortwahl und der beruhigenden, kühlenden Wirkung auf die Schilddrüse zeigen sich die Signaturen des Mondprinzips. Verwendet wird in der Heilkunde auch der ähnlich aussehende, etwas kleinere **Amerikanische Wolfstrapp, *Lycopus virginicus***, der vor allem in Nordamerika und Kanada vorkommt. Diese Wolfstrappart wird meist in potenzierter Form angewendet.

Indikationen des europäischen Wolfstrapps Beklemmungsgefühl der Brust, Brustschmerz, Brustspannen, vegetative Dystonie, nervöse Herzbeschwerden, Herzrasen, Nervosität, Prämenstruelles Syndrom, Schlafstörung, adjuvant bei leichter Schilddrüsenüberfunktion, Wechseljahresbeschwerden

Nebenwirkungen (entfallen bei Anwendung in spagyrischer oder potenzierter Form) Bei Überdosierung und Langzeitkuren besteht das seltene Risiko einer Schilddrüsenvergrößerung.

Kontraindikationen (entfallen bei Anwendung in spagyrischer oder potenzierter Form)

- Medikation mit Schilddrüsenhormonen, Hypothyreose
- Keine Anwendung während einer Schilddrüsenszintigraphie mit Kontrastmitteln

Beispiele für Fertigarzneimittel mit europäischem Wolfstrapp, *Lycopus europaeus*

- Alchemilla comp. Tropfen, Ceres (CH/D)
- Lycopus Urtinktur, Ceres (CH/D)
- Synergon Komplex 136 Spongia Dilution, Kattwiga (D)
- Thyreogutt mono Tropfen, Schwabe (D)
- Thyreo-loges Tabletten, Dr. Loges (D)

Beispiele für Fertigarzneimittel mit amerikanischem Wolfstrapp, *Lycopus virginicus*

- Dr. Reckeweg R51 Thyreosan Dilution, Laboratoire Jacques Reboh (CH/D)
- Lycopus H 170 Dilution, Nestmann (D)
- Omida Herztropfen Dilution, Omida (CH)
- Similisan Beruhigung Tabletten, Similsan (CH)

6.122

Wurmfarn, Gemeiner – *Dryopteris filix-mas* (L.) Schott

Als Vertreterin einer uralten Pflanzengruppe ist der ausdauernde Wurmfarn ein Relikt aus der frühen Entwicklungsphase des pflanzlichen Lebens vor ca. 340 Millionen Jahren. Er ist in ganz Europa, Asien, Nordamerika und Nordafrika auf kalkarmen Böden verbreitet. Mit Vorliebe gedeiht er an schattigen, feuchten Standorten wie Wäldern und Schluchten, an Geröllhängen oder Ufern (▸ **Abb. 6.372**). Farne gelten als Grundwasser- und Störzonenanzeiger und werden in Wohnungen häufig intuitiv in der Nähe elektrischer Geräte platziert, wo sie sich wegen der erhöhten Strahlung wohl fühlen.

Wurmfarn besitzt einen faserigen, braunschwarzen Wurzelstock, aus dem im Frühjahr die bis zu 150 Zentimeter hohen, pelzigen und erst spiralartig eingerollten Farnwedel wachsen. Deren dunkelgrüne Blätter sind gefiedert, geschuppt und besitzen auf der Unterseite je zwei Reihen runder Sporenträger. Farne bilden keine Blüten und entsprechend auch keine Früchte. Das Sporenpulver bildet am Boden Vorkeime, aus denen nach einem komplizierten Generationswechsel eine neue Farnpflanze entsteht.

Filicis folium, die Farnwedel, wurden früher gesammelt und entweder als Matratzenfüllung, Kissen oder Auflage bei rheumatischen Beschwerden oder zum Vertreiben von Ungeziefer (Flohkraut, Wanzenkraut) verwendet. Das Rhizom, Filicis rhizoma, gilt eingenommen als wurmtötend (Bandwurmwurzel), eine Anwendung am Menschen ist heute wegen seiner Giftigkeit aber nicht mehr empfehlenswert. Äußerlich wird die Wurzel noch heute als Bad, Auflagen oder Öleinreibung angewendet.

Die ähnlich einem Bischofsstab oder einem Wurm eingerollten Frühjahressprosse erstellen den signatorischen Bezug zur Anwendung bei Wurmbefall (▸ **Abb. 6.373** und ▸ **Abb. 6.374**).

Der Wurmfarn wurde im Mittelalter als „Farnmännchen“, das Frauenhaarfarn als „Farnweiblein“ bezeichnet. Um Farne drehen sich viele sagenhafte Geschichten, in denen es um Schatzsuche, Geister, Hexen, Liebesmagie und sogar um Tarnkappen geht. Da die Kirche das Sammeln von Farn und Farnsporen um Johanni 1612 per Dekret verbot, muss es sich dabei um verbreitete Bräuche gehandelt haben. Volkstümliche Namen wie Teufelsklaue, Teufelswisch oder Irrkraut deuten ebenfalls auf magische Verwendungen hin. So schrieb der deutsche Arzt und Botaniker Hieronymus Bock (1498–1554): „(…) denselbigen

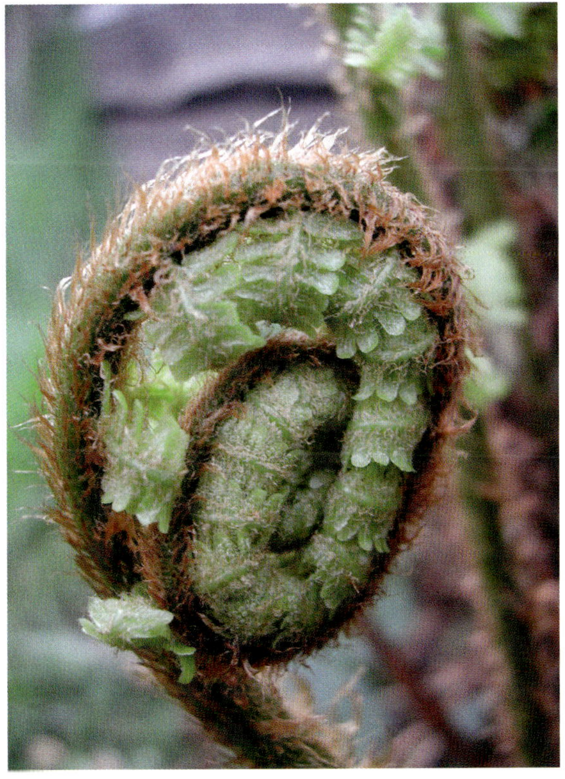

▸ **Abb. 6.373** Der spiralartig eingerollte Frühlingsspross zeigt eine Analogie zur Anwendung der Pflanze bei Wurmbefall.

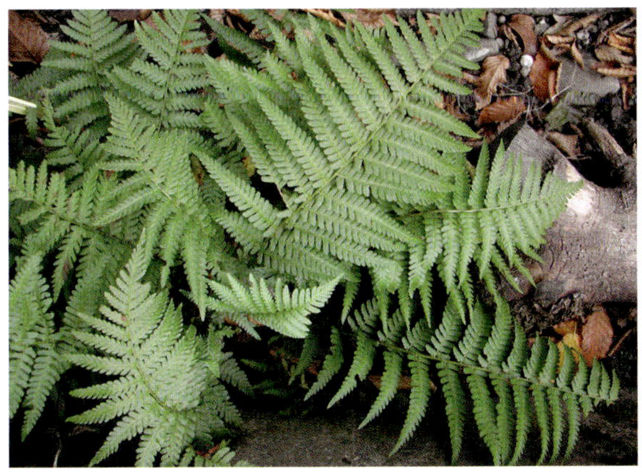

▸ **Abb. 6.372** Wurmfarn kommt gut mit schattigen Standorten zurecht.

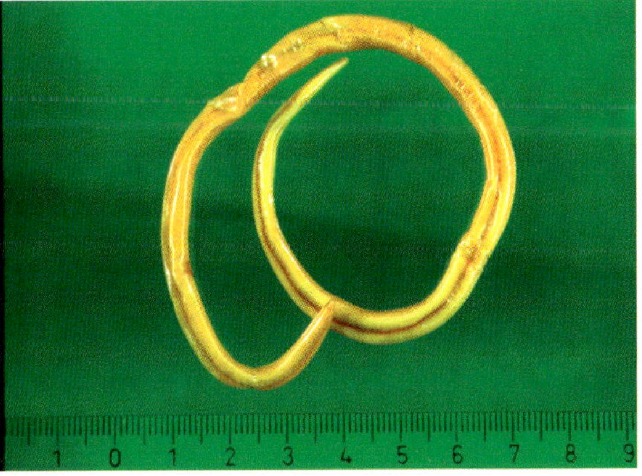

▸ **Abb. 6.374** Spulwurm. (Deeg KH, Hofmann V, Hoyer PF. Ultraschalldiagnostik in Pädiatrie und Kinderchirurgie. 4. Aufl. Stuttgart: Thieme; 2013)

(Anmerkung: hier Farnsporen) sammeln etliche alte Weiber, schreien das aus für Farnsamen, ich geschweige, was sie sonst damit treiben" [8], während Hildegard von Bingen (1098–1179) festhielt, der Farn enthalte „viel Kraft und zwar solche Kraft, dass der Teufel ihn meidet. Und er hat gewisse Kräfte, die der Sonne gleichen, denn wie die Sonne das Dunkel erhellt, so treibt er die Fantasien in die Flucht, und daher verschmähen ihn die bösen Geister. An dem Ort, wo er wächst, übt der Teufel selten seine Täuschungen aus, und das Haus und den Ort, wo der Teufel ist, meidet und scheut er (Anmerkung: hier Farn)" [37]. Im mittelalterlichen Sinne, auch in dem der heilkundigen Hildegard von Bingen ist mit Teufel jede Art negativer Einflüsse, wie Krankheiten, Unglücksfälle oder Heimsuchungen, gemeint, die Farn neutralisieren könne. Farne vermögen z. B. die Auswirkungen von geopathischen Störungen zu lindern, da sie gegen diese abschirmend wirken. Aus diesem Grund wurden früher Matratzensäcke (sogenannte Farrenbetter) mit Farnkraut gestopft oder Farnwedel unter das Bett gelegt.

Durch ihre Urtümlichkeit und die eigenartige Organisation ihres Generationenwechsels zeigen die Farngewächse einen Bezug zum Gestirn Saturn. Zwei Farnarten, die heute noch als Heilmittel bekannt sind und empfohlen werden, sind der Engelsüß- und der Hirschzungenfarn (Kap. 6.60). **Engelsüßfarn, *Polypodium vulgare***: Die Blätter zeigen auf der Unterseite charakteristische Tupfen (Tüpfel), weswegen er auch Tüpfelfarn genannt wird. Die süß schmeckende Wurzel wird als schleimhautschützendes, auswurfförderndes Mittel bei Erkältung, Husten oder bei Verstopfung und Wurmbefall eingesetzt (▸ **Abb. 6.375**).

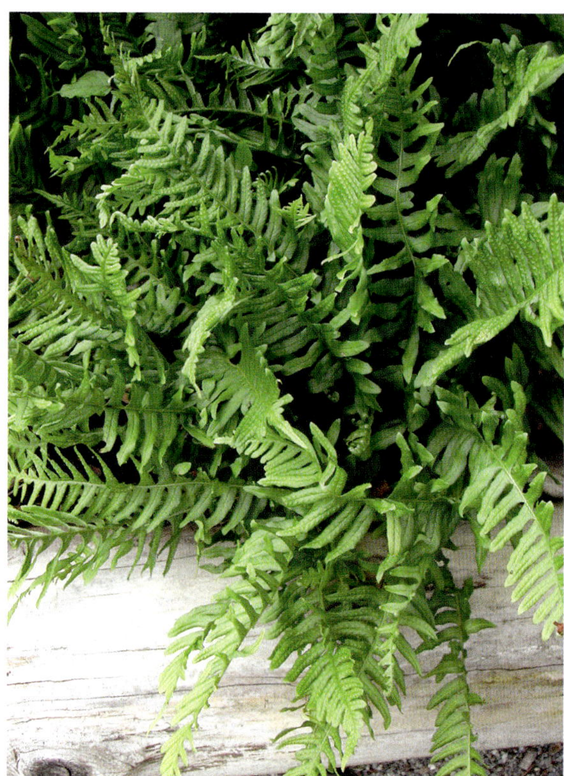

▸ **Abb. 6.375** Engelsüßfarn wird als hustenlinderndes Mittel verwendet.

Indikationen des Wurmfarns **Früher:** Wurmbefall

Äußerlich: Gliederschmerz, Hexenschuss, Insektenvertreibung, Ischialgie, Läuse, Neuralgie, rheumatische Schmerzen

Nebenwirkungen und Kontraindikationen (entfallen bei Anwendung in spagyrischer oder potenzierter Form) Bei der Einnahme ist die Pflanze schwer giftig, abortiv und kann tödliche Atemlähmung verursachen. Die äußerliche Anwendung ist problemlos.

Beispiele für Fertigarzneimittel mit Wurmfarn

- Chelidonium comp. Dilution, Weleda (CH/D)
- Digestodoron Tabletten, Weleda (CH/D)
- Filix D 4 Dilution, DHU (D)
- Ginkgo-Dryopteris comp. Dilution, Ceres (CH/D)

Beispiele für Fertigprodukte mit Engelsüßfarn

- Digestodoron Tabletten, Weleda (CH/D)
- Kernosan Meerrettich-Elixier, Kern (CH)

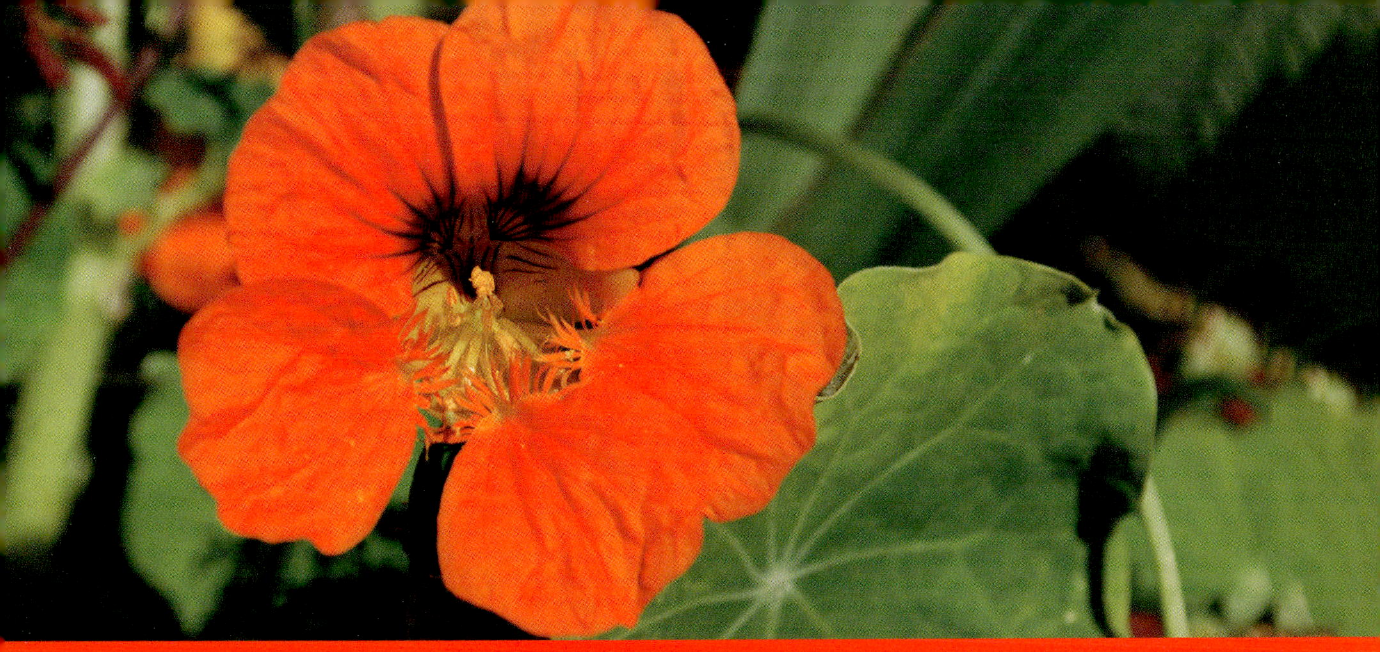

Teil 3
Anhang

7 Firmenverzeichnis

Das folgende Verzeichnis der Hersteller und Vertreiber von pflanzlichen Fertigarzneimitteln erhebt keinen Anspruch auf Vollständigkeit. Es werden mögliche Produzenten naturheilkundlicher Heilmittel vorgestellt, eine Nennung gibt jedoch keine Rückschlüsse auf die Qualität oder Wirksamkeit der Produkte. Es gilt daher, durch Kontaktaufnahme mit den entsprechenden Firmen, das jeweilige Sortiment und die Bewährung der Heilmittel in der alltäglichen Praxistätigkeit zu studieren, die Leserinnen und Leser mögen sich dadurch selbst ein Bild machen.

Je nach Land und Region können sich die rechtlichen Aspekte des Heilmittelerwerbs, ihrer Abgabe oder Verschreibung unterscheiden. Diese komplexe Rechtslage zu erläutern ist nicht Gegenstand dieses Buches. Zudem sei darauf hingewiesen, dass Arzneimittel infolge rascher markttechnischer Entwicklungen zu einem späteren Zeitpunkt unter Umständen nicht mehr, unter geänderter Bezeichnung und/oder in veränderter Zusammensetzung erhältlich sein können.

Nicht überall wird es möglich sein, die Präparate direkt von den Herstellern zu beziehen. In diesem Fall ist es unumgänglich und wichtig, mit einem Netz von gut ausgestatteten Apotheken und Drogerien zusammenzuarbeiten. Diese Art der Kooperation kann gerade kleinen Praxen helfen, die platzraubende Lagerung und den Verlust durch abgelaufene Produkte zu umgehen.

Alpinamed AG: www.alpinamed.ch

Arkopharma Laboratoires: www.arkopharma.de

Bioforce AG: www.bioforce.ch/de

Biologische Heilmittel Heel GmbH: www.heel.de

Bionorica AG: www.bionorica.de

Bombastus-Werke AG: www.bombastus-werke.net

Cefak KG: www.cefak.com

Ceres Heilmittel AG: www.ceresheilmittel.ch

DHU – Deutsche Homöopathische Union: www.dhu.de

Dr. Gustav Klein GmbH & Co. KG: www.klein-naturarznei.de

Dr. Reckeweg & Co. GmbH: www.reckeweg.de

Dr. Willmar Schwabe GmbH & Co. KG: www.schwabe.de

Ebi-pharm AG: www.ebi-pharm.ch

Hanosan GmbH: www.hanosan.de

Hänseler AG: www.haenseler.ch

Herbamed AG: www.herbamed.ch

Hevert Arzneimittel GmbH & Co. KG: www.hevert.com

Hexal AG: www.hexal.de

Homöopathisches Laboratorium Alexander Pflüger GmbH & Co. KG: www.pflueger.de

Kattwiga Arzneimittel GmbH: www.kattwiga.de

Kern AG: www.kernosan.ch

Kräuterhaus St. Bernhard KG: www.kraeuterhaus.de

Laboratorium Soluna Heilmittel GmbH: www.soluna.com

Maros Arznei GmbH: www.maros-arznei.de

Max Zeller Söhne AG: www.zellerag.ch/de

Med Pharma Service GmbH: www.truw.de

Meda Pharma GmbH & Co. KG (Madaus): www.medapharma.de

Melisana AG: www.melisana.ch

Metapharmaka GmbH: www.metapharmaka.ch

Naturkraftwerke: www.naturkraftwerke.com

Nestmann Pharma GmbH: www.nestmann.de

Omida AG: www.omida.ch

Padma AG: www.padma.ch

Pascoe pharmazeutische Präparate GmbH: www.pascoe.de

Pekana Naturheilmittel GmbH: www.pekana.de

Pharma Schwörer GmbH: www.pharma-schwoerer.de

Phönix Laboratorium GmbH: www.phoenix-lab.de

Phytopharma SA: www.phytopharma.at/ch

Regenaplex GmbH: www.regenaplex.de

Repha GmbH Biologische Arzneimittel: www.repha.de

Salus Pharma GmbH: www.salus.de

Sanat International: www.sanat.tv

Schaper & Brümmer GmbH & Co. KG: www.schaper-bruemmer.de

Schoenenberger Pflanzensaftwerk GmbH & Co. KG: www.schoenenberger.com

Schwabe Pharma GmbH: www.schwabepharma.ch

Sidroga AG: www.sidroga.ch/de

Spagyros AG: www.spagyros.ch

Tenatan AG: www.tentan.ch

Wala Heilmittel GmbH: www.walaarzneimittel.ch, www.wala.de

Weber & Weber GmbH & Co. KG: www.weber-weber.de

Weleda AG: www.weleda.ch/de

8 Literaturverzeichnis

[1] Agamben S. Signatura rerum. Frankfurt a. M.: Suhrkamp; 2009

[2] Aschner B. Paracelsus. Sämtliche Werke. Band 1–4. Jena: Gustav Fischer; 1926: 15 f, 221, 279, 339, 346 f, 378, 541, 675, 930

[3] Baltisberger M, Nyffeler R, Widmer A. Systemische Botanik. Zürich: vdf Hochschulverlag; 2013

[4] Bathodium L. Paracelsus. De natura rerum. Straßburg: Herhart Jobin; 1584

[5] Bäumler S. Heilpflanzen Praxis heute. Band 1 und 2. München: Urban & Fischer; 2012: 47, 68, 69, 223, 519

[6] Bianchi ML. Signatura rerum. Rom: Editione dell‘ Ateneo; 1987

[7] Freiherr von Bibra E. Die narkotischen Genussmittel und der Mensch. Nürnberg: W. Schmid; 1855: 143

[8] Bock H. Kreutterbuch 1577. Grünwald: Reprint Kölbl; 1964: 195

[9] Bockemühl J. Ein Leitfaden zur Heilpflanzenerkenntnis. 3 Bde. Dornach: Verlag am Goetheanum; 1996-2003

[10] Böhme J. De signatura rerum: Das ist Bezeichnung aller Dinge wie das Innere vom Eusseren bezeichnet wird. 1635: 15

[11] Boericke W. Handbuch der homöopathischen Materia medica. Heidelberg: Haug; 1994: 386

[12] Bott V. Anthroposophische Medizin. Heidelberg: Haug; 1993

[13] Brosse J. Magie der Pflanzen. Düsseldorf: Patmos; 2002

[14] Brunfels O. Kreuterbuch 1532. München: Reprint Kölbl; 1964

[15] Bühring U. Praxis-Lehrbuch der modernen Heilpflanzenkunde. Stuttgart: Sonntag; 2009: 436

[16] Bühring U, Girsch M. Praxis Heilpflanzenkunde. Stuttgart: Haug; 2016

[17] Chapiel J. Des Rapports de l'homoeopathie avec la doctrine des signatures. Paris: Baillière et Fils; 1866

[18] Couplan F. Was Pflanzen signalisieren. Aarau: AT-Verlag; 1996

[19] Crollius O. De Signaturis internis rerum. Kühlmann W, Telle J, Hrsg. Stuttgart: Franz Steiner; 1996: 177, 188, 189, 190, 193, 195

[20] Crollius O. Basilica Chymica. Paulus Marcellus, Frankfurt 1610

[21] Cudrio von Tours J. Anatomia et Physiognomia Simplicum. Stuttgart: Weyrich; 1659

[22] Culpeper N. Culpeper's Complete Herbal. Nachdruck einer Ausgabe von Culpeper's Colour Herbal, Ed. David Potterton, London: Foulsham; 1983

[23] Diederichs U, Hrsg. Germanische Götterlehre, Köln: Diederichs; 1984: 28, 135

[24] Ernst A, Geyer P, Hrsg. Die Romantik: ein Gründungsmythos der Europäischen Moderne. Göttingen: V & R unipress; 2010: 244

[25] Fabricius WA. Aporema botanikon, De Signaturis plantarum. Nürnberg: W. Endterus; 1653

[26] Fintelmann V, Weiß RF. Lehrbuch der Phytotherapie. Stuttgart: Hippokrates; 2002

[27] Fritschi HJ, Meier M. Pflanzenspagyrik. Küttigen: Natura Drogerien; 2015

[28] Gäbler H. Das Buch von den heilenden Kräutlein. München: Goldmann; 1977

[29] Ganz C, Hutter L. Gemmotherapie. Aarau: AT-Verlag; 2015

[30] Garvelmann F, Raimann C. Humoralmedizinische Praxis, Band 1 und 2. Schiedlberg: Bacopa; 2016

[31] Gerard J. The Herbal or General History of Plants. The complete 1633 Edition. Reprint Dover Publ.; 1975

[32] Haerkötter G. und M. Das Geheimnis der Bäume. Frankfurt a. M.: Eichborn; 1989: 278

[33] Hahnemann S. Organon original. Schäftlarn: Barthel & Barthel; 1994: 50

[34] Heilmann K-E. Kräuterbücher in Bild und Geschichte. München: Kölbl; 1973

[35] Heits E. Kents Arzneimittelbilder. Heidelberg: Haug; 1993

[36] Hertzka G. Kleine Hildegard-Hausapotheke. Stein a. R.: Christiana; 2003: 42, 97

[37] Hildegard von Bingen H. Heilkraft der Natur – „Physica“. Freiburg: Herder; 1993: 58, 64, 77, 79, 87, 144

[38] Hirsch S, Grünberger F. Die Kräuter in meinem Garten. Linz: Freya; 2014: 123

[39] Hoffmann-Krayer E, Hrsg. Handwörterbuch des deutschen Aberglaubens, Band IX. Berlin: Walter de Gruyter & Co.; 1938/1941: 246

[40] Höfler M. Volksmedizin. Botanik der Germanen. Berlin: VWB Verlag für Wissenschaft und Bildung; 1990

[41] Hunnius. Pharmazeutisches Wörterbuch. Berlin: Walter de Gruyter; 1998

[42] Huser J. Opera paracelsi, Lazari Zetzners, Band 1. Straßburg: 1603: 211

[43] Janscheck T. Die „Welsche Nuss“ – Geschichte und Geschichten einer „Zubereisten“. Freising: Bayrische Forstverwaltung, LWF (Landesanstalt für Wald und Forstwirtschaft), Wissen 60: Lerch Druck; 2008: 59

[44] Jüttner G. Die Signatur in der Pflanzenabbildung. Pharmazeutische Zeitung 1971; 51: 1998–2001

[45] Junker und Pfaffen im Gewande des Sprichworts. Berlin: Denicke's; 1875: 6

[46] Kalbermatten R. Wesen und Signatur der Heilpflanzen. Aarau: AT-Verlag; 2002: 18

[47] Kent JT. Kents Arzneimittelbilder. Heidelberg: Haug; 1993: 710 f

[48] Kneipp S. Meine Wasserkur. Stuttgart: Trias; 2010: 458

[49] Knieriemen H. Spontane Äusserungen der Natur. Aarau: AT-Verlag Natürlich; 2000: 7

[50] Kranich E-M. Die Formensprache der Pflanze. Stuttgart: Verlag Freies Geistesleben; 1976

[51] Köchlin F. PflanzenPalaver. Basel: Lenos; 2008

[52] Köchlin F, Battaglia D. Mozart und die List der Hirse. Basel: Lenos; 2012

[53] Kühlmann W, Telle J, Hrsg. Oswald Crollius, De signaturis internis rerum. Stuttgart: Steiner; 1996

[54] Künzle J. Das grosse Kräuterheilwerk. Olten: Walter; 1945: 296 f, 357, 362, 382

[55] Künzle J. Chrut und Uchrut. Feldkirch: Unterberger Verlagsbuchhandlung; 1935

[56] Künzle M. Uns Menschen in den Weg gestreut. Basel: Zytglogge; 2017: 249

[57] Landsteiner K. Reste des Heidenglaubens in Sagen und Gebräuchen des niederösterreichischen Volkes. In: Jahresbericht des k. k. Ober-Gymnasiums in Krems, Max Bammer 1869: 38

[58] Lessing MB. Paracelsus, sein Leben und Denken. Berlin: G. Reimer; 1839

[59] Lonicerus A. Kreuterbuch, 1679. Grünwald: Reprint Kölbl; 1962: 473

[60] Madaus G. Lehrbuch der biologischen Heilmittel. Regensburg: Mediamed; 1987

[61] Madaus G. Lehrbuch der biologischen Heilmittel. Band I–III. Leipzig: Thieme; 1938: 599

[62] Madejsky M, Rippe O. Heilmittel der Sonne. Aarau: AT-Verlag; 2013

[63] Madejsky M. Lexikon der Frauenkräuter. Baden: AT-Verlag; 2008

[64] Madejsky M. Hexenpflanzen oder: über die Zauberkünste der weisen Frauen. Naturheilpraxis spezial, trad abendl Med Spez 2005: 227

[65] Madejsky M. Signaturenlehre – Urweg der Heilpflanzenerkenntnis. Zeitschrift Naturheilpraxis 2003

[66] Madejsky M. Die Signaturen der Leberheilpflanzen. Zeitschrift Naturheilpraxis 2002; 2

[67] Madejsky M. Signaturenlehre. Zeitschrift Naturheilpraxis 1998; 5

[68] Marzell H. Wörterbuch der deutschen Pflanzennamen. Stuttgart: Hirzel; 1979

[69] Mezger J. Gesichtete Homöopathische Arzneimittellehre. 2 Bde. Heidelberg: Haug; 1993

[70] von Nettesheim A. De occulta philosophia 1510. Nachdruck Band 1 und 2. Schwarzburg: Ansata 1979

[71] Ohly F. Zur Signaturenlehre der Neuzeit. Stuttgart: Hirzel; 1999

[72] Pelikan W. Heilpflanzenkunde 1–3. Dornach: Verlag am Geotheanum; 1958: 179

[73] Pelt J-M. Die Geheimnisse der Heilpflanzen. München: Knesebeck; 2005

[74] Peukert W-E. Paracelsus. München: Knaur; 1990

[75] Peukert W-E. Theophrastus Paracelsus, Werke Band 1. Basel/Stuttgart: Schwabe und Co.; 1965: 297, 312

[76] Peukert, W-E, Hrsg. Böhme J. Sämtliche Schriften. Stuttgart: Frommanns; 1955–1960, Faksimile-Neudruck Ausgabe 1730 in 11 Bden.

[77] Della Porta G. Phytognomonica. Frankfurt: Apud Joannem Wechelum & Petrum, Fischerum consortes; 1591

[78] Raimann C. Die Zeichen der Natur. DHZ 2015; 6: 12–19

[79] Raimann C, Ganz C et al. Die Grundlagen der Traditionellen Europäischen Naturheilkunde TEN. Schiedlberg: Bacopa; 2012

[80] Reling H, Bohnhorst J. Unsere Pflanzen nach ihren deutschen Volksnamen. Gotha: Thienemann; 1904: 232

[81] Rhumelius J. Medicina spagyrica. Frankfurt: Editio secunda; 1662

[82] Rhumelius J. Opuscula Chymico-Magico-Medica. Nürnberg; 1635

[83] Rippe O, Madejsky M. Kräuterkunde des Paracelsus. Baden: AT-Verlag; 2006

[84] Rippe O. Das Geistartige der Arznei. Naturheilpraxis spezial, Trad abendl Med 2005: 74 f

[85] Rippe O. Die vier göttlichen Wurzeln der Existenz. Naturheilpraxis spezial, Trad abendl Med 2005: 21

[86] Rippe O. Die Sonne im Menschen. Naturheilpraxis spezial, Trad abendl Med 2005: 144

[87] Rippe O, Madejsky M et al. Paracelsusmedizin. Aarau: AT-Verlag; 2001

[88] Röhrich L. Gesammelte Schriften zur Volkslied- und Volksballadenforschung. Münster: Waxmann; 2002: 260

[89] Schlegel E. Religion der Arznei. Verlag Dr. Madaus & Co. Radebeul/Dresden; 1933: 16, 95, 116, 233

[90] Schlegeln JA. Tractatus medicus, von natürlichen, unnatürlichen und wider die Natur lauffenden Dingen. Nürnberg: Hofmann; 1686: 411

[91] Schilcher H, Kammerer S, Wegener T. Leitfaden Phytotherapie. München: Elsevier; 2010

[92] Schöpf H. Zauberkräuter. Wiesbaden: VMA-Verlag; 1986

[93] Schrödter W. Pflanzengeheimnisse. St. Goar: Reichl; 1997: 11

[94] Simonis W-Ch. Heilpflanzen und Mysterienpflanzen. Schaffhausen: Novalis; 1981: 25

[95] Staffelbach H. Handbuch der Schweizer Alpen. Bern: Haupt; 2008

[96] Storl WD. Götterpflanze Bilsenkraut. Solothurn: Nachtschattenverlag; 2002: 100

[97] Storl WD. Pflanzen der Kelten. Aarau: AT-Verlag; 2000: 18, 113

[98] Storl WD. Pflanzendevas. Aarau: AT-Verlag; 1997

[99] Storl WD. Von Heilpflanzen und Pflanzengottheiten. Braunschweig: Aurum; 1993

[100] Strassmann R. Heilpflanzen Band 1–2. Wilen: Renatus; 1982

[101] Sudhoff K, Hrsg. Theophrastus von Hohenheim, gen. Paracelsus. Sämtliche Werke. München: Barth; 1922–1933

[102] Sudhoff K. Theophrast von Hohenheim, Ars signatoria. Sämtliche Werke Bd. 12. München, Berlin: Barth; 1929

[103] Surya G-W et al. Astrologie und Medizin. Bietigheim: Rohm; 1980

[104] Surya G-W. Die verborgenen Heilkräfte der Pflanzen. Freiburg: Hermann Bauer; 1960

[105] Tabernaemontanus JT. Neuw vollkommentlich Kreuterbuch. Ausgabe 1731. München: Reprint Kölbl; 1963: 33, 347, 431, 879, 946, 1048 f, 1234

[106] Thulesius O, Nicholas C. English Physician and Astrologer. New York; St. Martin's Press; 1992

[107] zum Thurn Thurneysser L. Historia und Beschreibung Influentischer Elementarischer und Natürlicher Wirckungen/Aller fremden und heimischen Erdgewechssen. Berlin 1578. Grünwald: Reprint Kölbl; 1981

[108] Tischner R. Geschichte der Homöopathie. Wien: Springer; 1998: 14

[109] Verband Deutscher Vereine für Volksheilkunde, Hrsg. Handwörterbücher zur deutschen Volkskunde, Band IV. Berlin: De Gruyter & Co; 1931/1932: 269, 1447

[110] Vogel H-H. Wege der Heilmittelfindung Band 1 und 2. Berlin: Salumed; 2016

[111] Vonarburg B. Energetisierte Heilpflanzen. Baden: AT-Verlag; 2010

[112] Vonarburg B. Homöotanik 1–3. Stuttgart: Haug; 2009

[113] Vonarburg B. Natürlich, verschiedenste Pflanzenbeschreibungen. Aarau: AT-Verlag; 1980–2003: 30

[114] Waggerl KH. Heiteres Herbarium. Salzburg: Müller; 1950: 20

[115] Welle EF. Kleines Repetitorium der Botanik. Hamburg: Handwerk und Technik GmbH; 2014

[116] Wenzel M, Hrsg. Goethe Handbuch, Supplemente 2. Stuttgart; J.B. Metzler; 2012: 340 f

[117] Weustenfeld W. Astrale Heilpflanzenkunde. Lübeck: Bohmeier; 1999

[118] Zuther S. Die Sprache der Pflanzenwelt. Aarau: AT-Verlag; 2010

Indikationsverzeichnis

Pflanzenverzeichnis

T

U

V

W

Z